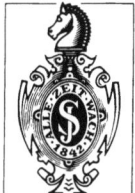

M.-C. Marti   J.-C. Givel (Hrsg.)

Chirurgie anorektaler Krankheiten

Mit prä- und postoperativen
Behandlungsmethoden

Mit Beiträgen von
P. Aeberhard, A. Akovbiantz, R. Auckenthaler, P. Buchmann,
A. Forster, A. Froidevaux, E. Gemsenjäger, J.-C. Givel, P. Graber,
R. Gumener, B. Hammer, M. Harms, A. Huber, M.-C. Marti,
P. Meyer, D. Mirescu, D. Montandon, G. Pipard, A.A. Poltera,
A. Rohner, F. Sadry, A.F. Schärli, H. Wehrli, S. Widgren

Geleitwort von J. Nicholls

Aus dem Englischen übersetzt von P. Faust

Mit 184 Abbildungen in 414 Einzeldarstellungen und 92 Tabellen

Springer-Verlag
Berlin Heidelberg New York
London Paris Tokyo
Hong Kong Barcelona Budapest

Prof. Dr. Marc-Claude Marti
Département de Chirurgie, Hôpital Cantonal Universitaire de Genève,
CH-1211 Genève 4

PD Dr. Jean-Claude Givel
Service de Chirurgie A, Centre Hospitalier Universitaire Vaudois,
CH-1011 Lausanne

Übersetzer
Dr. med. Peter Faust
Uferstr. 6, W-1000 Berlin 65, FRG

Titel der Originalausgabe: Marti, M.-C., Givel, J.-C.:
Surgery of Anorectal Diseases.
With Pre- and Postoperative Management
Springer-Verlag Berlin Heidelberg 1990

Zeichnungen von Alain Fasel
Hôpital Cantonal Universitaire de Genève, CH-1211 Genève 4

Die Deutsche Bibliothek – CIP-Einheitsaufnahme
Chirurgie anorektaler Krankheiten : mit prä- und postoperativen Behandlungsmethoden : mit 92 Tabellen / M.-C. Marti ; J.-C. Givel (Hrsg.). Mit Beitr. von P. Aeberhard. Geleitw. von J. Nicholls. Übers. von P. Faust. – Berlin ; Heidelberg ; New York ; London ; Paris ; Tokyo; Hong Kong : Barcelona ; Budapest : Springer, 1992
Einheitssacht.: Surgery of anorectal diseases ⟨dt.⟩
ISBN-13: 978-3-642-77234-4   e-ISBN-13: 978-3-642-77233-7
DOI: 10.1007/ 978-3-642-77233-7
NE: Marti, Marc-Claude [Hrsg.]; Aeberhard, Peter; EST
WG: 33 DBN 92.025975.8 92.01.28 6773 dp

Dieses Werk ist urheberrechtlich geschützt. Die dadurch begründeten Rechte, insbesondere die der Übersetzung, des Nachdrucks, des Vortrags, der Entnahme von Abbildungen und Tabellen, der Funksendung, der Mirkoverfilmung oder der Vervielfältigung auf anderen Wegen und der Speicherung in Datenverarbeitungsanlagen, bleiben, auch bei nur auszugsweiser Verwertung, vorbehalten. Eine Vervielfältigung dieses Werkes oder von Teilen dieses Werkes ist auch im Einzelfall nur in den Grenzen der gesetzlichen Bestimmungen des Urheberrechtsgesetzes der Bundesrepublik Deutschland vom 9. September 1965 in der jeweils geltenden Fassung zulässig. Sie ist grundsätzlich vergütungspflichtig. Zuwiderhandlungen unterliegen den Strafbestimmungen des Urheberrechtsgesetzes.

© Springer-Verlag Berlin Heidelberg 1992
Softcover reprint of the hardcover 1st edition 1992

Die Wiedergabe von Gebrauchsnamen, Handelsnamen, Warenbezeichnungen usw. in diesem Werk berechtigt auch ohne besondere Kennzeichnung nicht zu der Annahme, daß solche Namen im Sinne der Warenzeichen- und Markenschutz-Gesetzgebung als frei zu betrachten wären und daher von jedermann benutzt werden dürften.

Produkthaftung: Für Angaben über Dosierungsanweisungen und Applikationsformen kann vom Verlag keine Gewähr übernommen werden. Derartige Angaben müssen vom jeweiligen Anwender im Einzelfall anhand anderer Literaturstellen auf ihre Richtigkeit überprüft werden.

Gesamtherstellung: Appl, Wemding
24/3020 - 5 4 3 2 1 0 - Gedruckt auf säurefreiem Papier

Geleitwort

Das Verständnis von Pathologie und Ursache anorektaler Erkrankungen nimmt kontinuierlich zu. Dies hat zu Änderungen in der Wahl der Behandlungsverfahren geführt: So gibt es fast keine anorektale Erkrankung, für welche nicht in jüngster Zeit mehrere neue Therapieansätze versucht worden wären; einige davon schließen eine chirurgische Therapie völlig aus.

In jedem sich weiterentwickelnden Fachgebiet ist es wichtig, den ständigen Kontakt mit den Neuerungen aufrecht zu erhalten. Das vorliegende Buch trägt diesem Gesichtspunkt durch die breitgefächerte, detaillierte und aktuelle Art und Weise, mit der die einzelnen Erkrankungen behandelt werden, mehr als ausreichend Rechnung. Sehr schön illustriert und klar geschrieben, stellt es ein Nachschlagewerk von hoher Bedeutung dar. Den Autoren ist es gelungen, stilistische Einheit zu finden, ohne die Individualität der einzelnen Beiträge zu gefährden.

Das Buch wendet sich sowohl an Chirurgen als auch an Allgemeinärzte und ist eines der vollständigsten und umfassendsten Werke auf diesem Fachgebiet. Neben den grundsätzlichen Themen, die hier hervorragend behandelt werden, finden sich wichtige Beiträge zur Mikrobiologie, Physiologie und Dermatologie sowie zu pädiatrischen und gynäkologischen Aspekten. Zu jedem Bereich findet der Leser einen umfassenden Kommentar zusammen mit einer aktuellen Bibliographie.

Mehr kann von keinem Fachbuch erwartet werden.

London   John Nicholls

Vorwort

Die Proktologie ist keine untergeordnete Fachrichtung mehr. Bessere Kenntnisse der kolorektoanalen Anatomie und Physiopathologie sowie Fortschritte in den klinischen, bildgebenden und bakteriologischen Untersuchungsmethoden resultieren in zahlreichen neuen und komplexen Behandlungsverfahren.
Ziel dieses Buches ist es, sowohl dem Allgemeinarzt als auch dem Proktologen, Chirurgen und Gastroenterologen die neuesten Kenntnisse in der konservativen und chirurgischen Behandlung der verschiedenen kolorektoanalen Erkrankungen zu vermitteln.
Die zahlreichen Abbildungen sollen zum besseren Verständnis der klinischen Verhältnisse und der detaillierten Operationsverfahren beitragen. Ausführliche Literaturverzeichnisse geben dem Leser Hinweise zur Vertiefung der Einzelkapitel.
Wir möchten allen Autoren für ihre Beiträge danken.

Genf   M.C. Marti
                                                                                          J.C. Givel

Mitarbeiterverzeichnis

Aeberhard, P., Prof. Dr.
Departement Chirurgie, Chirurgische Klinik, Kantonsspital Aarau,
CH-5001 Aarau

Akovbiantz, A., Prof. Dr.
Chirurgische Klinik, Stadtspital Waid Zürich, Tièchestraße 99,
CH-8037 Zürich 10

Auckenthaler, R., Dr.
Laboratoire Central de Bactériologie, Hôpital Cantonal Universitaire
de Genève, 24, rue Micheli-du-Crest, CH-1211 Genf 4

Buchmann, P., PD Dr.
Klinik für Viszeralchirurgie, Departement Chirurgie, Universitätsspital
Zürich, Rämistraße 100, CH-8091 Zürich

Forster, A., Dr.
Département d'Anesthésiologie, Hôpital Cantonal Universitaire
de Genève, CH-1211 Genf 4

Froidevaux, A., Dr.
Service de Chirurgie, Hôpital de la Gruyère, CH-1632 Riaz

Gemsenjäger, E., PD Dr.
Chirurgische Klinik, Spital Neumünster, CH-8125 Zollikerberg-Zürich

Givel, J.-C., PD Dr.
Service de Chirurgie A, Centre Hospitalier Universitaire Vaudois,
CH-1011 Lausanne

Graber, P., Prof. Dr.
Clinique d'Urologie, Département de Chirurgie, Hôpital Cantonal
Universitaire de Genève, CH-1211 Genf 4

Gumener, R., Dr.
Unité de Chirurgie Plastique et Reconstructive, Division de Chirurgie
Réparatrice, Département de Chirurgie, Hôpital Cantonal Universitaire
de Genève, CH-1211 Genf 4

Hammer, B., Dr.
Gastroenterologische Abteilung, Medizinische Klinik C, Kantonsspital
St. Gallen, CH- 9007 St. Gallen

Harms, M., Dr.
Policlinique de Dermatologie, Hôpital Cantonal Universitaire
de Genève, CH- 1211 Genf 4

Huber, A., PD Dr.
Chirurgische Klinik, Kantonsspital Luzern, CH-6004 Luzern

Marti, M.-C., Prof. Dr.
Département de Chirurgie, Hôpital Cantonal Universitaire de Genève,
CH-1211 Genf 4

Meyer, P., Dr.
Clinique Universitaire de Chirurgie Digestive, Département
de Chirurgie, Hôpital Cantonal Universitaire de Genève,
CH-1211 Genf 4

Mirescu, D., Dr.
Département de Radiologie, Hôpital Cantonal Universitaire de Genève,
CH-1211 Genf 4

Montandon, D., PD Dr.
Unité de Chirurgie Plastique et Reconstructive, Division de Chirurgie
Réparatrice, Département de Chirurgie, Hôpital Cantonal Universitaire
de Genève, CH-1211 Genf 4

Pipard, G., Dr.
Département de Radiologie, Service de Radiothérapie, Hôpital Cantonal
Universitaire de Genève, 21, rue Alcide-Jentzer, CH-1211 Genf 4

Poltera, A. A., PD Dr.
CIBA-GEIGY, Pharma International, K 121.3.02, Postfach,
CH-4002 Basel

Rohner, A., Prof. Dr.
Clinique Universitaire de Chirurgie Digestive, Département
de Chirurgie, Hôpital Cantonal Universitaire de Genève,
CH-1211 Genf 4

Sadry, F., Dr.
Département de Radiologie, Hôpital Cantonal Universitaire de Genève,
CH-1211 Genf 4

Schärli, A. F., Prof. Dr.
Kinderchirurgische Klinik, Kinderspital Luzern, CH-6000 Luzern 16

Wehrli, H., Dr.
Chirurgische Klinik, Stadtspital Waid Zürich, Tièchestraße 99,
CH-8037 Zürich 10

Widgren, S., Prof. Dr.
Département de Pathologie, Centre Médical Universitaire,
Hôpital Cantonal Universitaire de Genève, 1, rue Michel Servet,
CH-1211 Genf 4

Inhaltsverzeichnis

1 Chirurgische Anatomie von Rektum, Analkanal und Perineum
A. Huber 1

2 Symptome anorektaler Erkrankungen
J.-C. Givel 10

3 Die proktologische Untersuchung
J.-C. Givel 18

4 Mikrobiologische Untersuchungen
R. Auckenthaler 26

5 Handhabung von Biopsien und Operationspräparaten aus der anorektalen Region
S. Widgren 33

6 Röntgenuntersuchungen
D. Mirescu und F. Sadry 37

7 Manometrie und Elektromyographie
M.-C. Marti 48

8 Lagerung und Anästhesie bei anorektalen Operationen
A. Forster und M.-C. Marti 51

9 Hämorrhoiden
M.-C. Marti 59

10 Analfissur
M.-C. Marti 81

11 Anorektale Abszesse und Fisteln
M.-C. Marti 90

12 Sinus pilonidalis
A. Froidevaux 106

13 Anorektaler Morbus Crohn
P. Buchmann 109

14 Colitis ulcerosa
H. Wehrli und A. Akovbiantz 119

15 Ileoanale Anastomose
A. Rohner 132

16 Rektovaginale Fisteln
M.-C. Marti 143

17 Prostatorektale Fisteln
P. Graber 151

18 Polypen
P. Meyer 157

19 Maligne Analtumoren
G. Pipard 170

20 Rektumtumoren
J.-C. Givel 197

21 Retrorektale Tumoren
M.-C. Marti 212

22 Analinkontinenz
M.-C. Marti 216

23 Rektumprolaps, solitäres Rektumulkussyndrom und Syndrom des deszendierenden Perineums
E. Gemsenjäger 229

24 Anorektale Strikturen
M.-C. Marti 246

25 Essentieller anorektaler Schmerz oder idiopathische perianale Schmerzen
M.-C. Marti 251

26 Traumatische Anorektalläsionen
M.-C. Marti 255

27 Fremdkörper
M.-C. Marti 259

28 Analvenerologie
M. Harms 262

29 Dermatologische Analerkrankungen
M. Harms 267

30 Pruritus Ani
B. Hammer 279

31 Oberflächendeckung im Perinealbereich bei Weichteildefekten
R. Gummener und D. Montandon 286

32 Parasitologie des menschlichen Kolorektoanaltrakts
A. A. Poltera 295

33 Proktologie des Kindesalters
  A. F. Schärli 301

34 Schwangerschaft und proktologische Erkrankung
  M.-C. Marti 319

35 Wechselbeziehungen zwischen gynäkologischen oder urologischen Erkrankungen und proktologischen Läsionen
  P. Aeberhard 325

36 Sachverzeichnis 333

1 Chirurgische Anatomie von Rektum, Analkanal und Perineum

A. Huber

Beckenboden, Musculus levator ani und Sphinkterapparat (Abb. 1.1–1.6)

Der linke und der rechte M. levator ani bilden einen Trichter, dessen Auslauf auf der Höhe der sog. Puborektalisschlinge beginnt und hier einen Winkel von ungefähr 90° nach rückwärts beschreibt. Die medialen Fasern des M. levator ani bilden eine Muskelschlinge, die am Os pubis entspringt und dieses auf Höhe des anorektalen Winkels dorsal umgreift. Diese Muskelschlinge, die Puborektalisschlinge, spielt eine außerordentlich wichtige Rolle für die Stuhl- und Windkontinenz. Der M. sphincter ani externus bildet den unteren Teil bzw. den Auslauf des Beckenbodentrichters. Er besteht aus 3 Anteilen, nämlich einem subkutanen, einem oberflächlichen und einem tiefen. Diese Anteile können nicht klar auseinandergehalten werden, da sie ineinander übergehen. Die Muskelfasern, die von der Spitze des Os coccygis zu den externen Sphinkteren ziehen, werden Lig. anococcygeum genannt. Zwischen dem Beckenboden und diesem Ligament liegt der ischiorektale Raum. Der M. levator ani und der M. sphincter ani externus beziehen ihre Blutversorgung aus Ästen der A. pudenda interna.

Der N. pudendus zieht durch den Alcock-Kanal, nachdem er zusammen mit den Vasa pudenda aus dem kleinen Becken ausgetreten und um Spina ischiadica und Lig. sacrospinosum herumgebogen ist. Für das in Abb. 1.2 dargestellte Präparat wurden die Sphinkteren in der posterioren Medianlinie und der Beckenboden mit einer links parasakralen Inzision gespalten. Dabei wird ersichtlich, daß die inneren Muskelfasern des M. levator ani einen hauptsächlich längsgerichteten Verlauf nehmen und sich mit der Längsmuskulatur des Rektums verbinden. Die Durchtrennung der äußeren, longitudinalen Muskelschicht des Rektums exponiert dessen innere, zirkuläre Muskelschicht, die sich kaudal zum M. sphincter ani internus verdickt. Sowohl intraoperativ als auch in anatomischen Präparaten ist man immer wieder von der Variabilität in Stärke und Anordnung der Muskelfasern des M. levator ani überrascht. Die beiden teleskopartig übereinander liegenden Schichten, die üblicherweise in anatomischen Darstellungen zu

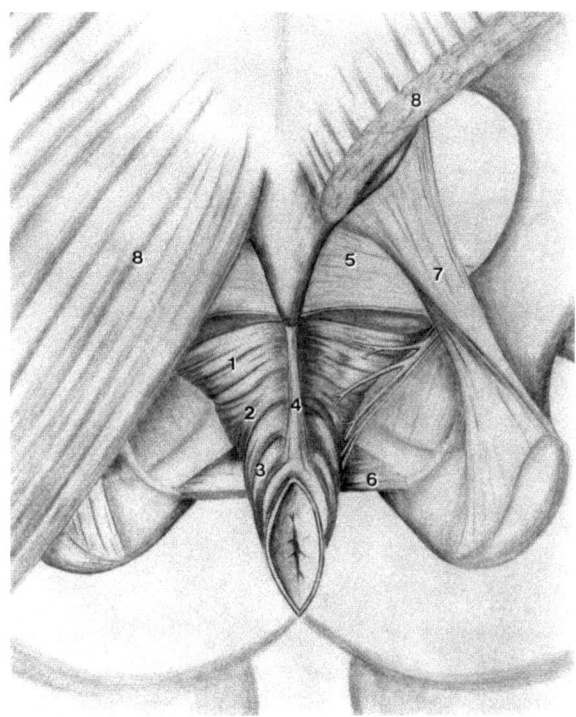

Abb. 1.1. Beckenboden. *1* M. levator ani, *2* Puborektalisschlinge, *3* M. sphincter ani externus, *4* Lig. anococcygeum, *5* M. coggygeus, *6* M. perineus, *7* Lig. sacrotuberosum, *8* M. glutaeus maximus. (Nach [7])

finden sind, können längst nicht immer gefunden werden, besonders nicht bei älteren Individuen.
In unserem Präparat konnten zwar eine äußere, eher zirkulär verlaufende Schicht und eine innere, eher längs verlaufende Schicht des M. levator ani dargestellt werden, allerdings nur durch artifizielle Dissektion.

Mesorekta (Abb. 1.7)

Die Pars pelvina des Rektums ist von perirektalem Fett umgeben, das von einem Faszienmantel umhüllt wird. Die Bezeichnung *Waldeyer-Faszie* bezieht sich nur auf den posterioren Teil dieses Faszienmantels, der auf beiden Seiten zur seitlichen Beckenwand zieht

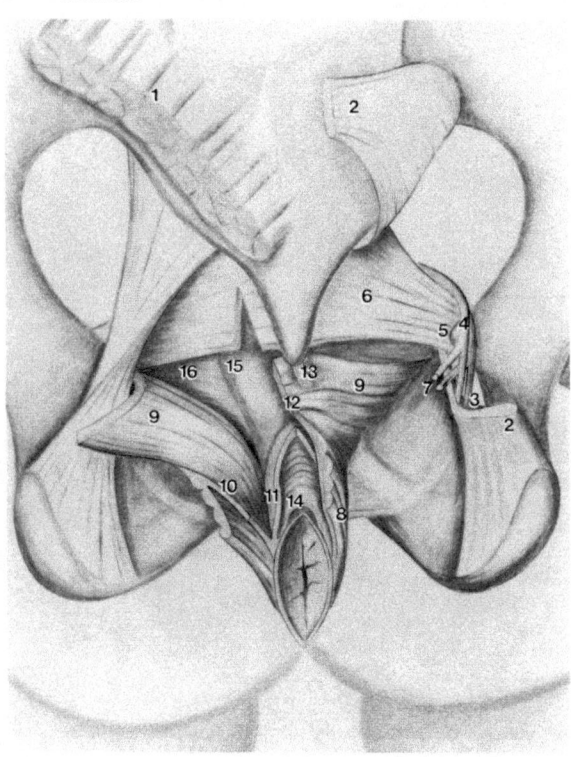

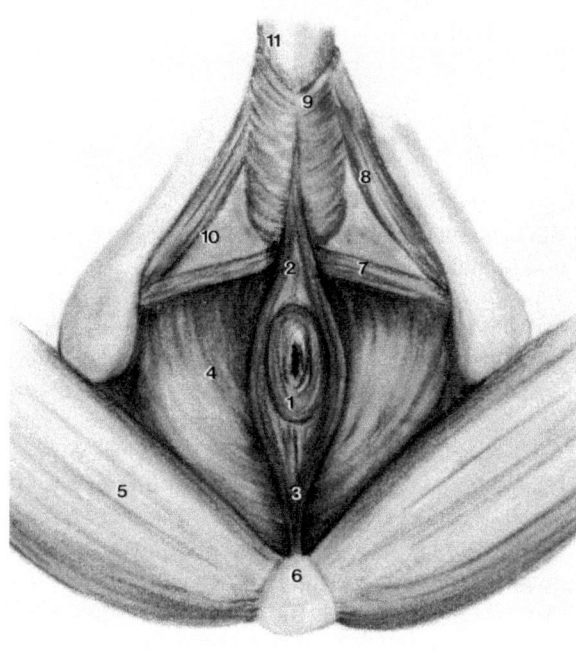

Abb. 1.2. Beckenboden, parasakral eröffnet. *1* M. glutaeus maximus, *2* Lig. sacrotuberosum (abgeschnitten), *3* Alcock-Kanal, *4* A. pudenda und N. pudendus, *5* Spina ischiadica, *6* Lig. sacrospinosum, *7* A. rectalis inferior und N. rectalis inferior (abgeschnitten), *8* M. sphincter ani externus, *9* Beckenboden (M. levator ani), *10* innere, longitudinale Fasern des M. levator ani, *11* longitudinale Fasern der äußeren Muskelschicht des Rektums, *12* Raphe anococcygea, *13* Lig. anococcygeum, *14* M. sphincter ani internus, *15* Waldeyer-Faszie, *16* laterale Flügel des Rektums. (Nach [7])

Abb. 1.3. Beckenbodenanatomie des Mannes. *1* M. spincter ani externus, *2* Centrum tendineum perinei, *3* Lig. anococcygeum, *4* M. levator ani, *5* M. glutaeus maximus, *6* Kokzyxspitze, *7* M. transversus perinei superficialis, *8* M. ischiocavernosus, *9* M. bulbocavernosus, *10* Diaphragma urogenitale, *11* Corpora cavernosa

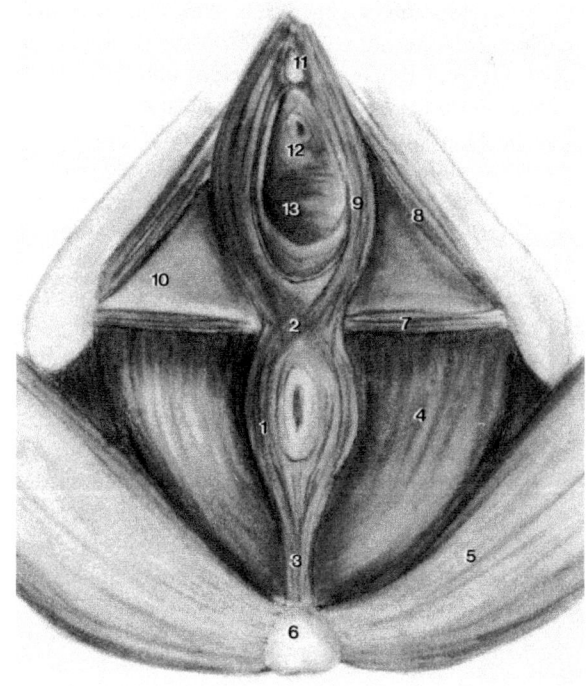

Abb. 1.4. Beckenbodenanatomie der Frau. *1* M. sphincter ani externus, *2* Centrum tendineum perinei, *3* Lig. anococcygeum, *4* M. levator ani, *5* M. glutaeus maximus, *6* Kokzyxspitze, *7* M. transversus perinei superficialis, *8* M. ischiocavernosus, *9* M. bulbocavernosus, *10* Diaphragma urogenitale, *11* Klitoris, *12* Urethra, *13* Vagina

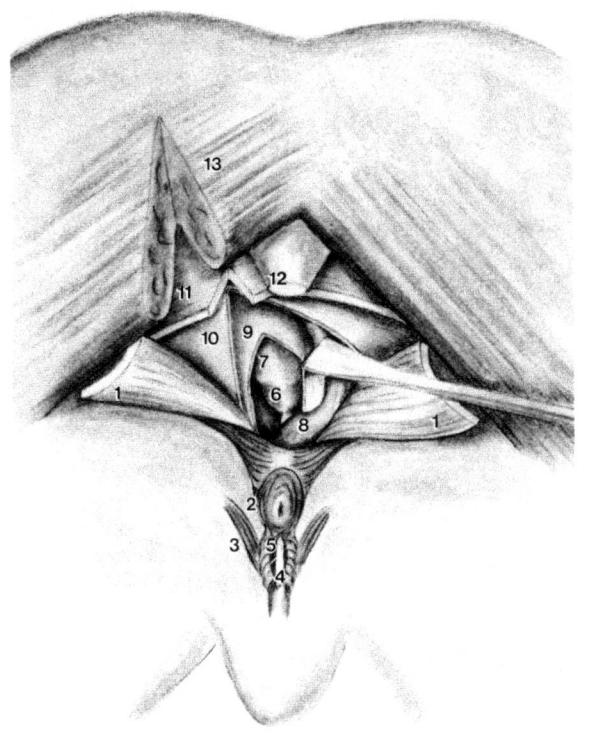

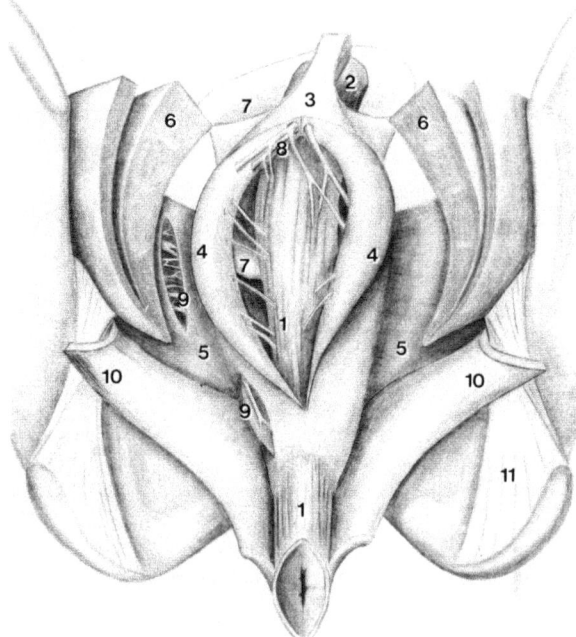

Abb. 1.5. Parasakrale Exposition des Harnblasenbodens. *1* M. levator, *2* M. sphincter ani externus, *3* M. ischiocavernosus, *4* M. bulbocavernosus, *5* Urethra, *6* Prostata, *7* Harnblase, *8* Rektum, *9* Denonvilliers-Faszie, *10* Waldeyer-Faszie, *11* Lig. sacrospinosum, *12* abgeschnittene Kokzyxspitze, *13* M. glutaeus maximus

Abb. 1.7. Dorsal aufgeschnittenes Becken. *1* Rektum, *2* Colon sigmoideum, *3* Mesocolon sigmoideum, *4* Waldeyer-Faszie, *5* laterale Flügel (sog. Mesorekta), *6* gespaltenes Sakrum, *7* Excavatio rectovesicalis bzw. -uterina (Douglas), *8* A. und V. rectalis superior, *9* A. und V. rectalis media, *10* gespaltener M. levator ani, *11* Lig. sacrotuberosum. (Nach [7])

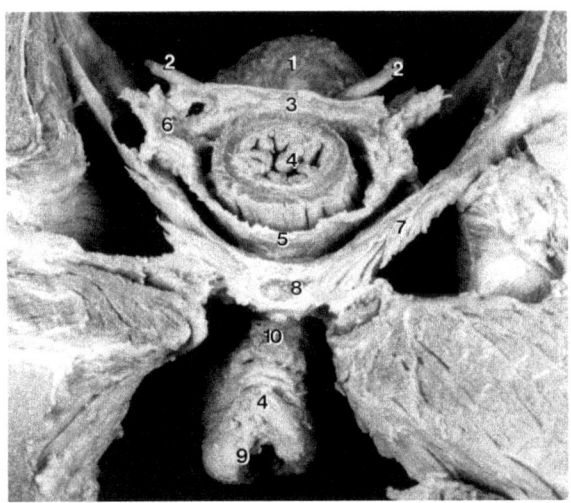

Abb. 1.6. Anatomischer Schnitt durch die Beckenorgane (Mann). *1* Blase, *2* Ureteren, *3* Denonvilliers-Faszie, *4* Rektum, *5* Waldeyer-Faszie, *6* seitliche Flügel, *7* M. levator ani, *8* Kokzyxspitze, *9* Anus, *10* anorektaler Winkel

und so die lateralen Flügel oder die sog. Mesorekta bildet. Diese dürfen nicht mit dem Mesorektum, das die auslaufende Verlängerung des Mesorektosigmoideum darstellt, verwechselt werden. Die Waldeyer-Faszie [16] wird im Präparat median in Längsrichtung inzidiert, so daß die Nerven- und Blutversorgung des Rektums in diesem Fett-Faszien-Mantel ersichtlich wird. Die A. rectalis superior tritt in diesen Mantel via Mesorektosigmoideum ein und wird von Venen und Nn. hypogastrici begleitet. In den seitlichen Flügeln verlaufen A. rectalis media, Venenplexus, Nn. splanchnici pelvini sowie Rr. communicantes des Truncus sympathicus pelvicus.

Rektum und Analkanal (Abb. 1.8–1.10)

Das Rektum beginnt dort, wo das freie Mesocolon sigmoideum endet und in das Mesorektum übergeht bzw. auf Höhe des 3. Sakralwirbels. Das ca. 15 cm lan-

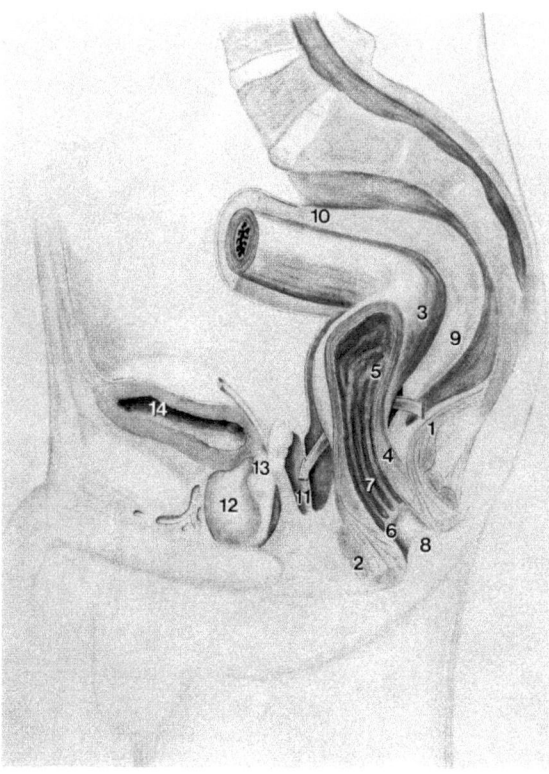
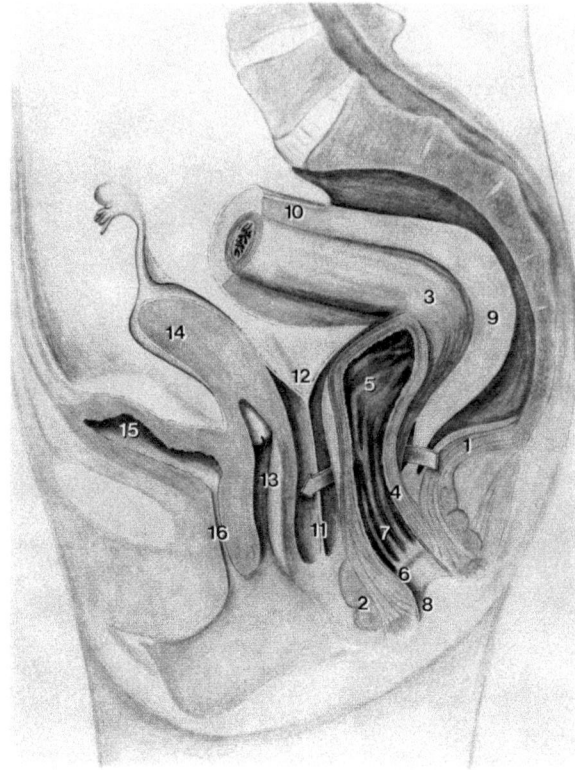

Abb. 1.8. Beckananatomie des Mannes. *1* M. levator ani, *2* M. sphincter ani externus, *3* Pars pelvina recti, *4* Pars perinealis recti, *5* Plica transversalis recti, *6* Linea pectinea, *7* Columnae anales (Morgagni-Säulen), *8* Linea anocutanea Hilton, *9* Faszienmantel des Rektums, *10* Bindegewebe des Mesocolon sigmoideum, *11* Fascia prostatoperitonealis (Denonvilliers), *12* Prostata, *13* Vesiculae seminales, *14* Harnblase. (Nach [7])

Abb. 1.9. Beckenanatomie der Frau. *1* M. levator ani, *2* M. sphincter ani externus, *3* Pars pelvina recti, *4* Pars perinealis recti, *5* Plica transversalis recti, *6* Linea pectinea, *7* Columnae anales (Morgagni-Säulen), *8* Linea anocutanea Hilton, *9* Faszienmantel des Rektums, *10* Bindegewebe des Mesocolon sigmoideum, *11* Fascia rectovaginalis, *12* Excavatio rectouterina, *13* Vagina, *14* Uterus, *15* Harnblase, *16* Urethra. (Nach [7])

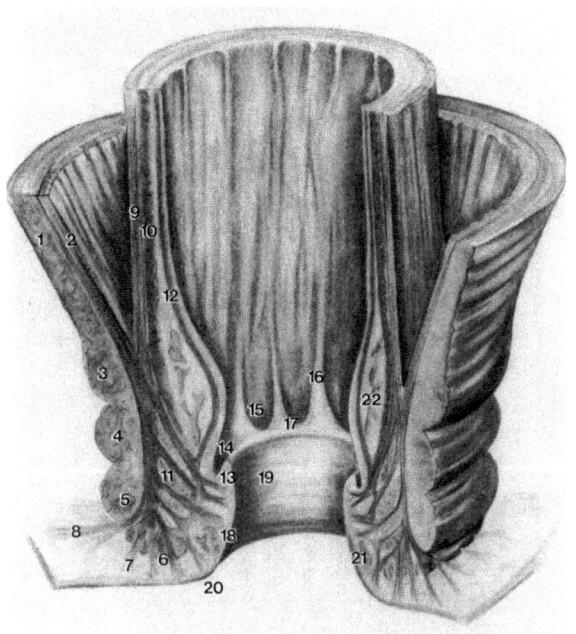

◁

Abb. 1.10. Anatomie des Analkanals. *1* M. levator ani, zirkuläre Schicht, *2* M. levator ani, longitudinale Schicht, *3* M. puborectalis, *4* M. sphincter ani externus, tiefer Anteil, *5* M. sphincter ani externus, oberflächlicher Anteil, *6* M. sphincter ani externus, subkutaner Anteil, *7* M. corrugator cutis ani, *8* Septum transversum fossae ischiorectalis, *9* äußere, longitudinale Muskelschicht des Rektums, *10* innere, zirkuläre Muskelschicht des Rektums, *11* M. sphincter ani internus, *12* Lamina muscularis mucosae, *13* Valvula analis, *14* Cryptae anales, *15* Sinus rectales, *16* Columnae anales (Morgagni-Säulen), *17* Linea pectinea sive dentata, *18* Fossa intermuscularis (Linea alba Hilton), *19* Pecten ani, *20* Linea anocutanea, *21* Plexus haemorrhoidalis externus, *22* Plexus haemorhoidalis internus

ge Segment des Rektums oberhalb des Beckenbodens wird als Pars pelvina recti bezeichnet und Ampulla recti genannt, wenn es dilatiert ist. Unterhalb des Beckenbodens befindet sich die Pars perinealis des Rektums, die am Anus endet. Diese Unterteilung des Rektums ist ontogenetisch gerechtfertigt, da sich die Pars pelvina aus dem Darm und die Pars perinealis aus der Kloake entwickelt. Die kraniale Hälfte der Pars pelvina recti liegt intraabdominal und retroperitoneal, die kaudale Hälfte vollständig außerhalb der Peritonealhöhle.

Die Pars pelvina recti beschreibt in der sagittalen Ebene die Flexura sacralis, entsprechend der nach dorsal konvexen Kurve des Sakrums, und die Flexura perinealis, die durch den Zug der Puborektalisschlinge einen nach ventral konvexen Winkel von 90° bildet. In der frontalen Ebene beschreibt das Rektum von oben nach unten typischerweise zuerst eine Kurve nach rechts, dann nach links und zuunterst wieder nach rechts. Diese Kurven verursachen Mukosafalten, die als Plicae transversales recti (Valvae Houston) bezeichnet werden. Man unterscheidet 3 Falten: die oberste und die unterste ragen von links her ins Rektum, die mittlere von rechts; letztere wird auch Kohlrausch-Falte genannt und liegt auf Höhe der peritonealen Umschlagfalte. In Abb. 1.8 und 1.9 ist die oberste Falte vom geschlossen dargestellten Rektum verdeckt; die unterste wurde mit der linken Hälfte des Rektums weggeschnitten. Pars perinealis recti ist eine alternative Bezeichnung für den Analkanal, der unterhalb des Beckenbodens beginnt. An der oberen Grenze des ca. 4 cm langen Analkanals liegt die Linea pectinea sive dentata. Stränge von Muskelgewebe und Blut- und Lymphgefäßen bilden längs verlaufende Falten in der Rektummukosa, die Columnae anales oder Morgagni-Säulen genannt werden. Diese bilden auf Höhe der Linea pectinea sive dentata Taschen, in die die Proktodäaldrüsen münden und die unter dem Namen Sinus anales oder Krypten bekannt sind. Das distale Ende der Columnae Morgagni bzw. der untere Rand der Sinus anales wird als Linea pectinea sive dentata bezeichnet und bildet die Valvula analis. Die Linea anocutanea bezeichnet den unteren Rand des Analkanals bzw. den anokutanen Übergang.

Wie bereits erwähnt, wird die Pars pelvina des Rektums von einem Faszien-Weichteil-Mantel umhüllt. Die posteriore Fläche dieses Mantels wird Waldeyer-Faszie genannt. Der Faszienmantel erstreckt sich auf beiden Seiten bis zur Beckenwand und bildet so die seitlichen Flügel. Kranial verliert sich die Waldeyer-Faszie im retroperitonealen Bindegewebe des Mesocolon sigmoideum, kaudal geht sie in die Fascia parietalis pelvis über. Bei der Frau besteht die ventrale Fläche dieses Faszienmantels aus der Fascia rectovaginalis, beim Mann aus der Fascia prostatoperitonealis Denonvilliers. Beim Embryo erstreckt sich der Peritonealsack ventral des Rektums bis auf den Beckenboden. Die tiefen Anteile dieses Serosasackes obliterieren und bilden so die Denonvilliers-Faszie.

Gelegentlich findet sich in der Literatur die Behauptung, diese Faszie fehle bei der Frau und an ihrer Stelle sei nur lockeres Bindegewebe vorhanden. Wir selbst fanden eine solche Faszie allerdings in verschiedenen weiblichen Präparaten. Was von diesem ursprünglichen ventral des Rektums gelegenen Peritonealsack übrig bleibt, wird bei der Frau als Excavatio rectouterina Douglas und beim Mann als Excavatio rectovesicalis bezeichnet.

Bemerkungen zur Kontinenz

Der Begriff der Kontinenz beschreibt willentliche und unwillkürliche Kontrolle der Defäkation. Man unterscheidet zwischen Grob- und Feinkontinenz. Grobkontinenz ist die Fähigkeit, die Entleerung von soliden Stuhlmassen, Feinkontinenz die Fähigkeit, flüssige Stühle und Wind zu kontrollieren. Dementsprechend gibt es auch verschiedene Grade der Inkontinenz. Man spricht von vollständiger Inkontinenz, wenn der Patient weder feste noch flüssige Stühle noch Wind kontrollieren kann.

Die Kontinenz wird durch ein komplexes Organzusammenspiel gewährleistet. Folgende Elemente können beschrieben werden:

- Rektum, Beckenboden (insbesondere die Puborektalisschlinge), innerer und äußerer Sphinkter;
- sensorische und motorische Funktionen dieser Strukturen;
- Reflexe und zentralnervöse Mechanismen.

Folgende Faktoren tragen in diesem System zu Kontinenz bei: Die Kurven des Rektums in der frontalen und sagittalen Ebene und seine transversalen Falten (Houston, Kohlrausch) verzögern den Fluß der Stuhlmassen. Von besonderem Interesse ist der anorektale Winkel, dessen Funktion mit der eines Klappenventils oder eines geknickten Schlauches verglichen werden kann.

Der anorektale Winkel wird durch den Zug der Puborektalisschlinge und des Lig. anococcygeum aufrechterhalten. Der sternförmige Querschnitt der Schleimhaut des Analkanals und die einem Corpus cavernosum ähnlichen Elemente des Hämorrhoidalplexus haben wahrscheinlich ebenfalls eine Dichtungsfunktion.

Der Druck im Analkanal ist meßbar, er wird in Ruhe

vom Ruhetonus des inneren und des äußeren Sphinkters sowie der Puborektalisschlinge bestimmt und schwankt normalerweise zwischen 30 cm H_2O (2,94 kPa) und 50 cm H_2O (4,9 kPa). Mit diesem Druck bildet der Analkanal eine effiziente Barriere gegen den Druck von 10–30 cm H_2O (0,98–2,94 kPa) im Rektum. Eine Dilatation des Rektums löst reflektorisch eine vorübergehende Relaxation des internen Sphinkters aus, die von einem meßbaren Druckabfall im Analkanal begleitet wird. Damit wird die sog. „sampling response" ermöglicht, durch die der Inhalt im Rektum diskriminiert und dessen Entleerung kontrolliert werden können. Willkürliche Kontraktion der externen Sphinkter kann durch erhöhten Druck des Analkanalverschlusses die Barrierewirkung verstärken. Diese willkürliche „squeeze pressure" kann allerhöchstens 1 min lang aufrechterhalten werden.

Die Erhöhung des intraabdominalen Druckes bewirkt Erhöhung des Tonus von M. sphincter ani externus und Puborektalisschlinge. Dieser Mechanismus hilft, die Kontinenz während Husten, Niesen oder Lachen aufrechtzuerhalten. Eine zunehmende Dehnung des Rektums bewirkt einen entsprechenden Druckanstieg im Analkanal bis zu 80–130 cm H_2O (7,84–12,74 kPa) (sog. „resting yield pressure"). Eine weitere Dehnung des Rektums stimuliert auch die willentliche Kontraktion der Sphinkteren, so daß Drücke bis 400 cm H_2O (39,2 kPa) erreicht werden (sog. „augmented yield pressure"). Eine wesentliche Funktion dieses Reflexes dürfte die Aufrechterhaltung der Kontinenz während des Schlafs sein. Gleichzeitig mit einer Druckerhöhung im Rektum dehnt sich dessen elastische Wand und bildet so ein Reservoir, das ebenfalls zur Kontinenz beiträgt.

Diese Adaptation fehlt nach tiefer Rektumresektion im Darm, der dann den reserzierten Rektumanteil ersetzt, scheint aber von diesem sog. Neorektum bis zu einem gewissen Grade übernommen werden zu können. Wichtiger sind allerdings ein intakter externer Sphinkterapparat und eine intakte Puborektalisschlinge. In diesem Zusammenhang sind 2 Erfahrungstatsachen von größtem Interesse:

1. Der Verlust der willkürlichen Sphinktermuskeln, insbesondere der Puborektalisschlinge, bedeutet vollständige Inkontinenz.
2. Bei Kindern mit schwerster anorektaler Fehlbildung kann eine akzeptable Kontinenz erreicht werden, selbst wenn Rektum, Analkanal sowie innerer und äußerer Sphinkter fehlen, wenn aber eine funktionierende Puborektalisschlinge vorhanden ist.

Innervation (Abb. 1.11)

Musculus levator ani und Musculus coccygeus

M. levator ani und M. coccygeus werden durch Nervenäste aus dem Plexus sacralis versorgt. Diese Nervenäste entspringen aus Segment S_3 und S_4, gelegentlich S_2–S_4, und nehmen einen posteroanterioren Verlauf nahe des kranialen und lateralen Muskelursprungs. Im allgemeinen verlaufen die Nerven auf der inneren, kranialen Seite des Muskels, gelegentlich durchdringen einzelne Nervenäste den M. levator ani und verlaufen auf dessen unterer, kaudaler Seite, bevor sie erneut durch den Muskel dringen, um wieder auf die innere Fläche zu gelangen. In Einzelfällen wird der M. levator ani von einem akzessorischen Nerven innerviert, der zwar aus denselben sakralen Segmenten stammt, aber auf der äußeren, kaudalen Fläche des Muskels verläuft.

Musculus puborectalis

Der M. puborectalis bezieht seine Nervenversorgung von den Segmenten S_2–S_4. Es existieren unterschied-

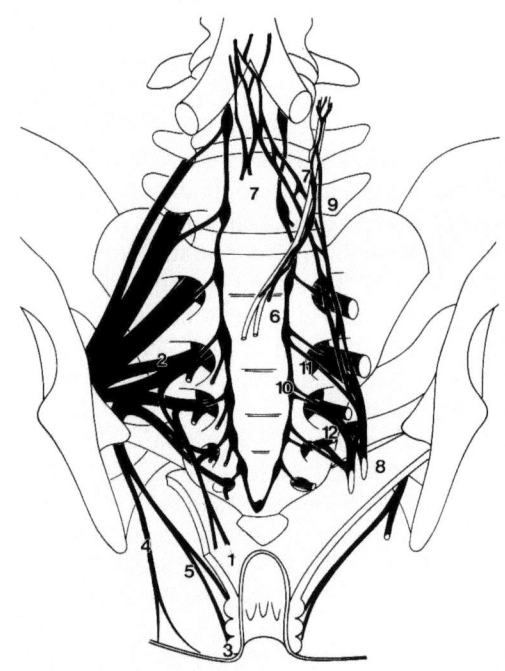

Abb. 1.11. Nervenversorgung. *1* Nervenäste des M. levator ani, *2* Plexus sacralis, *3* Nervenäste des M. sphincter ani externus, *4* N. pudendus, *5* Nn. rectales inferiores, *6* Plexus mesentericus inferior, *7* Plexus hypogastricus superior (Nn. hypogastrici), *8* Plexus hypogastricus inferior (Plexus pelvinus), *9* Rr. communicantes des Plexus hypogastricus inferior und des Plexus mesentericus inferior, *10* Truncus sympathicus, *11* Äste des Truncus sympathicus zum Plexus hypogastricus inferior, *12* Nn. splanchnici pelvini (Nn. erigentes)

liche Angaben darüber, ob die Nerven des M. puborectalis aus dem N. pudendus oder direkt aus den Sakralnerven abzweigen, d. h. ob sie auf der äußeren Fläche des M. levator ani oder auf der inneren, pelvinen Fläche verlaufen. Shepherd [13] beschreibt die Innervation des M. puborectalis aus dem N. pudendus, während Percy et al. [12] berichten, die Puborektalisschlinge werde von Beckennervenästen aus S_3 und S_4 versorgt. Ontogenetisch leitet sich der M. puborectalis wie die externen Sphinkteren von den Kloakensphinktermuskeln ab, die vom N. pudendus innerviert werden. Lawson [11], der sich auch auf die Arbeiten von Uhlenhuth [15], Holl [6] und Gorsch [4] bezieht, unterteilt den M. puborectalis in einen kranialen und einen kaudalen Teil. Diese werden von Beckennervenästen bzw. Ästen aus dem N. pudendus innerviert. Wir selbst haben auf diese Frage in unseren anatomischen Präparaten keine definitive Antwort gefunden. Wir fanden zahlreiche Variationen von aufsteigenden und absteigenden Nervenästen am Übergang von M. puborectalis zu den externen Sphinkteren.

Musculus sphincter ani externus

Der M. sphincter ani externus wird von Nervenästen aus dem N. pudendus versorgt. Die entsprechenden Fasern stammen aus den Segmenten S_2–S_4 des Plexus sacralis. Die Nervenäste zu den äußeren Sphinkteren verlassen den Alcock-Kanal und erreichen ihren Zielmuskel als Nn. rectales inferiores.

Musculus sphincter ani internus

Als glatter viszeraler Muskel bezieht der M. sphincter ani internus seine Nervenversorgung aus dem Plexus hypogastricus inferior. Es muß betont werden, daß im M. sphincter ani internus keine intramuralen Ganglien des Auerbach-Plexus vorhanden sind und daß die Frage, ob cholinerge Nerven einen exzitatorischen und adrenerge einen inhibitorischen Effekt oder umgekehrt haben, noch nicht vollständig geklärt ist.

Rektum

Das Rektum wird vom sympathischen und vom parasympathischen Nervensystem sowie von afferenten Bahnen versorgt. Die Nervenfasern erreichen das Rektum über den Plexus rectalis superior und den Plexus hypogastricus inferior.

Sympathische Nervenversorgung

Die sympathischen Fasern des Rektums stammen aus den ersten beiden Lumbalsegmenten des Rückenmarkes. Aus den oberen lumbalen Ganglien des sympathischen Grenzstrangs ziehen die Nervenfasern zum Plexus aorticus und von hier zusammen mit der A. mesenterica inferior über den Plexus mesentericus inferior zum Rektum. Weitere Nervenfasern ziehen über den Plexus hypogastricus superior (Nn. hypogastrici) zum Plexus hypogastricus inferior (Plexus pelvinus) und erreichen so das Rektum. Die Nn. hypogastrici erhalten auch Nervenfasern aus dem Plexus mesentericus inferior. Fasern aus den sakralen Ganglien des sympathischen Grenzstrangs strahlen in den Plexus hypogastricus inferior ein und ziehen von hier zum Rektum. Man nimmt immer noch an, daß die wichtigste sympathische Nervenversorgung des Beckens bzw. des Rektums über den Plexus hypogastricus inferior erfolgt. Ebenfalls wird angenommen, daß die sympathischen Nervenfasern des Rektums keine afferenten Fasern enthalten; jedenfalls läßt die Sympathektomie des Rektums keinen deutlichen physiologischen Effekt erkennen.

Parasympathische Nervenversorgung

Das 2., 3. sowie das 4. Segment des sakralen parasympathischen Zentrums versorgen das Rektum. Die parasympathischen Fasern zweigen von den entsprechenden Sakralnerven als Nn. splanchnici pelvini (sive Nn. erigentes sive Nn. pelvici) ab, die in den Plexus hypogastricus inferior eintreten und von hier zum Rektum ziehen. Ein Teil der Fasern steigt aus dem Plexus hypogastricus inferior über die Nn. hypogastrici in den Plexus mesentericus inferior auf, von wo sie Colon sigmoideum und descendens versorgen. Die sakralen parasympathischen Nervenfasern werden in ihrem Verlauf von viszeralen afferenten Fasern begleitet.

Viszerale afferente Fasern

Rektum und Analkanal werden von afferenten Fasern aus den Segmenten S_2–S_4 versorgt. Die viszeralen afferenten Fasern des Rektums und des oberen Teiles des Analkanals zweigen gerade außerhalb der Foramina sacralia aus den Nn. sacrales ab und verlaufen mit den parasympathischen Fasern in den Nn. splanchnici pelvini (sive Nn. erigentes sive Nn. pelvici) zum Plexus hypogastricus inferior (sive pelvinus). Von hier versorgen sie das Anorektum kranial bis hinauf zum rektosigmoidalen Übergang und kaudal bis zur Linea pectinea (sive dentata). Die viszeralen afferenten Fasern des Analkanals und die afferenten Fasern der perinealen Haut verlaufen im N. pudendus, bevor sie aus diesem als Nn. rectales inferiores abzweigen und von den willkürlichen motorischen Fasern der Sphinkteren begleitet werden. Diese Nervenfasern verlaufen auf der unteren Oberfläche des M. levator ani und erreichen dann den unteren Analkanal und die perineale Haut. Die Haut des Analkanals ist, wie die Körperhaut i. allg., empfindlich auf Berührung, Hitze, Kälte und Schmerz, die Mukosa des Rektums andererseits ist insensibel.

Die sensorische Grenze, die auch die Grenze zwischen viszeraler afferenter und somatischer afferenter Innervation ist, liegt auf der Höhe der Linea pectinea oder bis ca. 1 cm darüber. Wie im gesamten Darm provozieren Wandspannung und Ischämie im Rektum eine Schmerzempfindung. Während aber die Schmerzfasern im übrigen Darm mit den sympathischen Nerven verlaufen, folgen die des Rektums den parasympathischen Nerven. Offensichtlich verlaufen alle afferenten Fasern des Rektums mit den parasympathischen Nerven.

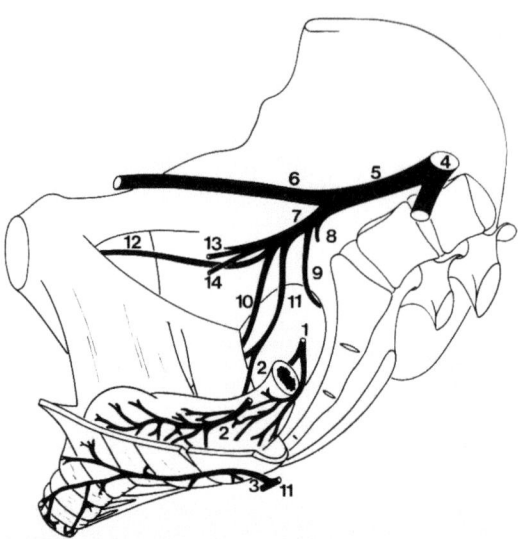

Abb. 1.12. Blutversorgung. *1* A. rectalis superior, *2* A. rectalis media, *3* A. rectalis inferior, *4* Aorta, *5* A. iliaca communis, *6* A. iliaca externa, *7* A. iliaca interna, *8* A. sacralis lateralis, *9* A. glutaea superior, *10* A. glutaea inferior, *11* A. pudenda interna, *12* A. obturatoria, *13* A. vesicalis superior und obliteriertes Lig. umbilicalis, *14* A. vesicalis inferior

Muskuläre afferente Fasern

Verschiedene Autoren beschreiben Spannungsrezeptoren in M. sphincter ani externus und M. levator ani [9, 10]. Das Zusammenspiel dieser Rezeptoren mit viszeralen afferenten Fasern, Reflexbogen und motorischer Nervenversorgung der externen Sphinkter und des Levator ist für die neuromuskuläre Kontinenz verantwortlich. Es sei daran erinnert, daß die Pars pelvina des Rektums mit ihren viszeralen afferenten Fasern vollständig reseziert werden kann, ohne daß ernsthafte Störungen der Defäkation und Kontinenz resultieren. Daraus läßt sich schließen, daß die Pars pelvina und insbesondere ihre viszeralen afferenten Fasern für Defäkation und Kontinenz nicht essentiell sind. Wie schon früher erwähnt, scheint dagegen der M. puborectalis die für die Kontinenz wesentliche Rolle zu spielen. Selbst wenn ein normaler Analkanal und externe Sphinkteren fehlen, genügen die sensorischen und motorischen Fähigkeiten einer intakten Puborektalisschlinge für eine hinreichende und akzeptable Kontinenz.

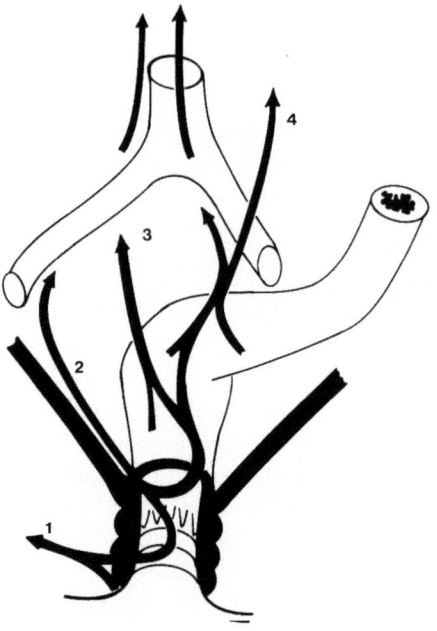

Abb. 1.13. Lymphdrainage. *1* Nodi lymphatici ischiorectales und inguinales, *2* Nodi lymphatici laterales (Miles) und iliaci, *3* Nodi lymphatici iliaci, paraaortales und paracavales, *4* Nodi lymphatici mesenterici inferiores, paraaortales und paracavales

Blutversorgung (Abb. 1.12)

Das Rektum wird auf 3 Etagen mit Blut versorgt, die untereinander alle durch funktionelle Anastomosen verbunden sind. Auf der obersten Etage wird die Blutversorgung durch die A. rectalis superior gewährleistet, die ein kräftiger Endast der A. mesenterica inferior ist. Auf der mittleren Etage versorgt die

A. rectalis media das Rektum, und auf der unteren Etage werden Rektum, Analgegend, externe Sphinkteren und Levator ani aus der A. rectalis inferior mit Blut versorgt.

Lymphdrainage (Abb. 1.13)

Die Lymphgefäße des Rektums bilden ein ausgedehntes, zusammenhängendes Netzwerk. Die Lymphe aus der Analgegend wird in die inguinalen Lymphknoten drainiert. Die Lymphe aus der Pars perinealis (Analkanal) drainiert hauptsächlich entlang der Vasa rectalia inferioria und pudenda, während die Lymphe aus den unteren Abschnitten der Pars pelvina hauptsächlich entlang der Vasa rectalia media zu den Nodi lymphatici iliaci interni erfolgt. Die Lymphe aus den oberen Abschnitten des Rektums wird entlang der Vasa rectalia superioria in die paraortalen Lymphknoten drainiert.

Alle Abbildungen gründen auf anatomischen Präparaten des Institutes für topographische und klinische Anatomie des Departements für Chirurgie an der Universität Basel. In Zusammenarbeit mit A. von Hochstetter wurden die anatomischen Präparate ausgewählt und die relevanten Details herausgearbeitet. Die Illustrationen wurden vom Autor angefertigt.

Literatur

1. Deucher F (1976) Rund um den Sphinkter: Kontinenzprobleme in der Dickdarmchirurgie. Schweiz Med Wochenschr 106: 273–281
2. Dickinson VA (1978) Maintenance of anal continence: a review of pelvic floor physiology. Gut 19: 1163–1174
3. Goligher JC (1980) Surgery of the anus, colon and rectum, 4th edn. Baillière Tindall, London
4. Gorsch RV (1941) Perineopelvic anatomy from the proctologist's viewpoint. Tilgman, New York
5. Harris LD, Winans CS, Pope CE (1966) Determination of yield pressure: a method for measuring anal sphincter competence. Gastroenterology 50: 754
6. Holl M (1897) Die Muskeln und Faszien des Beckenausganges. In: Bardeleben K (Hrsg) Handbuch der Anatomie des Menschen, Bd 7. Fischer, Jena
7. Huber A, Allgöwer M, von Hochstetter A (1984) Transsphincteric surgery of the rectum. Springer, Berlin Heidelberg New York
8. Ihre T (1974) Studies of anal function in continent and incontinent patients. Scand J Gastroenterol 9: 1–64
9. Kerremans R (1969) Morphological and physiological aspects of anal continence and defaecation. Arscia, Brussel
10. Lane R, Parks AG (1977) Function of the anal sphincters following colo-anal anastomosis. Br J Surg 64: 596–599
11. Lawson J (1981) Motor nerve supply of pelvic floor. Lancet: 999
12. Percy J et al. (1981) Electrophysiological study of motor nerve supply of the pelvic floor. Lancet: 16–17
13. Shepherd JJ (1980) Anorectal function. In: Sircus W, Smith AN (eds) Scientific foundations of gastroenterology. Heinemann, London
14. Stephens FD, Smith ED (1971) Ano-rectal malformations in children. Chicago Year Book, Chicago
15. Uhlenhuth E (1953) Problems in the anatomy of the pelvis. Lippincott, Philadelphia
16. Waldeyer W (1899) Das Becken. Cohen, Bonn
17. Walls EW (1959) Recent observations on the anatomy of the anal canal. Proc R Soc Med [Suppl] 52: 85–87
18. Wilson PM (1977) Anorectal closing mechanisms. S Afr Med J 51: 802–808
19. Winckler G (1958) Remarques sur la morphologie et l'innervation du muscle releveur de l'anus. Arch Anat Histol Embryol (Strasb) 41: 77–95

2 Symptome anorektaler Erkrankungen

J.-C. Givel

Patienten, die an anorektalen Erkrankungen leiden, geben häufig nur unbestimmte Symptome an. Daher muß eine genaue Beschreibung dieser Krankheitszeichen erfolgen, damit sie einer genauen anatomischen Lokalisation zugeordnet werden können. Dies liefert letztlich die Basis für geeignete Untersuchungen und eine zuverlässige Diagnose. Bei einer Vielzahl von Symptomen läßt sich der wahrscheinliche Ursprungsort vermuten, auch wenn eine spezielle Zuordnung zu einer besonderen Lokalisation nicht möglich ist. Die proktologische Anamnese ist daher von großer Wichtigkeit (s. Kap. 3). Die Umstände, unter denen ein Symptom auftritt, seine Lokalisation, Entwicklung und das Auftreten sekundärer Beschwerden sowie deren charakteristische Merkmale sollten detailliert ermittelt werden.

Es muß zwischen Allgemeinsymptomen und spezifischen proktologischen Störungen unterschieden werden. In diesem Kapitel werden nur die letzteren behandelt. Insgesamt gibt es 8 Hauptsymptome anorektaler Leiden:

- rektale Blutung,
- Pruritus ani,
- Schmerz,
- Nässen,
- Inkontinenz,
- Diarrhöe,
- Obstipation,
- falscher Stuhldrang.

Tabelle 2.1. Häufigste Ursachen einer rektalen Blutung

Allgemein	
Störungen hämatogenen Ursprungs	Bluterkrankungen
	Medikation
	Leber- oder Niereninsuffizienz
	Malabsorption
Lokal	
Perianal	Kutane Läsion
	Fissur
	Prolaps
	Kondylom
	Tumor
	Traumatische Verletzung
Analkanal	Hämorrhoiden
	Prolapse
	Ulzeration
	Tumor
	Traumatische Verletzung
Kolorektal	Polypen
	Angiodysplasie
	Entzündliche Kolitis:
	Ischämische Kolitis
	Infektiöse und parasitäre Kolitis
	Strahlenkolitis
	Divertikulitis
	Tumor
	Traumatische Verletzung
Dünndarm	Morbus Crohn
	Meckel-Divertikel
	Ischämische Läsion
	Tumor
	Traumatische Verletzung
Gastroduodenal	Schleimhauterosion
	Ulkus
	Tumor
	Traumatische Verletzung

Rektale Blutung

Die rektale Blutung ist das am häufigsten in Verbindung mit einem Pruritus ani auftretende und zugleich das am wenigsten spezifische Symptom. Die meisten Läsionen der anorektalen Region und des Verdauungstraktes können von Zeit zu Zeit bluten (Tabelle 2.1). Dies kann okkult geschehen, d.h. ohne Wissen des Patienten, aber auch manifest symptomatisch.

Eine Blutung von weniger als 50 ml/24 h aus einer Blutungsquelle proximal der linken Kolonflexur läßt sich makroskopisch nicht feststellen, erst bei Untersuchung des Stuhls auf okkultes Blut gelingt der Nachweis. Diese Störung kann außerhalb der Klinik durch eine einfache, von den Patienten selbst durchgeführte Untersuchung aufgedeckt werden (Hämokkulttest).

Eine rektale Blutung kann variabler Intensität sein, was wertvolle Hinweise auf den Ursprung der Blutung liefert. Dauer des Auftretens, Farbe des Bluts, Menge und Häufigkeit des Blutabgangs sowie eine mögliche Beziehung zur Defäkation sollten genau ermittelt werden. Eine leichte, einmalige oder wiederholte Blutung wird bei Erwachsenen aller Altersgruppen häufig beobachtet. Viele Patienten suchen anfänglich keinen Arzt auf und erwähnen dieses Symptom nur im Rahmen einer systematischen Anamnese. Im Gegensatz dazu sind massive Blutungen, die gelegentlich mit einem Schock einhergehen, Notfälle, die den Arzt zwingen, auf ergänzende Diagnosemethoden zurückzugreifen.

In den meisten Fällen stammt Blut, das mit Fäzes vermischt ist, aus einem Tumor des Rektosigmoids. Gewöhnlich hat sich vor einer Defäkation abgesetztes oder spontan ausgeschiedenes Blut in der Ampulla recti angesammelt, etwa bei Colitis ulcerosa. Eine rektale Blutung in Verbindung mit Schmerzen im Bereich der linken Fossa iliaca beruht häufig auf einer Erkrankung des Sigmoids, wie z.B. segmentaler Kolitis, Divertikulitis oder einem Tumor. Mit Diarrhöe einhergehende Blutungen werden bei Colitis ulcerosa, Morbus Crohn und Tumoren im Bereich des rektosigmoidalen Übergangs beobachtet; blutige Diarrhöe weist auf Colitis ulcerosa oder einen im Kolon lokalisierten Morbus Crohn hin. Ein dysenterieähnliches Symptom mit Ausscheidung von Teilen der Kolonwand kann bei einem Karzinom, bei Sigmoiditis oder akuter Dysenterie auftreten. Dunkles Blut weist auf eine Läsion in Kolon oder oberem Rektum hin, besonders wenn es mit Fäzes vermengt ist. Die dunkle Färbung zeigt in der Regel nicht nur die Lokalisation der Blutung, sondern auch die Dauer ihrer Passage an.

Eine massive Blutung im distalen Gastrointestinaltrakt kann Folge einer Angiodysplasie oder einer Divertikelerkrankung sein. Sie kann ebenfalls durch entzündliche Veränderungen, Tumoren oder eine ischämische Läsion des Kolons verursacht sein. Durch Absetzen flüssiger, schwärzlicher und fauliger Stühle charakterisierte Meläna werden durch partiell verdautes Blut verursacht, das sich wenigstens 8 h lang im Darm befand. Die Blutungsquelle liegt meist proximal der rechten Kolonflexur.

Eine Blutung, die zusammen mit perianalen Schmerzen während oder nach Defäkation, besonders bei Reinigung dieser Region auftritt, wird durch perianale Läsionen verursacht, zu denen Erosionen oder Rhagaden gehören. Eine traumatische Schädigung des Rektums kann isolierte Blutungen hervorrufen, die in der Regel stark sind, manchmal während des Stuhlgangs beginnen und danach wiederholt zum Absetzen reinen Bluts ohne irgendeine Stuhlentleerung führen. Eine Verletzung durch ein rektal eingeführtes Thermometer oder Bestrahlungsproktitis sind zwei Beispiele für Schädigungen dieser Art. Aus dem unteren Rektum oder Anus stammendes Blut ist klarer, nicht mit Fäzes vermischt, sondern ihnen aufgelagert, und sieht aus wie Blut aus einer Wunde. Es läßt sich nach Defäkation im Toilettenbecken beobachten. Obwohl das Blut meist aus inneren Hämorrhoiden stammt, können diese nur nach Ausschluß anderer möglicher Ursachen mit einiger Sicherheit als Ursprung angesehen werden. Eine diffuse Proktitis kann ähnliche Symptome verursachen.

Polypen, Adenome und villöse Tumoren mit leichter Sekretion sowie langsam wachsende Karzinome sind hämorrhagische Läsionen, die bei geringer Größe und ausreichend tiefer Lokalisation die Quelle des dem Stuhl streifig aufgelagerten Bluts sind. Es ist selten, aber nicht unmöglich, daß eine Analfissur ein ähnliches klinisches Bild verursacht.

An Toilettenpapier oder in der Unterwäsche beobachtetes Blut stammt aus einer distalen Region unterhalb des Sphinkters, wenn keine Inkontinenz vorliegt. Meist ist es Zeichen einer Läsion des Analrandbereichs oder der Perianalregion, z.B. Erosionen, Rhagaden, prolabierte Hämorrhoiden, perforierte perianale Hämatome, Fisteln, Fissuren oder Tumoren. Ist das Auftreten von Blut mit intensiven Schmerzen während oder einige Stunden nach der Defäkation verbunden, dann liegt das typische Bild einer Analfissur vor. Blutspuren und das Einsetzen von Schmerzen nach einem gewissen Zeitintervall beruhen gelegentlich auf einer inkompletten Fistel. Intermittierend auftretende hämorrhagische Prolapse, die vom Patienten nicht wahrgenommen werden und sich spontan zurückbilden, werden ebenfalls beobachtet. Eine perforierte Hämorrhoidalthrombose, durch Kratzen verursachte Läsionen, Pruritus ani, Ulzerationen unterschiedlicher Ursachen und randulzerierte Tumoren können ebenfalls bluten.

Diese Angaben sind jedoch keinesfalls absolut gültig; es gibt auch Ausnahmen. So kann z.B. eine hoch lokalisierte Läsion eine Blutabsonderung verursachen, die nicht mit dem Stuhl vermengt ist, und eine Erkrankung im unteren Darmtrakt kann zum Abgang dunklen Bluts führen. Schwärzliche Blutkoagel können bei verzögerter Ausscheidung aus einer rektalen Läsion stammen, während frisches Blut bei beschleunigter Passage auch aus einer Quelle im Kolon herrühren kann. Das Alter des Patienten spielt ebenfalls eine Rolle und muß bei der Ermittlung der Ursache rektaler Blutungen berücksichtigt werden.

Mit einer Blutung einhergehende Allgemeinsymptome, z.B. Änderungen des üblichen Stuhlgangverhaltens, abdominale Schmerzen und Störungen des allgemeinen Gesundheitszustands (Appetitlosigkeit und Gewichtsabnahme), lassen an eine systematische Erkrankung denken, bei der die Ursache höchstwahrscheinlich im Analbereich liegt. Schleimabgang kann sowohl bei analen als auch systemischen Erkrankungen beobachtet werden. Extensive Schleimabsonderungen treten häufig bei Vorliegen eines villösen Tumors auf.

Bei jeder rektalen Blutung sollten immer eine Inspektion des Perineums, eine rektale Palpationsuntersuchung sowie eine Prokto- oder Sigmoidoskopie durchgeführt werden. Bei Routineuntersuchungen wird ein starres Rektoskop verwendet, während ein flexibles Sigmoidoskop Situationen vorbehalten bleibt, in denen eine Läsion im linken Kolonbereich vermutet wird, insbesondere ein Tumor. Die Koloskopie gestattet die Diagnostik kleiner oder oberflächlicher Läsionen, z.B. entzündlicher Veränderungen oder Angiodysplasien. Ein Bariumkontrasteinlauf wird bei entzündlichen und neoplastischen Veränderungen als Routineuntersuchung durchgeführt. Bei massiver Blutung sollte bei negativem Koloskopieergebnis eine Angiographie erwogen werden. Durch diese Untersuchung läßt sich, zusätzlich zu einer Szintigraphie mit radioaktiv markierten Erythrozyten, in den meisten Fällen die Quelle einer schweren Blutung lokalisieren. Wurde eine Blutungsquelle im oberen Verdauungstrakt ausgeschlossen, ist die wahrscheinlichste Diagnose eine Angiodysplasie oder eine andere vaskuläre Fehlbildung. Ein Bariumkontrasteinlauf ist die Untersuchungsmethode der Wahl, wenn die Koloskopie bei Vorliegen einer kleineren Blutung ein negatives Ergebnis erbringt.

Tabelle 2.2. Häufigste Ursachen des Pruritus ani

Primär	
Dermatose	Ekzem
	Psoriasis
	Lichen planus
	Allergisches Exanthem
Perianale Läsion	
Kontaktdermatitis	Lokalanästhetikum
	Antibiotische Salbe
Lokal	Fissur
	Morbus Crohn
	Tumor
Infektion	Pilz
	Würmer
	Sexuell übertragene Erkrankung
Sekundär	
Irritative kutane Läsion	
Transpiration	Inadäquate Analhygiene
	Hirsutismus
Schleim	Exzessive Produktion
	Prolapse
Pus	Analfistel
Stuhl	Diarrhöe
	Inkontinenz
	Inadäquate Analhygiene
Systemische Erkrankung	Diabetes mellitus
	Infektionserkrankung
	Stauungsikterus
	Myeloproliferative Erkrankung
	Lymphom
Idiopathische Ursache	
Psychogene Ursache	

Pruritus ani

Pruritus ani ist ein Symptom, das häufiger eine dermatologische oder psychogene als eine proktologische Ursache hat. Dennoch ist er für eine Vielzahl anorektaler Erkrankungen charakteristisch. Er unterscheidet sich vom Schmerz, ist unterschiedlich intensiv und kann intermittierend auftreten. Möglicherweise tritt er nachts auf, nicht selten stört er den Schlaf. Die primäre Ursache kann lokal bedingt sein, aber auch sekundär bei Inkontinenz auftreten. Es kann sich dabei auch um die Manifestation einer Systemerkrankung handeln (Tabelle 2.2).

Die Darmbakterien produzieren Metabolite, die Irritationen hervorrufen. Schwitzen oder insuffiziente Analhygiene können so zu Mazeration und Hautabschilferungen führen. Ist die Haut der Perianalregion erst einmal geschädigt, bildet sich ein Circulus vitiosus aus: Der Juckreiz führt zu übermäßigem Kratzen, was wiederum zu einer Verschlimmerung der Epithelläsionen führt. Sobald der natürliche Widerstand der Perianalhaut gegenüber einer Infektion vermindert ist, wird sie für die Besiedlung durch saprophytische Bakterien und Hautpilze anfällig, die zu einer Dermatitis führen können. Eine genaue Beschreibung der Pathogenese und Pathophysiologie des Pruritus ani findet sich in Kap. 30.

Dermatosen, Kontaktdermatitis und andere perianale Erkrankungen sind die häufigsten Ursachen des Pruritus ani. In der Mehrzahl der Fälle handelt es sich um Folgen einer unzureichenden Sauberkeit des Anus, insbesondere nach Defäkation. Alle Bedingungen, die zu dauerhafter Feuchtigkeit im Perianalbereich führen, kommen als Ursache in Frage: Hirsutismus, exzessives Schwitzen, Vaginalausfluß, Urininkontinenz, Hämorrhoiden 3. Grades, Schleimhautprolaps, eitrige Absonderungen aus einer Fistel oder einem perianalen Abszeß sowie häufiger Stuhlgang, insbesondere bei Diarrhöe. Exzessive Reinigung der Perianalregion kann ebenfalls zu einer Dermatitis mit nachfolgenden Pruritus führen. Auch eng anliegende oder synthetische Kleidung ist gelegentlich für dieses Beschwerdebild verantwortlich. Bei einer gewissen Anzahl von Fällen läßt sich jedoch keine Ursache finden. Obwohl Systemerkrankungen, die sekundäre Hautläsionen verursachen, selten Pruritus ani verursachen, sollte doch nach Diabetes mellitus, intestinalen Wurmerkrankungen, Läusen, anogenitalem Herpes, Molluscum contagiosum, Neigung zu Ekzemen, Pilzbefall, Ikterus, Myelopathie und Bluterkrankungen gefahndet werden.

Ein während der Nacht auftretender Pruritus läßt an eine parasitäre Wurminfestation denken, die sich gelegentlich auch bei anderen Familienmitgliedern nachweisen läßt. Anogenitaler Kontakt in der Anamnese kann wesentliche Hinweise liefern. Pruritus und ein brennendes Gefühl mit Sezernierung sind typisch für ein feuchtes Ekzem, eine Fistel, eine Analentzündung mit Hypersekretion der Analdrüsen oder Colitis ulcerosa. Pruritus, brennendes Gefühl und Sezernierung zusammen mit Schmerzen und einem Fremdkörpergefühl sind typisch für einen inkarzerierten Prolaps.

Für die Beurteilung des Zustands eines Patienten mit Pruritus ani sollten alle möglichen Allergien aufgedeckt werden. Der Arzt muß sich über die Benutzung von Zäpfchen oder die Applikation lokal anzuwendender Präparate informieren. Lokale Steroide beeinflussen den natürlichen Langzeitwiderstand der Haut gegenüber Pilzinfektionen. Lokalantibiotika und Anästhetika erhöhen die Sensitivität der Haut. Durch den Mißbrauch solcher Präparate können schwerste perianale Dermatitiden hervorgerufen werden.

Die Allgemeinuntersuchung führt zum Ausschluß von Dermatosen oder Systemerkrankungen. Bei der Inspektion des Analbereichs sucht der Arzt besonders nach Irritationen der Haut, Nässen, Ausschlag, Absonderungen, Verschmutzung, Mazeration, Exkoriationen, Exanthem, Hautwuchungen, Prolaps oder Schmerzen, die auf eine Fissur oder Fistel hinweisen. Stuhlschmieren kann aufgedeckt werden, indem die Analregion mit einem weißen Gazebausch abgerieben wird. Würmer werden durch mikroskopische Untersuchung einer Biopsie aus der Perianalhaut, die evtl. vorhandene Wurmeier aufdeckt, nachgewiesen. Rektale Palpation und endoskopische Untersuchungen können eine Sphinkterinsuffizienz, Fisteln und Hämorrhoiden sowie Schleim produzierende rektale Läsionen nachweisen. Nach Entnahme von Material für die bakteriologische und mykologische Untersuchung sollten Biopsien gewonnen werden, bei Verdacht auf eine sexuell übertragene Erkrankung serologische Tests durchgeführt werden. Bei Vorliegen einer Diarrhöe sollte eine mikrobiologische Untersuchung des Stuhls erfolgen; aus einer rektalen Läsion wird eine Biopsie entnommen, bei Patienten mit Sphinkterstörungen wird die Physiologie des anorektalen Bereichs untersucht.

Schmerzen

Perianaler Schmerz ist ein in der proktologischen Praxis häufiges Beschwerdebild. Er ist Ausdruck einer Störung von Anus, Rektum oder einem Organ des kleinen Beckens. Seine genaue Lokalisation, ob oberflächlich oder in der Tiefe gelegen, erweist sich manchmal als schwer bestimmbar, was zu Irrtümern bei der Diagnose und Behandlung führen kann.

Der Patient hat häufig Schwierigkeiten, die Lokalisation und den Charakter perianaler Schmerzen präzise anzugeben. Nur eine gründliche Untersuchung gestattet die Bestimmung des exakten Ursprungsorts. Der Begriff Schmerz ist notwendigerweise subjektiv und hat bei verschiedenen Personen einen sehr unterschiedlichen Bedeutungsbereich. Es ist daher sehr wichtig, eine genaue Beschreibung zu erhalten, insbesondere hinsichtlich Faktoren wie Periodizität des Auftretens, Intensität, mögliche Umstände, die Schmerzen verstärken oder vermindern, Dauer der Symptome sowie aller Beziehungen zu Defäkation und Sexualverkehr.

Starke Schmerzen, die gewöhnlich durch Defäkation verstärkt werden, treten am häufigsten aufgrund einer akuten Fissur, eines anorektalen Abszesses, der möglicherweise durch eine Fistel kompliziert ist, eines perianalen Hämatoms, einer thrombosierten perianalen Varize oder thrombosierter und prolabierter innerer Hämorrhoiden auf. Der durch ein Hämatom verursachte Schmerz ist sehr stark. Nimmt der Schmerz an Intensität zu, so deutet das auf einen Abszeß. Eine Fissur ist klassischerweise charakterisiert durch rhythmische Schmerzen in 3 Phasen während des Stuhlgangs: Fehlen von Schmerzen vor der Entleerung, schmerzvolle Defäkation, gefolgt von fortschreitender Abnahme der Schmerzen nach Entleerung. Seltenere Schmerzursachen sind Condylomata acuminata, Herpes, Morbus Crohn oder ein Tumor. In all diesen Fällen kann eine ulzerierte Läsion, eine Entzündung, eine Infektion oder ein Einbruch in Nervengewebe zu schweren Schmerzen führen. Solitärulzera des Rektums und Proctalgia fugax können ebenfalls Ursache perianaler Schmerzen sein, die sich nur schwer einem spezifischen Teil des anorektalen Systems zuordnen lassen. Schließlich leiden manche Patienten unter anhaltenden Schmerzen im Analbereich oder in der Tiefe des Perineums, ohne daß irgendeine offensichtliche Ursache dafür gefunden werden kann. Perianale Schmerzen können gelegentlich über viele Jahre lang anhalten und von größeren Persönlichkeitsstörungen oder Symptomen, etwa Colon irritabile, begleitet sein.

Ein brennender Schmerz ist charakteristisch für einen entzündlichen Prozeß, z.B. eine Dermatose oder Analentzündung. Ein konstanter oder intermittierend auftretender Schmerz in Verbindung mit einem stechenden Gefühl wird bei Infektionen des Analkanals, z. B. Kryptitis, Abszeß, Karzinom oder thrombosierten inneren Hämorrhoiden, beobachtet; diese Erkrankungen können das Gefühl hervorrufen, einen schmerzhaften Fremdkörper zu haben. Ein akuter, brennender Schmerz, der während oder nach der Defäkation auftritt, ist typisch für eine Fissur. Ein dumpfer Schmerz im Analkanal, der durch Stuhlgang verstärkt wird, ist charakteristisch für eine Kryptitis. Spannungsschmerz in Verbindung mit einer Schwellung im Anus deutet auf eine Hämorrhoidalthrombose oder einen perianalen Abszeß hin. Eine schmerzhafte Defäkation mit Tenesmus ist typisch für einen Sphinkterspasmus. Sehr heftige, krampfartige Schmerzen, die aus der Tiefe des Rektums stammen und zu jeder Zeit, hauptsächlich aber nachts auftreten können, sind typisch für die Proctalgia fugax.

Neben lokaler Untersuchung und Endoskopie gehört die Untersuchung der angrenzenden, nicht zum anorektalen Bereich gehörenden Strukturen zur Abklärung perianaler Schmerzen. Bei Fehlen jeglicher offensichtlicher pathologischer Zustände ist es wichtig, Informationen über die medizinische Vorgeschichte des Patienten hinsichtlich eines möglichen Traumas, einer Beckenoperation oder früherer Therapie einer Analläsion zu erhalten (Tabelle 2.3).

Sekretion

Sekretion oder Nässegefühl im Perianalbereich kommt bei einer lokalen Entzündung der Haut oder Schleimhaut vor. Die häufigste Ursache ist eine organische Störung, bei vielen Patienten ist jedoch eine unzureichende Analhygiene die Wurzel des Problems. Der unangenehme Geruch infolge der Sekretion ist häufig der Hauptgrund dafür, daß der Arzt aufgesucht wird.

Sowohl die Art als auch der Ursprungsort des Sekrets sowie das Vorliegen jeglicher Begleitsymptome, z. B. Pruritus ani, rektale Blutung, Schmerzen oder Analprolaps, müssen präzise festgestellt werden. Die Sekretion kann wäßrig, schleimig, purulent oder fäkulent sein und ihren Ursprung am Analrand, im Analkanal oder im Rektum haben.

Direkte Untersuchung, vollständige anorektale Inspektion, evtl. unter Einschluß des Kolons, sowie serologische oder mikrobiologische Untersuchungen enthüllen in der Regel die Ursache des Ausflusses. In gewissen Fällen kann es jedoch schwierig oder unmöglich sein, die Ursache zu finden. Eine Verschmutzung der Unterwäsche mit Fäzes z. B., dem banalsten möglichen „Ausfluß", kann u. U. keinen offensichtlichen Grund haben.

Es können verschiedene Ursachen für eine Sekretion vorliegen (Tabelle 2.4):

- medizinische Ursachen: Hautläsion, Fistel, entzündliche Erkrankung des Rektums, infektiöse Anorektitis, Hämorrhoidalprolaps oder Rektumprolaps;
- chirurgische Ursachen: Komplikationen infolge von Eingriffen am Rektum und Anus.

Wäßriger Ausfluß deutet auf eine Irritation der Analdrüsen bei Anitis oder auf ein villöses Adenom

Tabelle 2.3. Häufigste Ursachen perianaler Schmerzen

Perianalregion	Thrombosierte Varize
	Hämatom
	Fissur
	Condylomata acuminata
	Tumor
	Herpes
Anus	Kryptitis
	Akuter Abszeß
	Chronischer Abszeß
	Thrombosierte und prolabierte Hämorrhoiden
	Morbus Crohn
	Tumor
Rektum	Solitäres Ulkus
	Tumor
	Invagination
Beckenboden	Proctalgia fugax
	Idiopathische Schmerzen
Nichtproktologische Ursache	Gynäkologisch
	Urologisch
	Myoossär
	Neurologisch

Tabelle 2.4. Häufigste Ursachen von Ausfluß

Perianal	Transpiration
	Inadäquate Analhygiene
	Kutane Exkoriation
	Ekzem
	Fissur
	Condylomata acuminata
	Tumor
	Abszeß
	Fistel
	Furunkel
Anal	Condylomata acuminata
	Hämorrhoiden
	Schleimhautprolapse
	Fistel
	Abszeß
	Inkontinenz
Kolorektal	Rektumprolaps
	Entzündliche Erkrankung
	Solitärulkus
	Adenom
	Colon irritabile

hin. Eine klare, viskose Sekretion stammt aus dem Rektumepithel bei Vorliegen von Prolaps oder solitärem Ulkus. Bräunlicher, mit Fäzes vermischter Ausfluß findet sich hauptsächlich bei Sphinkterinkontinenz. Eitriges Sekret stammt aus einer Fistel. Ein teilweise blutiger, mukopurulenter Ausfluß deutet auf eine Kolitis hin. Eine blutig tingierte Sekretion wird bei prolabierten Hämorrhoiden, Schleimhaut- oder Darmprolaps und Colitis ulcerosa gefunden. Sickerblutungen aus Wunden werden häufig nach Whitehead-Operationen mit Hervortreten der Rektumschleimhaut sowie in der Folge einer Hämorrhoidektomie nach Milligan-Morgan gesehen. Nach Eingriffen dieser Art kann die Vernarbung eine lange Zeit erfordern. Blutige Sekretion in Verbindung mit Pruritus, einem Gefühl des Brennens bei gleichzeitigem Fremdkörpergefühl und Schmerzen deuten auf einen inkarzerierten Prolaps.

Zu den weniger häufigen organischen Ursachen gehören kleine Abszesse dorsal am Ende des Analkanals ohne nachweisbaren Fistelgang zum Analrand sowie exzessive Sekretionen aus subpektinen Analdrüsen. Beide Phänomene sind schwer zu diagnostizieren. Eine Sekretion aus diesen Drüsen kann die Beschwerden eines Patienten erklären, der über einen geringen Ausfluß mit dem Gefühl des ständigen Naßseins berichtet. Werden die Falten im analen Übergangsbereich auseinandergezogen, so läßt sich evtl. eine winzige Öffnung in der subpektinen Schleimhautzone innerhalb des Analkanals finden. Fingerdruck distal dieses Punkts läßt einen Tropfen Eiter, häufiger eine klare, tautropfenartige Flüssigkeit hervortreten. Die Sekretion ist minimal und tritt im Verlauf der gleichen Untersuchung nicht zum zweiten Mal auf. Eine weitere seltene Ursache einer Sekretion sind voluminöse innere, nicht prolabierende Hämorrhoiden. Schließlich tritt fäkales Schmieren häufig ohne irgendeine organische Ursache auf. Dabei handelt es sich um ein funktionelles Problem, das auf eine minimale Inkontinenz hinweist. Klinische oder elektromanometrische Untersuchungen zeigen häufig eine leichte Sphinkterschwäche bei Patienten, deren Analrand, häufig ohne ihr Wissen, leicht verschmutzt ist.

Inkontinenz

Analinkontinenz ist ein die Lebensqualität stark beeinträchtigendes Symptom, das die Patienten nicht bereitwillig eingestehen, da es zu Zurückweisung durch Familie und Gesellschaft führen kann. Durch Befragung des Patienten lassen sich Schwere der Störung, Konsistenz des Stuhls, Vorliegen einer etwaigen Begleitdiarrhöe sowie die operative Anamnese des Patienten, insbesondere hinsichtlich Operationen wegen Analfisteln oder gynäkologischer Leiden, abklären. Es wird nach jeglicher Medikation und Bestrahlung sowie nach Hinweisen auf spinale oder perineale Traumen gefahndet. Diese Informationen erlauben es dem Arzt, ggf. zwischen Sekretion und fäkaler Inkontinenz zu unterscheiden, da Patienten diese beiden Symptome häufig verwechseln. Der Schweregrad dieser Erscheinung kann anhand der Häufigkeit der Inkontinenz und der Konsistenz des ausgeschiedenen Materials bestimmt werden, die vom einfachen Heraussickern, Gasaustritt oder gelegentlicher Verschmutzung der Unterwäsche bis zum unwillkürlichen Abgang von Stuhlmassen mehrmals täglich reichen kann. Die Konsistenz des Stuhls – wäßrig, halbfest oder fest – ist von Bedeutung. Häufigkeit und Dringlichkeit der Defäkation können bestimmten Typen von Diarrhöe zugeschrieben werden. Schließlich wird der Arzt die Möglichkeit der willkürlichen Defäkation und die Umstände, unter denen eine unkontrollierte Entleerung auftreten kann, untersuchen.

Diarrhöen sind die häufigste Ursache von Inkontinenz. Inkontinenz kann sogar bei Patienten mit intakter Sphinkterfunktion gefunden werden, wenn durch Passage flüssigen Stuhls ein dringendes Defäkationsbedürfnis auftritt. Inkontinenz kann daher jeden möglichen Umstand komplizieren, der mit einer Diarrhöe verbunden ist.

Analinkontinenz kann verschiedene Ursachen haben (Tabelle 2.5). Eine Sphinkterinsuffizienz kann Folge einer Muskelschwäche sein, wie sie z.B. als Dystrophie in Verbindung mit einer generalisierten neurolo-

Tabelle 2.5. Häufigste Ursachen der Inkontinenz

Diarrhöe	Entzündliche Erkrankung
	Infektionskrankheit
	Solitärulkus des Rektums
	Tumor
Neurologische Erkrankung	Psychiatrische Erkrankung
	Senilität
	Generalisierte Neuropathie
	Lokalisierte Neuropathie (Beckenboden)
	Diabetes mellitus
	Perineumsenkung
	Spinales Trauma
Rektumprolaps	
Koprostase	
Fistel	Rektovaginal
	Anorektal
Trauma	Verletzung
	Operationsfolgen
	Geburtshilfliche Folgen

gischen Erkrankung beobachtet wird. Die progressive Dystrophie des Sphincter ani ist eine normale Alterserscheinung und nimmt etwa nach dem 7. Lebensjahrzehnt schnell zu. Ein ähnlicher Typ der diffusen Dystrophie kann auch bei jüngeren Patienten beobachtet werden, die an einer Neuropathie der langsamen motorischen Nervenfasern leiden, die die Muskeln des Beckenbodens befällt, wie es z.B. bei Diabetes mellitus der Fall ist. Anale Inkontinenz kann auch eine Koprostase verschlechtern, wobei die Dehnung des Rektums eine reflektorische Erschlaffung des Sphincters internus auslöst.

Der Sphinktermechanismus kann durch ein Trauma oder einen chirurgischen Eingriff beschädigt werden. Die operative Behandlung einer Analfissur ist die häufigste Ursache der traumatisch bedingten Inkontinenz. Inkontinenz wird auch beobachtet, wenn eine Rektumfistel, die oberhalb des anorektalen Übergangs nach außen tritt, um den Analsphinkter herumzieht. Rektovaginale oder extrarektale Fisteln, die in Verbindung mit dem Perineum stehen, können angeboren oder erworben sein, im letzteren Fall aufgrund eines Traumas oder durch spezifische Erkrankungen oder als Folge der Bestrahlung eines Zervixkarzinoms. Analinkontinenz wird auch nach Lumbaltraumen mit Läsion der Cauda equina beobachtet.

Zur Untersuchung gehört die Inspektion jeglicher perianaler Verschmutzung, jeder Öffnung und Mißbildung, jedes Prolapses und jeder perinealen Narbe. Das Fehlen radiär verlaufender Falten in einem Quadranten der Analzirkumferenz ist von großer Bedeutung. Anhand der willkürlichen Kontraktion des Perineums läßt sich die Kraft der Skelettmuskulatur beurteilen. Wird der Patient gebeten zu pressen, läßt sich eine abnorme Beckensenkung oder sogar ein Prolaps beobachten. Die digitale Untersuchung beginnt mit der Palpation der Beckenmuskulatur. Der Tonus der Sphinkter und des Levator ani wird geprüft, ebenso werden die Reaktionen auf willkürliche Kontraktion und der Hustenreflex getestet. Schließlich wird ein möglicherweise persistierendes Klaffen der Analöffnung nach Entfernung des Fingers festgehalten. Zur Abklärung der Inkontinenz gehört in jedem Fall eine Untersuchung der anorektalen Physiologie, insbesondere durch Manometrie und Elektromyographie.

Diarrhöe

Im allgemeinen sind die verschiedenen Typen von Diarrhöen Folge einer infektiösen oder funktionellen Störung des Gastrointestinaltrakts. Sie können jedoch auch Begleiterscheinung einer spezifischen kolorektalen Erkrankung sein. Symptome dieser Art können von einer entzündlichen Erkrankung oder Obstruktion herrühren. Exzessive Schleimproduktion durch einen Tumor oder ein solitäres Ulkus des Rektums können ebenfalls zu Diarrhöe führen.

Der Ausdruck Diarrhöe wird von Patienten häufig ungenau und mit unterschiedlichen Bedeutungen verwendet: erhöhte Defäkationsfrequenz, verminderte Stuhlkonsistenz, dringendes Bedürfnis zur Defäkation oder Inkontinenz. Jedes der Begleitsymptome muß daher unterschieden und genau definiert werden. Der häufige Abgang von Urin oder Stuhl kann als Folge einer Diarrhöe auftreten, er kann aber ebensogut durch Ausscheidung exzessiver Schleim- oder Pusmengen verursacht sein. Ein solitäres Rektumulkus führt gelegentlich zu Phasen mit falschem Defäkationsbedürfnis, das häufig nicht kontrolliert werden kann und daher von Inkontinenz begleitet wird. Schließlich sollte nicht vergessen werden, daß die Koprostase in einer klassischen Beziehung zur Diarrhöe steht und eine Phase der Obstipation darstellt (Tabelle 2.6).

Die medizinische Anamnese des Patienten gestattet es, den Charakter der Diarrhöe, alle auslösenden Faktoren oder Unreinlichkeiten ebenso wie die vorherige medizinische, operative oder radiologische Anamnese genau zu bestimmen. Nach anderen Begleitsymptomen oder -beschwerden, z.B. Vorhandensein von Blut oder Schleim im Stuhl, Änderung des Allgemeinzustands oder Schmerzen, sollte ebenfalls gesucht werden.

Obstipation

Der Begriff Obstipation wird ebenfalls von verschiedenen Individuen unterschiedlich verstanden. Meistens bezeichnet er eine mangelhafte Darmfunktion, er kann jedoch auch die regelmäßige Ausscheidung harter Stühle oder ein unregelmäßiges Absetzen von

Tabelle 2.6. Häufigste Ursachen einer Diarrhöe

Entzündlich
  Infektiös
  Nichtinfektiös
Exzessive Schleimproduktion
Verdauungsinsuffizienz
Malabsorption
Stoffwechselerkrankung
Funktionsstörung
Medikation
Psychologische Ursache
Mechanisches Hindernis

Stühlen normaler Konsistenz bezeichnen. Gelegentlich leiden die Patienten unter Kopfschmerzen; Flatulenz und Appetitlosigkeit werden zuweilen einer Obstipation zugeschrieben.

Obstipation ist meist Folge einer lokalen Läsion, die zu Obstruktion oder funktioneller Anomalie des Darms führt und die Passage des Darminhalts verzögert. Die proktologischen Ursachen stehen in der Regel in Beziehung zu einer Darmobstruktion. In selteneren Fällen ist die Darmpassage von normaler Länge, wird aber von einer funktionellen Störung der Rektumentleerung begleitet. Bei bestimmten Patienten entwickeln sich ein Beckensenkungssyndrom und ein solitäres Rektumulkus.

Patienten, die an Obstipation infolge einer Obstruktion leiden, haben gewöhnlich nur eine kurze Vorgeschichte, während solche mit einer Störung aufgrund funktioneller Ursachen eine umfangreichere Anamnese erforderlich machen.

Schwierigkeiten bei der Defäkation, die darin bestehen, daß längere Zeit gepreßt werden muß, sind häufig Folge einer Rektumdilatation. Die Anamnese eines solchen Beschwerdebilds beginnt häufig im Kindesalter, kennzeichnend sind wiederholte Phasen mit Koprostase und Kotschmieren. Bei vielen Patienten, die an Defäkationsschwierigkeiten leiden, fehlt eine Rektum- oder Kolonaufweitung, die gleichzeitig mit einer übermäßig großen Notwendigkeit verbunden ist, beim Stuhlgang zu pressen. Mehrere Versuche der Defäkation enden gewöhnlich in einer unvollständigen Entleerung. Die Anzahl der täglichen Toilettensitzungen sowie ihre Dauer sollten genau bestimmt werden.

Es sollten ebenfalls alle Veränderungen in Lebensführung oder Eßverhalten beachtet werden, ebenso Schwangerschaft, allgemeine medizinische oder psychische Beschwerden sowie die Einnahme bestimmter Medikamente (Tabelle 2.7).

Falsches Defäkationsbedürfnis

Falsches Defäkationsbedürfnis ist ein Symptom, das zu pathologischer Entleerung statt zu einer regelrechten Defäkation führt. Es bezeichnet somit ein Bedürfnis, das nicht vollständig irrig ist, sondern sowohl dringend ist als auch wiederholt auftritt. Der Patient fühlt häufig die Notwendigkeit, Winde zu lassen. Er kann zusätzlich schleimige oder schleimig-blutige Darmentleerungen haben oder sogar reines Blut ausscheiden.

Tabelle 2.7. Häufigste Ursachen einer Obstipation

Lokale Erkrankungen	Tumor
	Divertikulitis
	Morbus Crohn
	Stenose
	Intussuszeption
	Rektozele
Funktionelle Darmstörungen	Megakolon
	Colon irritabile
	Psychische Erkrankung
	Schwangerschaft
	Medikation
	Systemerkrankung
	Immobilisierung
	Dyschezie

Definiert man das Erscheinungsbild auf diese Art, dann erweist sich das falsche Defäkationsbedürfnis als spezifisches organisches Symptom. Es kann Folge einer lokalen oder diffusen Läsion des Rektums oder des Rektosigmoids sein, im klassischen Fall eines Rektumtumors.

Zusammenfassung

Abhängig von Vorhandensein oder Fehlen gestatten die charakteristischen Symptome oder Beschwerden anorektaler Störungen dem untersuchenden Arzt, einen oder mehrere spezifische Ursprungsorte zu bestimmen. Diese Symptome sind in Tabelle 2.8 als Funktion von 3 relevanten Lokalisationen zusammengefaßt: Analrand, Analkanal und rektosigmoidalem Übergang.

Tabelle 2.8. Häufigste Lokalisationen anorektaler Symtome

	Analrand	Analkanal	Rektosigmoid
Rektale Blutung	×	×	×
Ausfluß	×	×	
Nässen	×		
Inkontinenz		×	
Pruritus ani	×		
Schmerzen	×	×	×
Diarrhöe			×
Obstipation			×
Falscher Defäkationsdrang			×
Brennen	×		
Spasmus (Tenesmus)		×	×
Unvollständige Entleerung			×
Fremdkörpergefühl	×		

3 Die proktologische Untersuchung

J.-C. Givel

„Es wird mehr versäumt durch Nicht-Schauen als durch Nicht-Wissen." Diese Feststellung von Thomas McCrae (1870–1935) unterstreicht die überragende Wichtigkeit der klinischen Untersuchung für die proktologische Diagnosestellung. Obwohl die proktologische Konsultation für den Arzt eine routinemäßige Tätigkeit sein kann, ist sie für den Patienten doch etwas völlig anderes. Dieser kann häufig mit einem Eingriff dieser Art schwer umgehen, besonders wenn es der erste dieser Art ist. Es gibt verschiedene persönliche, psychologische und soziale Ursachen für die – gelegentlich recht lange – Zeitspanne zwischen dem Auftreten der ersten Symptome und der proktologischen Konsultation. Ebenso ist es auch heutzutage nicht ungewöhnlich, daß Patienten wegen eines proktologischen Beschwerdebilds längere Zeit behandelt werden, ohne daß zuvor irgendeine lokale Untersuchung durchgeführt worden ist. Daher werden fortgeschrittene Läsionen gelegentlich erst bei der ersten Konsultation beim Spezialisten entdeckt.

Eine proktologische Konsultation verläuft ähnlich wie jede andere medizinische Erhebung und besteht aus der Anamnese des Patienten, einer allgemeinen und lokalen Inspektion sowie verschiedenen ergänzenden Untersuchungen. Eine Vielzahl proktologischer Diagnosen läßt sich auf der Basis der Anamnese und der Lokalbefunde stellen, ohne daß eine Notwendigkeit für irgendwelche komplexe oder zeitaufwendige Verfahren bestünde.

Anamnese

Der 1. Schritt besteht darin, den Patienten die genaue Art und Weise seiner Beschwerden beschreiben zu lassen, insbesondere die Umstände, unter denen sie auftreten, und die Art der Symptome, die ihn zum Arzt führen. Es ist wichtig, den Patienten nach jeder Art von Blutabgang, Absonderungen, möglicher Inkontinenz, analen Irritationen, perianalen Schmerzen, Diarrhöe, Obstipation und falschem Defäkationsbedürfnis zu befragen. In einigen Fällen können persönliche Verhaltensweisen oder unübliche sexuelle Praktiken von Bedeutung sein. Informationen aus der Vorgeschichte des Patienten zusammen mit allen früheren proktologischen oder allgemeinen Erkrankungen, die möglicherweise Auswirkungen auf die anorektale Region hatten, vervollständigen die Aufzeichnungen. Auch Medikamenteneinnahme und gynäkologische Anamnese sind häufig relevant. Schließlich sollte noch die Familienanamnese mit dem Ziel, das Vorliegen möglicher Vererbungsfaktoren zu erkennen, erhoben werden.

Allgemeine Untersuchung

Alle proktologischen Untersuchungen beginnen mit einer raschen Inspektion mit dem Ziel, mögliche Veränderungen des Allgemeinzustands des Patienten oder irgendwelche Begleitsymptome aufzudecken. Besondere Aufmerksamkeit ist dem Verdauungssystem, der Haut, den Schleimhäuten und dem Urogenitalsystem zu schenken. Bei Patienten mit Kontinenzproblemen kann z.B. eine Untersuchung des Nervensystems indiziert sein.

Proktologische Untersuchung

Es ist absolut erforderlich, dem Patienten im voraus alle Aspekte der proktologischen Untersuchung zu erklären. Dazu gehören folgende Untersuchungsschritte:

- Inspektion und Palpation,
- rektale Untersuchung,
- Endoskopie.

Lagerung des Patienten

Bei der proktologischen Untersuchung können verschiedene Lagerungen verwendet werden. Die Wahl der Lagerung hängt von der zur Verfügung stehenden Praxisausstattung, dem Alter des Patienten und seinem Gesundheitszustand sowie von den Präferenzen des Arztes ab. Die gewählte Position sollte für den Patienten und den untersuchenden Arzt bequem sein und letzterem gestatten, eine effektive Inspektion und bestimmte diagnostische sowie evtl. therapeutische Maßnahmen durchzuführen.

Im Sprechzimmer eines Nichtspezialisten und bei Fehlen einer geeigneten Ausrüstung wird die Untersuchung in Linksseiten- oder Knie-Ellenbogen-Lage durchgeführt. Die Linksseitenlage (Position nach Sims) ist für den Patienten bequem. Da sie ohne übermäßige Behinderung möglich ist, ist sie bei älteren Patienten zugleich die Lagerung der Wahl. Der Patient wird auf der linken Seite liegend so positioniert, daß der Rumpf schräg in einem Winkel von 45° auf dem Untersuchungstisch liegt. Das Gesäß ragt leicht über die Tischkante hinaus, die Oberschenkel sind in einem Winkel von 90° zum Oberkörper angezogen. Diese Position gestattet eine bequeme Untersuchung der Perianal- und Sakralregionen, während der ventrale Perineumabschnitt dem Blickfeld entzogen ist. Diese Lagerung läßt eine ausgezeichnete proktologische Untersuchung sowie gewisse endoskopische und therapeutische Eingriffe zu (Abb. 3.1).

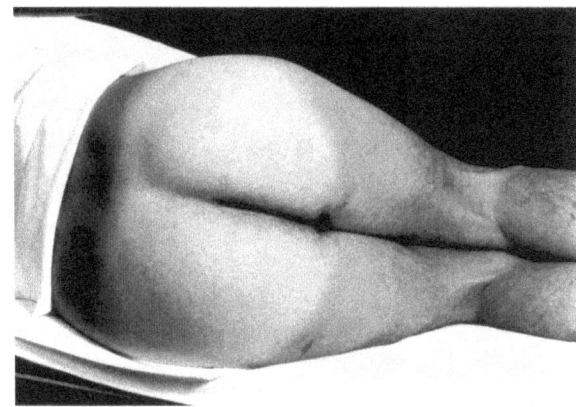

Abb. 3.1. Linksseitenlage

Die Knie-Ellenbogen-Lage gestattet eine ausgezeichnete Inspektion der Perianal-, Sakral- und dorsalen Perinealregion ohne besondere Hilfsmittel. Der Patient kniet, der Rumpf ist vornüber gebeugt und wird von den Unterarmen getragen. Diese Stellung ist bequem für den untersuchenden Arzt, der die Gesäßbacken so auseinanderspreizt, daß eine vollständige Beurteilung des Anus und der Perianalregion möglich ist. Sie ist ebenso für die Durchführung einer starren Sigmoidoskopie geeignet, bei der der rektosigmoidale Übergang über die Ptose der Sigmaflexur nach ventral und unten erreicht werden kann (Abb. 3.2). Sie wird von jungen Patienten gut toleriert, ist jedoch nicht für ältere oder Patienten mit Herz- oder Ateminsuffizienz zu empfehlen.

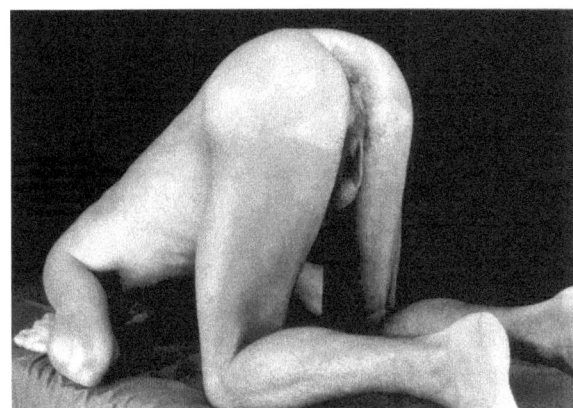

Abb. 3.2. Knie-Ellenbogen-Lage

Steht dem Arzt ein adäquater Untersuchungstisch zur Verfügung, wie es in einem spezialisierten Behandlungsraum oder in einem Krankenhaus der Fall sein dürfte, können Steinschnitt- oder Knie-Brust-Lage in Erwägung gezogen werden. Die Steinschnitt- oder gynäkologische Lage erfordert die Verwendung eines Tisches mit Beinstützen. Der Patient liegt auf dem Rücken, wobei das Gesäß über die Tischkante hinausragt und die unteren Extremitäten über den Rumpf hochgelagert sind. Diese Position, die gewöhnlich vom Patienten gut toleriert wird, gestattet eine bequeme Untersuchung des Perineums und der Perianalregion. Die proktologische Untersuchung wird unter äußerst günstigen Bedingungen durchgeführt, wobei die meisten diagnostischen und therapeutischen Eingriffe möglich sind. Diese Stellung wird für die meisten operativen Eingriffe in der Proktologie, besonders am narkotisierten Patienten, verwendet. Obwohl

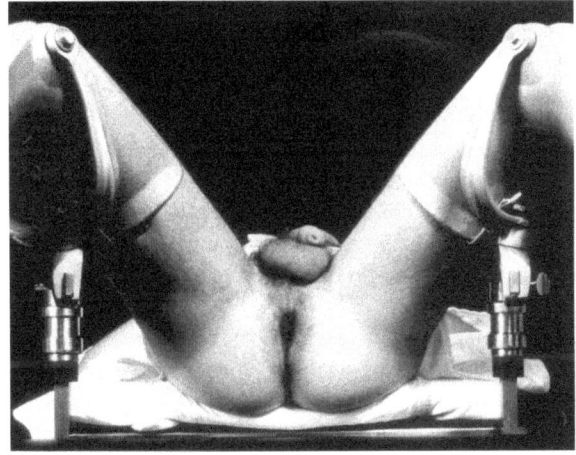

Abb. 3.3. Steinschnitt- oder gynäkologische Lagerung

sie für einen Zugang über den rektosigmoidalen Übergang hinaus weniger bequem als eine anteriore Lage ist, erlaubt sie dennoch die Sigmoidoskopie mit einem starren Endoskop (Abb. 3.3).

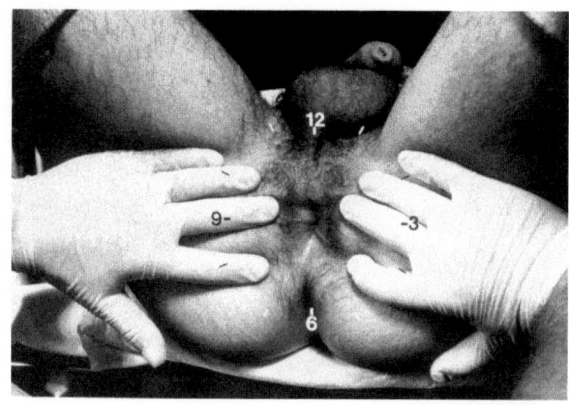

Abb. 3.4. Lokalisation einer proktologischen Läsion

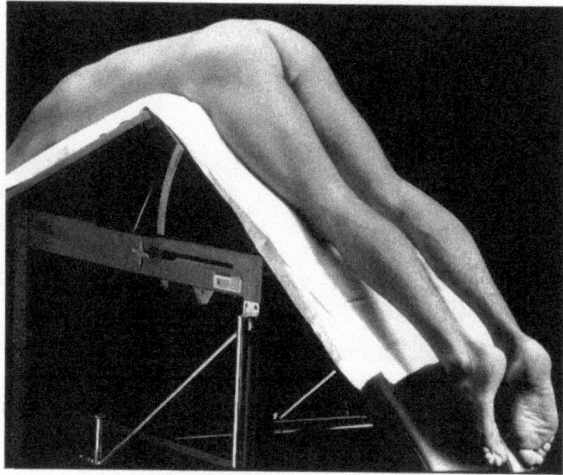

Abb. 3.5. Knie-Brust-Lage

Eine proktologische Läsion wird üblicherweise unter Bezug auf ein „Uhrzifferblatt" lokalisiert, das beim Patienten in Steinschnittlage auf das Perineum projiziert wird. 12 Uhr bezeichnet die ventrale Richtung, 6 Uhr die dorsale, während 3 und 9 Uhr entsprechend auf der linken bzw. rechten Seite des Patienten liegen (Abb. 3.4).

Die Knie-Brust-Lage erfordert einen speziellen Untersuchungstisch. Der Patient liegt auf dem Brustkorb (mit dem Gesicht nach unten), die Beine werden gestützt, und durch einen Tischmechanismus wird ein Winkel von 90° zwischen Rumpf und Oberschenkeln gewährleistet. Auf diese Weise ist die Perianalregion leicht zu inspizieren, und Untersuchungen sowie Therapiemaßnahmen lassen sich unter ähnlichen Bedingungen wie in der Knie-Ellenbogen-Lage durchführen. Diese Stellung ist auch für einen operativen anorektalen Eingriff indiziert, der einen Zugang von dorsal erfordert (Abb. 3.5).

Inspektion und Palpation

Die proktologische Untersuchung beginnt mit einer raschen, aber vollständigen Inspektion von Anus, Perianalregion und angrenzendem Perineum. Alle Anomalien werden aufgezeichnet, insbesondere das Vorliegen von Narbengewebe und alle ungewöhnlichen Öffnungen, Ulzerationen, kutanen Läsionen, Schwellungen oder Prolapse.

Eine Narbe weist gewöhnlich auf eine frühere Operation oder ein Trauma hin, sie ist häufig fibrös und verursacht eine Einziehung des angrenzenden Gewebes mit einer resultierenden Veränderung oder Verschwinden der radiär verlaufenden Falten des Analrands. Der gesamte Anus kann dadurch in eine paramediane Position zur Seite verzogen sein. Eine Narbe sollte den Arzt wachsam machen, um eine genauere proktologische Anamnese zu erhalten, und zu einer sorgfältigen Suche nach der Ursache dieses proktologischen Zustands veranlassen.

Eine einzelne oder auch multiple perianale Öffnung ist meist das kutane Ende eines Fistelkanals und damit die äußere Öffnung eines Kanals, dessen innerer Anteil sich bis zur Linea pectinea nach proximal erstrecken kann. Eine solche Fistel, die einfach oder auch verzweigt sein kann, ist die natürliche Folge eines kleinen perianalen Abszesses. Eine Läsion dieser Art sollte, besonders wenn sie an verschiedenen Stellen der Perianalregion auftritt, zur Suche nach einem Entzündungszustand veranlassen, insbesondere nach Morbus Crohn, bei dem Fisteln gelegentlich die erste oder auch einzige augenscheinliche Manifestation sein können.

Eine Ulzeration ist ein Defekt der Analschleimhaut. Eine solche Läsion, die flach oder auch tief sein kann, ist häufig anfänglich nicht sichtbar, solange sie zwischen den radiär verlaufenden Schleimhautfalten verborgen ist. Das Ulkus läßt sich nur klar darstellen, wenn die Haut der Perianalregion zurückgezogen wird. Der häufigste Ulzerationstyp ist eine Fissur. Gewöhnlich ist sie klein, solitär oder multipel, sie kann akut oder chronisch sein. Im akuten Stadium ist sie gewöhnlich flach und wie ein Apfelsinensegment geformt, mit normalen Schleimhautüberzug. Akute Schmerzen in der Anamnese, die bei Defäkation zunehmen, sind diagnostisch meist hinweisend. Eine chronische Läsion liegt tiefer und läßt freiliegende Muskelfasern des Sphinkters auf dem Grund eines Kraters erkennen, der von einer leicht fibrosierten, narbig veränderten Mukosa umgeben ist. „Vorpostenfalten" oder eine Mariske bedecken häufig Fissuren dieser Art.

An der Mukosa und der Haut der Perianalregion können verschiedene dermatologische Erkrankungen beobachtet werden, die von einem simplen Erythem bis zu pseudotumorösem Wachstum reichen können und spezifische Erkrankungen dieser Region oder, was häufiger der Fall ist, die perianale Lokalisation einer systemischen dermatologischen Erkrankung sind. Eine Vielzahl proktologischer Beschwerden ist von kutanen Läsionen begleitet, meist infolge einer Irritation. In der Praxis verhindert die zugrundeliegende Krankheit häufig eine korrekte perianale Hygiene oder gibt Anlaß zu leichter Inkontinenz, verbunden mit einer Sekretion irritierender Substanzen. Die durch Kratzeffekte dann unvermeidlich auftretenden Läsionen kommen zum Grundproblem noch hinzu.

Häufig wird eine perianale Schwellung beobachtet, die klinisches Symptom einer Flüssigkeitsansammlung oder eines Tumorwachstums und leicht zu erkennen ist. Liegen neben der Schwellung noch Entzündungszeichen vor, dann deutet dies auf das Vorliegen eines Abszesses oder einer perianalen Phlegmone hin, die beide häufige und schmerzhafte Erkrankungen sind. Benigne oder maligne Tumoren können am Analrand oder in der angrenzenden Haut gefunden werden und dort eine Schwellung hervorrufen.

Ein Prolaps kann auftreten, wenn der Patient sich in Ruhe befindet oder sich anstrengt, z.B. beim Pressen während der Defäkation oder beim Husten. Dabei kann es sich um ein oberflächliches und ausschließlich auf die Mukosa beschränktes Geschehen aufgrund überschüssig vorhandenen Gewebes handeln. Ein Prolaps kann auch infolge von Wucherungen auftreten, z.B. inneren Hämorrhoiden oder neoplastischen Veränderungen des Rektums, die durch den Anus nach außen hindurchgetreten sind. Es kann auch ein vollständiger, aus Muskulatur und Schleimhaut bestehender Darmwandprolaps vorliegen, z.B. in Verbindung mit einer Rektumsenkung. Es ist nicht ungewöhnlich, bei diesen Erkrankungen eine ödematöse Veränderung zu beobachten, besonders wenn sich thrombotische Regionen als gerötete Zonen darstellen.

Im Gegensatz zur Inspektion gehört das Auseinanderziehen der radiären Falten nicht zur Palpation des Analrands und der ventralen und dorsalen Pole. Die Induration eines empfindlichen Fistelkanals, der aufgrund seiner äußeren Öffnung vermutet wird oder auch völlig blind endet, kann daher nur durch Tasten mit dem Untersuchungsfinger festgestellt werden. Meist kann man davon ausgehen, daß sich die Induration wenigstens teilweise über der Läsion befindet. Am dorsalen Pol kann eine kleine Infiltration ein Zeichen einer länger anhaltenden infizierten Fissur der Haut sein. Im ventralen Bereich ist darauf zu achten, daß ein Fistelkanal nicht mit der strichförmigen Induration der medianen Raphe an der Basis des Skrotums verwechselt wird.

Rektale Untersuchung

Die rektale Untersuchung ist einfach und erfordert lediglich einen Fingerling oder Gummihandschuh sowie Gleitmittel. Sie sollte bei der Untersuchung proktologischer Beschwerden stets durchgeführt werden. Eine gründliche Untersuchung liefert ausgezeichnete Informationen sowohl über die Morphologie und das Fassungsvermögen von Anus oder Rektum als auch über den Zustand der angrenzenden Organe. Sie gestattet es ebenfalls, die Funktion der neuromuskulären Strukturen zu untersuchen, die am Kontinenzmechanismus beteiligt sind. Die einzigen Kontraindikationen für die Untersuchung sind bestimmte akut schmerzhafte Erkrankungen des Anus.

Der bedeckte und mit Gleitmittel versehene Finger wird vorsichtig in den Anus eingeführt, wobei man der anatomischen Richtung des Analkanals, d.h. in Steinschnittlage einer Achse in Richtung des Nabels nach kranial, folgt. Bei der rektalen Untersuchung sollten 6 Lokalisationen unterschieden werden (Abb. 3.6).

A. intestinales Lumen (von Anus und Rektum): mögliches Vorliegen von Fäzes, Blut oder einem Fremdkörper;

B. Darmwand (Mukosa und gesamte Wand): palpable Läsionen, z.B. Polyp, Tumor, diffuse Entzündung der Mukosa, Ulzeration oder indurierte Zone als Entsprechung einer Thrombose oder Sklerose alter Hämorrhoiden;

C. hinter dem Rektum: durch die Wand des Rektums hindurch ist es möglich, die Sakralhöhle und das Steißbein zu tasten und damit Knochenanomalien, im perirektalen Fettgewebe lokalisierte Ade-

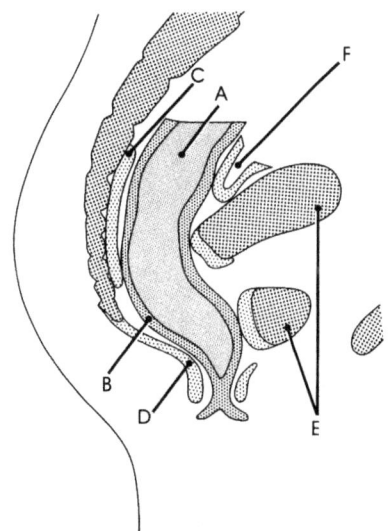

Abb. 3.6. Die bei einer rektalen Untersuchung zu prüfenden Regionen (Einzelheiten s. Text)

nopathien oder auch gelegentlich Tumoren zu entdecken;

D. Beckenboden: Die Analkontinenz hängt von der ordnungsgemäßen Funktion eines zweifachen Mechanismus ab: die Puborektalisschlinge, die eine adäquate Winkelbildung zwischen Anus und Rektum aufrechterhält, und dem Sphinkterapparat. Der letztere besteht aus 2 voneinander getrennten Muskeln: einem glatten inneren Muskel, der die distale Verdickung der inneren zirkulären Schicht der Rektummuskulatur darstellt, und einem gestreiften äußeren Muskel, der sich willkürlich kontrahieren läßt. Morphologie und Funktion dieser beiden Strukturen können bei der rektalen Untersuchung geprüft werden. Die Puborektalisschlinge läßt sich durch eine Untersuchung mit 2 Fingern palpieren, wobei der Zeigefinger den M. puborectalis nach außen drückt, während der Daumen von außen gegengehalten wird. Die willkürliche Kontraktion läßt sich prüfen, indem der Patient gebeten wird, die Analmuskeln anzuspannen. Der Übergang zwischen den inneren und äußeren Sphinktermuskeln läßt sich ebenfalls mit dem Zeigefinger beim Zurückziehen nach Abschluß der rektalen Untersuchung palpieren. Diese Untersuchung gestattet es daher, den Tonus im Ruhezustand sowie Möglichkeit oder Fehlen willkürlicher Kontraktionen und den Hustenreflex zu beurteilen. Die Funktion dieser Muskeln läßt sich prüfen, indem der Patient gebeten wird, sie zu kontrahieren. Auf diese Weise ist es gelegentlich möglich, Indurationen oder Schwellungen aufzudecken, die gewöhnlich Folgen von Abszessen sind;

E. ventral des Rektums (die Region der Cervix uteri bei Frauen und der Prostata bei Männern): Vorliegen, Konsistenz und Morphologie jedes verdächtigen tumorösen Abszesses oder Läsionen dieser beiden Organe lassen sich durch die Wand des Rektums hindurch beurteilen;

F. oberhalb des Rektums: Die Palpation des Douglas-Raums gestattet einen direkten Kontakt mit den intraperitonealen Organen, die unter bestimmten Umständen schmerzhaft sind, sowie mit den inneren Genitalorganen bei Frauen. Auch ein Darmsegment, z.B. eine Schwellung des Kolons bei Divertikulitis oder Morbus Crohn, kann palpiert werden.

Endoskopie

Die proktologische Untersuchung sollte durch eine Endoskopie vervollständigt werden. Dazu gehören 3 Verfahren:

- Anoskopie,
- Rektoskopie,
- Sigmoidoskopie.

Mit der Anoskopie lassen sich der Analkanal und das distale Rektum untersuchen. Sie erfordert keine speziellen Kenntnisse und liegt im Bereich der Fähigkeiten jedes praktischen Arztes. Es existieren verschiedene Anoskopietypen, entweder aus Metall oder als Einmalartikel aus Kunststoff, in unterschiedlichen Kalibern und Längen. Die Beleuchtung erfolgt durch Kaltlicht oder durch eine distal innerhalb oder außerhalb des Endoskops angebrachte Glühbirne (Abb. 3.7).

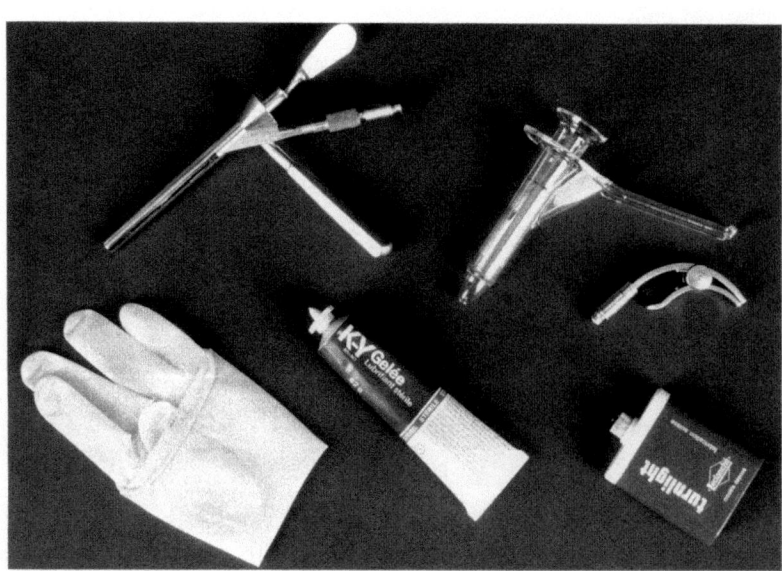

Abb. 3.7. Instrumentarium für die Anoskopie

Anoskop und Obturator werden mit Gleitmittel versehen und in den Analkanal in Richtung der Achse zwischen Analrand und Bauchnabel eingeführt. Dieser Eingriff sollte normalerweise keine Schmerzen verursachen; er läßt sich leicht ausführen, außer wenn eine starke reflektorische Sphinkterkontraktion aufgrund einer schmerzhaften Läsion des Analkanals (z.B. eine Fissur) vorliegt. Ist das Anoskop vollständig ins Rektum eingeführt, wird der Obturator herausgezogen und die Lichtquelle angeschlossen. Während des weiteren Zurückziehens des Instruments werden die letzten 8 cm des Verdauungskanals untersucht. Durch Drehen des Geräts in verschiedene Richtungen lassen sich die Darmwände und das anorektale Lumen im Detail inspizieren. Das Rektum ist charakterisiert durch fleischige Schleimhautfalten und ein Lumen, das nach Rückzug des Endoskops aufgeweitet bleibt. Die ausgeprägte Wandspannung des Analkanals führt dazu, daß das Anoskop ausgestoßen wird. Die 3 venösen Plexus, die dem Ursprungsort innerer Hämorrhoiden entsprechen, werden zu diesem Zeitpunkt beobachtet (bei 3, 7 und 11 Uhr). Die Linea pectinea, Lokalisation möglicher hypertrophierter Analpapillen, markiert den Übergang zwischen rektaler und analer Mukosa.

Die Rektoskopie gestattet die Untersuchung des Rektums und häufig auch des distalen Teils des Sigmas. Starre Rektoskope aus Metall oder Kunststoff (Einmalartikel) haben in der Regel einen Durchmesser von 20 mm und eine Länge von 20–25 cm. In einigen Fällen lassen sich der rektosigmoidale Übergang und manche Strikturen nur durch Verwendung eines Rohrs mit einem kleineren Durchmesser überwinden. Die Beleuchtung erfolgt durch eine Kaltlichtquelle; an der äußeren Öffnung des Rektoskops ist eine Optik angebracht. Mit einem Gummiballon, der an der äußeren Rektoskopöffnung angeschlossen ist, läßt sich Luft insufflieren, um das Rektum aufzuweiten und so die Passage des Instruments zu erleichtern oder um bestimmte schlecht einsehbare Regionen darzustellen. Ein Absaugrohr gestattet es, alle im Lumen befindlichen Rückstände abzusaugen (Abb. 3.8).

Die Vorbereitung des Patienten für diese Untersuchung variiert entsprechend den individuellen Präferenzen der Untersucher. Einige betrachten eine Vorbereitung als kontraindiziert, da diese wichtige Befunde, z.B. Blut oder Schleim aus einem weiter proximal gelegenen Darmabschnitt als dem inspizierten, verschleiern und ebenso die Eigenschaften von Fäzes oder Biopsien, die zu bakteriologischen Untersuchungen entnommen werden, verändern kann. Für viele Untersucher besteht die Routinevorbereitung aus der Verabreichung eines Klysmas mit einer hypertonen Lösung (z.B. 120 ml Natriumphosphat), das kurze Zeit vor der Untersuchung gegeben wird.

Endoskoprohr und Obturator werden mit Gleitmittel versehen und vorsichtig 5–8 cm weit durch den Analsphinkter in derselben Richtung wie bei der Anoskopie eingeführt. Wenn das Instrument eine Darmwand berührt, wird der Obturator zurückgezogen sowie Lichtquelle und Optik angebracht. Das Rohr wird dann unter Inspektion des Lumens und der Darmwände mit kleinen seitlichen Bewegungen

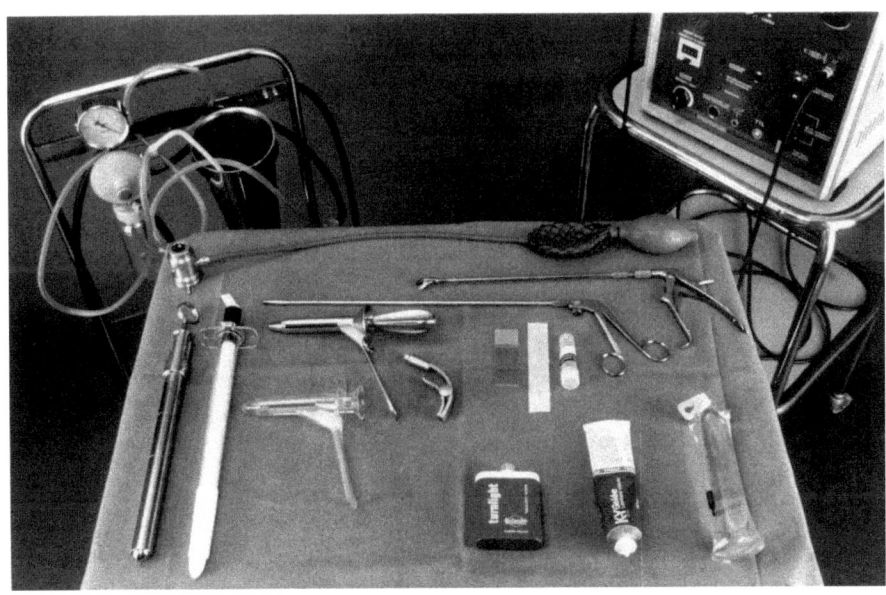

Abb. 3.8. Instrumentarium für die Rektoskopie

des Instruments weiter vorgeschoben, wobei gelegentlich Luft insuffliert wird. Es sollte jedoch so wenig Luft wie möglich insuffliert werden, das Vorschieben sollte stets sorgfältig kontrolliert werden und niemals gegen Widerstand erfolgen, da das Risiko einer Perforation der Rektumwand besteht. Ebenso muß das weitere Vorschieben abgebrochen werden, wenn der Patient über zunehmende Schmerzen klagt. Die Plicae transversales recti lassen sich überwinden, indem sie sukzessive weggedrückt werden. Es ist evtl. notwendig, den eingeschlagenen Weg mit dem Instrument wieder zurückzugehen und die vom freien Rand der Plica gebildete halbmondförmige Falte zu inspizieren, um zu wissen, in welche Richtung das Rohr weiter vorgeschoben werden muß.

Etwa 15 cm vom Analrand aus verhindert die Flexur am rektosigmoidalen Übergang das weitere Vorschieben des Rektoskops. Man sucht sich dann die kleine Passage, die durch eine Schleimhautfalte verdeckt ist, und überwindet sie unter Sichtkontrolle. Dies ist häufig ein kritischer Augenblick und kann dem Patienten extreme Schmerzen bereiten. Bei vielen Patienten gelingt diese Passage mit einem starren Instrument nicht. Das Lumen der Rektumampulle ist ausreichend weit, um einen Hohlraum zu bilden, und steht im Gegensatz zu dem des höher gelegenen Sigmas, das einen Abschnitt des in sich selbst gefalteten Kolons darstellt und sich nicht leicht ausleuchten läßt.

Das Vorschieben ins Sigma darf nicht erzwungen werden; falls erforderlich, kann ein flexibles Sigmoidoskop mit Glasfaseroptik benutzt werden, um diese Region intensiver zu untersuchen. Die mittlere Tiefe, die sich durch eine Rektoskopie untersuchen läßt, beträgt etwa 20 cm. Die hauptsächliche Inspektion erfolgt während des Zurückziehens des Endoskops: Eine effiziente retrograde, spiralförmige Inspektion läßt keinen Schleimhautbezirk unbeurteilt. Wird eine Läsion während dieses Eingriffs z.B. mit dem Ziel untersucht, eine operative Exzision durchzuführen, sollte man daran denken, daß die Größe dieser Strukturen selbstverständlich durch die Darmaufweitung, verursacht durch das Endoskop, vergrößert ist. Der untersuchende Arzt muß Biopsiezangen bereithalten, die die Entnahme muköser und submuköser Proben gestatten. Die Spitzen der Zangen sollten nicht zu scharf sein, um das Risiko einer Perforation zu vermeiden. Bei der Untersuchung einer diffusen Läsion werden mehrere Biopsien entnommen. Blutgerinnungsstörungen und Gefäßerkrankungen sind Kontraindikationen für eine Biopsie. Nach jeder Biopsieentnahme muß die Abheilung der Darmwand abgewartet werden, bevor ein Bariumkontrasteinlauf durchgeführt wird, was in der Regel etwa 10 Tage dauert. Die beiden klassischen, jedoch seltenen Komplikationen nach Biopsien sind Blutungen und Perforation. Gutartige und gelegentlich auch kleine, begrenzte maligne Tumoren lassen sich durch eine endoskopische Resektion oder durch Elektrokoagulation entweder exzidieren oder zerstören. Insbesondere Polypen werden meist auf diese Weise entfernt.

Die Sigmoidoskopie unter Verwendung eines Fiberendoskops, einer kurzen Variante des Koloskops (60 cm), gestattet es, das Sigma sowie das gesamte linke Kolon zu untersuchen. Sigmoidoskope sind mit einer starken Absaugvorrichtung versehen und so konstruiert, daß sowohl Spülung und Luftinsufflation wie auch die Benutzung einer Biopsiezange möglich ist. Diese Instrumente sind einfach zu handhaben und leicht. Die präoperative Vorbereitung ist identisch mit der bei der Rektoskopie. Die Sigmoidoskopie gestattet die ambulante Durchführung von Routineuntersuchungen (Abb. 3.9.).

Viermal häufiger werden Neoplasien entdeckt, wenn die Sigmoidoskopie mit einem flexiblen Fiberendo-

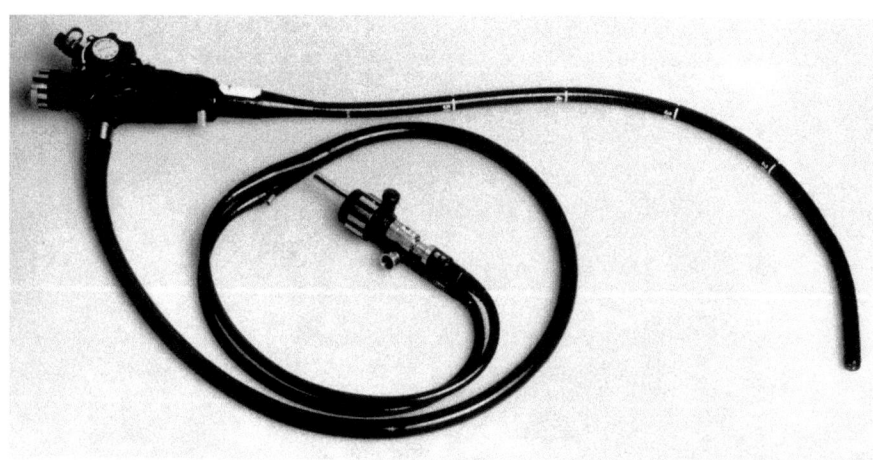

Abb. 3.9. Sigmoidoskop

skop statt mit einem starren Endoskop durchgeführt wird. Der Indikationsbereich für die Anwendung dieser Untersuchungstechnik ist daher sehr groß, besonders bei Patienten, die älter als 40 Jahre sind und zum ersten Mal wegen kolorektaler Beschwerden untersucht werden. Der Patient wird in Linksseitenlage mit leicht gebeugten Hüftgelenken gelagert. Das mit Gleitmittel versehene Instrument wird mit der rechten Hand in den Anus eingeführt, während mit der linken Hand die Bedienungshebel betätigt werden. Die Technik der Einführung des Geräts sowie die Untersuchung selbst werden in der Literatur über die Koloskopie genauer beschrieben und erfordern eine praktische Anleitung (s. [1, 2]).

Ergänzende Untersuchungen

Im Anschluß an die klinische Untersuchung können verschiedene ergänzende Untersuchungen angesetzt werden. Diese werden in Kap. 4–7 detailliert beschrieben.

Literatur

1. Cotton PB, Williams CB (1982) Practical gastrointestinal endoscopy, 2nd edn. Blackwell Scientific, Oxford
2. Pearl RK (1984) Gastrointestinal endoscopy for surgeons, 1st edn. Little & Brown, Boston

4 Mikrobiologische Untersuchungen

R. Auckenthaler

Klinische Überlegungen. Die anorektale Region ist regelmäßigem Kontakt mit Stuhl ausgesetzt, der 10^{12} Mikroorganismen pro Gramm enthält; daher scheint es erstaunlich, daß dieses Gebiet nicht häufiger infiziert ist. Die mechanische Barriere der Mukosa ist wahrscheinlich für den Schutz entscheidend, da eine Infektion leicht eintritt, sobald eine Ruptur und schlechte Abflußverhältnisse auftreten. Die anorektale Region ist nicht nur der fäkalen Flora, sondern seit Menschheitsbeginn auch sexuell übertragenen Erkrankungen ausgesetzt. In der Zukunft wird es möglich sein, die anorektale Region zunehmend vor dieser Art Infektion zu schützen, da eine Möglichkeit, die epidemiologische Kette der Aids-Pandemie zu unterbrechen, darin besteht, die sexuellen Praktiken zu ändern und Kondome zu benutzen.

Mikrobiologische Überlegungen. Als Regel gilt, daß Proben zur Diagnosestellung abgenommen werden sollten, bevor eine Antibiotikatherapie begonnen oder geändert wird. Um verläßliche Ergebnisse zu erhalten, sollten die Proben so gewonnen werden, daß die Möglichkeit einer Kontamination minimal gehalten oder vermieden wird. Die Probeentnahme mit einem Abstrichtupfer, der mit der residenten Flora behaftet ist, ist normalerweise weniger befriedigend als eine Nadel- oder Katheteraspiration mit der Spritze: Der Eiter eines in der Perinealregion punktierten Abszesses ist gewöhnlich durch einen einzelnen Mikroorganismus entstanden, während eine Mischinfektion auf das Vorliegen einer Fistel hinweist. Die Proben sollten in sterilen Behältern gesammelt, die Übertragung oder der Kontakt mit Anästhetika oder Desinfektionsmitteln sollte vermieden werden [1, 3].

Die direkte Untersuchung mit der Gramfärbung ist häufig sehr nützlich bei der Behandlung des Patienten; sie ist jedoch nur so verläßlich wie der Untersucher selbst. Da empfindlichere und präzisere diagnostische Verfahren vom Mikrobiologen durchgeführt werden können, ist ein schneller Transport ins Mikrobiologielabor stets zu empfehlen. Korrekt beschriftete Proben und eine adäquate Information über die Präparate und die klinischen Umstände sind obligatorisch, um die Untersuchungs- und Kulturverfahren einzuleiten. Da die anorektale Region durch anaerobe Bakterien besiedelt ist, sollten nur Abszeßinhalt, Aspirate aus tiefen Wunden oder operativ gewonnene Biopsien für eine anaerobe Kultur weiterverarbeitet werden. Blutkulturen sollten auf den Verdachtsfall einer systemischen Infektion beschränkt bleiben.

Gonokokkeninfektion

Klinische Manifestationen. Eine durch Neisseria gonorrhoeae verursachte Infektion bleibt eine häufige sexuell übertragene Erkrankung. Die klinischen Manifestationen variieren entsprechend den Primärlokalisationen, und es lassen sich folgende Krankheitsbilder unterscheiden: Asymptomatische Träger finden sich bei beiden Geschlechtern häufig, sie sind die Hauptquelle der Krankheitsübertragung. Eine Urethritis ist die häufigste Form der Gonokokkeninfektion bei Männern, während sie bei Frauen gewöhnlich mit einer Endometritis verbunden ist. Anorektale Infektionen werden hauptsächlich bei jungen homosexuellen Männern nach Analverkehr beobachtet, bei Frauen ist dieser Infektionstyp seltener und entweder Folge einer Infektion aus einer urogenitalen Quelle oder durch Geschlechtsverkehr. Eine Infektion des Oropharynx kann entweder symptomatisch mit Entzündung und Exsudat oder auch asymptomatisch mit einer einfachen Bakterienbesiedlung einhergehen. Von Proben aus dieser Region sollten bei homosexuellen Männern routinemäßig Kulturen angelegt werden. Eine disseminierte Gonokokkeninfektion ist durch typische Hautläsionen, Tendosynovitis und Arthritis charakterisiert. Endokarditis oder Meningitis ist in Erkrankungsfällen mit Dissemination selten.

Anorektale Infektionen. Gewöhnlich ist die Infektion asymptomatisch, es kann jedoch auch eine schwere Proktitis auftreten. Obwohl die Symptome von unspezifischen Beschwerden, z. B. Pruritus ani, bis zu rektalen Schmerzen mit Tenesmen und schleimig-eitriger Sekretion variieren, bleibt die Infektion immer auf das Rektum begrenzt. Eine sorgfältige Sexualanamnese ist bei Proktitis obligatorisch.

Mikrobiologie. Neisseria gonorrhoeae ist ein gramnegativer, nierenförmiger Diplokokkus mit entgegengesetzten, abgeflachten Seiten, der sich nur bei einer Temperatur von 35–37 °C in einer Atmosphäre mit einem Kohlendioxidgehalt von 5–10% vermehrt.

Untersuchungsmaterial und Transport. Klinisches Untersuchungsmaterial aus Pharynx, Urethra, Zervix oder Rektum sollte entweder direkt auf selektive Kulturmedien übertragen werden, z. B. Thayer-Martin-Medium, oder in einem Transportmedium, z. B. Amies- oder Stuart-Medium, in ein Labor geschickt werden, sofern eine Beimpfung innerhalb von 6 h nach Entnahme möglich ist. Ist der Abstrichtupfer aus dem Rektum mit Fäzes kontaminiert, sollte man versuchen, eine andere, „saubere" Probe zu gewinnen. Akzeptable Proben aus der Urethra müssen wenigstens 2 h nach der letzten Urinausscheidung gewonnen werden. Fakultativ kann auch ein 2. Abstrichtupfer verwendet werden, um einen Objektträgerausstrich für die direkte mikroskopische Untersuchung (Gramfärbung oder Immunfluoreszenz) herzustellen. Blutkulturen können versuchsweise abgenommen werden, zeigen aber bei Verwendung konventioneller Medien normalerweise negative Ergebnisse [2, 3].

Direkte Untersuchung. Eine direkte Untersuchung von gramgefärbten Präparaten hat nur bei Untersuchungsmaterial aus der Urethra diagnostischen Aussagewert und auch dann nur, wenn intrazellulär gelegene Organismen zu sehen sind. Alle anderen Proben können durch andere Neisseriaspezies kontaminiert sein, wobei die direkte Untersuchung durch die Kultur bestätigt werden muß. In letzter Zeit werden immunologisch-enzymatische Tests zum Nachweis von Gonokokkenantigenen durchgeführt. Sie sind nur für Untersuchungsmaterial aus der Urethra oder der Zervix zu empfehlen. Auch bei korrekter Anwendung kann es zu falsch-negativen oder falschpositiven Ergebnissen infolge niedriger Antigenkonzentration oder Kreuzreaktionen mit anderen Neisserien kommen.

Kultur. Die positive Kultur bleibt die Methode der Wahl zum verläßlichen Nachweis von Neisseria gonorrhoeae. Dies gilt besonders für Proben aus dem Pharynx oder Rektum. Zusätzlich können Sensitivitätstests durchgeführt werden, die besonders wichtig für den Nachweis von β-Laktase-produzierenden Stämmen und für eine korrekte Therapie sind.

Serologie. Serologische Tests sind für die Diagnose von Gonokokkeninfektionen nicht nützlich. Sogar im Falle chronischer Infektionen oder Komplikationen, z. B. bei Perihepatitis bzw. Fitz-Hugh-Curtis-Syndrom, ist der Wert der Serologie fraglich.

Chlamydien

Klinische Manifestationen. Chlamydia trachomatis ist der häufigste Mikroorganismus, der für eine nicht durch Gonokokken verursachte Urethritis verantwortlich ist. Obwohl die klinischen Manifestationen dem von Neisseria gonorrhoeae bekannten Symptomenkomplex ähneln, verläuft diese Urethritis i. allg. weniger purulent. Klinisch lassen sich Infektionen mit Chlamydia trachomatis in 3 Kategorien unterteilen: das klassische Trachom, das in endemischen Ländern auftritt; die sexuell übertragenen Genitalinfektionen einschließlich des Lymphogranuloma venereum (LGV), das in Entwicklungsländern angetroffen wird, und die Non-LGV-Infektionen in den Industriestaaten; und schließlich die perinatalen Augen- und Atemwegsinfektionen beim Kind, die bei der Geburt durch die Zervix der Mutter übertragen werden [4, 5].

Anorektale Infektionen. Non-LGV-Stämme von Chlamydia trachomatis werden bei homosexuellen Männern mit Proktitis beobachtet, während LGV-Stämme entweder bei einer Proktitis oder einer Proktokolitis zu finden sind. Leichte bis mäßige Sekretion, geringe anorektale Schmerzen, Tenesmen, Obstipation und erythematöse oder etwas aufgelockerte Mukosa sind die Kennzeichen der Non-LGV-Infektion. Im Gegensatz dazu ist die Infektion durch LGV schwerer und zeigt eine sehr brüchige, hämorrhagische und ulzerierte Mukosa im Bereich von Sigma, Rektum und Anus; hinzu kommen Fieber und eine inguinale Lymphadenopathie. Die chronische Erkrankung kann zu rektovaginalen oder rektovesikalen Fisteln, Strikturen im Bereich des Rektums oder der Urethra und Lymphödemen durch Obstruktion der Lymphgefäße führen.

Mikrobiologie. Chlamydien sind gramnegative Bakterien, die kein Adenosintriphosphat (ATP) synthetisieren können und daher obligate Energieparasiten eukaryonter Zellen sind. Chlamydia trachomatis ist häufiger für Genitalinfektionen verantwortlich als Chlamydia psittaci. In einem komplizierten Lebenszyklus wandeln sich beide Spezies in Elementarkörperchen, die an ein extrazelluläres Überleben ohne Replikation adaptiert sind, und in stoffwechselaktive Retikularkörperchen, die sich kontinuierlich durch binäre Zellteilung spalten, um. Daher sind für die

Kultivierung von Chlamydien Gewebekulturen notwendig. Chlamydia trachomatis läßt sich durch Mikroimmunfluoreszenz typisieren, wobei die Typen A–K die gewöhnlichen Infektionen verursachen, während die Typen L1, L2 und L3 die Systemerkrankung Lymphogranuloma venereum verursachen [5].

Untersuchungsmaterial und Transport. Um aussagefähiges Untersuchungsmaterial zu erhalten, müssen durch kräftiges Abreiben oder Abschaben Epithelzellen gewonnen werden. Proben aus Urethra, Zervix und Rektum können mit einem Abstrichtupfer gewonnen werden, eine Kontamination mit Fäzes muß jedoch vermieden werden. Untersuchungsmaterial aus der Vagina oder Prostatasekret und Samen sind wegen ihrer toxischen Wirkung auf Zellkulturen nicht geeignet. Eiter ist ebenfalls ungeeignet, da er keine Epithelzellen enthält, und sollte deshalb durch eine Mukosabiopsie ersetzt werden. Das Material sollte sofort in ein spezielles Transportmedium von 4°C übertragen und ins Untersuchungslabor geschickt werden. Zur direkten Untersuchung kann das klinische Material vor dem Transport auch auf 2 Objektträger übertragen werden, indem der Tupfer auf einem kleinen, markierten Oberflächenbezirk abgerollt wird und man den Ausstrich an der Luft trocknen läßt [3, 5].

Direkte Untersuchung. Die mikroskopische Untersuchung mit Färbungen nach Giemsa, Papanicolaou u. ä. ist nicht zu empfehlen und sollte durch die Immunfluoreszenz (Microtrak, Syva Co., Palo Alto/CA) oder ein Enzymimmunassay (Chlamydiazyme, Abbott, North Chicago) ersetzt werden. In jedem Fall sollte dieses vorläufige Ergebnis wegen der Möglichkeit falsch-positiver oder falsch-negativer Ergebnisse durch eine Kultur bestätigt werden.

Kultur. Die Kultur ist die einzige Methode, mit der sich sowohl Chlamydia trachomatis als auch Chlamydia psittaci nachweisen lassen; sie erfordert etwa 3–7 Tage. Typisierung und Resistenzbestimmung werden nicht routinemäßig durchgeführt.

Serologie. Die Komplementbindungsreaktion wird immer noch angewandt, sie liefert jedoch nur positive Ergebnisse in Fällen von Lymphogranuloma venereum oder Perihepatitis. Der indirekte Immunfluoreszenztest ist empfindlich: Bei akuten lokalen Infektionen werden gelegentlich erhöhte Antikörpertiter beobachtet. Ein niedriger Titer in der Komplementbindungsreaktion bei gleichzeitig hohem Titer im Immunfluoreszenztest läßt vermuten, daß eine chronische, lokale Infektion oder eine Komplikation vorliegt.

Syphilis

Klinische Manifestation. Das Primärstadium der Syphilis ist durch den an der Infektionseintrittspforte auftretenden Schanker charakterisiert. Das Sekundärstadium ist entweder durch konstitutionelle Symptome oder durch Hautmanifestationen gekennzeichnet, die fast jedes dermatologische Erkrankungsbild einschließlich erythematösem, makulösem Exanthem, Plaques muqueuses und Condylomata lata vortäuschen kann. Zum Tertiärstadium gehören das Gumma, eine solitär oder multipel auftretende granulomatöse Läsion, die fast jedes Organsystem befallen kann, sowie kardiovaskuläre und Neurosyphilis [3, 4].

Anorektale Infektionen. Der Primäraffekt ist ein schmerzloses, meist induriertes Ulkus mit einem scharf abgegrenzten Rand und nur geringer oder fehlender Exsudation, das multipel auftreten kann und von einer regionalen, schmerzlosen, derben Adenopathie begleitet wird. Abhängig von den Sexualpraktiken kann es überall vorkommen: an den äußeren Genitalien, in der Mundhöhle, an den Lippen und im anorektalen Bereich. Das Condyloma latum ist eine breitbasige, feuchte, rotbraune oder graue granulomatöse, verschmelzende, papulöse Oberflächenläsion in intertriginösen Bereichen, wie Perianalregion, Vulva, innerer Oberschenkelbereich, in der Axilla oder am Skrotum. Es ist hochinfektiös, und mit der Dunkelfeldmikroskopie lassen sich Mikroorganismen leicht nachweisen.

Mikrobiologie. Das Treponema pallidum ist eine schlanke Spirochäte, die 5–15 µm lang und weniger als 0,5 µm dick ist. Eine direkte Betrachtung ist nur im Dunkelfeldmikroskop möglich. Treponema pallidum läßt sich nicht in vitro kultivieren.

Untersuchungsmaterial und Transport. Der Untersucher sollte beim Abnehmen von Material für die Dunkelfelduntersuchung Handschuhe tragen. Krusten und nekrotisches Gewebe müssen vor der Untersuchung mit einer nicht bakteriostatischen Kochsalzlösung entfernt werden. Nach dem Trocknen wird die verdächtige Region abgeschabt, das ausgetretene Serum auf einen Objektträger übertragen und zur sofortigen Dunkelfelduntersuchung mit einem Deckglas abgedeckt. Steht diese Möglichkeit nicht zur

Verfügung, kann der Objektträger ohne Deckglas getrocknet und zur Immunfluoreszenzuntersuchung in ein Labor geschickt werden. Zusätzlich sollte Blut zur serologischen Untersuchung mit eingeschickt werden.

Direkte Untersuchung. Da das serologische Ergebnis kurz nach der Infektion negativ ausfallen kann, gilt eine positive Dunkelfelduntersuchung durch einen erfahrenen Betrachter als so spezifisch, daß mit der Therapie begonnen werden kann.

Serologie. Es lassen sich 2 Arten von Tests unterscheiden. Nichtspezifische Antikörper oder Reagine lassen sich durch den „Veneral Disease Research Laboratory-Test" (VDRL) oder durch den „Rapid Plasma Reagin-Test" (RPR) nachweisen. Sie basieren auf einem Kardiolipin-Lezithin-Antigen, das mit normalem Wirtsgewebe eine Kreuzreaktion ergeben und zu falsch-positiven Ergebnissen führen kann. Dies gilt insbesondere in Verbindung mit Infektionen durch Viren, Mycoplasma pneumoniae, Malaria und Chlamydien oder bei Drogensüchtigen, bei Patienten im Alter über 65 Jahre, bei verschiedenen Autoimmunerkrankungen und bei Lepra. Die Verfahren dienen als Screening, da sie 4–6 Wochen nach Infektion positiv werden, sowie für die Therapiekontrolle, da sie die Tendenz zeigen sollten, negativ zu werden, und für die Diagnose einer Neurosyphilis. Zu den spezifischen Treponemaantikörpertests gehören der Fluoreszenz - Treponemenantikörper - Absorptionstest (FTA-ABS) und der Treponema-pallidum-Hämagglutinationstest (TPHA). Mit beiden Methoden lassen sich Antikörper gegen Treponema pallidum nachweisen, es treten jedoch Kreuzreaktionen mit anderen Treponemen auf (Frambösie, Pinta, Bejel). Die Tests werden 1–2 Wochen nach den Reaginen positiv. Sind sie einmal positiv, bleiben sie es gewöhnlich unbegrenzt, sowohl mit als auch ohne adäquate Therapie. Daher können diese Tests nicht benutzt werden, um die adäquate Wirkung einer Therapie oder die Aktivität der Erkrankung zu beurteilen [3, 4].

Ulcus molle (Haemophilus ducreyi)

Klinische Manifestationen. Durch Haemophilus ducreyi verursachte Infektionen sind weltweit verbreitet. Die Erkrankung geht einher mit schlechten sozioökonomischen und hygienischen Bedingungen. Wenige Tage nach Infektion entwickelt sich eine papulopustulöse Läsion, in erster Linie an den äußeren Genitalien oder im perianalen Bereich bei beiden Geschlechtern, die schnell in eine Ulzeration übergeht. Eine schmerzhafte unilaterale Adenopathie der Inguinallymphknoten wird purulent und kann spontan nach außen durchbrechen. Die Diagnose eines Ulcus molle wird gewöhnlich allein aufgrund des klinischen Erscheinungsbilds getroffen. Dies ist jedoch häufig nicht gerechtfertigt, da der Primäraffekt einer Syphilis, ein Herpes genitalis sowie das Lymphogranuloma venereum mit einem Ulcus molle verwechselt werden können [4].

Mikrobiologie. Haemophilus ducreyi ist ein kleines, gramnegatives Kokkenbakterium, das zur Isolation ein spezielles Kulturmedium benötigt.

Untersuchungsmaterial und Transport. Das Ulkus sollte mit einer sterilen Kochsalzlösung gereinigt und mit steriler Mullgaze getrocknet werden. Exsudat aus dem Ulkus sollte mit einem Abstrichtupfer oder einer Drahtöse entnommen werden. Es kann auch aus dem betroffenen Lymphknoten Material aspiriert und das Exsudat dann sorgfältig auf einen Objektträger übertragen werden, um die bakteriologischen Eigenschaften zu erhalten. Zum Anlegen einer Kultur sollte zuerst Rücksprache mit dem Labor gehalten werden.

Direkte Untersuchung. Gramfärbungen sollten eine Vielzahl gramnegativer Kokken nachweisen, die in Form von Ketten oder zu einer „Fischschule" angeordnet sind. Eine Dunkelfelduntersuchung sollte zur gleichen Zeit durchgeführt und, falls erforderlich, in Verbindung mit der Serologie wiederholt werden, um eine Syphilis auszuschließen.

Kultur. Kulturen werden nur ausnahmsweise angelegt, da dazu Spezialmedien erforderlich sind. Im Falle eines positiven Ergebnisses ist der Test diagnostisch.

Serologie. Serologische Tests existieren nicht.

Herpes-simplex-Virus

Klinische Manifestationen. Infektionen, die durch das Herpes-simplex-Virus (HSV) Typ 2 oder sogar Typ 1 verursacht werden, sind die häufigste Ursache vesikulär-ulzeröser Läsionen im Genitalbereich. Schmerzhafte Bläschen oder Ulzerationen finden sich an den Genitalien, im anorektalen Bereich oder im Oropharynx, abhängig von den sexuellen Praktiken. Bei Frauen kommt eine herpesbedingte Urethritis oder Zervizitis, die zu einem Erkrankungsbild mit Dysurie und Pyurie führt, häufig vor. Bei Beginn der Infektion wird durch eine vorübergehende Virämie ein grippeähnliches Syndrom ausgelöst. Primäre Genitalläsionen heilen meist innerhalb von 3–4 Wochen ohne Narbenbildung ab. Nach einmal eingetretener Infektion leiden die Patienten typischerweise 5- bis 8mal im Jahr unter Rezidiven [4].

Anorektale Infektion. Zu den typischen Läsionen gehören schmerzhafte Bläschen oder Ulzerationen, die anamnestisch wiederholt auftreten. Besonders bei Patienten mit Aids kann eine Herpesproktitis chronisch und unerbittlich destruktiv sein.

Mikrobiologie. Herpes simplex ist ein Virus mit einer doppelsträngigen DNS, die in einer Kapsel eingeschlossen ist. Es läßt sich durch Elektronenmikroskopie darstellen, durch Immunfluoreszenz oder ein Enzymimmunoassay (ELISA) nachweisen oder auf Gewebe kultivieren.

Untersuchungsmaterial und Transport. Bei jedem Test ist die Sensitivität im Vesikulärstadium am größten und nimmt dann schnell mit Progression der Läsionen ab. Die Vesikel sollten mit einer nichtsilikonisierten Nadel punktiert werden, die dann ohne Kühlung ins Untersuchungslabor weitergeleitet wird [3].

Direkte Untersuchung. Die direkte Untersuchung von nach Papanicolaou gefärbten Präparaten, die typische intrazelluläre Einschlüsse zeigen, ist spezifisch, aber nicht sehr sensitiv. Das gleiche gilt für die Immunfluoreszenz oder den ELISA-Test.

Kultur. Die Virusisolation ist der empfindlichste Test. Es dauert 3–8 Tage, bis man definitive Ergebnisse erhält.

Serologie. Serologische Untersuchungen beweisen nur, daß eine Serokonversion nach einer Primärinfektion aufgetreten ist. Da sich die Titer durch wiederholte Infektionen nicht ändern, ist die Serologie gewöhnlich von eingeschränktem Wert.

Condylomata acuminata

Klinische Manifestationen. Verruköse Papeln bzw. Kondylome treten gewöhnlich multipel auf und sind von kleineren Satellitenläsionen umgeben. Gestielt oder breitbasig aufsitzend können sie sich verlängern, wenn sie in feuchten Körperregionen lokalisiert sind. Bei Frauen treten perianale Läsionen bei einer Genitalinfektion auf, während sie bei Männern mit einem rezeptiven Analverkehr verbunden sind. Auch wenn typische Läsionen Condylomata acuminata vermuten lassen, müssen sie von syphilitischen Erkrankungsbildern differenziert werden [4].

Mikrobiologie. Das Condyloma acuminatum wird vom humanen Papillomavirus verursacht, einem doppelsträngigen DNS-Virus. Das Papillomavirus läßt sich in Zellkulturen nicht vermehren. Deshalb muß der diagnostische Nachweis einer Infektion mit Hybridisierungstechniken auf Gewebebiopsien durchgeführt werden.

Untersuchungsmaterial und Transport. Die Differentialdiagnose zu syphilitischen Erkrankungsbildern läßt sich am besten durch eine sorgfältige Abschabung und sofortige Durchführung einer Dunkelfelduntersuchung stellen.

Direkte Untersuchung. Sichtbare Spirochäten bei der Dunkelfeldmikroskopie schließen die Möglichkeit des Vorliegens von Condylomata acuminata nicht definitiv aus, da diese Läsionen durch anaerobe Spirochäten superinfiziert sein können. Da das Papillomavirus eine intraepitheliale Neoplasie induzieren kann, ist es immer empfehlenswert, eine Biopsie mit sich ausschließenden histologischen Untersuchungen durchzuführen.

Candida

Klinische Manifestationen. Infektionen durch Candida albicans können mukokutane Läsionen, wie z.B. Soor, Ösophagitis, gastrointestinale Candidiasis, Vaginitis, chronische mukokutane Kandidose oder auch kutane Manifestationen einschließlich einer perianalen Kandidose hervorrufen. Zudem kann fast jedes Organ durch eine tiefe Infektion befallen sein [4].

Anorektale Manifestationen. Die Infektion ist gekennzeichnet durch intensiven Pruritus ani und ein Erythem, das sich bis zu einer Mazeration entwickeln kann. Gelegentlich ist der Analkanal mitbetroffen, und die Läsionen breiten sich über das Perineum aus.

Mikrobiologie. Candida albicans ist der am häufigsten isolierte Hefepilz. Er besteht aus kleinen (4–6 µm), dünnwandigen, grampositiven, eiförmigen Zellen, die sich durch Knospung reproduzieren und leicht in verschiedenen Medien wachsen. Im Gewebe lassen sich Hefezellen, Hyphen und Pseudohyphen beobachten.

Untersuchungsmaterial und Transport. Verdächtige Regionen sollten zuerst mit Kochsalzlösung gereinigt werden, um Krusten und nekrotisches Material zu entfernen, und dann kräftig abgerieben oder abgeschabt werden. Es sollten nicht nur anorektale Proben, sondern auch Material aus der Vagina oder vom Präputium analysiert werden. Im Falle einer chronischen Infektion kann eine Kultur aus Haarfollikeln von diagnostischem Wert sein. Im Idealfall sollte das Material auf Amies- oder Stuart-Medium ins Untersuchungslabor transportiert werden. Eine besondere Beachtung der Temperatur ist dabei nicht erforderlich.

Direkte Untersuchung. Gramgefärbte und luftgetrocknete Objektträgerausstriche oder Präparate, die mit 10%iger Kaliumhydroxidlösung behandelt wurden, zeigen charakteristische Zellen und Hyphen, die diagnostisch für Pilze, aber nicht notwendigerweise für Candidaspezies sind. Negative Ergebnisse schließen eine Pilzinfektion nicht aus.

Kultur. Gewöhnlich ist eine Kultur nicht erforderlich, wenn bei der direkten Untersuchung charakteristische Mikroorganismen beobachtet werden. Sie sollte auf Fälle beschränkt bleiben, in denen die Organismen exakt identifiziert werden müssen, wenn Pilze vermutet werden oder wenn Resistenzbestimmungen benötigt werden.

Serologie. Serologische Tests sind wegen häufiger falsch-positiver und falsch-negativer Ergebnisse nicht nützlich.

Sexuell übertragene Darmerkrankungen

Klinische Aspekte. Bevor die Epidemie durch das „Human Immunodeficiency Virus" (HIV) ausreichend bekannt wurde, führten die Sexualpraktiken unter Homosexuellen zur Übertragung verschiedener Darmerkrankungen. Stuhlkulturen auf Mikroorganismen, wie z. B. Shigellen, Salmonellen und Campylobacter, oder Untersuchungen auf Protozoen und Wurmeier werden ein integraler Bestandteil in der Abklärung anorektaler Beschwerden bei männlichen Homosexuellen sein müssen [4].

Untersuchungsmaterial und Transport. Frische, schleimig-eitrige oder hämorrhagische Stuhlproben lassen sich in einem sauberen Behälter für die bakteriologische Routineuntersuchung einschließlich der Untersuchung auf Shigellen, Salmonellen und Campylobacter ins Untersuchungslabor schicken. Transportmedien sind nicht erforderlich, solange die Proben auf 4°C gekühlt und innerhalb von 24 h analysiert werden. Falls eine Kultur und ein Toxinnachweis von Clostridium difficile erwünscht sind, muß das Labor vorher benachrichtigt werden. Zum Nachweis frei beweglicher Trophozoiten von Entamoeba histolytica oder Giardia lamblia ist frisch abgesetzter flüssiger Stuhl oder Biopsiematerial, das bei der Sigmoidoskopie aus der Peripherie eines Ulkus entnommen wurde, notwendig. In geformten Stühlen lassen sich nur Zysten von Entamoeba histolytica beobachten. Die Eier von Enterobius vermicularis können durch eine mikroskopische Untersuchung eines transparenten Klebestreifens nachgewiesen werden, der über Nacht auf der Perianalhaut fixiert und dann auf einen Objektträger übertragen wurde.

Direkte Untersuchung. Die direkte Untersuchung wird zum Nachweis von Eiern und Parasiten benutzt, bei denen eine definitive Diagnose möglich ist. Eine Untersuchung auf Bakterien ist nutzlos.

Kultur. Bakteriologische Kulturergebnisse bei den oben beschriebenen Mikroorganismen sind definitiv. Kulturen auf Entamoeba histolytica lassen sich in Ausnahmefällen auf Spezialmedien durchführen.

Serologie. Serologische Untersuchungen auf Enterobakterien werden gewöhnlich durchgeführt, sollten aber wegen völlig unspezifischer Ergebnisse aufgegeben werden. Dagegen können serologische Studien für die Diagnose einer invasiven Amöbiasis nützlich sein.

Diarrhöe durch HIV-Infektionen

Klinische Manifestationen. Schwere und anhaltende Diarrhöen infolge einer HIV-Infektion sind häufig. Neben den bereits oben erwähnten Mikroorganismen sind verschiedene andere Infektionen mit Bakterien, zu denen Salmonella typhi murium, Salmonella species und Mycobacterium avium intracellulare gehören, charakteristisch; Parasiten, z. B. Cryptosporidium species, Isospora belli und Strongyloides stercoralis oder auch das Zytomegalievirus sind ebenfalls vertreten.

Mikrobiologie. Mycobacterium avium intracellulare gehört zu den atypischen Mykobakterien und stellt die gleichen Wachstumsanforderungen wie alle Tuberkelbakterien. Cryptosporidium species und Isospora belli sind winzige Protozoen, die auf der Schleimhautoberfläche des Intestinums gefunden werden. Strongyloides stercoralis sind intestinale Parasiten, die jahrelang im Darmtrakt persistieren können, ohne daß es zu einer Erkrankung kommt, sie führen jedoch bei immunologisch geschwächten Patienten zu Diarrhöen.

Untersuchungsmaterial und Transport. Frischer Stuhl sollte auf Bakterien und Parasiten untersucht werden, wobei die verschiedenen vermuteten Mikroorganismen nachgewiesen werden. Für Viruskulturen sollte das Untersuchungsmaterial in einem speziellen Transportmedium, das vom Labor gestellt wurde, verschickt werden.

Direkte Untersuchung. Spezialfärbungen, wie die Giemsa-, die modifizierte Ziehl-Neelsen-, die modifizierte Kinyoun-, die Auraminfärbung usw., gestatten eine mikroskopische Diagnose des Mycobacterium avium intracellulare oder von Parasiten in Stuhlproben. Gramfärbungen sind für kein Bakterium diagnostisch und daher nicht zu empfehlen.

Kultur. Parasiten lassen sich nicht in der Kultur züchten. Bakteriologische oder Viruskulturergebnisse sind diagnostisch.

Serologie. Zur Zeit stehen keine serologischen Routineverfahren zur Verfügung.

Literatur

1. Isenberg HD, Schoenknecht FD, von Graevenitz A (1979) Collection and processing of bacteriological specimens. American Society for Microbiology, Washington DC. (Cumulative Techniques and Procedures in Clinical Microbiology, vol 9)
2. Kellogg DS Jr, Holmes KK, Hill GA (1976) Laboratory diagnosis of gonorrhea. American Society for Microbiology, Washington DC. (Cumulative Techniques and Procedures in Clinical Microbiology, vol 4)
3. Lennete EH, Balows A, William J, Hausler JR, Shadomy HJ (1985) Manual of clinical microbiology, 4th edn. American Society for Microbiology, Washington DC
4. Mandell GL, Douglas RG, Bennett JE (1985) Principles and practice of infectious diseases, 2nd edn. Wiley, New York
5. Wallace AC Jr, George EK, Schachter J (1984) Laboratory diagnosis of chlamydial and mycoplasmal infections. American Society for Microbiology, Washington DC. (Cumulative Techniques and Procedures in Clinical Microbiology, vol 19)

5 Handhabung von Biopsien und Operationspräparaten aus der anorektalen Region

S. Widgren

Der Pathologe ist als Mitglied des für die Gesundheit des Patienten verantwortlichen medizinischen Teams ein Berater, dessen Aufgabe es ist, wichtige Ratschläge für die Diagnose, Therapie und Prognose der Erkrankung zu geben. Es ist wichtig zu betonen, daß er nicht in der Lage ist, diese Aufgabe in einer zufriedenstellenden Art und Weise zu lösen, wenn ihm nicht einerseits ein Minimum an klinischen Informationen und andererseits qualitativ gutes Material in adäquater Menge gegeben werden [5, 10, 12]. Die klinischen Informationen sollten dem Pathologen entweder schriftlich oder mündlich gegeben werden und folgende Hauptpunkte enthalten:

- hinreichende klinische Daten,
- das endoskopische Erscheinungsbild der Läsionen,
- die Lokalisation der Biopsie bzw. Biopsien und
- die Art der Operation.

Probleme, die mit dem Krankheitsfall des Patienten zusammenhängen, oder besondere Fragen sollten klar formuliert und zusammen mit der Biopsie oder dem Operationspräparat verschickt werden, und zwar möglichst sofort und nicht erst Tage oder Wochen später, da sonst das Risiko besteht, daß wichtige Fragen unbeantwortet bleiben, sobald das Material durch die Verarbeitung oder das Schneiden der Proben verändert wurde. Natürlich ist die Kommunikation leichter herzustellen, wenn sich Operationsabteilung und Pathologielabor im gleichen Krankenhaus oder zumindest in unmittelbarer Nähe zueinander befinden.

Biopsien

Biopsien müssen unter visueller Kontrolle (Endoskopie oder Laparotomie) oder durch Nadelpunktion unter Zuhilfenahme eines bildgebenden Systems (z. B. Computertomographie) entnommen werden. Um optimale Ergebnisse zu erzielen, ist die sofortige Fixierung der Präparate wesentlich. Nach unseren Erfahrungen ist Formalinsublimat ein gutes und schnelles Fixiermittel für Präparate, die nicht größer als 5 mm sind. Für größere Proben ist gepuffertes 10%iges Formaldehyd zu empfehlen. (Diese Mittel sind nur als Vorschläge zu betrachten, da einzelne Labors entsprechend ihrer Erfahrung oder Neigung andere Fixiermittel bevorzugen.)

Es ist wichtig, das Untersuchungsmaterial mit der Mukosa nach oben auf ein Stück Filterpapier oder Objektträger zu legen, um zu verhindern, daß diese sich unter Einfluß des Fixierungsmittels durch Schrumpfung aufrollt. Daher ist es zur Vermeidung von Quetschartefakten sinnvoll, die Proben vorsichtig und eher mit Nadeln als mit einer Pinzette unter visueller Kontrolle unter einem Seziermikroskop oder wenigstens einem Vergrößerungsglas vorzubereiten. Werden mehrere Biopsien von Läsionen mit unterschiedlichem Aussehen entnommen, z. B. in Fällen einer entzündlichen Darmerkrankung oder multipler Tumoren, dann ist es notwendig, sie in getrennte Behälter zu geben. In bestimmten Fällen können Nativbiopsien brauchbar sein, besonders für immunhistochemische Techniken. Derartiges Untersuchungsmaterial sollte sofort in das Pathologielabor gebracht werden. In diesen Fällen ist eine Kommunikation mit dem Pathologen besonders wichtig, um technische Risiken zu vermeiden. Schließlich sollten die Behälter adäquat beschriftet werden (Name des Patienten, Typ und Lokalisation der Biopsie).

Es scheint fast unnötig, daran zu erinnern, daß frische Gefrierschnitte unverzüglich ins Pathologielabor gebracht werden müssen. Dauert der Transport länger als ein paar Minuten, so ist es sinnvoll, die Untersuchungsproben in eine Kompresse einzuschlagen, die mit physiologischer Kochsalzlösung getränkt ist, um Austrockungsartefakte zu vermeiden, die eine gute Verarbeitungstechnik und Interpretation erschweren.

Operationspräparate

Operationspräparate sollten direkt ins Pathologielabor geschickt werden, wenn möglich im Nativzustand. Unnötige Manipulationen (besonders durch unerfahrenes, nichtärztliches Personal) sollten vermieden werden, um die Proben nicht derart zu verändern, daß der Pathologe nicht länger in der Lage ist, das makroskopische Aussehen (ein wichtiges Element für die Diagnose) zu beurteilen, oder daran gehindert wird, adäquate Gewebeblöcke für die Histologie zu entnehmen. Unnötige Inzisionen der Präparate sind zu unterlassen. Die Aufspaltung des Untersuchungsmaterials in mehrere Stücke und ihre Versendung an verschiedene Pathologen unter dem Vorwand einer optimalen Diagnosesicherung führt häufig zum gegenteiligen Effekt und wird vom Verfasser als medizinisch unethisch betrachtet.

Sollten die chirurgische und die pathologische Abteilung weit voneinander entfernt liegen, so daß der Transport auf dem Postweg erfolgen muß, kann es notwendig sein, ein Operationspräparat aus dem Anorektum ventral aufzuschneiden, es vorsichtig mit physiologischer Kochsalzlösung abzuspülen, um so Überbleibsel von Fäzes oder Blut zu entfernen, es dann flach auf einem Stück Kork oder Polyurethan zu befestigen und es 24–48 h in adäquatem volumengepufferten 10%igem Formaldehyd zu fixieren. Ein Präparat sollte niemals ungeöffnet in die Fixierflüssigkeit eingelegt werden, da besonders die Mukosa, die in der Mehrzahl der Fälle Sitz der hauptsächlichen anatomischen Läsion ist, infolge der langsamen Penetration des Fixiermittels durch die Wand hindurch in Autolyse übergehen kann, bis das Präparat den Pathologen erreicht. Schließlich müssen die Präparate in Containern ausreichender Größe untergebracht werden, um das Risiko irreversibler Deformierungen zu vermeiden.

Bevor das Präparat abgeschickt wird, sollte der Operateur Sorge tragen, daß Fadenmarkierungen von verschiedener Länge und Farbe angebracht sind, die dem Pathologen die proximale Gefäßligatur (d.h. die A.mesenterica inferior oder einen ihrer Seitenäste) oder irgendeine charakteristische Besonderheit, die wichtig (z.B. Lymphknoten), von Interesse oder verdächtig sein könnte, kenntlich zu machen. Jede charakteristische Läsion, die der Operatur isoliert hat, sollte in einem separaten Behälter weitergeleitet werden. Alle diese technischen Hinweise, die dem vielbeschäftigten Operateur anspruchsvoll erscheinen, aber für eine korrekte Diagnosestellung und eine gute Beziehung zwischen Kliniker und Pathologe wichtig sind, erleichtern die Arbeit des Pathologen, dessen Aufgabe es ist, dem Operateur die Bestätigung seiner klinischen Diagnose zu liefern oder das Wesen einer unklaren Läsion aufzudecken. Der Pathologe wiederum sollte alle Läsionen sorgfältig beschreiben, falls notwendig, durch Fotos oder Zeichnungen dokumentieren sowie Gewebeblöcke aus repräsentativen Läsionen entnehmen.

Besondere Aufmerksamkeit muß der Suche nach Lymphknoten geschenkt werden, besonders im Falle eines Karzinoms. Dazu wurden verschiedene Metho-

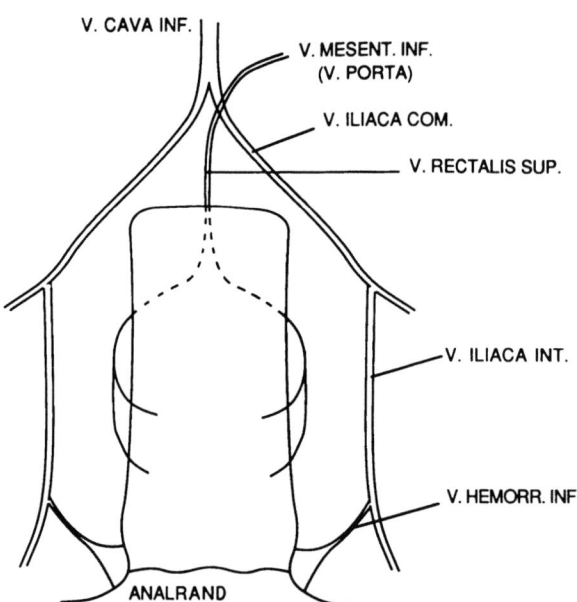

Abb. 5.1. Venöse Abflußwege von Rektum, Analkanal und Analrand. Die zu untersuchenden Lymphknoten befinden sich entlang dieser Venen

den publiziert, z.B. die Dissektion und Sammlung aller Lymphknoten entlang der Gefäßversorgung [10], die Identifikation durch Röntgenuntersuchung des Präparats [8] oder die Clearancetechnik mit Xylolalkohol [2]. Diese Methoden sind leider sehr zeitaufwendig und lassen sich leichter in spezialisierten Zentren durchführen. In einem „all-round"-Pathologielabor scheinen sie etwas schwierig anwendbar zu sein. Nach unseren Erfahrungen kann ein genaues pathologisches Staging durch sorgfältige Palpation und Serieninzisionen des Mesorektums erreicht werden, wobei die Lymphknoten in 2 oder 3 Gruppen aufgeteilt werden. Die 1.Gruppe besteht aus den distalen Lymphknoten, d.h. jenen, die sich nahe dem Tumor innerhalb eines Abstands von 3 cm befinden; die 2.Gruppe enthält die proximalen Lymphknoten, die sich an der vom Operateur dargestellten Gefäßligatur befinden. Falls erforderlich enthält eine 3.Gruppe die Lymphknoten, die zwischen den beiden zuvor erwähnten Gruppen liegen (Abb.5.1).

Tumorklassifikation und -Prognose

Kolorektale Tumoren

Zur prognostischen Klassifikation kolorektaler Karzinome wurden zahlreiche Vorschläge gemacht, die jedoch die Situation nicht durchsichtiger gemacht,

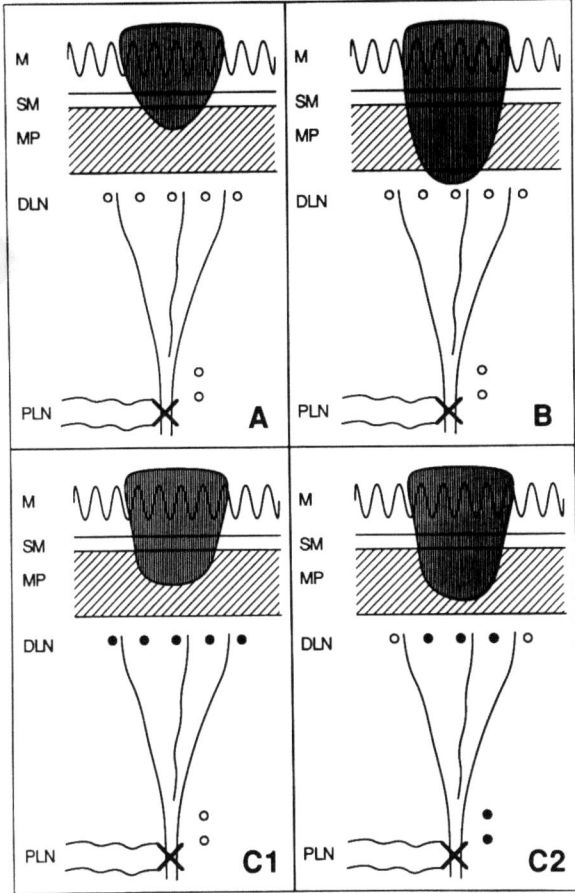

Abb. 5.2. Einteilung von Tumorinvasion und Metastasen nach Dukes. Die Stadien werden in A, B, C1 und C2 angegeben. Die Tumorinvasion wird durch die *dunkle Fläche* dargestellt. Die *schwarzen Punkte* stellen Lymphknotenmetastasen dar. *X* proximale Gefäßligatur, *M* Mukosa, *S* Submukosa, *MP* Muscularis propria, *DLN* distale Lymphknoten, *PLN* proximale Lymphknoten

stalen Lymphknoten nicht unterschieden wird. Langzeitergebnisse müssen die vielversprechenden vorläufigen Daten des „Australian Clinico-Pathological Staging-System" (ACPS) [3] bestätigen. Eine weitere jüngere Klassifikation, die einen Bewertungsmaßstab mit 4 prognostischen Gruppen auf der Grundlage von 4 histologischen Variablen (lokale Tumorausbreitung, Charakter der Invasionsgrenze, Vorhandensein oder Fehlen peritumoröser Lymphozyteninfiltrate, Anzahl der Lymphknoten mit Metastasen) vorsieht, scheint eine Verbesserung der Klassifikation nach Dukes zu sein [6, 7]. Diese Klassifikation erfordert ebenfalls noch den Vergleich mit ähnlichen Daten aus anderen Zentren. In der Zwischenzeit verwenden wir weiterhin die Modifikation der Klassifikation nach Dukes von 1958, die in Abb. 5.2 beschrieben wird.

Tumoren des Analkanals

Eine Klassifikation von Karzinomen des Analkanals ist aufgrund des eigentümlichen Lymphabflusses aus diesem Gebiet – er erfolgt entweder in Richtung der Vv. rectales inferiores, in Nebenäste der Vv. iliacae internae oder in die inguinalen Lymphknoten – schwieriger durchzuführen. Auch hier ist das TNM-System nicht ganz befriedigend, da es diese beiden Lymphknotenregionen nicht in Betracht zieht.

sondern im Gegenteil bei Fachleuten und mehr noch in der Öffentlichkeit Verwirrung stifteten. Ein gutes Beispiel dafür ist die Operation, die vor einigen Jahren am Präsidenten der Vereinigten Staaten durchgeführt wurde [9].

Zinkin [14] gibt eine gute und kritische Übersicht über verschiedene Klassifikationen, wobei er persönlich dem TNM-System der Union Internationale Contre le Cancer (UICC; Internationale Vereinigung gegen Krebs) und der Einteilung nach Dukes (in der Modifikation von 1958 [4]) den Vorzug gibt. Nach Meinung des Autors ist die TNM-Klassifikation aus verschiedenen Gründen schwierig zu handhaben: Erstens beinhaltet sie Angaben, die der Pathologe häufig nicht kennt (Vorliegen von Fernmetastasen). Zweitens stellt sie Lymphknotenmetastasen unzulässig einfach dar [13], da zwischen proximalen und di-

Wesentliche Punkte des pathologischen Befundes

Verschiedene gute Arbeiten über die Dokumentation kolorektaler Tumoren wurden veröffentlicht [1, 11]. Die wesentlichen Punkte sind folgende:

- makroskopisches Erscheinungsbild des Tumors mit Abmessungen, Ausdehnung in die Tiefe und in die Umgebung sowie Abstand zum nächstgelegenen Resektionsrand,
- histologischer Typ und Differenzierungsgrad,
- Lokalisation von Lymphknotenmetastasen (wenn möglich, Anzahl der befallenen Lymphknoten im Verhältnis zur Gesamtzahl der untersuchten) sowie
- Befall von Venen.

Diese Angaben erlauben ein genaues pathologisches Staging, dessen Wichtigkeit offenkundig ist. Auf diese Art kann die Prognose der Erkrankung abgeschätzt werden, falls notwendig, kann festgelegt werden, ob eine weitere Therapie erforderlich ist.

Literatur

1. Buckwalter JA Jr, Kent TH (1973) Colonic cancer. Essential information for a pathologic report. Arch Pathol 95: 366-370
2. Cawthorn SJ, Gibbs NM, Marks CG (1984) A clearance technique for the detection of lymph nodes in colorectal cancer. Gut 25: A 1150
3. Davis NC, Evans EB, Cohen JR, Theile DE (1984) Staging of colorectal cancer. The Australian Clinico-Pathological Staging (ACPS) system compared with Dukes' system. Dis Colon Rectum 27: 707-713
4. Dukes CE, Bussey HJR (1958) The spread of rectal cancer and its effect on prognosis. Br J Cancer 12: 309-320
5. Hadfield GJ, Hobsley M, Morson BC (1985) The surgeon and the pathologist: an editorial introduction. In: Hadfield GJ, Hobsley M (eds) Pathology in surgical practice. Arnold, London
6. Jass JR, Love SB, Northover JMA (1987) A new prognostic classification of rectal cancer. Lancet i: 1303-1306
7. Jass JR, Morson BC (1987) Reporting colorectal cancer. J Clin Pathol 40: 1016-1023
8. Jensen J, Andersen J (1978) Lymph node identification in carcinoma of the colon and rectum. Acta Pathol Microbiol Scand Sect A 86: 205-209
9. Kyriakos M (1985) The President's cancer, the Dukes classification, and confusion (editorial). Arch Pathol Lab Med 109: 1063-1066
10. Morson BC, Dawson IMP (1979) Technical methods, chap. 48. In: Morson BC, Dawson IMP (eds) Gastrointestinal pathology, 2nd edn. Blackwell, Oxford, pp 781-790
11. Qizilbash A (1982) Pathologic studies in colorectal cancer. A guide to the surgical pathology examination of colorectal specimens and review of features of prognostic significance. Pathol Ann 17 (1): 1-46
12. Whitehead R (1979) Mucosal biopsy of the gastrointestinal tract, 2nd edn., Saunders, Philadelphia
13. Wolmark N, Fischer B, Wieand HS (1986) The prognostic value of the modifications of the Dukes' C class of colorectal cancer. An analysis of the NSABP clinical trials. Ann Surg 203: 115-122
14. Zinkin LD (1983) A critical review of the classifications and staging of colorectal cancer. Dis Colon Rectum 26: 37-43

6 Röntgenuntersuchungen

D. Mirescu und F. Sadry

Da sich das Anorektum leicht manuell und endoskopisch untersuchen läßt, wurde lange angenommen, die Radiologie habe zu seiner Untersuchung nichts beizutragen. Diese Meinung wurde besonders hinsichtlich der Anwendung der Technik des Bariumeinfachkontrasteinlaufs verfochten, die für den Mangel an Sensitivität beim Nachweis vieler Läsionen bekannt ist. Der Fortschritt in der Technik des Bariumkontrasteinlaufs (Doppelkontrast), die schnelle Entwicklung neuer bildgebender Verfahren (Ultrasonographie, CT, NMR) und ein besseres Verständnis der Physiologie und Pathophysiologie des Anorektums führten dazu, daß heute radiologische Untersuchungen vor jedem therapeutischen Eingriff unentbehrlich sind.

Radiologische Anatomie beim Gesunden

Das Rektum liegt im kleinen Becken und hat eine gekrümmte Form, die der ventralen Konkavität des Sakrums anliegt. Es beginnt auf Höhe von S3, endet 2,5 cm oberhalb der Spitze des Os coccygis, hat eine Länge von ca. 13 cm und setzt sich als Analkanal von ca. 3,5–4 cm Länge fort [30].

Das Rektum ist bis auf sein oberes Drittel, das in Abhängigkeit von der distalen Länge des Mesokolons mehr oder weniger mobil ist, fixiert [9]. Das untere Drittel des Rektums liegt vollständig extraperitoneal. Seine dorsale Wand ist durch den Präsakral- bzw. Retrorektalraum vom Sakrum getrennt; dieser Raum befindet sich zwischen 2 Faszienblättern: dorsal der Waldeyer-Faszie und ventral der Denonvilliers-Faszie [9]. Dieser Zwischenraum enthält Bindegewebe, Fettgewebe, die oberen Rektumgefäße und die präsakralen Lymphknoten. Er läßt sich in der Seitenaufnahme des Rektums zwischen S3 und S5 gut einsehen. Seine Breite auf Höhe von S5 hängt vom Alter und von der Korpulenz des Patienten ab und wird übereinstimmend mit maximal 1,5–2 cm angegeben [2].

Mit der Röntgendoppelkontrasttechnik, bei der die Mukosa und ihre Falten mit einer dünnen Bariumschicht überzogen werden, lassen sich die Plicae transversales recti von Houston und die Columnae anales von Morgagni im Analkanal darstellen. Gewöhnlich gibt es 3 Plicae transversales recti, die beiden auf der linken Seite sind aber nicht immer zu sehen. Die häufiger zu beobachtende mittlere Falte (sog. Kohlrausch-Falte) geht von rechts aus, ist 4–5 mm dick, zieht nach ventral und kennzeichnet die kaudale Grenze der peritonealen Umschlagfalte. Die Columnae anales sind längsverlaufende Falten der Analmukosa und bestehen aus venösen Plexus. Unter der Voraussetzung, daß die Untersuchung qualitativ gut ist, kann damit jede Läsion entdeckt werden, die zu einer Änderung des Bariumüberzugs führt, sei sie mukös, submukös oder extraluminal. Mit der CT wurde die 3. Dimension in der Radiologie verfügbar: die Möglichkeit, axial nebeneinanderliegende Röntgenschichten anzufertigen, führte zur Darstellung der Morphologie des Rektums und seiner Beziehung zu den angrenzenden Organen im kleinen Becken.

Da die Anatomie des kleinen Beckens in der Literatur detailliert beschrieben wird [1, 15], sollen hier nur einige relevante Fakten hervorgestellt werden:

- Bei Benutzung von Kontrastmitteln ist das Rektum, nicht aber seine Wandteile, strahlenundurchlässig.
- Die perirektale Faszie wird normalerweise nicht dargestellt.
- Die Muskulatur des kleinen Beckens, Fettschichten und Zwischenräume zwischen angrenzenden Organen (Rektovesikal-, Rektouterin-, Präsakral- und Uterovesikalraum sowie die Fossa ischiorectalis) lassen sich gut identifizieren.
- Normale Lymphknoten lassen sich nicht darstellen, und bestimmte Gefäßstrukturen werden nur ausschnittsweise zu sehen sein.

Bildgebende Verfahren bei anorektalen Erkrankungen

Die radiologische Untersuchung der anorektalen Pathologie weist 2 Aspekte auf: die morphologische Untersuchung der betreffenden Region sowie der angrenzenden Strukturen und die Untersuchung der funktionellen Dynamik.

Thoraxröntgenaufnahme

Obwohl sie eine Routineuntersuchung ist, kann die Thoraxröntgenaufnahme als einleitende Untersuchung zur anorektalen Pathologie interessante Veränderungen aufdecken: Enterokokkenpneumonie, Lungenmetastasen und die Möglichkeit der Lebermetastasierung bei Anhebung des rechten Zwerchfells können den Verdacht in Richtung eines kolorektalen Primärtumors lenken. Eine vorausgegangene Mastektomie muß beim Vorliegen intestinaler Symptome an eine maligne Infiltration von Kolon oder Rektum denken lassen.

Abdomenleeraufnahmen

Zwei Projektionen sind wesentlich: eine Röntgenaufnahme im Stehen, die auf das Zwerchfell zentriert ist, und eine a.-p.-Aufnahme des gesamten Abdomens und des kleinen Beckens im Liegen. Kann der Patient nicht stehen, dann ist die Aufnahme in linker Seitenlage und horizontalem Strahlengang eine geeignete Alternative zur Aufnahme im Stehen.

Gelegentlich läßt sich in der Leeraufnahme die Stelle einer intestinalen Obstruktion lokalisieren. Eine Perforation wird durch freie intraperitoneale Luft dargestellt, eine kolo- oder rektovesikale Fistel durch Luft in der Harnblase.

Gehören Diarrhöe und Fieber zum klinischen Bild, muß eine exzessive Kolondehnung zur Diagnose des toxischen Megakolons als Komplikation einer parasitären oder entzündlichen Kolitis (Morbus Crohn und Colitis ulcerosa) führen.

Eine Schistosomiasis [10] oder rektale Hämangiome können vermutet werden, wenn die Leeraufnahme amorphe oder linear angeordnete Kalzifizierungen in der anorektalen Region zeigt, die gelegentlich von Verkalkungen in der Blasenwand begleitet sind.

Ein Prostata- oder gynäkologischer Tumor, der das Rektum komprimiert oder infiltriert, kann im frühen Stadium als Verschattung gesehen werden, die manchmal eine Kalzifizierung aufweist, mit gleichzeitig vorliegenden Symptomen einer seit kurzem konstanten Obstipation.

Die sorgfältige Untersuchung der Knochenstrukturen der Wirbelsäule und des kleinen Beckens kann einen beginnenden Krankheitsprozeß aufdecken, der infolge lokaler Kompression oder Infiltration anorektale Symptome verursacht. Als Ursache kommen Knochenmetastasen, Chondroepitheliome des Sakrums, bakterielle oder tuberkulöse Spondylitis sowie bekannte oder nicht bekannte Frakturen in Frage.

Bariumkontrasteinlauf

Der Bariumkontrasteinlauf bleibt immer noch eine der Hauptmethoden zur Untersuchung pathologischer Veränderungen des anorektalen Lumens.

Vorbereitung und Kontraindikationen

Von Notfällen abgesehen, ist ein sauberes Kolon die Voraussetzung einer verläßlichen Diagnose. Um dieses Ziel zu erreichen, gibt es 2 Wege:

- Die schnelle Vorbereitung besteht in der oralen Aufnahme von 2-3 l einer Kolonlavageflüssigkeit, die sich als ideal für die Koloskopie [6] erwiesen hat und vor einer Kolonoperation gegeben wird. Der Hauptnachteil liegt in der langen Verweildauer der Flüssigkeit im Darmlumen, was lediglich zu mittelmäßiger Bariumbenetzung führt.
- Zur klassischen Methode gehören eine 3tägige faserfreie Diät, Laxanzien und ein Reinigungseinlauf am Vortag sowie ein paar Stunden vor der Untersuchung. Einige Autoren befürworten eine reine Flüssigdiät, andere [17] sehen in der faserfreien Diät keinen Vorteil. Ungeachtet der Variationen der Standardvorbereitung, hat sich diese durchaus als geeignet für einen diagnostischen Bariumeinlauf erwiesen.

Die wichtigsten Kontraindikationen für einen Bariumkontrasteinlauf sind toxisches Megakolon, Verdacht auf eine Perforation, kürzlich vorausgegangene Biopsie und Myokardinfarkt.

Bariumeinfachkontrasteinlauf

Die Einfachkontrastuntersuchung hat den Vorteil, relativ leicht und schnell durchführbar zu sein. Sie findet ihre Hauptanwendung in der Untersuchung älterer und geschwächter Patienten. Ein fortgeschrittenes kolorektales Karzinom und eine Divertikelerkrankung lassen sich damit zweifellos genauso gut wie mit der Doppelkontrasttechnik diagnostizieren, kleine und oberflächliche Läsionen lassen sich jedoch nicht aufdecken [21, 28], und die Methode ist für eine korrekte Beurteilung bei entzündlicher Proktokolitis zu undifferenziert. Mit Recht wird argumentiert, daß diese Patienten etwa von der Diagnose eines 5 mm großen Polypen nicht profitieren [23].

Bariumdoppelkontrasteinlauf

Der Bariumdoppelkontrasteinlauf wird mittlerweile als unschätzbarer Fortschritt beim Nachweis anorektaler Läsionen anerkannt [27, 28, 43]. Die Grund-

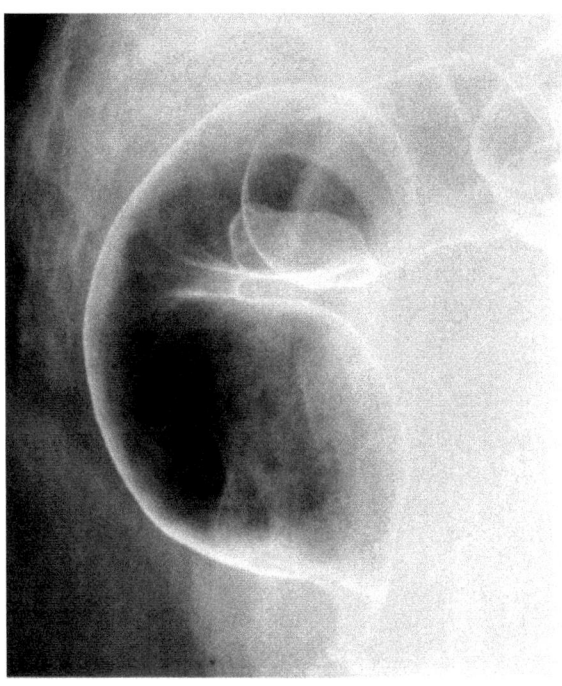

Abb. 6.1. Polypoider Tumor des oberen Rektums. Histologische Diagnose: tubuläres Adenom

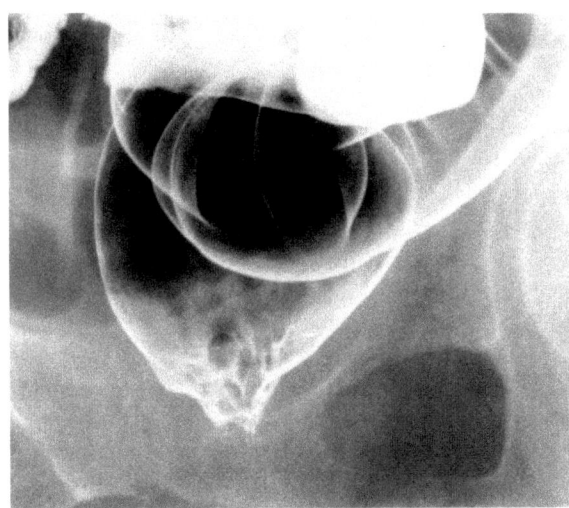

Abb. 6.2. Villöses Adenom im anorektalen Übergang

Die radiologischen Bilder unterscheiden sich von denen der Einfachkontrasttechnik [27, 28]. Eine korrekte Untersuchung des Anorektums hat 4 Voraussetzungen: ein von Fäzes freies Rektum, eine ausreichende Luftaufdehnung nach vollständiger Entleerung des Bariums aus dem Rektum, die Erstellung von Frühaufnahmen zur Vermeidung von Übereinanderprojektionen von Darmschlingen sowie Röntgenaufnahmen ohne Darmrohr zur korrekten Darstellung des unteren Rektums und des Analkanals (Abb. 6.2). Die Genauigkeit der Diagnose hängt auch von den angewandten Projektionsweisen ab, z.B. der seitlichen Aufnahme im Stehen, den Aufnahmen in Rücken- und Bauchlage mit und ohne Schrägprojektionen und möglicherweise einer translateralen Aufnahme in Bauchlage, die aber als überflüssig gilt, wenn die vorausgegangenen Röntgenbilder befriedigende Informationen liefern.

Der Bariumkontrasteinlauf im Vergleich zur Endoskopie

Die Anwendung der Endoskopie und des Bariumkontrasteinlaufs bei der Diagnostik kolorektaler Erkrankungen bewirkte in der Literatur eine Debatte hinsichtlich der Genauigkeit beider Verfahren. Beide Untersuchungsmethoden können zu falsch-positiven und falsch-negativen Ergebnissen führen, wobei der Anteil falscher Ergebnisse vom Typ der Studie und der individuellen Neigung des Autors abhängt [11, 21, 36]. Laufer [27] z.B. gibt an, daß 15% der durch Bariumdoppelkontrasteinlauf diagnostizierten Rektumkarzinome bei der digitalen oder endoskopischen Untersuchung nicht gefunden werden. Auf der anderen Seite berichten Hallmann et al. [16] von einer Rate von 50% Läsionen, die beim Bariumkontrasteinlauf nicht gefunden wurden; sie machen jedoch keinen Unterschied zwischen beiden Techniken. Thoeni u. Petras [43] verzeichnen eine Gesamtgenauigkeit von 95% bei der Aufdeckung kolorektaler Läsionen bei Anwendung des Bariumdoppelkontrasteinlauf im Vergleich zu 84% bei der Endoskopie. Beide Methoden ergänzen sich: zusammen ergeben sie einen hohen Sensitivitätsgrad (nach Brekkan et al. [4] 92,5%).

Die einfache Anwendungsart der Endoskopie, die Möglichkeit der direkten Inspektion einer Läsion und die unmittelbare Möglichkeit diagnostischer oder therapeutischer Maßnahmen (Polypektomie) erklären ihren offensichtlichen Vorteil bei der Untersuchung des Rektums. Dennoch hat auch der Bariumkontrasteinlauf Vorzüge: Mit ihm lassen sich stenotische Darmsegmente überwinden; er gestattet eine Gesamtuntersuchung des Kolons und als einzige

idee ist es, eine detaillierte Analyse jeder wahrnehmbaren pathologischen Struktur zu ermöglichen, indem eine gleichförmige Benetzung der Mukosa erfolgt. Danach wird das kolorektale Lumen durch Luftinsufflation aufgeweitet (Abb. 6.1). Die Untersuchung ist einfach durchzuführen, vorausgesetzt, daß der Radiologe über ausreichend Geschicklichkeit und Erfahrung verfügt und der Patient kooperativ ist.

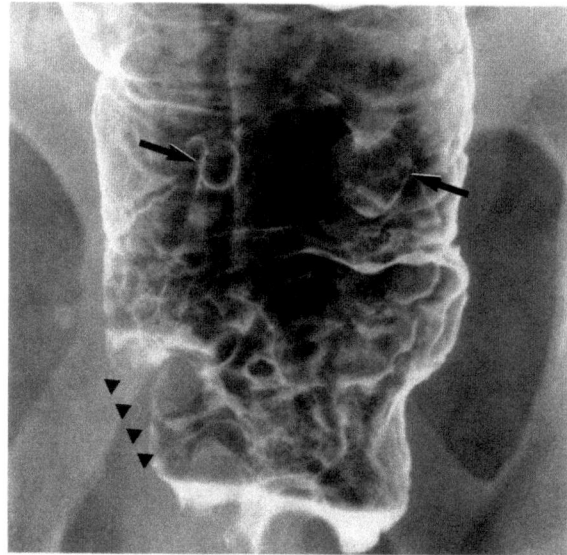

Abb. 6.3. Karzinom des unteren Rektums *(Pfeilspitzen)* und 2 gestielte „Vorposten"-Polypen *(Pfeile)*

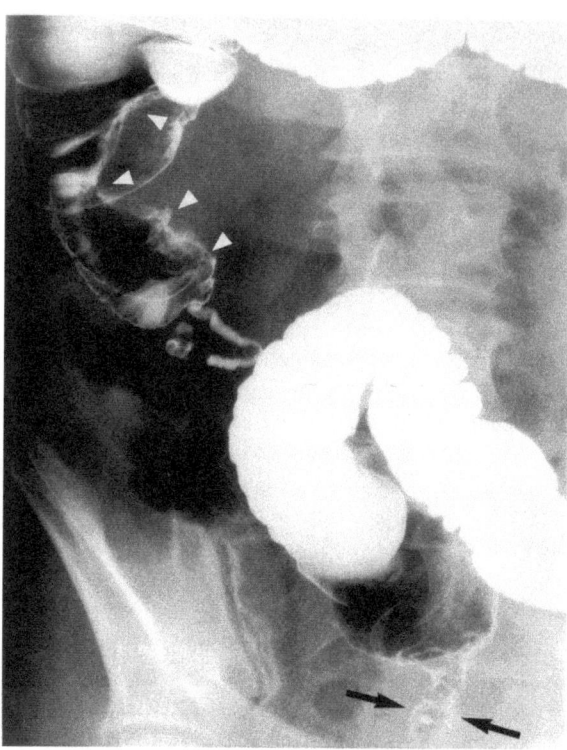

Abb. 6.5. Diffuse sekundäre Lymphome: nodulärer Typ

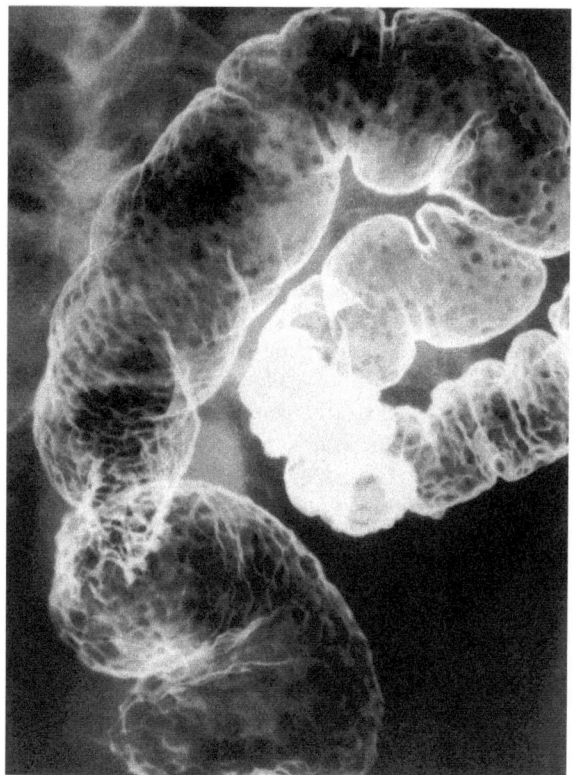

Abb. 6.4. Synchrone Karzinome. Infiltrierend wachsendes Rektumkarzinom *(Pfeile)* und polypoides Karzinom des Zäkums *(Pfeilspitzen)*

Untersuchung die Beurteilung von Art und Ausdehnung einer Erkrankung (Zweittumoren, Polyposis coli, Lymphome, entzündliche Kolitis) (Abb. 6.3–6.5). Bestimmte Komplikationen des Morbus Crohn, wie Fistelbildungen und Abszeßkanäle, lassen sich ausschließlich mit dem Kontrasteinlauf darstellen (Abb. 6.6).

Weder Bariumkontrasteinlauf [12] noch Endoskopie sind frei von Komplikationen, von denen die gefährlichste die Perforation ist. Bei Durchsicht der Literatur reicht die Komplikationsrate von 1:2250 bis zu 1:12000 bei einer hohen Mortalität. Das Rektum ist der am leichtesten verletzliche Abschnitt: Ein fehlplaziertes Darmrohr, besonders bei geschwächter Rektumwand, und eine exzessive Aufdehnung des aufblasbaren Blockballons sind die Hauptursachen.

Wasserlösliche Kontrastmittel

Die Verwendung wasserlöslicher Kontrastmittel ist auf Fälle mit Verdacht auf Perforation und zur Prüfung einer frisch angelegten Anastomose beschränkt.

CT

Das CT ist zu einer unentbehrlichen Untersuchungsmethode bei der Beurteilung der Pathologie des Anorektums geworden: die axialen Schnittbilder liefern die direkte Darstellung der extraluminären Region. Die Hauptindikationen der CT sind:

- Feststellung der lokalen und entfernten Tumorausdehnung vor Therapiebeginn (Abb. 6.7),
- Aufdeckung primärer oder postoperativer infektiöser Prozesse (Abb. 6.8 a–d),
- systematische Untersuchung lokaler Tumorrezidive nach abdominoperinealer Resektion, wobei das CT hier die einzige nichtinvasive Methode ist (Abb. 6.9).

Das CT bleibt eine ergänzende Untersuchungsmethode zur Endoskopie und zum Bariumkontrasteinlauf. Es sollte nicht als erste diagnostische Maßnahme angewandt werden [35, 42].

In verschiedenen Studien wurden diagnostische Kriterien für maligne Tumoren im CT aufgestellt: eine Verdichtung von mehr als 2 cm in der Rektumwand, eine verdickte perirektale Faszie, die Infiltration angrenzender Organe sowie das Vorliegen lokaler, regionaler oder distaler Lymphknoten von mehr als 1,5 cm Durchmesser [15, 35, 45] (s. Abb. 6.7 und 6.8 a, b). Unter Verwendung dieser Kriterien schlug Moss [35] ein radiologisches Staging von Tumoren vor, das für therapeutische Entscheidungen als Richtschnur dienen kann [42].

Andere Autoren wiesen nach, daß das CT keine normal großen pathologischen Lymphknoten darstellen

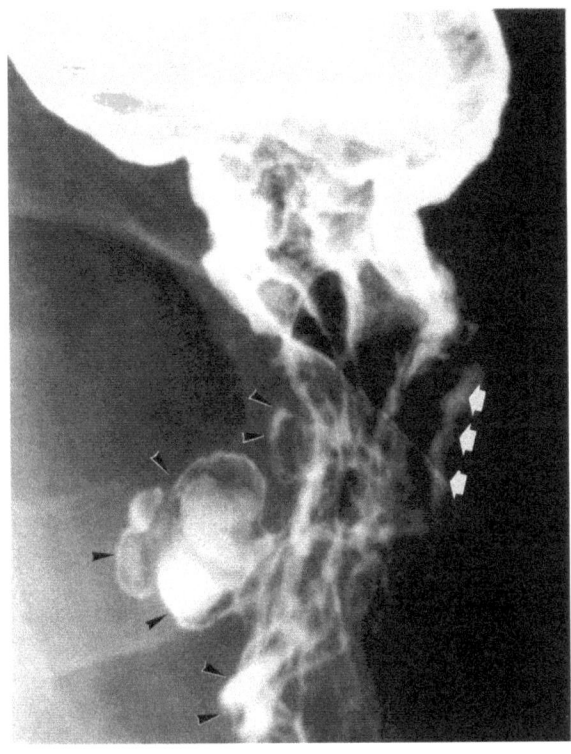

Abb. 6.6. Morbus Crohn des Rektosigmoids. Fistelgang *(Pfeile)* sowie pararektale und paraanale Abszesse *(Pfeilspitzen)*

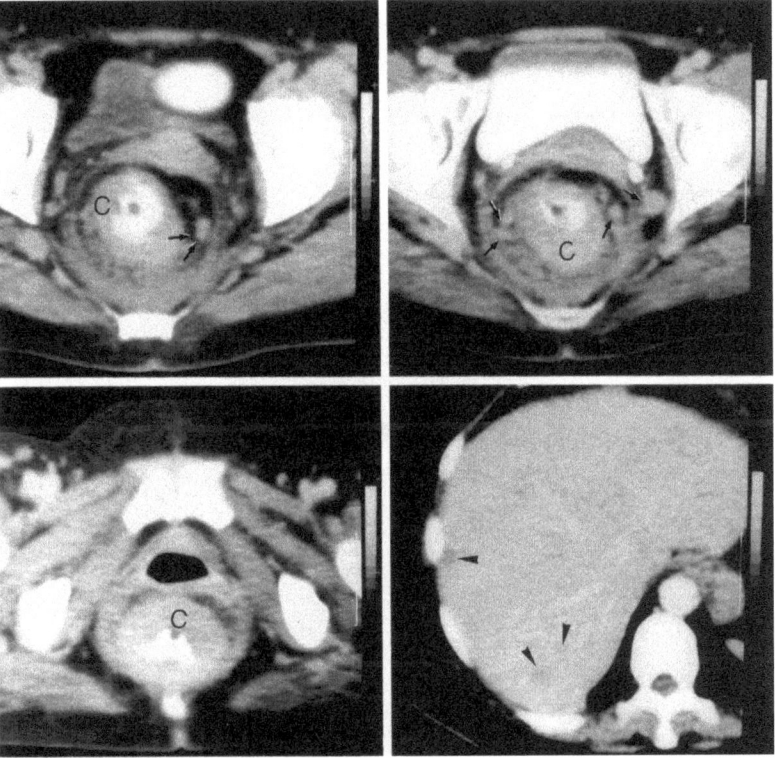

Abb. 6.7. Infiltrierend wachsendes Rektumkarzinom *(C)* mit Invasion von perirektalem Fettgewebe und Faszie. Vergrößerte Lymphknoten *(Pfeile)*, Lebermetastasen *(Pfeilspitzen)*

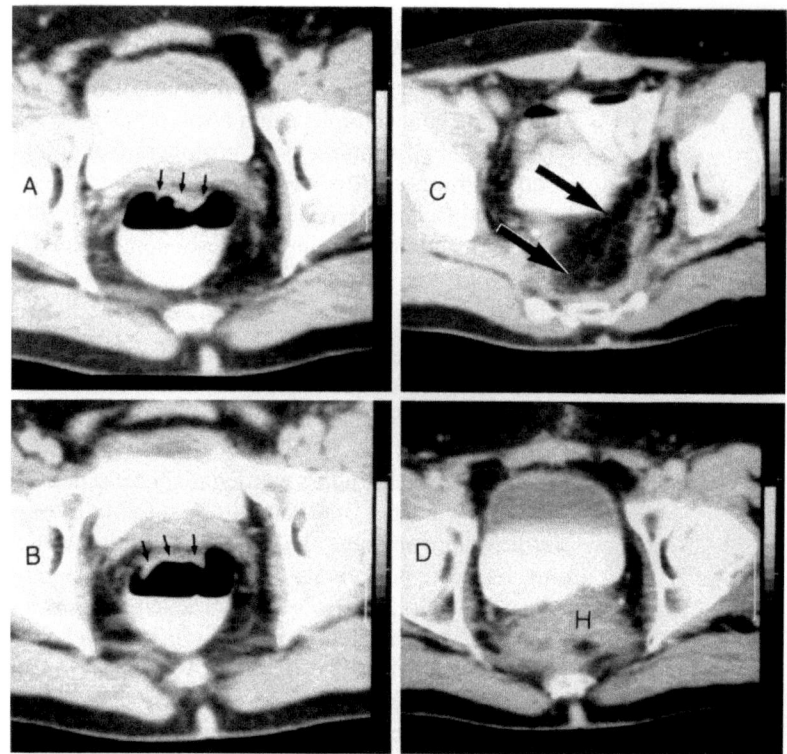

Abb. 6.8. a, b Polypoides Karzinom der ventralen Rektumwand *(Pfeile).* **c, d** Frühe Kontrolluntersuchung nach abdominoperinealer Resektion mit Omentumtransposition *(Pfeile)* und Hämatom im Resektionsbett *(H)*

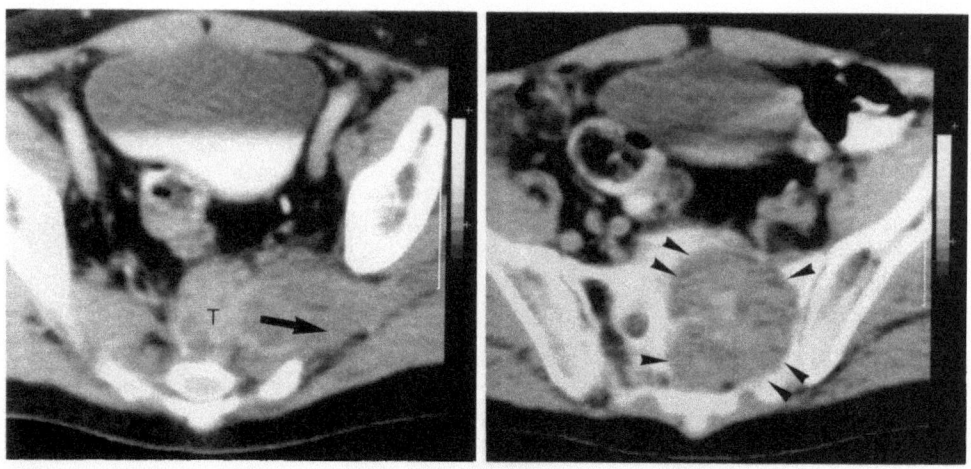

Abb. 6.9. Nachuntersuchung 3 Jahre nach anteriorer Resektion eines Rektumkarzinoms. Lokalrezidiv *(T)* mit Invasion des linken M. piriformis *(Pfeile)* und des Sakrums *(Pfeilspitzen)*

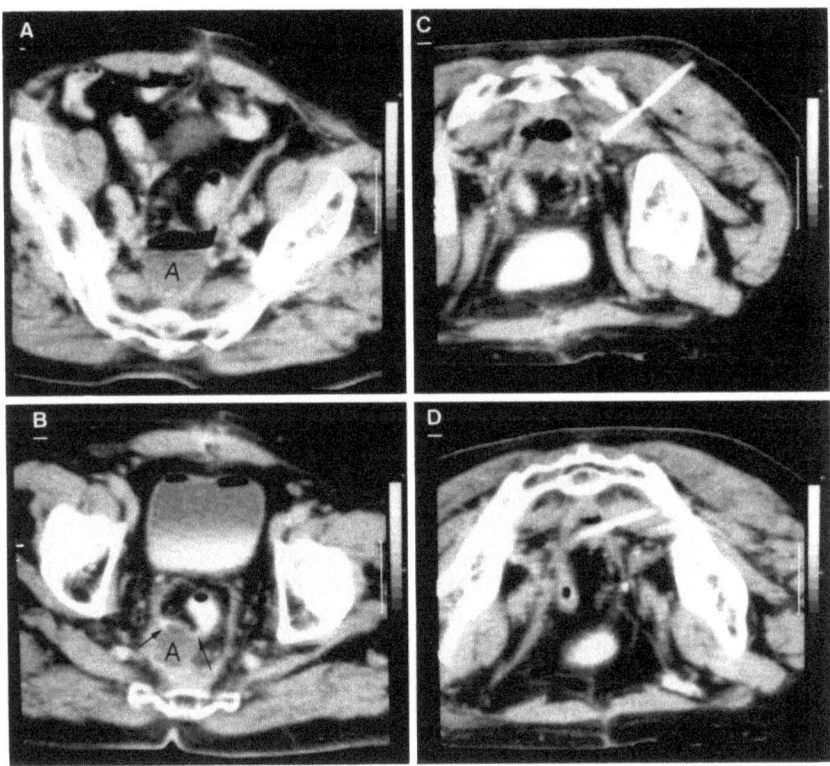

Abb. 6.10 a–d. Untersuchung 3 Wochen nach anteriorer Resektion eines Karzinoms des unteren Rektums. **a, b** Anastomosenleck *(Pfeile)* und präsakraler Abszeß **(A)**. **c, d** Transglutäale Abszeßdrainage (in Bauchlage)

kann oder zwischen einer Lymphknotenvergrößerung infolge einer Entzündung oder aufgrund eines Tumors unterscheiden kann. Weiter läßt sich damit keine Differenzierung von Faszienverdickungen vornehmen oder eine transmurale Tumorinfiltration korrekt festlegen [7, 13, 15, 44]. Das CT ist die Methode der Wahl für die Beurteilung fortgeschrittener Tumoren mit Infiltration in angrenzende Organe. Es ist jedoch für das Staging des Frühkarzinoms nach wie vor wertlos [15].

Die Aufdeckung lokaler Rezidive nach abdominoperinealer Resektion ist der Haupteinsatzbereich des CT [34]. Obwohl es verläßliche Kriterien für die Differenzierung zwischen entzündlichen Infiltrationen und Tumorrezidiven immer noch nicht gibt, können systematische Kontrollen in regelmäßigen Abständen die Diagnose klären (s. Abb. 6.9). Eine unmittelbar postoperative Untersuchung ist sehr hilfreich und liefert die Basis für zukünftige vergleichende Untersuchungen. In den meisten Fällen liefert eine Biopsie unter CT-Kontrolle die endgültige Antwort [22, 24]. Es muß jedoch eine Täuschungsmöglichkeit vermieden werden: Ein nicht mit Kontrastmittel gefüllter Dünndarm kann sich als Tumorverschattung im kleinen Becken oder als Flüssigkeitsansammlung darstellen.

Das CT spielt ebenfalls eine wichtige Rolle bei der Aufdeckung einiger postoperativer Komplikationen: Perkutane Punktion und Drainage einer Flüssigkeitsansammlung unter CT-Kontrolle sind nützlich, um einen operativen Zweiteingriff mit seiner potentiellen Morbidität zu vermeiden (Abb. 6.10 a–d).

NMR

Die Vorteile des NMR (Kernspinresonanztomographie) gegenüber dem CT bestehen darin, daß ionisierende Strahlen und jodhaltige Kontrastmittel vermieden werden und die Möglichkeit der Bilddarstellung in mehreren Ebenen gegeben ist. Das NMR liefert die beste anatomische Darstellung. Nach jüngeren Studien bietet das NMR im Vergleich zum CT eine ähnliche, wenn nicht überlegene Genauigkeit beim Staging von Rektumneoplasien, vorausgesetzt, die Untersuchung erfolgt nach rektaler Luftinsufflation [5]. Es ist jedoch immer noch nicht verläßlich hinsichtlich der Aussage über die Ausdehnung parietaler Infiltrationen (Stadium I–II). Die Überlegenheit des NMR besteht darin, daß es in der Lage ist, Lymphknoten von Gefäßwindungen zu unterscheiden, leider jedoch ohne eine histologische Spezifität. Derzeit wird die Möglichkeit einer Differenzierung zwischen Tumorrezidiven und gutartigen postoperativen Reaktionen kontrovers diskutiert. Allerdings besteht die Hoffnung, durch technischen Fortschritt diese Schwierigkeiten in der Zukunft zu überwinden [41].

Sonographie

Es gibt 2 völlig unterschiedliche Techniken, die im folgenden beschrieben werden.

Transabdominaler Zugang

Der transabdominale Zugang ist bereits weit verbreitet und wird als eine ergänzende Methode zum schnellen, einfachen und preiswerten Nachweis von Metastasen und sekundärer Hydronephrose infolge Tumorwachstum im kleinen Becken sowie für die Nachuntersuchung betrachtet [19]. Sonographiegelenkte Aspirationsbiopsien sind lohnende und selten schwierige Verfahren.

Endorektaler Zugang

Der verhältnismäßig neue endorektale Zugang hat sich als außerordentlich wertvoll sowohl für das Staging beim Rektalkarzinom als auch für die Aufdeckung von Frührezidiven erwiesen und könnte zur verläßlichen Screeningmethode werden [8, 25, 37]. Dabei wird ein rotierender Ultraschallkopf mit 7 MHz benutzt. Es werden 5 Gewebeschichten von der Mukosa bis zum perirektalen Fettgewebe dargestellt. Die Ausdehnung einer Läsion kann entsprechend den 4 Stadien der Union Internationale Contre le Cancer (UICC) bestimmt werden, was die Wahl des Operationsverfahrens eindeutig festlegt. Bei Frauen mit einer vorausgegangenen abdominoperinealen Resektion wird bei den Nachuntersuchungen die Vagina als adäquater alternativer Zugangsweg verwendet. Einige Probleme müssen aber noch überwunden werden: die verläßliche Diagnostik pathologischer Lymphknoten, die korrekte Diagnose eines Rezidivs an der Anastomose, die Notwendigkeit dünnerer Ultraschallsonden bei relativen Stenosen sowie eine zusätzliche Führungsmöglichkeit für Biopsien, die zur Zeit getestet wird [40]. Trotzdem hat die endorektale Sonographie eine Sensitivität von 73% und eine Spezifität von 72% im Vergleich zu 56% bzw. 50% beim CT [38].

Angiographie

Die Indikation zur angiographischen Untersuchung bei pathologischem anorektalem Befund ist begrenzt. Die Angiographie wird verwendet zum Nachweis einer Blutungsquelle, die sich durch Endoskopie oder Szintigraphie nicht darstellen läßt, für die Diagnose rektaler Gefäßmißbildungen oder Tumoren sowie für die selektive Plazierung eines Katheters zur intraarteriellen Chemotherapie und Embolisation.

Fistulographie

Die Fistulographie ist die einzige zur Verfügung stehende Methode für die Beurteilung des Verlaufs eines Fistelkanals mit kutaner Öffnung, die entweder perianal, perineal oder glutäal lokalisiert ist. Diese Technik erfordert 2 Vorsichtsmaßnahmen: die Verwendung steriler jodhaltiger Kontrastmittel sowie die Vermeidung eines Fistelverschlusses, da jeder venöse Reflux zum septischen Schock führen kann.

Intravenöse Urographie

Heutzutage wird die i.v.-Urographie durch das CT mit i.v.-Kontrastmittelinjektion ersetzt, wenn eine präoperative Abklärung bei Rektaltumoren oder entzündlichen Läsionen mit perirektaler Infiltration erforderlich ist. Form und Topographie der Blase und der Ureteren können im Zweifelsfall immer durch konventionelle Röntgenaufnahmen vom Abdomen unmittelbar nach einer CT-Untersuchung dargestellt werden.

Defäkographie

Gemeinsam mit der Vielzahl von Untersuchungsmethoden (digitale Untersuchung, Manometrie, Elektromyographie des Sphinkters, Endoskopie) liefert die Defäkographie eine ausgezeichnete Dokumentation der Morphologie und der dynamischen Aspekte des Anorektums [2, 14, 26, 30, 33, 39]. Ständige Obstipation, unvollständige rektale Entleerung, Inkontinenz und anorektale Schmerzen können Ausdruck einer hypertonen Muskelschlinge des M. puborectalis, einer Invagination oder eines Prolapses, einer Rektozele oder eines Beckenbodensenkungssyndroms sein, die sich sämtlich in einer Defäkographie nachweisen lassen [3].

Zu den Voraussetzungen für eine Defäkographie gehören ein kippbarer Tisch, der es gestattet, den Pa-

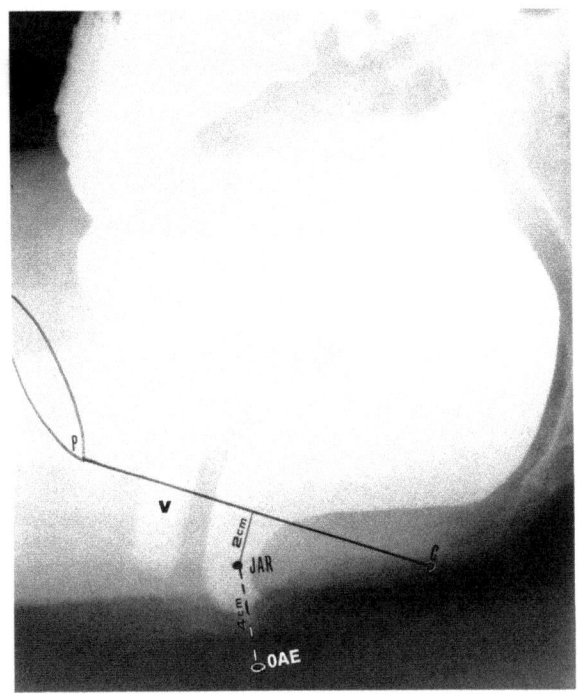 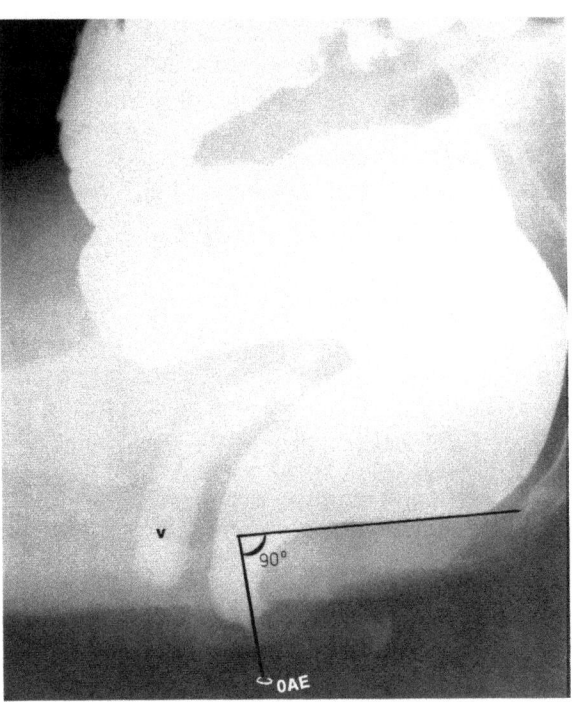

Abb. 6.11. Seitliche Aufnahme des Rektums in Ruhe. *PC* Pubokokzygeallinie, *JAR* anorektaler Übergang, *OAE* Analrand, *V* Vagina

Abb. 6.12. Normaler Anorektalwinkel in Ruhe. *V* Vagina

tienten auf einen röntgendurchlässigen Stuhleimer zu setzen, sowie eine Röntgenkamera mit einer Aufnahmerate von 1–2 Bildern pro Sekunde oder Videoaufzeichnungsmöglichkeit. Ohne weitere Vorbereitung wird das Kolon mit dickflüssigem Bariumbrei gefüllt; bei Frauen wird zusätzlich ein mit jodhaltigen Kontrastmittel getränktes Tampon in die Vagina eingeführt.

Die ersten Röntgenaufnahmen werden von der Seite angefertigt, zuerst liegend, dann aufrecht sitzend, damit die exakte anorektale Morphologie im Ruhezustand beurteilt und jegliche Inkontinenz, passiv oder bei Lagewechsel, aufgedeckt werden kann.

Sitzt der Patient auf dem Stuhleimer, werden mit der Kamera Seitenaufnahmen mit einer Geschwindigkeit von 1–2 Bildern pro Sekunde während des Pressens und bis zur vollständigen Entleerung des Rektums angefertigt. Ergänzende Aufnahmen sind besonders wichtig für die Bewertung der Dynamik des Beckenbodens und der Sphinktermuskeln: diese Röntgenaufnahmen werden beim Zurückhalten des Kontrastmittels und bei einem Valsalva-Versuch gemacht.

Die einzige Ursache für ein Versagen der Defäkographie ist massive Inkontinenz.

Die Interpretation erfordert die Kenntnis bestimmter radiologischer Orientierungshilfen:

- der Pubokokzygealinie, die den Beckenboden und seinen wichtigsten Bestandteil, den M. puborectalis, auch Puborektalisschlinge genannt, markiert (Abb. 6.11);
- des anorektalen Übergangs, der sich maximal 2 cm von der Pubokokzygislinie entfernt befindet (s. Abb. 6.11);
- des anorektalen Winkels, der vom Schnittpunkt einer Linie, die der unteren Rektumwand anliegt, mit einer Linie, die der Achse des Analkanals entspricht, gebildet wird. Im Ruhezustand beträgt der Winkel 90°–100° (Abb. 6.12). Ist er größer als 135°, liegt fast stets eine Inkontinenz mit mechanischer Ursache vor;
- des Defäkationswinkels oder des anorektalen Winkels während der Defäkation. Dieser muß mehr als 105° betragen. Nach einer zugrundeliegenden pathologischen Veränderung muß gesucht werden, wenn dieser Winkel nicht mindestens 100° beträgt.

Die häufigsten pathologischen Zustände, die bei der Untersuchung von Kontinenz- und Defäkationsstörungen angetroffen werden, sind gelegentlich nur schwer klinisch oder durch Endoskopie zu diagnostizieren [14]:

1. Intussuszeption: Dabei handelt es sich um eine am häufigsten ventral gelegene Invagination der Rek-

tummukosa in das Lumen hinein, die gewöhnlich 6-8 cm oberhalb des anorektalen Übergangs auftritt. Sie entwickelt sich zu einem Prolaps [18, 20] (Abb. 6.13).
2. *Prolaps:* Dieser wird als inkomplett bezeichnet, wenn es sich um die Mukosa, und als komplett, wenn es sich um die gesamte Rektumwand handelt; er kann auf das Rektum beschränkt bleiben, bis zum Analkanal reichen oder durch die Analöffnung austreten (Abb. 6.14).
3. *Rektozele:* Diese ventral gelegene Protrusion der Rektumwand ist größenvariabel, tritt gewöhnlich am Ende der Defäkation auf und entleert sich häufig nach der Rektumampulle. Sie wird häufig radiologisch diagnostiziert und ist oft hinter einer Invagination oder einem Prolaps verborgen.
4. *Beckensenkungssyndrom:* Dieses beruht auf einer allgemeinen Schwäche des Beckenbodens und wird häufig von anderen pathologischen Veränderungen begleitet. Röntgenologisch kann man eine Ablösung des Rektums von der konkaven ventralen Sakrumbegrenzung (Mesorektum- oder Berman-Theorie des mobilen Rektums), eine Senkung des anorektalen Übergangs (von mehr als 2 cm) und gelegentlich eine Invagination, einen Prolaps und eine Rektozele beobachten (Abb. 6.14). Ob-

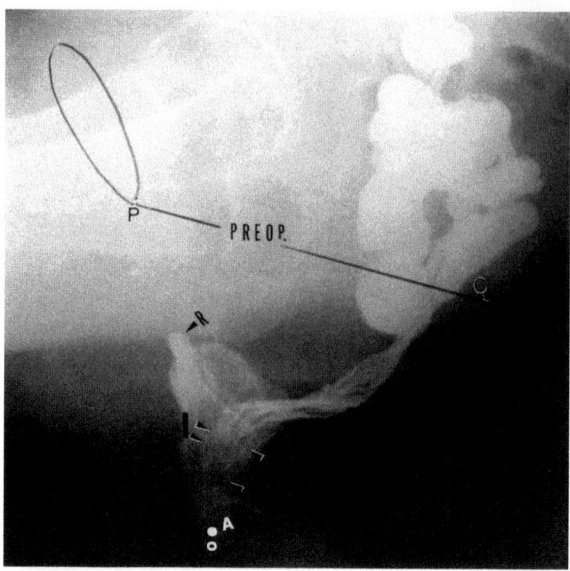

Abb. 6.14. Rektoanale Intussuszeption und Perineumsenkungssyndrom. Präoperative Aufnahme. *PV* Pubokokzygeallinie, *OA* Analrand, *R* Rektozele, *senkrechter Balken* rektoanale Intussuszeption

wohl sich viele dieser Komponenten operativ korrigieren lassen, kann die Senkung des gesamten Beckenbodens, wie postoperative Studien zeigen, nicht beseitigt werden.
5. Die hypertone Puborektalisschlinge, eine merkwürdige pathologische Veränderung, kann manche hartnäckige Obstipation erklären. Dabei entspannt sich die Puborektalisschlinge beim Pressen nicht. Dies wird für die Entstehung des solitären Rektumulkus verantwortlich gemacht [29].
6. Das solitäre Rektumulkus hat ein unspezifisches röntgenologisches Erscheinungsbild [29]: Es kann sich als stenotisches Segment, als Ulkusnische oder als polypoider Nodulus darstellen. Die endgültige Diagnose erfolgt durch die Histologie.

Literatur

1. Balfe DM, Peterson RR, Lee JKT (1983) Normal abdominal anatomy. In: Computed body tomography. Raven, New York, pp 154-411
2. Bartram CI, Mahieu PHC (1985) Radiology of the pelvic floor. In: Coloproctology and the pelvic floor. Pathophysiology and management. Butterworth, London, pp 151-186
3. Berman IR, Manning DH, Dudley-Wright K (1985) Anatomic specificity in the diagnosis and treatment of internal rectal prolapse. Dis Colon Rectum 28: 816-826
4. Brekkan A, Kjartansson O, Tulinius H et al. (1983) Diagnostic sensitivity of X-ray examination of the large bowel in colorectal cancer. Gastrointest Radiol 8: 363-365

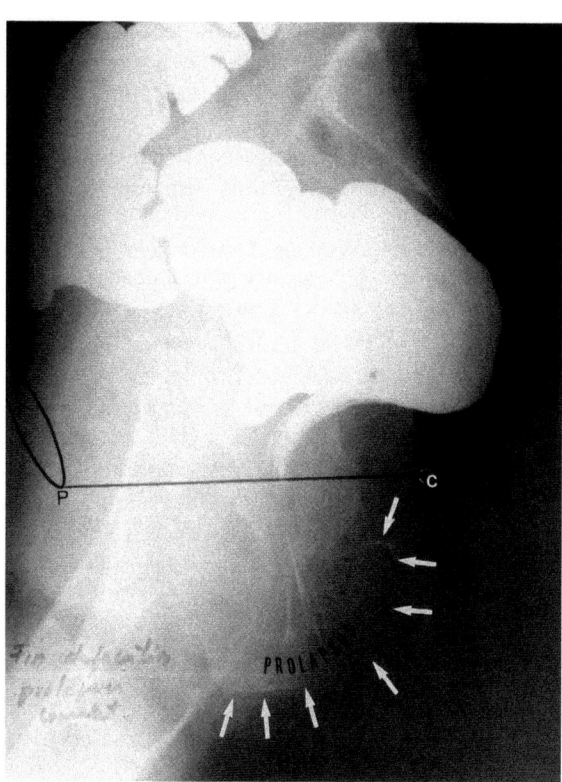

Abb. 6.13. Vollständig hervorgetretener Prolaps. *PC* Pubokokzygeallinie

5. Butch RJ, Stark DD, Wittenberg J et al. (1986) Staging rectal cancer by MR and CT. AJR 146: 1155-1160
6. Chan CH, Diner WC, Fontenot E (1985) Randomized single-blind clinical trial of a rapid colonic lavage solution (Golytely®) VS standard preparation for barium enema and colonoscopy. Gastrointest Radiol 10: 378-382
7. Cohan RH, Silverman PM, Thompson WM et al. (1985) Computed tomography of epithelial neoplasms of the anal canal. AJR 145; 569-573
8. Dragsted J, Gammelgaard J (1983) Endoluminal ultrasonic scanning in the evaluation of rectal cancer: a preliminary report of 13 cases. Gastrointest, Radiol 8; 367-369
9. Eisenberg RL (1983) Gastrointestinal radiology. A pattern approach. Lippincott, Philadelphia, pp 779-791
10. Fataar S, Bassiony H, Hamed MS et al. (1984) Radiographic spectrum of rectocolonic calcification from schistosomiasis. AJR 141; 933-936
11. Fork F, Lindstrom C, Ekelund G (1983) Double contrast examination in carcinoma of the colon and rectum. Acta Radiol Diagn 24 (3): 177-188
12. Fox H, Legmann P, Levesque M (1985) Complications colorectales des explorations radiologiques. Ann Gastroenterol Hepatol 21: 377-381
13. Freeny PC, Marks WM, Ryan JA et al. (1986) Colorectal carcinoma evaluation with CT: preoperative staging and detection of postoperative recurrence. Radiology 158; 347-353
14. Fry R, Kodner I (1985) Anorectal disorders. Clin Symp 37 (6): 1-32
15. Grabbe E, Lierse W, Winkler R (1983) The perirectal fascia: morphology and use in staging of rectal carcinoma. Radiology 149: 241-246
16. Hallman JR, Howland WJ, Wolf BH (1986) Retrospective review of the sensitivity of barium enema examination in a community hospital setting. Ohio State Med J 2; 126-130
17. Hellstrom M, Brolin J (1987) Dietary fibers in the preparation of the bowel for diagnostic barium enema. Gastrointest Radiol 12: 76-78
18. Hoffman MJ, Kodner IJ, Fry RD (1984) Internal intussusception of the rectum. Diagnosis and surgical management. Dis Colon Rectum 27 (7): 435-441
19. Hollmann JP, Goebel N (1985) Computer tomographie (CT) und Sonographie (US) in der Rezidivdiagnostik kolorektraler Tumoren. ROFO 143 (6): 665-671
20. Johansson C, Ihre T, Ahlbäck SO (1985) Disturbances in the defecation mechanism with special reference to intussuspection of the rectum (internal procidentia). Dis Colon Rectum 28: 920-924
21. Kelvin F (1982) Radiologic approach to the detection of colorectal neoplasia. Radiol Clin North 20 (4): 743-759
22. Kelvin FM, Korobkin M, Heaston DK et al. (1983) The pelvis after surgery for rectal carcinoma: serial CT observations with emphasis on nonneoplastic features. AJR 141: 959-964
23. Kelvin FM (1987) Imaging the colon. Refresher course. RSNA, Chicago
24. Kindynis PH (1986) Etude TDM de l'évolution tumorale et non tumorale de la loge d'amputation rectale après amputation abdomino-périnéale. Thesis no 7047, University of Geneva
25. Konishi F, Muto T, Takahashi H et al. (1985) Transrectal ultrasonography for the assessment of invasion of rectal carcinoma. Dis Colon Rectum 28: 889-894
26. Kuijpers HC, Strijk SP (1984) Diagnosis of disturbances of continence and defecation. Dis Colon Rectum 27 (10): 658-662
27. Laufer J (1979) Double contrast gastrointestinal radiology with endoscopic correlation. Saunders, Philadelphia, pp 690-713
28. Laufer J (1983) Double contrast examination of the gastrointestinal tract in alimentary tract radiology, vol 1, 3rd edn. Mosby, St Louis, pp 148-191
29. Levine MS, Piccolello ML, Sollenberger LC et al. (1986) Solitary rectal ulcer syndrome: a radiologic diagnosis. Gastrointest, Radiol 11: 187-193
30. Lieberman DA (1984) Common anorectal disorders. Ann Intern Med 101: 837-846
31. Mahieu P, Pringot J, Bodart P (1984) Defecography: I. Description of a new procedure and results in normal patients. Gastrointest, Radiol, 9: 247-251
32. Mahieu P, Pringot J, Bodart P (1984) Defecography: II. Contribution to the diagnosis of defecation disorders. Gastrointest, Radiol, 9: 253-261
33. Marti MC, Mirescu D (1982) Utilité du défécogramme en proctologie. Ann Gastroenterol, Hepatol (Paris) 18: 379-384
34. McCarthy SM, Barnes D, Deveney K et al. (1985) Detection of recurrent rectosigmoid carcinoma: prospective evaluation of CT and clinical factors. AJR 144: 577-579
35. Moss AA (1982) Computed tomography in the staging of gastrointestinal carcinoma. Radiol Clin North 20 (4): 761-780
36. Ott DJ, Gelfand DW, Ramquist NA (1980) Causes of error in gastrointestinal radiology. Gastrointest Radiol 5: 99-105
37. Rifkin MD, Marks GJ (1985) Transrectal US as an adjunct in the diagnosis of rectal and extrarectal tumors. Radiology 157: 499-502
38. Rifkin MD, Wechsler RJ, Marks G (1987) Comparison of CT and endorectal US in staging rectal cancer. Radiology 165 [Suppl]: 174
39. Sadry F, Mirescu D, Marti M-C (1986) L'exploration radiologique des troubles de la défécation. In: Bessler W et al (eds) Neue Aspekte radiologischer Diagnostik und Therapie, Jahrbuch 1986. Huber, Bern, pp 8-91
40. Givel JC, Spinosa GP, Chapuis G (1988) Valeur de l'ultrasonographie endorectale pour le chirurgien.
41. Stark DD, Bradley WG (1988) Magnetic resonance imaging. Mosby, St Louis, pp 1130-1133
42. Thoeni RF, Moss AA, Schnyder P et al. (1981) Detection and staging of primary rectal and rectosigmoid cancer by computed tomography. Radiology 141: 135-138
43. Thoeni RF, Petras A (1982) Detection of rectal and rectosigmoid lesions by double-contrast barium enema examination and sigmoidoscopy. Accuracy of technique and efficacy of standard overhead views. Radiology 142: 59-62
44. Thompson WM, Halvorsen RA, Foster WL et al. (1986) Preoperative and postoperative CT staging of rectosigmoid carcinoma. AJR 146: 703-710
45. Zaunbauer W, Haertel M, Fuchs WA (1981) Computed tomography in carcinoma of the rectum. Gastrointest Radiol 6: 79-84

7 Manometrie und Elektromyographie

M.-C. Marti

Zur Prüfung der neuromuskulären Funktion des Beckenbodens und Analsphinkters stehen mehrere Untersuchungsmethoden zur Verfügung.

Manometrie

Der Druck wird unter Verwendung von 3 unterschiedlichen Geräten gemessen:

- kleine solitäre oder multiple Ballons, die auf einem Katheter angebracht sind, der mit Druckumwandlern in einem luftfreien, mit Wasser gefüllten System verbunden ist;
- Röhrchen mit offener Spitze, die mit Wasser durchspült werden;
- Katheter, in denen Mikrodruckmeßinstrumente angebracht sind [2, 8, 19].

Die Druckänderungen werden in elektrische Impulse umgewandelt, die für die weitere Datenverarbeitung verstärkt in einen Computer eingespeist oder mit einem Datenschreiber aufgezeichnet werden. Das System kann auch an einen Fernsehmonitor angeschlossen und für ein Biofeedbacktraining verwendet werden [4]. Es muß geeicht und die Spannung am Verstärker dem zu erwartenden Druckbereich angepaßt werden.

Für die Benutzung einiger Geräte gibt es mehrere Kontraindikationen: Ein offener, perfundierter Katheter kann durch Fäzes verschlossen werden; Mikrodruckmeßelemente sind bei Inkontinenz mit dilatiertem Sphinkter nicht nützlich.

Druckverhältnisse im Analkanal

Der Druck im Analkanal kann in Ruhe und bei willkürlicher maximaler Kontraktion gemessen werden [2]. Der Ruhedruck im Analkanal unterliegt regelmäßigen Schwankungen: langsame Wellen von 5–25 mm H_2O mit einer Rate bis zu 10–20/min und extrem langsame Wellen mit einer Amplitude von 30–100 mm H_2O und einer Frequenz von < 3/min werden beobachtet [10].

Bei Verwendung der Zweiballonsonde nach Arhan ist es möglich, zwischen dem Druck durch den M. sphincter internus im oberen Analkanal und dem Druck infolge Kontraktion des distalen äußeren Sphinkters zu unterscheiden; 60%–80% des Ruhedrucks sind Folge der Dauerkontraktionen des M. sphincter internus und des äußeren Sphinkters. Die willkürliche Kontraktion des M. sphincter externus und des M. puborectalis bewirkt den maximalen willkürlichen Kontraktionsdruck. Nach Schweiger [20] kann bei gleichzeitiger Aufzeichnung von Analdruck und Elektromyographie (EMG) des M. sphincter externus der Teil des Ruhedrucks, der durch den M. sphincter internus ausgelöst wird, durch Extrapolation bestimmt werden.

Dauer der maximalen willkürlichen Kontraktion

Die Dauer der maximalen willkürlichen Kontraktion kann aufgezeichnet werden. Sie liegt gewöhnlich zwischen 30 und 60 s. Infolge der Ermüdbarkeit der Sphinkter kann der Druck allmählich abfallen.

Druckprofil

Das Druckprofil des Analkanals kann auch durch Verwendung einer Einballonmeßsonde oder eines Druckmeßkatheters nach Millar bestimmt werden [3, 14]:

1. Die Sonde wird mechanisch mit konstanter Geschwindigkeit zurückgezogen, wodurch eine kontinuierliche Druckaufzeichnung ermöglicht wird.
2. Die Sonde wird jeweils um 0,5 oder 1 cm zurückgezogen, in jeder Position wird der Druck in Ruhe und bei maximaler willkürlicher Kontraktion registriert.

Rektoanaler Reflex

Bei Normalpersonen ruft die Dehnung des Rektums eine reflektorische Relaxation des M. sphincter internus und damit einen Abfall des Drucks im Analkanal hervor [5]. Dieser Reflex verläuft wahrscheinlich intramural, da er sich nicht notwendigerweise durch eine Spinalanästhesie unterdrücken läßt.

Plastisches Verhalten

Bei Verwendung des Katheters nach Arhan, an dessen Spitze ein großer Ballon angebracht ist, ist es möglich, den Analdruck während der Dilatation des Rektums zu messen [1]. Nach einer Basismessung wird innerhalb von 2–3 s ein zunehmend größer werdendes Luftvolumen in den Ballon gepumpt. Gewöhnlich tritt nach Insufflation von 20–50 ml Luft ein plötzlicher Abfall des Drucks im Analkanal ein, der innerhalb weniger Sekunden spontan wieder auf die Höhe des Basisdrucks ansteigt. Das zur Auslösung des Druckabfalls erforderliche Luftvolumen wird gemessen. Wird die Luft nach Insufflation nicht wieder abgelassen und wird der Ballon durch wiederholtes Aufpumpen zunehmend dilatiert, dann sinkt mit jeder Volumenzunahme des Rektumballons der Wiederaufbau des Analdrucks schließlich bis auf Null ab.
Die Manometrie ist für die Beurteilung der Sphinkterfunktion und der Schwere der Inkontinenz nützlich [11]. Niedrige Drücke bei willkürlichem Zusammenkneifen sind in Fällen von Sphinkterrekonstruktion und Rektumprolaps mit einer größeren Inzidenz an postoperativer Inkontinenz verbunden [9]. Das Fehlen des rektoanalen Inhibitionsreflexes ist pathognomonisch für Morbus Hirschsprung und kann für den Nachweis eines aganglionotischen Rektums benutzt werden. In Fällen einer tiefen anterioren Resektion ist der Reflex ebenfalls unterdrückt; er tritt wieder auf, wenn sich eine ausreichende Nervenverbindung zwischen dem distalen Rektum und dem anastomosierten Kolonsegment gebildet hat.

EMG

Das EMG (Elektromyogramm) ist eine Untersuchungsmethode, die insbesondere zur Beurteilung von Störungen eingesetzt wird, bei denen die Nervenversorgung von Muskeln geschädigt ist [7, 8, 10]. Die elektrische Aktivität von Muskelfasern wird in Ruhe, während willkürlicher Kontraktion und bei Nervenstimulation aufgezeichnet, wobei Oberflächenelektroden, konzentrische Nadelelektroden und Einzelfaser-EMG-Elektroden benutzt werden.
Das EMG gestattet die Aufzeichnung und Messung von Aktionspotentialen (Amplitude, Dauer, Phasenanzahl und Entladungsfrequenz), die von motorischen Einheiten eines sich kontrahierenden Muskels abgeleitet werden. Bei Verwendung des Einzelfaser-EMG ist es möglich, die Aktivität einzelner Muskelfasern aufzuzeichnen. In der Proktologie ermöglichen EMG-Messungen die Erfassung der funktionellen Muskelaktivität, die Informationen über das Vorliegen einer normalen oder fehlerhaften Muskelinnervation liefert. Die Unversehrtheit der Reflexaktivität kann durch Husten, Pressen und Bestreichen der Analhaut geprüft werden.
Zusammen mit Druckaufzeichnungen kann das EMG helfen zu differenzieren, ob bei einer insuffizienten funktionellen Aktivität infolge myogener Läsionen eine neurogene Ursache oder ein Denervationsschaden vorliegt [16]. Mit dem EMG ließ sich nachweisen, daß Sphinkterinsuffizienz und Beckenbodensenkung Folgen einer Nervendehnung durch wiederholtes Pressen, Geburten und verschiedener Nervenerkrankungen sein können [8, 15, 16, 17]. Die elektrische Stimulation – perineal, am N. pudendus oder spinal – gestattet die Messung der Nervenlatenzreaktion und die Bestimmung des Betrags der motorischen Überleitungsverzögerung.

Volumetrie

Bei Verwendung eines mit Wasser gefüllten Ballons ist es möglich, das kleinste vom Patienten wahrgenommene Volumen, das zur Auslösung des Stuhldrangs erforderliche Volumen und das maximale tolerierbare Volumen vor Einsetzen von Schmerzen zu bestimmen [13]. Wird ein mit Luft oder Wasser gefüllter Ballon verwendet, der mit einem Druckmeßelement verbunden ist, können das Rektalvolumen gemessen, Werte für die Rektumcompliance (V/P) berechnet und die Akkomodationseigenschaften des Rektums an die Ballondehnung bestimmt werden. Diese Daten können bei Obstipation, bei Rektumsklerose infolge entzündlicher Darmerkrankungen und bei Bestrahlungsschäden stark verändert sein. Die Spannung der Rektumwand läßt sich mit Hilfe des Laplace-Gesetzes aus den Druckdaten errechnen [1].

Sphinkterwiderstand

Zur Messung des Sphinkterwiderstands wurde von Henricksen u. Huthoisen [6] eine quantitative Methode entwickelt. Dabei wird eine Metallkugel mit einem Durchmesser von 2 cm in das Rektum eingeführt. Mit Hilfe eines Dynamometers wird in Ruhe und bei willkürlicher Kontraktion die Kraft gemessen, die für das Herausziehen des Balls erforderlich ist.

Sensibilität des Anus

Es werden z. Z. experimentell verschiedene quantitative Methoden zur Messung der Sensibilität von Anus und Rektum auf elektrische oder thermische Stimulation untersucht [18].

Literatur

1. Arhan P, Faverdin C, Persoz B, Devroede G, Dubois F, Dornic C, Pellerin D (1976) Relationship between viscoelastic properties of the rectum and anal pressure in man. J Appl Physiol 41: 677-682
2. Arhan P, Devroede G, Pellerin D (1979) Physiologie de la motricité de l'intestin terminal. Gastroenterol Clin Biol 3: 911-918
3. Blessing H (1984) The value of pullthrough manometry employing a microtransducer in anal emergencies. Coloproctology 6: 152-155
4. Denis P, Colin, Galmich JP, Muller JM, Hecketsweiler P, Merrien JF, Teniere P, Pasquis P (1983) Traitement de l'incontinence fécale de l'adulte. Gastroenterol Clin Biol 7: 857-863
5. Duthie HL, Bennett RC (1963) The relation of sensation in the anal canal to the functional anal sphincter: a possible factor in anal continence. Gut 4: 179-182
6. Henricksen FW, Huthouisen B (1972) Measurement of the anal sphincter through a simple method suitable for routine use. Scand J Gastroenterol 7: 555
7. Henry MM, Swash M (1978) Assessment of pelvic floor disorders and incontinence by electrophysiological recording of the anal reflex. Lancet I: 1290-1291
8. Henry MM, Swash M (1985) Coloproctology and the pelvic floor. Butterworths, London
9. Keighley MRB, Fielding JWL (1983) Management of faecal incontinence and results of surgical treatment. Br J Surg 70: 463-468
10. Kerremans R (1969) Morphological and physiological aspects of anal continence and defecation. Arscid, Brussels
11. Kuypers JD (1982) Anal manometry: its applications and indications. Neth J Surg 34: 153-158
12. Lane RHS, Parks AG (1977) Function of the anal sphincters following coloanal anastomosis. Br J Surg 64: 596-599
13. Meunier P, Louis D, Jaubert de Beaujen M (1984) Physiologic investigation of primary chronic constipation in children: comparison with the barium enema study. Gastroenterology 87: 1351-1357
14. Nivatvongs S, Stern HS, Fryd DS (1981) The length of the anal canal. Dis Colon Rectum 24: 600-601
15. Parks AGP, McPartlin JG (1971) Late repair of injuries of the anal sphincter. Proc R Soc Med 64: 1-3
16. Parks AG, Swash M (1979) Denervation of the anal sphincter causing idiopathic anorectal incontinence. J R Coll Surg Edinb 24: 94-96
17. Parks AG, Swash M, Urich H (1977) Sphincter denervation in anorectal incontinence and rectal prolapse. Gut 18: 656-665
18. Roe AM, Bartolo DCC, Mortensen NJMcC (1986) New method for assessment of anal sensation in various anorectal disorders. Br J Surg 73: 310-312
19. Schuster MM, Hockman P, Hendrix TR, Mendeleff AI (1965) Simultaneous manometric recording of internal and external sphincter reflexes. Bull Johns Hopkins Hosp 116: 79-88
20. Schweiger M (1982) Funktionelle Analsphinkteruntersuchungen. Springer, Berlin Heidelberg New York

8 Lagerung und Anästhesie bei anorektalen Operationen

A. Forster und M.-C. Marti

Gute Operationsverhältnisse erfordern eine korrekte Lagerung des Patienten auf dem Operationstisch und eine adäquate Anästhesie. Ziel dieses Kapitels ist es, die Prinzipien aufzuzeigen, die zur Erzielung guter Operationsbedingungen und optimaler Sicherheit befolgt werden müssen.

Lagerung

Rückenlage

Bei operativen Eingriffen am Kolon und bei anterioren Rektumresektionen liegt der Patient in Rückenlage auf dem Operationstisch [7]. Bei sehr tiefer anteriorer Resektion, und wenn eine Reanastomosierung mit dem EEA-Stapler geplant ist, müssen die Beine gespreizt sein (Abb. 8.1 a, b), um den Zugang zum Analkanal zu erhalten.

Steinschnittlage bei abdominoperinealen Exstirpationen

Bei der Steinschnittlage wird eine Rolle unter das Sakrum gelegt und der Patient ausreichend weit nach unten gezogen, bis das Gesäß über die Tischkante hinausragt. Die Beine werden in Beinhaltern nach Lloyd Davies oder in Beinstützen hochgelagert. Bei abdominoperinealer Exstirpation oder bei Durchzugsverfahren mit einem oder zwei Teams sollte die Beugung in den Hüftgelenken minimal sein, um eine mögliche inguinale Hautfaltenbildung, die den abdominal operierenden Chirurgen stören würde, zu vermeiden. Außerdem muß der Operationstisch in eine Kopftieflage von 15–20° gekippt sein (Trendelenburg), um dem Operateur einen guten Zugang und eine gute Übersicht über das Perineum zu ermöglichen [7] (Abb. 8.2). Bei simultaner Operation vom Abdomen her stehen die Operateure auf erhöhten Stufen in einer optimalen Position. Um zu verhindern, daß der Patient kopfwärts rutscht, sollten Schulterstützen mit einer Abstützung am Akromion angebracht werden. Beide Arme des Patienten werden an den Seiten des Rumpfes fixiert.

Die optimale Lagerung des Patienten sollte sowohl dem abdominal als auch dem perineal operierenden Chirurgen einen guten und bequemen Zugang ermöglichen.
Der Instrumententisch ist über dem Kopf des Patienten fixiert. Ein weiterer kleiner Instrumententisch befindet sich über den Knien des perineal operierenden Chirurgen.
Die vereinfachte Steinschnittlage ist am besten für kleinere rektale Operationen geeignet (Abb. 8.3). Dabei werden die Beine in Beinstützen hochgelagert und die Hüften zu 90° oder mehr gebeugt. Der Patient muß gut nach unten gezogen werden, bis das Gesäß über die Kante des Operationstisches hinausragt.

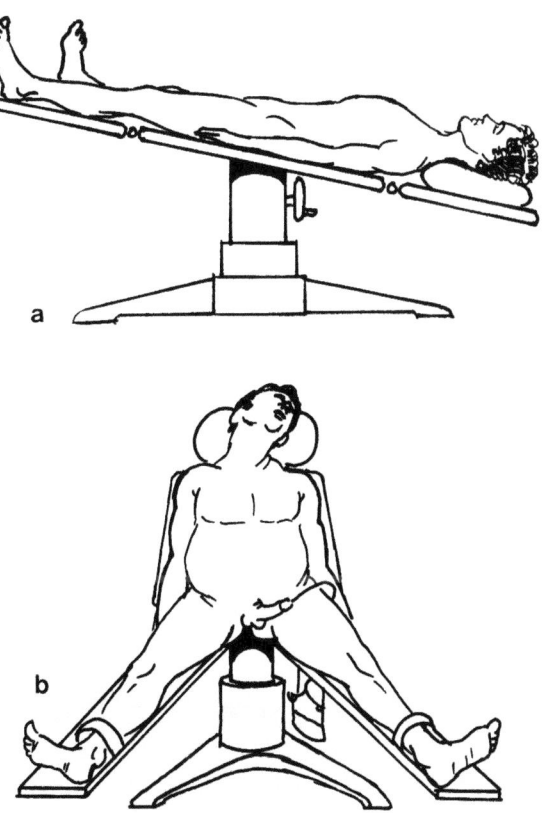

Abb. 8.1 a, b. Rückenlage

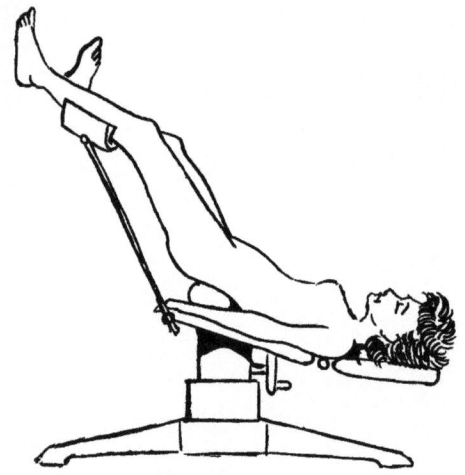

Abb. 8.2. Steinschnittlage zur abdominoperinealen Resektion

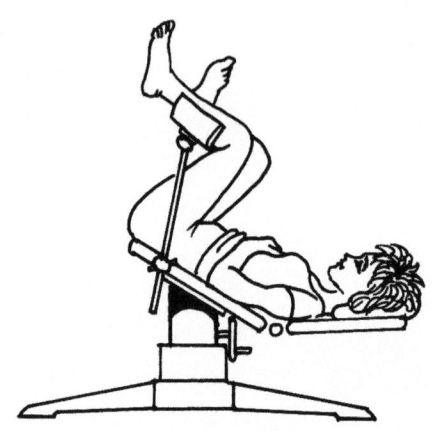

Abb. 8.3. Vereinfachte Steinschnittlage für kleinere rektale Operationen

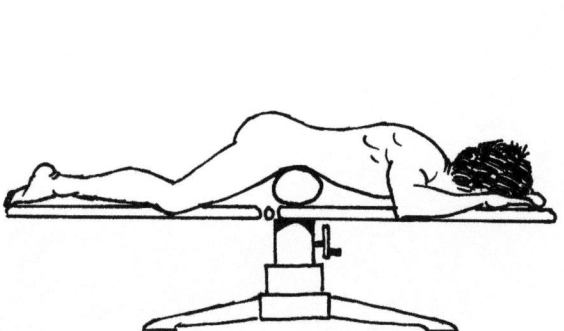

Abb. 8.4. Bauchlage mit angehobenen Becken

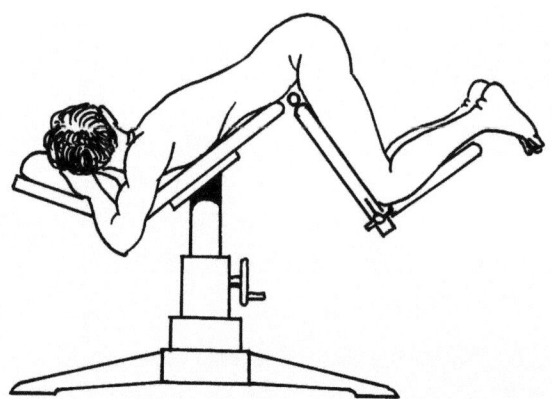

Abb. 8.5. Lagerung auf einem proktologischen Operationstisch

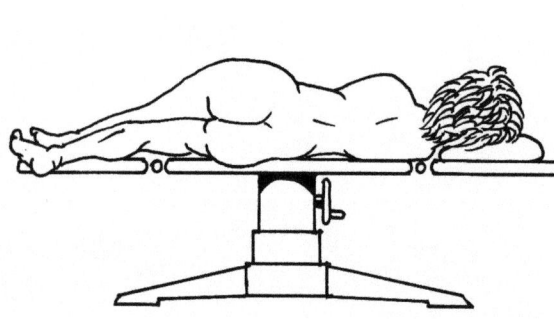

Abb. 8.6. Lagerung für eine simultane abdominoperineale Resektion

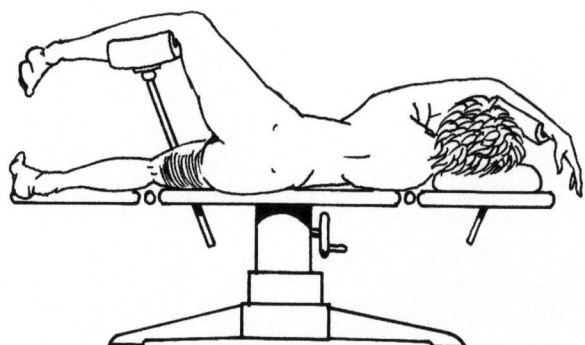

Abb. 8.7. Lagerung für eine simultane abdominoperineale Resektion mit angehobenem linken Bein

Bauchlage mit angehobenen Gesäß

Die Bauchlage mit angehobenen Gesäß wird von vielen Operateuren bevorzugt, da sie einen guten operativen Zugang bietet und venöse Blutungen verringert. Um diese Vorteile zu erreichen, müssen Abdomen und Becken mit einer Rolle angehoben werden, die genau auf Höhe der Hüftgelenke liegt (Abb.8.4). Wird die Rolle weiter oben plaziert, ist das Operationsgebiet weniger gut exponiert, die V.cava inferior kann komprimiert werden, was verstärkte intraoperative Blutungen verursachen kann, und die Beatmung kann ungünstig beeinflußt werden [6, 7]. Es kann auch ein spezieller proktologischer Operationstisch verwendet werden (Abb.8.5).

Lagerung bei einseitiger abdominosakraler Resektion

Im Falle eines Karzinoms im mittleren Rektum bevorzugen Localio u. Baron [10] die abdominosakrale Resektion. Um einen simultanen Zugang zum Rektum über das Abdomen und durch das Sakrum zu erhalten, wird der Patient auf der rechten Seite gelagert (Abb.8.6). Das linke Bein kann angehoben werden (Abb.8.7). Der Zugang zum Sakrum wird erleichtert, wenn die linke Gesäßhälfte mit einigen tiefen Nähten angehoben wird.

Anästhesie

Eine wirksame Anästhesie in der Proktologie sollte wenigstens 5 Kriterien erfüllen [11]:

– tiefe und anhaltende Analgesie des Analkanals,
– blutarmes Operationsfeld,
– keine Nebenwirkungen auf die Blase,
– Suppression vagaler Reflexe,
– einfache Anwendung bei ambulanten Patienten.

Es können unterschiedliche Methoden verwendet werden:

– Lokalanästhesie,
– lokale Infiltrationsanalgesie zusammen mit Sedativa oder einer flachen Vollnarkose,
– Regionalanästhesie oder dorsaler Perinealblock,
– Kaudalanästhesie,
– Epi- und Periduralanästhesie,
– Vollnarkose.

Lokalanästhesie, dorsaler Perinealblock und Kaudalanästhesie bieten gute Operationsbedingungen, um nahezu alle proktologischen Eingriffe durchzuführen. Diese Methoden erfordern im Vergleich zur Spinalanästhesie keine lange Bettruhe. Sie können vom Operateur selbst durchgeführt und bei ambulanten Patienten angewandt werden [2, 8, 12, 17]. Eine sorgfältige Patientenauswahl ist dennoch erforderlich. Der Proktologe sollte in der Lage sein, jede kardiovaskuläre und respiratorische Komplikation zu erkennen und zu behandeln; eine geeignete Reanimationsausrüstung muß jederzeit verfügbar sein.
Vorteile, Nachteile und optimale Indikationen in der Proktologie sind in Tabelle 8.1 zusammengefaßt. Techniken, die die Anwesenheit eines Anästhesisten erfordern, werden nicht diskutiert, dagegen werden Details hinsichtlich der Techniken beschrieben, die vom Operateur selbst durchgeführt werden können [2, 6, 8, 9, 11–13].

Regionalanästhesie

Wahl der Lokalanästhetika

Lokalanästhetika lassen sich entsprechend ihrer jeweiligen Wirksamkeit im Vergleich zu der von Procain, der Zeit bis zum Wirkungseintritt und der Dauer der Anästhesie [1, 16] einteilen (Tabelle 8.2). Alle Lokalanästhetika haben relaxierende Wirkung auf die Blutgefäßmuskulatur und führen so zu Vasodilatation. Dieser Effekt ist direkt mit der Wirksamkeit des Präparats verknüpft: Stärkere und lang wirkende Lokalanästhetika verursachen eine ausgeprägtere und länger anhaltende Vasodilatation.

Verwendung von Vasokonstriktoren. Der Zusatz einer vasokonstriktorisch wirkenden Substanz [4, 16] zum Lokalanästhetikum bewirkt die Verengung von Blutgefäßen, eine Verminderung der Resorption und damit auch der Risiken einer systemisch-toxischen Reaktion. Adrenalin und 8-Ornithin-Vasopressin (POR 8) werden vielseitig in folgenden Konzentrationen benutzt: Adrenalin 1:200000; 8-Ornithin-Vasopressin 1 Einheit auf 4–10 ml.
Dies führt zu:

– verminderten Kapillarblutungen,
– verminderter Resorption und geringeren Risiken toxischer Wirkungen,
– verlängerter Dauer der Analgesie.

Vorsicht ist bei Hypertonus sowie bei koronar- und zerebrovaskulären Erkrankungen geboten.

Verwendung von Hyaluronidase. Hyaluronidase ist ein mukolytisches Enzym, das durch Inaktivierung der Hyaluronsäure im interstitiellen Raum die Aus-

Tabelle 8.1. Anästhesieauswahl entsprechend der proktologischen Eingriffe

	Technische Probleme	Komplikationen und Nebenwirkungen	Vorteile	Nachteile und Kontraindikationen	Optimale Indikationen in der Proktologie
Lokalanästhesie	Leicht durchführbar Erfordert keine Prämedikation	Selten bei der empfohlenen Dosierung Gewebedeformation	Gute Toleranz bei Patienten mit hohem Risiko Trockenes Operationsfeld in Verbindung mit vasoaktiven Präparaten Nützlich bei ambulanten Operationen	Nicht akzeptabel für bestimmte Patienten Septische Erkrankungen	Sphinkterotomie Exzision von Anal- und Hautfalten
Dorsaler Perinealblock	Leicht durchführbar nach Prämedikation	Hängt von den verwendeten Präparaten ab	Trockenes Operationsfeld Keine Gewebedeformation Partielle Relaxation des Analkanals Nützlich bei ambulanten Operationen	Kontraindiziert bei infizierter Region	Sphinkterotomien Hämorrhoidektomien Therapie des Analprolaps Anoplastiken Einlage eines Thiersch-Rings
Kaudalblock	Leicht Erfordert keinerlei Prämedikation Mißerfolg wenn der Hiatus sacralis nicht gut lokalisierbar sowie bei fettleibigen Patienten	Hängt von den verwendeten Präparaten ab Systemische Reaktion bei versehentlicher i. v.-Injektion Keine Gewebeischämie Keine Hypotonie	Ausgezeichnete Relaxation von Analkanal und Rektum Keine Gewebedeformation bei ambulanter Operation mit kurz wirkenden Anästhetika	Kontraindiziert bei infiziertem Areal und Pilonidalzyste	Fisteln Abszesse Villöses Adenom Sphinkterrekonstruktion
Spinal- und Epiduralblock	Schwierig bei alten Patienten Erfordert eine präoperative Beurteilung	Keine Gewebeischämie Harnverhaltung Hypotonie Spinaler Kopfschmerz Krankenhausaufenthalt für wenigstens 1 Tag Postoperativ Übelkeit und Erbrechen	Ausgezeichnete Relaxation von Analkanal und Rektum	Kontraindiziert bei Koagulopathien, Infektion des Injektionsareals und neurologischen Störungen	Septische Analerkrankungen
Allgemeinanästhesie	Notwendigkeit der präoperativen kardiovaskulären und pulmonalen Abklärung Prämedikation erforderlich	Krankenhausaufenthalt kann notwendig sein Erfordert die Intubation, besonders bei Bauchlage mit angehobenen Becken Postoperativ Übelkeit und Erbrechen	Bessere Akzeptanz Ausgezeichnete Relaxation und Analgesie	Patienten mit hohem Risiko	Untersuchung in Narkose Hohe pararektale und rektale Läsionen Ausgedehnte septische Läsionen

breitung von Anästhetikalösungen in das Gewebe ermöglicht. Sie vermindert Schwellungen und erhöht die Resorption. Hyaluronidase ist nicht toxisch und verursacht selten allergische Reaktionen. Dank der gesteigerten Diffusion der Analgetikalösung wird ein geringeres Volumen benötigt, toxische Reaktionen infolge des Lokalanästhetikums sowie des vasokonstriktorisch wirkenden Mittels können jedoch vermehrt auftreten [3, 16]. Gewöhnlich werden 150 Einheiten Hyaluronidase in 50 ml Lösung gegeben.

Systemische Toxizität von Lokalanästhetika

Operateure sollten sich der toxischen Reaktionen durch Lokalanästhetika und Vasokonstriktoren be-

Tabelle 8.2. Dosierung und Toxizität von Lokalanästhetika

	Toxizität[a]	Analgetische Wirkung[a]	Maximaldosis		Wirkungs-eintritt (min)	Wirkungs-dauer
			ohne Adrenalin (mg)	mit Adrenalin (mg)		
Procain	1	1	500	1000	5–10	45–60 min
Tetracain	10	10	100	20	10	60–90 min
Lidocain	2	2	200	500	<2	60–120 min
Prilocain	1,5	2	400	600	<2	60–120 min
Hostacain	2	4	?	?	<2	60–120 min
Mepivacain	2	2	300	500	<2	60–120 min
Tolycain			250	600	2–5	60–90 min
Bupivacain	6	8	150	150	5–10	5–15 h

[a] Im Vergleich zu Procain

Tabelle 8.3. Anzeichen und Symptome der Toxizität durch Lokalanästhetika

	Wirkungen auf das ZNS	Kardiovaskuläre Wirkungen
Leicht	Schwindel	PR-Intervall ↑
	Verwirrtheit	
	Benommenheit	QRS-Dauer ↑
	Tinnitus	
	Tremor	Herzauswurfleistung ↓
	Erregung	
	Bewußtseinstrübung	Blutdruck ↓
Mittel	Sprachstörungen	PR-Intervall ↑↑
	Verwirrung	
	Erbrechen	QRS-Dauer ↑↑
	Bewußtlosigkeit	
	Muskelzucken	Sinusbradykardie
	Tremor im Gesicht und an den Extremitäten	Hypotonie
Schwer	Koma	Atrioventrikulärer Block
	Generalisierte Konvulsionen	Asystolie
	Atembeschwerden	
	Atemstillstand	

Tabelle 8.4. Therapie der Toxizität durch Lokalanästhetika

Leicht	Sauerstoffzufuhr
	Sedativa (Benzodiazepine, Barbiturate)
Mittel	Sedativa
	Freimachen der Atemwege bei Bewußtlosigkeit
	Beatmung
	Infusion
Schwer	Sedativa
	Maskenbeatmung, falls erfolglos: Sukzinylcholin 1 mg/kg i.v. mit eventueller Intubation
	Infusion zum Volumenersatz
	Thiopental innerhalb von 30 s bis 1 min
	Adrenalin
	Herzmassage bei Stillstand
	Korrektur der Azidose

wußt sein; sie müssen in der Lage sein, diese zu beherrschen und zu behandeln [1, 4–6, 16, 18]. Allergische Reaktionen auf Lokalanästhetika sind selten und gewöhnlich auf Präparate mit Esterbindung beschränkt, wie z.B. Procain und Tetracain, bei Präparaten mit Säureamidbindung, wie Lidocain und Prilocain, kommen sie nicht vor. Die Mehrzahl der systemischen Reaktionen ist Folge einer versehentlichen intravaskulären Injektion oder der Verabreichung einer Überdosis. Toxische Reaktionen lassen sich entsprechend ihrem Schweregrad in leicht, mittel oder schwer klassifizieren (Tabelle 8.3). Eine Erregung des zentralen Nervensystems ist die früheste Manifestation einer Intoxikation. Respiratorische und kardiovaskuläre Komplikationen sind Folge der direkten kardialen und vaskulären Wirkung infolge einer Überdosis oder einer indirekten Wirkung durch Blockade der autonomen Nervenfasern. Bupivacain hat die größte kardiale Toxizität [15].

Toxizität von vasoaktiven Substanzen

Werden vasoaktive Substanzen zusammen mit Lokalanästhetika injiziert, sollten entsprechende Nebenwirkungen ebenfalls berücksichtigt und erkannt werden [16]: Ängstlichkeit, Exzitation, Schwitzen, Tremor, Blässe, Schwindel, Hypertonie, Arrhythmie und Tachykardie.

Die Behandlung ist unterschiedlich und hängt besonders bei schwersten Formen davon ab, ob die toxischen Reaktionen Folge des Lokalanästhetikums oder des Vasokonstriktors sind (Tabelle 8.4). Bei Arrhythmie oder Tachykardie sollten Sauerstoff gegeben und Sedativa injiziert werden; bei toxischen Reaktionen durch Vasokonstriktoren sollten Lidocain i.v. oder die Gabe von β-Blockern erwogen werden. Eine Elektrodefibrillation kann notwendig werden.

Zur Vermeidung schwerer Komplikationen müssen folgende Regeln beachtet werden:

1. Eine vollständige Reanimationsausrüstung (Absaugvorrichtung, Maske und Intubationsbesteck, Sauerstoff, Notfallmedikamente) muß immer bereit stehen.
2. Die Maximaldosis von Lokalanästhetika darf nicht überschritten werden.
3. Eine Prämedikation zur Verhinderung systemischer toxischer Reaktionen ist nicht zuverlässig wirksam.
4. Die Patienten müssen nach Abschluß der Injektion sorgfältig beobachtet werden.
5. Jede Komplikation sollte korrekt beurteilt werden.
6. Jede Komplikation muß erwartet und, falls erforderlich, behandelt werden.
7. Keine Komplikation oder Reaktion darf über- oder untertherapiert werden.

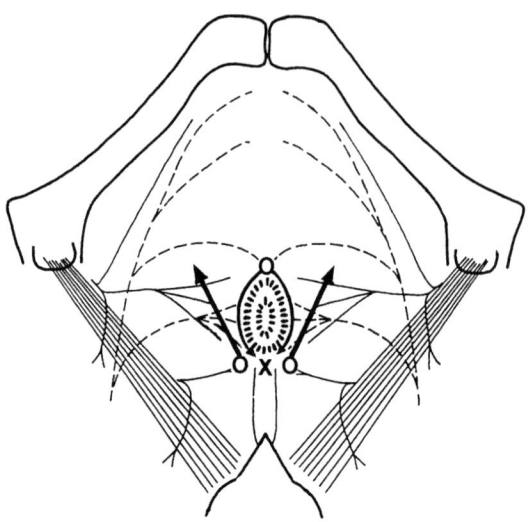

Abb. 8.8. Dorsaler Perinealblock

Technik der Lokalanästhesie

Die Lokalanästhesie ist für viele kleinere anorektale Eingriffe nützlich, die keine Muskelrelaxation erfordern. Die Indikationen für eine Lokalanästhesie sind sehr beschränkt [1, 2, 9]. Eine lokale Injektion wird zur Durchführung von Sphinkterotomien bei der Therapie von Fissuren, zur Exzision hypertropher Analpapillen und Mariskem, zur Behandlung kurzer Fistelkanäle und zur Therapie eines perianalen Hämatoms angewandt. Zu den Kontraindikationen gehören lokale septische Verhältnisse, Angst des Patienten, insuffiziente Patientencompliance und die für den Eingriff erforderliche längere Zeit.

Falls erforderlich erhält der Patient 30 min bis 1 h vor dem Eingriff eine Prämedikation; 5–10 mg Diazepam oral sind sehr effektiv.

Die Haut wird mit einer antiseptischen Lösung gereinigt und desinfiziert. Das Anästhetikum wird zunächst subdermal, dann submukös um die zu behandelnde Läsion herum mit dauernder Bewegung der Nadel oder häufiger Aspiration zur Vermeidung einer intravasalen Injektion injiziert. Eine intramuskuläre Injektion kann in Abhängigkeit von der Tiefe der Läsion vermieden werden. Niemals sollte in die Nähe einer septischen Läsion injiziert werden, um eine Bakteriämie zu vermeiden.

Dorsaler Perinealblock [11–13] (Abb. 8.8)

Nach subdermaler Infiltration an 4 Stellen wird das Lig. anococcygeum mit 5 ml 0,5%igem Lidocain tief infiltriert; 10 ml der Lösung werden beim Zurückziehen der Nadel in beide Ischiorektalräume injiziert, die Nadel ist 45° nach kranial und 45° nach lateral gerichtet. Das ermöglicht die Anästhesie der tiefen Nervenendigungen. Über einen Einstich vor dem Anus werden dann 10 ml Anästhetikum subdermal auf jeder Seite in Höhe der Rima ani injiziert, um eine Analgesie der mehr oberflächlich gelegenen Nervenendigungen zu erreichen. Die gesamte Injektionsmenge beträgt < 60 ml 0,5%iges Lidocain und 10–15 Einheiten 8-Ornithin-Vasopressin.

Diese Anästhesieart wird routinemäßig bei Hämorrhoidektomien benutzt. Sie gestattet einen kurzen Krankenhausaufenthalt und schafft ein blutarmes Operationsfeld sowie eine anhaltende Anästhesie bei einer niedrigen Rate an Harnverhaltungen. Ein ambulanter Patient sollte das Krankenhaus nicht eher verlassen, bevor er sich vollständig von der Prämedikation erholt und Urin gelassen hat.

Kaudalblock (Abb. 8.9a, b)

Der Kaudalblock ist ein Typ der Epiduralblockaden [8, 11, 16]. Der Patient liegt in Bauchlage mit angehobenen Gesäß, und es werden 15–20 ml 2%iges Lidocain mit Adrenalinzusatz oder 0,25% Bupivacain mit Adrenalinzusatz durch den Hiatus sacralis in den Sakralkanal injiziert, nachdem man sich durch Anziehen der Spritze versichert hat, daß kein Blut oder Liquor aspiriert werden. Unmittelbar nach Injektion wird der Patient auf den Rücken gedreht und in Beckentieflage gebracht (Anti-Trendelenburg), um die Verteilung des Anästhetikums im Sakralbereich sicher zu stellen. Diese Technik sollte nicht bei Patienten mit unzureichender Blutgerinnung angewandt werden, z. B. bei Vorliegen einer Leberinsuffizienz.

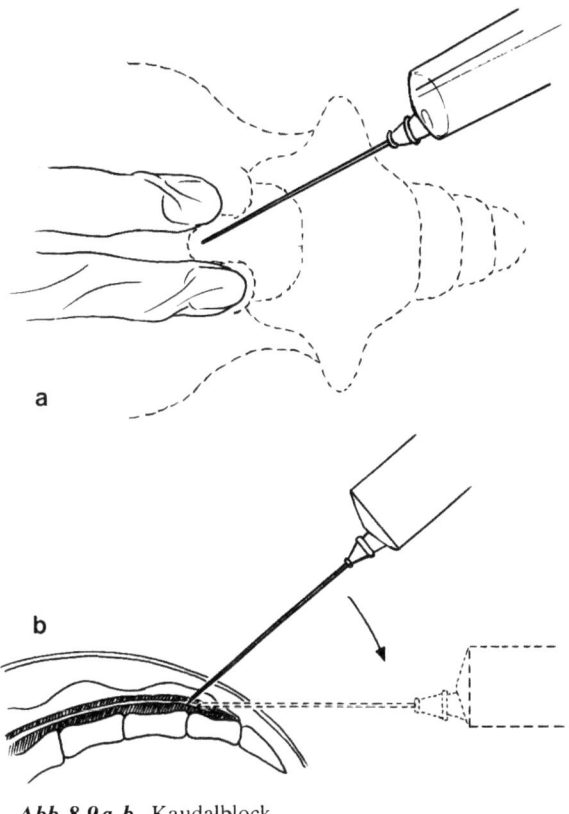

Abb. 8.9 a, b. Kaudalblock

bedingungen. Kontraindikationen sind wie beim Kaudalblock Hautinfektionen im Bereich der beabsichtigten Punktion, neurologische Erkrankungen und Koagulopathien. Versager sind weniger häufig als beim Kaudalblock [14, 16, 19]. Postoperativer Kopfschmerz ist der Hauptnachteil. Wir benutzen den Spinalblock bei ausgedehnten perianalen septischen Läsionen, rektovaginalen Fisteln und mißglücktem oder insuffizientem Kaudalblock.

Vollnarkose

Bei langdauernden operativen Eingriffen erfordert die Vollnarkose eine endotracheale Intubation; in den meisten Fällen können kurze Eingriffe jedoch mit einer Maske durchgeführt werden. Wir verwenden die Vollnarkose in Fällen, in denen eine Kontraindikation für jede andere Anästhesieart vorliegt. Die Vollnarkose kann flach gehalten werden, wenn sie durch eine Lokalanästhesie ergänzt wird.

Die Vollnarkose wird für einige spezielle proktologische Eingriffe benutzt, für die eine gute Relaxation erforderlich ist, um einen intersphinkteren Abszeß oder ausgedehnte Abszesse oder Fisteln zu versorgen, und wenn die Bauchhöhle eröffnet werden muß.

Unbefriedigende Ergebnisse und Versager bei der Anwendung des Kaudalblocks treten in weniger als 5% der Fälle auf [11, 14, 16]. Sie sind Folge von Fehlern bei der Identifizierung des Hiatus sacralis, nicht korrekter Lokalisation der Nadel oder einem zu engen Hiatus sacralis, der das Einbringen einer Nadel nicht zuläßt. Es können 2 Komplikationen auftreten: die unbemerkte Durapunktion, die zu einem sog. totalen Spinalblock mit ausgeprägter Hypotonie, Atemnot und Koma führt, sowie eine zu schnelle Injektion oder eine Injektion in eine der Epiduralvenen, was zu systemischer Intoxikation führen kann. Ein Kaudalblock gestattet die Durchführung fast aller operativer proktologischer Eingriffe, sogar der septischen. Eine lokale Infiltration zusammen mit einem Vasokonstriktor kann nützlich sein, um ein trockenes Operationsfeld zu schaffen. Ein Kaudalblock sollte nicht bei einer Infektion im Bereich der beabsichtigten Punktion durchgeführt werden, zum Beispiel bei einem Pilonidalsinus oder bei sehr stark infizierten Fisteln.

Spinalblock

Der Spinalblock bietet bei einer sehr viel geringeren Dosis an Anästhetikum ausgezeichnete Operations-

Literatur

1. Auberger HG (1969) Praktische Lokalanästhesie, ein Kompendium. Thieme, Stuttgart
2. Barry BA (1985) Die Lokalanästhesie bei ambulanten Eingriffen. In: Kinoch HG, Hager TH, Frank WL (eds) Aktuelle Koloproktologie I. Nymphenburg, München, S 73-78
3. Clery AP (1973) Local anaesthesia containing hyaluronidase and adrenaline for anorectal surgery: experiences with 576 operations. Proc R Soc Med 66: 680-681
4. Covino BG, Vasallo HG (1976) Local anesthetics, mechanisms of action and clinical use. Grune & Stratton, New York
5. De Jong RH (1978) Toxic effects of local anesthetics. JAMA 239: 1166-1168
6. Goldberg SM, Gordon PH, Nivatvongs S (1980) Essentials of anorectal surgery. Lippincott, Philadelphia
7. Goligher J (1980) Surgery of the anus rectum and colon. Baillière Tindall, London
8. Knoch HG (1985) Bewährte Anästhesieverfahren in der ambulanten Proktologie. In: Kinoch HG, Hager TH, Frank WL (eds) Aktuelle Koloproktologie I. Nymphenburg, München, pp 68-72
9. Kratzer GL (1965) Local anesthesia in anorectal surgery. Dis Colon Rectum 8: 441-446
10. Localio SA, Baron B (1973) Abdomino-sacral resection and anastomosis for mid-rectal cancer. Ann Surg 178: 540-546

11. Marti MC, Froidevaux A, Rifat K (1977) Préparation pré-opératoire et choix de l'anesthésie en proctologie. Med Hyg 35: 2334–2338
12. Marti MC (1985) Chirurgie proctologique ambulatoire. Schweiz Rundsch Med Prax 74: 755–756
13. Marti MC (1981) Choix d'un type d'anesthésie en proctologie et intérêt des blocs périnéaux postérieurs. Ann Gastroenterol Hepatol (Paris) 17: 195–197
14. Massey Dawking CJ (1969) An analysis of the complications of extradural and caudal block. Anaesthesia 24: 554–561
15. Moore DC, Bridenbaugh LD, Thompson GE, Balfour RI, Horton WG (1978) Bupivacaine: a review of 11080 cases. Anesth Analg (Cleveland) 57: 42–53
16. Moore DC (1981) Regional block, 4th edn. Thomas, Springfield
17. Opperbecke HW (1982) Voraussetzungen und Grenzen ambulanten Operierens aus anästhesiologischer Sicht. Anaesthesiol Intensivmed 23: 186
18. Pittet JF (1987) Pharmacologie et toxicité des anesthésiques locaux. Schweiz Rundsch Med Prax 76: 865–871
19. Sadove MS, Levin MJ (1954) Neurological complications of spinal anesthesia. A statistical study of more than 10000 consecutive cases III. Med J (Engl Transl Lijec Vjesn) 105: 169–176

9 Hämorrhoiden

M.-C. Marti

Die Hämorrhoidalerkrankung ist die am häufigsten beobachtete pathologische Veränderung des Anus; 50–90% aller Menschen leiden wenigstens einmal in ihrem Leben unter Hämorrhoiden, 50% aller Patienten, die eine proktologisch ausgerichtete Klinik aufsuchen, zeigen mehr oder weniger ausgeprägte Symptome von Hämorrhoiden. Seit dem Altertum ist diese Erkrankung bekannt und behandelt worden [34, 78, 82].

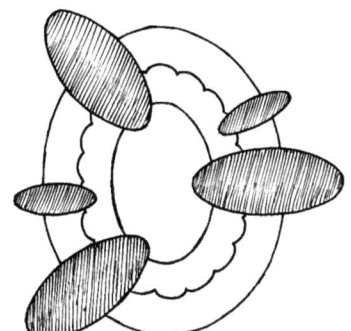

Abb. 9.1. Lokalisation der Hämorrhoidalpolster

Definition

Hämorrhoiden werden heute als Hypertrophie der normal vorhandenen analen Gefäßpolster angesehen, die im oberen Abschnitt des Analkanals liegen. Aufgrund ihrer Apposition sind diese Polster für den Feinverschluß des Analkanals verantwortlich [19, 99, 100]. Sie bestehen aus dicker Submukosa, die Blutgefäße, glatte Muskulatur und elastisches sowie Bindegewebe enthält. Die Gefäße sind von glomerulärer Form; die Blutversorgung stammt aus den mittleren und unteren Rektalarterien [105]. Diese Auffassung wird durch das Vorliegen hellroten arteriellen Blutes bei Operation, durch oxymetrische Untersuchungen des Gewebes und Messungen der Wärmeleitfähigkeit bestätigt [107].

Auf Höhe der Linea pectinea wird der submuköse Raum durch das Parks-Ligament und den Treitz-Muskel in 2 Teile geteilt. Der Treitz-Muskel besteht aus glatter Muskulatur, die aus der Längsmuskulatur des Rektums stammt und den Sphincter internus durchzieht. Seine Muskelwirkung wird durch Fasern des M. sphincter internus verstärkt. Diese Muskelfasern enden in der Submukosa und verhindern einen Schleimhautprolaps während der Defäkation [52, 105, 106].

Die Lage der Gefäßpolster ist konstant (Abb. 9.1): links lateral bei 3 Uhr in Steinschnittlage; rechts dorsal bei 7 Uhr und rechts ventral bei 11 Uhr. Dazwischen können kleinere Gefäßplexus liegen. Diese Positionierung ist konstant und von der Verzweigung der A. rectalis superior unabhängig.

Pathophysiologie

Innere Hämorrhoiden sind Folge von Stauung und Hypertrophie des Gefäßplexus, der oberhalb der Linea pectinea liegt und von Stelzner als Corpus cavernosum recti bezeichnet wird [99, 100]. Da diese Gefäße mit den unterhalb der Linea pectinea liegenden kommunizieren, können sich sog. äußere Hämorrhoiden entwickeln [84]. Wiederholte venöse Stauungen verursachen eine Schwellung der Schleim- und Perinealhaut.

Hämorrhoiden können durch folgende unterschiedliche Mechanismen entstehen:

- Dysregulation des arteriovenösen Shunts in Höhe der glomerulären Gefäßformation;
- insuffizienten Blutabfluß über die oberen Rektalvenen, der zu einer Schwellung der Gefäßpolster führt;
- gesteigerten intraabdominalen Druck mit Kompression des venösen Stiels während des Pressens bei Obstipation, während des Versuchs, bei Vorliegen eines Prostataadenoms die Blase zu entleeren, und während der Schwangerschaft;
- längere Hypertonie des Sphinkters vermindert den Blutrückfluß über die transphinkteren Shunts [40].

Eine chronische oder wiederholte Stauung verursacht Dehnung des Parks-Ligaments und Hypertrophie, was zum Zerreißen des Treitz-Muskels führt. Da die Mukosa nicht mehr am muskulären Mantel fixiert ist, kann ein zunächst intermittierender Prolaps

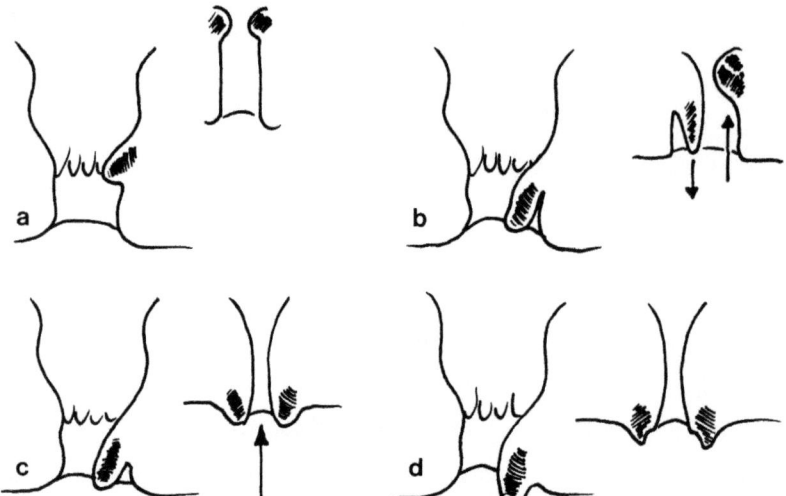

Abb. 9.2 a–d. Einteilung der Hämorrhoiden. *a* 1. Grad, *b* 2. Grad, *c* 3. Grad, *d* 4. Grad (Einzelheiten s. Text)

entstehen, der sich später zu einem permanenten Prolaps entwickelt [34, 82, 83].

Klassifikation

Hämorrhoidalerkrankungen können wie folgt eingeteilt werden (Abb. 9.2 a–d):

Hämorrhoiden 1. Grades oder einfache Hypertrophie des Corpus cavernosum recti liegen vor, wenn die Hämorrhoiden sich in das Lumen des Anus vorwölben, ohne zu prolabieren. Sie lassen sich nur bei einer Proktoskopie feststellen und können zu schmerzlosen Blutungen führen.

Hämorrhoiden 2. Grades prolabieren beim Pressen während des Stuhlgangs, bilden sich aber spontan wieder zurück. In diesem Stadium verliert das Corpus cavernosum recti seine Kontinenzeigenschaften; die Patienten klagen über intermittierend auftretenden wäßrigen oder schleimigen Ausfluß.

Hämorrhoiden 3. Grades können dazu führen, daß der Prolaps permanent bleibt, jedoch digital reponiert werden kann. Die sich vorwölbenden Gefäßpolster können sklerosieren und eine schmerzhafte epidermale Metaplasie entwickeln. Da die prolabierten Gefäße nicht mehr unter dem intraanalen, sondern unter atmosphärischem Druck stehen, kann sich eine Ektasie der oberflächlichen Venen ausbilden.

Hämorrhoiden 4. Grades lassen sich nicht mehr digital reponieren; sie können sich nicht mehr zurückbilden, sind sklerosiert und werden häufig von Hautfalten begleitet.

Die einzelnen Gefäßpolster können bei demselben Patienten in unterschiedlichen Stadien vorliegen.

Ätiologie und prädisponierende Faktoren

Die Inzidenz von Hämorrhoiden steigt mit dem Alter, sie können jedoch in jedem Alter auftreten, sogar in der Kindheit. Männer scheinen doppelt so häufig betroffen zu sein wie Frauen. Es werden unterschiedliche prädisponierende Faktoren vermutet [34, 43]: Vererbung, Klima, Alter, Geschlecht, Schwangerschaft, Obstipation, Laxanzienabusus, wiederholte Einläufe, Schleimhautirritation, überwiegend sitzende Lebensweise, Fettsucht, chronischer Gebrauch von Suppositorien, Leberzirrhose und das Tragen eines Prolapspessars. Außer Piloten in der Militärluftfahrt, die hohen Gravitationsbeschleunigungen ausgesetzt sind [63], scheint keine Berufsgruppe für Hämorrhoiden besonders anfällig zu sein.

Hämorrhoiden werden nicht durch einen einzelnen Mechanismus, sondern durch die Interaktion vieler Faktoren verursacht. Unter allen vermuteten Ursachen scheint die Ernährung eine wichtige Rolle zu spielen. Burkitt [21] hat in epidemiologischen Studien nachgewiesen, daß eine stark raffinierte, faserarme und kohlenhydratreiche Kost zu einem signifikanten Anstieg des abdominalen und intrarektalen Drucks führt, was zur Bildung kleiner und harter Stuhlportionen führt, die die Hauptursache der Obstipation sind. Eine faserreiche Diät stimuliert dagegen die Defäkation und vermindert das Risiko eines Hämorrhoidalstaus.

Diese Hypothese ist nicht vollständig zufriedenstellend, sie erklärt z. B. nicht das Auftreten von Hämorrhoiden bei Patienten, die nicht unter Obstipation oder chronischer Diarrhöe leiden. Nicht jeder Anstieg des intraabdominalen oder intraportalen Drucks führt zwangsläufig zu Hypertrophie der analen Gefäßpolster [46]. Ein Prostataadenom oder ein Tumor im kleinen Becken kann einen Anstieg des intraabdominalen Drucks verursachen, besonders bei Miktion, führt jedoch nicht zur Entwicklung von Hämorrhoiden. Chronische respiratorische Insuffizienz mit chronischem Husten führt zu intraabdominalem Druckanstieg, scheinbar aber nicht häufiger zu einer Analerkrankung. Aufgrund dieser Beobachtungen müssen andere als mechanische und Ernährungsfaktoren in Betracht gezogen werden, z.B. Gefäßbrüchigkeit und abnorme Empfindlichkeit gegenüber Östrogenen [90].

Symptome

Insbesondere bei inneren Hämorrhoiden können verschiedene Symptome vorliegen. Eine Blutung ist das häufigste Symptom. Hellrote und schmerzlose Blutungen treten am Ende der Defäkation auf. Blutungen können auch okkult sein. Als Folge kann eine chronische Eisenmangelanämie auftreten. Jede andere Blutungsquelle muß ausgeschlossen werden.
Ein Prolaps tritt während des Pressens auf. Im Falle von Hämorrhoiden 2. Grades erfolgt die Reposition spontan. Bei Hämorrhoiden 3. Grades läßt sich der Prolaps digital reponieren. Ein Prolaps prädisponiert zu Wundsein sowie zu schleimigem und fäkulentem Ausfluß, der zu Pruritus ani, Hautirritation und sekundärer Pilzinfektion führt.
Ein nichtreponierbarer Prolaps kann inkarzerieren und führt dann zu Nekrose, sekundärer Fistel und Gangrän. Eine potentielle, allerdings seltene Komplikation ist die Pylephlebitis.
Der Schmerz wird zu einem ausgeprägten Kennzeichen der Erkrankung, wenn eine Thrombose auftritt, wenn sich ein Prolaps mit ausgeprägten Ödem entwickelt oder wenn der Prolaps inkarzeriert. Starke Schmerzen lassen auch an eine begleitende Analfissur denken.

Untersuchung

Eine korrekte Untersuchung ist notwendig, um die Diagnose zu sichern, das Stadium der Läsion sowie jegliche Komplikationen zu bestimmen und um andere Begleiterkrankungen und zufällig gleichzeitig vorliegende Läsionen auszuschließen. Die Erhebung des Allgemeinstatus ist genauso notwendig wie lokale Untersuchung, Proktoskopie und sogar Koloskopie. Wenn ein Patient ungewöhnliche klinische Symptome zeigt oder die von den beobachteten Läsionen ausgehenden Symptome schwerer als erwartet sind, muß ein Bariumkontrasteinlauf oder eine Endoskopie des gesamten Kolons durchgeführt werden.
Findet sich ein nicht vermutetes Karzinom im oberen Rektum, können sich Karzinomzellen nach Hämorrhoidektomie auf dem Narbengewebe implantieren und schließlich eine abdominoperineale Exstirpation erforderlich machen.

Nichtoperative Behandlung

Es stehen verschiedene Behandlungsmethoden mit folgenden Zielen zur Verfügung:

– Korrektur von Ernährungsfaktoren zur Vermeidung des Pressens bei der Defäkation und zur Stimulation der regelmäßigen Produktion voluminöser und weicher Stuhlmassen;
– Verringerung jeglicher Schwellung der Submukosa und des Corpus cavernosum recti;
– Stimulation des venösen Blutrückstroms durch Herabsetzen der Sphinkterspasmen und des intraabdominalen Drucks;
– Förderung der Adhäsion zwischen Mukosa und Muskelschichten;
– Rekonstruktion der normalen Anatomie und Physiologie des Analkanals;
– Verhinderung von Narben, Hautfalten und Stenosen;
– Therapie aller Begleitläsionen.

Nicht jeder Patient mit Hämorrhoiden benötigt aktive Therapie. Er muß lediglich von seinem Arzt erfahren, daß er keinen Tumor hat. Ein Patient sollte nicht zur Therapie gedrängt werden, wenn er diese nicht will.
Hämorrhoiden in der Schwangerschaft resultieren hauptsächlich aus einer vorübergehenden Stauung der perianalen venösen Plexus und benötigen keine aggressive Therapie. In der Postpartalphase sollte nach erneuter Untersuchung die Notwendigkeit einer Behandlung abgeklärt werden.

Stuhlregulation

Wesentlich ist bei einem Patienten mit Hämorrhoiden die Regulation des Stuhlgangs. Sowohl Obstipation als auch Diarrhöe sollten vermieden werden. Die Passage von hartem Stuhl führt zu einer Stauung im Corpus cavernosum recti; Diarrhöe führt zur Irritation der Schleimhaut, die weniger widerstandsfähig wird und so zur Entwicklung von Hämorrhoiden oder zur Verschlimmerung einer vorbestehenden Erkrankung prädisponiert.

Es ist wichtig, eine adäquate Flüssigkeitszufuhr zu gewährleisten und die Aufnahme von Ballaststoffen in Form von Gemüse oder nicht weiterverarbeiteten Getreidefasern wie Kleie zu erhöhen. Es kann auch ein ballastbildendes Präparat verschrieben werden. Eine solche Behandlung sollte auch nach operativer Behandlung unbegrenzt fortgeführt werden, um Rezidive zu vermeiden. Die diätetische Behandlung scheint effektiver zu sein, wenn der intranale Druck erhöht ist [8].

Lokale Therapie

Zur Sicherstellung der Wirksamkeit sollte jedes Mittel zur lokalen Therapie in den Analkanal und nicht auf die Haut oder ins Rektum appliziert werden. Cremes können unter Verwendung einer stumpfen Kanüle oder eines Handschuhs eingeführt werden. Suppositorien gleiten zu weit ins Rektum hinein und haben daher keine lokale Wirkung. Ihre Hauptwirkung besteht darin, den Analkanal gleitfähig zu machen und weiche Stühle zu produzieren.

Alle gegenwärtig erhältlichen kommerziellen Präparate setzen sich aus antiseptischen, anästhetischen, antiinflammatorischen, vasoaktiven oder antithrombotischen Wirkstoffen zusammen. Eine lokale Behandlung kann bei einer akuten Exazerbation von Hämorrhoiden jeden Grades nützlich sein, sie führt aber niemals zur Reposition eines Prolapses oder zur Veränderung des Stadiums der Erkrankung. Da bei einer histologischen Untersuchung von 200 Hämorrhoidektomiepräparaten keinerlei Zeichen einer Entzündung gefunden wurden [31], ist die Verwendung antiinflammatorisch wirkender Präparate noch immer fragwürdig. Es ist daher notwendig, die Nebenwirkungen einer längeren oder mißbräuchlichen Applikation abzuschätzen. Besonders Steroide können eine Atrophie des Anoderms und der Haut verursachen und Pilzinfektionen sowie chronisch ekzematöse Veränderungen begünstigen.

Sklerotherapie durch Injektion

Die Sklerotherapie wurde in der zweiten Hälfte des neunzehnten Jahrhunderts von Blackwood in den USA entwickelt und führte anfangs zu heftigen Kontroversen. In Europa wurde sie zu Beginn dieses Jahrhunderts eingeführt [13, 14, 69]. Zwei unterschiedliche Verfahren wurden beschrieben.

Submuköse Sklerosierung nach Bensaude

Die submuköse Sklerosierung nach Bensaude [13] ist das am häufigsten angewandte Verfahren. Die Sklerosierungslösung wird ins interstitielle Gewebe der Submukosa (nicht in die Venen) oberhalb der analen Gefäßpolster, am anorektalen Übergang und um die Stiele der efferenten Gefäße herum injiziert (Abb. 9.3). Die Injektion führt zu Narbenbildung in der submukösen Schicht, wobei es zur Fixierung an den Muskelschichten kommt, wodurch ein weiterer Prolaps verhindert wird. Die am häufigsten verwendete Lösung ist 5%iges Phenol in Mandel- oder Erdnußöl, mit einigen Tropfen Menthol vermischt, um den unangenehmen Geruch zu beseitigen. Die Lösung ist ungiftig und harmlos [36]. Die Injektion von 2–5 ml in ein einzelnes Gebiet führt zu einer guten interstitiellen Fibrose ohne Nekrosebildung. Da die Viskosität der Lösung sehr hoch ist, muß die verwendete gerade, 10 cm lange 20er Nadel fest auf den Ansatz der Spritze aufgesetzt werden. Dazu ist eine Lüer-Verschluß-Nadel nach Gabriel, die auf eine Spezialspritze aufgesetzt wird, von Vorteil, da sie eine versehentliche Lösung der Kanüle verhindert.

Nachdem das Proktoskop eingeführt ist, wird der Obturator zurückgezogen, um eine genaue Identifikation des anorektalen Rings zu ermöglichen, indem das Proktoskop im Analkanal vor- und zurückgeschoben wird. Fäzes werden mit einigen Tupfern entfernt oder zurückgeschoben. Die Mukosa wird nicht desinfiziert. Die Nadel wird in das Anoskop eingeführt und unmittelbar oberhalb der analen Gefäßplexus durch die Schleimhaut hindurch in die Submukosa eingestochen. Die 3 Gefäßpolster bei 3, 7 und 11 Uhr werden in einer Sitzung behandelt. Man beläßt mehrere Tupfer im Analkanal, um die Schleimhaut gegen die

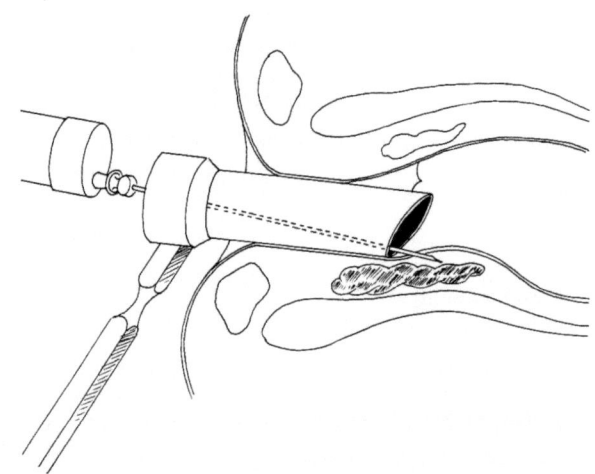

Abb. 9.3. Submuköse Sklerosierung

Wandmuskulatur zu drücken. Die Injektion sollte langsam erfolgen und erfordert keinen übermäßigen Kraftaufwand; es sollten eine leichte Schwellung erzielt und die Gefäße sichtbar werden. Bei Schmerzen sollte die Injektion abgebrochen werden, da in diesem Fall die Nadel nicht korrekt plaziert ist. Neuplazierung und Injektion können unmittelbar danach auf korrekte Weise durchgeführt werden. Statt einer Phenollösung verwenden einige Autoren eine geringe Menge (0,5–1 ml) Chinin und Harnstoff oder Jodide. Der niedrige pH-Wert der Chininlösung kann zu einer schweren Nekrose führen.

Nach der Injektion wird der Patient gebeten, 24 h lang Stuhlgang möglichst zu vermeiden. Nach 3–4 Wochen wird erneut kontrolliert; falls erforderlich, kann dann die Injektion vervollständigt werden, wobei zuvor gesetzte Sklerosierungsareale jedoch ausgespart werden sollten. Bei Wiederauftreten der Symptome kann eine weitere Injektion mit kleineren Dosen erfolgen. Je größer die Hämorrhoiden sind, um so kürzer ist die Remissionsdauer.

Komplikationen als Folge der Sklerotherapie sind selten und resultieren hauptsächlich aus einer inkorrekten Technik [113]. Injektionen, die zu oberflächlich erfolgen, können Nekrosen und rektale Ulzerationen hervorrufen, die zu Schmerzen, Blutung und verzögerter Abheilung führen. Ebenso kann zu tiefe Injektion schädlich sein, insbesondere beim Mann im Bereich der rechten ventralen Hämorrhoide, wobei es zu einer Hämaturie durch direkte Traumatisierung des Harntraktes und der Prostata kommen kann. Extrarektale Injektion kann zu einer Striktur infolge von Vernarbungen führen [87]. Auch Abszesse und Fisteln im Analbereich können auftreten. Ein Ölgranulom ist selten, jedoch sehr schwer. Eine intravenöse Injektion führt zu einem Ölembolus. Ein Ikterus infolge Injektion direkt in die unteren Hämorrhoidalvenen wurde beschrieben [112].

Die Heilungsrate bei der Behandlung von Hämorrhoiden 1. und 2. Grades liegt in der Größenordnung von 75 %. Kilbourne [51] schätzte 1934 nach Auswertung von 25 000 Krankenfällen, daß in wenigstens 15 % der Fälle innerhalb von 3 Jahren Rezidive auftreten.

Sklerosierung nach Blond

Blond [15] beschrieb eine Sklerosierungstechnik, bei der die Injektion direkt in die Submukosa des Gefäßplexus erfolgt. Unter Benutzung eines Proktoskops mit einem seitlichen Fenster und einer Spezialnadel werden 0,2 ml 20 % Chininlösung in die Submukosa jedes Gefäßpolsters in 2–3 unterschiedlichen Ebenen injiziert. Pro Sitzung sollte nur ein Venenpolster behandelt werden. Stein [96, 97] benutzte diese Technik sogar bei der Behandlung prolabierter Hämorrhoiden 3. Grades mit Erfolg.

Komplikationen [97] treten häufiger als beim Verfahren nach Bensaude auf. Die Injektion einer zu großen Lösungsmenge kann zu Nekrosen und Blutung führen. Allergische Reaktionen sind möglich. Nach versehentlicher Injektion in Hämorrhoidengefäße wurden rektosigmoidale Nekrosen beschrieben [97]. Eine Sklerosierung ist kontraindiziert während der Schwangerschaft sowie bei Gerinnungsstörungen, entzündlichen Darmerkrankungen und septischen Analläsionen.

Infrarotkoagulation

Die Photokoagulation der Mukosa und Submukosa mit Infrarotlicht zur Therapie von Hämorrhoiden wurde von Neiger [76, 77] eingeführt (Abb. 9.4). Die

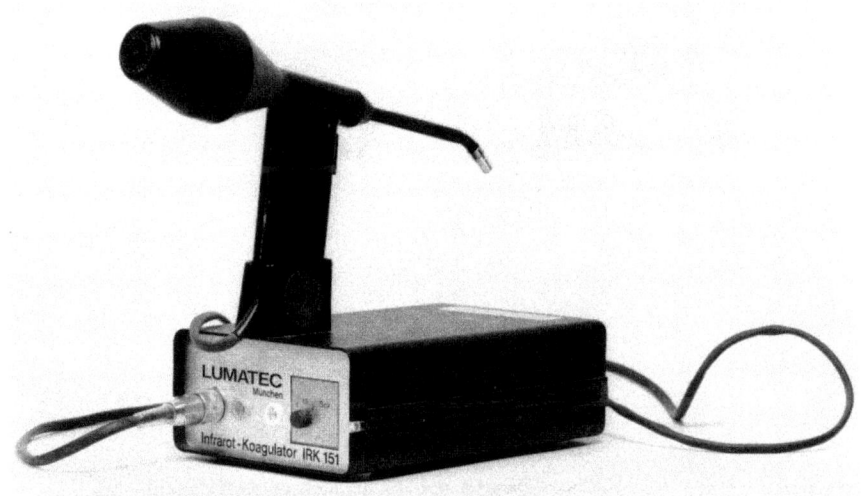

Abb. 9.4. Infrarotkoagulator

Photokoagulation ruft eine thermale Nekrose mit nachfolgender Ulzeration hervor, die innerhalb von 2-3 Wochen unter Narbenbildung abheilt. Die Narbe fixiert die Mukosa auf das darunterliegende Gewebe und verhindert damit einen Prolaps. Die Infrarotkoagulation hat einen hämostatischen Effekt, der den üblichen Sklerosierungsmethoden überlegen ist.

Die Photokoagulation wird durch ein Anoskop durchgeführt. In einer Sitzung werden 3-4 Schleimhautregionen bei 2, 4, 8 und 10 Uhr unmittelbar oberhalb der inneren Gefäßpolster und üblicherweise oberhalb des inneren Analrings koaguliert. Zwei Sitzungen reichen gewöhnlich aus, um auch bei 3, 6, 9 und 12 Uhr zu koagulieren. Die Spitze der Infrarotkoagulationssonde, die mit einem Polymer überzogen ist, um ein Verkleben mit dem Gewebe zu verhindern, wird zur Erzielung einer ausreichenden Wirkung 1-2 s lang appliziert. Der gesamte Eingriff kann von einem Operateur ohne Assistenten durchgeführt werden.

Die Infrarotkoagulation ist eine einfache, schnelle und effektive Methode, die weniger Komplikationen und Nebenwirkungen als die Sklerosierung durch Injektion oder die Gummiligatur aufweist [5, 54, 55, 103]. Postoperative Schmerzen und sekundäre Blutungen sind selten, was zu kürzerem Arbeitszeitausfall als nach Gummiligatur führt. Eine Zwölfmonatsheilungsrate von 75 % kann bei Hämorrhoiden 1. und 2. Grades erreicht werden. Bei 15 % aller Patienten kommt es zum Wiederauftreten der Symptome innerhalb von 3 Jahren. Die Behandlung kann dann wiederholt werden.

Gummiligatur

Bereits im Mittelalter wurden Hämorrhoiden durch Ligatur behandelt. Der Eingriff war damals sehr schmerzhaft, da Haut, Anoderm und Mukosa gemeinsam ligiert wurden. In China und Neukaledonien wurden Rektumprolapse behandelt, indem der prolabierte Darm mit Hilfe zweier ineinandergesteckter, geschlitzter Bambusrohre abgeschnürt wurde. Zur Ligatur innerer Hämorrhoiden wurden Spezialinstrumente entwickelt. Barron [11] verbesserte das Verfahren, indem er nur Mukosa und Submukosa mit einem Gummiring ligierte. Diese Methode ist mittlerweile allgemein als Therapie der Wahl bei Hämorrhoiden 2. Grades mit normaler oder fast normaler Perianalhaut anerkannt. Hämorrhoiden 3. und 4. Grades mit venöser Stauung werden am besten operativ behandelt; dennoch kann durch Ligatur eine symptomatische Linderung erzielt werden.

Das von Barron entwickelte Instrument besteht aus 2 Röhren, die sich mit Hilfe eines Handgriffs mit Abzugsbügeleinrichtung ineinander verschieben lassen. Die innere Röhre wird anhand von 2 Gummiringen mittels eines Konus geladen. Durch die innere Röhre wird eine Spezialzange eingeführt und die innere Hämorrhoide gefaßt. Durch Betätigung des Abzugsbügels schiebt die äußere Röhre die Gummiringe auf die Basis der inneren Hämorrhoiden.

Soulard [94] ersetzte die Zange durch eine in der inneren Röhre eingeschlossene Ansaugvorrichtung (Abb. 9.5). Dieses Instrument kann von einer einzigen Person gehandhabt werden und erfordert keinen Assistenten zum Halten des Proktoskops. Der Durchmesser der inneren Röhre beträgt gewöhnlich 8-

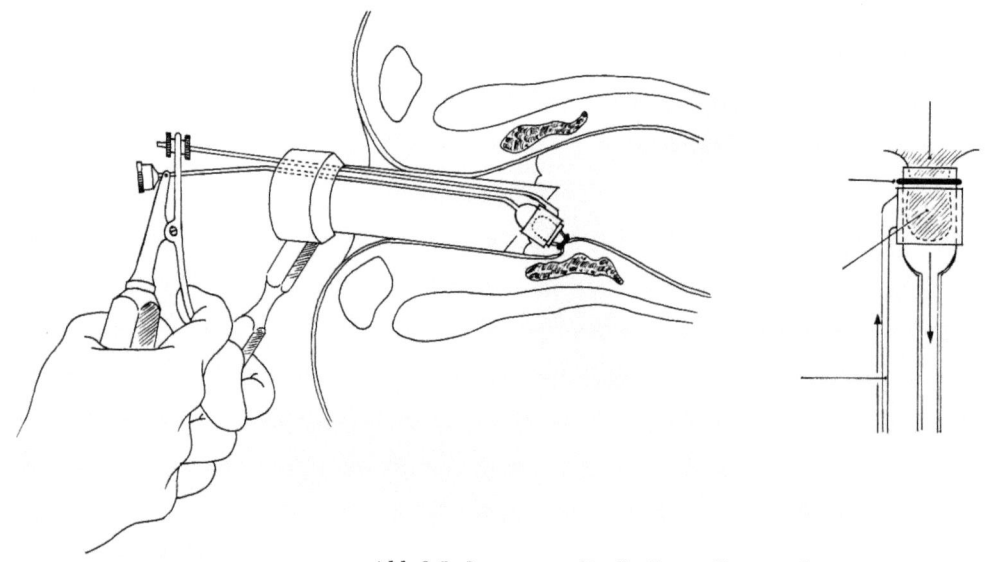

Abb. 9.5. Instrument für die Gummiligatur mit angeschlossener Ansaugvorrichtung

Tabelle 9.1. Ergebnisse nach Gummiligatur

Literaturangabe	Patienten	Nachuntersuchung	Geheilt (%)	Gebessert (%)	Ohne Wirkung (%)
Alexander-Williams u. Crapp 1975 [3]	200		46 durch einmalige Ligatur		
Bartizal u. Slosberg 1977 [12]	670	1–12 Monate	95,7		4,3
Groves et al. 1971 [38]	156	4–40 Monate	66	25	9
Soullard u. Contou 1979 [94]	1074	1–10 Jahre	69	21	10
Steinberg et al. 1975 [98]	125	4,8 Jahre	89	10	1

10 mm; es wurden jedoch auch größere Instrumente mit einem Durchmesser von 14 mm entwickelt [75].
Der Eingriff kann ambulant in Klinik oder Praxis erfolgen. Er erfordert gewöhnlich keine Anästhesie oder Vorbereitung außer einer Routineendoskopieuntersuchung.
Das Instrument wird bis zu dem Abschnitt mit der am überschüssigsten vorhandenen Rektumschleimhaut am anorektalen Übergang unmittelbar über den inneren Hämorrhoiden vorgeschoben. Die Mukosa wird angesaugt, um die Größe des zu ligierenden Gewebes zu bestimmen und um sicherzustellen, daß dieses schmerzlos ist. Erfolgt die Applikation zu weit distal nahe der Linea dentata oder ist sie zu tief, wobei darunterliegende Muskulatur gefaßt wird, treten heftige Schmerzen auf.
Da ein Gummiring reißen kann, wenn er vom Applikator abgerollt wird, sollten stets 2 Ringe gleichzeitig appliziert werden; eine sofortige Ruptur eines Rings ist immer noch möglich und führt zu einer inkompletten Abschnürung; zerreißt er, bevor die Vernarbung eingetreten ist, kommt es zur Blutung.
Der Eingriff wird von den meisten Patienten als schmerzlos beschrieben. Dennoch klagen viele über mehr oder weniger starke Beschwerden sowie über Völlegefühl und falschen Stuhldrang [3, 73]. Diese Mißempfindung kann über mehrere Tage anhalten. Der Patient sollte sich dessen bewußt sein, und es sollten adäquate Analgetika verschrieben werden.
An der Basis der abgeschnürten Hämorrhoide unterhalb des Gummirings kann auch ein Lokalanästhetikum (1–2 ml) injiziert werden [104]. Sind die Schmerzen sehr stark, sollten die Gummiringe mit der Schere entfernt werden. Um ein schnelleres Schrumpfen des abgeschnürten Gewebes zu erreichen, kann dieses durch einen kryochirurgischen Eingriff unterkühlt werden [61, 85, 87, 88]. Abgeschnürtes Gewebe schrumpft innerhalb von 7–14 Tagen und hinterläßt ein begrenztes Entzündungsareal, das zu einer kleinen Narbe führt. Diese Vernarbung fixiert die Schleimhaut an die tieferen Gewebeschichten und verhindert damit einen Prolaps. Während der Schrumpfung kann eine kleine Blutung auftreten.
Gelegentlich kann die Blutung sich steigern und eine erneute Abschnürung des Blutungspunkts oder die Anwendung von Infrarot- oder Elektrokoagulation 7–14 Tage nach der ursprünglichen Ligatur erforderlich machen. Bei Auftreten einer Blutung sollte stets erneut eine Sigmoidoskopie durchgeführt werden.
Es sollten nur 1–2 Areale pro Sitzung ligiert werden, um größere Beschwerden zu vermeiden. Drei Ligaturen in einer Sitzung führen nicht nur häufig zu Schmerzen, sondern auch zu Ulzerationen mit der Konsequenz erhöhten Stenoserisikos in einer großen Region. Die nächste Therapiesitzung kann 3–6 Wochen nach Abheilung nach der ersten Ligatur durchgeführt werden.
Die Ligatur kann eine akute Thrombose verursachen. Im Falle einer ausschließlich äußeren Hämorrhoidalthrombose ist einfache Exzision möglich; bei akuter innerer oder äußerer Hämorrhoidalthrombose mit Prolaps kann eine Hämorrhoidektomie erforderlich werden.
Mit der Gummiligatur kann eine gute symptomatische Erleichterung erzielt werden. Die Ergebnisse scheinen über lange Zeit stabil zu bleiben (Tabelle 9.1). Die mehrmalige Durchführung ist möglich. Eine Operation ist zu einem späteren Zeitpunkt immer noch möglich, falls es zu einem Rezidiv kommt, sie scheint dann zu dauerhafter Beschwerdefreiheit zu führen.
Äußere Hämorrhoiden werden nicht mit der Gummiligatur behandelt, sondern können partiell an Größe reduziert werden. Die kosmetischen Ergebnisse sind nicht so gut wie nach einer Operation; es können Hautfalten zurückbleiben, die in Lokalanästhesie exzidiert werden sollten, falls sie unangenehm sind.

Manuelle Dilatation des Anus

Lord [58–60] beschrieb eine Methode zur Behandlung von Hämorrhoiden 3. Grades durch Analdehnung. Er nahm an, daß Hämorrhoiden durch Strikturbändern um das distale Rektum und den Analkanal herum, ähnlich den von Miles [72] beschriebenen Pektenbändern, verursacht werden. Die Existenz von Pektenbändern wurde jedoch nie zufriedenstellend nachgewiesen. Die Einengung infolge dieser Bänder würde die normale Defäkation stören, den anorektalen Druck erhöhen und einen venösen Stau im Bereich der Gefäßpolster hervorrufen. Obstruktion führt zu vermehrtem Pressen und zur Schwellung des venösen Plexus, die wiederum zu weiterer Obstruktion und damit zu einem Circulus vitiosus mit Neigung zu Blutung und Prolaps führt. Dieser Kreislauf sollte durch die Analdehnung unterbrochen werden.

Der Eingriff wird ambulant durchgeführt. Unter Vollnarkose und in Seitenlage werden die einengenden Stränge identifiziert und durch zunehmende digitale Dilatation gesprengt. Bis zu 8 Finger werden links und rechts in den Anus eingeführt. Der Sphinkter und das darüberliegende Anoderm dürfen nicht geschädigt werden, besonders nicht in der ventralen und dorsalen Mittellinie, die die schwächsten Zonen darstellen. Ein Schaumgummischwamm wird für 1 h in den Anus eingeführt, um ein Hämatom zu vermeiden. Der Patient muß einen speziell gefertigten Plastikdilatator 2–3 Wochen lang täglich und dann über wenigstens 6 Monate einmal wöchentlich einführen. Taylor [102] entwickelte einen aufblasbaren Dilatator, um die Therapie nach Lord standardisiert durchzuführen.

Jeder Grad oder jedes Stadium einer Hämorrhoidenerkrankung soll für eine Analdilatation geeignet sein, sogar prolabierte und thrombosierte Hämorrhoiden [102]. Der Eingriff sollte jedoch bei Männern und älteren Patienten sehr vorsichtig durchgeführt werden. Lord beschrieb eine niedrige Rate von Komplikationen, insbesondere vorübergehende, leichte Inkontinenz, jedoch keine bleibenden Schäden. Im Gegensatz dazu berichteten mehrere Autoren von mehr oder weniger schweren Fällen postoperativer Inkontinenz aufgrund eines Sphinkterschadens, insbesondere eine Inkontinenz für Flatus. Messungen des Analdrucks zeigen nach Dilatation eine signifikante Senkung des Analruhedrucks im Vergleich zu präoperativen Werten [6, 25, 39, 53]. Ein Prolaps bleibt unverändert oder kann nach der Behandlung sogar schlechter werden: In 20 % der Fälle tritt innerhalb von 2 Wochen ein Schleimhautprolaps auf [59].

Die Ergebnisse 6 Monate und 1 Jahr nach Dilatation mit einer Erfolgsrate von 84 % erscheinen im Vergleich zu 98 % nach Hämorrhoidektomie günstig [6]. Die Dilatation scheint bei der Therapie von Blutung und Schmerzen ebenso effektiv wie die Operation zu sein, beeinflußt aber einen Prolaps nicht [23, 41]. Bei 66 Patienten beobachteten Macinthyre u. Balfour [62] in 43,6 % Mariken und Prolapse, bei 21,8 % eine Inkontinenz für Flatus und in 3,6 % eine partielle Inkontinenz für Fäzes.

Partielle innere Sphinkterotomie

Die partielle innere Sphinkterotomie (s. Kap. 10) wird mittlerweile bei Analfissuren infolge einer Hypertonie des inneren Sphinkters als Behandlung der Wahl betrachtet [1, 44]. Ob eine solche Dysfunktion für das Auftreten von Hämorrhoiden verantwortlich ist, ist noch immer umstritten. Zur Beseitigung dieser Abnormität wurde die partielle innere Sphinkterotomie empfohlen. Die partielle innere Sphinkterotomie gestattet eine präzise Durchtrennung des Sphincter internus und führt nicht zu einer Läsion des Sphincter externus, wie dies nach einer Analdilatation der Fall sein kann. Die besten Ergebnisse werden erzielt, wenn der Eingriff in Vollnarkose durchgeführt und der Sphinkter sichtbar dargestellt wird, im Gegensatz zu einer blind durchgeführten lateralen submukösen Sphinkterotomie [4, 7].

Dieser Eingriff hat keine Wirkung bei äußeren Hämorrhoiden, Prolapsen und Mariken, die alle eine weitere Therapie erforderlich machen können. Bei bis zu 25 % der Patienten kann Inkontinenz unterschiedlichen Ausmaßes auftreten. Handelt es sich um einen hyperaktiven Sphinkter und liegt eine Analfissur vor, so sollte eine partielle innere Sphinkterotomie wenigstens als ein Teil der Therapie in Erwägung gezogen werden. Arabi [7] konnte bei der Behandlung von Hämorrhoiden 1. und 2. Grades keinerlei Vorteile der inneren Sphinkterotomie gegenüber der Gummiligatur finden. Die Sphinkterotomie ist eine einfache Technik, sie hat jedoch noch immer keine allgemeine Anerkennung gefunden.

Kryochirurgie

Lewis [56, 57] führte die Kryochirurgie zur Therapie von Hämorrhoiden ein. Die Gewebezerstörung durch Tiefkühlung ist eine effektive Behandlungsmethode für bestimmte dermatologische Erkrankungen. Um Gewebe zu zerstören, sollte die Temperatur rasch auf wenigstens -60 bis $-150\,°C$ gesenkt werden. Bei niedrigen Temperaturen wird eine sofortige Anästhesie erzeugt. Wird eine ausreichend tiefe Temperatur nicht erreicht, tritt keine Tiefkühlung ein, und es kommt zu starken Schmerzen. Die Menge des zerstörten Gewebes hängt von Vaskularisierung und Wärmekapazität des Gewebes, der Temperatur der Kryosonde und der Dauer der Applikation ab [81].

Die Kryodestruktion von Hämorrhoiden kann ambulant durchgeführt werden. Die Kryosonde wird durch das Anoskop eingeführt und auf das Gefäßpolster plaziert; durch schnelle Temperaturabsenkung bildet sich ein Eisball, der das später zugrundegehende Gewebe anzeigt. Die 3 Gefäßpolster werden in einer einzigen Sitzung zerstört; Schleimhaut und Anoderm zwischen den Hämorrhoiden müssen geschont werden, um Strikturen zu vermeiden [26, 35, 81].

Der Eingriff dauert 10–15 min und ist in der Regel schmerzlos, wenn auch unangenehm [49]. Eine Lokalanästhesie kann erforderlich sein; eine Sedierung oder Verordnung von Analgetika ist immer nötig. Der Hauptnachteil der Kryochirurgie besteht darin, daß sie zu starkem wäßrigem Ausfluß führt, der innerhalb von 3 h nach dem Eingriff beginnt und über 4 Wochen anhalten kann [26, 35]. Dies macht für die Dauer von 2–3 Wochen das Tragen von Analvorlagen erforderlich.

Die vollständige Abheilung wird innerhalb von 4–6 Wochen erreicht. Eine Sekundärblutung tritt bei 3% der Patienten auf. Es können große Mariskus zurückbleiben, die sekundär exzidiert werden müssen.

Es werden sehr unterschiedliche und sogar enttäuschende Ergebnisse berichtet: Die Erfolgsrate liegt zwischen 45 und 88% [16, 35, 85, 112]. Von den Patienten Golighers [35] zeigten 70% zufriedenstellende Ergebnisse. Smith et al. [95] verglichen die operative Hämorrhoidektomie mit der Kryodestruktion bei denselben Patienten. Eine Hämorrhoidektomie ist 2 Tage nach der Operation schmerzhafter als die Kryochirurgie; danach führt die Kryochirurgie zu länger anhaltenden Schmerzen. Insgesamt zogen 75% der Patienten die Operation der Kryotherapie vor.

Die Kryochirurgie wurde mit verschiedenen anderen Verfahren kombiniert, insbesondere mit der Gummiligatur. Die Kryosonde kann innerhalb von 15 min 2mal jeweils 3 min lang auf die abgeschnürte Hämorrhoide appliziert werden, dann sollte der Gummiring entfernt werden. Die Tiefkühlung nach Ligatur gestattet eine genauere Abgrenzung der Kryodestruktion [85, 99]. Die Kombination beider Verfahren beschleunigt den gesamten Prozeß, allerdings auf Kosten der Umwandlung eines sehr einfachen ambulanten Eingriffs in ein unnötig komplexes und aufwendiges Verfahren.

Proktotherm

Die Applikation einer endoanalen Sonde, die 2mal täglich jeweils 15 min lang auf Werte zwischen 30 und 41 °C erwärmt wird, beseitigt Schmerzen und Blutungen infolge von Hämorrhoiden. Die Wirkungsweise dieser Therapie ist noch nicht eindeutig klar [18]. Wärme und lokale Kompression der Gefäßpolster können eine Relaxierung des M. sphincter internus bewirken, was zu einem besseren venösen Abfluß und zum Rückgang des Hämorrhoidalstaus führt. Die Kurzzeitergebnisse sind höchst bemerkenswert, Langzeitergebnisse existieren jedoch noch nicht. Eine solche Behandlung erfordert Zeit: 2- oder 3mal 15–20 min über wenigstens 1 Monat.

Zeroid

Die endoanale Applikation eines Plastikröhrchens mit einer Lösung von auf 10–15 °C abgekühltem Glykol vermindert die Stauung in den analen Gefäßpolstern [91]. Die Applikation sollte mehrmals am Tag jeweils 3–5 min lang erfolgen. Diese Behandlung verändert die Gefäßstruktur innerhalb der Polster. Die Applikation führt zur sofortigen Beseitigung von Pruritus ani, Schmerzen und analem Blutstau. Langzeitergebnisse liegen noch nicht vor. Die Behandlung sollte nicht während der Menstruation und bei Vorliegen einer Prostatitis oder Zystitis angewandt werden.

Operative Therapie

Prinzipien und präoperative Beurteilung

Verschiedene operative Verfahren zur Beseitigung von Hämorrhoiden wurden beschrieben:

- Exzision der Mukosa des Analkanals nach Whitehead [111],
- submuköses Stripping des Plexus hämorrhoidalis, wie es von Eisenhammer vorgeschlagen wurde [27],
- offene Exzision nach Milligan et al. [71],
- halboffene oder halbgeschlossene Exzision mit Naht der Mukosa [29, 89],
- geschlossene Hämorrhoidektomie mit vollständiger Naht der Wunde, wie von Parks [83] beschrieben.

Die Hämorrhoidektomie ist unbeliebt und hat heutzutage einen ungerechtfertigt schlechten Ruf, hauptsächlich aufgrund der Angst vor Schmerzen, unvollständiger und verzögerter Abheilung, Analstenose, Marisken, Schleimhautprolapsen, Harnverhaltung und mehr oder weniger schwerer Inkontinenz. Die heutigen Techniken sollten all diesen Komplikationen vorbeugen [19, 22].

Bei jedem Patienten, der sich einer Hämorrhoidektomie unterziehen soll, muß eine Sigmoidoskopie oder wenigstens eine Rektoskopie durchgeführt werden, um zusätzliche pathologische Veränderungen, entzündliche Darmerkrankungen und rektosigmoidale Polypen oder ein Karzinom auszuschließen. Bei Patienten im Alter von mehr als 50 Jahren und beim Verdacht auf weitere pathologische Prozesse bzw. unklaren anoskopischen Befunden ist ein Bariumkontrasteinlauf oder eine Koloskopie indiziert.

Morbus Crohn, portale Hypertonie, Leukämie, Lymphome, spontane oder medikamentös induzierte Blutungsdiathese und schwere, dialysepflichtige renale Insuffizienz sind absolute Kontraindikationen.

Es sind keine speziellen präoperativen Maßnahmen oder Diäteinschränkungen erforderlich. Eine Rasur ist unnötig und sollte vermieden werden. Falls erforderlich, kann eine begrenzte Rasur nach der Anästhesie im Operationssaal erfolgen. Laxanzien oder Einläufe sollten nicht verabreicht werden. So lange wie möglich vor der Operation sollten Muzilago oder Kleie eingenommen werden, um eine reguläre Darmtätigkeit zu stimulieren.

Der Patient wird anästhesiert und in Steinschnittlage gebracht. Von mehreren Autoren wird eine halbe Bauchlage bzw. Bauchlage mit angehobenen Becken empfohlen. Wir verwenden gewöhnlich einen dorsalen Perianalblock [64]. Bei Vollnarkose wird ein mit Vasopressin oder Adrenalin gemischtes Lokalanästhetikum (Lidocain 0,5 oder 1 % oder, besser noch, Carbosthesin mit Langzeitwirkung) lokal injiziert; dies erlaubt es dem Anästhesisten, eine flache Narkose weiterzuführen, und verhindert das Auftreten von Schmerzen, wenn der Patient wieder zu Bewußtsein gelangt. Die Zufuhr intravenöser Flüssigkeit sollte auf weniger als 100 ml beschränkt werden, um postoperative Harnverhaltung zu vermeiden.

Das Perineum wird abgewaschen und mit antiseptischer Lösung abgerieben. Der Operateur und sein Assistent sitzen unmittelbar vor dem Perineum. Eine OP-Schwester ist nicht erforderlich. Der Operateur sollte den Patienten nochmals untersuchen, um jede weitere Begleitläsion auszuschließen.

Ligatur und Exzision

Es ist nicht notwendig, die Analsphinkter zu dehnen oder einen doppelblättrigen Retraktor (z.B. Retraktor nach Parks) oder ein Operationsendoskop (z.B. nach Fansler) zu benutzen. Arterienklemmen werden auf Höhe jedes der 3 üblicherweise vorhandenen analen Gefäßpolster in die Perianalhaut gesetzt und links lateral bei 5 Uhr, rechts dorsal bei 7 Uhr und rechts ventral bei 11 Uhr plaziert. Leichter Zug an den Klemmen gestattet eine gründlichere Untersuchung der inneren Hämorrhoiden. Um die Erhaltung ausreichend breiter Anodermbrücken nach Dissektion zu gewährleisten, werden durch kleine Längsinzisionen deren Grenzen festgelegt.

Dann wird mit der Dissektion der Perianalhaut außerhalb der Rima ani begonnen (Abb. 9.6c-e). Die größte Hämorrhoide wird zuerst exzidiert. Mit einer gebogenen Schere erfolgt am Analrand die ellipsenförmige Durchtrennung der Haut zwischen den zuvor angebrachten Längsinzisionen. Der so gebildete Lappen wird angehoben und in Richtung der Analöffnung gezogen, um den unteren Rand des Sphinkters freizulegen. Die Dissektion erfolgt weiter bis auf den M. sphincter internus, es wird das gesamte äußere Hämorrhoidalgewebe exzidiert. Die Fasern des Treitz-Muskels sollten aufgesucht und durchtrennt werden. Wird ein starker Zug auf den Lappen ausgeübt, besteht das Risiko, daß man in den M. sphincter internus schneidet.

Sobald der Treitz-Muskel auf Höhe der Linea pectinea durchtrennt ist, läßt sich der Lappen besser mobilisieren. Die Dissektion wird dann in der gut definierten submukösen Ebene fortgesetzt. Die Längsinzisionen werden an beiden Seiten der Hämorrhoiden weitergeführt, innerhalb des Anus bis zum oberen Abschnitt des Analkanals oder zum oberen Rand der analen Gefäßpolster. Mit einer Ligatur aus resorbierbarem synthetischem Nahtmaterial der Stärke 00 wird die Spitze des dissezierten Lappens transfixiert und fest verknotet. Dann wird die Hämorrhoide exzidiert. Bis zum Ende des Eingriffs wird eine Klemme auf die Naht gesetzt. Durch Zug am Faden läßt sich jedes blutende Gefäß besser kontrollieren.

Die beiden anderen Hämorrhoiden werden auf die gleiche Weise präpariert und exzidiert. Das gesamte verbleibende Hämorrhoidalgewebe wird exzidiert. Gefäße unter dem Anoderm hören gewöhnlich spontan zu bluten auf; eine Elektrokoagulation kann jedoch erforderlich werden. Alle Hautreste sollten reseziert werden, so daß nur glatte Wunden zurückbleiben. Zwischen den 3 primären Haupthämorrhoiden können Begleithämorrhoiden vorliegen, die durch separate Längsinzisionen oder durch Unterminierung der mukokutanen Brücken exzidiert werden können [9]. Wird zu viel Haut reseziert, besteht das deutliche Risiko einer Analstriktur.

Gewöhnlich vervollständigen wir den Eingriff mit einer partiellen inneren Sphinkterotomie auf der Höhe der linken dorsalen Exzision. Es wird ein nichtadhärenter Verband in den Analkanal eingeführt. In der Regel verwenden wir dafür einen Latexhandschuh, der mit einer reichlichen Menge einer anästhesierend

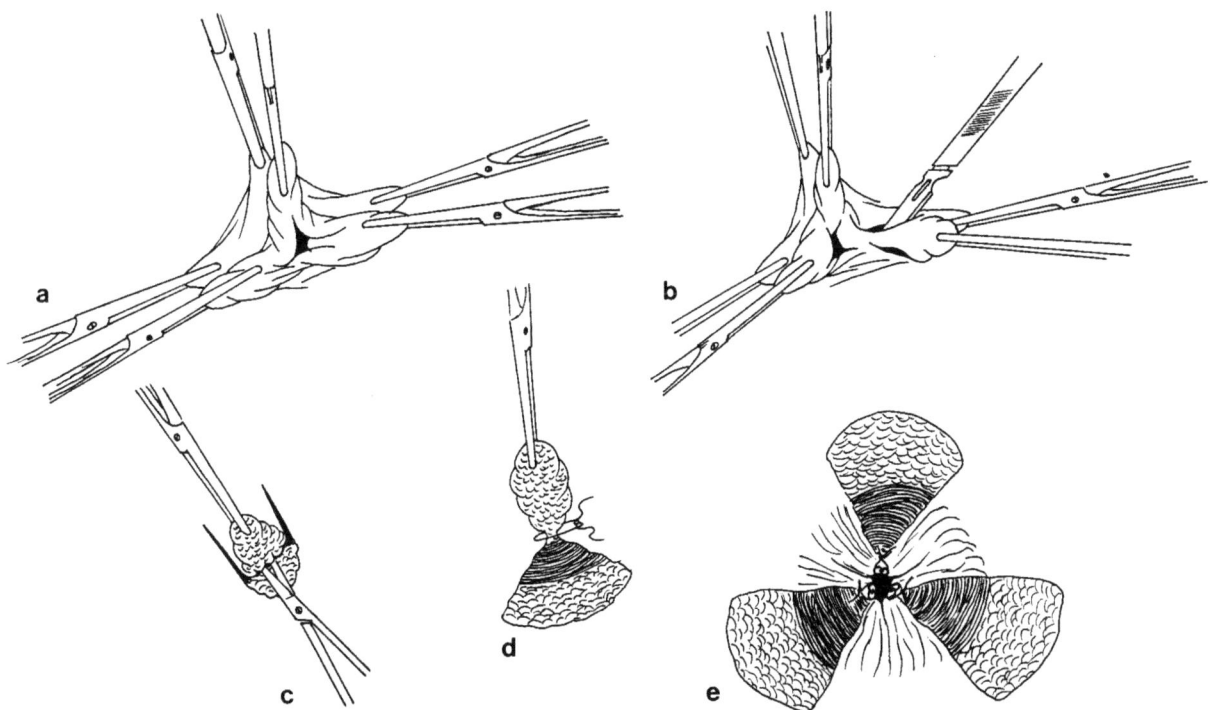

Abb. 9.6 a–e. Ligatur und Exzision von Hämorrhoiden. *a* Zug an den 3 analen Gefäßpolstern mit Klemmen. *b* die Grenzen der Hautbrücken werden durch kleine Inzisionen festgelegt. *c* Dissektion. *d* Ligatur. *e* Endergebnis

wirkenden Salbe versehen ist. Der Handschuh sichert den Druck auf die Hautbrücken und kann am Tag nach der Operation leicht herausgezogen werden. Das gesamte exzidierte Gewebe muß zur histopathologischen Untersuchung gegeben werden, bei der unerwartete maligne oder entzündliche Veränderungen diagnostiziert werden können.

Die Wunden können mit einer fortlaufenden Nahtreihe aus Catgut 000 oder anderem resorbierbarem Material oder mit atraumatischer Nadel verschlossen werden [89]. Manche Operateure bevorzugen Einzelknopfnähte. Die Naht faßt den M. sphincter internus, wodurch sich eine längsverlaufende Narbe entwickelt, die einen weiteren Prolaps verhindert und die Blutstillung verbessert. Bei der Naht besteht das große Risiko, daß sich Hautfalten und eine Analstenose entwickeln [110].

Prolabiert eine Hautbrücke, insbesondere die dorsale, kann die weitere Therapie in Form einer Anodermplastik erforderlich werden (Abb. 9.7 a–e). Dazu werden 2 Haltenähte 1–2 mm oberhalb der Linea pectinea gelegt, jeweils eine auf jeder Seite. Die Mukosa wird quer zwischen den beiden lateral gelegenen Nähten inzidiert. Der anodermale Lappen wird mobilisiert und so weit unterminiert, bis er sich vollständig strecken läßt. Die Schleimhaut oberhalb der Inzision wird so weit wie erforderlich reseziert, bis der anodermale Lappen spannungsfrei und ohne zu prolabieren flach aufliegt. Die Querinzision wird mit Einzelnähten aus resorbierbaren Nahtmaterial der Stärke 00 oder 000 verschlossen.

Bei Vorliegen einer dorsalen Fissur sollte das Therapiekonzept nicht verändert und eine Hämorrhoidektomie mit Sphinkterotomie durchgeführt werden. Die Ränder der Fissur und, falls vorhanden, die Marisken werden exzidiert. Statt einer einzigen dorsalen anodermalen Brücke bleiben zwei kleinere zurück.

Halboffene, halbgeschlossene und geschlossene Hämorrhoidektomie

Es wurden zahlreiche Operationsverfahren beschrieben, die das Ziel haben, eine nur minimale Vernarbung des Analkanals zu hinterlassen. Nach Exzision des gesamten Hämorrhoidengewebes und überschüssiger Mukosa und nach Ligatur der Gefäßstiele werden die Wunden teilweise oder vollständig verschlossen. Dies soll das Abheilen der Wunden gestatten, die Bildung von Wundsekret und Verschmutzungen verringern, die postoperativen Beschwerden vermindern, die postoperative Versorgung vereinfachen und damit zu einem verkürzten Krankenhausaufenthalt führen.

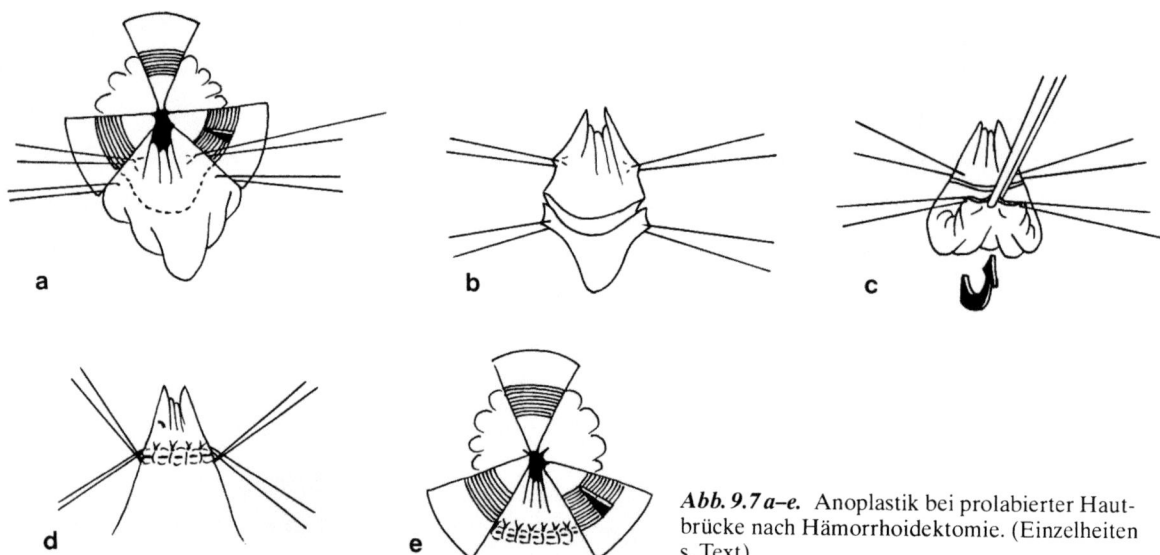

Abb. 9.7 a–e. Anoplastik bei prolabierter Hautbrücke nach Hämorrhoidektomie. (Einzelheiten s. Text)

Halboffene Methode. Bei der halboffenen Methode (Abb. 9.8) werden nach Beendigung der Exzision die beiden Ränder jeder Wunde an den Sphinkter und das subkutane Fettgewebe geheftet, wobei man am oberen Pol der Wunde beginnt und zum unteren, äußeren Abschnitt hin näht (Abb. 9.8).

Halbgeschlossene Methode. Bei der halbgeschlossenen Methode (Abb. 9.9) wird die Schleimhaut bis zur Linea pectinea verschlossen, die äußere Wunde bleibt jedoch offen [88].

Geschlossene Hämorrhoidektomie. Bei der geschlossenen Hämorrhoidektomie (Abb. 9.10) werden nach Exzision und Ligatur das Anoderm und die Schleimhaut angehoben und überschüssiges Gewebe nur so weit wie erforderlich exzidiert. Die Wunde wird mit einer fortlaufenden Naht aus resorbierbarem Nahtmaterial verschlossen, wobei an der Spitze begonnen wird. Die Schleimhaut wird an den M. sphincter internus angenäht, um einen späteren Prolaps zu verhindern [19, 20]. Zur Vermeidung einer postoperativen Stenose ist ein spannungsfreier Wundverschluß wichtig.

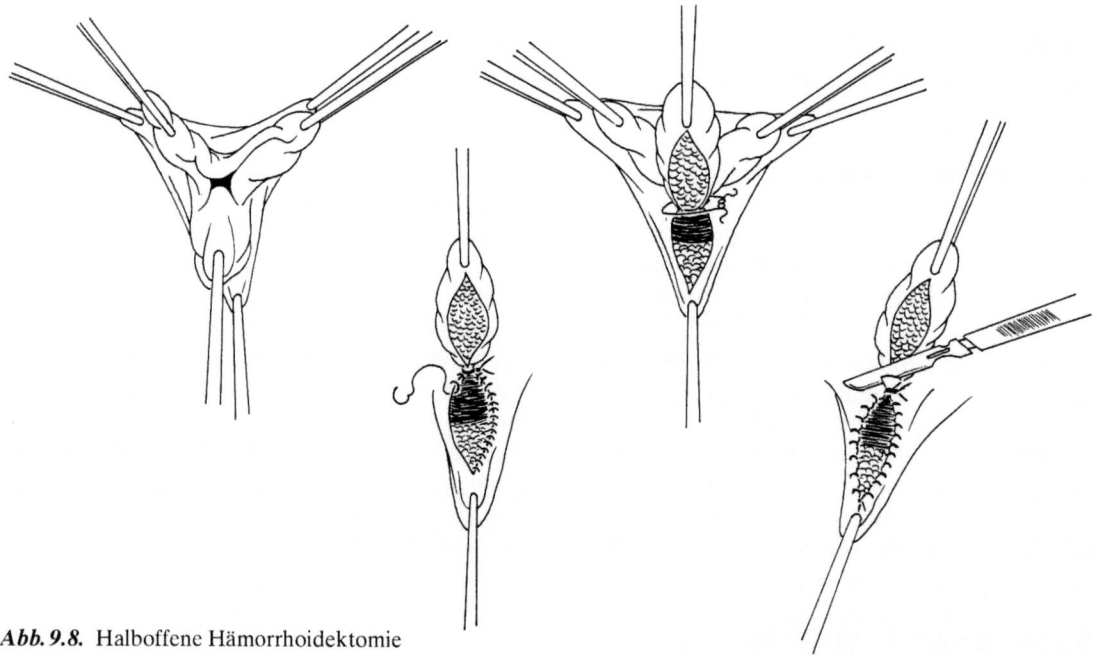

Abb. 9.8. Halboffene Hämorrhoidektomie

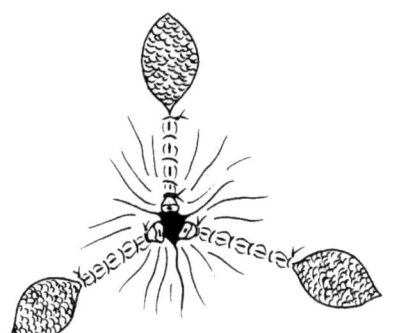

Abb. 9.9. Halbgeschlossene Hämorrhoidektomie

Submuköse Hämorrhoidektomie

Parks beschrieb folgende Technik der submukösen Hämorrhoidektomie [82, 83]: Nach Infiltration der Submukosa mit einer Kochsalzlösung mit Adrenalinzusatz wird ein speziell konstruiertes Spekulum eingesetzt. Dann wird die Haut distal an der Spitze der Hämorrhoide mit einer Arterienklemme gefaßt. Um die Klemme und die beiden Schenkel, die sich am mukokutanen Übergang oder unmittelbar oberhalb der Linea pectinea treffen (Abb. 9.11), wird inzidiert. Von diesem Punkt aus wird die Mukosa längs bis zum anorektalen Übergang inzidiert. Die beiden Lappen werden durch submuköse Dissektion angehoben. Das gesamte Hämorrhoidengewebe wird in der Ebene des M. sphincter internus unter Druchtrennung der Adhärenzen zwischen Submukosa und Muskel exzidiert. Der Stiel wird durchstochen, mit resorbierbaren Nahtmaterial der Stärke 0 oder 00 ligiert und das Hämorrhoidalgewebe exzidiert. Es werden alle 3 Hämorrhoidalregionen disseziert.

Dann wird das Spekulum wieder eingesetzt, die Blutstillung erfolgt durch Diathermie oder ein anderes Koagulationsverfahren. Die Mukosa wird rekonstruiert. Der mukokutane Übergang wird zuerst mit Einzelnähten rekonstruiert und dann an den M. sphincter internus fixiert, um einen Prolaps zu verhindern. Danach wird der obere Teil der Schleimhautwunde durch Einzelnähte verschlossen. Falls erforderlich, sollte überschüssige Schleimhaut reseziert werden. Die Hautwunden werden nicht genäht, können aber approximiert werden.

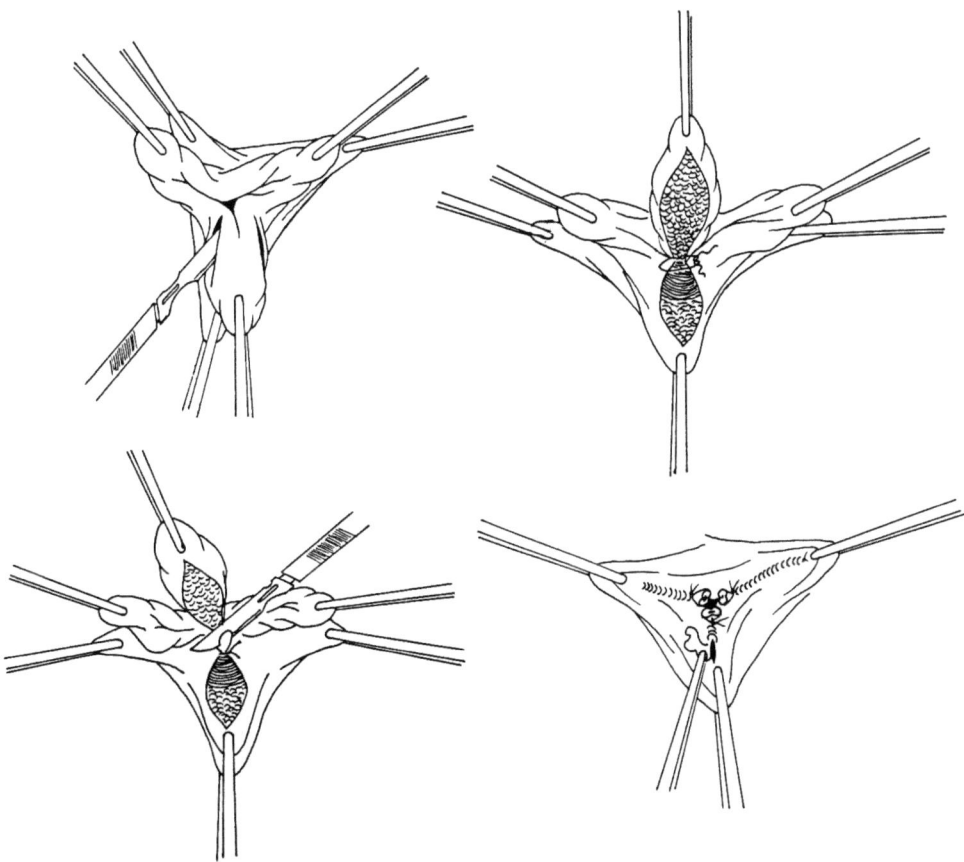

Abb. 9.10. Geschlossene Hämorrhoidektomie

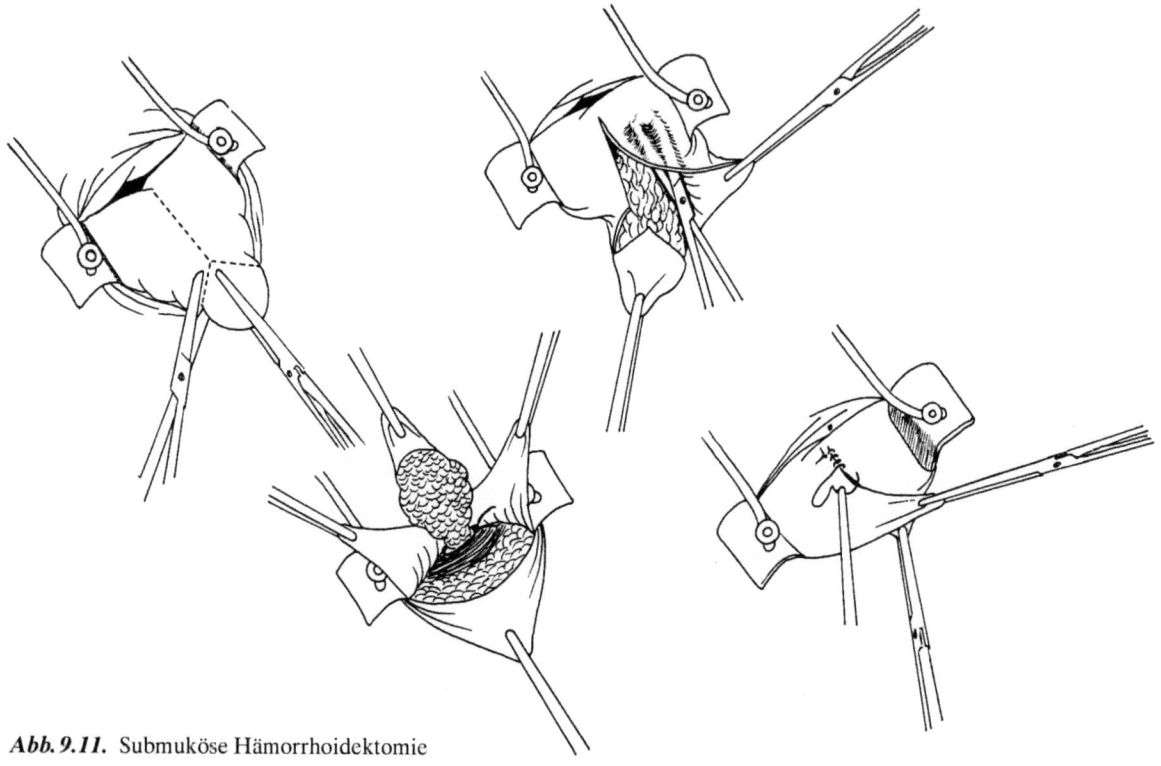

Abb. 9.11. Submuköse Hämorrhoidektomie

Postoperative Versorgung

Bei Schmerzen benötigen die Patienten 24–48 h lang Analgetika. Eine routinemäßige Verabreichung ist nicht zu empfehlen. Das Analgetikum kann als Injektion oder oral gegeben werden. Wurde der operative Eingriff unter Regionalanästhesie vorgenommen, treten postoperativ eher weniger Schmerzen auf als nach einer Vollnarkose. Es bestehen keine Einschränkungen hinsichtlich der Nahrungszufuhr. Der erste Stuhlgang erfolgt 24–48 h nach der Operation. Tritt er nicht spontan auf, können ein Abführmittel und Paraffinöl verabreicht werden. Sitzbäder mit einer milden antiseptischen Lösung oder Kräuterextrakten, z.B. Kamille, sind 3- bis 4mal täglich zu empfehlen und sollten nach jedem Stuhlgang durchgeführt werden, um saubere Wundverhältnisse zu gewährleisten. Es kann vorteilhaft sein, tagsüber eine anästhetisch wirksame Salbe und abends etwas Wundcreme aufzutragen. Die Wunden werden durch lockere Kompressen geschützt, die eventuelles Wundsein lindern. Die Wunden heilen spontan durch Granulation und Retraktion innerhalb von 3–4 Wochen bei offener und innerhalb von 2 Wochen bei geschlossener Behandlung ab. Das Risiko einer Stenosierung ist vermindert, wenn der Stuhlgang regelmäßig erfolgt und damit die Notwendigkeit einer wiederholten digitalen Untersuchung oder der Anwendung des Analdilatators entfällt [30, 34].

Etwa 7–10 Tage bestehen einige Beschwerden, dann tritt eine schnelle Besserung ein, besonders wenn die Wunden sauber gehalten werden [20, 110]. Nach dem ersten Stuhlgang kann der Patient das Krankenhaus verlassen, wenn keine Blutung auftritt, nach unseren Erfahrungen am 2. oder 3. postoperativen Tag. Er sollte auf die Möglichkeit einer Sekundärblutung hingewiesen werden, die in weniger als 1 % der Fälle innerhalb von 2 Wochen auftreten kann. Jede größere Blutung zu Hause führt notfallmäßig zur Wiederaufnahme ins Krankenhaus. Der Patient sollte einmal wöchentlich vom Operateur untersucht werden, bis die vollständige Abheilung erfolgt ist.

Komplikationen der operativen Behandlung

Eine Hämorrhoidektomie ist kein unbedeutender Eingriff, da sie in einer größeren Tragödie enden kann, wenn sie nicht korrekt durchgeführt wurde. Komplikationen sind jedoch selten (Früh- und Sekundärblutung, Infektion, Fistel, Fissur, verzögerte Wundheilung, Stenose, Mariusken, Inkontinenz, Harnverhaltung und Koprostase). Buls u. Goldberg [20] analysierten 500 aufeinanderfolgende Hämor-

Tabelle 9.2. Komplikationen der operativen Therapie (in Prozent)

Abszeß	0,0
Fistel	0,4
Analfissur	0,2
Analstenose	1,0
Inkontinenz	0,4
Mariskoen	6,0
Koprostase	0,4
Thrombosierte äußere Hämorrhoide	0,2
Harnretention	10,0

rhoidektomien und beobachteten die in Tabelle 9.2 aufgeführten Komplikationen.

Blutung

Eine Blutung kann zu einem frühen oder späteren Zeitpunkt auftreten. Eine frühe Blutung am Tag der Operation stammt aus den Hautwunden oder einem unvollständig ligierten Stiel. Jedes blutende Gefäß sollte anoskopisch dargestellt und ligiert, koaguliert oder gequetscht werden. Bei schwerer Blutung können Bluttransfusionen erforderlich sein. Läßt sich die Blutungsquelle nicht identifizieren, kann eine Kompression durch einen weitlumigen Foley-Blasenkatheter notwendig werden, der ins Rektum eingeführt und unter leichten Zug gesetzt wird, in gleicher Weise wie eine Sengstaken-Blakemore-Sonde bei Ösophagusvarizenblutung.

Tritt eine Sekundärblutung auf, nachdem der Patient das Krankenhaus verlassen hat, ist die sofortige stationäre Wiederaufnahme obligatorisch. Wahrscheinlich wird die Blutung durch die Nekroseabstoßung und Lyse der ligierten inneren Hämorrhoiden verursacht. Bei Verwendung resorbierbaren synthetischen Nahtmaterials anstelle von Catgut kommt diese Komplikation sehr viel seltener vor. Die Therapie erfordert eine erneute Untersuchung unter Anästhesie und eine Übernähung der Blutungsregion.

Infektion

Eine Infektion ist auch bei geschlossener Hämorrhoidektomie sehr selten [34]. Perianale und ischiorektale Abszesse können während der Rekonvaleszenzphase auftreten und entstehen wahrscheinlich durch Aktivierung eines übersehenen Fistelkanals. Die Injektion adrenalinhaltiger Lösungen wurde kritisiert, es wurden jedoch keine Beweise dafür gefunden, daß sie eine Infektion auslösen oder fördern. Auch thrombosierte und gangränöse Hämorrhoiden können und müssen entfernt werden. Die Furcht vor einer Pylephlebitis ist nicht länger aktuell.

Schmerzen

Postoperative Schmerzen hat jeder Patient mehr oder weniger. Dabei handelt es sich hauptsächlich um Beschwerden durch die Inzisionswunden, die 2–3 Tage lang anhalten. Die Schmerzen werden durch die ersten 2–3 Stuhlentleerungen verstärkt. Lokal applizierte Salben mit einem Anästhetikum wie Cinchocain sind sehr nützlich, können aber allergische Reaktionen hervorrufen. Es können Spasmen auftreten, besonders wenn keine innere Sphinkterotomie oder Analdehnung durchgeführt wurde. Sie können durch Gabe von Morphin verstärkt werden. Treten sie später auf, z.B. nach 1 Woche, sind sie hauptsächlich durch eine Koprostase verursacht und lassen sich durch einen einfachen Einlauf und Laxanzien beseitigen. Es scheint keine signifikanten Unterschiede im Schweregrad der postoperativen Schmerzen bei den verschiedenen Typen von Hämorrhoidektomien zu geben. Nach Parks [83] sollen die postoperativen Schmerzen bei submuköser Hämorrhoidektomie geringer sein.

Stenosen

Analstenosen lassen sich durch eine sorgfältige Operation verhindern. Sie können am Analrand, auf Höhe der Linea pectinea oder darüber auftreten. Stenosen am Analrand entstehen hauptsächlich infolge einer zu ausgiebigen Resektion von Analhaut und Anoderm, die dazu führt, daß die belassenen Brücken zu schmal sind. Mit der Kontraktion der Wunden kontrahiert sich auch der Anus. Die Narbenbildung wird von Fissuren infolge von Einrissen beim Stuhlgang begleitet. Digitale oder instrumentelle Dilatation ist erfolglos, hier ist eine sekundäre operative Korrektur notwendig.

Nach einer geschlossenen Hämorrhoidektomie kann eine Stenose im Bereich der Linea pectinea auftreten. Stenosen oberhalb der Linea pectinea sind das Ergebnis einer zu großzügigen Ligatur des Hämorrhoidenstiels. Dies läßt sich leicht durch eine sorgfältige Dissektion oder durch mehrere kleinere Ligaturen der Mukosa statt einer einzigen verhindern. Dieser Stenosetyp erfordert wiederholte Dilatationen, läßt sich aber auch operativ therapieren (s. Kap. 24).

Rezidiv

Nach einer gut durchgeführten Hämorrhoidektomie tritt niemals ein Rezidiv auf. Es können Neben- und sekundäre Hämorrhoiden sowie kleine Schleimhautprolapse auftreten, besonders bei obstipierten Patienten, die sich durch Diätmaßnahmen, Barron-Ligatur und Sklerosierung leicht behandeln lassen. Im Falle einer Blutung sollte der Operateur immer andere pathologische Befunde, wie Fissuren, Prolapse oder Polypen, ausschließen.

Koprostase

Koprostase ist das Ergebnis eines mangelhaften Stuhlgangs. Es entwickelt sich eine falsche Diarrhöe, der Patient setzt Schleim ab, ist aber nicht in der Lage, das Rektum zu entleeren. Er befürchtet, daß sich eine postoperative Inkontinenz entwickelt. Bei der digitalen Untersuchung findet sich eine harte Stuhlmasse, die im unteren Rektum gestaut ist und einen Analspasmus hervorruft, ungeachtet des unvollständigen Verschlusses des Anus. Wiederholte Einläufe können zur Beseitigung erforderlich sein. Eventuell ist die digitale Ausräumung der harten Stuhlmassen in Vollnarkose notwendig.

Harnverhaltung

Etwa 2–3 Tage postoperativ kann eine Harnverhaltung oder Schwierigkeiten beim Urinlassen auftreten, insbesondere bei älteren Patienten, bei Prostatikern und bei Frauen mit Zystozele oder Uterusprolaps [28]. In diesem Falle sollte Karbachol injiziert werden. Diese Komplikation tritt seltener auf, wenn die Patienten in Lokalanästhesie operiert werden und wenn die Flüssigkeitszufuhr eingeschränkt wurde.

Thrombosierte innere Hämorrhoiden

Übermäßiges Pressen bei der Defäkation kann zur Thrombose der inneren Hämorrhoiden oder sogar zur Ruptur einer inneren Hämorrhoide und in der Folge zu einem submukösen Hämatom führen. Dies verursacht Ödem und Prolaps der Mukosa mit oder ohne Ulzeration. Das Ödem ist nicht auf ein einzelnes Gefäßpolster begrenzt, sondern bezieht meistens die 3 Hauptvenenpolster mit ein und führt dann zu einem zirkulären Prolaps. Der Patient hat sehr starke Schmerzen, kann keinen Stuhl absetzen und ist bettlägerig. Die digitale Untersuchung ist nahezu unmöglich. Der Patient kann bereits früher unter Hämorrhoidalbeschwerden gelitten haben, der Prolaps kann aber auch die erste Manifestation dieser Erkrankung sein. Eine solche Läsion kann auch nach gewaltsamem Analverkehr auftreten.

Chirurgen behandeln diese Läsionen aus Angst vor Sekundärblutung, gangränöser Ulzeration, Pylephlebitis und sekundärer Analstriktur nur ungern operativ [2, 34]. Die konservative Therapie besteht aus Bettruhe, heißen Bädern, lokal applizierten Steroiden, Infiltration mit Hyaluronidase und Gabe nichtsteroidaler entzündungshemmender Medikamente zusammen mit Analgetika und Antibiotika. Die akuten Schmerzen halten 2–3 Wochen an; nach der akuten Phase bleiben große Mariske zurück. Eine sekundäre Hämorrhoidektomie ist erforderlich. Eine solche Behandlung bedingt lange Krankenhausaufenthalte und Arbeitszeitausfälle.

Jüngste Berichte haben gezeigt, daß statt einer konservativen Therapie eine notfallmäßige Hämorrhoidektomie gefahrlos durchgeführt werden kann [10, 32, 37, 42, 45, 67, 70, 86, 108]. Ein solches operatives Vorgehen sollte sobald wie möglich erfolgen. Es erfordert jedoch großes Geschick, breite Hautbrücken zu belassen, um eine sekundäre Stenosierung zu vermeiden. Nach unseren Erfahrungen ist der postoperative Schmerz nicht größer als nach einem Elektiveingriff und hält stets kürzer an als nach konservativer Therapie. Auch Krankenhausaufenthalt und Arbeitszeitausfall sind kürzer [67].

Äußere Hämorrhoiden und perianales Hämatom

Der perianale Venenplexus kann bei beiden Geschlechtern während der Defäkation sowie bei Frauen in der Schwangerschaft gestaut sein. Eine chronische Stauung kann zu überschüssiger Perianalhaut oder Mariske führen, ohne daß Läsionen des Gewebes oberhalb der Linea pectinea auftreten. Pressen bei hartem Stuhlgang und physische Anstrengungen (Reiten und Fahrradfahren, Jogging, schweres Heben) können zur Bildung eines Blutgerinnsels in einer venösen Ausstülpung des perianalen Venenplexus führen [106, 114]. Der Patient hat mehr oder weniger starke Schmerzen und bemerkt gleichzeitig eine harte, dunkelrot-bläuliche, gut abgegrenzte Schwellung, ohne daß ein Ödem der anderen analen Gefäßplexus vorliegt. Wird nicht sofort behandelt, kann die darüberliegende Haut innerhalb einer Woche ulzerieren, wobei schwarze Blutgerinnsel durch den Anus ausgeschieden werden. Zu diesem Zeitpunkt hat der Schmerz nachgelassen oder ist sogar vollständig verschwunden.

Als Folge des Geschlechtsverkehrs können bei Homosexuellen multiple kleine, längliche Thrombosen gefunden werden; diese Läsionen sind spezifisch, aber schmerzlos. Eine sorgfältige anorektale Untersuchung ist notwendig, um jede gleichzeitig vorhandene anorektale Läsion auszuschließen, insbesondere ein Karzinom, da unter diesen Umständen wiederholte Defäkationsversuche zu einer solchen Komplikation führen können. Das Hämatom wird ohne Therapie resorbiert. Milligan et al. bezeichneten diese Läsion als „eine in fünf Tagen spontan abheilende, schmerzhafte Erkrankung des Anus" [71].

Unter Lokaltherapie – lokal applizierten Steroiden, Bädern und anästhetisch wirkenden Salben – sistieren die Schmerzen in weniger als 1 Woche, es kann jedoch eine Mariske zurückbleiben. Wir ziehen es daher vor, diese Läsionen so früh wie möglich zu behandeln. Lidocain (2–3 ml 0,5–1 %) wird zusammen mit einem Vasokonstriktor unter und um die livide Schwellung herum infiltriert. Über eine am Analrand endende Längsinzision werden alle Blutgerinnsel durch Fingerdruck und mit einer kleinen Arterienklemme ausgeräumt [33]. Beim Vorliegen mehrerer Koagel kann eine 2. Inzision notwendig werden. Die darüberliegende gedehnte Haut sollte exzidiert werden, um die Bildung von Marisken zu verhindern. Die Wunden werden offen gelassen, es wird ein trockener Verband angelegt; etwa 5 Tage lang werden Sitzbäder und lokal applizierte Steroide verschrieben, danach Abführmittel und Kleie. Dieser einfache Eingriff ist sicher und beseitigt die Schmerzen augenblicklich. Eine reaktive Blutung kann auftreten, insbesondere wenn einige Kammern mit Hämatom zurückblieben und die Haut nicht ausreichend exzidiert wurde [32].

Marisken

Marisken sind Folge eines chronischen perianalen Venenstaus und eines Analhämatoms. Sie können sich auch nach einer Operation nach Milligan-Morgan, bei der die Exzision nicht weit genug in die Perianalhaut erfolgte, oder nach einer geschlossenen Hämorrhoidektomie entwickeln. Marisken sind schmerzlos, können aber bei der üblichen Reinigung des Anus stören. Kommt es durch Abwischen mit hartem Toilettenpapier zu Hauterosionen, so können diese bluten. Auch ein Pruritus ani sowie ekzematöse und mykotische Läsionen können induziert werden. Eine Exzision kann sich als notwendig erweisen.

Analpolypen

Vergrößerte Analpapillen werden als Analpolypen bezeichnet. Sie können filiform oder mehr oder weniger polypoid sein und durch die Analöffnung nach außen treten. Chronische Analfissuren sind proximal von hypertrophierten Analpapillen und distal von Marisken bzw. Vorpostenfalten begleitet.

Unter besonderen Umständen auftretende Hämorrhoiden

Fistel

Die Exzision einer Analfistel kann eine eingesunkene Narbe hinterlassen; das gegenüber dem Defekt liegende anale Gefäßpolster kann hypertrophieren, was zum Verschluß des Analkanals führen kann. Diese Läsion sollte nicht exzidiert werden, da sonst möglicherweise eine postoperative Inkontinenz auftritt. Eine derartige Hypertrophie tritt auch nach Exzision oder Bestrahlung eines Tumors auf.

Schwangerschaft

Infolge Schwangerschaft und Geburt treten häufig Hämorrhoidalsymptome auf [68]. Bei Vorliegen einer Stauung im kleinen Becken und Koprostase kann es zu Varizen, einer Schwellung der Analmukosa, Ödemen der Analpapillen und akuten Thrombosen kommen. In den meisten Fällen bilden sich diese Veränderungen nach der Geburt spontan wieder zurück. Nur ein perianales Hämatom erfordert die operative Behandlung durch Inzision und Ausräumung der Koagel.

Andere Läsionen können konservativ durch Cremes, Suppositorien, Laxanzien und Koagulation versorgt werden, nicht jedoch durch Gummiligatur oder Injektionssklerosierung. Während der Geburt auftretende Prolapse oder Thrombosen sollten unmittelbar postpartal operativ versorgt werden. Eine Operation ist auch bei Frauen erforderlich, bei denen eine Hämorrhoidenerkrankung bereits vor der Schwangerschaft symptomatisch war, sich während Schwangerschaft und Geburt verschlimmert oder kompliziert hat und nach der Geburt bestehen bleibt. Die Therapie der Wahl ist die reguläre Hämorrhoidektomie unmittelbar postpartal [92].

Entzündliche Darmerkrankung

Eine entzündliche Darmerkrankung kann von Hämorrhoiden begleitet werden. Die Symptome können Folge einer Diarrhöe sein oder durch diese verstärkt werden; sie können sich zurückbilden, wenn die Diarrhöe unter Kontrolle ist. Bei jedem Patienten mit rektaler Blutung ist eine Proktoskopie obligatorisch, auch wenn Anamnese und klinische Untersuchung Hämorrhoiden als Ursache vermuten lassen; Biopsien müssen entnommen werden, wenn die Möglichkeit einer entzündlichen Darmerkrankung besteht.

Bei Kolitis ist eine operative Therapie ohne Komplikationen möglich, sofern der Patient nicht unter hohen Steroiddosen steht. Bei Morbus Crohn kann eine Operation zu einer hohen Komplikationsrate führen, auch wenn der Eingriff durchgeführt wird, bevor die Crohn-Diagnose gestellt wurde. Es sollten nur kleinere Eingriffe vorgenommen werden. Am St. Mark's Hospital [47] war bei 6 von 20 Patienten mit Morbus Crohn eine Rektumexstirpation wegen Komplikationen infolge Hämorrhoidentherapie erforderlich.

Portale Hypertonie

Bei portaler Hypertonie können sich varikös erweiterte Rektumvenen weit oberhalb der analen Gefäßpolster entwickeln. Ligatur zur Blutstillung und Sklerosierung können bei akuter Blutung in ähnlicher Weise wie bei Ösophagusvarizen erfolgen. Die Inzidenz von Hämorrhoiden ist bei Patienten mit portaler Hypertonie oder alkoholinduziertem Leberschaden nicht höher als bei Patienten ohne diese Erkrankungen [46, 101]. Eine Hämorrhoidektomie ist auch in diesen Fällen möglich, sie sollte aber nicht vor Korrektur einer evtl. bestehenden Koagulopathie durchgeführt werden. Die geschlossene Hämorrhoidektomie mit sorgfältiger Blutstillung ist hier den offenen Operationsverfahren vorzuziehen.

Leukämie und Lymphome

Patienten mit Leukämie, Lymphomen, Morbus Hodgkin und anderen Indikationen einer Immunsuppression können eine Hämorrhoidalerkrankung aufweisen. Unbehandelt besteht hier das große Risiko von septischen Komplikationen, Nekrosen und Gangrän [33]. Eine Operation führt zu schlechter Wundheilung bis zur Abszeßbildung mit Sepsis. Der operative Eingriff sollte nur nach Korrektur der Blutgerinnung und prophylaktischer Antibiotikatherapie durchgeführt werden. Auch wenn eine vollständige Abheilung nicht erreicht werden kann, so läßt sich die zurückbleibende Wunde doch leichter versorgen und ist für den Patienten angenehmer als Blutung, Sekretion und schmerzhafter Hämorrhoidalprolaps. Leukämische oder lymphomatöse Infiltrate sollten nicht operativ exzidiert, sondern durch Bestrahlung therapiert werden.

Intestinaler Bypass zur Adipositastherapie

Hämorrhoiden oder sogar Prolapse können sich zusammen mit einer Diarrhöe bei Patienten entwickeln, bei denen eine intestinale Bypassoperation aufgrund von Fettleibigkeit durchgeführt wurde. In den Frühstadien der Erkrankung kann eine Gummiligatur nützlich sein. Die Hämorrhoidektomie sollte dem 3. Stadium vorbehalten sein. Medikamentöse Kontrolle der Diarrhöe ist notwendig.

Therapiekonzept

Es gibt viele konservative und operative Verfahren zur Behandlung von Hämorrhoiden. Keine Methode ist für alle Stadien der Erkrankung geeignet. Der Proktologe muß die am besten geeignete Methode nicht nur für jeden Patienten, sondern auch bei ein und demselben Patienten für jedes Gefäßpolster bestimmen [17, 65, 66]. Unser eigenes Behandlungsschema ist in Tabelle 9.3 zusammengefaßt. In jedem Fall sollten diätetische Maßnahmen durchgeführt werden. Hämorrhoiden 1. Grades können mit lokalen Methoden, Infrarotkoagulation und Sklerosierung behandelt werden. Kleine Hämorrhoiden 2. Grades lassen sich mit Sklerosierung und Infrarotkoagulation therapieren, die besten Ergebnisse erzielt man jedoch mit der Gummiligatur. Große Hämorrhoiden 2., 3. und 4. Grades sollten operiert werden. Die Wahl des Verfahrens hängt von der Erfahrung des Operateurs ab. Das Standardverfahren mit gleichbleibenden Ergebnissen ist die offene Hämorrhoidektomie, wie sie von Milligan et al. beschrieben wurde [71]. Unter besonderen Umständen und bei entsprechendem Geschick kann eine geschlossene oder halbgeschlossene Hämorrhoidektomie durchgeführt werden, die jedoch zu Prolaps und Analstenose führen kann. Die Kryochirurgie sollte nicht mehr angewandt werden. Die Effektivität des Proktotherms muß noch nachgewiesen werden.

Tabelle 9.3. Ergebnisse randomisierter Klinikversuche bei der Therapie von Hämorrhoiden

Literaturangabe	Nachsorge (Monate)	Symptom	Anzahl der asymptomatischen Patienten/Anzahl der nachuntersuchten Patienten						
			Injektion	GL	MDA	IR	K	LS	H
Keighley et al. 1979 [50]	12	Nicht spezifiziert	–	16/35	11/37	–	4/36	6/34	–
Cheng et al. 1981 [24]	12	Blutung	14/21	15/20	19/22	–	–	–	18/19
		Prolaps	4/9	10/10	5/8	–	–	–	11/11
Sim et al. 1981 [93]	12	Blutung	14/24	15/22	–	–	–	–	–
		Prolaps	0/7	5/7	–	–	–	–	–
Greca et al. 1981 [37]	12	Nicht spezifiziert	13/33	15/28	–	–	–	–	–
Murie et al. 1982 [74]	42	Blutung	–	27/38	–	–	–	–	32/38
		Prolaps	–	17/25	–	–	–	–	27/29
O'Callaghan et al. 1982 [80]	48	Nicht spezifiziert	–	–	–	–	65/89	–	64/88
Leicester et al. 1983 [55]	12	Blutung	17/35	–	–	20/38	–	–	–
		Prolaps	–	12/34	–	17/43	–	–	–
Templeton et al. 1983 [103]	3–12	Nicht spezifiziert	–	33/62	–	34/60	–	–	–
Ambrose et al. 1983 [5]	12	1. Grad	–	6/17	–	8/22	–	–	–
		2. Grad	–	20/62	–	26/68	–	–	–

GL Gummiligatur, MDA maximale Dilatation des Anus, IR Infrarotkoagulation, K Kryotherapie, LS laterale Sphinkterotomie, H Hämorrhoidektomie

Ergebnisse

Inzwischen liegen zahlreiche Ergebnisse von Vergleichsuntersuchungen zu den unterschiedlichen Behandlungsmethoden vor (Tabelle 9.4). Die Ergebnisse dürfen nicht schon 3 oder 6 Monate nach dem Eingriff, sondern frühestens nach 1 Jahr beurteilt werden, da wir wissen, daß bei den verschiedenen klinischen Manifestationen von Hämorrhoiden eine Blutung bei bis zu 60% der über einen längeren Zeitraum nachuntersuchten Patienten spontan sistiert [48]. Wie von Nicholls [79] erwähnt, sinkt die Rate der symptomatischen Besserungen nach wenigen Monaten um 15–30%, wenn die Patienten 1 Jahr später untersucht werden.

Die Ergebnisse variieren beträchtlich in Abhängigkeit von der verwendeten Methode. Injektion, Infrarotkoagulation und Gummiligatur sind bei blutenden Hämorrhoiden gleich effektiv, beim Prolaps ist jedoch die Gummiligatur wirksamer. Dilatation und Sphinkterotomie sind beim Prolaps nutzlos. Die Hämorrhoidektomie ergibt besonders bei Hämorrhoiden 3. Grades bessere Ergebnisse.

Tabelle 9.4. Therapiewahl bei Hämorrhoiden

	1. Grad	2. Grad	3. Grad	4. Grad
Systemische Therapie	?	?	?	?
Topische Therapie mit oder ohne Steroide	+	±	Nützlich bei Entzündung	
Sklerotherapie	+	±	–	–
Infrarotkoagulation	+	±	–	–
			Hämostatischer Effekt kann nützlich sein	
Proktotherm	+	+	–	–
Zeroid	+	+	–	–
Kryochirurgie	+	±	?	?
Gummiligatur	0	+	±	–
Sphinkterotomie	+	–	–	–
Hämorrhoidektomie	0	+	+	+

? umstritten, 0 keine Indikation, – nutzlos, ± unsicherer Erfolg, + beste Indikation

Literatur

1. Abcarian H (1975) Lateral internal sphincterotomy. Surg Clin North Am 55: 143
2. Acklany TH (1961) The treatment of prolapsed gangrenous hemorrhoids. Aust NZ J Surg 30: 201
3. Alexander-Williams J, Crapp AR (1975) Conservative management of hemorrhoids. Clin Gastroenterol 4: 595–600
4. Allgöwer N (1975) Conservative management of hemorrhoids, part III: partial internal sphincterotomy. Clin Gastroenterol 4: 608–618
5. Ambrose NS, Hares MM, Alexander-Williams J, Keighley MRB (1983) Prospective randomised comparison of photocoagulation and rubber band ligation in treatment of hemorrhoids. Br Med J [Clin Res] 1: 1389–1391
6. Anscombe AR, Hancock BD, Humphreys WV (1974) A clinical trial of the treatment of hemorrhoids by operation and the Lord procedure. Lancet ii: 250–253
7. Arabi Y, Alexander-Williams J, Keighley MRB (1977) Anal pressures in hemorrhoids and anal fissure. Am J Surg 134: 608

8. Arabi Y, Marcuria T, Buchmann P, Alexander-Williams J, Keighley MRB (1987) Trial of high fiber diet or local treatment for patients with hemorrhoids. Gut 19: 1987
9. Arnous J, Parnaud E, Denis J (1971) Une hémorroïdectomie de sécurité. Presse Med 79: 87-90
10. Barrlos G, Khubuchandani M (1979) Urgent hemorrhoidectomy for hemorrhoidal thrombosis. Dis Colon Rectum 22: 159
11. Barron J (1963) Office ligation of internal hemorrhoids. Am J Surg 105: 573
12. Bartizal J, Slosberg PA (1977) An alternative to hemorrhoidectomy. Arch Surg 112: 534-536
13. Bensaude A (1967) Les hémorroïdes et affections courantes de la région anale. Maloine, Paris
14. Blanchard CE (1928) Textbook of ambulant proctology. Medical Success Press, Youngstown, OH, p 134
15. Blond K, Hoff H (1936) Das Hämorrhoidalleiden. Deuticke, Leipzig
16. Brulé J (1981) La cryothérapie des hémorroïdes. Rev Proctol 2: 85-93
17. Buchmann P, Mineruini S, Keighley MRB, Alexander-Williams J (1979) Individuell differenzierte Behandlung von Hämorrhoiden. Schweiz Rundsch Med Prax 68: 1600-1604
18. Buchmann P, Hodel T (1980) Proctotherm, ein neues Prinzip der Hämorrhoidentherapie. Praxis 49: 1836-1838
19. Buchmann P (1988) Lehrbuch der Proktologie, 2. Aufl. Huber, Bern
20. Buls JG, Goldberg SM (1978) Modern management of hemorrhoids. Surg Clin North Am 58: 469-478
21. Burkitt DP (1972) Varicose veins, DVT and hemorrhoids; epidemiology and suggested actiology. Br Med J 2: 556-561
22. Bennett RC, Friedman MHW, Goligher J-C (1963) Late results of hemorrhoidectomy by ligation and excision. Br Med J 2: 216-219
23. Chant ADB, May A, Wilken BJ (1972) Hemorrhoidectomy versus manual dilatation of the anus. Lancet ii: 398-399
24. Cheng FCY, Shum DWP, Ong GB (1981) The treatment of second degree hemorrhoids by injection, rubber band ligation, MDA and hemorrhoidectomy - a prospective clinical trial. Aust NZ J Surg 51: 458-462
25. Creve U, Hubens A (1979) The effect of Lord's procedure on anal pressure. Dis Colon Rectum 22: 483-485
26. Detrano SJ (1973) Cryosurgical hemorrhoidectomy. Surgery 3: 118
27. Eisenhammer S (1974) Internal anal sphincterotomy plus free dilatation versus anal stretch procedure for hemorrhoids. Dis Colon Rectum 17: 493-522
28. Fallet P, Marti M-C (1982) Complications urinaires et choix de l'anesthésie lors d'hémorroïdectomies. Rev Proct 2: 101-110
29. Ferguson JA, Heaton JR (1959) Closed hemorrhoidectomy. Dis Colon Rectum 2: 176-179
30. Gabriel WB (1939) Treatment of hemorrhoids. Br M J 2: 1266
31. Gass OC, Adams J (1950) Hemorrhoids. Etiology and pathology. Am J Surg 79: 40-43
32. Ganchrow MJ, Bowman HE, Clark JF (1971) Thrombosed hemorrhoids. Dis Colon Rectum 14: 331-340
33. Goldberg SM, Gordon PH, Novatvongs S (1980) Essential of anorectal surgery. Lippincott, Philadelphia
34. Goligher JC (1975) Surgery of the anus, rectum and colon, 3rd edn. Ballière Tuidall, London
35. Goligher JC (1976) Cryosurgery for hemorrhoids. Dis Colon Rectum 19: 213-218
36. Graham-Stewart CW (1962) Injection treatment of hemorrhoids. Br Med J 1: 213
37. Greca F, Hares MM, Nevah E, Williams JA, Keighley MRB (1981) A randomised trial to compare rubber band ligation with phenol injection of hemorrhoids. Br J Surg 68: 250-252
38. Groves AR, Evans JCW, Alexander-Williams J (1971) Management of internal hemorrhoids by rubber band ligation. Br J Surg 58: 923-924
39. Hancock BD, Smith K (1975) The internal sphincter and Lord's procedure for hemorrhoids. Br J Surg 62: 833-836
40. Hancock BD (1977) Internal sphincter and the nature of hemorrhoids. Gut 18: 651-655
41. Hancock BD (1982) How do surgeons treat hemorrhoids? A study with special reference to Lord's procedure. Ann R Coll Surg Eng 64: 397-400
42. Hansen JB, Jorgensen SJ (1975) Radical emergency operation for prolapsed and strangulated hemorrhoids. Acta Chir Scand 141: 810-812
43. Hansen HH (1977) Neue Aspekte zur Pathogenese und Therapie des Hämorrhoidalleidens. Dtsch Med Wochenschr 102: 1244
44. Hochnli R, Allgöwer M (1968) Weitere Erfahrungen mit der Spaltung des sphinkter internus nach Eisenhammer bei Analfissuren, Fisteln und Hämorrhoiden. Helv Chir Acta 35: 266-273
45. Howard PM, Pingree JH (1968) Immediate radical surgery for hemorrhoidal disease with acute extensive thrombosis. Am J Surg 116: 777-778
46. Jacobs DM, Bubrick MP, Onstad GR, Hitchcock CR (1980) The relationship of hemorrhoids to portal hypertension. Dis Colon Rectum 23: 567-569
47. Jeffery PJ, Ritchie JL, Parks AG (1977) Treatment of hemorrhoids in patients with inflammation bowel disease. Lancet i: 1084
48. Jones CB, Schofield PF (1974) A comparative study of the methods of treatment for hemorrhoids. Proc R Soc Med 67: 51-53
49. Kaufman HD (1976) Outpatient treatment of hemorrhoids by cryotherapy. Br J Surg 63: 462-463
50. Keighley MRB, Alexander-Williams J, Buchmann P et al. (1979) Prospective trials of minor surgical procedures and high fiber diet for hemorrhoids. Br Med J 2: 967-969
51. Kilbourne J (1934) Internal haemorrhoids: comparative value of treatment by operative and by injection methods: a survey of 62910 cases. Ann Surg 99: 600-608
52. Kohlrausch O (1854) Zur Anatomie und Physiologie der Beckenorgane. S Hirzel, Leipzig, pp 9-10
53. Lane RH, Casula G, Parks AG (1976) Anal pressure before and after hemorrhoidectomy. Br J Surg 63: 158
54. Leicester RJ, Nicholls RJ, Mann CV (1981) Infrared coagulations. A new treatment for hemorrhoids. Dis Colon Rectum 24: 602-605
55. Leicester RJ, Nicholls RJ, Mann CV (1983) Vergleichende Studie über Infrarot-Koagulation und kon-

ventionelle Methoden in der Hämorrhoiden-Therapie. Proktology 3: 313-315
56. Lewis MI (1972) Cryosurgical hemorrhoidectomy: a follow-up report. Dis Colon Rectum 15: 128-134
57. Lewis MI (1973) Cryohemorrhoidectomy. Dis Colon Rectum 15: 171
58. Lord PH (1968) A new regime for the treatment of hemorrhoids. Proc R Soc Med 61: 935-936
59. Lord PH (1969) A day-case procedure for the case of third-degree hemorrhoids. Br J Surg 56: 747-749
60. Lord PH (1972) A new approach to hemorrhoids. Prog Surg 10: 109-124
61. Lurz KH, Götner E (1978) Kombinierte Gummibandligatur und Kryochirurgie von Hämorrhoiden. Med Klin 73: 1392-1395
62. Macintyre IMC, Balfour TW (1972) Results of the Lord non-operative treatment for hemorrhoids. Lancet i: 1094-1095
63. Mahlberg FA (1980) Hämorrhoidenentwicklung bei Piloten durch 6. Belastung. Phlebol Proktol 9: 36-40
64. Marti M-C (1976) Anesthésie locale en proctologie. Nouv Presse Med 5: 2075
65. Marti M-C (1982) La maladie hémorroïdaire et son traitement. Rev Med Suisse Romande 102: 359-368
66. Marti M-C (1983) Quand faut-il opérer des hémorroïdes. Med Hyg 41: 3010-3014
67. Marti M-C, Rochat CH (1983) Faut-il opérer en urgence les prolapsus hémorroïdaires thrombosés. Med Hyg 41: 2280-2281
68. Marti M-C, Rochat CH (1985) Affections proctologiques et grossesse. Schweiz Rundsch Med Prax 74: 615-618
69. Martin CF (1904) The injection treatment of internal hemorrhoids. Am J Med 8: 365
70. Mazier WP (1973) Emergency hemorrhoidectomy. A worthwhile procedure. Dis Colon Rectum 16: 200-205
71. Milligan ETC, Morgan CM, Jones LE, Officer R (1937) Surgical anatomy of the anal canal and the operative treatment of hemorrhoids. Lancet ii: 1119
72. Miles E (1919) Observations upon internal piles. Surg Gynecol Obstet 29: 497-506
73. Muller CA (1980) Innere Hämorrhoidektomie mittels Gummibandligatur. Colo-Proctology 5: 317-319
74. Murse JA, Sim AJW, Mackenzie I (1982) Rubber band ligation versus hemorrhoidectomy for prolapsing hemorrhoids. A long term prospective clinical trial. Br J Surg 69: 536-538
75. Neiger A (1977) Experience acquise avec le strangler appareil à ligaturer. Ann Gastroentérol Hépatol (Paris) 13: 997-998
76. Neiger A, Moritz K, Kiefhaber P (1977) Hämorrhoiden-Verödungsbehandlung durch Infrarotkoagulation. (Fortschritte der gastroenterologischen Endoskopie, vol 6.) Witzstrock, Baden-Baden, pp 102-106
77. Neiger A (1981) Treatment of bleeding hemorrhoids with infrared coagulation. Proktology 3: 310
78. Nesselrod JP (1964) Clinical proctology, 3rd edn. Saunders, Philadelphia, p 76
79. Nicholls J, Glass R (1985) Coloproctology. Springer, Berlin Heidelberg New York
80. O'Callaghan JD, Matheson TS, Hall R (1982) In patient treatment of prolapsing piles. Cryosurgery versus Milligan Morgan hemorrhoidectomy. Br J Surg 69: 157-159
81. Oh C (1975) Role of cryosurgery in management of anorectal disease. Dis Colon Rectum 18: 289-291
82. Parks AG (1956) The surgical treatment of hemorrhoids. Br J Surg 43: 337-351
83. Parks AG (1965) Hemorrhoidectomy. Surg Clin North Am 45: 1305
84. Parnaud E, Guntz M, Bernard A, Chom J (1976) Anatomie normale macroscopique et microscopique du réseau vasculaire hémorroïdal. Arch Fr Mal Appar Dig 65: 501-514
85. Parnaud E, Brulé J, Bidart JM (1980) Traitement ambulatoire des hémorroïdes par congélation contrôlée. Gastroenterol Clin Biol 4: 875-880
86. Raynham WH (1970) Strangulated prolapsed hemorrhoids. S Afr J Surg (S Afr Tydskr Chir) 8: 29-34
87. Rosser C (1931) Chemical rectal stricture. JAMA 96: 1762
88. Rudd WH (1977) Hemorrhoidectomy. How I do it: ligation with and without cryosurgery in 3000 cases. Dis Colon Rectum 20: 186-188
89. Ruiz-Moreno F (1977) Hemorrhoidectomy. How I do it: semiclosed technique. Dis Colon Rectum 20: 177
90. Saint-Pierre A, Palayodan A (1974) Anus et oestroprogestatifs de synthèse. Rapport de la 2ème réunion annuelle de la Société Nationale Française de Proctologie, Toulouse
91. Saint-Pierre A (1980) Fünf Jahre Erfahrungen mit dem Zeroid-Stab. Proctology 2: 119-120
92. Schottler JL, Balcos EG, Goldberg SM (1973) Postpartum hemorrhoidectomy. Dis Colon Rectum 16: 395
93. Sim AJW, Murie JA, Mackensie I (1981) Comparison of rubber band ligation and sclerosant injection for 1st and 2nd degree hemorrhoids. A prospective clinical trial. Acta Chir Scand 147: 717-720
94. Soullard J, Contou JF (1979) La ligature élastique. Nouv Presse Med 8: 1681-1682
95. Smith LE, Goodyear JJ, Fouty WJ (1979) Operative hemorrhoidectomy versus cryo destruction. Dis Colon Rectum 22: 10-16
96. Stein E (1982) Praktische Erfahrungen mit der Sklerotherapie. Colo Proctology 3: 144-149
97. Stein E (1986) Proktologie. Springer, Berlin Heidelberg New York
98. Steinberg D, Liegois H, Alexander-Williams J (1975) Long term review of the results of rubber band ligation of hemorrhoids. Br J Surg 62: 144-146
99. Stelzner F, Staubesand J, Machleidt H (1962) Das Corpus cavernosum recti - die Grundlage der inneren Hämorrhoiden. Langenbecks Arch Klin Chir 299: 302-312
100. Stelzner F (1963) Die Hämorrhoiden und andere Krankheiten des Corpus cavernosum recti und des Analkanals. Dtsch Med Wochenschr 88: 689-696
101. Taylor FW (1954) Portal hypertension and its dependence on external pressure. Ann Surg 140: 652
102. Taylor TV (1976) An instrumental method of performing Lord's procedure for hemorrhoids. Br J Surg 63: 460-461
103. Templeton JL, Spence RAJ, Kennedy TL et al. (1983) Comparison of infrared coagulation and rubber band ligation for first and second degree hemorrhoids: a randomised prospective clinical trial. Br Med J 286: 1387-1389

104. Tchirkow G, Haas PA, Fox TA (1982) Injection of a local anesthetic solution into hemorrhoidal bundels following rubber band ligation. Dis Colon Rectum 25: 62-63
105. Thomson WHF (1975) The nature of hemorrhoids. Br J Surg 62: 542-552
106. Thomson WHF (1982) The real nature of "perianal haematoma". Lancet ii: 467
107. Thulesins O, Gjöres JE (1973) Arteriovenous anastomoses in the anal region with reference to the pathogenesis and treatment of hemorrhoids. Acta Chir Scand 139: 476-478
108. Tinckler LF, Baratham G (1964) Immediate hemorrhoidectomy for prolapsed piles. Lancet ii: 1145-1146
109. Treitz F (1853) Über einen neuen Muskel am Duodenum des Menschen, über elastische Sehnen, und einige andere anatomische Verhältnisse. Viertel Jahrschrift Prag Heilkunde (Prager) I: 113-144
110. Watts JM, Bennett RC, Duthie HL, Goligher JC (1964) Healing and pain after different forms of hemorrhoidectomy. Br J Surg 51: 88
111. Whitehead W (1887) Three hundred consecutive cases of hemorrhoids cured by excision. Br Med J 1: 449
112. Wilson MC, Schofield P (1976) Cryosurgical hemorrhoidectomy. Br J Surg 63: 497
113. Wright AD (1950) Complications of rectal injections. Proc R Soc Med 43: 263
114. Zollinger RM, Howe CT (1968) The small and large intestine. In: Davis L (ed) Christophers textbook of surgery, 9th edn, vol 2. Saunders, Philadelphia, p 731

10 Analfissur

M.-C. Marti

Definition

Eine Analfissur ist eine schmerzhafte, strichartig oder elliptisch geformte Ulzeration, die sich im unteren Teil des Analkanals von der Linea pectinea bis mehr oder weniger zum Analrand hin befindet. Diese Läsion ist sehr häufig und verursacht heftigste Schmerzen.

Pathogenese und Pathophysiologie (Abb. 10.1)

Im akuten Stadium ist die Fissur flach, und der Rand ist schlecht abgrenzbar. Der Wundgrund besteht aus den subkutanen Fasern der Muscularis mucosae [11, 12]. Eine solche Läsion kann spontan oder unter lokaler Therapie abheilen.
Bei verzögertem Heilungsverlauf kann die Läsion chronifizieren. Der distale Teil ist angeschwollen, und es entwickelt sich eine sog. Vorpostenfalte. Infolge der chronischen Entzündung und Infektion fibrosiert diese Hautfalte, und es kommt zur Bildung einer Mariske. In jeder Phase kann es zu einer Vereiterung kommen, die sich in das umgebende Gewebe ausbreitet [35]. Eine akute Entzündung infolge Retention von Fäzes kann zu einem subkutanen Abszeß mit nachfolgender Fistelbildung und Ausbreitung über die Fissurgrenzen hinaus führen. Der Fistelgang ist gewöhnlich kurz und nicht länger als 2 cm. Am proximalen Ende, auf Höhe der Linea pectinea, können Schwellung und Fibrosierung zu einer pseudopolypoiden, hypertrophierten Analpapille führen.
Es werden verschiedene ätiopathogenetische Mechanismen vermutet.

Mechanische Ätiologie

Es besteht kein Zweifel, daß eine Fissur einen Riß des Anoderms infolge der Passage harten Stuhls darstellt [8]. Während des Preßvorgangs verursachen am häufigsten Änderungen des anorektalen Winkels und die Lage des Sphinkters traumatische Läsionen in der hinteren Mittellinie, besonders bei Männern. Bei Frauen ist eine Schwachzone zwischen Vulva, Vagina und dem fibrösen Zentrum des Perineums verantwortlich für die häufig anzutreffenden anterioren Fissuren. Dieses Konzept liefert eine gute Erklärung für die Entstehung akuter Fissuren und ihre Lokalisation.

Epitheltheorie

Histologische Untersuchungen des Anoderms bei Fissuren zeigen eine Parakeratose mit Verlust der Epithelelastizität [3]. Eine solche Parakeratose kann durch Verwendung irritierender Laxanzien, chroni-

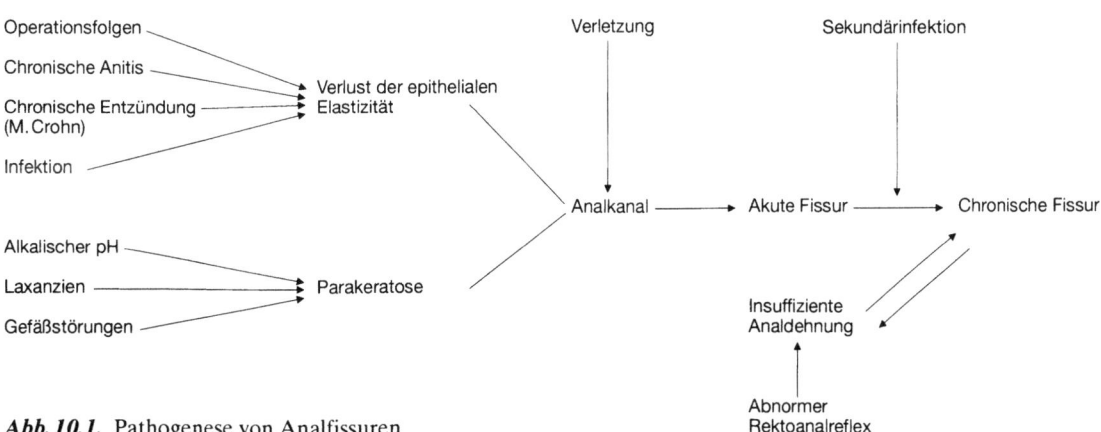

Abb. 10.1. Pathogenese von Analfissuren

sche Diarrhöe jeglicher Ätiologie oder alkalische Fäzes verursacht, unterhalten oder verstärkt werden und führt zu Entzündung und Verlust der Elastizität. Dies macht es verständlich, warum sich eine Fissur niemals oberhalb der Linea pectinea entwickelt, wo die Mukosa besser beweglich ist. So werden auch die Neigung zur Chronifizierung und die verzögerte Abheilung akuter Fissuren verständlich. Diese Veränderungen werden durch lokale Steroide verstärkt, die für eine Epithelatrophie verantwortlich sind.

Narben infolge früherer Operationen, Entbindung sowie Verletzungen während des Geburtsvorgangs reduzieren ebenfalls die Epithelelastizität und die Sphinkterdehnbarkeit beim Pressen.

Gefäßtheorie

Fissuren sind häufig verbunden mit Hämorrhoiden. Eine Beeinträchtigung der Blutversorgung in der vorderen und hinteren Mittellinie kann zur Bildung eines variköses Ulkus mit eventueller Thrombose führen. Dieses Konzept erscheint attraktiv, erklärt aber nicht das Auftreten von Fissuren bei Patienten ohne Hämorrhoiden [4].

Infektionstheorie

Nach der Infektionstheorie [50] kann sich eine Fissur aus Infektionen einer Analkrypte entwickeln. Da Analdrüsen häufiger im dorsalen Teil des Analkanals lokalisiert sind, kann ihre Infektion das Auftreten von dorsalen Fissuren erklären. Eine chronische Entzündung würde zu Fibrosierung und Verlust der Elastizität führen. Nach unserer Meinung können eine Fissur und eine Kryptitis nebeneinander vorliegen, eine Infektion führt jedoch zu einem regelrechten Ulkus und nicht zu einer Fissur. So führen z.B. Syphilis und Tuberkulose zu einer mehr oder weniger ausgedehnten Ulzeration mit einem völlig anderen Erscheinungsbild als dem einer chronischen Fissur.

Neuromuskuläre Theorie

Arabi [2] wies einen hohen Maximaldruck bei Patienten mit Analfissur nach, sogar wenn der Ruhedruck sich nicht von dem bei Patienten ohne Fissur unterschied [10, 23, 24]. Kuypers [32] beobachtete ebenfalls einen gesteigerten Analruhedruck. Northmann u. Schuster [44] haben gezeigt, daß Patienten mit einer Fissur eine abnorm „überschießende Kontraktion" des M. sphincter internus nach Rektumdehnung statt einer normalen reflektorischen Erschlaffung aufweisen. Dieses Phänomen ist verantwortlich für den Sphinkterspasmus, den akuten Schmerz bei der Defäkation und die verzögerte Abheilung. Diese Veränderungen können eine primäre Abnormität oder Folge der Fissur sein, da dieser abnorme Reflex nach Abheilung der Fissur verschwindet.

Eine Fissur ist nicht Folge eines einzelnen Mechanismus (Abb. 10.1), sondern einer Interaktion mehrerer Faktoren. Wie Arnous u. Denis [3] es ausdrücken: „Eine Fissur kann in einer Sekunde auftreten, aber die Bedingungen, die zu ihrer Bildung notwendig sind, erfordern mehrere Jahre".

Epidemiologie

Fissuren werden bei beiden Geschlechtern angetroffen, bei jungen Menschen und im mittleren Erwachsenenalter ebenso wie bei Kindern und älteren Personen. Die Lokalisation der Fissur ist unterschiedlich. In 80% der Fälle sind sie in der hinteren Mittellinie lokalisiert, in 10% ventral und in 5–10% lateral. In 4% der Fälle liegen Fissuren gleichzeitig in der vorderen und hinteren Mittellinie vor. Ventrale Fissuren werden fast ausschließlich bei Frauen gefunden [9, 18, 20, 38, 39, 50].

Subjektive und objektive Symptome

Das Hauptsymptom einer Analfissur ist ein akut auftretender Schmerz während oder unmittelbar nach der Defäkation. Der Schmerz nimmt ab, verschwindet im Verlaufe mehrerer Stunden und tritt beim nächsten Stuhlgang erneut auf. Er kann über Stunden anhalten und wird beschrieben als brennende, einschießende, schmerzhafte, ziehende Empfindung, die auf den Analrand lokalisiert wird, aber in den unteren Rücken oder in die Beine hinunter ausstrahlt. Da häufig kleinere, hellrote Blutungen beobachtet werden, klagen die Patienten über Hämorrhoiden.

Obstipation ist ein häufiges Symptom und kann verantwortlich für einen Einriß sein; der Schmerz durch die Fissur ist jedoch derart quälend, daß eine schwere Fäkalretention mit Enkopresis ausgelöst werden kann. Weiter kann es zu Störungen der Miktion kommen: Dysurie, Harnverhalten oder Änderungen der Miktionsfrequenz.

Die Diagnose kann allein durch die Anamnese gestellt werden. Es ist notwendig, durch Anamnese und körperliche Untersuchung jede Begleiterkrankung, wie z.B. eine entzündliche Darmerkrankung, ein Analkarzinom oder eine Geschlechtskrankheit, aus-

zuschließen. Die Inspektion allein reicht aus, um die Diagnose zu sichern. Die Gesäßbacken sollten vorsichtig gespreizt werden, um die Fissur darzustellen. Bei einer chronischen Läsion können eine Vorpostenfalte, fibrosierte Ränder und gelegentlich ein Fistelgang beobachtet werden.
Bei starken Schmerzen und Analspasmus kann es nützlich sein, vor der Untersuchung ein Lokalanästhetikum zu applizieren. Die Palpation bestätigt den Analsphinkterspasmus. Eine digitale Untersuchung zum Ausschluß anderer Läsionen kann bei der ersten Untersuchung unmöglich oder unvollständig sein und sollte verschoben werden. Eine instrumentelle Untersuchung sollte ebenfalls unterbleiben, da sie unnötige Schmerzen verursachen würde. Eine akute Fissur, die unter adäquater Therapie nicht abheilt, sollte biopsiert werden, um einen Morbus Crohn, ein Analkarzinom oder eine Implantationsmetastase eines Adenokarzinoms auszuschließen.

Differentialdiagnose

Die Anamnese alleine reicht aus, um die meisten mit Analschmerzen verbundenen Erkrankungen auszuschließen. Eine sorgfältige Differenzierung ist notwendig.

Perianale Eiterabsonderung

Unter den verschiedenen Graden der perianalen Eiterung kann der intersphinktere Abszeß eine Fissur vortäuschen und nur durch digitale Untersuchung in Vollnarkose bestätigt werden.

Pruritus ani

Bei Pruritus ani werden multiple oberflächliche, geradlinig verlaufende Hauteinrisse beobachtet, die niemals bis zur Linea pectinea hochreichen und Zeichen einer chronischen Irritation bei jedoch fehlendem Analspasmus aufweisen. Pruritus ani kann bei vorliegender Analfissur infolge von Sekretion und ungenügender lokaler Hygiene auftreten.

Colitis ulcerosa

Bei 7% der Patienten mit Colitis werden Fissuren beobachtet. Sie kommen multipel vor, sind breit, entzündet und liegen außerhalb der Mittellinie. Die exakte Diagnose erfolgt durch die Endoskopie.

Morbus Crohn

Bei Morbus Crohn des Anus ist die Analläsion viel größer als bei einer idiopathischen Fissur. Die Ulzeration ist ausgedehnt und wird begleitet von Ödem, überhängenden Rändern und großen Hautfalten. Die Läsion kann schmerzlos sein. Die Biopsie bestätigt die Diagnose.

Plattenepithelkarzinom des Anus

Ein Plattenepithelkarzinom des Anus oder ein ausgedehntes Adenokarzinom des Rektums können das Anoderm miteinbeziehen und heftige Schmerzen bei der Defäkation verursachen. Zum Zeitpunkt der Vorstellung befinden sich die Läsionen gewöhnlich in einem fortgeschrittenen Stadium. Die digitale Untersuchung zeigt eine Induration der lateralen Ränder und des Wundgrunds. Zur korrekten Diagnosestellung ist eine histologische Untersuchung notwendig.

Syphilis

Der Primäraffekt der Syphilis kann sich am Analrand befinden. Der Schanker ähnelt einer gewöhnlichen Fissur, tritt jedoch häufig als symmetrische Läsionen an beiden Seiten des Analkanals auf. Die Oberfläche der Läsion ist mit einem serösen Sekret bedeckt, die Läsion selbst verhärtet. Die Leistenlymphknoten sind fast immer vergrößert. Andere venerische Affektionen, wie z.B. Condylomata acuminata, können simultan auftreten. In der Regel sind die Läsionen schmerzhaft, jedoch nicht in allen Fällen. In dieser Phase wird die Diagnose durch die Dunkelfeldmikroskopie und später durch eine serologische Untersuchung bestätigt.

Tuberkulose

Es kann schwierig sein, tuberkulöse Läsionen vom Morbus Crohn zu differenzieren. Sie unterscheiden sich durch eine große, irreguläre Ulzeration mit erodierten Rändern und sind Begleiterscheinungen einer Lungentuberkulose. Biopsie und Inokulation am Meerschweinchen sollten durchgeführt werden. Nach Chemotherapie sollten tuberkulöse Läsionen wie idiopathische Fissuren konservativ behandelt werden.

Hämatologische Affektionen

Leukämische Läsionen sind verhärtet und können infiziert sein. Sie verursachen starke Analschmerzen und treten in jedem Erkrankungsstadium auf, besonders aber während einer Exazerbation. Abszesse sollten drainiert werden.

Konservative Therapie

Das Ziel der Behandlung einer akuten oder chronischen Analfissur ist es, den Circulus vitiosus von hartem Stuhl, Schmerzen und reflektorischen Spasmen zu durchbrechen. Hauptsächlich läßt sich dies durch Anwendung einfacher Maßnahmen erreichen: Stuhlregulierung durch stuhlerweichende Stoffe und ballaststoffreiche Nahrung wie Kleie zur Verhinderung von Obstipation und Laxanzienabusus sowie warme Bäder zur Beseitigung von Analsphinkterspasmen. Eine anästhetisch wirkende Salbe im Analkanal kann nützlich sein; Langzeitanwendung kann jedoch zu allergischen Hautreaktionen und Dermatitis führen. Bereits 1929 wurden von Gabriel Analdilatatoren vorgeschlagen, die mit einem anästhesierenden Gel versehen unmittelbar vor der Defäkation eingeführt werden [14, 15]. Diese Behandlungsmethode kann erfolgreich sein, ist aber sehr schmerzhaft [33]. Der Dilatator scheint zum Erfolg einer konservativen Behandlung nicht beizutragen [22, 40]. Die Injektion eines Langzeitanästhetikums unter die Fissur ist nur wenige Stunden effektiv, sie führt zu einer vorübergehenden Inkontinenz durch Paralyse des M.sphincter externus. Von einigen Autoren wurde die Injektion eines Sklerosierungsmittel, z.B. einer 5% Lösung aus Chininkarbamid, vorgeschlagen [2, 4]. Diese Injektionen, die in Frankreich sehr beliebt sind, lindern die Schmerzen, haben aber keine Wirkung auf die Wundheilung und führen zu einer hohen Komplikationsrate: Abszesse, Fisteln, Ölgranulome. Trotz der Beliebtheit dieses Verfahrens ist vermutlich nicht länger Platz für eine solche Behandlungsmethode.

Analdilatation in Narkose

Recamier [47] schlug 1838 die Sphinkterdehnung bei Analfissur vor. Die manuelle Dilatation des Anus oder eine kräftige Dehnung des Analsphinkters wurde mit 4 [19], 5 [7], oder sogar 8 Fingern [34] durchgeführt. Die Wirkung besteht darin, daß es zu einer temporären Paralyse der Mm.sphincteres ani internus und externus kommt, die mehrere Tage oder sogar eine Woche anhält. Dies führt zu einer mehr oder weniger ausgeprägten, lang anhaltenden Inkontinenz.
Die Dilatation wird in Vollnarkose durchgeführt, erfordert aber keinen Krankenhausaufenthalt. Es bleibt keine Analwunde zurück, und die Rückkehr zur Arbeit ist frühzeitig möglich. In 80–90% der Fälle ist die Schmerzerleichterung sehr gut [51]. Die Nachteile dieser Methode liegen in der Persistenz oder dem Rezidiv der Fissur in 20% der Fälle, einer unzureichenden Sphinkterkontrolle in 12–23% [7, 13, 51] und in akut thrombosierten Hämorrhoiden. Kontrollierte Untersuchungen zum Vergleich der Analdilatation mit einer lateralen Sphinkterotomie zeigen widersprüchliche Ergebnisse [13, 36].

Operative Therapie

Für die Behandlung akuter oder chronischer Fissuren sind verschiedene operative Verfahren vorgeschlagen worden.

Klassische Exzision (Abb. 10.2)

Gabriel [15] führte die Exzision der Fissur mit einem breiten Hautdreieck ein. Außerdem dehnte er den Analkanal und durchtrennte den unteren Teil des M.sphincter internus. Dieses Verfahren führt zu größeren Beschwerden beim Patienten, verzögerter Wundheilung, Blutungen, Abszeßbildung, Stenosierung, Versagen der Abheilung, Rezidiv oder Inkontinenz unterschiedlichen Ausmaßes. Hughes [30] applizierte primär ein Spalthauttransplantat, um die Heilung anzuregen. Ein Patient, der mit dieser Therapiemethode behandelt wird, sollte etwa 1 Woche im Krankenhaus bleiben, und der Stuhlgang sollte eingeschränkt werden.

Y-V-Anoplastik (Abb. 10.3)

Samson u. Stewart [49] berichteten über umfangreiche Erfahrung mit einer Y-V-Anoplastik. Ein breitbasiger Hautlappen wird nach Exzision der Fissur bis zur Linea pectinea und partieller Sphinkterotomie des M.sphincter internus mobilisiert. Der Lappen wird mit einer fortlaufenden Naht eingenäht. Die Abheilung verläuft primär ohne Narbe oder Verziehung. Das Verfahren erfordert eine beträchtliche Dissektion, eine verlängerte Operationszeit und ist komplizierter, als notwendig scheint. Die Methode ist bei Vorliegen von begleitenden Fisteln, Infektionen oder Hautirritationen nicht durchführbar.

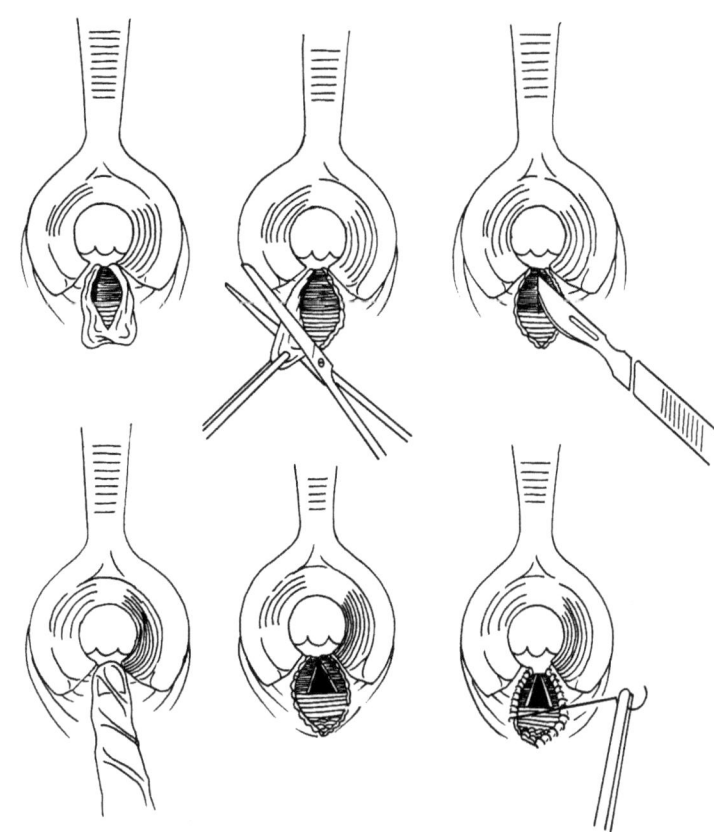

Abb. 10.2. Exzision der Fissur, partielle Sphinkterotomie und Naht der Wundränder zur Blutstillung

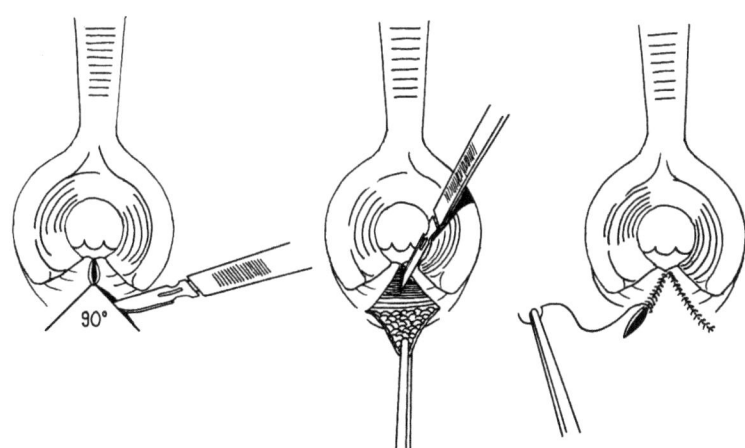

Abb. 10.3. Y-V-Anoplastik nach Fissurexzision und Sphinkterplastik

Sphinkterotomie

Die dorsale Sphinkterotomie in der Mittellinie wurde bereits im letzten Jahrhundert von Boyer [6] und Goodsall [21] durchgeführt. Miles [41] behandelte Analfissuren durch eine, wie er es nannte, „Pektenotomie", die aber tatsächlich, wie retrospektiv von Eisenhammer [11, 12] nachgewiesen wurde, eine Sphinkterotomie des unteren Teils des M. sphincter internus war.

Offene Sphinkterotomie

Die Originalmethode bestand in der Spaltung der unteren Hälfte des M. sphincter internus in der hinteren Medianlinie durch die Fissur hindurch. Alle Analhautfalten und Marisken werden exzidiert. Dieses Verfahren lindert die Schmerzen, hinterläßt aber eine Wunde, die nur sehr langsam in etwa 4–8 Wochen abheilt und zu einer Schlüssellochdeformität führt. Eine solche Deformität ist von inkompletter Konti-

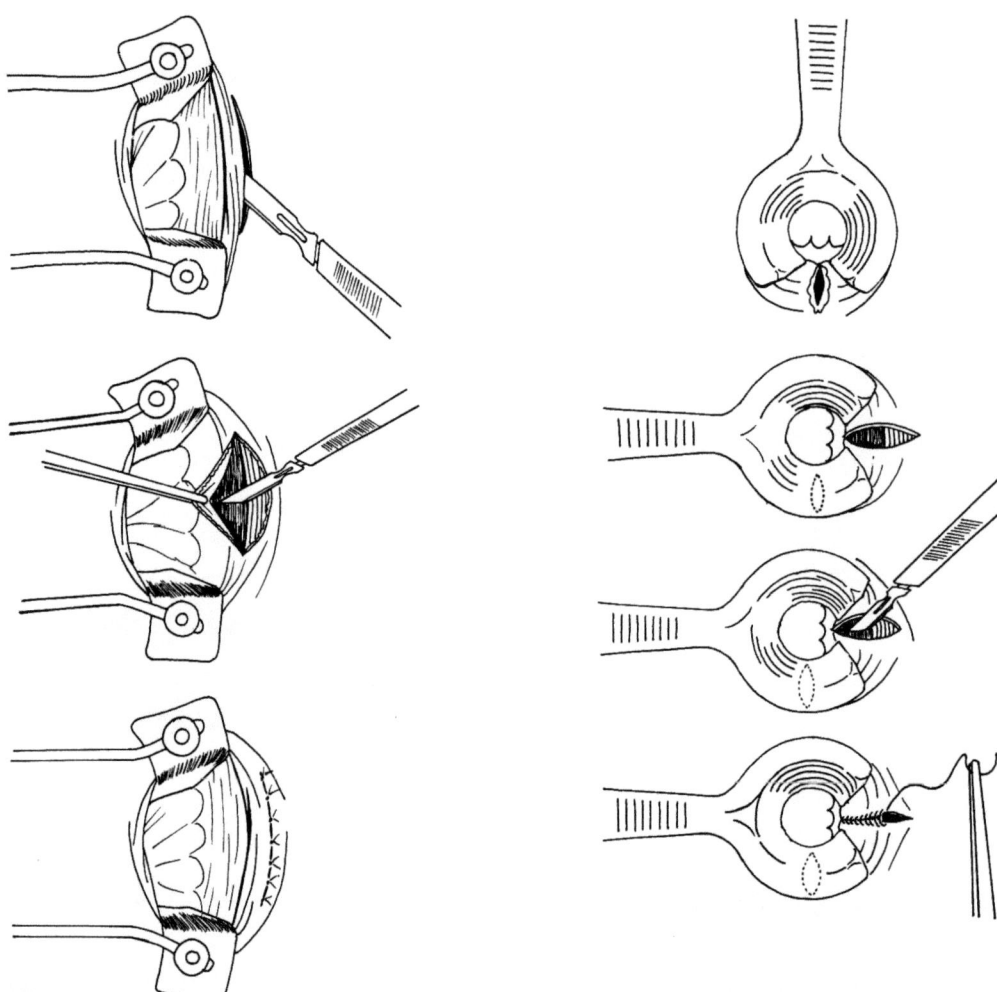

Abb. 10.4. Laterale Sphinkterotomie über eine 1 cm lange laterale Inzision

Abb. 10.5. Offene Sphinkterotomie über eine Längsinzision

nenz, Unfähigkeit, Winde oder sogar gelegentlich Fäzes zu kontrollieren, sowie Stuhlschmieren begleitet. Eisenhammer [11] meinte, daß sich diese Komplikationen durch eine laterale Sphinkterotomie vermindern ließen. Parks [45] empfahl die laterale Sphinkterotomie (Abb. 10.4). Er führte eine 1 cm lange Inzision am unteren Rand des M. sphincter internus nach Analdehnung mit dem Spreizer durch. Nach Freilegung des M. sphincter internus wird der intersphinktere Raum disseziert, und der M. sphincter internus wird von der Mukosa und vom M. sphincter externus bis zur Linea pectinea getrennt. Der innere Sphinkter wird unter Sicht längsgespalten. Blutungen werden durch Diathermie und digitale Kompression gestillt. Die Wunde wird durch Einzelnähte verschlossen. Die laterale Sphinkterotomie führt zu weniger Komplikationen, zu schnellerer Heilung und weniger Rezidiven als die dorsale Sphinkterotomie [26, 28].

Eine offene laterale innere Sphinkterotomie läßt sich auch über einen Längsschnitt durchführen (Abb. 10.5). Die Wunde wird mit einer fortlaufenden Naht aus resorbierbarem Material, z. B. 3-0 Chromcatgut verschlossen. Die Fissur selbst wird nicht behandelt, Vorpostenfalten, Marisken und prolabierende Hämorrhoiden können jedoch entfernt werden.

Eine offene, besonders laterale Sphinkterotomie kann wegen der Sphinkterdehnung eine Vollnarkose erforderlich machen. Die Ergebnisse unterscheiden sich nicht, ob der Eingriff nun in Lokalanästhesie oder Vollnarkose durchgeführt wird [16, 31]. Das Gewebe kann mit einer Lösung aus Lignocain und einem Vasokonstriktor (Adrenalin oder POR-8) infiltriert werden, um Blutungen zu vermindern und die

Dosis der für die Vollnarkose benötigten Medikamente zu reduzieren.

Subkutane Sphinkterotomie

Die subkutane innere Sphinkterotomie (Abb. 10.6 a, b) wurde von Notaras [43] beschrieben. Sie ist einfacher und schneller als die offene Sphinkterotomie, allerdings läßt sie sich weder zu Übungszwecken verwenden noch ist sie ein geeigneter Eingriff für den sic nur gelegentlich durchführenden Operateur. Sie wird am besten in Steinschnittlage ausgeführt. Der Eingriff kann ambulant durchgeführt werden [37, 48]. Nach digitaler Untersuchung wird die intersphinktere Furche palpiert. Lignocain (2–5 ml) wird mit POR-8 oder Adrenalin gemischt infiltriert. Dann wird ein Skalpell mit schmaler Klinge durch die Haut mit der flachen Seite dem Muskel anliegend eingeführt und submukös oder vorzugsweise im intersphinkteren Spalt bis auf Höhe der Linea pectinea vorgeschoben. Dann wird die Schneide gegen den inneren Sphinkter gedreht und die Sphinkterotomie durchgeführt. Sobald der Sphinkter durchtrennt ist, gibt das Gewebe nach. Durch digitale Kompression kann jegliche Blutung gestillt werden. Auch hier wird jede Begleitläsion exzidiert. Diese Form der Sphinkterotomie hinterläßt praktisch keine Wunde oder nur eine, die weniger als 5 mm lang ist. Die Wunde verheilt in wenigen Tagen. Sowohl subkutane als auch offene Sphinkterotomie führen zu einer signifikanten Druckreduktion im Analkanal [5].

Postoperative Versorgung

Die Notwendigkeit einer postoperativen Versorgung ist nach Sphinkterotomie reduziert. Sitzbäder, korrekte Analsäuberung, Wundliniment und trockene Verbände werden für 1 Woche verschrieben. Die Bildung voluminöser, weicher Stuhlmassen sollte durch Kleie oder Mittel zur Erweichung des Stuhls stimuliert werden.

Komplikationen gibt es nur wenige. Sie treten bei blinder subkutaner Sphinkterotomie seltener als nach offener auf. Dazu gehören Ekchymosen, Blutung, Abszeß, Fistel, Prolaps und leichte Inkontinenz. Erfahrung und sorgfältige Technik reduzieren

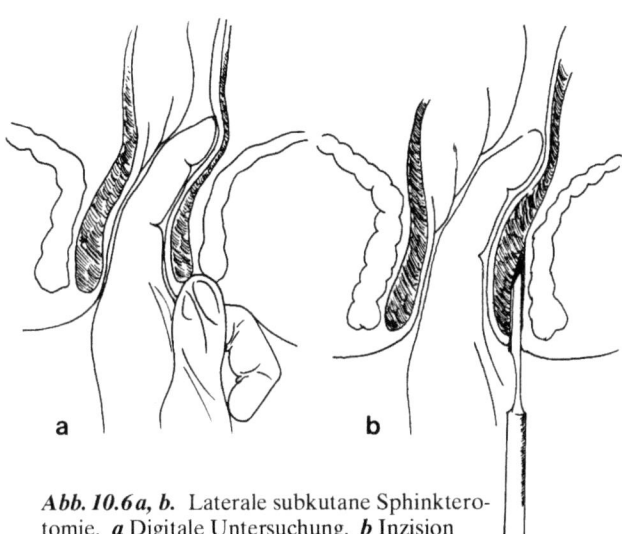

Abb. 10.6 a, b. Laterale subkutane Sphinkterotomie. *a* Digitale Untersuchung. *b* Inzision

Tabelle 10.1. Laterale interne Sphinkterotomie

Autor	Jahr	Literaturangabe	Patienten (n)	Verschlechterte Kontrolle		Stuhlschmieren (%)	Unbehandelt oder Rezidiv (%)
				Flatus (%)	Fäzes (%)		
Hardy u. Cuthbertson	1969	[25]	17	29	6–12	4	18
Hawley	1969	[26]	24	?	0	0	0
Hoffmann	1970	[28]	99	6	1	7	3
Notaras	1971	[43]	82	2	1	6	~10
Millar	1971	[42]	99	2	1	1	0
Gemsenjäger	1972	[17]	30	0	0	0	0
Fischer	1976	[19]	32	0	0	6	3
Ray	1974	[46]	21	?	?	?	0
Marti	1976	[37]	30	3,3	0	0	0
Abcarian	1977	[1]	125	0–30	0	0	1,5
Rudd	1975	[48]	200	0	0	0	0,5
Herzog	1979	[27]	33	?	0	9	3
Collopy	1979	[7]	86	17,4	11	18	53

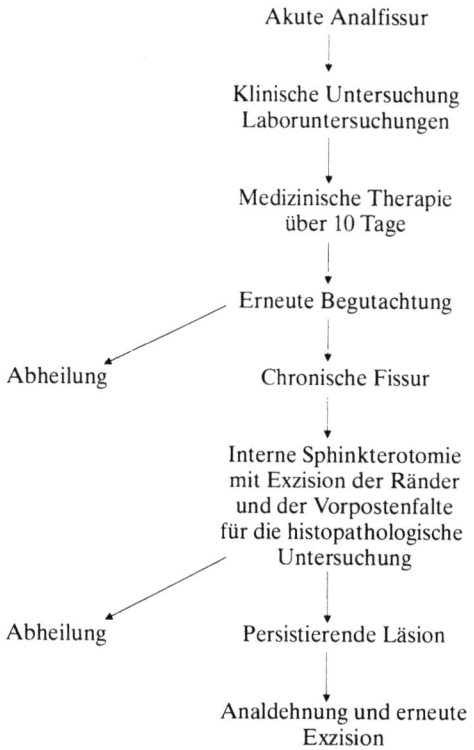

Abb. 10.7. Therapieregime für Analfissuren

die Komplikationsrate, besonders nach geschlossener Sphinkterotomie. Im Vergleich mit der Fissurexzision und der Sphinkterotomie in der hinteren Mittellinie ergibt die laterale Sphinkterotomie bessere Ergebnisse, verkürzt die Länge des Krankenhausaufenthalts, lindert die Schmerzen schneller und sichert eine raschere Abheilung [1, 27, 29].

Ergebnisse der Sphinkterotomie

Die Ergebnisse der inneren Sphinkterotomie sind sehr gut (Tabelle 10.1). In etwa 90% der Fälle verschwindet der Schmerz beim ersten Stuhlgang. Dennoch dauert die Abheilung der Fissur 2-4 Wochen. Unsere Behandlungsrichtlinien sind in Abb. 10.7 zusammengefaßt.

Literatur

1. Abcarian H (1980) Surgical correction of chronic anal fissure: results of lateral internal sphincterotomy vs fissurectomymidline sphincterotomy. Dis Colon Rectum 23: 31-36
2. Arabi Y, Alexander-Williams J, Keighley MRB (1977) Anal pressures in hemorrhoids and anal fissure. Am J Surg 134: 608-610
3. Arnous J, Denis J (1969) Les bases anatomiques et pathogéniques du traitement des fissures anales. Rev Prat 19: 1811-1818
4. Bensaude A (1972) La fissure anale. Rev Prat 22: 1779
5. Boulos PB, Araujo JO (1984) Adequate internal sphincterotomy for chronic anal fissure: subcutaneous or open technique? Br J Surg 71: 360-362
6. Boyer A (1818) Remarques et observations sur quelques maladies de l'anus. Journal complémentaire du dictionnaire des sciences médicales 2: 24
7. Collopy B, Ryan P (1979) Comparison of lateral subcutaneous sphincterotomy with anal dilatation in the treatment of fissure in ano. Med J Aust 2: 461-495
8. Crapp AR, Alexander-Williams J (1975) Fissure-in-ano and anal sclerosis. Clin Gastroenterol 4: 619-628
9. Duhamel J, Hueber D (1978) Nouvelles études statistiques portant sur 500 cas de fissures anales. Ann Gastroenterol Hepatol (Paris) 14: 35-39
10. Duthie HL, Bennett RC (1964) Anal sphincter pressure in fissure-in-ano. Surg Gynecol Obstet 118: 19-21
11. Eisenhammer S (1951) The surgical correction of chronic internal anal (sphincteric) contracture. S Afr Med J 25: 2486-2489
12. Eisenhammer S (1959) The evaluation of the internal anal sphincterotomy operation with special reference to anal fissure. Surg Gynecol Obstet 109: 583-590
13. Fischer M, Thermann M, Trobisch M, Sturm R, Hamelmann H (1976) Die Behandlung der primär-chronischen Analfissur durch Dehnung des Analkanals oder Sphincterotomie. Langenbecks Arch Chir 343: 35-44
14. Gabriel WB (1929) Treatment of pruritus ani and anal fissures; the use of anaesthetic solutions in oil. Br Med J 1: 1070-1072
15. Gabriel WB (1948) Principles and practice of rectal surgery, 4th edn. Lewis, London
16. Gatehouse D, Arabi Y, Keighley MRB, Alexander-Williams J (1978) Lateral subcutaneous sphincterotomy-local or general anaesthesia. Proc R Soc Med 71: 29-30
17. Gemsenjäger E (1972) Die Sklerose des Sphincter ani internus. Schweiz Med Wochenschr 102: 336-339
18. Goldberg S, Gordon P, Nivatvongs S (1980) Essentials of anorectal surgery. Lippincott, Philadelphia
19. Goligher J.-C. (1965) An evaluation of internal sphincterotomy and simple sphincter-stretching in the treatment of fissure-in-ano. Surg Clin North Am 45: 1299-1304
20. Goligher J.-C. (1980) Surgery of the anus, rectum and colon, 4th edn. Baillière Tindall, London
21. Goodsall DH (1892) Fissure, non-syphilitic and syphilitic of the rectum and anus. St Bartholome's Hosp Reports 28: 205-210
22. Gough MJ, Lewis A (1983) The conservative treatment of fissure-in-ano. Br J Surg 70: 175-176
23. Graham-Stewart CW (1962) The etiology and treatment of fissure-in-ano. Int Abstr Surg 115: 511
24. Hancock BD (1977) The internal sphincter and anal fissure. Br J Surg 64: 92-95
25. Hardy KJ, Cuthbertson AM (1969) Lateral sphincterotomy - an appraisal with special reference to sequelae. Aust NZ J Surg 39: 91-92
26. Hawley PR (1969) The treatment of chronic fissure-in-ano. Br J Surg 56: 916-918

27. Herzog U, Gemsenjäger E (1980) Fissura ani. Schweiz Rundsch Med 47: 1734-1743
28. Hoffmann DC, Goligher JC (1970) Lateral subcutaneous internal sphincterotomy in treatment of anal fissure. Br Med J III: 673-675
29. HSU TC, MacKeigan JM (1984) Surgical treatment of chronic anal fissure. A retrospective study of 1753 cases. Dis Colon Rectum 27: 475-478
30. Hughes ESR (1953) Anal fissure. Br Med J 2: 803-805
31. Keighley MRB, Greca F, Nevah E, Hares M, Alexander-Williams J (1981) Treatment of anal fissure by lateral subcutaneous sphincterotomy should be under general anesthesia. Br J Surg 68: 400-401
32. Kuypers HC (1983) Is there really sphincter spasm in anal fissure. Dis Colon Rectum 26: 493-494
33. Lock MR, Thomson JPS (1977) Fissure-in-ano: the initial management and prognosis. Br J Surg 64: 355-358
34. Lord PH (1972) A new approach to haemorrhoids. Progress in Surgery 10: 109-124
35. Magee HR, Thompson HR (1966) Internal anal sphincterotomy as an outpatient operation. Gut 7: 190-193
36. Marby M, Alexander-Williams J, Buchmann P et al. (1979) A randomized controlled trial to compare anal dilatation with lateral subcutaneous sphincterotomy for anal fissure. Dis Colon Rectum 22: 308-311
37. Marti M.-C. (1976) Les fissures anales. Praxis 65: 1398-1403
38. Marti M.-C. (1979) Les fissures anales. Méd Hyg 37: 285-288
39. Mazier WP (1972) An evaluation of the surgical treatment of anal fissures. Dis Colon Rectum 15: 222-227
40. McDonald P, Driscoll AM, Nicholls RJ (1983) The anal dilator in the conservative management of acute anal fissures. Br J Surg 70: 25-26
41. Miles WE (1944) Rectal surgery - a practical guide to the modern surgical treatment of rectal diseases. Cassell, London
42. Millar DM (1971) Subcutaneous lateral internal anal sphincterotomy for anal fissure. Br J Surg 58: 737-739
43. Notaras MJ (1971) The treatment of anal fissure by lateral subcutaneous internal sphincterotomy - a technique and results. Br J Surg 58: 96-100
44. Northmann BJ, Schuster MM (1974) Internal anal sphincter derangement with anal fissures. Gastroenterology 67: 216-220
45. Parks AG (1967) The mangement of fissure-in-ano. Br J Hosp Med 1: 737-738
46. Ray JE, Penfold JCB, Gathright JB, Roberson SH (1974) Lateral subcutaneous internal anal sphincterotomy for anal fissure. Dis Colon Rectum 17: 139-144
47. Recamier JCA (1838) Extension, massage et percussion cadencée dans le traitement des contractures musculaires. Revue médicale française et étrangère 1: 74-89
48. Rudd WWH (1975) Lateral subcutaneous internal sphincterotomy for chronic anal fissure: an outpatient procedure. Dis Colon Rectum 18: 319-323
49. Samson RB, Williams RC, Stewart RC (1970) Sliding skin grafts in the treatment of anal fissures. Dis Colon Rectum 13: 372-375
50. Soullard J (1975) Proctologie. Masson, Paris
51. Watts J MCK, Bennett RC, Goligher JC (1964) Stretching of anal sphincters in the treatment of fissure-in-ano. Br Med J 2: 342-343

11 Anorektale Abszesse und Fisteln

M.-C. Marti

Anorektale Abszesse und Fisteln gehören zu den häufigsten anorektalen Läsionen. Da anorektale Abszesse häufig zu mehr oder weniger komplexen und ausgedehnten Fisteln führen, sollten die beiden pathologischen Befunde als eine Einheit angesehen werden. Abszesse und Fisteln sind 2 Phasen derselben Erkrankung: des fistelnden Abszesses [9]. Aus praktischen und therapeutischen Gründen sollten sie jedoch getrennt betrachtet werden.

Abszesse

Ätiologie

Septische perianale Erkrankungen können ätiologisch verschiedene Ursachen haben. Sie können Folge von Hautläsionen sein, wie Hidradenitis suppurativa, lokalisierter Pyodermie oder Infektion eines Talgdrüsenadenoms. Sie können nach einem perianalen Trauma auftreten: Injektionen, z.B. bei der Sklerotherapie von Hämorrhoiden, Operationswunden, Einspießung verschluckter Fischgräten oder Kaninchenknochen, Einführung scharfer Fremdkörper in den Analkanal. Auch kann eine Analfissur mit Hautfalte durch einen Abszeß kompliziert werden. Üblicherweise hat jedoch ein perianaler Abszeß einen kryptoglandulären Ursprung [14].

Die Analdrüsen, 1844 von Hermann u. Desfosses beschrieben [19], liegen im intersphinkteren Raum und sezernieren über einen Ausführungsgang, der durch den M. sphincter internus hindurch bis an die Basis einer Analkrypte in Höhe der Linea pectinea zieht (Abb. 11.1 a, b).

Nicht alle Krypten enthalten Analdrüsen, und es können sich auch 2 Drüsen in eine Krypte entleeren. Eine höhere Analdrüsendichte befindet sich in der dorsalen Hälfte des Anus. Zystenbildung kann vorliegen. Stase, erhöhter Rückstaudruck infolge des Verschlusses eines Ausführungsgangs durch Stuhlmaterial, Fremdkörper oder Trauma führen zu Stase und sekundärer Infektion mit Abszeßbildung im intersphinkteren Raum. Die Isolation darmspezifischer Organismen, wie aerober Kolonkeime und Bacteroides fragilis, in der Eiterabstrichkultur bestätigt meist die kryptoglanduläre Genese von Analfisteln [11, 16].

Infektionsausbreitung

Eine Infektion kann sich ausbreiten und den Weg des geringsten Widerstands suchen (Abb. 11.2 a-c). Sie kann sich nach distal in den intersphinkteren Raum hin ausbreiten und zu einem perianalen Abszeß führen, nach kranial innerhalb der Längsmuskelschicht in der Darmwand vordringen und einen intermuskulären Abszeß verursachen oder außerhalb der Darmwand nach oben ziehen und zu einem supralevatorischen Abszeß führen. Die Infektion kann sich auf jeder Höhe durch den äußeren Sphinkter hindurch ausbreiten und einen ischiorektalen Abszeß verursachen, der sich dann ebenfalls nach kranial oder kaudal

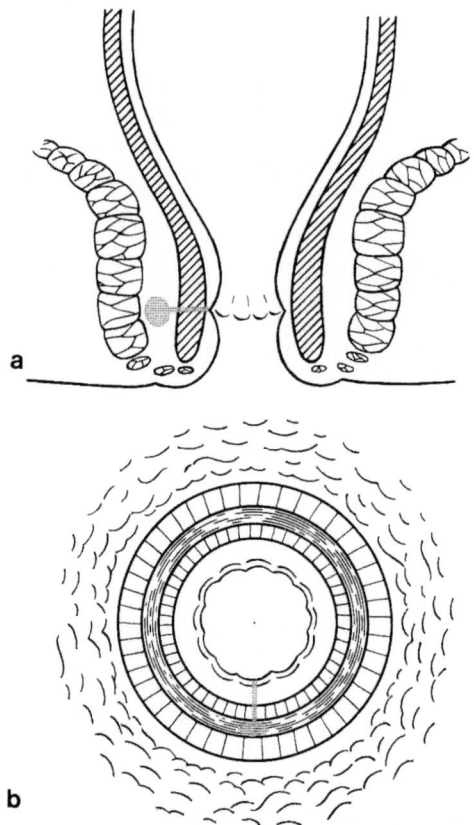

Abb. 11.1 a, b. Lokalisation der intersphinkteren Analdrüsen in Längsschnitt *(a)* und Querschnitt *(b)*

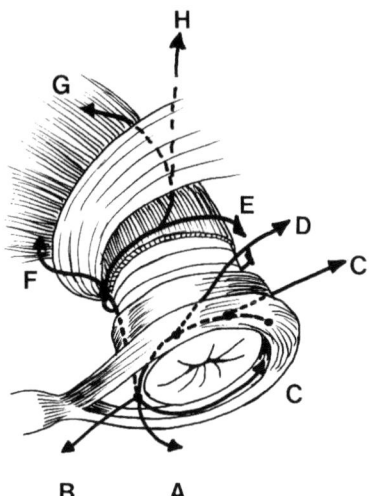

Abb. 11.3. Unterschiedliche Ausdehnungsmöglichkeiten von Analabszessen. *A* intersphinkter, *B* paraanal, *C* Hufeisenform, oberflächlich, *D* Hufeisenform, oberflächlich, *E* Hufeisenform, tief, *F* ischiorektal, *G* pelvirektal, *H* supralevatorisch

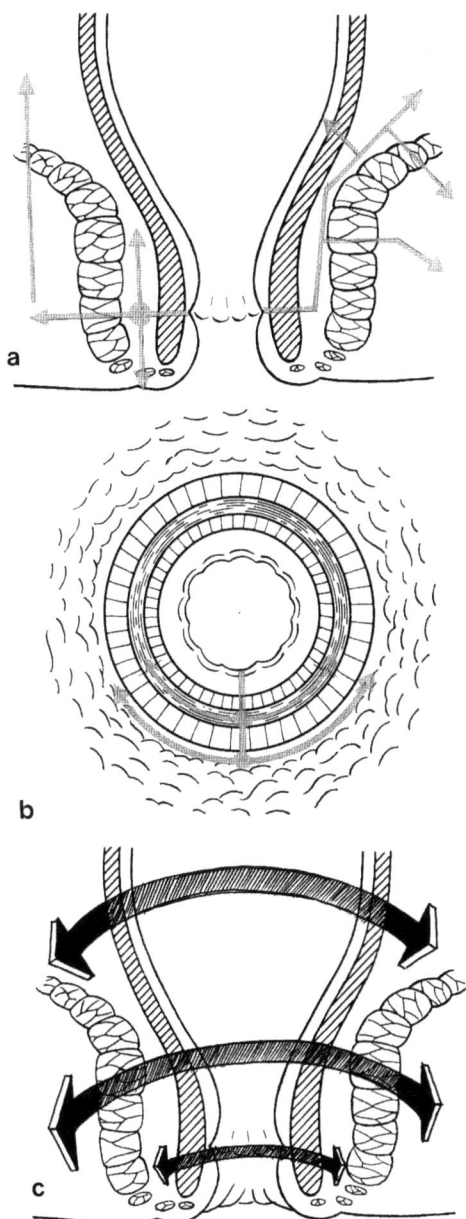

Abb. 11.2 a–c. Mögliche Ausbreitungswege eines Analabszesses nach kaudal und kranial sowie entlang der verschiedenen anatomischen Ebenen und Fettgeweberäume des Perineums

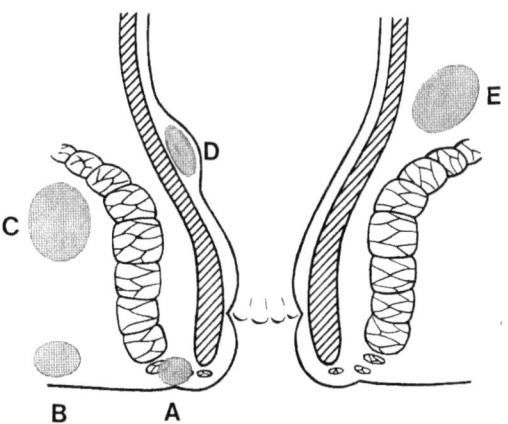

Abb. 11.4. Einteilung der Analabszesse. *A* perianal, *B* perineal, *C* ischiorektal, *D* submukös, *E* pelvirektal

ausbreiten kann. Weiter ist eine zirkuläre Ausbreitung in jeder Höhe innerhalb des interspinkteren Spalts, in den Ischiorektalraum oder den Raum oberhalb des Levators möglich. Der Abszeß kann sich von einer Fossa ischiorectalis bis zur kontralateralen über den Zwischenraum von Courtney oder den tiefen postanalen Spalt (Abb. 11.3) [17] ausbreiten und zu einem sog. Hufeisenabszeß führen.

Ein pelvirektaler Abszeß, der von einer kryptoglandulären Infektion ausgeht und sich oberhalb des M. levator ani in engen Kontakt mit der Rektumwand und unter dem Peritoneum ausbreitet, ist selten; ein solcher Abszeß entsteht häufiger bei pathologischen Veränderungen im kleinen Becken.

Die Lokalisation anorektaler Abszesse läßt sich entsprechend Abb. 11.4 klassifizieren. Die Inzidenz der verschiedenen Lokalisationen anorektaler Abszesse (Tabelle 11.1) variiert innerhalb der publizierten Serien aus verschiedenen Gründen: Klassifizierung und Patientenrekrutierung sind in verschiedenen Institu-

Tabelle 11.1. Häufigkeit der verschiedenen Typen anorektaler Abszesse (in Prozent)

	Ellis 1953 [10]	Goldberg et al. 1980 [13]	Abcarian 1989 [1]
Perianal	54,5	26	44,6
Intersphinkter		16	22,9
Ischiorektal	39	54	22,4
Supralevatorisch		4	6,2
Submukös, hoch intramuskulär	0		3,9
Atypisch	6,5		

tionen unterschiedlich. Analabszesse können durch eine ausgedehnte perineale Gangrän infolge von Streptokokken, Pseudomonas aeruginosa, gemischt aerob und anaerobe Infektionen und reine Clostridienerreger kompliziert werden [5, 33, 43, 44]. Die Fournier-Erkrankung ist eine ungewöhnliche Gangränart mit Einschluß des Skrotums und des Perineums (s. Kap. 31). Diese nekrotisierende Infektion, die eine ausgedehnte Hautexision erforderlich macht, kann sekundär nach einem Analabszeß oder Fistelabszeß auftreten [7, 12, 42]. Auch Tetanus wurde als Komplikation anorektaler Chirurgie und analer Abszesse beschrieben [31]. Therapieverzögerung, inadäquate Untersuchung und primäre Drainage können zu einer ausgedehnten Infektion mit tödlichem Ausgang führen [4, 28].

Subjektive und objektive Symptome und Diagnose

Die Hauptsymptome eines Abszesses sind ein unangenehmes Gefühl, perianale Schmerzen und Schwellung. Die Symptome entwickeln sich mehr oder weniger schnell innerhalb von Stunden oder Tagen. Sie werden durch Sitzen, Gehen und Defäkation verstärkt. Kleinere anale Blutungen und Ausfluß geringer Eitermengen können auftreten, wenn der Abszeß in den Analkanal eröffnet ist. Eine offensichtliche Ursache für die Schmerzen wird gewöhnlich entdeckt: Schwellung, Empfindlichkeit und Induration bei Palpation, Asymmetrie der Gesäßhälften, Rötung, oberflächliche Zellgewebeentzündung oder sogar Hautgangrän. Die inguinalen Lymphknoten können vergrößert sein. Allgemeine körperliche Symptome, wie Fieber, Schüttelfrost, Unwohlsein und Tachykardie, treten häufiger bei höher im kleinen Becken gelegenen Abszessen auf als bei den mehr oberflächlichen. In schwersten Fällen können die Patienten wegen hohen Fiebers unbekannter Ursache oder einer akuten Harnverhaltung stationär aufgenommen werden. Nur eine sorgfältige rektale Untersuchung deckt die Entwicklung eines hohen anorektalen Abszesses auf.

Die bidigitale Untersuchung ermöglicht die Beurteilung einer Induration im tiefen dorsoanalen Raum und in den ischio- und/oder pelvirektalen Räumen. Ein kleiner intersphinkterer Abszeß kann sehr schmerzhaft sein und mit einer akuten Analfissur verwechselt werden. Eine Untersuchung in Vollnarkose kann erforderlich sein, um die Palpation eines kleinen Knotens, der nicht größer ist als ein Reiskorn und sich innerhalb des intersphinkteren Spalts auf Höhe der Linea pectinea befindet, zu ermöglichen [35]. Eine anorektale Untersuchung mit Sigmoidoskopie muß aus 3 Gründen unabhängig vom Stadium der Erkrankung durchgeführt werden:

- um die Analkrypte zu identifizieren, die für die Infektion verantwortlich ist,
- um ggf. eine zugrundeliegende septische oder entzündliche Proktitis aufzudecken,
- um nach einem perforierten Karzinom des Anorektums zu suchen.

Bei Männern sollte ein Abszeß ventral des Anus von einem periurethralen Abszeß, bei Frauen von einer Infektion der Bartholin-Drüsen unterschieden werden.

Eine innere Fistelöffnung kann bei sorgfältiger Untersuchung bei etwa 30-40% der Patienten identifiziert werden, bei denen eine Abszeßeröffnung erfolgt [30, 40]. Es ist möglich, daß die Fistelöffnung zum Zeitpunkt der ursprünglichen Abszeßeröffnung nicht gefunden wird, da das Gewebe durch den septischen Zustand aufgequollen und entzündet ist. Zudem kann sie auch infolge eines spontanen Verschlusses nicht erkannt werden [9]. Ein Drittel der Patienten hat eine Anamnese mit anorektalem Abszeß, der spontan perforierte und operativ eröffnet wurde oder sich spontan zurückbildete [41].

Behandlung der anorektalen Suppuration

Bei der Therapie anorektaler Abszesse müssen einige Richtlinien beachtet werden:

- Spontane Abheilung und vollständige Auflösung ohne Suppuration der perianalen Zellgewebeentzündung sind sehr selten und sollten nicht erwartet werden.
- Breitbandantibiotika ohne Drainage verzögern die dringend notwendige Operation und führen zu komplexeren Läsionen.
- Mikrobiologische Untersuchungen müssen durchgeführt werden, um das Vorliegen eines Fistel-

gangs zu bestätigen oder auszuschließen und um den Nachweis für eine venerische Analerkrankung zu erhalten.
- Eine Inzision sollte nicht aufgeschoben werden.
- Es muß sorgfältig nach einem Fistelkanal gefahndet werden, der in 30–40% der Abszesse gefunden werden kann. Eine Freilegung oder einzeitige Operation sollte nur von einem erfahrenen, gut ausgebildeten Operateur durchgeführt werden.

Operative Therapie perianaler Abszesse

Ein perianaler Abszeß kann fast immer ambulant in Lokalanästhesie inzidiert werden. Die Haut muß rasiert und mit antiseptischer Lösung vorbereitet werden; 2 ml 0,5%iges Lidocain mit einem Vasokonstriktor werden an der empfindlichsten Stelle in die Haut injiziert. Die Inzision muß radial erfolgen und lang genug sein, um einen freien Abfluß zu gestatten (Abb. 11.5 a–c). Es kann eine rautenförmige Hautinsel exzidiert werden, um einen verfrühten Verschluß mit Rezidiv des Abszesses zu verhindern. Eine Tamponade zur Blutstillung sollte auf ein Minimum reduziert werden, da sie den Abfluß behindert.

Operative Therapie intersphinkterer Abszesse

Regionalanästhesie oder Vollnarkose ist erforderlich, um die Untersuchung und adäquate Darstellung zu ermöglichen. Die Inzision beginnt in Höhe der intersphinkteren Furche, unmittelbar über dem unteren Rand des M. sphincter internus (Abb. 11.6 a–c). Das Anoderm wird inzidiert, oder es wird ein Streifen daraus bis in Höhe der Linea pectinea exzidiert. Die Fasern des M. sphincter internus werden vom unteren Ende bis zur höchsten Ausdehnung der Abszeßhöhle

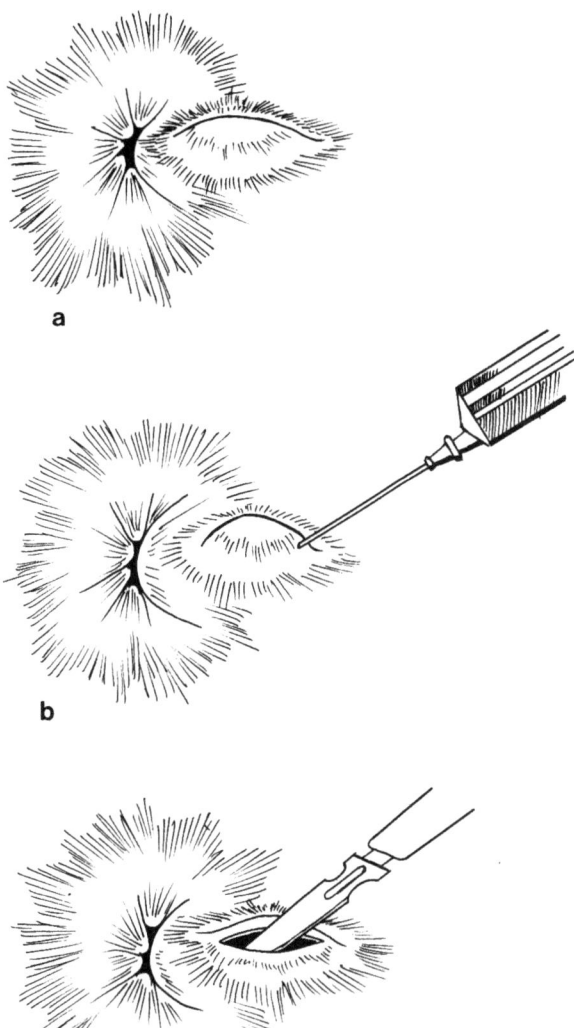

Abb. 11.5 a–c. Inzision und Drainage eines Analabszesses

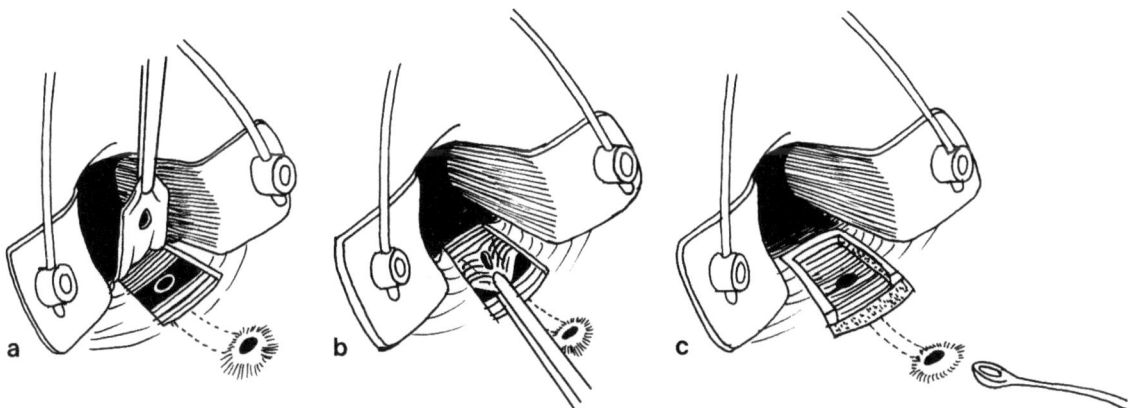

Abb. 11.6 a–c. Therapie eines intersphinkteren Abszesses. Exzision eines Anodermlappens, Spaltung des inneren Sphinkters und Kürettage des intersphinkteren Zwischenraums. Wird ein Fistelgang gefunden, so kann er kürettiert werden

durchtrennt. Der intersphinktere Raum wird gesäubert, und zur Entfernung aller Reste der infizierten Analdrüse wird eine Kürettage durchgeführt.

Operative Therapie ischiorektaler und pelvirektaler Abszesse

Diese Läsionen liegen zu tief, um in Lokalanästhesie behandelt werden zu können; es ist eine Kaudal-, Regional- oder Allgemeinanästhesie erforderlich. Nach Durchführung einer Proktoskopie zur Identifizierung der am Prozeß beteiligten Krypte erfolgt die radiale Inzision des Perianalgewebes bis in den Ischiorektalraum. Wird durch die bidigitale Untersuchung eine Ausdehnung bis in den Pelvirektalraum bestätigt, werden die Fasern des M. levator ani gespalten, um eine Drainage der am höchsten gelegenen Abszeßhöhlen zu ermöglichen (Abb. 11.7). Ein Gummirohr- oder Penrose-Drain wird eingelegt und mit einer Naht an der Haut fixiert. Nach vorsichtiger Kürettage werden die Wunden locker mit Gazeverbandmaterial über 24–48 h austamponiert. Ein 2. Eingriff ist erforderlich, um den transsphinkteren Fistelgang zu versorgen.

Ein vom Analkanal ausgehender Abszeß des kleinen Beckens sollte niemals ins Rektum drainiert werden, da dies zu einer extrasphinkteren Fistel führen würde, deren Therapie ein viel schwierigeres therapeutisches Problem ist. Ist der Beckenabszeß durch eine Erkrankung im kleinen Becken, z. B. eine komplizierte Divertikulitis, Morbus Crohn oder Appendizitis verursacht, sollte er durch die Bauchwand oder wie ein Douglas-Abszeß in das Rektumlumen abgeleitet werden.

Operative Therapie von dorsoanalen und Hufeisenabszessen

Ein tiefer dorsoanaler Abszeß sollte durch eine dorsale radiale Inzision in der Mittellinie eröffnet werden. Die Primäröffnung befindet sich gewöhnlich in einer Krypte in der hinteren Mittellinie. Sie läßt sich leicht identifizieren, da man beobachten kann, wie sich Eiter daraus entleert. Eine Sonde wird in den Fistelgang eingeführt und bis in den tiefen dorsoanalen Raum vorgeschoben. Die radiale Inzision erfolgt auf der Sonde. Der dorsoanale Raum wird eröffnet, um einen freien Abfluß aus dem mit Eiter gefüllten Raum zu erreichen (Abb. 11.8). Der Fistelgang sollte nicht durch eine sofortige Fistulotomie freigelegt werden, um eine ausgedehnte Sphinkterschädigung zu vermeiden. Es wird eine Fadendrainage eingelegt, um den Fistelgang zu einem späteren Zeitpunkt leicht wieder auffinden zu können

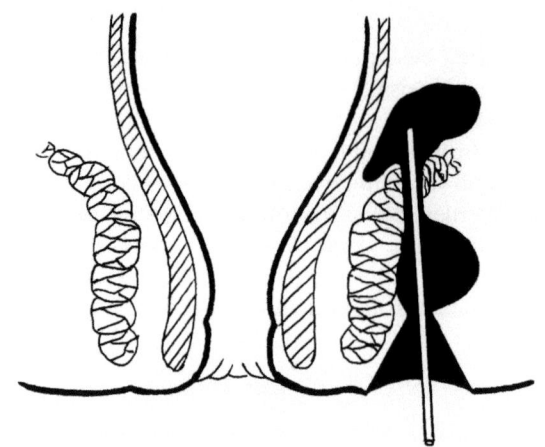

Abb. 11.7. Drainage eines pelvirektalen Abszesses über den Ischiorektalraum

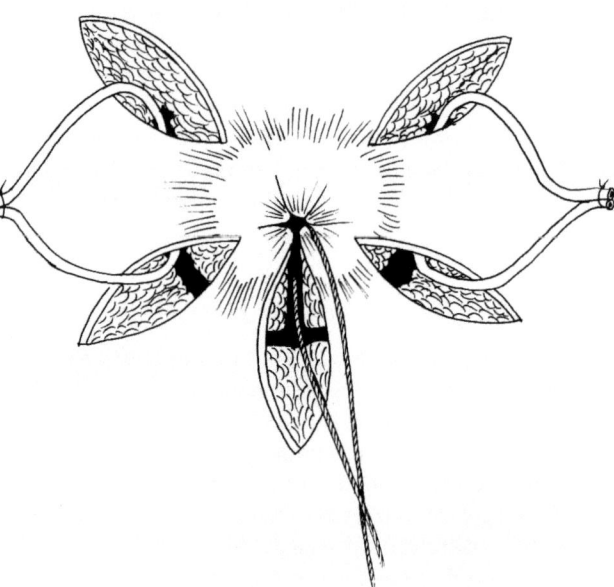

Abb. 11.8. Hufeisenabszeß. Der postanale Raum ist eröffnet. Eine Fadendrainage durch den dorsalen Gang ist eingelegt. Die lateralen und ventralen Ausläufer des Abszesses werden durch mehrere radiale Inzisionen drainiert

und einen besseren Abfluß zu ermöglichen. Im Falle eines Hufeisenabszesses werden die lateralen und ventralen Abszeßausläufer über eine oder mehrere separate radiale Inzisionen auf jeder Seite drainiert. Die lateralen Schenkel des Abszesses werden kürettiert und anschließend drainiert sowie separat austamponiert.

Primärnaht unter systemischem Antibiotikaschutz

Einige oberflächlich gelegene Abszesse lassen sich evtl. nicht nur durch die klassische Methode von Inzision und Drainage, sondern auch durch Inzision, Kürettage und Primärnaht unter Abdeckung durch eine hochdosierte systemische Breitbandantibiotikatherapie versorgen [10, 22, 45, 48] (Abb. 11.9a–c). Mit der intravenösen Antibiotikatherapie sollte vor Narkoseeinleitung begonnen werden. Von Bakterienabstrichen werden Kulturen angelegt. Das gesamte Granulationsgewebe sowie die fibröse Auskleidung der Abszeßhöhle sollten entfernt werden, um eine saubere, gut blutende Höhle mit guter Antibiotikaaufnahme zu erhalten. Es werden tiefe, vertikale Matratzennähte aus nichtresorbierbarem monofilem Nahtmaterial gelegt, um die gesamte Höhlung zu verschließen. Antibiotika werden über 5–10 Tage verabreicht; die Auswahl des Antibiotikums erfolgt anhand der Ergebnisse der Bakterienkulturen. Die Nähte werden am 5. oder 7. Tag gezogen. Bei Rezidiv oder Ausbreitung des entzündlichen Prozesses müssen die Nähte früher entfernt werden.

Diese Therapie gestattet eine ambulante Behandlung und vermeidet die notwendigen häufigen und schmerzhaften Verbandwechsel. Sie weist jedoch leider eine Rezidivrate von wenigstens 15 % (da die kryptoglanduläre Ursache der Läsion nicht adäquat behandelt wurde) und eine Rate von 7 % an sekundären Fisteln auf und läßt sich daher nicht mehr empfehlen.

Sind Antibiotika notwendig?

Da Antibiotika die Ursache einer anorektalen Infektion nicht beseitigen, haben sie bei der Versorgung anorektaler Abszesse kaum eine Indikation. Sie sind nützlich bei ausgedehnter Zellgewebeentzündung, um eine bakterielle Aussaat durch den operativen Eingriff zu verhindern. Sie müssen gegeben werden bei Diabetes, Immunsuppression, Herzklappenerkrankungen oder wenn der Patient Prothesenmaterial trägt.

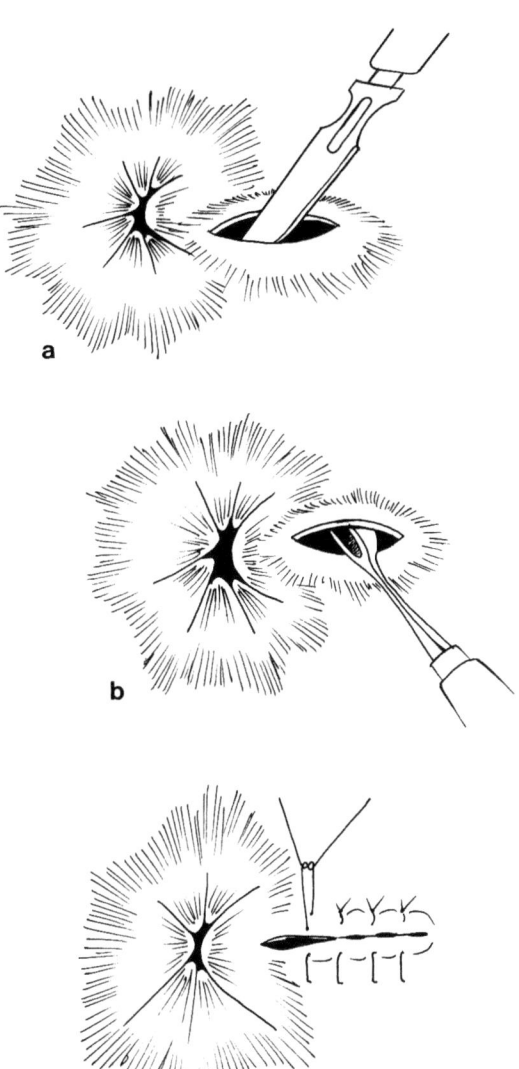

Abb. 11.9 a–c. Matratzennaht eines Abszesses. Nach Inzision, Kürettage und Exzision von Granulations- und Bindegewebe wird die Höhle mit einer tief durchgreifenden Matratzennaht aus nichtresorbierbarem, monofilem Nahtmaterial verschlossen, die die gesamte Exzision umfaßt

Ein- oder zweizeitige Operation, Wert der Fadendrainage

Bei der Behandlung eines akuten Abszesses kann die primäre Öffnung in einer Krypte identifiziert werden. Es kann eine einzeitige oder zweizeitige Operation in Erwägung gezogen werden. Eine einzeitige Operation ist möglich bei Vorliegen eines intersphinkteren Abszesses oder einer unteren transsphinkteren Fistel. Die Freilegung sollte nur durchgeführt werden, wenn sie zu einer minimalen Sphinkterdurchtrennung führt. In jedem anderen Fall sollte eine zweizeitige Operation geplant werden. Der Abszeß wird inzidiert und wie beschrieben drainiert, der Fistelgang sollte mit einer Fadendrainage versorgt werden [39].

Es werden nichtresorbierbare monofile Fäden von der Abszeßinzision aus entlang des Fistelkanals zur primären Krypte oder auch in entgegengesetzte Richtung eingelegt. 3 oder 4 3-0-Nylon- oder Polyesterfäden werden eingelegt, die einzeln und locker ohne Spannung verknotet werden, da die Enden eines einzelnen kräftigen Fadens aufgrund der verletzten Perinealhaut schmerzhaft sein können und die Knoten von mehreren miteinander verknoteten Fäden sich frühzeitig lockern könnten.

Die Fadendrainage ermöglicht den Abfluß und fördert die Fibrosierung um den Fistelkanal herum. In der zweiten Phase kann durch Zug an der Fadendrainage die Dicke des unverletzt bleibenden Analmuskels festgestellt und die Therapiemodalität entsprechend des Ausmaßes des betroffenen Sphinkters ausgewählt werden: Fistulotomie, Fistelausschneidung, Rerouting oder Verschiebelappenplastik.

Postoperative Versorgung nach Abszeßeröffnung

Die Wunden werden mit trockener Gaze verbunden, nicht mit in Vaseline getränkter Gaze, damit kleinere Restansammlungen von Eiter vermieden und die weiteren Verbandwechsel erleichtert werden. Der Patient sollte nach jedem Stuhlgang baden oder duschen, und die Wunde sollte wenigstens 3mal täglich gereinigt werden. Nach einem kurzen Krankenhausaufenthalt muß die Wunde wöchentlich kontrolliert werden, bis sie vollständig abgeheilt ist. Wird ein Fistelgang primär möglicherweise nicht gefunden, dann muß 2–3 Wochen später sorgfältig danach gesucht werden. Ein Zweiteingriff kann geplant werden, sobald eine ausreichende Wundheilung erreicht ist, gewöhnlich nach 3–6 Wochen.

Analfistel

Ätiologie

Nur 10% der Analfisteln haben eine spezifische Ätiologie (Tabelle 11.2); 90% der Fälle sind kryptoglandulären Ursprungs [1]. Bei annähernd $^1/_3$ der Patienten fehlt ein Abszeß in der Anamnese; in diesen Fällen ist Sekretion das erste Anzeichen des Leidens [37, 41]. In einer Untersuchung von 562 aufeinanderfolgenden Fistelabszessen (unveröffentlichte Daten) konnten 190 Fistelgänge bei der Erstuntersuchung gefunden werden; 101 Fisteln wurden bei der 2. Untersuchung entdeckt. In 143 Fällen mit Fistelgängen wurden keine Abszesse festgestellt; 209 Abszesse, bei denen bei der ersten Untersuchung oder auch später über einen Zeitraum von 5 Jahren kein Fistelgang gefunden werden konnte, wurden inzidiert.

Die spezifische Ätiologie von Analfisteln muß so früh wie möglich erkannt werden, um das Risiko einer inadäquaten Therapie zu vermeiden. Besonders in Fällen von Morbus Crohn können mehr oder weniger ausgedehnte Läsionen im distalen Kolon beobachtet werden. In $^1/_3$ dieser ursprünglich vom intestinalen Morbus Crohn freien Fälle entwickelt sich die Erkrankung innerhalb von 5 Jahren (s. Kap. 13).

Tabelle 11.2. Ätiologie anorektaler Fisteln

Unspezifisch (90%)
  Kryptoglandulären Ursprungs

Spezifisch (10%)
  Anorektale Erkrankung
    Analfissur
    Hämorrhoidektomie
    Sklerotherapie von Hämorrhoiden
  Entzündliche Darmerkrankung
    Morbus Crohn
    Colitis ulcerosa
  Infektionen
    Tuberkulose
    Aktinomykose
    Lymphogranuloma venereum
    Bursitis ischiadica
  Malignität
    Analkarzinom
    Tiefes Rektumkarzinom
    Blutdyskrasie
    Nach Bestrahlung
  Trauma
    Penetrierende Verletzungen
    Episiotomie
    Prostataoperation
    Verschluckte Fremdkörper
    Pfählung
    Verletzungen durch Einlauf

Subjektive und objektive Symptome

Anorektale Fisteln verursachen eine chronische, purulente, fäkulente oder blutig-seröse Sekretion mit Irritation der Haut. Intermittierende Schwellungen, Schmerzen oder sogar Fieber sind Folge einer fäkalen Stase im Fistelgang; Spontanruptur und Entleerung führen zu einer Besserung. Häufiger wird bei Fehlen einer akuten Eiterung eine Fistel als eine sezernierende Öffnung im Perinealbereich beobachtet. Eine lange Anamnese kann zur Bildung mehrerer lateraler Sekundäröffnungen im Sinne eines „Gießkannen"-Phänomens führen.

Untersuchung

Liegt kein Abszeß vor, dann ist die Palpation schmerzlos, und der untersuchende Arzt kann eine strangförmige, indurierte Struktur tasten, die mehr oder weniger radial von der sezernierenden Fistelöffnung in Richtung Analkanal verläuft. Verläuft der Fistelkanal hoch, dann ist die perineale Palpation nahe dem M. sphincter externus insuffizient. In diesem Fall ist eine bidigitale Untersuchung nützlich, um festzustellen, daß der fibröse Fistelgang durch den M. sphincter externus zieht, und um eine Einziehung

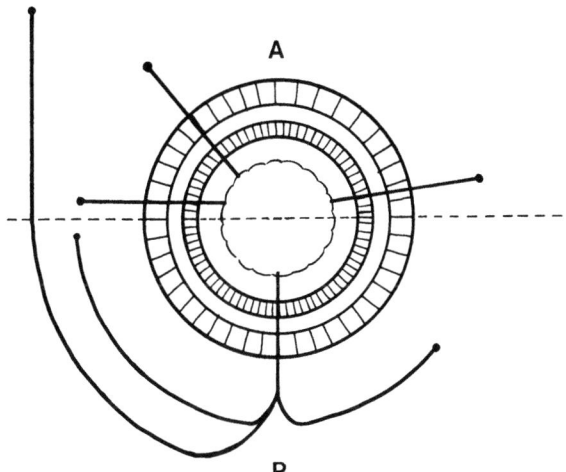

Abb. 11.10. Regel nach Goodsall. Ventrale Fistelgänge *(A)* verlaufen geradlinig, während dorsale Gänge *(P)* gekrümmt sind. Ventrale Sekundäröffnungen, die sich mehr als 3 cm vom Analrand entfernt befinden, kommunizieren über einen gekrümmt verlaufenden Fistelgang mit einer dorsal gelegenen Analdrüse

im Bereich einer Analkrypte zu palpieren. Es sollte eine primäre Öffnung gefunden werden, wenn dies nicht bereits schon bei der Abszeßeröffnung geschehen ist.

Die Goodsall-Regel ist immer noch recht nützlich [15] (Abb. 11.10): Fisteln, die vor einer imaginären Linie, die horizontal durch den Anus verläuft, austreten, zeigen einen direkten Verlauf zum Anus, während jene, deren äußere Öffnung hinter dieser Linie liegt, einen gekrümmten Verlauf aufweisen und gewöhnlich den Analkanal in der Mittellinie erreichen. Ventrale Öffnungen, die weiter als 3 cm vom Analrand entfernt liegen, verlaufen ebenfalls nach dorsal gekrümmt.

Die Identifikation des Fistelgangs erfolgt am besten mit einer gebogenen Knopfsonde, die durch die Sekundäröffnung eingeführt wird. Dies ist ein sehr schmerzhafter Eingriff, der den Gang traumatisiert und zu einer Via falsa in den Analkanal führen kann. Die Untersuchung erfordert daher eine Anästhesie. Die primäre Öffnung in der Tiefe einer Analkrypte läßt sich entsprechend der Goodsall-Regel unter Verwendung eines stumpfen Kryptenhäkchens identifizieren.

Die Injektion von Luft in die Sekundäröffnung hilft, die Primäröffnung zu identifizieren, und weitet den Fistelkanal bis zu einem gewissen Grad auf. Der Luftaustritt in das Lumen des Analkanals wird durch die Empfindung von Luftblasen am Finger oder durch eine Anoskopie bestätigt. Luft ist sehr viel nützlicher als die Injektion einer Farblösung, da sie die verschiedenen Strukturen nicht anfärbt. Da diese Untersuchung im Gegensatz zur Anwendung von Metallsonden schmerzlos ist, kann sie ohne Anästhesie durchgeführt werden.

Eine Fistulographie ist nützlich, um bei komplizierten und/oder rezidivierenden Fisteln das Gangsystem zu identifizieren. Röntgenaufnahmen in Rükken- und Seitlage sollten mit einer im Analkanal liegenden Sonde angefertigt werden. Seit kurzem wird in Fällen einer Mitbeteiligung angrenzender Organe das Computertomogramm zusammen mit Fistulographie und endoanaler Ultrasonographie angewendet.

Klassifikation

Ein Fistelgang kryptoglandulären Ursprungs durchzieht den Sphinkter oder breitet sich auf dem gleichen Wege wie die Abszesse aus [46]: nach kranial, kaudal und um den Analkanal herum entlang der verschiedenen Zwischenräume, was zu komplexeren Krankheitsbildern führt. Die verschiedenen Fistelgänge müssen aufgefunden werden, damit sie optimal behandelt werden können.

Es wurden verschiedene Klassifikationen von Analfisteln beschrieben. Die nützlichste stammt von Parks et al. [36]. Sie zeichnet sich durch optimale Korrelationen mit den anatomischen Strukturen aus und hilft bei der Planung der operativen Therapie (Tabelle 11.3, Abb. 11.11 a–d). Inter- und transsphinktere Fisteln sind häufiger als extrasphinktere und komplexe (Tabelle 11.4).

Tabelle 11.3. Klassifikation der Analfisteln nach Parks [36]

1. Intersphinkter
   a Einfacher tiefer Gang
   b Hoher Blindgang
   c Hoher Gang mit rektaler Öffnung
   d Rektale Öffnung ohne perineale Öffnung
   e Extrarektale Ausbreitung
   f Sekundär nach Beckenerkrankung
2. Transsphinkter
   a Unkompliziert
   b Hoher Blindgang
3. Suprasphinkter
   a Unkompliziert
   b Hoher Blindgang
4. Extrasphinkter
   a Sekundär nach Analfistel
   b Sekundär nach Trauma
   c Sekundär nach anorektaler Erkrankung
   d Sekundär nach Beckenentzündung

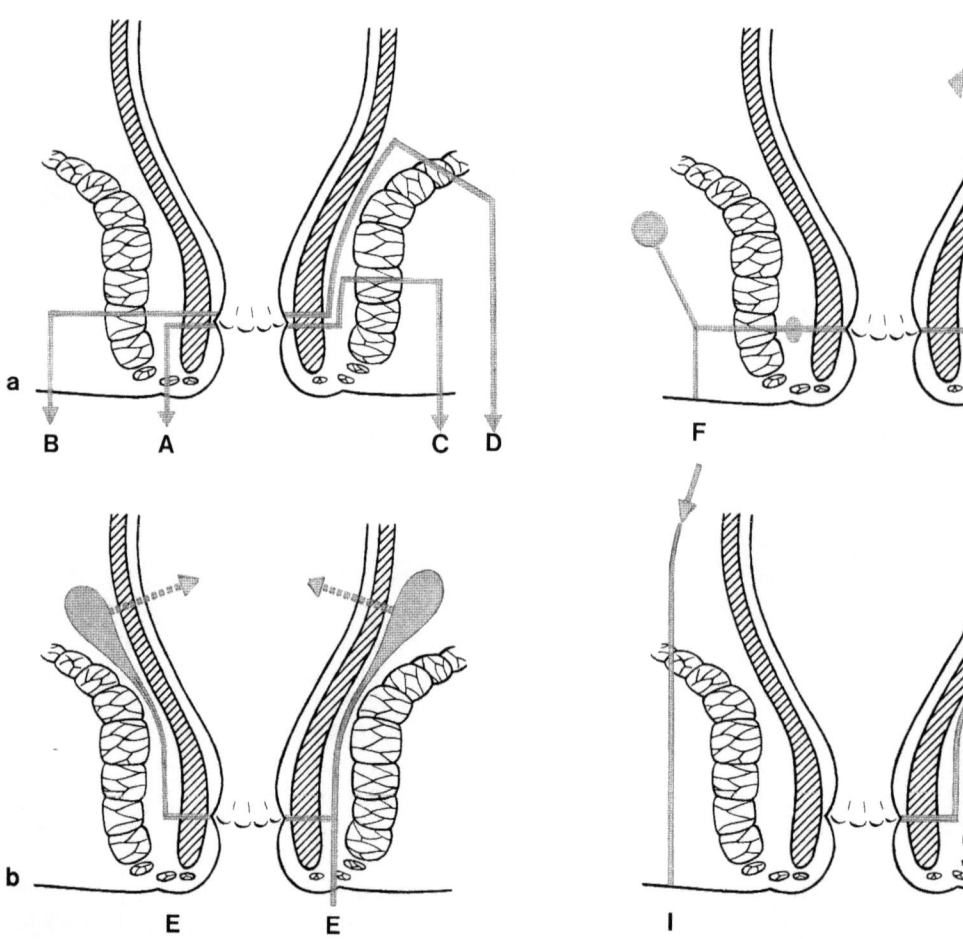

Abb. 11.11a–d. Einteilung der Analfisteln nach Parks [36]. *A* intersphinktere Fistel, *B* tiefe transsphinktere Fistel, *C* hohe transsphinktere Fistel, *D* suprasphinktere Fistel, *E* intersphinktere Fistel mit hoher Gangfortsetzung und möglicher Rektumöffnung, *F* transsphinktere Fistel mit hohem Blindgang, *G* extrasphinktere Fistel sekundär zur Analfistel, *H* suprasphinktere Fistel, *I* extrasphinktere Fistel

Tabelle 11.4. Häufigkeit der verschiedenen Analfisteln (in Prozent)

	Parks et al. 1976 [36]	Marks und Ritchie 1977 [27]	Arnous et al. 1972 [2]
Oberflächlich		16	
Intersphinkter	45	54	61,1
Transsphinkter	30	21	19,1
Suprasphinkter	20	3	5,5
Extrasphinkter	5	3	
Multipel und komplex		3	14,2

Operative Therapie

Analfisteln heilen ohne Operation nicht spontan ab. Da sie Ergebnis einer Infektion der Analdrüsen sind, muß in 90% der Fälle die „Infektionsquelle" – d.h. die Analdrüse und ihr Ausführungsgang – entfernt werden, damit der Fistelgang abheilen kann. Eine genaue Festlegung des anatomischen Fistelverlaufs sollte vor der Therapie erfolgen. Die Operation muß folgende Ziele erreichen:

- Entdachung oder Exzision des intersphinkteren Abszesses,
- Eröffnung des primären Fistelgangs,
- Drainage aller sekundären Fistelgänge,
- minimale oder keine Durchtrennung des

M. sphincter externus zur Vermeidung von Inkontinenz,
- sichere Abheilung mit minimaler Narbenbildung.

Obwohl die Technik der Freilegung die am weitesten akzeptierte Methode der Therapie oberflächlicher oder tiefer Analfisteln ist, werden seit kurzem verschiedene andere Verfahren der Behandlung hoher und komplizierter Fisteln verwendet. Die Grundsätze der Behandlung müssen den anatomischen und operativen Bedingungen angepaßt werden.

Einzeitige Fistulotomie und Fistulektomie

Die Fistulotomie beinhaltet die Entdachung oder die Freilegung eines Fistelgangs entlang einer Sonde. Eine Fistulektomie besteht in der Exzision des gesamten Fistelkanals, des Granulationsgewebes und des derben Bindegewebes. Eine Fistulektomie verursacht größere Wunden und ein breiteres Klaffen der Sphinkterenden, was zu längerer Heilungsdauer und erhöhtem Inkontinenzrisiko führt.
Fistulektomie und Fistulotomie lassen sich in Fällen perinealer, intersphinkterer und tiefer transsphinkterer Fisteln leicht durchführen. Wenn der Fistelkanal den externen Sphinkter durchzieht, führt eine Freilegung oder Fistulotomie zu einer gewissen Sphinkterschädigung, abhängig von dem durchtrennten Sphinkteranteil.

Sekundärheilung. Nach Exzision oder Inzision eines Fistelgangs mit mehr oder weniger ausgedehnter Hautexzision und Entfernung der intersphinkteren Analdrüse wird die Wunde zur Sekundärheilung offengelassen (Abb. 11.12 a–e). Die Wunden werden mehrmals am Tag gespült oder gewaschen und während des Krankenhausaufenthalts von der Krankenschwester oder vom Patienten selbst neu verbunden.

Primärnaht. Die primäre Naht von Wunden nach Fistulektomie (s. Abb. 11.12) ist aus verschiedenen Gründen falsch: Es kann sich ein infiziertes Hämatom entwickeln und zu Infektion oder einem Fistelrezidiv führen; die Untersuchung jedes sekundären oder tiefen Fistelgangs kann schwierig sein; wurde Haut reseziert, steht die Naht mit dem entsprechenden Risiko der Dehiszenz unter Spannung. Nach Exzision der inneren Öffnung können aber durch partielle Naht auf Höhe der Linea pectinea und des Anoderms Blutstillung erreicht, die Heilung beschleunigt und eine Schlüssellochdeformität des Anus verhindert werden. Der äußere Teil der Exzision wird zur Sicherstellung des Abflusses offen gelassen.

Hauttransplantat. Ein primäres oder sekundäres Hauttransplantat in Form eines dünnen Spalthautlappens wurde für die Versorgung von Fistulektomiewunden vorgeschlagen (s. Abb. 11.12 a–e). Die Wundheilung wird beschleunigt, auch wenn das Transplantat nur teilweise angeht. Wird das Haut-

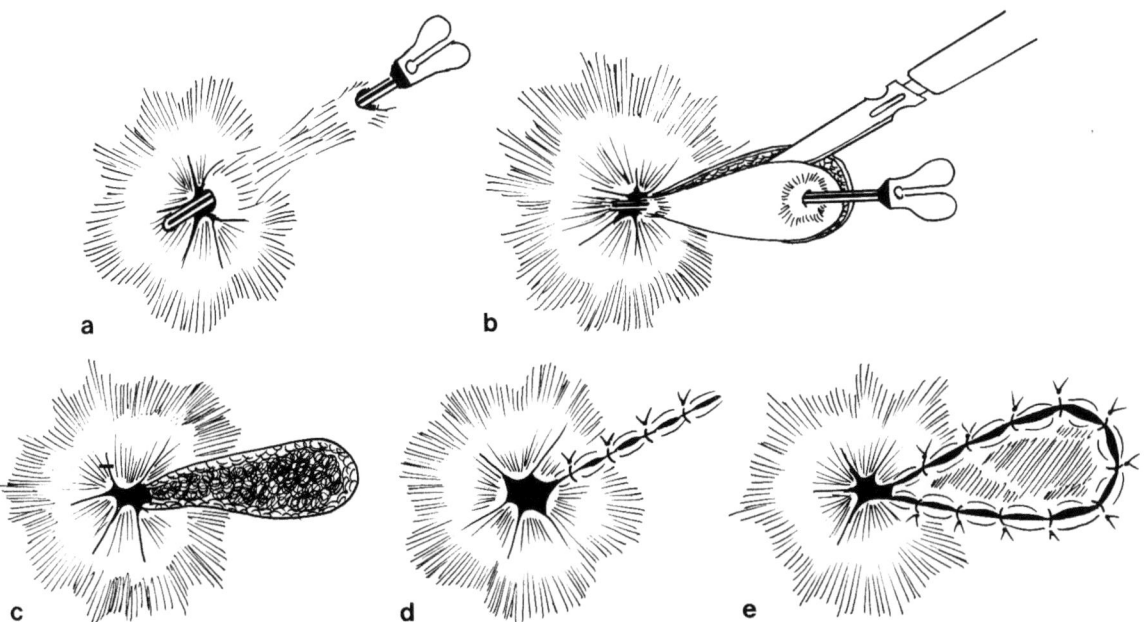

Abb. 11.12 a–e. Behandlung von Wunden nach Fistulektomie. Die Exzision kann offen und der Sekundärheilung überlassen bleiben *(c)*; partiell oder vollständig verschlossen *(d)* und mit einem Hauttransplantat gedeckt werden *(e)*

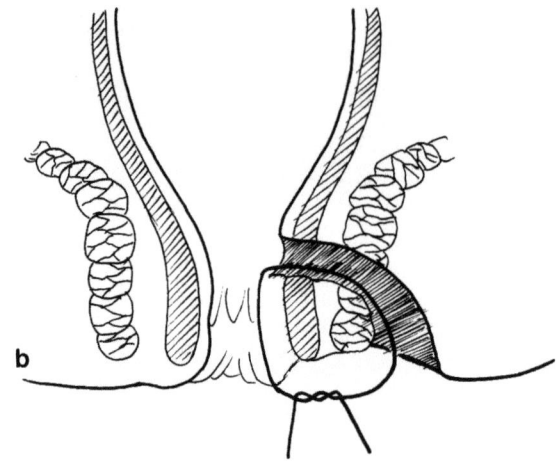
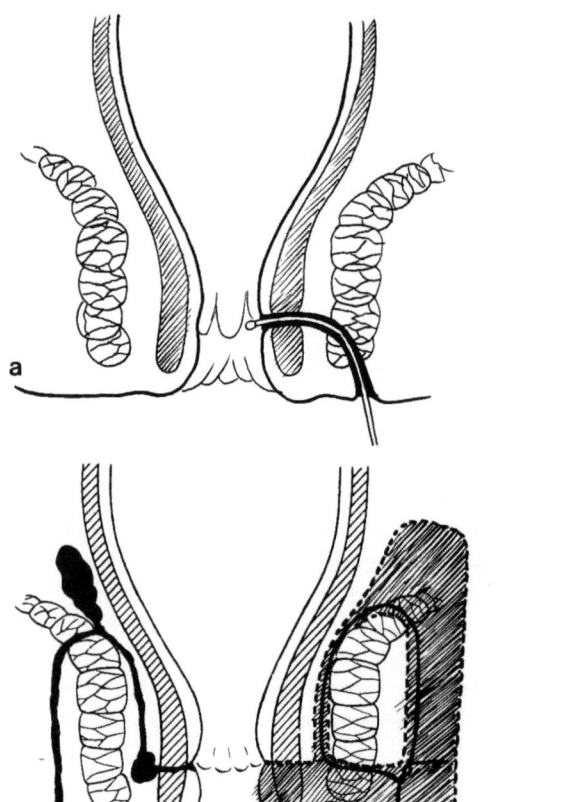

Abb. 11.13 a–c. Fadendrainage bei transsphinkterer (*b*) und suprapubischer Fistel (*c*)

transplantat abgestoßen, wurde kein Schaden angerichtet. Die Wunde kann dann offen gelassen oder noch einmal transplantiert werden. Ein Hauttransplantat hat den Nachteil, daß es eine Wundrandretraktion verhindert, wodurch eine bleibende Deformität entsteht.

Fistulektomie in zwei Phasen

Bei transsphinkteren Fisteln mit tiefer oder hoher Lokalisation und suprasphinkteren Fisteln muß gewöhnlich ein Zweiphaseneingriff geplant werden. In der 1. Phase wird der ursprüngliche Abszeß innerhalb des intersphinkteren Spalts wie zuvor beschrieben freigelegt (s. S. 93). Die Beziehung zwischen primärem Fistelgang, äußerem Sphinkter und M. puborectalis muß festgelegt werden. Verläuft der Fistelkanal tief und bleibt ein ausreichend großer Anteil des M. sphincter externus darüber stehen, kann in der gleichen Sitzung eine Fistulotomie durchgeführt werden; der Fistelgang kann kürettiert oder ausgeschält werden. Ein solcher Kanal kann sich spontan schließen, Rezidive sind jedoch häufig.

Bestehen Zweifel hinsichtlich der Quantität des verbleibenden Sphinkters, wird der äußere Fistelgang außerhalb des Sphinkters und innerhalb des Ischiorektalraums weit exzidiert, um eine gute Drainage zu gewährleisten (Abb. 11.13 a–c). Der M. sphincter externus wird über eine Strecke von 1–2 cm freigelegt. Eine Fadendrainage aus Gummi oder Nylon wird in den Fistelgang und durch den äußeren Sphinkter eingeführt, und die Enden werden locker miteinander verknüpft. Zwischen der analen Exzision und der ischiorektalen Inzision sollte keine Hautbrücke stehenbleiben. Die Wunden werden drainiert und verbunden.

Die Quantität funktionstüchtiger Muskulatur, die von der Fadendrainage umschlossen ist, wird später beurteilt, wenn der Patient bei Bewußtsein ist. Die Fadendrainage läßt die Abheilung der äußeren Wunde zu, wobei Bindegewebe den M. sphincter externus außerhalb des Fistelgangs überbrückt. Wenn die vollständige Abheilung der äußeren Wunde erreicht ist – nach einem Zeitraum von mehreren Wochen bis zu 6 Monaten – kann der Muskel, falls erforderlich, durchtrennt werden, wodurch verhindert wird, daß sich die Sphinkterränder retrahieren; gleichzeitig wird das Risiko der postoperativen Inkontinenz vermindert [34]. Die Fadendrainage mit einem Gummiband kann auch alle 2–3 Wochen sukzessive nachgespannt werden, um den äußeren Sphinkter und die Puborektalisschlinge allmählich zu durchtrennen [2].

Rerouting eines hohen Fistelgangs

Es sind mehrere Therapieverfahren entwickelt worden, um das Risiko einer Sphinkterschädigung bei der Therapie einer hohen Fistel so gering wie möglich zu halten. Das Rerouting des Fistelgangs, wie es

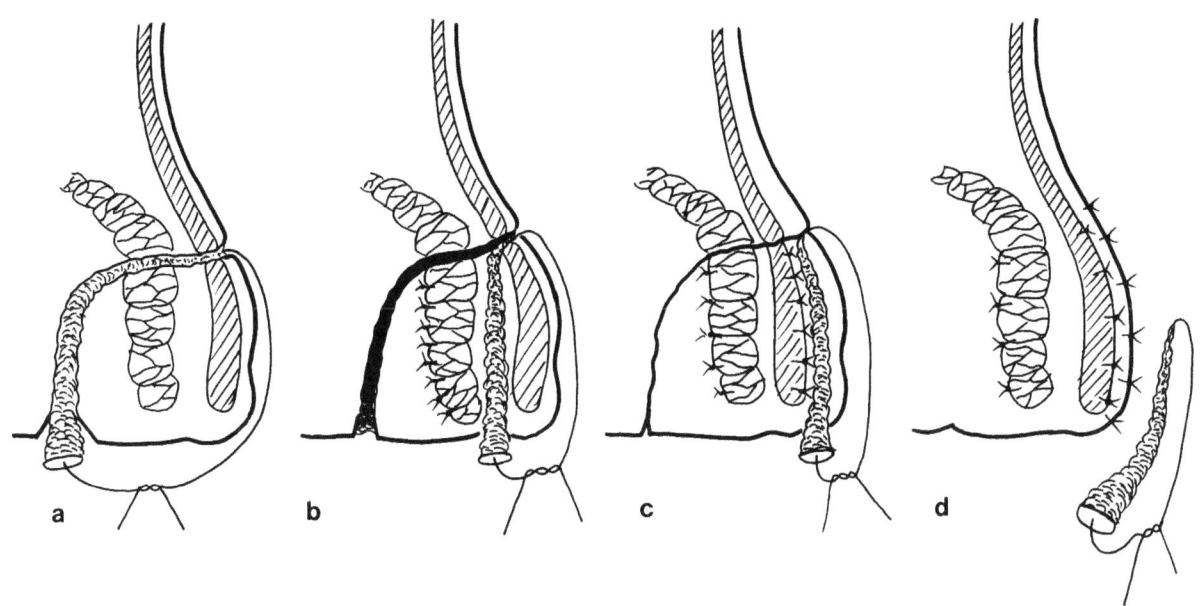

Abb. 11.14a–d. Rerouting-Verfahren. *a, b* Erste Phase. Fadendrainage. Der Fistelgang ist ausgeschält und in den intersphinkteren Raum verlagert. *c* Zweite Phase. Der Fistelgang ist in den submukösen Raum verlagert. *d* Dritte Phase. Exzision des Fistelgangs und Verschluß der Analwunde

von Mann u. Clifton beschrieben wurde [26], ist ein mehrzeitiges Verfahren, durch das der extrasphinkter gelegene Teil des Fistelkanals nach innen in einen Bereich verlagert wird, in dem er freigelegt werden kann, ohne den Sphinktermuskel in irgendeiner Weise zu opfern (Abb. 11.14 a–d). Diese Technik läßt sich nur bei einer chronischen, gut ausgebildeten Fistel und nicht in akuten Fällen in Verbindung mit einem Abszeß anwenden.

In der 1. Sitzung wird ein Nylonfaden durch den Fistelgang gezogen und locker verknüpft. Die Haut um die äußere Öffnung herum wird ausreichend weit inzidiert, um eine Freilegung des M. sphincter externus und M. puborectalis zu erreichen. Der Fistelgang wird bis zu der Stelle, wo er durch den äußeren Sphinkter zieht, ausgeschält, der intersphinktere Raum wird bis zur gleichen Höhe disseziert. Der äußere Fistelgang wird durch oder über den äußeren Sphinkter geführt und nach unten in den intersphinkteren Raum verlagert. Der Spalt im M. sphincter externus wird verschlossen. Die äußere Wunde bleibt offen; sie heilt schnell ab.

Die 2. Sitzung folgt nach 4–6 Wochen, wenn sich die äußere Wunde verschlossen hat. Der Fistelkanal wird dann in den submukösen Raum durch Spaltung und sofortige Naht des M. sphincter internus verlagert. Da die Verbindung zwischen äußerem und innerem Sphinkter nicht zerstört ist, dient der äußere Sphinkter als Schiene für den durchtrennten inneren Sphinkter und verhindert damit eine Deformierung der Muskeln des Analkanals. Eine 3. Sitzung kann notwendig sein, um den Fistelgang zu exzidieren und die Schleimhaut- und anodermale Auskleidung des Analkanals zu verschließen. Die 1. und 2. Sitzung lassen sich kombinieren.

Diese Therapiemethode für eine hohe Fistel wurde nur in einer kleinen Zahl von Fällen angewandt. Es sind 2 oder 3 Schritte notwendig, der äußere Muskel muß partiell durchtrennt und wieder vernäht werden. Trotzdem ist die Heilungsdauer geringer, und die Ergebnisse dürften besser sein als nach Fistulektomie in 2 Sitzungen.

Verschiebelappenplastik

Statt eine Fistulotomie in 2 Sitzungen und ein Rerouting durchzuführen, schälen einige Autoren den gesamten Fistelkanal von der äußeren bis zur inneren Öffnung aus (Abb. 11.15 a–e) [21, 32, 47]. Der intersphinktere Raum wird kürettiert, der Spalt im äußeren und inneren Sphinkter durch Einzelnähte aus resorbierbarem Nahtmaterial beginnend vom Anallumen aus verschlossen. Mukosa und Anoderm werden, abhängig von der Höhe des Fistelgangs, im Bereich der inneren Öffnung exzidiert. Dann wird aus der Mukosa ein Lappen unterminiert, dessen Basis doppelt so breit wie die Spitze ist, und mit dem unteren Rand der Mukosa vernäht. Die Nahtlinie muß distal der vorausgegangenen Muskelnaht liegen. Die äußere Wunde wird offen gelassen.

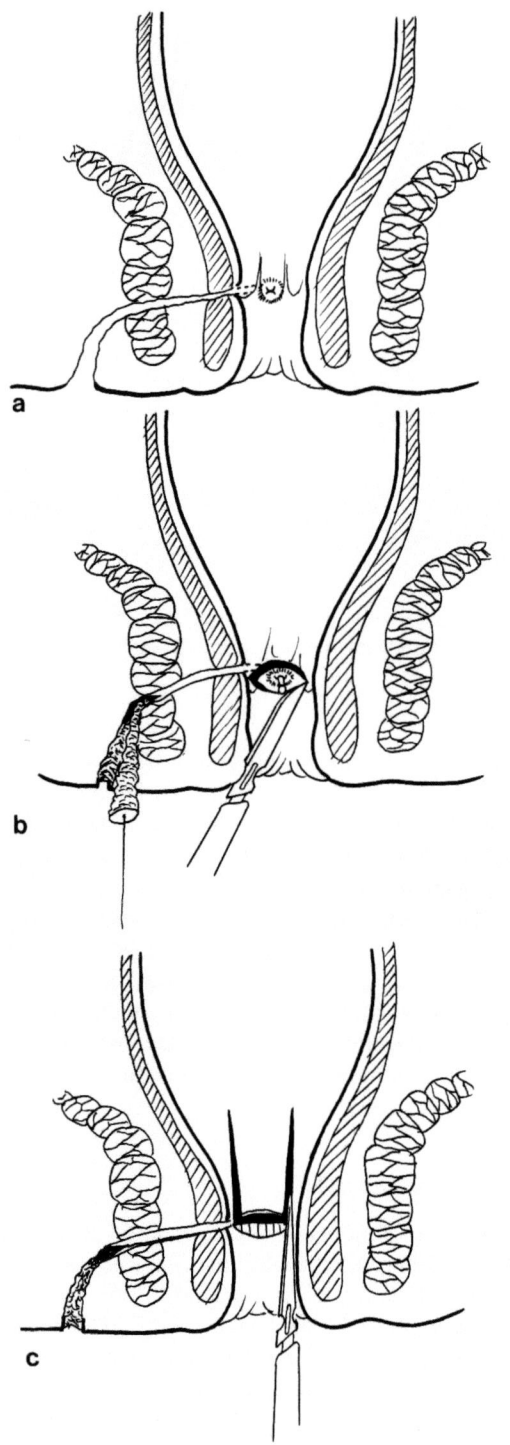
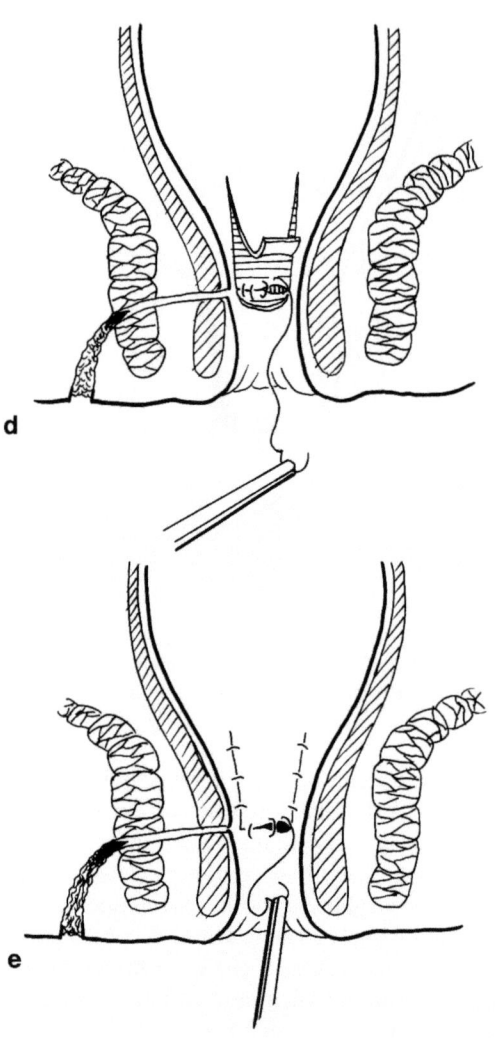

Abb. 11.15 a–e. Gleitlappen. *a, b* Ausschälen des gesamten Fistelgangs und der Analdrüse. *c* Mobilisierung eines Mukosalappens. *d* Verschluß der Muskellücke. *e* Naht der Mukosa

Diese Technik schont einen größeren Teil des Sphinkters als jede andere, minimiert die Narbenbildung, verhindert eine anatomische Verziehung und erfordert kein intestinales Umgehungsmanöver. Sie wird bei chronischen Fisteln angewandt, kann aber auch als zweiter Schritt nach Inzision und Drainage eines Fistelabszesses mit einer Fadendrainage durchgeführt werden. In einigen ausgewählten Fällen lokalisierter und kleiner ischiorektaler Abszesse haben wir sie als erste und einzige Maßnahme verwendet.

Technik bei intramuralen oder intermuskulären Fisteln

Intramurale oder intermuskuläre Fisteln können sich von der Linea pectinea bis hoch ins Rektum hinauf ausdehnen. Wird der Fistelgang unterhalb des anorektalen Rings adäquat eröffnet und zerstört, verschließt sich der restliche Gang oberhalb des Rings spontan. Liegt ein Abszeß vor, kann eine Fadendrainage über einige Tage oder Wochen eingelegt werden, bevor der Gang eröffnet wird. Ist der intramurale Abszeß eine divertikelartige Ausstülpung einer transsphinkteren Fistel, muß er in der 1. Phase einer Zweiphasenfistulektomie eröffnet werden [6].

Extrasphinktere Fistel

Diese Fistel kann einen kryptoglandulären Ursprung haben, sie tritt jedoch häufiger als Folge eines Morbus Crohn und als Komplikation nach zu tiefer Sondierung und operativer Drainage eines Abszesses auf. Bei Morbus Crohn sollte eine permanente Fadendrainage über mehrere Monate eingelegt bleiben, um die Bildung eines Abszesses zu verhindern und um das Wachstum einer Epithelauskleidung zu fördern. Reagiert der Patient weder auf diese Therapie noch auf Metronidazol, so muß eine Proktektomie in Erwägung gezogen werden (s. Kap. 13). Ist die extrasphinktere Fistel traumatischer Ursache, kann ein Gleitlappenadvancement wie zuvor beschrieben oder eine tiefe anteriore Resektion mit kolonaler Anastomose durchgeführt werden.

Hufeisenfistel

Eine Hufeisenfistel ist eine der schwierigsten Situationen, mit denen ein Chirurg konfrontiert wird [18, 46]. Die primäre Fistelöffnung liegt gewöhnlich in einer Krypte in der hinteren Mittellinie. Wurde sie nicht zuvor mit einer Fadendrainage versorgt, wird der primäre Gang über eine sagittale Inzision über der Spitze des Os coccygis entdacht. Das dorsale Analspatium wird eröffnet. Der Y-förmige Teil des Fistelgangs im Raum hinter dem Anus unterhalb der anokokzygealen Raphe wird exzidiert. Der übrigbleibende transsphinkter verlaufende Gang wird mit einer Fadendrainage versorgt (s. Abb. 11.8). Die sekundären Öffnungen werden über radiale Inzisionen exzidiert. Die Fistelgänge werden exzidiert und kürettiert, aber nicht entdacht, damit keine großen Narben entstehen. Sobald sich die lateralen Wunden geschlossen haben, kann der primäre Gang wie beschrieben exzidiert oder ausgeschält werden.

Postoperative Versorgung nach Fistulektomie

Am Schluß einer Fisteloperation werden die Wundränder mit einem leichten in antiseptischer Lösung getränkten Gazeverband auseinandergehalten. Fetthaltige Verbände werden am besten vermieden. Bäder oder Wundspülungen sind 3- oder 4mal täglich empfehlenswert. Die Wunde muß sauber gehalten werden.
Eine wöchentliche Inspektion sollte vom Operateur durchgeführt werden. Taschenbildung und frühzeitiger Wundrandverschluß müssen verhindert werden. Silbernitrat kann appliziert werden, um ein Übergranulieren zu verhindern. Die Sphinkterfunktion muß unmittelbar nach der Operation kontrolliert werden, insbesondere wenn eine Fadendrainage eingelegt wurde. Der Stuhlgang sollte nicht hinausgezögert werden. Es müssen ballaststoffreiche Abführmittel gegeben werden, um Stuhlgang ohne Pressen zu ermöglichen und die Schmerzen zu vermindern.

Ergebnisse und Komplikationen nach Analfisteltherapie

Zufriedenstellende Ergebnisse bei der Behandlung von Analfisteln können erzielt werden, sie hängen vom Fisteltyp ab. Die Heilungsdauer variiert von 6 Wochen beim tiefen Fisteltyp bis zu 16 Wochen oder mehr bei der komplizierten Variante. Fisteloperationen sollten erfahrenen Operateuren vorbehalten bleiben, um so weit wie möglich die hohe Rezidivinzidenz zu senken. Nach der Therapie einer Analfistel können 3 postoperative Hauptkomplikationen auftreten: Rezidiv, Inkontinenz und Rektumprolaps. Die Inzidenz dieser Komplikationen ist in Tabelle 11.5 aufgeführt.

Rezidiv

Ein Rezidiv einer Analfistel kryptoglandulären Ursprungs ist im wesentlichen Folge der Nichtentfernung der richtigen Analdrüse. Möglicherweise kann die innere Öffnung nicht gefunden werden, und ein

Tabelle 11.5. Ergebnisse und Komplikationen nach operativer Therapie von Analfisteln

	Patienten (n)	Rezidiv (%)	Inkontinenz (%)
Bennett 1962 [3]	108	2	36
Hill 1967 [20]	626	1	4
Kubchandani 1984 [23]	137	5,8	
Lilins 1968 [25]	150	5,5	13,5
Marks u. Ritchie 1977 [27]	793		17–31
Mazier 1971 [29]	1000	3,9	0,01
McElwain et al. 1975 [30]	1000	3,6	7,0–3,2
Parks u. Stitz 1976 [34]	400	9	
Pearl et al. 1986 [38]	1732	1,8	

Teil des Fistelgangs kann unter dem Granulationsgewebe verborgen sein. Eine Rezidivrate von etwa 10% wird beobachtet. Es ist ebenfalls schwierig, die Zulänglichkeit der Erstversorgung nach Literaturberichten einzuschätzen. Wurde eine Fistel adäquat behandelt und tritt dennoch ein Rezidiv auf, so muß an die Möglichkeit eines Morbus Crohn gedacht werden.

Inkontinenz

Eine partielle frühpostoperative Inkontinenz tritt häufig nach Operation jeden Fistelkanals auf und ist Folge von Entzündung, Geweberetraktion, Schmerzen und Verband. Wurde der Sphinkter durchtrennt, bildet sich die initiale Schwäche zurück, und innerhalb von 2–3 Wochen erweist sich die Kontinenz als ausreichend. Bis zu $1/3$ der Patienten hat eine gewisse bleibende Störung der Analkontinenz, die vom Verlust der Flatuskontrolle bis zu ausgeprägter Stuhlinkontinenz reicht. Um Inkontinenz zu verhindern, muß bei einem Zweiphasenverfahren ein ausreichend großer Zeitraum zwischen den beiden Operationssitzungen liegen. Die Durchtrennung des Sphinktermuskels muß auf ein Minimum beschränkt bleiben. Bei transsphinkterer Fistel ist ein Gleitlappen den langen und hohen Fistulotomien vorzuziehen. Falls Sphinkterspaltung zu einer bleibenden Inkontinenz führt, muß eine Sphinkterrekonstruktion in Erwägung gezogen werden.

Rektumprolaps

Ein Schleimhautprolaps tritt häufig nach Sphinkterspaltung unterhalb des anorektalen Rings auf. Die hypertrophe Mukosa neigt dazu, die postoperative Verziehung zu obliterieren. Dieser Prolaps ist gewöhnlich asymptomatisch und sollte nicht exzidiert werden. Wurde der anorektale Ring gespalten, so kann ein Rektumprolaps mit Inkontinenz auftreten, dann kommt eine abdominale Rektopexie mit Naht des M. levator ani in Betracht.

Karzinom

Gelegentlich wird über die Entwicklung eines Karzinoms in einem Fistelkanal berichtet. Der Tumor sitzt in dem perianalen und perirektalen Gewebe und ist vom Typ des Kolloidkarzinoms [8]. Weiter können vitale Karzinomzellen von einem oberen Rektumtumor auf die Granulationsoberfläche einer perianalen Fistel transplantiert werden [24].

Literatur

1. Abcarian H (1989) Anorectal fistulae. Postgrad Adv Colorectal Surg 1-X: 1-6
2. Arnous J, Parnaud E, Denis J (1972) Quelques réflexions sur les abcès et les fistules à l'anus. Rev Prat 22: 1793-1814
3. Bennett RC (1962) A review of the results of orthodox treatment for anal fissure. Proc R Soc Med 55: 756-757
4. Bevans DW, Westbrook KC, Thomson BW, Carldwell FT (1973) Perirectal abscess: a potentially fatal illness. Am J Surg 126: 765-768
5. Bubrick MP, Hitchcock CR (1979) Necrotizing anorectal and perineal infections. Surgery 86: 655-662
6. Denis J, Ganansia R, Arnous-Dubois N, du Puy-Montbrun T, Lemarchand N (1983) Les abcès intramuraux du rectum. Presse Med 12: 1285-1289
7. Di Falco G, Guccione C, D'Annibale A, et al. (1986) Fournier's gangrene following a perianal abscess. Dis Colon Rectum 29: 582-585
8. Dukes CE, Galvin C (1956) Colloid carcinoma arising within fistulae in the anorectal region. Ann R Coll Surg Engl 18: 246-261
9. Eisenhammer S (1966) The anorectal fistulous abscess and fistula. Dis Colon Rectum 9: 91-106
10. Ellis M (1953) The new treatment of ischiorectal abscesses. Univ Leeds Med J 2: 84
11. Eykyn SJ, Grace RH (1986) The relevance of microbiology in the management of anorectal sepsis. Ann R Coll Surg Engl 68: 237-239
12. Fournier AJ (1883) Gangrène foudroyante de la verge. Sem Med 3: 345-348
13. Goldberg S, Gordon PP, Nivatvongs S (1980) Essentials of anorectal surgery. Lippincott, Philadelphia
14. Goligher J-C, Ellis A, Pissidis AG (1967) A critique of anal glandular infection in the aetiology and treatment of idiopathic anorectal abscess and fistulas. Br J Surg 54: 977-983
15. Goodsall DH, Miles WE (1900) Diseases of the anus and rectum. Longmans Green, London, pp 92-173
16. Grace RH, Harper IA, Thompson RG (1982) Anorectal sepsis: microbiology in relation to fistula in ano. Br J Surg 69: 401-403
17. Hamilton CH (1975) Anorectal problems. The deep postanal space. Surgical significance in horseshoe fistula and abscess. Dis Colon Rectum 18: 642-645
18. Hanley PH (1965) Conservative surgical correction of horseshoe abscess and fistula. Dis Colon Rectum 8: 364-368
19. Hermann G, Desfosses L (1880) Sur la muqueuse de la région cloacale du rectum. C R Séances Acad Sci 90: 1301-1304
20. Hill JR (1967) Fistulas and fistulous abscesses in the anorectal region: personal experience in management. Dis Colon Rectum 10: 421-434
21. Jones IT, Fazio VW, Jagelman DG (1987) The use of transanal rectal advancement flaps in the management of fistulas involving the anorectum. Dis Colon Rectum 30: 919-923
22. Jones NAG, Wilson DH (1976) The treatment of acute abscesses by incision, curettage and primary suture under antibiotic cover. Br J Surg 63: 499-501
23. Khubchandani M (1984) Comparison of results of treatment of fistula in ano. J R Soc Med 77: 369-371

24. Killingback M, Wilson E, Hughes ESR (1965) Anal metastases from carcinoma of the rectum and colon. Aust NZ J Surg 34: 178–187
25. Lilius HG (1968) Fistula in ano: an investigation of human foetal anal ducts and intramuscular glands and a clinical study of 150 patients. Acta Chir Scand [Suppl] 383: 88
26. Mann CV, Clifton MA (1985) Rerouting of the track for the treatment of high anal and anorectal fistulae. Br J Surg 72: 134–137
27. Marks CG, Ritchie JK (1977) Anal fistulae at St. Mark's Hospital. Br J Surg 64: 84–91
28. Marks G, Chase WV, Mervie TB (1973) The fatal potential of fistula in ano with abscess. Dis Colon Rectum 16: 224–230
29. Mazier WP (1971) The treatment and care of anal fistulas. A study of 1000 patients. Dis Colon Rectum 14: 134–144
30. McElwain JW, McLean MD, Alexander RM et al. (1975) Experience with primary fistulectomy for anorectal abscess: a report of 1000 cases. Dis Colon Rectum 18: 646–649
31. Myers KJ, Heppell J, Bode WE, Culp CE, Thurber DL, van Scoy RE (1984) Tetanus after anorectal abscess. Mayo Clin Proc 59: 429–430
32. Oh C (1983) Management of high recurrent anal fistula. Surgery 93: 330–332
33. Oh C, Lee C, Jacobson J (1982) Necrotizing fasciitis of the perineum. Surgery 91: 49–51
34. Parks AG, Stitz RW (1976) The treatment of high fistula in ano. Dis Colon Rectum 19: 487–499
35. Parks AG, Thomson JPS (1973) Intersphincteric abscess. Br Med J 2: 537–539
36. Parks AG, Gordon PH, Hardcastle JD (1976) A classification of fistula in ano. Br J Surg 63: 1–12
37. Paul M, Fernando M (1957) Fistula in ano. Med Press 238: 557–562
38. Pearl RK, Nelson RL, Orsay CT, Abcarian H (1986) Anorectal abscess: the importance of early surgical exploration. Scientific exhibit, American College of Surgeons Clinical Congress. New Orleans LA, October 1986
39. Ramanujam P, Prasad ML, Abcarian H (1983) The role of seton in fistulotomy of the anus. Surg Gynecol Obstet 57: 419–422
40. Ramanujam P, Prasad ML, Abcarian H, Tan AB (1984) Perianal abscesses and fistulas. A study of 1023 patients. Dis Colon Rectum 27: 593–597
41. Read DR, Abcarian H (1979) A prospective survey of 474 patients with anorectal abscess. Dis Colon Rectum 22: 566–568
42. Riegles-Nielsen P, Hessefeldt-Nielsen B, Bang-Jensen E, Jacobsen E (1984) Fournier's gangrene: 5 patients treated with hyperbaric oxygen. J Urol 132: 918–920
43. Rosenberg PH, Shuck JM, Tempest BD, Redd WP (1978) Diagnosis and therapy of necrotizing soft tissue infections of the perineum. Ann Surg 187: 430–434
44. Slim K, Ben Slimene T, Largueche S, Bard K, Guiga M, Mzabi R (1988) Les gangrènes périnéales secondaires aux abcès de la marge anale. J Chir 125: 270–275
45. Stegwart MPM; Laing MR, Krukowski ZH (1985) Treatment of acute abscesses by incision, curettage and primary suture without antibiotics: a controlled clinical trial. Br J Surg 72: 66–67
46. Stelzner F (1981) Die anorektalen Fisteln, 3. Aufl. Springer, Berlin Heidelberg New York
47. Wedell J, Meier zu Eissen P, Banzhaf G, Kleine L (1987) Sliding flap advancement for the treatment of high level fistulae. Br J Surg 74: 390–391
48. Wilson DH (1964) The late results of anorectal abscess treated by incision, curettage and primary suture under antibiotic cover. Br J Surg 51: 828

12 Sinus pilonidalis

A. Froidevaux

Definition

Ein Sinus pilonidalis wird durch eine epidermale Invagination verursacht, die durch einen Einschluß von Haaren zur Bildung von Fremdkörpergranulomen führt. Es handelt sich um eine chronisch entzündliche Läsion, die sich vorwiegend zwischen den Gesäßbacken befindet, aber auch in Interdigitalfalten, Bauchnabel, Axilla, an der Kopfhaut, in Perineum, Anus und an Amputationsstümpfen beobachtet werden kann.

Pathogenese

Seit 1847 sind verschiedene Theorien entwickelt worden, um die Pathogenese des Sinus pilonidalis zu erklären [2, 3, 4, 8]:

Theorie der kongenitalen Ursache. Embryonale Überreste (Sexualdrüsen, Spina-bifida-Narben, Neuralreste) könnten in der Pubertät reaktiviert werden.

Theorie der erworbenen Ursache. Aufgrund der Muskelbewegungen der Gesäßbacken werden Haare in die Haut der Rima ani hineingezogen, wo sie als Fremdkörper wirken.

Theorie der kombinierten kongenitalen und erworbenen Ätiologie. Nach unseren histopathologischen Beobachtungen [4, 10] läßt sich die Pathogenese nur mit einer kombinierten Theorie erklären. Histologische Schnitte durch die primäre Höhle zeigen eine Invagination des Oberflächenepithels (kongenitale Komponente), durch die Haare eingetreten sind, die dann ein Fremdkörpergranulom bilden, das sich später sekundär infiziert (erworbene Komponente). Die sekundären Öffnungen sind nichts weiter als Abflußkanäle. Innerhalb des exzidierten Sinus pilonidalis findet sich kein Epithel, die im Sinus gefundenen Haare liegen frei in der Höhle. Sie können zu lang sein, um aus der Nähe des Sinus zu stammen; sie können penetriert sein, nachdem sie sich z. B. vom Kopf abgelöst haben.

Klinische Befunde

Die Epidemiologie ist gut bekannt: Es besteht ein deutliches Überwiegen von Männern vom stark behaarten, mediterranen Typ im Alter zwischen 20 und 29 Jahren [4, 10]. Klinisch besteht eine charakteristisch lange Entwicklungsphase vor der Behandlung: In $1/3$ der Fälle beträgt sie mehr als 1 Jahr.
Der natürliche Krankheitsverlauf des Sinus pilonidalis ist charakterisiert durch Abszeßrezidive und Remissionen, Ausfluß und Schwellung (Abb. 12.1). Ausfluß wird in 67% der Fälle beobachtet, Schwellung in 52, Schmerzen in 35 und Fieber in 1%. Der an einem Pilonidalsinus leidende Patient klagt über eine Schwellung in der Rima ani oder den Gesäßbacken, die sich innerhalb weniger Tage entwickelt. Es kann ein spontaner Abfluß vorhanden sein, die Läsion kann aber auch eine operative Drainage erforderlich machen. Ist es erst einmal zu einer Drainage der Läsion gekommen, bildet sich ein chronischer Sinus pilonidalis. Bei Untersuchungen fanden wir [4, 10] (Abb. 12.2):

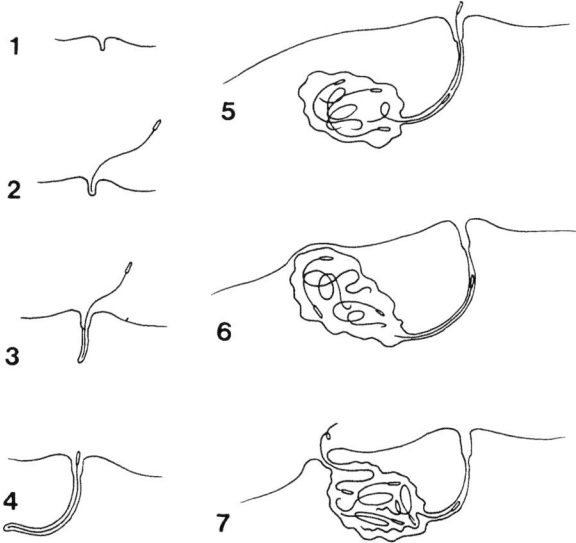

Abb. 12.1. Entwicklung und Bildung eines Sinus pilonidalis. *1* Kleine Einziehung in der Rima ani, *2, 3* und *4* Eindringen eines Haars, *5* Bildung eines Sinus pilonidalis infolge Eindringens vieler Haare, *6* und *7* Entzündungsreaktion und Fistelbildung zur Haut mit Bildung eines Sekundärgangs

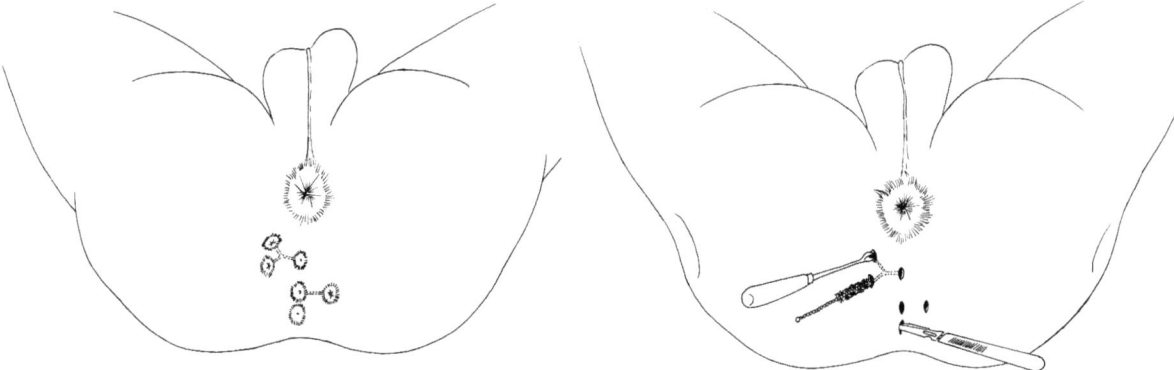

Abb. 12.2. Klinische Erscheinungsformen eines Sinus pilonidalis. Primäre Einziehungen befinden sich innerhalb der Rima ani, Sekundäröffnungen lateral

Abb. 12.3. Operative Therapie eines Sinus pilonidalis. Exzision primärer Einziehungen. Ausschälen der verschiedenen Gänge, Ausbürsten zur Entfernung von Haaren und Kürettage

- eine oder mehrere primäre Höhlen in der Rima ani,
- sekundäre Gänge mit lateralen Öffnungen.

Streptokokken und Staphylococcus albus können bei der bakteriologischen Untersuchung gefunden werden [10]. Ein Sinus pilonidalis sollte von Analfisteln, die sich durch eine Abszeßbildung komplizierten, unterschieden werden.

Konservative Therapie

Verschiedene konservative Therapiemethoden sind mit geringem Erfolg verwendet worden: lokal oder systemisch wirkende enzündungshemmende Medikamente, Antibiotika oder die Injektion einer 80%igen Phenollösung in den Sinus. Die Kenntnis der Pathogenese ermöglicht es zu verstehen, warum eine konservative Therapie, die die auslösende Ursache nicht beseitigt, nutzlos ist.

Operative Therapie

Die operative Therapie zielt auf die definitive Lösung folgender 3 Probleme ab (Abb. 12.3) [8, 10]:

- der kongenitalen Epidermisinvagination durch Exzision,
- der Einwanderung von Haaren in die Invagination durch sorgfältiges und häufiges Rasieren,
- der Superinfektion der Wunde durch eine offene Behandlungstechnik und häufiges Waschen.

Die unterschiedlichen beschriebenen Verfahren können in 4 Gruppen unterteilt werden: die gesamte Läsion wird weit exidiert und offen gelassen, die Wunde wird nach Exzision partiell oder vollständig verschlossen, das Verfahren nach Lord-Millar.

Offene Techniken [1, 5, 9, 12]

Inzision. Eine Inzision ist die unmittelbare Therapie eines schmerzhaften Abszesses, sie stellt aber keinen kurativen Eingriff dar. Die Rezidivrate nach Inzision liegt bei 93%. Ein 2. kurativer Eingriff sollte innerhalb von 6–8 Wochen nach Abszeßspaltung durchgeführt werden.

Marsupialisation. Nach Freilegung jeder Inzision der verschiedenen Gänge werden die Wundränder vernäht. Durch Entfernung von Haaren und einer Kürettage von Granulationsgewebe soll die Abheilung gefördert werden. Die Rezidivrate liegt bei 5–20%.

Exzision. Ohne Rasur bietet die Exzision eines Sinus pilonidalis eine Heilung in 70% der Fälle.

Halboffene Technik

Das halboffene Verfahren besteht in der einfachen Exzision mit anschließender partieller Naht. Diese Technik beläßt eine kleine Drainageöffnung, die partielle Naht verkürzt gleichzeitig die Rekonvaleszenzzeit. Die Rezidivrate liegt zwischen 0 und 50% [1, 12].

Geschlossene Technik

Nach vollständiger Exzision der Läsion werden die Wunden entweder senkrecht, horizontal oder schräg verschlossen, oder es wird eine Z- oder W-Plastik zur Reduktion der Gewebespannung durchgeführt [5, 6, 12]. Rezidive treten in 4–8% auf.

Technik nach Lord-Millar

Das Verfahren nach Lord-Millar [7, 10, 11] wird mit dem Patienten in Bauchlage durchgeführt, wobei die Gesäßbacken mit Klebestreifen auseinandergezogen werden. Der Eingriff wird in Lokalanästhesie durchgeführt:

- Primäre und sekundäre Öffnungen werden durch Umschneiden vergrößert. Es werden kleine, zirkuläre Hautstreifen, weniger als 1 cm im Durchmesser und mit der primären Höhle im Zentrum, exzidiert. Liegen mehrere primäre Höhlen vor, muß jede von ihnen auf gleiche Weise behandelt werden.
- Das gesamte Haare einschließende fibrotische Gewebe wird exzidiert.
- Sekundäre subkutane Gänge werden gesäubert, kürettiert und unter Verwendung kleiner Bürsten, die zur Reinigung elektrischer Rasierapparate dienen, oder Bürsten zur Pipettenreinigung ausgebürstet.
- Eine Blutstillung kann notwendig werden.
- Ein Hautverschluß ist nicht erforderlich.

Das gleiche Vorgehen erfolgt im Falle eines akuten Abszesses. Die Identifikation der primären Höhle kann wegen der Gewebeschwellung schwierig sein. Eine Kürettage kann zur Bakteriämie führen. Daher ist die prophylaktische Gabe von Breitbandantibiotika erforderlich.

Postoperative Versorgung. Für 24 h kann eine hämostyptische Gaze eingelegt werden, besonders wenn der Patient ambulant behandelt wird. Um die Wunde sauber zu halten, wird der Patient gebeten, 2- bis 3mal täglich die Wundregion zu duschen und dabei den Duschstrahl auf die Wunde zu richten; Sitzbäder reichen nicht aus. Die Wunde sollte mit einem Fön getrocknet werden. Es werden trockene Verbände oder besser noch Hygienevorlagen zur Vermeidung von Pflasterstreifen aufgelegt. Zur Verhinderung einer Haarpenetration in die Wunde sollten die Hautränder vom Operateur selbst wöchentlich rasiert werden. Ein Vergrößerungsglas kann für die Entfernung aller in der Nähe der Wunde wachsenden Haare nützlich sein. Nachdem die Wunde abgeheilt ist, was gewöhnlich innerhalb von 3-4 Wochen geschieht, muß der Patient 3 Monate lang einmal pro Woche eine Enthaarungscreme auftragen.

Ergebnisse des Verfahrens nach Lord-Millar. Dieses Verfahren ist so einfach, daß es in fast allen Fällen ambulant in Lokalanästhesie durchgeführt werden kann. Die postoperativen Schmerzen sind stark vermindert. Die Heilungsphase dauert nicht länger als 3-4 Wochen und bedingt einen nur kurzen Arbeitsausfall. Die Rezidivrate ist niedrig; nach unseren Erfahrungen liegt sie durchschnittlich bei 3%.

Komplikationen

Rezidive treten in 1%-48% der Fälle entsprechend der verwendeten Therapiemethode auf. Die höchste Rate hat die Methode mit sofortigem Wundverschluß. Die niedrigste Rate wird beim Verfahren nach Lord-Millar beobachtet. Ein Rezidiv tritt innerhalb von 6 Monaten nach dem Primäreingriff auf.

Eine Superinfektion tritt hauptsächlich nach geschlossenen Techniken auf und erfordert die Wiedereröffnung der Inzision, was zu einer längeren Heilungsdauer führt.

Literatur

1. Abramson DJ (1977) Excision and delayed closure of pilonidal sinuses. Surg Gynecol Obstet 144: 205-207
2. Bascom J (1980) Pilonidal disease: origin from follicles of hairs and results of follicle removal as treatment. Surgery 87: 567-572
3. Bascom J (1983) Pilonidal disease: long-term results of follicle removal. Dis Colon Rectum 26: 800-807
4. Froidevaux A (1976) Kystes sacro-coccygiens, étude de 422 cas. Lyon Chir 72: 408-412
5. Hodgson WJB (1981) A comparative study between Z-plasty and incision and drainage or excision with marsupialization for pilonidal sinuses. Surg Gynecol Obstet 153: 842-844
6. Karydakis GE (1975) Pilonidal sinus. Communication to the Congress of the Royal Society of Proctology. London 1975
7. Lord PH (1965) Pilonidal sinus: a simple treatment. Br J Surg 52: 298-300
8. Lord PH (1975) Etiology of pilonidal sinus. Dis Colon Rectum 18: 661-664
9. Marks J (1985) Pilonidal sinus excision - healing by open granulation. Br J Surg 72: 637-640
10. Marti MC (1977) Les sinus pilonidaux sacro-coccygiens. Lyon Chir 73: 33-37
11. Marti MC (1987) Traitement ambulatoire des kystes sacro-coccygiens. Présentation au Congrès français de chirurgie
12. Sood SC (1975) Results of various operations for sacrococcygeal pilonidal disease. Plast Reconstr Surg 56: 559-566

13 Anorektaler Morbus Crohn

P. Buchmann

Definition

Unter anorektalem Morbus Crohn werden krankhafte Veränderungen von Perianalhaut, Analkanal und unterem Rektum sowie pathologische Veränderungen verstanden, die von diesen Gebieten ausgehen und durch Morbus Crohn verursacht werden.

Ätiologie

Obwohl in den letzten Jahren intensiv nach den Ursachen des Morbus Crohn gesucht wurde, ist die Ätiologie bis heute unbekannt [18]. Auf der Grundlage immunologischer Veränderungen wurden interessante Hypothesen formuliert [10]. Die Vermutung, daß die Enteritis regionalis v.a. in Darmabschnitten mit viel lymphatischem Gewebe [19] und vor Einengungen [12] manifest wird, könnte die Prädominanz analer Läsionen erklären. Möglicherweise lassen sich in Zukunft aus der Human-Immunodeficiency-Virus(HIV)-Forschung Rückschlüsse auf den Morbus Crohn ziehen, da bei dieser Infektion eine ähnlich verzögerte Wundheilung wie nach Fisteloperationen beim Morbus Crohn beobachtet werden kann.

Klassifikation

Das klinische Erscheinungsbild anorektaler Läsionen bei Morbus Crohn ist in Tabelle 13.1 dargestellt. Nicht alle pathologischen Veränderungen, die bei Crohn-Patienten beobachtet werden können, dürfen jedoch automatisch der entzündlichen Darmerkrankung zugeordnet werden, v.a. wenn diese sich in einer Remissionsphase befindet. So findet man auch bei diesen Patienten wie bei jedem ansonsten Gesunden zufällige Veränderungen ohne Bezug zur Grundkrankheit. Erosionen treten häufig in Episoden von Diarrhöe auf (Abb. 13.1). Diese oberflächlichen Epitheldefekte verschlimmern sich von einer Exkoriation zur ausgedehnten Mazeration, v.a. wenn gleichzeitig eine akute Proktitis abläuft (Abb. 13.2), und der Pruritus ani wird von einem Dauerschmerz abgelöst. Mit zunehmendem Alter werden immer häufiger Marisken beobachtet. Imponieren diese jedoch als lymphödematöse Schwellungen, sind sie beinahe diagnostisch für Morbus Crohn. Bei besonders großen Marisken liegt meistens gleichzeitig eine Entzündung in Analkanal und unterem Rektum vor (Abb. 13.3). Häufig werden bei Morbus Crohn Abszesse beobachtet, die aber weniger schmerzhaft sind als beim intestinal gesunden Patienten. Dies birgt die Gefahr, daß sowohl der Patient als auch der Arzt die Beschwerden als leichte, zu vernachlässigende Symptome der bekannten Grundkrankheit fehldeuten und es so zu einer Verzögerung der chirurgischen Behandlung kommt. Die Folge ist eine zunehmende Ausdehnung des Abszesses, so daß nicht selten zur Beherrschung der Entzündung ein Kolostoma nötig wird.

Die typische Analfissur bei Morbus Crohn ist schmerzlos, breitbasig und ohne Präferenz einer be-

Tabelle 13.1. Klassifikation anorektaler Läsionen

Lokalisation	Manifestation des Morbus Crohn		Zufällig
Hautläsionen		Erosion	
	Mazeration/Ulzeration		
	Ödematöse Mariske		Mariske
		Abszeß	
Läsionen im Analkanal	Schmerzlose Fissur		Schmerzhafte Fissur
	Ulkus		
	Stenose mit Induration		Hämorrhoiden
Fisteln		Tief (von Linea dentata)	
	Hoch (Rektum zu Haut)		
	Rektovaginal	Anovaginal	

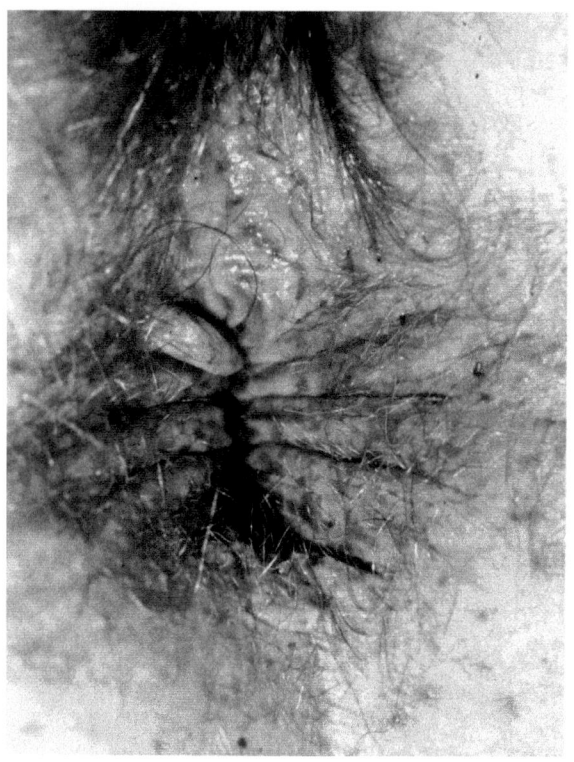

stimmten Lokalisation im äußeren Analkanal. Bei sorgfältiger Untersuchung und guter Lichtquelle ist sie neben Marisken die häufigste vorfindbare Läsion. Dennoch werden gelegentlich auch Fissuren mit typischem Schmerzcharakter in posteriorer und, seltener, anteriorer Position – wie bei der ansonsten gesunden Bevölkerung – gefunden.

Höher im Analkanal liegen gelegentlich tiefe Ulzerationen, die heftige Schmerzen verursachen. Aus ihnen können sich hohe Fisteln entwickeln. Gelegentlich heilen sie aus und hinterlassen eine Stenosierung mit Induration des Analkanals. Oft läßt sich dann bei der Analpalpation nicht einmal der kleine Finger ins Rektum einführen (Abb. 13.4).

◁
Abb. 13.1. Erosionen auf der Perianalhaut. Alle dunklen Punkte in der Nähe der Analgrenze entsprechen oberflächlichen Ulzera

Abb. 13.2. Mazeration der Perianalhaut. In der Nähe des Anus ist die feuchte, entzündete Haut gerötet und sehr schmerzhaft. Anterior findet sich eine kleine geschwollene Mariske

Abb. 13.3. Große ödematöse Mariske bei 5 und 7 Uhr in Steinschnittlage

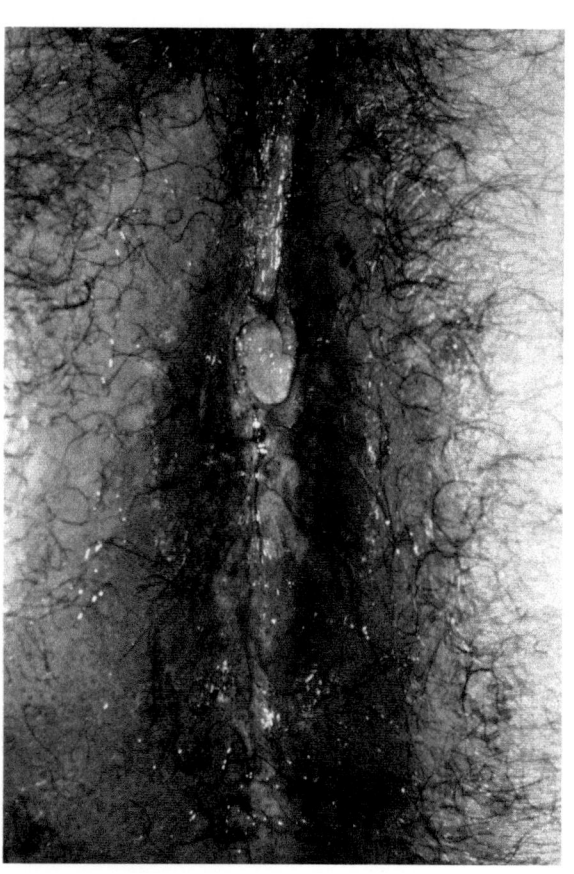

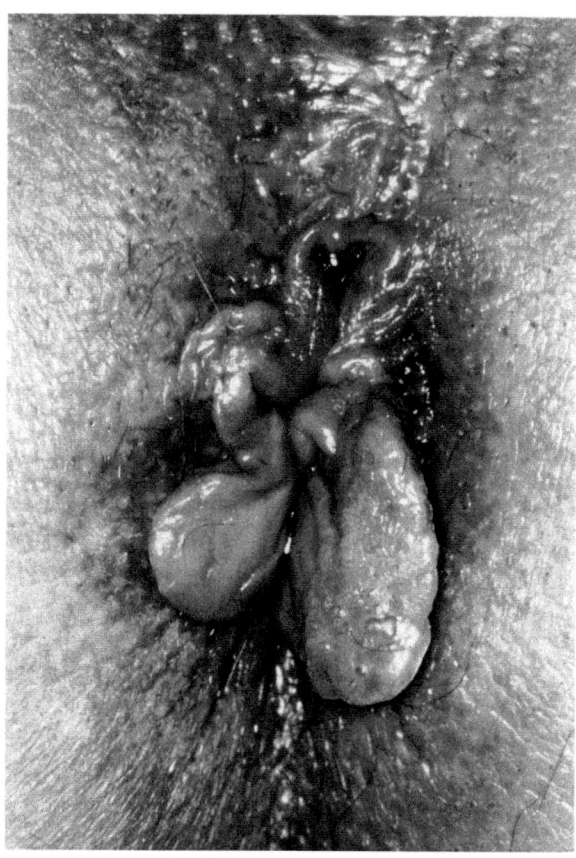

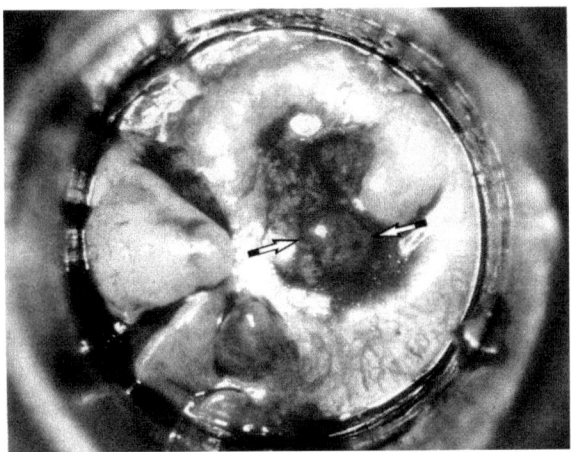

Abb. 13.4. Bei 7 und 9 Uhr sind hypertrophe Analpapillen sichtbar. Der Analkanal ist im oberen Anteil massiv stenosiert, sein Durchmesser beträgt etwa $^1/_5$ des Proktoskopdurchmessers *(Pfeile)*

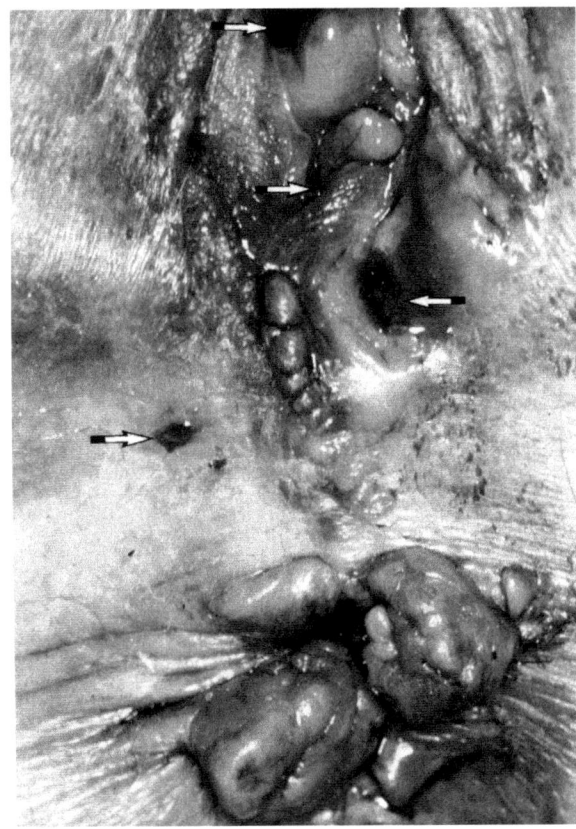

Abb. 13.5. Multiple Fistelöffnungen am Damm und im Introitus vaginae *(Pfeile)* mit stark geschwollenen Marisken

Im Gegensatz zu Darstellungen in älteren Publikationen werden Hämorrhoiden beim Morbus Crohn nicht gehäuft gefunden. In unserem Kollektiv fanden wir Hämorrhoiden ausgesprochen selten [4]. Möglicherweise läßt sich dies dadurch erklären, daß die verdickte Schleimhaut die Schwellung des Plexus haemorrhoidalis internus verhindert.

Zwei Formen von Fisteln sind unbedingt zu unterscheiden. Die einen führen von der Linea dentata zur Perianalhaut und haben vermutlich denselben Ursprung (Infektion der Proktodäaldrüsen), wie er bei Patienten ohne Morbus Crohn angenommen wird. Die Mehrzahl der Fisteln ist von diesem tiefen Typ [17]. Bei anteriorer Lage entwickelt sich gelegentlich eine Verbindung zum Introitus vaginae, d.h. eine Anovaginalfistel (Abb. 13.5). Hohe Fisteln mit einem Ursprung proximal der Linea dentata verlaufen meist extrasphinkter aus einem Rektumulkus als Folge einer Proktitis. Sie enden entweder außerhalb des Anus oder in der Vagina als rektovaginale Fistel.

Epidemiologie

Für die Häufigkeit anorektaler Läsionen bei Morbus Crohn wird in der Literatur eine Häufigkeit von 60–80% angegeben [9, 16]. Wird über eine geringere Häufigkeit berichtet, liegt der Verdacht nahe, daß es sich entweder um eine retrospektive Analyse oder um oberflächliche Untersuchungen handelt. Perianale Läsionen gehen der gastrointestinalen Entzündung gelegentlich Monate bis Jahre voran, nur bei Kindern wird meistens gleichzeitig anorektal und intestinal Aktivität beobachtet. Es ist allgemein bekannt, daß bei einem rezidivierenden analen Fistelleiden an einen Morbus Crohn gedacht werden muß, v.a. in einer Population, in der die Tuberkulose mehr oder weniger unter Kontrolle ist. Die Fistelhäufigkeit schwankt zwischen 25 und 45% einschließlich rektovaginaler Fisteln und Abszesse [5, 13]. Ob die Colitis ulcerosa mit einem erhöhten Risiko für perianale Abszesse und Fisteln einhergeht, wird immer noch diskutiert. In der Literatur finden sich Häufigkeiten bis zu 19% [13]. In Übereinstimmung mit anderen Autoren sind wir aber der Meinung, daß bei so hohen Prozentzahlen ein Teil der Patienten früher oder später als Morbus Crohn erkannt wird, da die Colitis ulcerosa definitionsgemäß eine Schleimhauterkrankung ist und deshalb keine pathophysiologische Ursache für das gehäufte Auftreten von Fisteln bietet.

Differentialdiagnose

Die Differenzierung kann auf 2 Arten erfolgen: a) Handelt es sich um Morbus Crohn oder eine andere Erkrankung; b) handelt es sich bei Patienten mit bekanntem Morbus Crohn um eine anorektale Manifestation dieser Krankheit oder um eine zufällig aufgetretene Läsion (s. Tabelle 13.1)? Die Differentialdiagnose a) muß nur in den relativ seltenen Fällen berücksichtigt werden, in denen noch kein Morbus Crohn diagnostiziert ist. Tuberkulöse Abszesse und Fisteln sind oft mit einer aktiven Organtuberkulose vergesellschaftet und manifestieren sich als Kontamination einer perianalen Wunde oder als Senkungsabszeß aus dem Retroperitoneum. Mit dem Nachweis der Mykobakterien ist die Diagnose leicht zu stellen. Mikrobiologische Untersuchungen erlauben auch die Erhärtung der Verdachtsdiagnose des weichen Schankers (Ulcus molle), einer Infektion mit Haemophilus ducreyi. Dieser geht mit schmerzhaften Ulzera und eiternden Abszessen einher. Die direkte Immunfluoroszenz gestattet den Nachweis von Chlamydien, die Rektalstrikturen und Abszesse sowie Fisteln verursachen können.

Schwieriger ist die Unterscheidung des Morbus Crohn oder der Tuberkulose von der Aktinomykose, die oft die Entwicklung von Strikturen verursacht. Die Histologie der aus diesen entnommenen Biopsien ist bei der Suche nach der richtigen Diagnose hilfreich. Fisteln als Folge einer Gonorrhöe haben nie eine Beziehung zum Anorektum, sondern zur Urethra. Die einzige proktologische Manifestation einer Infektion mit Neisseria gonorrhoeae, die Anoproktitis, wird meistens bei Patienten beobachtet, die Analverkehr betreiben.

Ein perianales Dermoid, ein Teratom oder Chordom bildet gelegentlich Fisteln oder führt beim Dermoid sogar zur Abszedierung, v.a. wenn die Exzision unvollständig erfolgt ist. Die Diagnose läßt sich aus der Histologie stellen. Ein akuter Leukämieschub wird oft von Perianalabszessen und Fisteln begleitet, deren Häufigkeit während Phasen der therapieinduzierten Granulozytopenie zunimmt. Entsprechende hämatologische Untersuchungen erlauben die Diagnose ohne weiteres.

Oberflächliche Hautveränderungen in der Folge einer Diarrhöephase, Feinkontinenzstörungen oder die Deformation des Analkanals sind meistens unspezifisch. Bei verzögerter Wundheilung ist jedoch eine Tuberkulose oder eine Herpes-simplex-Infektion auszuschließen. Besonders häufig ist letztere Infektion bei Patienten mit positiver HIV-Serologie.

Der Morbus Behçet ist im Mittelmeerraum und in Japan verbreitet und führt zu schmerzhaften aphthösen Ulzera. Ihm liegt eine Immunvaskulitis zugrunde, die mit immunhistologischen Untersuchungen abgeklärt werden kann [21]. Ulzera und Analfissuren bei primärer Syphilis sind wie beim Morbus Crohn kreisförmig um den Anus herum verteilt, sie sind hier aber meistens schmerzhaft. Unbehandelt führen sie zu tiefen indurierten Ulzera, die den Aspekt eines nekrotisierenden Karzinoms aufweisen. In einem Tropfen des serösen Exsudats aus dem Ulkusgrund lassen sich im Dunkelfeldmikroskop Treponema pallida nachweisen. Wie bereits erwähnt, sind alle diese diagnostischen Schritte natürlich unnötig, wenn der Morbus Crohn bereits feststeht.

Das Risiko, einen Morbus Crohn mit einem Karzinom zu verwechseln, ist klein, auch wenn dieses sich als geschwollene Mariske präsentiert. Bei der Palpation fällt die knorpelähnliche Konsistenz des Karzinoms auf. Beim geringsten Verdacht auf Malignität und selbstverständlich zur Klassifizierung eines Karzinoms ist die Biopsie unabdingbar. Extrem selten entwickeln sich Karzinome in Crohn-Fisteln, die lange bestanden haben (s. S. 114).

Ist die Diagnose des Morbus Crohn bereits gestellt, handelt es sich lediglich um die Unterscheidung zwischen Manifestationen des Morbus Crohn und zufällig gemeinsam damit bestehenden Symptomen (s. Tabelle 13.1). Wird die Therapie durch diese Einteilung nicht beeinflußt, ist dies nur von akademischem Interesse. Mariksen sind beim Morbus Crohn lymphödematös geschwollene perianale Hautfalten, die rasch abschwellen, wenn die akute Entzündung in der Nähe abklingt. Ihre chirurgische Entfernung kann in Betracht gezogen werden, wenn sie bei der Analhygiene stören. Es empfiehlt sich jedoch, mit der Operation abzuwarten, bis der intestinale Schub abgeklungen ist. Danach ist es bedeutungslos, ob die Mariksen mit dem Morbus Crohn in Zusammenhang stehen oder nicht. Eine Perianaldermatitis mit Erosionen sowie Abszesse werden nicht anders behandelt. Wichtig ist die Unterscheidung dagegen bei Hämorrhoiden, Fisteln und Fissuren. Obwohl Hämorrhoiden in der Allgemeinbevölkerung häufig angetroffen werden, sind sie beim Morbus Crohn selten, und zwar glücklicherweise, da eine aktive Therapie hier oft von schwerwiegenden Komplikationen gefolgt wird (s. unten). Fisteln mit Ursprung auf Höhe der Linea dentata dürfen in Phasen geringer oder fehlender intestinaler Aktivität wie unspezifische Fisteln operiert werden. Entspringen sie aber weiter proximal oder handelt es sich um einen regelrechten Fuchsbau, muß immer an einen Morbus Crohn des Gastrointestinaltrakts gedacht werden.

Diagnostik

Die Diagnose des Morbus Crohn ist oft nicht einfach zu stellen. Mehrere Faktoren müssen berücksichtigt werden: Krankheitsverlauf, Symptome, radiologische und endoskopische Befunde sowie die Resultate der histologischen Untersuchung. Ein weiterer Aspekt dieses Puzzles ist das Vorliegen der oben beschriebenen typischen perianalen Veränderungen (Tabelle 13.1). Deshalb sollten bei unklarer Diagnose histologische Untersuchungen aller resezierten Hautanteile vorgenommen werden, was allerdings nicht notwendig ist, wenn die Diagnose bereits gesichert ist.

Im Zusammenhang mit anorektalen Veränderungen sind auch Verteilung und Aktivität intestinaler Manifestationen des Morbus Crohn von Interesse, insbesondere wenn eine Operation geplant ist. Dabei sollten Allgemeinsymptome nicht übergangen werden. Schmerzen, Diarrhöe, sporadische Blutungen und ein verminderter Allgemeinzustand können Hinweise darauf sein, daß die analen Läsionen von zweitrangiger Bedeutung sind, es sei denn, ein Abszeß müßte eröffnet werden. Die intestinale Abklärung erfolgt vorzugsweise mit einer Barium-Magen-Darm-Passage für den oberen Gastrointestinaltrakt und einem Kolondoppelkontrasteinlauf für das Kolon oder endoskopisch mit Hilfe der oberen Panendoskopie und Koloskopie, wobei hier der Abschnitt zwischen distalem Duodenum und distalem Ileum nicht eingesehen werden kann. Wenn möglich (bei wenig ausgeprägten Schmerzen und beim Fehlen von Stenosen) sollten die Untersuchungen durch sorgfältige digitale Exploration des Rektums und eine Anoskopie vervollständigt werden. Eine präoperative Fistulographie beugt intraoperativen Überraschungen vor. Dabei müssen unbedingt der Analkanal mit einer Sonde und die Linea anocutanea sowie die äußere Fistelöffnung mit einer Bleimarke bezeichnet werden, um eine korrekte Beurteilung der Röntgenbilder zu ermöglichen.

Behandlung

Für den anorektalen Morbus Crohn sind 4 Wege der Behandlung denkbar:

– abwartende Haltung und Verlaufsbeobachtung,
– Behandlung der gleichzeitig bestehenden intestinalen Manifestation,
– konservative, auf die anorektale Läsion ausgerichtete Therapie,
– kleinere oder ausgedehntere lokale chirurgische Eingriffe.

Diese 4 Möglichkeiten müssen bei jedem Patienten von neuem sorgfältig gegeneinander abgewogen werden, um die beste Kombination für eine optimale Behandlung herauszufinden. Hughes u. Jones [12] betonen in diesem Zusammenhang die Notwendigkeit der Klassifizierung der anorektalen Morbus Crohn in 3 Kategorien:

– Primärläsionen, die direkt mit dem pathologischen Vorgang im Gastrointestinaltrakt verknüpft sind: Analfissuren, ulzerierte ödematöse Marisken und torpide Ulzera im Analkanal;
– sekundäre Läsionen, die als Folge der Primärläsion aufzufassen sind: subkutane Fisteln, Marisken, anale Strikturen, Ischiorektalabszesse und hohe Fisteln, die bei der Mehrzahl der Patienten für die Beschwerden verantwortlich sind;
– zufällig vorhandene Läsionen, die ohne Beziehung zur entzündlichen Darmerkrankung auftreten: Hämorrhoiden, Perianalabszeß und Fisteln sowie Marisken und Kryptitiden.

Die Autoren betonen, daß Primärläsionen in keinem Fall durch lokale Maßnahmen zu beherrschen sind, Sekundärveränderungen hingegen durch lokale Eingriffe heilbar sind.

Krankheitsverlauf

Abszesse in der Anorektalgegend präsentieren sich bei Patienten mit oder ohne Morbus Crohn ähnlich, allerdings führt die chronisch-entzündliche Darmerkrankung zur lokalen Verminderung der Schmerzempfindlichkeit. Deshalb wird der Patient seinen Arzt relativ spät aufsuchen und unglücklicherweise auch dazu neigen, die Symptome nicht ernst zu nehmen. Es ist deshalb nicht selten, daß die Abszedierung bei der Operation bereits beide Gesäßbacken erfaßt hat, wobei der Patient die ausgedehnten Eiterherde erstaunlich gut toleriert.

Die häufigsten analen Veränderungen bei Morbus Crohn sind Fisteln und Fissuren. Ihr Langzeitverlauf wurde untersucht. Fisteln entstehen entweder als Folge der Abszeßeröffnung (Abdeckelung) oder nach einem Spontandurchbruch. Im Gegensatz zu darmgesunden Patienten können asymptomatische oder oligosymptomatische Fisteln ohne Behandlung beobachtet werden. Diese Feststellung beruht auf den Ergebnissen einer Langzeitstudie, bei der 61 Patienten über 10 Jahre beobachtet wurden, von denen

21 an einer Fistel litten [5]. 8 Fisteln verschwanden in der Beobachtungszeit, bei 6 wurde eine Heilung in der Folge der Fistelspaltung registriert. Daneben traten 1 postoperatives Rezidiv und 5 neue Fisteln auf. Das Risiko der malignen Entartung im Fistelgang ist sehr klein, es wurden nur wenige Fälle publiziert [4]. In der Regel bestehen diese Fisteln länger als 10 Jahre. Verdächtig für die maligne Entartung ist eine deutliche Veränderung in der Symptomatik mit zunehmendem Spannungsgefühl oder Schmerz sowie blutig tingiertem Ausfluß. Verglichen mit der Häufigkeit von 25–45% analer Fisteln bei anorektalem Morbus Crohn kann die maligne Entartung als außerordentlich seltene Komplikation beurteilt werden.

Analfissuren sind noch ausgeprägter asymptomatisch und werden häufig übersehen. Bei einer sorgfältigen Exploration werden sie aber bei bis zu 70% der Crohn-Patienten gefunden. Nach 10jähriger Beobachtungszeit waren Crohn-Fissuren bei 17 von 54 Patienten verschwunden [5], bei 27 Patienten entstand eine Induration des Analkanales oder eine Stenosierung, jedoch ohne aktive Fissur. Nur 10 Patienten wiesen nach 10 Jahren eine aktive Fissur auf.

Behandlung der intestinalen Entzündung

Einige anorektale Veränderungen beim Morbus Crohn scheinen eine enge Beziehung zum Grad der intestinalen Entzündung zu haben. Es konnte aber lediglich für Mariksen eine signifikante Abhängigkeit von der Serumkonzentration von Albumin und Osoromukoiden, die als Aktivitätsindex für die Enteritis gelten, festgestellt werden [9]. Zusätzlich fand sich mit zunehmendem Schweregrad der Proktitis eine abnehmende rektale Kapazität [6], und in vielen Publikationen wird die Bedeutung des inaktiven intestinalen Leidens auf den Erfolg operativer Eingriffe betont (s. S. 115). Die konservative Behandlung mit 5-Aminosalizylsäure-Derivaten, Steroiden und bei schwerer Entzündung Bettruhe mit parenteraler Ernährung schafft ideale Voraussetzungen für die Heilung anorektaler Läsionen. Eine definitive Sanierung des perianalen Morbus Crohn ist aber erst zu erwarten, wenn der proximale Entzündungsherd reseziert worden ist und dort kein Rezidiv auftritt [23]. Die Indikation zu Proktektomie und terminaler Kolostomie ist nur bei 4–5% aller Proktektomien beim Morbus Crohn wegen einer anorektalen Manifestation indiziert [4, 11]. Eine Umleitungsileostomie oder -kolostomie wird bei dieser Indikation primär als temporäres Stoma angelegt. Leider ist dessen Verschluß jedoch nur in seltenen Fällen möglich [8].

Medikamentöse Behandlung

Euphorisch wurde über die ersten Resultate der Behandlung mit Metronidazol berichtet [2]. Das Antibiotikum (20 mg/kg Körpergewicht) wurde über einen Zeitraum von 3 Monaten bis zu einem Jahr verabreicht. Leider mußte man im weiteren Verlauf feststellen, daß etwa bei $^2/_3$ der Patienten nach Absetzen der Behandlung ein Rezidiv auftrat [3]. Bei der Hälfte wurden Parästhesien, im Durchschnitt nach $6^1/_2$ Monaten, beobachtet. Dieser Nebeneffekt war dosisabhängig und verschwand erst einige Zeit nach Reduktion der Metronidazoldosierung oder Beendigung der Therapie. Leider wurde dieser Schritt in vielen Fällen von einer Exazerbation der Symptome gefolgt. Deshalb gilt Metronidazol heute nicht mehr als die Wunderdroge, für die sie bei Morbus Crohn ursprünglich gehalten worden war.

Ähnliche Ergebnisse wurden von 6-Mercaptopurin publiziert [15]. In einer randomisierten Doppelblindstudie wurden 1.5 mg/kg KG (auf die nächsten 50 mg aufgerundet) gegeben. Blutbild und die Plättchenzahl wurden überwacht, bis sie sich stabilisiert hatten. Die Leukozytenzahl durfte nicht unter 4500, die Plättchen nicht unter 100000 fallen. In der Initialphase der Behandlung wurde häufig Übelkeit beobachtet. Eine Therapieunterbrechung erfolgte bei Fieber, Hautausschlag, Infektionen der oberen Luftwege und anderen intermittierenden Erkrankungen. Nach einem Jahr hatten sich 72% der behandelten Gruppe im Vergleich zu lediglich 14% der Plazebogruppe verbessert. Diese Ergebnisse scheinen hervorragend, konnten aber von keiner anderen Forschergruppe repliziert werden. Metronidazol und 6-Mercaptopurin werden heute gelegentlich bei Fällen mit komplexen anorektalen Fisteln eingesetzt. Man sollte sich jedoch der Nebenwirkungen und Risiken dieser Behandlung bewußt sein.

Zur Zeit ist keine weitere konservative Therapie mit einer spezifischen lokalen Wirkung bekannt. 5-Aminosalizylsäure-Derivate (z. B. Salazopyrin) und/oder Kortikosteroide haben eine günstige Wirkung auf eine aktive Ileokolitis oder Crohn-Kolitis und sind deshalb bei analen Läsionen mit direktem Bezug zum intestinalen Herd (Analfissuren, ulzerierte, ödematöse Mariksen und torpide Ulzera im Analkanal) hilfreich. Auf Fisteln haben Medikamente keine Wirkung. Therapie der Wahl ist entweder die Chirurgie oder die abwartende Haltung mit der Hoffnung auf eine Spontanheilung.

Chirurgische Behandlung

Lange Zeit betonte die Mehrheit der Chirurgen, die operative Behandlung des anorektalen Morbus

Crohn spiele eine kleine Rolle und solle sich auf die Entlastung von Eiteransammlungen beschränken. Diese Auffassung hat ihre Gültigkeit nicht verloren, obwohl unter gewissen Umständen eine aggressivere Therapie sinnvoll ist. Der Unerfahrene tut gut daran, den kleinstmöglichen Eingriff zur Beseitigung der Schmerzen vorzunehmen und weitergehende Operationen dem spezialisierten Chirurgen zu überlassen, um so eine postoperative Inkontinenz zu vermeiden, die meistens die Notwendigkeit eines definitiven Stomas nach sich zieht. Es wurde hingegen nie berichtet, daß die Operation einer anorektalen Läsion zu einer Exazerbation des intestinalen Crohn geführt hätte [22]. Wie bereits oben festgestellt, wird allgemein akzeptiert, daß ein gutes Operationsresultat v.a. in einer Phase intestinaler Ruhe zu erzielen ist, insbesondere in Abwesenheit einer aktiven Proktitis. Deshalb sollte abgewartet werden, bis die Enteritis unter Kontrolle ist, bevor die Analregion angegangen wird. Die einzige Ausnahme ist die bereits erwähnte Abszedierung, die durch eine einfache Abdeckelung entlastet werden sollte, wodurch sofort die Beschwerden verschwinden. In einer Phase allgemeinen Wohlbefindens können Marisken, Fisteln (rektovaginale eingeschlossen) und Strikturen mit denselben Operationstechniken angegangen werden, die bei Patienten ohne entzündliche Darmerkrankung Verwendung finden.

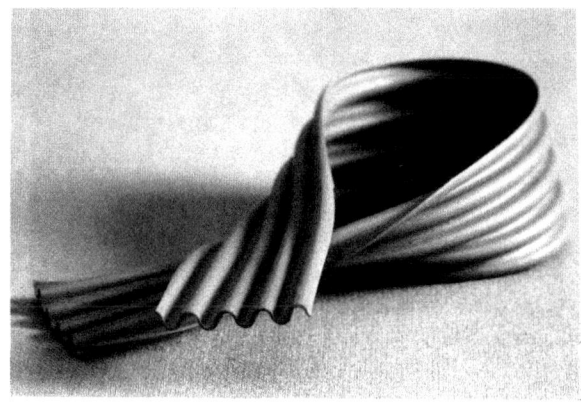

Abb. 13.6. Wellgummidrain zur Abszeßdrainage

Abszesse

Anale oder perianale Schmerzen werden entweder durch eiterbedingte Spannung im Gewebe oder tiefe Läsionen in der Haut oder im Analkanal ausgelöst. Die letzten beiden Ursachen stehen in enger Beziehung zu einer akuten Proktitis und müssen deshalb in erster Linie konservativ behandelt werden. Den perianalen Abszeß muß man jedoch operieren. Wir bevorzugen bei Patienten mit und ohne Morbus Crohn eine sehr einfache Technik:
Unter Allgemeinanästhesie wird der Patient in Steinschnittlage gebracht. Dort, wo der Abszeß am oberflächlichsten zu sein scheint, wird ein Hautfragment von ca. 2 cm Durchmesser exzidiert (Abdeckelung). Nachdem der Eiter abgeflossen ist, erfolgt die digitale Exploration der Höhle, eine Fistelsuche wird unterlassen, ist sogar kontraindiziert. Bei einer sehr ausgedehnten Abszeßhöhle werden an den am weitesten entfernten Punkten Zusatzinzisionen gelegt. Gelegentlich wird die Untersuchung durch die Anwendung einer langen Klemme vereinfacht. Ein Wellgummidrain (Abb. 13.6) wird durch die Inzisionen gezogen (Abb. 13.7). Mit Hilfe eines Einwegfrauenkatheters läßt sich die Höhle entlang der Rillen leicht

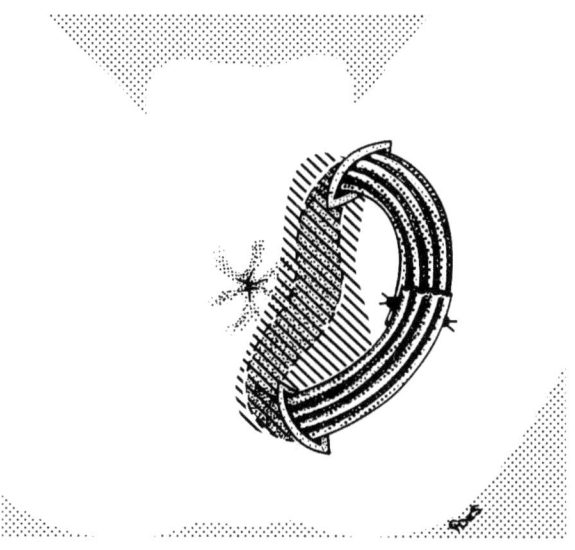

Abb. 13.7. Ein großer Abszeß wird durch 2 Inzisionen und ein Wellgummidrain (Abb. 13.6) drainiert (das *gestrichelte* Gebiet entspricht der Abszeßausdehnung)

spülen. Sobald sich die Höhle durch Granulationsgewebe zu füllen beginnt, wird das Wellgummidrain entfernt und durch einen Frauenkatheter ersetzt, der die vorzeitige Verschließung der kutanen Wunde verhindern soll. Ist die initiale Fistel spontan verschlossen, heilt die Abszeßhöhle ohne größere Hautdefekte aus. Häufiger wird jedoch eine Fistel mit einer oder mehreren kutanen Öffnungen zurückbleiben. Der schwierig zu behandelnde transsphinktere Abschnitt ist aber durch diese Art der Therapie nicht vervielfacht worden, so daß ein Fistelsystem lediglich subkutan zurückbleiben kann. Ist der Patient jetzt beschwerdefrei, darf auf eine weitere Behandlung verzichtet werden, oder die Fistelsanierung erfolgt mit relativ kleinen Wunden und einem stark verringerten Risiko der postoperativen Inkontinenz als

Zweiteingriff (s. unten). Hufeisenabszesse lassen sich auf dieselbe Art und Weise behandeln. Hält die Eiterung hingegen an, muß eine größere innere Fistelöffnung im Rektum vermutet und gesucht werden, durch die ständig Darminhalt in den Abszeß dringt und die Entzündung unterhält. Eine Umgehungskolostomie oder -ileostomie ist dann nicht zu vermeiden. Die schlechte Prognose eines solchen Befundes wird dadurch dokumentiert, daß 8 von 10 Stomata, die wegen eines Perianalabszesses oder einer Fistel nötig waren, nicht mehr zurückverlegt werden konnten [8].

Fisteln

Uneinigkeit besteht hinsichtlich der Stellung der Chirurgie bei der Behandlung von Fisteln. Einige Autoren vertreten eine konservative Haltung und operieren nur, wenn Fisteln Schmerzen oder eitrigen Ausfluß verursachen [4, 23]. Andere empfehlen die Freilegung aller Fisteln, die ihren Ursprung auf Höhe der Linea dentata haben [17]. Eine längere Heilungszeit als beim Darmgesunden ist bei der Entscheidung zur Operation in Rechnung zu stellen [1]. Hinzu kommt, daß eine Tendenz zur Spontanheilung von Fisteln beobachtet werden kann (s. S.114). Auf der anderen Seite birgt die Freilegung einer einfachen transsphinkteren oder subkutanen Fistel ein sehr kleines Risiko, deshalb gilt die Empfehlung, Fisteln zu operieren, wenn die Patienten durch sie behindert werden und keine mittelschwere oder schwere Proktitis vorliegt. Die Operation wird nach den Richtlinien anderer unkomplizierter Fisteln durchgeführt (s. Kap. 11). Leidet ein Patient an einer Proktitis und gleichzeitig an Schmerzen im Bereich der Fistel, so läßt sich bei der Fistulographie häufig eine Stenose im Fistelgang mit einer prästenotischen Höhle darstellen (Abb. 13.8). Hat diese Fistel ihren Ursprung hoch, handelt es sich um ein komplexes Fistelsystem, ist die Entzündung im Darm so aktiv, daß eine Fistelfreilegung nicht ratsam erscheint, muß als Alternative die Eröffnung der die Schmerzen verursachenden Höhle ins Auge gefaßt werden. Um den Eiter zu entleeren und es dem Fistelgang zu ermöglichen, eine glatte Wand ohne Hindernis zu bilden, muß das Gewebe distal der Stenose resziert werden (s. Abb. 13.8). Obwohl die Fistel persistieren wird, sind die wichtigsten Symptome behoben, es verbleibt in der Regel ein geringer, schmerzfreier Ausfluß.
Eine andere Möglichkeit ist die Verwendung eines Setons. Dies ist v.a. bei extrasphinkteren Fisteln ohne Proktitis zu empfehlen. Ein schmaler Streifen von Schleimhaut und Anoderm wird von der inneren Fistelöffnung bis ins Perineum entfernt

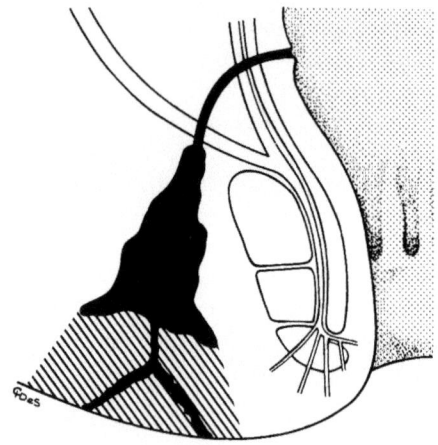

Abb. 13.8. Schmerzen bei einer extrasphinkteren Fistel deuten auf eine Stenose im Fistelgang mit prästenotischer Eiteransammlung hin. Als palliativer Eingriff soll das *gestrichelte* Gebiet exzidiert werden, so daß eine asymptomatische Fistel entstehen kann

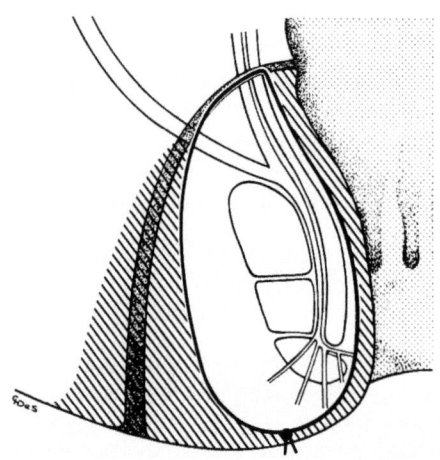

Abb. 13.9. Eine transsphinktere Fistel läßt sich durch Exzision des infralevatorischen Anteiles sowie eines Hautschleimhautstreifens von dort bis zur inneren Fistelöffnung (*gestricheltes* Gebiet) behandeln. Ein Seton (monofiler synthetischer Faden) wird durch die Restfistel gezogen und ohne Zug geknotet

(Abb. 13.9). Der infralevatorische Fistelgang wird trichterförmig exzidiert, und die beiden Wunden werden perianal vereinigt. Ein monofiler Faden wird nun durch den Restfistelgang im Bereich des M. levator ani bzw. der Darmwand gelegt und ohne Zug geknotet. In vielen Fällen wächst die Mukosa über den Faden und führt so zum Verschluß der inneren Fistelöffnung, was gleichzeitig den Beginn der Ausheilung der ganzen Fistel bedeutet. Sobald die innere Öffnung bedeckt ist, kann der Faden entfernt und die äußere Öffnung der Per-secundam-Heilung überlassen werden.

Wie bereits angemerkt, ist das Anlegen einer Entlastungskolostomie oder -ileostomie eine Ultima ratio. Dennoch kann diese Operation unumgänglich werden, wenn ein komplexes Fistelsystem mit multiplen inneren Öffnungen starke Schmerzen und störenden Ausfluß verursacht. Mit Sorgfalt muß der Darmabschnitt gewählt werden, der als Stoma dienen soll, damit nicht ein aktiv entzündetes Segment vorgelagert wird. Besteht der kleinste Verdacht einer Crohn-Kolitis, sollte eine doppelläufige Ileostomie konstruiert werden. Bevor die Kontinuität wiederhergestellt werden darf, ist die anale Kontinenz zu prüfen. Die zuverlässigsten Ergebnisse erhält man durch das Füllen des distalen Schenkels mit einer halbfesten Masse. Der Patient muß in der Lage sein, diese zu halten, aber auch abzustoßen.

Rektovaginale Fisteln schließen sich nie spontan, da das Epithel des Darms und der Vagina sehr rasch Kontakt aufnimmt und die epitheliale Auskleidung die Selbstheilung unmöglich macht. Abhängig von Lage und Größe der Verbindung reichen die Symptome von leichtem eitrigem Ausfluß bis zur Entleerung von Stuhl und Luft durch die Vagina. Dabei spielt selbstverständlich auch die Stuhlkonsistenz eine wichtige Rolle, da flüssiger oder halbfester Stuhl eine invalidisierende Inkontinenz durch die Vagina verursachen kann, wogegen bei festem Stuhl die Symptome für die Patientin durchaus tolerabel sein können. Wahrscheinlich am wichtigsten ist aber die Einstellung der Patientin und ihres Partners zum Problem. Man begegnet Frauen mit breiten rektovaginalen Fisteln, die ein normales Geschlechtsleben führen und sogar ohne Komplikationen vaginal gebären. Auf der anderen Seite werden gelegentlich junge Frauen durch leichte Beschwerden so gehemmt, daß sie es aufgrund der Angst, von ihm bei intimem Kontakt zurückgewiesen zu werden, nicht wagen, eine engere Beziehung mit einem Mann aufzunehmen. Neben der Stuhlregulation mit stopfenden Medikamenten sind wiederholte Gespräche mit diesen Patientinnen von ausschlaggebender Bedeutung. Ein operativer Verschluß ist nur erfolgversprechend, wenn die intestinale Krankheit über längere Zeit absolut ruhig war. Eine Schutzkolostomie ist dann nicht nötig, die Technik muß sich nach Lage und Ausdehnung der Fistel richten. Die Art der Operation unterscheidet sich nicht von einem rektovaginalen Fistelverschluß bei einer Patientin ohne Morbus Crohn (s. Kap. 16).

Striktur

Strikturen verursachen häufig erstaunlich wenig Beschwerden, v. a. wenn der Stuhl breiig ist. Der Versuch einer analen Dilatation, wie sie von Lord mit 6–8 Fingern beschrieben wurde, oder auch mit lediglich 4 Fingern, ist gefährlich und führt meistens zu Inkontinenz. Die beste Behandlung besteht in der sorgfältigen Aufbougierung mit einem dünnen Bougie initial unter Anästhesie, anschließend 2- bis 3mal täglich mit dem Ziel, den Analkanal so weit zu halten, daß der Zeige- oder wenigstens der Kleinfinger einführbar bleibt. Die Bougierung muß mit abnehmender Häufigkeit über einige Monate fortgeführt werden, wobei anläßlich regelmäßiger Kontrollen beim Arzt das weitere Vorgehen festgelegt wird.

Inkontinenz

Das Symptom der Inkontinenz ist vom Ausfluß aus einer Fistel oder der Vagina abzugrenzen. Ätiologisch lassen sich 3 Formen unterscheiden:

- diarrhöebedingte Inkontinenz,
- imperativer Stuhldrang (Urge-Inkontinenz),
- Insuffizienz des Beckenbodens und/oder Sphinktermuskels.

Diarrhöe alleine verursacht selten eine Inkontinenz, zusammen mit Induration des Analkanales oder verminderter Sphinkterfunktion kann es dem Patienten jedoch unmöglich werden, den Stuhl zu halten. Stopfende Medikamente genügen hier oft schon als Therapie.

Der imperative Stuhldrang, d. h. der Zwang, eine Toilette aufsuchen zu müssen, sobald der leichteste Stuhldrang besteht, führt in der schwersten Form zur unkontrollierten Entleerung. In einer Untersuchung an 29 Patienten mit Morbus Crohn und 20 gesunden Kontrollpersonen konnte kein Zusammenhang zwischen imperativem Stuhlgang und den folgenden Parametern festgestellt werden: basaler analer Sphinkterdruck, Kneifdruck, rektale Kapazität und Grad der Proktitis (rektoskopisch beurteilt). Dagegen entdeckte man, daß einige Patienten mit Crohn-Kolitis nach Kolektomie mit ileorektaler Anastomose keinen imperativen Stuhldrang mehr verspürten, selbst wenn sie zuvor inkontinent waren [7]. Die rektale Kapazität verhält sich indirekt proportional zum Grade der Proktitis, ist aber nicht die Hauptursache der Inkontinenz [6].

Eine Operation kann in Erwägung gezogen werden, wenn ein Descensus perinei oder eine sphinkterbedingte Inkontinenz besteht. Es müssen jedoch dieselben Voraussetzungen erfüllt sein, wie sie für den Verschluß einer rektovaginalen Fistel gefordert werden. Bei in bezug auf die Grundkrankheit absolut asymptomatischen Patienten darf die Rekonstruktion des meist iatrogen geschädigten Sphinkters mit guter Prognose entsprechend der in Kap. 20 beschriebenen Technik ausgeführt werden. Bei einigen Patienten wurde beim Descensus perinei auch erfolgreich eine Beckenbodenplastik nach Parks durchgeführt. Mißlingt dieser Eingriff jedoch, ist der Patient meist in einem wesentlich schlechteren Zustand als zuvor, weshalb eine außerordentlich sorgfältige präoperative Beurteilung zu fordern ist. Leider hilft bei vielen Patienten nur noch ein Stoma. v. a. wenn der Analkanal durch Ulzerationen und Induration zerstört ist.

Marisken

Geschwollene Marisken zeigen einen aktiven Morbus Crohn in unterem Rektum und Analkanal an und verbieten eine Operation. Wenn jedoch in einer asymptomatischen Phase die Hautfalten bei der Hygiene stören, ist eine lokale Exzision möglich. Wir empfehlen dann den Wundverschluß mit einer fortlaufenden Catgut-Naht.

Hämorrhoiden

Eine vollständige Übersicht der möglichen Behandlungsformen bei Hämorrhoiden ist in Kap. 9 zu finden. In bezug auf Morbus Crohn muß in Erinnerung gerufen werden, daß die Schleimhautveränderungen aufgrund einer akuten Proktitis zu Rektalblutungen und Wandverdickungen führen können. Durch die entzündliche Versteifung des oberen Analkanals wird eine Schwellung der Hämorrhoidalknoten verhindert. Ist die akute Entzündung jedoch höher lokalisiert, sind zufällig vorhandene symptomatische Hämorrhoiden denkbar. Es handelt sich dabei aber um eine Seltenheit. Die Behandlung von Hämorrhoidalbeschwerden sollte beim Morbus Crohn möglichst konservativ sein und alles vermeiden, was eine Ulzeration verursachen könnte (z.B. Gummiligatur oder Injektionsbehandlung). Es wurde berichtet, daß insbesondere nach Hämorrhoidektomien Fisteln entstanden sind, die schließlich nur durch eine Proktektomie unter Kontrolle zu bringen waren [14].

Literatur

1. Baker WNW, Milton GJ (1974) Mangement of fistulae in Crohn's disease. Proc R Soc Med 67: 58
2. Bernstein LH, Frank NS, Brandt LJ, Boley SJ (1980) Healing of perianal Crohn's diseases with metronidazole. Gastroenterology 79: 357–365
3. Brandt LJ, Bernstein LH, Boley SJ, Frank NS (1982) Metronidazole therapy for perineal Crohn's diseases: a follow-up study. Gastroenterology 82: 383–387
4. Buchmann P, Alexander-Williams J (1980) Classification of perianal Crohn's diseases. Clin Gastroenterol 9: 323–330
5. Buchmann P, Keighley MRB, Allan RN, Thompson H, Alexander-Williams J (1980) Natural history of perianal Crohn's diseases. Ten year follow-up: a plea for conservatism. Am J Surg 140: 642–644
6. Buchmann P, Mogg GAG, Alexander-Williams J, Allan RN, Keighley MRB (1980) Relationship of proctitis and rectal capacity in Crohn's disease. Gut 21: 137–140
7. Buchmann P, Kolb E, Alexander-Williams J (1981) Pathogenesis of urgency in defaecation in Crohn's disease. Digestion 22: 310–316
8. Buchmann P, Weterman IT (1981) Der perianale Morbus Crohn. Colo-Proctology 3: 77–81
9. Fielding JF (1972) Perianal lesions in Crohn's disease. J R Coll Surg Edinb 17: 32–37
10. Hanauer SB, Kraft SC (1983) Immunology of Crohn's disease. In: Allan RN, Keighley MRB, Alexander-Williams J, Hawkins C (eds) Inflammatory bowel diseases. Churchill Livingstone, Edinburgh, pp 356–371
11. Homan WP, Tang C, Thorgjarnarson B (1976) Anal lesions complicating Crohn's disease. Arch Surg 11: 1333–1335
12. Hughes LE, Jones KRG (1983) Peri-anal lesions in Crohn's disease. In: Allan RN, Keighley MRB, Alexander-Williams J, Hawkins C (eds) Inflammatory bowel diseases. Churchill Livingstone, Edinburgh, pp 321–331
13. Jaeger K, Stelzner F (1980) Colitis ulcerosa und Enteritis granulomatosa. Das Schicksal von 494 Kranken nach 2–22 Jahren. Dtsch Med Wochenschr 105: 49–54
14. Jeffrey PJ, Ritchie JK, Parks AG (1977) Treatment of hemorrhoids in patients with inflammatory bowel disease. Lancet i: 1084–1085
15. Korelitz BK (1981) Successful treatment of Crohn's disease with an immunosuppressive drug (6-Mercaptopurine). In: Peña AS, Weterman IT, Booth CC, Strober W (eds) Recent advances in Crohn's disease. Martinus Nijhoff, The Hague, pp 478–485
16. Lennard-Jones JC, Ritchie JK, Zohrab WJ (1976) Proctocolitis and Crohn's disease of the colon. A comparison of the clinical course. Gut 17: 477–482
17. Marks CG, Ritchie JK, Lockhart-Mummery HE (1981) Analfistulas in Crohn's disease. Br J Surg 68: 525–527
18. Mayberry JF, Rhodes J (1984) Epidemiological aspects of Crohn's disease: a review of the literature. Gut 25: 886–899
19. Parks AG, Morson BC (1962) The pathogenesis of fistulae in ano. Proc R Soc Med 55: 751–754
20. Puntis J, McNeish AS, Allan RN (1984) Long term prognosis of Crohn's disease with onset in childhood and adolescence. Gut 25: 329–336
21. Rufli T (1988) Dermatologie des Anus und der Perianalregion. In: Buchmann P (ed) Lehrbuch der Proktologie, 2nd edn. Huber, Bern, pp 119–159
22. Sohn N, Korelitz BK, Weinstein MA (1980) Anorectal Crohn's disease: definitive surgery for fistulas and recurrent abscesses. Am J Surg 139: 394–397
23. Wolff BG, Culp CE, Beart RW, Ilstrup DM, Ready RL (1985) Anorectal Crohn's disease. A long-term perspective. Dis Colon Rectum 28: 709–711

14 Colitis ulcerosa

H. Wehrli und A. Akovbiantz

Definition

Die Colitis ulcerosa ist eine meist chronisch verlaufende entzündliche Erkrankung des Kolons weitgehend unbekannter Ätiologie [48, 60], deren Erstbeschreibung 1859 durch Sir Samuel Wilkes in London erfolgte [19].
Im Gegensatz zum Morbus Crohn beschränkt sich die Colitis ulcerosa mit Ausnahme akuter, fulminanttoxischer Verläufe auf Mukosa und Submukosa des Kolons [96]. Lediglich das terminale Ileum kann im Sinne einer Back-wash-Ileitis bei Befall des gesamten Kolons ins Krankheitsgeschehen einbezogen sein. Die Ausbreitung der Colitis ulcerosa erfolgt von distal kontinuierlich über das ganze Kolon, wobei das Rektum in 98% der Fälle mitbetroffen ist [88]. Der Erkrankungsbeginn kann in jedem Lebensalter erfolgen, wobei der Häufigkeitsgipfel im 2.–4. Lebensjahrzehnt liegt [21]. Tritt die Krankheit bereits schon im Kindesalter in Erscheinung, was in 25% der Fälle zutrifft [20], so muß dies als prognostisch besonders schlechtes Zeichen gewertet werden [96].

Symptome

Als Leitsymptome der chronisch verlaufenden Colitis ulcerosa gelten die rektale Blutung und die oft massive Diarrhöe (20–30 Stuhlgänge/Tag) mit Blut- und Schleimbeimengungen [21, 48, 96, 100].
Neben allgemeinen Krankheitssymptomen sind abdominale Schmerzen nicht selten zu beobachten. Systemische Komplikationen der Colitis ulcerosa an Auge (Episkleritis, Uveitis), Mundschleimhaut (Aphthosis), Haut (Erythema nodosum, Pyodermie), Leber (Pericholangitis, Fettleber, Zirrhose etc.), Gelenken (Sakroileitis, Knie- und Sprunggelenkarthritiden, Spondylitis ankylosans), Niere (Urolithiasis) sowie Wachstumsstörungen bei Jugendlichen treten in bis zu 50% der Fälle auf [16, 20, 48, 53, 66, 96, 100] (Tabelle 14.1).
Die akute Form der Colitis ulcerosa mit foudroyantem Verlauf (toxisches Megakolon) ist ein sehr schweres, oftmals lebensbedrohliches Krankheitsbild und bedarf einer sofortigen intensivmedizinischen Betreuung des Patienten, nicht selten sogar einer notfallmäßigen chirurgischen Intervention.

Tabelle 14.1. Symptomatik der Colitis ulcerosa. (Nach [16, 34, 48, 53, 63, 66, 91, 100])

Milder, subakut-chronischer Verlauf
Leitsymptom	Blutig-schleimige Diarrhöe
Allgemeinsymptome	Schwäche, Müdigkeit (Anämie), Fieber, Gewichtsverlust, abdominale Schmerzen
	Kinder: Wachstumsstörungen, Malabsorption (Vitamin B_{12}, Fett)
Extraintestinale Symptome	Haut: Erythema nodosum 1,7–10%, Pyoderma gangränosum (selten)
	Mund: Stomatitis aphthosa (häufig)
	Augen: Episkleritis, Uveitis, Konjunktivitis } 1,1–12%
	Leber: Fettleber 40–55%, Pericholangitis 30%, Zirrhose 2–5%, Sklerosierende Cholangitis 1%, Gallengangkarzinom 1%
	Gelenke: Arthritis 5–12%, Sakroileitis 18%, Spondylitis ankylosans 2,1–6%
	Niere: Nephrolithiasis 2–6%

Akut-foudroyanter Verlauf (toxisches Megakolon)
Kardiopulmonal	Tachykardie, Tachypnoe, Hypotonie, Schock
Abdomen	Gebläht, Pneumoperitoneum (evtl.), Peritonitis (unter Steroidtherapie evtl. fehlend), blutige Diarrhöe
Niere	Olig- bzw. Anurie
Sepsis	Status febrilis, Schüttelfrost
Sensorik	Verwirrung, Apathie

Ätiologie und Pathogenese

Die Ätiologie der Colitis ulcerosa ist auch 100 Jahre nach der Erstbeschreibung noch weitgehend ungeklärt [16, 34, 48, 84, 96, 100]. Verschiedene Theorien versuchten bisher die Ätiologie zu klären. Weder Bakterien noch Viren (Dysenteriebakterien, Diplokokken, Rotaviren u.a. [12, 16, 72]) oder Nahrungsmittelallergene [48, 100] noch mukolytische Enzyme [44, 48, 100] und psychosomatische Faktoren [48, 100] scheinen die alleinige Ursache zu sein. Hingegen spielen genetische Faktoren bei der Entstehung eine Rolle. Eine familiäre Häufung mit einer Erkrankungswahrscheinlichkeit von 10–29,4% [16, 56, 60, 96] wurde beobachtet, ebenso die gleichzeitige Erkrankung monozygoter Zwillinge [62]. Die Inzidenz unter Juden und Weißen in Europa und den USA ist wesentlich größer, der mögliche Erbgang aber unklar [48, 56]. Die Colitis ulcerosa wird selten bei Schwarzen, Indianern, Asiaten und Lateinamerikanern beobachtet [34].

Immunpathogenetische Aspekte werden in Zukunft am ehesten dazu beitragen, die ätiologischen Hintergründe der Colitis ulcerosa zu klären, für deren Entstehen ein multifaktorielles Geschehen verantwortlich zu sein scheint [80].

Klassifikation

Die Einteilung der Colitis ulcerosa kann nach Ausbreitungsform (Schweregrad) oder klinischer Verlaufsform erfolgen (Tabelle 14.2).

Tabelle 14.2. Klassifikation der Colitis ulcerosa

Ausbreitungsform	Proktitis, Proktosigmoiditis
	Linksseitige Kolitis
	Pankolitis
Klinischer Verlauf	Einzelattacke
	Chronisch-kontinuierlich
	Chronisch-rezidivierend
	Akut-foudroyant

Ausbreitungsform

Proktitis, Proktosigmoiditis

Das Rektum ist bei der Colitis ulcerosa praktisch immer befallen, der alleinige Befall stellt eine milde und prognostisch günstige Form der Erkrankung dar [85]. Es finden sich Blut- und Schleimbeimengungen im Stuhl, nur selten tritt eine schwere Diarrhöe auf. Bei 5–15% der Patienten dehnt sich die Krankheit nach proximal aus, bei nur 10–40% der Fälle bleibt die Kolitis auf das Rektosigmoid beschränkt [48].

Linksseitige Kolitis

Die häufige linksseitige Kolitis zeigt einen Kolonbefall distal der Flexura lienalis [47]. Jeder Schub kann zu einer longitudinalen Ausdehnung nach proximal führen [48].

Pankolitis

Die Pankolitis ist die schwerste Form der Colitis ulcerosa und findet sich nicht selten bei akut fulminantem Beginn oder bei Auftreten erster Krankheitssymptome im Kindesalter [48]. Klinisch stehen bei der Pankolitis zahlreiche, meist blutige Stuhlentleerungen im Vordergrund [47].

Klinischer Verlauf

Die Colitis ulcerosa kann schleichend oder akut-fulminant beginnen. Leitsymptom ist stets die blutig-schleimige Stuhlbeimengung oder eine entsprechende Diarrhöe.

Einmaliger Schub

Ein einmaliger Schub mit Restitutio ad integrum ist bei der Colitis ulcerosa ungewöhnlich (4–10% [16, 88]).
Retrospektiv handelt es sich bei diesen Verlaufsformen meist um bakterielle Dysenterien (Salmonellen, Shigellen, Campylobacter, Yersinien) und nicht um eine eigentliche Colitis ulcerosa [59].

Chronisch-kontinuierlicher Verlauf

Die chronisch-kontinuierliche Verlaufsform ist ebenso selten (5–15%) wie die Einzelattacke [16]. Remissionen fehlen trotz konservativer Therapie. Es kommen alle Schweregrade der Erkrankung vor, die Komplikationsrate (Fibrose, Stenose, Karzinom) ist gegenüber der chronisch-rezidivierenden Form jedoch deutlich erhöht, ebenso wie die Mortalität (25 versus 14% [42]) und die Operationsrate (82,8 versus 28,2% [42]).

Chronisch-rezidivierende Form

Die chronisch-rezidivierende Form ist die häufigste Erscheinungsform (60–75% nach Truelove [16]). Akute, leichte Schübe dauern einige Wochen und werden von Remissionsphasen gefolgt [48]. Schwere Schübe mit Toxämie und Anämie können zu einer kompletten oder partiellen Remission mit persistierenden rektoskopischen Befunden führen oder in einen akut-fulminanten Verlauf übergehen.

Akut-fulminante Form

Die akut-fulminante Form ist als die schwerste, oft lebensbedrohliche Verlaufsform der Colitis ulcerosa zu bezeichnen und geht einher mit einem septisch-toxischen Zustandsbild und massiver, blutiger Diarrhöe. Sie betrifft 5–15% der meist jüngeren [67] Kolitispatienten [2, 86], wobei es sich um eine Erstmanifestation, eine Exazerbation oder um ein Rezidiv der Krankheit handeln kann.

Meist ist das gesamte Kolon befallen. Komplikationen, wie toxische Kolondilatation (50%) oder Perforation (30%), sind häufig [48], die Mortalität ist hoch (5,3–60% [2, 16, 48, 67]), konnte jedoch dank Notfallkolektomie und Intensivmedizin in den letzten Jahren wesentlich gesenkt werden.

Tabelle 14.3. Differentialdiagnose der Colitis ulcerosa. (Nach [16, 28, 35, 93, 96])

Vorwiegend hämorrhagisch verlaufende Formen	
Infektiöse Kolitiden	Salmonellosen, Shigellosen, Campylobacterkolitis, Amöbiasis, Bilharziose, Gonorrhöe
Iatrogene Kolitiden	Laxanzien, Salizylatsuppositorien, pseudomembranöse Enterokolitis, Strahlenkolitis, Kolitis in ausgeschaltetem Kolonsegment
Ischämische Kolitis	
Pneumatosis cystoides intestinalis	
Familiäre Kolonpolypose	
Divertikuloseblutung	
Hämorrhoiden	
Vorwiegend nicht hämorrhagisch verlaufende Formen	
Morbus Crohn	
Colon irritabile	
Tuberkulose	
Yersiniose	
Ulcus recti simplex	
Aktinomykose	
Venerische Leiden (Lymphogranuloma venereum, Herpes simplex Typ II, Lues, Chlamydien)	

Epidemiologie

Die Colitis ulcerosa findet sich auf der ganzen Welt, allerdings mit stark variierender Prävalenz und Inzidenz [96]. Im Gegensatz zum Morbus Crohn scheint die Inzidenz der Colitis ulcerosa in den letzten Jahren leicht abzunehmen [27]. Die Colitis ulcerosa wird v.a. in den USA, Kanada, Großbritannien und Nordeuropa mit einer Inzidenz von 5–15 pro 100000 Bewohner und Jahr bzw. einer Prävalenz von 40–225 pro 100000 Einwohner beobachtet [16, 56, 92]. Betroffen sind alle Altersgruppen mit einer Häufung vom 20. bis zum 40. Lebensjahr [48, 92]. Die Angaben über die Geschlechtsverteilung differieren in der Literatur [16, 48, 60, 92]. Zu familiären und rassenassoziierten Zusammenhängen s. oben.

Differentialdiagnose

Die Differentialdiagnose der Colitis ulcerosa, insbesondere der mildverlaufenden Erstmanifestation, ist nicht immer sehr einfach [35, 93], da längst nicht alle Patienten endoskopisch erkennbare Ulzera aufweisen.

So verbleiben selbst nach histologischer Abklärung 10–15% der ulzerösen Kolitiden als „nicht klassifizierbar" zunächst unklar [28]. Für den Kliniker ist die Unterscheidung zwischen vorwiegend hämorrhagisch und nicht hämorrhagisch verlaufenden Kolitisformen hilfreich [35]. Über die breite Palette differentialdiagnostischer Überlegungen im Zusammenhang mit der Colitis ulcerosa gibt Tabelle 14.3 Aufschluß. Häufig gibt der Verlauf Hinweise auf die korrekte Diagnose, da insbesondere infektiös und medikamentös induzierte Kolitiden rasch abheilen, was in Zweifelsfällen eine baldige Kontrollrektoskopie rechtfertigt. Aus therapeutischen Gründen ist es wichtig, an Amöbiasis, Morbus Crohn, pseudomembranöse Enterokolitis sowie venerische proktologische Leiden zu denken [35].

Diagnostik

Als Eckpfeiler der Colitis-ulcerosa-Diagnostik gilt die Proktosigmoidoskopie mit histologischer Untersuchung der entnommenen Biopsien. Auf diese Weise wird entschieden, ob es sich um eine leichte, mäßige oder schwere Form der Erkrankung handelt. Eine präzise histologische Diagnostik ist nur garantiert, wenn multiple (6–8) ausreichend große Biopsien aus verschiedenen Entnahmestellen zur Verfügung stehen [70, 83]. Dabei spielt das genaue Dysplasiegrading [71] für die Operationsindikation oft eine wichtige Rolle [40]. Die Koloskopie ist ein wichtiges Instrument der Verlaufskontrolle (Karzinomprävention! [65]), für die Diagnose der Colitis ulcerosa jedoch nicht immer notwendig, da das Rektosigmoid praktisch immer befallen ist [16, 83, 96].

Von weiterer eminenter Bedeutung ist der klinische Status, der uns Aufschluß über den allgemeinen Zustand des Patienten, den abdominalen Lokalbefund und extraintestinale Manifestationen der Erkrankung gibt. Laboruntersuchungen ergänzen die dia-

Tabelle 14.4. Diagnostik der Colitis ulcerosa

Notwendig	Wünschenswert	Unnötig
Proktosigmoidoskopie	Koloskopie	Kolondoppelkontrasteinlauf
Biopsie (Histologie)	Abdomenleerröntgen	
Klinischer Status	Bakterielle Stuhluntersuchung	Analmanometrie
Blutuntersuchung (BSR, Hb, Lc, Quick, Tc, Glukose, Harnstoff, Kreatinin, Protein, Leberwerte)		Selektive mesenteriale Angiographie

gnostischen Maßnahmen (Tabelle 14.4). Mikrobiologische Stuhluntersuchungen schließen eine bakterielle Dysenterie aus [96]. Die Bedeutung der Röntgendiagnostik bei der Colitis ulcerosa ist beschränkt. Mit Hilfe der Abdomenleeraufnahme kann bei fulminanten Verläufen ein toxisches Megakolon ausgeschlossen werden [16, 48]. Die Kolondoppelkontrastuntersuchung informiert über Schweregrad und Ausdehnung der Erkrankung, ist bei der akut-fulminanten Form der Kolitis jedoch kontraindiziert. Als Verlaufsuntersuchung zur Früherkennung von Dysplasie und Karzinomen ist die Sensitivität der Kolonkontrastuntersuchung gegenüber der Koloskopie deutlich geringer [16]. Als letztes präoperativ diagnostisches Verfahren ist die Analmanometrie, insbesondere bei geplanter ileoanaler Anastomose, gelegentlich wünschenswert [8].

Pathologisch-anatomische Aspekte

Die Colitis ulcerosa als Erkrankung der Kolonschleimhaut zeigt eine flächenhafte Entwicklung [9], so daß das Kolon von außen makroskopisch unauffällig erscheint [96]. Lediglich das toxische Megakolon bildet eine Ausnahme, da hier Kryptenabszesse Muskularis und Serosa durchbrechen und zu Perforationen führen können [16]. Die ödematöse, granulierte, drüsenarme Mukosa blutet leicht und bildet Ulzera. In der Spätphase besteht die Mukosa lediglich aus pseudopolypoiden Schleimhautinseln, und es entstehen segmentale Strikturen.
Die Lieberkühn-Krypten verstopfen durch Fäzes und Schleim, was zu Abszessen führt. Mikroskopisch finden sich eosinophiles Infiltrat, Hypervaskularisation der Mukosa sowie lymphoplasmazelluläres Infiltrat der Lamina propria. Das oft multipel auftretende Karzinom findet sich in der polypösen Schleimhaut seltener als in der atrophen. Schleimproduzierende und undifferenzierte Tumorformen kommen gehäuft

vor, was die einst schlechte Prognose des Kolitiskarzinoms unterstreicht [16, 43, 69, 78]. Dies trifft heute dank sorgfältiger Nachsorge nicht mehr unbedingt zu [33].

Konservative Therapie

Prinzipien

Mit Ausnahme ihrer akuten, schweren Komplikationen (toxisches Megakolon, Perforation, schwere Blutung) wird die Colitis ulcerosa zunächst erfolgversprechend medikamentös behandelt. Trotzdem steigt das Karzinomrisiko mit zunehmender Krankheitsdauer auf 7,5–12,6 % (nach 20 Jahren) und 11–41,8 % (nach 25 Jahren) [50, 61, 89]. Vor allem aus diesen Gründen benötigen 50% der Patienten früher oder später einen chirurgischen Eingriff [88].

Therapeutische Gruppen

Der akute Schub einer Colitis ulcerosa wird mit Kortikosteroiden sowie Salazosulfapyridin oder neuerdings 5-Aminosalizylsäure behandelt, wobei letztere die Therapie des symptomfreien Intervalls darstellen (Tabelle 14.5).

Kortikosteroide

Kortikosteroide werden systemisch, topisch (Klysma) oder in Kombination beider Formen verabreicht. Die Initialdosis beträgt 40–60 mg Prednison/Tag per os, wobei bei Einzeldosen die bekannten Steroidnebenwirkungen geringer sind [16]. Die Therapiedauer unter Dosisreduktion bis auf 10–20 mg/Tag per os beträgt je nach Klinik 4–6 Wochen. Eine klinische Besserung tritt meist nach 7–10 Tagen

Tabelle 14.5. Konservative Therapie der Colitis ulcerosa

		Milder Verlauf	Schwerer Verlauf
Kortikosteroide	Prednison	40–60 mg/Tag	60–100 mg/Tag
	Betamethason (Klysma)	5 mg/Tag	5 mg/Tag
Salazosulfapyridin		2–4 g/Tag	6–8 g/Tag
5-Aminosalizylsäure		1,5 g/Tag	(0,75 g/Tag als Rezidivprophylaxe) 1,5 g/Tag
Azathioprin			(0,75 g/Tag als Rezidivprophylaxe) 2,5 mg/kg/Tag

ein [96]. Zur Rezidivprophylaxe sind Steroide ungeeignet [26]. Steroide erhöhen die postoperative Morbidität und Mortalität nicht [3]. 1956 führte Truelove die lokale Steroidapplikation in die Behandlung der distalen Colitis ulcerosa ein [48]. Die Wahl geeigneter topischer Steroide (Betamethasonphosphat [6]) führt zu praktisch fehlenden endokrinen Nebenwirkungen bei einer Remissionsrate von 75% [6, 51].

Salazosulfapyridin

Salazosulfapyridin ist in der Therapie des akuten Kolitisschubes weniger effizient als Steroide, eine Kombination beider ist jedoch sehr nützlich [16, 96]. Die Tagesdosis im akuten Schub beträgt 2–4 g [16, 26, 48], größere Dosen führen zu Nebenwirkungen, wie Übelkeit, Allergien, Leukopenie, Anämie etc. [26], die auf die Sulfapyridinkomponente zurückzuführen sind. Deshalb läßt sich die aktive Komponente 5-Aminosalizylsäure (5-ASA) heute sowohl peroral wie auch topisch rektal verabreichen [36]. 5-ASA weist deutlich weniger Nebenwirkungen auf und ist in beiden Applikationsformen ebenso wirksam wie Salazosulfapyridin [36]. Mehrere vorläufige Studien zeigen eine Wirksamkeit von 5-ASA auch bei Versagen der konventionellen Therapie [13, 25, 36]. Die perorale Dosis beträgt 3mal 0,5 g über 6–24 Wochen [36, 54]. Die empfohlene rektale Dosis schwankt zwischen 0,7 und 4 g/Tag [54].
Langzeittherapie und Rezidivprophylaxe sind die Domäne von Salazosulfapyridin (2–3 g/Tag [16, 26, 48, 96]) und 5-ASA (3mal 0,25 g/Tag [13, 54]). Die Prophylaxedauer ist sehr umstritten, die Angaben reichen von einem Jahr bis zur lebenslangen Einnahme [26]. Die Remissionsrate beträgt 50–87% [13, 36, 54].

Azathioprin

Mehrere Immunosuppressiva, v. a. aber Azathioprin, wurden bei der Therapie der Colitis ulcerosa eingesetzt. Ihre Wirkung ist umstritten [48]. Nebenwirkungen sind schwerwiegend (Knochenmarkdepression, Sepsis), der Einsatz ist höchstens bei Versagen aller anderer Therapiemodalitäten gerechtfertigt [16, 48, 96]. Chirurgische Maßnahmen sind in jedem Falle vorher in Erwägung zu ziehen [26]. Azathioprin hat auch keinen rezidivprophylaktischen Wert [16].

Verschiedene Modalitäten

Dinatriumcromoglycat, ein Antiasthmatikum, wird immer wieder empfohlen, seine Wirksamkeit bei Colitis ulcerosa konnte aber nie bewiesen werden [16, 96]. *Metronidazol* wurde ohne Erfolg zusammen mit Steroiden verabreicht [17]. *Diätmaßnahmen* führten mit Ausnahme einer milchfreien Kost nicht zu wesentlichen Erfolgen [48]. Der Wert einer *parenteralen Ernährung* ist sehr umstritten [18, 48, 55, 58] und scheint die Prognose nicht zu beeinflussen. Hingegen ist bei schweren Verläufen eine Infusionstherapie mit Elektrolyt- und Eiweißsubstitution selbstverständlich notwendig.

Medikamentöse Therapie in der Schwangerschaft

Die medikamentöse Therapie schwangerer Frauen mit Colitis ulcerosa darf mit Salazosulfapyridin und Kortikosteroiden weitergeführt werden [64, 96]. Die leicht erhöhte Rate fetaler Komplikationen ist der Kolitis selbst und nicht der medikamentösen Therapie anzulasten. Azathioprin ist unbedingt zu meiden. Zu erwähnen ist, daß Salazosulfapyridin zu reversibler männlicher Infertilität führt [64].

Chirurgische Therapie

Die Bedeutung der Chirurgie in der Therapie der Colitis ulcerosa wird durch die Tatsache unterstrichen, daß eine Kolektomie den Patienten definitiv von seinem Leiden befreien kann.

Indikation

Aus der Sicht des Chirurgen gibt es 3 vordringliche Gründe, die Colitis ulcerosa operativ anzugehen (Tabelle 14.6).

Tabelle 14.6. Indikation zur Chirurgie bei Colitis ulcerosa

Auftreten akuter Komplikationen (massive Blutung, Perforation, therapierefraktäre, fulminante Kolitis, toxisches Megakolon)
Versagen der konservativen Therapie, erheblicher Leidensdruck
Karzinomprävention

Chirurgisch gute Resultate lassen sich nur erzielen, wenn Notfalleingriffe mit hohem Risiko vermieden werden, was eine enge Zusammenarbeit zwischen Internisten, Endoskopiespezialisten, Chirurgen und Pathologen voraussetzt [21, 90, 96].

Akute Komplikationen

Etwa 15% aller Colitis-ulcerosa-Patienten erleiden im Verlaufe ihrer Krankheit eine akute Komplikation, die eine notfallmäßige chirurgische Intervention notwendig macht [2].

Blutung, Perforation. Massive Blutungen machen 4,8–16 % [2, 37, 60], die Perforation 1–11 % aller Notfalleingriffe aus [2, 31, 60]. Die Therapie der Wahl ist meist die subtotale Kolektomie mit Ileostomie oder die Proktokolektomie [2, 60, 98].

Toxisches Megakolon. Das toxische Megakolon ist mit einer Mortalität von 20–60 % [37, 60, 67] die am meisten gefürchtete akute Komplikation der Colitis ulcerosa. Oft handelt es sich um die Erstmanifestation der Erkrankung. Das toxische Megakolon wird in den letzten Jahren seltener beobachtet [98]. Ein schwieriges Problem stellt die Bestimmung des optimalen Zeitpunktes der chirurgischen Intervention dar.
Da eine konservative Therapie bei 30 % der Fälle zu einer Remission führt, möchte man zunächst auf eine Operation verzichten, darf dabei aber bei diesen unter Steroiden stehenden, schwerstkranken Patienten eine Kolonperforation nicht übersehen. Prognostisch schlechte Zeichen sind schwere Elektrolytstörungen und metabolische Entgleisungen [15]. Die imperative Operationsindikation beim toxischen Megakolon ergibt sich aus Tabelle 14.7.
Als operatives Verfahren lehnen wir die von Turnbull [97] vorgeschlagene Schlingenileostomie mit multiplen Kolostomien ab, da das septisch-toxische Organ in situ verbleibt (Abb. 14.1). Wir bevorzugen die subtotale Kolektomie mit terminaler Ileostomie, wobei eine Sigmaschlingenfistel aus therapeutischen (Rektumstumpfspülung) und prophylaktischen Gründen (Stumpfinsuffizienz mit Fistelbildung) dem Stumpfverschluß nach Hartmann vorzuziehen ist. Der Rektumstumpf kann später entfernt oder, selten, zur Kontinuitätsrekonstruktion verwendet werden. Eine Proktokolektomie ist in Anbetracht der Schwere des klinischen Zustandsbildes in der Notfallsituation ein meist zu großer Eingriff.

Versagen der konservativen Therapie

Ein Versagen der konservativen Therapie mit invalidisierendem Verlauf (Unverträglichkeit der Medikation, häufige Rezidive trotz Prophylaxe, lokale Stenosen, Blutungsanämie) oder systemischen Komplikationen (Haut, Auge, Leber, s. oben), eine Pankolitis oder ein Krankheitsverlauf über mehr als 10 Jahre sowie Entwicklungsstörungen beim Kind gelten als Indikation zur operativen Sanierung des Leidens [21, 26, 39, 48, 61, 96, 98]. Gleiches gilt, wenn ein akuter, schwerer Schub innerhalb von 1–2 Wochen nicht beherrscht werden kann [26].

Tabelle 14.7. Toxisches Megakolon: Imperative Operationsindikation

Freie Perforation
Gedeckte oder drohende Perforation
Verschlechterung des klinischen Bildes
Keine Besserung unter konservativer Therapie über 2–4 Tage
Rezidiv eines toxischen Megakolons

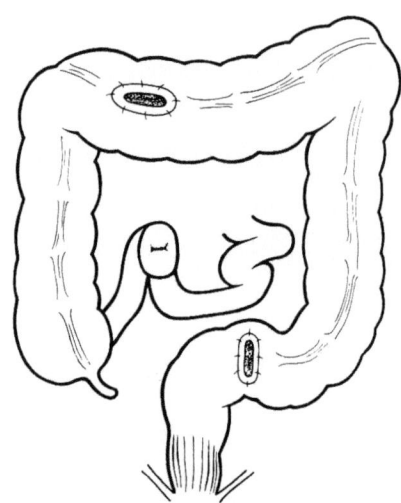

Abb. 14.1. Multiple Enterostomien nach Turnbull

Dabei stehen uns heute eine Vielzahl operativer Verfahren zur Verfügung. Die bis vor wenigen Jahren als Standardverfahren propagierte totale Proktokolektomie mit endständiger Ileostomie ist heute vielerorts zugunsten eines differenzierteren Vorgehens verlassen worden [1]. Die Proktokolektomie vermag den Patienten zwar zu heilen, bringt jedoch sämtliche Nachteile einer definitiven Enterostomie bei oft jüngeren Patienten mit sich. 25 % der Stomaträger haben wegen ihrer Ileostomie entscheidende pflegerische und psychische Probleme [22, 88, 94]. Deshalb richtet sich unser Bestreben auf Kontinenzerhaltung [29], was dank mehrerer Verfahren möglich geworden ist (Tabelle 14.8).

Tabelle 14.8. Kontinenzerhaltende Operation bei Colitis ulcerosa

Ileorektostomie (Aylett)
Totale Kolektomie mit Schleimhautproktektomie und ileoanaler Anastomose (Ravitch, Sabiston)
Totale Kolektomie mit Schleimhautproktektomie und ileoanaler Anastomose mit vorgeschaltetem Reservoir (Parks, Fonkalsrud)
Kontinente Ileostomie (Kock)

Karzinomprävention

Die unumstrittene Gefahr der Karzinomentstehung bei Colitis ulcerosa stellt die Hauptindikation zur chirurgischen Intervention dar. 20% aller Kolitispatienten werden deshalb in den ersten 10 Krankheitsjahren proktokolektomiert [50]. Tabelle 14.9 gibt Aufschluß über Faktoren, die das Karzinomrisiko beeinflussen [40, 43, 48, 49, 50, 52, 60, 71, 96].
Beginnt die Colitis ulcerosa im Kindesalter, so sind nach 20 Jahren 40% der Patienten verstorben [48], bleibt sie jedoch auf das Rektosigmoid beschränkt, so ist das kumulative Krebsrisiko nicht höher als bei Gesunden [49]. Die Lokalisationsverteilung zeigt jedoch 50% aller Kolitiskarzinome in Rektum und Sigma [39, 83, 89]. Multifokale Karzinome werden zudem in 13,5% der Fälle beobachtet [40]. Ein chronisch-kontinuierlicher Verlauf ohne wesentliche Krankheitsremission sowie eine schwere Erstmanifestation erhöhen das Karzinomrisiko [52].
Tabelle 14.10 enthält Angaben über das kumulative Krebsrisiko. Die Angaben über die Karzinominzidenz schwanken außerordentlich, das Krebsrisiko ist gegenüber Gesunden um das 10- bis 20fache erhöht. Daraus ergibt sich die Notwendigkeit einer regelmäßigen, lebenslangen Kontrolle zur Früherfassung des Kolitiskarzinomes (Abb. 14.2). Dies gilt auch dann, wenn wie bei der Ileorektostomie nach einem Eingriff noch Rektummukosa zurück gelassen wurde.

Tabelle 14.9. Risikofaktoren für das Kolitiskarzinom

Krankheitsbeginn im Kindesalter
Krankheitsdauer über 10 Jahre
Ausdehnung der Kolitis
Wiederholter Nachweis von Low-grade-Epitheldysplasien
Nachweis von High-grade-Epitheldysplasien
Chronisch-kontinuierlicher Verlauf
Schwere Erstmanifestation

Tabelle 14.10. Kumulatives Krebsrisiko bei Colitis ulcerosa (in Prozent)

	Krankheitsjahre		
	10–15	20–25	35–40
Mir-Nadjlessi et al. 1986 [65]	0.8	11.9	28.1
Kieninger in: Gaisberg and Töpfer 1984 [26]	5	42	–
Lennard-Jones 1986 [49]	1.7	7.1	24
De Domball in: Herfarth 1983 [39]	5.0	22	45
Truelove 1984 [96]	1.6	4.5	–
Kewenter et al. 1978 [43]	–	34	–
Morson 1983 [70]	3	24	–

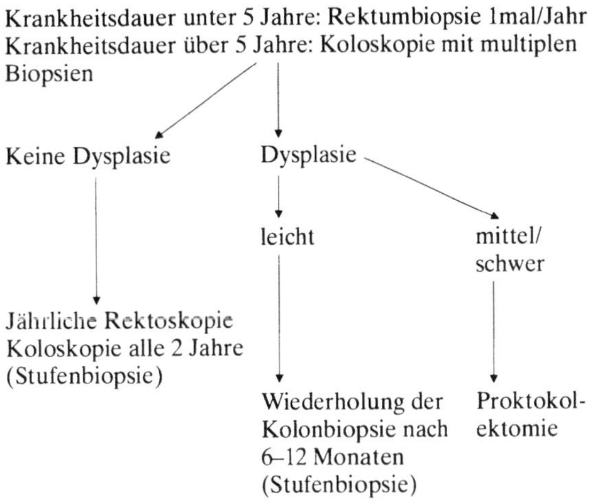

Krankheitsdauer unter 5 Jahre: Rektumbiopsie 1mal/Jahr
Krankheitsdauer über 5 Jahre: Koloskopie mit multiplen Biopsien

Keine Dysplasie Dysplasie
                  ↓   ↓
                leicht   mittel/schwer
       ↓   ↓   ↓
Jährliche Rektoskopie   Wiederholung der   Proktokol-
Koloskopie alle 2 Jahre Kolonbiopsie nach ektomie
(Stufenbiopsie)   6–12 Monaten
                         (Stufenbiopsie)

Abb. 14.2 Karzinompräventive Untersuchungen (Nach [39, 49, 61, 79, 89])

Unter Vernachlässigung der Dukes-Klassifikation liegen die Fünfjahresüberlebensraten der Kolitiskarzinome in der Literatur zwischen 18 und 54% [29, 60], d.h. deutlich unter den Werten für Nichtkolitiskarzinome.

Chirurgisches Verfahrensspektrum

Proktokolektomie mit Ileostomie

Die Proktokolektomie mit terminaler Ileostomie gilt mancherorts immer noch als Standardverfahren und heilt den Kolitiskranken definitiv [1]. Ausgeprägte Proktitis mit Blutungen, geschrumpftes Rektum mit Stenose oder – seltene – perianale Fisteln sind in jedem Fall eine Kontraindikation zur Erhaltung des Rektums [61]. Die Proktokolektomie wird als Wahleingriff in der Regel einzeitig durchgeführt [88], die Frühletalität beträgt 2–6% [40, 88, 89]. Zum zweizeitigen Vorgehen in der Notfallsituation (toxisches Megakolon) s. oben.

Technik. Besprechung sowie Einzeichnen des Ileostomas am stehenden, sitzenden und liegenden Patienten im Unterbauch rechts am Vorabend der Operation. Lagerung des Patienten auf dem Operationstisch nach Lloyd-Davis [48], Blasenverweilkatheter. Untere mediane Laparotomie. Mobilisieren von Colon ascendens, transversum und descendens, Resektion des großen Netzes, falls dieses entzündlich verändert ist, kolonnahes Skelettieren des Mesokolons.
Präparation und Mobilisation des Rektums erfolgen zur Vermeidung von Potenzstörungen beim Mann

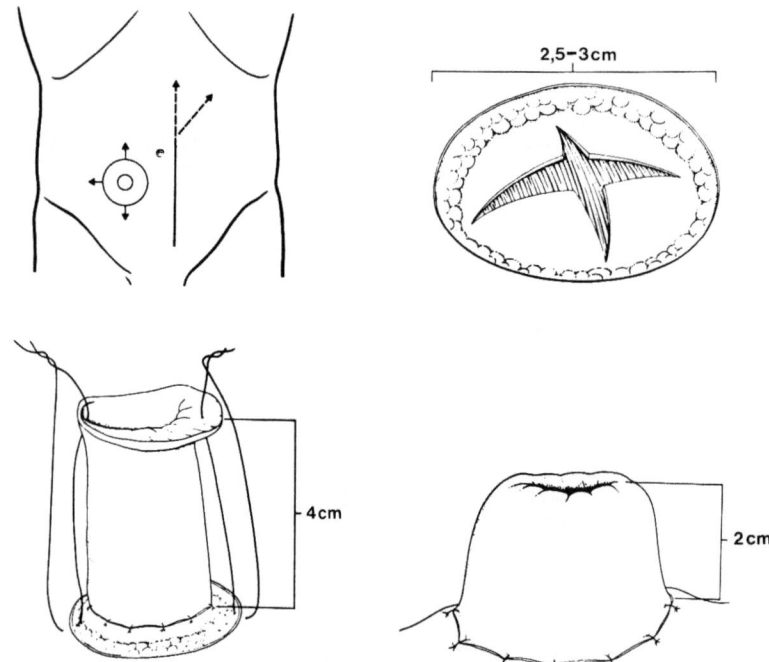

Abb. 14.3. Terminale Ileostomie

kolonnahe. Spindelförmiges Umschneiden des Anus von perineal her. Mobilisieren des Anorektums und Entfernen des Präparates. Drainage der perinealen Höhle, zum Beispiel mit einem Easy-flow-Laschendrain und Einlegen einer Gentamycin-PMMA-Kette. Verschluß des Beckenbodenperitoneums und der Mesolücke des Ileums.

Herausleiten des terminalen Ileums nach kreisförmiger Hautexzision (2–3 cm) im Unterbauch rechts, kreuzförmiges Inzidieren des vorderen und längsförmiges Inzidieren des hinteren Rektusblattes zusammen mit dem Peritoneum. Der 5–6 cm lange Ileumstumpf wird am Peritoneum sowie am vorderen Rektusscheidenblatt mit Dexon fixiert. Das Ileostoma wird nach Brooke umgestülpt, so daß ein 2–3 cm prominenter Nippel entsteht. Naht zwischen Schleimhaut und Haut mit Dexon (Abb. 14.3).

Komplikationen. Komplikationen nach Proktokolektomie werden bei 18,8–37% der Operierten beobachtet [10]. Perineale Wundheilungsstörungen sind sehr häufig (25–100%). Intraabdominale, septische und thromboembolische [10] Komplikationen kommen wenig vor. Hingegen wird in 6–21% der Fälle ein Früh- oder Spätileus beschrieben. Stomaprobleme werden in 6,7–24% beobachtet [14, 39, 68]. Meist handelt es sich um Stenosen und Retraktionen (6–10% [68]). 12–24% der Ileostomiekomplikationen müssen operativ revidiert werden [14], weshalb unbedingt auf die Wichtigkeit einer sorgfältig angelegten Ileostomie, die dem Patienten keine pflegerischen Probleme stellt, hingewiesen werden muß. Zu Potenzstörungen kommt es bei 6% der 20- bis 30jährigen bzw. bei 31% der über 60jährigen [68]. Bauer [7] berichtet über 3% impotenter Männer, 1,3% seiner Patientinnen litten an Dyspareunie. Die weibliche Fertilität bleibt erhalten, Schwangerschaftsprobleme sind nicht zu erwarten [96].

Kontinente Ileostomie

Kock in Göteborg kommt das Verdienst zu, als erster den Wunsch nach Kontinenzerhaltung in Form eines Ileumpouches konkretisiert zu haben [45]. Dabei wird durch Invagination des abführenden Ileumschenkels ein Ventil gebildet, das das Tragen eines Stomabeutels unnötig macht. Das aus einer Ileumschlinge gebildete Pouch wird vom Patienten mit einem Katheter entleert.

Technik. Das kontinente Ileostoma wird in der Regel als Elektiveingriff, d. h. zweizeitig nach der Proktokolektomie, angelegt. Die letzten 5 cm des Ileums werden für das Stoma, die nächsten 8–10 cm für das Ventil und weitere 30 cm oralwärts für das Pouch verwendet. Keilförmiges Resezieren des mesenterialen Peritoneums und Fettes im geplanten Nippelbereich und Bilden einer darmnahen, 2 cm breiten Mesolücke in diesem Bereich nach Translumination (Abb. 14.4). Antimesenteriales Inzidieren der 30 cm

Colitis ulcerosa 127

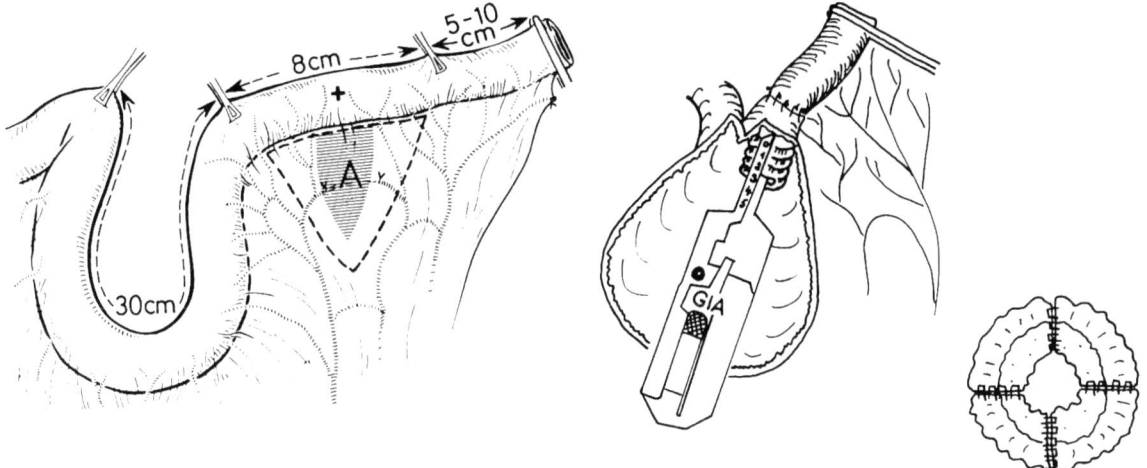

Abb. 14.4. Kontinente Ileostomie nach Kock [43]. *A* Keilförmiges Resezieren des mesenterialen Peritoneums und Fettes

Abb. 14.7. Fixation des Nippelventils mit 4 GIA-Klammernahtreihen ohne Messer

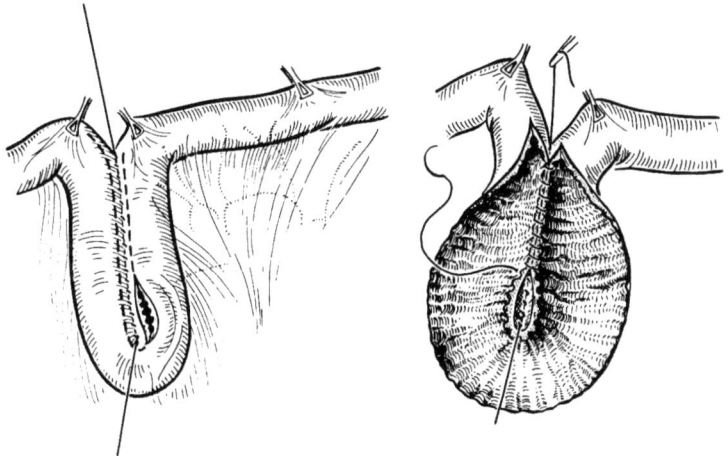

Abb. 14.5. Kontinente Ileostomie, Aufbauen des Pouches

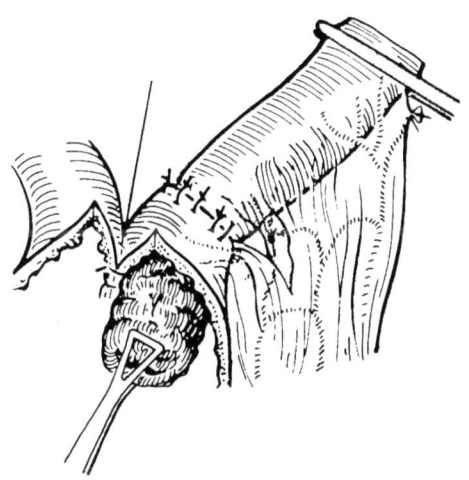

Abb. 14.6. Kontinente Ileostomie. Aufbauen des Nippelventils

langen Ileumschlinge und Vernähen beider Schenkel U-förmig mit Dexon 4-0 einreihig und fortlaufend (Abb. 14.5).

Invagination des abführenden Schenkels, so daß ein 5 cm langes Nippelventil entsteht (Abb. 14.6). Das eingestülpte Darmsegment wird in seiner Lage mit 4 GIA-Klammernahtreihen ohne Messer oder ggf. dem TA-55-Klammergerät fixiert (Abb. 14.7).

Basisnahes Fixieren des Nippels mit Dexon 4-0. Der offene Darm wird nach oben geschlagen und mit einer fortlaufenden Naht zum Pouch verschlossen (Abb. 14.8). Die Enden des Reservoirs werden zwischen die Mesenterialblätter geschoben, so daß die ehemals dorsale Partie des Pouches nach vorne zu liegen kommt. Nach Abklemmen des afferenten Ileumschenkels wird über einen Schlauch Luft insuffliert, wobei keine Luft mehr entweichen darf.

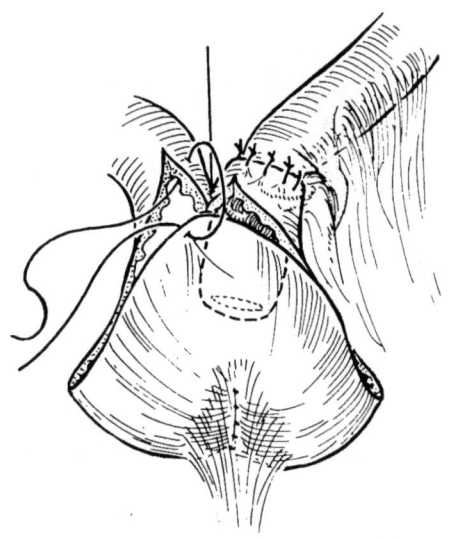

Abb. 14.8. Kontinente Ileostomie, Schließen des Pouches

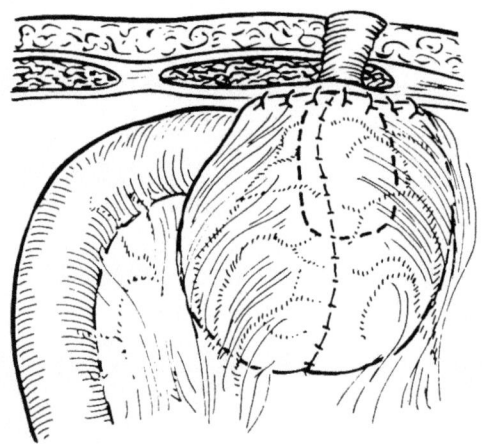

Abb. 14.9. Kontinente Ileostomie, Fixieren des Reservoirs an der Bauchwand [48]

Anschließend Durchziehen des distalen Ileums in einen fingerbreiten Kanal des M. rectus im Unterbauch rechts, Fixieren des Reservoirs am M. rectus, Naht zwischen Peritoneum parietale und Pouch und Vernähen des 1 cm prominenten Ileostomas an der Haut [46] (Abb. 14.9).

Postoperative Nachbehandlung. Parenterale Ernährung 4–5 Tage. Kontinuierliche Drainage des Pouches für 2 Wochen (an der Haut fixierter Katheter liegt an der Reservoirbasis und wird zur Prüfung der Durchgängigkeit mehrmals täglich mit 10–20 ml NaCl gespült). Nach 2 Wochen stundenweises Abklemmen des Katheters, der nach 4 Wochen entfernt wird. Die Patienten sollen das Pouch 2–3mal täglich entleeren und evtl. mit Wasser spülen [46].

Tabelle 14.11. Komplikationen der kontinenten Ileostomie. (Nach [1, 46])

Frühkomplikationen:	Pouch- oder Nippelventilnekrose, Anastomoseninsuffizienz
	Pouchperforation mittels Katheter
	Ileus
Spätkomplikationen:	Nippelventilluxation (partiell oder total)
	Fistelbildung im Nippelventil
	Fistelbildung zwischen Pouch und Haut
	Ileitis im Pouch
	Volvulus des Pouch
	Pouchperforation mittels Katheter

Komplikationen. Die Komplikationen sind in Tabelle 14.11 dargestellt. Durch Modifikation der Technik (GIA-Klammernaht, Absaugen des Pouches über 2–4 Wochen, s. oben) konnte Kock die Frühkomplikationsrate von 23 auf 8%, die Mortalität von 4,3 auf 0% senken. Diese Resultate werden von anderen Autoren nicht immer erreicht. Als Spätkomplikationen sind Nippelluxation (0,7–5%), Fisteln (10%), Strikturen (8%) und Entzündungen des Pouches (Pouchitis, 17%) zu erwähnen [46]. Die Nippelluxation wird seit 1982 mit Hilfe der beschriebenen GIA- oder TA-55-Klammernahtreihen deutlich seltener, ebenso Fisteln, die meist auf die Verwendung nichtresorbierbaren Nahtmaterials zurückzuführen waren. Strikturen lassen sich meist in Lokalanästhesie beheben. Die Pouchitis wird mit Metronidazol oder Salazosulfapyridin behandelt [46].

Resultate. 97% der von Kock operierten Patienten sind kontinent. Die anfänglich hohe Revisionsrate von 54% konnte auf 10% gesenkt werden [20]. Gute Resultate können nur von erfahrenen Chirurgen bei gut aufgeklärten, jüngeren, intelligenten, psychisch stabilen Patienten in Krankheitsremission erzielt werden [1]. Die kontinente Ileostomie ist bei Patienten mit Morbus Crohn und insulinpflichtigen Diabetikern kontraindiziert.

Ileorektostomie

Die insbesondere von Aylett propagierte Ileorektostomie entbehrt nicht einer gewissen Unlogik, da das erkrankte Rektum zurück gelassen wird. Die Indikationsrate schwankt in der Literatur von 10 bis 90% [11, 40, 60].
Kontraindikationen sind schwere Proktitis, perianale Fisteln, Rektumstenose oder -fibrose, Schleimhautdysplasie oder Fernmanifestationen der Colitis ulcerosa [1]. Der Patient muß für 6–12 monatliche rekto-

skopische Kontrollen motiviert sein [48, 61]. Der Vorteil der Methode liegt in der kurzen Rekonvaleszenz des Patienten bei erhaltener Sexual- und Blasenfunktion [40]. Funktionell günstige Ergebnisse werden nach Literaturangaben bei 20–90% erzielt [29, 60].

Technik. Der Patient behält ca. 12–15 cm seines Rektums [29, 39]. Die Anastomose wird einreihig terminoterminal oder terminolateral angelegt. Verschiedene Autoren legen eine Schutzileostomie für 2–3 Wochen an [29, 48].

Komplikationen. Als Komplikation ist v.a. das schlechte funktionelle Resultat mit Inkontinenz oder mehr als 8 Stuhlgängen täglich zu erwähnen. Gute Resultate werden in 50–90% der Fälle beschrieben. Die perioperative Mortalität beträgt 0–13,3% [1, 22, 29, 32, 38, 60]. Die Karzinominzidenz im Rektumstumpf wird mit 4,4–6% [5, 29, 32, 60] angegeben. Eine sekundäre Rektumexstirpation erfolgt in 3,8–46% [1, 4].
Die Indikation zur Ileorektostomie soll heute nur mit Vorsicht gestellt werden [1, 29].

Ileoanostomie (mit oder ohne Pouch)

Das Bestreben nach Kontinenzerhaltung bei Patienten mit Colitis ulcerosa hat dazu geführt, daß die Kolektomie mit Schleimhautproktektomie und ileoanaler Durchzugsanastomose mit oder ohne Reservoir und vorgeschalteter Schutzileostomie in den letzten Jahren zunehmend an Bedeutung gewann. Dieses technisch sehr differenzierte Verfahren wird in Kap. 15 detailliert beschrieben [1, 22, 23, 24, 30, 41, 48, 57, 73, 74, 75, 76, 77, 81, 82, 87, 94, 95, 99, 101].

Literatur

1. Akovbiantz A (1981) Kontinenzerhaltende Operationen bei der Colitis ulcerosa. Helv Chir Acta 48: 789–796
2. Albrechtsen D, Bergau A, Nygaard K, Gjone E, Flatmack A (1981) Urgent surgery for ulcerative colitis: early colectomy in 132 patients. World J Surg 5: 607–615
3. Allsop JR, Lee E (1978) Factors which influenced postoperative complications in patients with ulcerative colitis or Crohn's disease of the colon on corticosteroids. Gut 19: 729–734
4. Athanasiadis S, Kuhlgatz CH, Girona J (1984) Zur Wertigkeit der ileorektalen Anastomose bei der Behandlung der Colitis ulcerosa. Zbl Chir 109: 1179–1206
5. Baker W, Aylett SO, Glass RE, Ritchie JK (1978) Cancer of the rectum following colectomy and ileorectal anastomosis for ulcerative colitis. Br J Surg 65: 862–868
6. Bansky G, Bühler H, Stamm B, Häcki WH, Buchmann P, Müller J (1987) Treatment of distal ulcerative colitis with betamethasone enemas: high therapeutic efficacy without endocrine side effects. Dis Colon Rectum 30: 288–292
7. Bauer J, Gelernt IM, Salky B, Kreel I (1983) Sexual dysfunction following proctocolectomy for benign disease of the colon and rectum. Ann Surg 197: 363–367
8. Becker JM, Hillard HE, Mann FA, Kestenberg A, Nelson JA (1985) Functional assessment after colectomy, mucosal proctectomy and endorectal ileoanal pull-through. World J Surg 9: 598–605
9. Becker V (1982) Pathologische Anatomie entzündlicher Darmerkrankungen. Colo-proctology 4: 347–350
10. Berry AR, de Campos R, Lee ECG (1986) Perineal and pelvic morbidity following perimuscular excision of the rectum for inflammatory bowel disease. Br J Surg 73: 675–677
11. Buchmann P (1983) Colitis ulcerosa und Colonpolypose: Die Erhaltung des Rectums. Helv Chir Acta 509: 587–591
12. Burnham W, Lennard-Jones J, Stanford JL, Bird RG (1978) Mycobacteria as a possible cause of inflammatory bowel disease. Lancet ii: 693–696
13. Campbell DES (1986) Therapie der Colitis ulcerosa auf der Basis von 5-Amino-Salicylsäure. Schwerpunkt Med 9: 12–20
14. Carlstedt A, Fasth S, Hultén L, Nordgreen S, Palselius I (1987) Long-term ileostomy complications in patients with ulcerative colitis and Crohn's disease. Int J Colorect Dis: 22–25
15. Caprilli R, Vernia P, Colaneri O, Frieri G (1980) Risk factors in toxic megacolon. Dig Dis Sci 25: 817–822
16. Cello JP (1983) Ulcerative colitis. In: Sleisenger M, Fordtran J (eds) Gastrointestinal disease, 3rd edn. Saunders, Philadelphia
17. Chapman RW, Selby WS, Jewell DP (1986) Controlled trial of intravenous metronidazole as an adjunct to corticosteroids in severe ulcerative colitis. Gut 27: 1210–1212
18. Clark M (1986) Role of nitrition in inflammatory bowel disease: an overview. Gut 27: 72–75
19. Coran AG (1985) New surgical approaches to ulcerative colitis in children and adults. World J Surg 9: 203–213
20. Dick W (1986) Chronisch-entzündliche Darmerkrankungen. Der informierte Arzt 20: 8–12
21. Dölle W, Herfarth C (1979) Diagnose und Therapie chronisch-entzündlicher Darmerkrankungen. Med Welt 30/29: 1120–1124
22. Dozois RR, de Calan L (1985) Rectocolite ulcérohémorragique: alternatives chirurgicales à l'iléostomie conventionnelle de Brooke. Gastroenterol Clin Biol 9: 687–689
23. Feinberg S, McLeod RS, Cohen Z (1987) Complications of loop ileostomy. Am J Surg 153: 102–107
24. Fonkalsrud EW (1981) Endorectal ileal pullthrough with lateral ileal reservoir for benign colorectal disease. Ann Surg 194: 761–766
25. Friedmann LS, Richter JM, Kirkham SE, DeMonaco HJ, May RJ (1986) 5-Aminosalicylic acid enemas in

25. [cont.] refractory distal ulcerative colitis: a randomized controlled trial. Am J Gastroenterol 81: 412-418
26. Gaisberg U, Töpfer HU (1984) Medikamentöse Therapie der Colitis ulcerosa und des M. Crohn. In: Gaisberger U (Hrsg) Colitis ulcerosa - M. Crohn: II. Fortbildungsveranstaltung, Bad Cannstatt 1984. Fak Foundation eV, Habsburgerstr. 81, D-7800 Freiburg i. Br.
27. Gilat T (1983) Incidence of inflammatory bowel disease: going up or down? Gastroenterology 85: 194-203
28. Gloor F (1981) Die nicht klassifizierbaren ulzerösen Kolitiden. Schweiz Med Wochenschr 111: 779-783
29. Goligher JC (1981) Current efforts to retain continence in the surgery of ulcerative colitis. Schweiz Med Wochenschr 111: 784-789
30. Goligher JC (1981) Eversion technique for distal mucosal proctectomy in ulcerative colitis: a preliminary report. Br J Surg 71: 26-28
31. Greenstein AJ, Barth JA, Sachar DB, Aufses AH (1986) Free colonic perforation without dilatation in ulcerative colitis. Am J Surg 152: 272-275
32. Grundfest SF, Fazio V, Weiss RA, Jagelmann D, Lavery I, Weakley FL, Turnbull RB (1981) The risk of cancer following colectomy and ileorectal anastomosis for extensive mucosal ulcerative colitis. Ann Surg 193: 9-14
33. Gyde SN, Prior P, Thompson H, Waterhouse JAH, Allan RN (1984) Survival of patients with colorectal cancer complicating ulcerative colitis. Gut 25: 228-231
34. Haferkamp O (1981) M. Crohn und Colitis ulcerosa - Standortbestimmung: pathologisch-anatomische Aspekte. Chirurg 52: 737-743
35. Halter F (1981) Differentialdiagnose der Colitis ulcerosa. Schweiz Med Wochenschr 111: 773-778
36. Hartmann F (1986) 5-Aminosalicylsäure: Neue Therapiemöglichkeit bei chronisch entzündlicher Darmerkrankung? Leber Magen Darm 16: 20-27
37. Hassler H, Grossmann S, Fischer L, Oesch A (1984) Colitis ulcerosa: Die notfallmäßige Operation beim toxischen Megacolon mit Perforation. Helv Chir Acta 51: 47-50
38. Hawley PR (1985) Ileorectal anastomosis. Br J Surg 72 [Suppl]: 75-82
39. Herfarth C (1983) Chronisch-entzündliche Darmerkrankungen - Indikation zur Operation. Z Gastroenterol 21: 27-34
40. Herfarth C, Otto HF (1987) Carcinom-praeventive Operationsindikationen bei entzündlichen Darmerkrankungen. Chirurg 58: 221-227
41. Herfarth C, Stern J (1986) Die kontinenzerhaltende Proktocolectomie. Chirurg 57: 263-270
42. Jalan K (1970) An experience of ulcerative colitis. II. Short term outcome, III. Long term outcome. Gastroenterology 59: 589-609
43. Kewenter J, Hultén L, Ahlman H (1978) Cancer risk in extensive colitis. Ann Surg 188: 824-828
44. Kim YS, Byrd JC (1984) Ulcerative colitis: a specific mucin defect? Gastroenterology 87: 1193-1195
45. Kock N (1977) Ileostomy. Curr Probl Surg 14: 18-47
46. Kock N, Myrvold HE, Nilsson LO, Philipson BM (1985) Achtzehn Jahre Erfahrung mit der kontinenten Ileostomie. Chirurg 56: 299-304
47. Kommerell B (1981) Colitis ulcerosa und M. Crohn. Der informierte Arzt 15: 34-40
48. Kremer K, Rumpf P, Ehms H, Strohmeyer G (1981) Colitis ulcerosa. In: Allgöwer M, Siewert JR, Blum AL (eds) Chirurgische Gastroenterologie. Springer, Berlin Heidelberg New York
49. Lennard-Jones JE (1986) Compliance, cost and common sense limit cancer control in colitis. Gut 27: 1403-1407
50. Lennard-Jones JE (1985) Cancer risk in ulcerative colitis: surveillance or surgery. Br J Surg 72: 84-86
51. Lennard-Jones JE (1983) Toward optimal use of corticosteroids in ulcerative colitis and Crohn's disease. Gut 24: 177-181
52. Lockart-Mummery HE (1968) Diffuse conditions of the large bowel which are premalignant. Br J Surg 55: 737
53. Lupinetti M, Mehigan D, Cameron JL (1980) Hepatobiliary complications of ulcerative colitis. Ann J Surg 139: 113-118
54. Maier K, Gaisberg U (1986) Klinische Erfahrungen mit der rectalen und oralen Applikation mit 5-Aminosalicylsäure. In: Ewe K (ed) Therapie chronisch-entzündlicher Darmerkrankungen. Schattauer, Stuttgart
55. Matuchansky C (1986) Parenteral nutrition in inflammatory bowel disease. Gut 27: 81-84
56. Mayberry JF (1985) Some aspects of the epidemiology of ulcerative colitis. Gut 26: 968-974
57. McCafferty MH, Fazio V (1985) Ileoanale Anastomose bei Colitis ulcerosa. Chirurg 56: 293-298
58. McIntyre PB, Lennard-Jones JE, Powell-Tuck J, Wood SR, Zerebours E, Hecketsweiler P, Colin R, Galmiche J-P (1986) Controlled trial of bowel rest in the treatment of severe acute colitis. Gut 27: 481-485
59. Mee AS, Shield AS, Burke M (1985) Campylobacter colitis: differentiation from acute inflammatory bowel disease. J R Soc Med 78: 217-223
60. Meister R, Schmidt R (1986) Chirurgische Therapie der Colitis ulcerosa. Colo-proctology 1: 15-23
61. Merkle P (1983) Colitis ulcerosa. Münch Med Wochenschr 125: 255-258
62. Meyer J (1973) Ulcerative colitis. In: Sleisenger M, Fordtran J (eds) Gastrointestinal disease. Saunders, Philadelphia, pp 1296-1349
63. Miller B (1978) Chronisch-entzündliche Darmerkrankungen: Colitis ulcerosa und M. Crohn. In: Bock E et al. (Hrsg) Klinik der Gegenwart, Bd 10. Urban & Schwarzenberg, München, S 442a-E 460
64. Miller JP (1986) Inflammatory bowel disease in pregnancy: a review. J R Soc Med 79: 221-225
65. Mir-Nadjlessi SH, Farmer RG, Easley KA, Beck GJ (1986) Colorectal and extracolonic malignancy in ulcerative colitis. Cancer 58: 1569
66. Mock DM (1986) Growth retardation in chronic inflammatory bowel disease. Gastroenterology 91: 1019-1023
67. Morel P, Alexander-Williams J, Hawker PC, Allan RN, Dykes PW (1986) Management of acute colitis in inflammatory bowel disease. World J Surg 10: 814-819
68. Morowitz D, Kirsner JB (1981) Ileostomy in ulcerative colitis. Ann J Surg 141: 370-375
69. Morson BC (1968) Pathology of ulcerative colitis. Baillière Tindall and Cassell, London
70. Morson BC (1983) Kolorektale Biopsie bei entzündlichen Darmerkrankungen. Leber Magen Darm 13: 261-269

71. Mottet NK (1971) Histopathologic spectrum of regional enteritis and ulcerative colitis. Saunders, Philadelphia, Major problems in pathology, vol 2
72. Muto T, Kamiya J, Sawada T et al. (1985) Die Beziehung zwischen Bacteroides und Colitis ulcerosa. Colon-proctology 2: 73-74
73. Nasmyth DG, Johnston D, Godwin PGR, Dixon MF, Williams NS, Smith A (1986) Factors influencing bowel function after ileal pouch-anal anastomosis. Br J Surg 73: 469-473
74. Neal DE, Johnston D, Williams NS (1982) Rectal, bladder and sexual function after mucosal proctectomy with and without a pelvic reservoir for colitis and polyposis. Br J Surg 69: 599-604
75. Nicholls RJ, Pezim ME (1985) Restorative proctocolectomy with ileal reservoir for ulcerative colitis and familial adenomatous polyposis: a comparison of three reservoir designs. Br J Surg 72: 470-474
76. Nicholls JR, Moskowitz RL, Shepherd NA (1985) Restorative proctocolectomy with ileal reservoir. Br J Surg 72: 76-79
77. Nicholls J, Pescatori M, Motson RW, Pezim ME (1984) Restorative proctocolectomy with a three-loop ileal reservoir for ulcerative colitis and familial adenomatous polyposis. Ann Surg 199: 383-388
78. Nostrant TT (1987) Histopathology differentiates acute self-limited colitis from ulcerative colitis. Gastroenterology 92: 318-328
79. Nugent FW, Haggitt RC, Colcher H, Kutteruf GC (1979) Malignant potential of chronic ulcerative colitis. Gastroenterology 76: 1
80. Otto HF (1981) Immunpathologische und ultrastrukturelle Aspekte der Colitis ulcerosa. Schweiz Med Wochenschr 111: 768-773
81. Parks AG (1982) Die Rekonstruktion des Anus naturalis mittels Reservoir. Chirurg 53: 611-615
82. Pemberton JH, Beart RW, Hepell J, Dozois R, Telander RL (1982) Endorectal ileoanal anastomosis. Surg Gynecol Obstet 155: 417-424
83. Riddell RH, Morson BC (1979) Value of sigmoidoscopy and biopsy in detection of carcinoma and premalignant change in ulcerative colitis. Gut 1: 575-580
84. Riemann JF (1982) Aetiologische Aspekte von M. Crohn und Colitis ulcerosa. In: Gall FP, Groitl H (Hrsg) Entzündliche Erkrankungen des Dünn- und Dickdarmes. Perimed, Erlangen
85. Ritchie J, Lennard-Jones J (1978) Clinical outcome of the first ten years of ulcerative colitis and proctitis. Lancet ii: 1140-1143
86. Roth JLA (1969) Ulcerative colitis. In: Bockus HL (ed) Gastroenterology. Saunders, Philadelphia, pp 645-749
87. Rothenberger DA, Vemevlen FD, Christenson CE et al. (1983) Restorative proctocolectomy with ileal reservoir and ileoanal anastomosis. Am J Surg 145: 82-88
88. Säuberli H, Akovbiantz A, Hahnloser P (1982) Die chirurgische Behandlung der Colitis ulcerosa - Verbesserung der Lebensqualität durch kontinente Ileostomie? Extracta Gastroenterol 11: 177-197
89. Säuberli H (1986) Colitis ulcerosa und M. Crohn - chirurgische Aspekte. Schweiz Rundschau Med (Praxis) 75: 283-289
90. Schofield PF, Manson JM (1986) Indications for and results of operation in inflammatory bowel disease. J R Soc Med 79: 593-595
91. Sigel A, Bötticher R, Supala K (1977) Urologische Komplikationen chronisch-entzündlicher Darmerkrankungen. Chirurg 48: 262-266
92. Stonnington CM, Phillips SF, Melton LJ, Zinsmeister AR (1987) Chronic ulcerative colitis: incidence and prevalence in a community. Gut 28: 402-409
93. Surawicz CM (1987) Diagnosing colitis: biopsy is best. Gastroenterology 92: 538-540
94. Taylor BM, Beart RW (1983) Straight ileoanal anastomosis versus ileal pouch-anal anastomosis after colectomy and mucosal proctectomy. Arch Surg 118: 696-701
95. Taylor BM, Beart RW, Dozois RR, Cranley B, Kelly KA, Phillips SF (1983) A clinico-physiological comparison of ileal pouch-anal and straight ileoanal anastomosis. Ann Surg 198: 462-468
96. Truelove SC (1984) Ulcerative colitis. Update postgraduate centre series. Update, London
97. Turnbull RB (1970) Choice of operation for the toxic megacolon phase of nonspecific ulcerative colitis. Surg Clin N Am 50: 1151-1169
98. Van Heerden J, McIlrath DC, Adson MA (1978) The surgical aspects of chronic mucosal inflammatory bowel disease. Ann Surg 187: 536-541
99. Utsonomiya MD, Iwama T, Imajo M, Matsudo S, Sawai S, Yaegashi K, Hirayama R (1980) Total colectomy, mucosal proctectomy and ileoanal anastomosis. Dis Colon Rectum 23: 459-466
100. Watkinson G (1973) Colitis ulcerosa. In: Demling L et al. (Hrsg) Klinische Gastroenterologie. Thieme, Stuttgart
101. Williams WS, Johnston D (1985) The current status of mucosal proctectomy and ileo-anal anastomosis in the surgical treatment of ulcerative colitis and adenomatous polyposis. Br J Surg 72: 159-168

15 Ileoanale Anastomose

A. Rohner

Eine verständliche Abneigung gegenüber einer permanenten Ileostomie kann die Zukunft eines an Colitis ulcerosa oder familiärer Polyposis Leidenden auf unterschiedliche Weise beeinflussen. Sie beeinflußt gewöhnlich sowohl die Patienten als auch deren Ärzte dahingehend, so lange wie möglich von einer Operation abzusehen, wobei das mit beiden Erkrankungen verbundene Risiko eingegangen wird. Gleichzeitig orientieren sich die Chirurgen an den Behandlungsprinzipien der Rektumerhaltung durch eine ileorektale Anastomose, womit gleichzeitig erkrankte Rektumschleimhaut erhalten bleibt, die bei Colitis ulcerosa schließlich zu einer sekundären Proktektomie führen und bei der Polyposis zum Ausgangspunkt einer malignen Veränderung werden kann.

Obwohl die Inzidenz einer malignen Veränderung in verschiedenen Serien unterschiedlich beurteilt wird, erfordert das zweifelsfrei mögliche Auftreten wiederholte Endoskopien und Fulguration oder Elektrokoagulation, d.h. Verfahren, die physisch und psychisch unerwünscht sind. Es war daher nur natürlich, daß Operateure nach einer Lösung zwischen einer Proktokolektomie mit permanenter Ileostomie und deren Sicherheit auf Kosten einer Körperbehinderung einerseits und einer ileoanalen Anastomose (IAA) andererseits, die einen gewissen Komfort bei einem gleichzeitigen potentiellen Risiko bietet, suchten. Die IAA, ein altes Konzept, das in den vergangenen Jahren wieder eine gewisse Beliebtheit erlangte, erhält die anorektale Funktion, schließt aber gleichzeitig durch Entfernung der potentiell erkrankten Schleimhaut sowohl das Auftreten eines Malignoms als auch das Rezidiv einer entzündlichen Erkrankung aus.

Geschichte

Versuche, eine ileoanale Kontinuität herzustellen, wurden von Lisfranc 1826 [41], Kraske 1885 [39] und Nissen 1933 [52] gemacht; der Mangel an anhaltendem Interesse beweist jedoch ihren Mißerfolg. Das Konzept wurde 1947 unter experimentellen Bedingungen von Ravitch u. Sabiston [60] sowie Valiente u. Bacon 1955 [88] wieder aufgenommen und später zunehmend häufig von Wangh u. Turner [82], Black u. Walls [7] sowie Bacon [1] am Menschen angewandt. Die Verwendung zur Therapie des Morbus Hirschsprung durch Soave [69] half, das Verfahren besser bekannt zu machen. Der Wandel im Beliebtheitsgrad wurde von Pemberton et al. 1982 dargestellt [58]: Von 41 Patienten, bei denen eine IAA vor 1960 angelegt worden war, wurde bei 54% nur eine akzeptable Kontinenz erzielt. Von 1960 bis 1976 gab es relativ wenige, dafür jedoch erfolgreichere Versuche, und 77% von 45 aufgeführten Patienten, unter denen sich auch die von Safaie-Shirazi u. Soper befanden [65], verfügten über eine Kontinenz, die mit einem normalen Leben vereinbar war. Die Anzahl der Operationen stieg erneut zwischen 1977 und 1981 [42, 57, 76], und bei 91% von 123 Patienten, bei denen in dieser Zeit eine IAA angelegt worden war, fand sich eine zufriedenstellende Kontinenz. Die IAA wurde von Fonkalsrud u. Ament 1978 [22] nach einer Erprobung an 5 Patienten als vorteilhaft bezeichnet. Beart et al. [2] schlossen in ihrem Bericht über 50 Patienten, bei denen zwischen 1978 und 1981 der Eingriff wegen Colitis ulcerosa oder familiärer Polyposis durchgeführt worden war, daß er eine gängige Alternative zur permanenten Ileostomie darstellt.

Die Idee, ein Ileumreservoir als Ersatz für die exstirpierte Rektumampulle einzusetzen, veränderte die funktionelle Effizienz der IAA radikal. Die Durchführbarkeit des aus dem Ileum gebildeten Neorektums am Menschen, das von Valiente u. Bacon 1955 [80] an Tieren entwickelt worden war, hat Kock 1969 [39] gezeigt, als er eine kontinente kutane Ileostomie bildete, deren wesentliches Element ein Ileumreservoir bzw. -pouch war, das aus mehreren nebeneinander liegenden Dünndarmsegmenten, die untereinander kommunizierten, bestand. Parks u. Nicholls [55] übernahmen 1978 Kocks Erfindung und bildeten die erste IAA mit einem Reservoir, dem aus 3 Darmschlingen (S) bestehenden Reservoir nach Parks. Es folgten das Seit-zu-End-(J-)Reservoir aus 2 Schlingen, das von Utsunomiya et al. 1980 [78] beschrieben wurde, und das isoperistaltische Seit-zu-Seit-(H-)Reservoir aus ebenfalls 2 Schlingen nach Fonkalsrud [18, 19].

Die von diesen Pionieren erzielten ermutigenden Resultate steigerten das Interesse an dem Verfahren. Die Funktionsverbesserung durch Plazierung eines Ileumreservoirs proximal der IAA wurde von Cranley u. McKelvey [13], Schraut u. Black [6] sowie Schraut et al. [68] analysiert und experimentell nachgewiesen und von Neal et al. [47] sowie Taylor et al. [74] klinisch am Menschen bestätigt. Das Vierschlingenreservoir (W) wurde von Nicholls u. Pezim 1985 [50] eingeführt. Auf einem Symposium 1986 berichtete Williams über 839 überprüfte Operationen zwischen den Jahren 1976 und 1985. Erfahrungen mit dem Verfahren in Frankreich wurden von Parc et al. berichtet [54].

In dieser kurzen Darstellung werden die verschiedenen Techniken beschrieben, die angewandt wurden, ihre jeweiligen Vorteile, Nachteile, Indikationen und Kontraindikationen diskutiert und eine Bewertung hinsichtlich ihrer funktionellen Ergebnisse versucht.

Operative Techniken

Allgemeines

Eine gründliche antibiotische Darmvorbereitung sowie eine perioperative Gabe systemischer Antibiotika ist erforderlich. Die halbgynäkologische Lagerung, wie sie am St. Mark's Hospital in London von 2 Teams bei der Rektumexstirpation verwendet wird, ist die geeignetste. Das Abdomen wird über eine paramediane Inzision links eröffnet (wobei der M. rectus abdominis beiseite gehalten und nicht gespalten wird). Diese hat auf lange Sicht eine größere Stabilität als die mediane Inzision. Die Operation wird im Falle eines Elektiveingriffs in 2 Sitzungen durchgeführt, bei notfallmäßiger Kolektomie in 3 Sitzungen. Es finden sich Hinweise darauf, daß das Verfahren in 3 Sitzungen mit einem geringeren Risiko von Beckeninfekten behaftet ist. Williams [84] fand einen größeren Infekt bei 26% seiner Fälle, die in 2 Sitzungen operiert wurden, aber nur bei 6% nach 3 Sitzungen.

Die Dissektion des Mesenteriums bei der totalen abdominalen Kolektomie kann bei Colitis ulcerosa und familiären Polyposis bei Fehlen von Malignitätshinweisen sehr dicht am Kolon erfolgen; maligne Veränderungen in einem oder mehreren Kolonpolypen erfordern jedoch wie beim Vorliegen eines Karzinoms die weite Mesenteriumresektion. Das große Netz wird gewöhnlich mitentfernt. Seine Belassung, wie sie von einigen Operateuren empfohlen wird, scheint einen postoperativen Verschluß, der häufig nach totaler Kolektomie auftritt, nicht sicher auszuschließen.

Unterhalb des rektosigmoidalen Übergangs unterscheidet sich das Verfahren von der konventionellen kolorektalen Exstirpation. Die Dissektionsebene muß dicht an der Rektumwand gehalten werden, um eine Schädigung der autonomen Beckennerven mit den nachfolgenden urogenitalen Komplikationen zu vermeiden. Die Blutstillung muß peinlich genau und in direktem Kontakt mit den einzelnen Rektumgefäßen erfolgen. Um Nervenverletzungen zu vermeiden, werden die Gefäße des kleinen Beckens nicht elektrokoaguliert. Es sollte nicht versucht werden, das Rektum durch Mobilisation dorsal in der Ebene, die normalerweise in der Rektumchirurgie benutzt wird, zu lösen, zumindest nicht weiter als bis zu der Höhe, in der es durchtrennt wird.

Die 3 Hauptphasen der Operation – Rektumdurchtrennung, rektale Schleimhautresektion und Konstruktion des Ileumreservoirs – werden im folgenden unter besonderer Berücksichtigung der von verschiedenen Autoren vorgeschlagenen Variationen betrachtet. Schließlich wird auch die temporäre protektive Ileostomie erwähnt, die gewöhnlich notwendig ist.

Durchtrennung des Rektums

In der ursprünglich von Parks u. Nicholls [55] sowie von Parks et al. [56] beschriebenen Technik wird das Rektum „in Höhe oder unmittelbar unter der peritonealen Umschlagsfalte" am Boden der rektovesikalen oder rektovaginalen Exkavation durchtrennt. Heute bevorzugen die meisten Operateure es jedoch, tiefer zu durchtrennen, so nahe wie möglich der Linea pectinea (dentata).

Parks nahm an, daß das Stehenlassen einer langen Rektummuskelmanschette den potentiellen Vorteil hat, die Stuhlkontinenz zu begünstigen und möglicherweise auch eine Anastomose sicher zu machen, die schwer anzulegen und häufig dehiszent ist. Der Nachteil einer langen Muskelmanschette – der Autor verwendete sie, wie auch andere Chirurgen, z. B. Rothenberger et al. [62], bei seinen eigenen ersten Erfahrungen mit dieser Operation – ist der, daß die für die rektale Schleimhautresektion erforderliche Operationszeit verlängert wird und dieser letzte Operationsschritt schwieriger durchzuführen und in seinem Ergebnis weniger sicher ist. Die Methode mit der kurzen Manschette gestattet es, daß der Rektumstumpf von abdominal her verschlossen und die Rektumschleimhaut transanal entfernt wird [14–16], wodurch die kritische Fläche reduziert und so das Risiko septischer Komplikationen minimal gehalten wird. Operateure, die von der langen zur kurzen Rektummuskelmanschette übergewechselt sind, fanden, daß bei der kürzeren Manschette weniger Manschettenabszesse auftreten [15, 21, 25, 79]. In der Serie von Utsunomiya et al. [79] fiel die Inzidenz von 33,3 auf 0 % ab.

Eine lokale Infektion verschlechtert, auch wenn sie nur temporär auftritt, die funktionellen Ergebnisse gelegentlich katastrophal. Eine Infektion kann z. B. durch Narbenkontration die Ausdehnung des aus dem Ileum gebildeten Neorektums verhindern. Daß die Opferung eines großen Teils des Rektummuskelschlauchs keine nachteiligen Effekte auf die Kontinenz hat, wurde in verschiedenen Untersuchungen festgestellt [3, 14, 74], von denen eine [14] 369 Fälle umfaßt.

Dozois [14] schlug vor, das Rektum durch einen automatischen TA-Stapler zu verschließen, was sich jedoch als schwierig erwiesen hat, wenn das kleine Becken, besonders bei Frauen, eng ist. Dieses Verfahren läßt sich durch Einzelnähte, die alle Schichten der Rektumwand fassen, ersetzen.

Eine mögliche Beziehung zwischen der Länge der Rektummuskelmanschette und urogenitalen Folgeerscheinungen wird später behandelt.

Rektale Schleimhautresektion

Die Operationsphase der rektalen Schleimhautresektion, die unter peinlich genauer Beachtung von Details durchgeführt werden muß, hat wahrscheinlich den größten Einfluß auf die Qualität des Ergebnisses der IAA. Wie weit nach distal die Rektumschleimhaut entfernt werden sollte, wird unterschiedlich diskutiert. In der Frühphase dieser Methode war es üblich, etwa 2 cm Schleimhaut oberhalb der Linea pectinea stehenzulassen, um dadurch eine gute Funktion und insbesondere die Unterscheidungsfähigkeit zwischen flüssigem Stuhl und Flatus zu erhalten. Spätere Erfahrungen ergaben jedoch, daß die Erhaltung der Mukosa oberhalb der Linea pectinea funktionell nicht nützlich ist [3, 14], sondern sogar gefährlich sein kann. Bei Patienten mit familiärer Polyposis, bei denen Schleimhaut belassen wurde, entstanden Karzinome nahe der Linea pectinea [78], und es wurden auch Rektumpolyprezidive in der verbliebenen Mukosa beschrieben [28, 85]. Bei 2 Patienten von Wolfstein et al. [85] rezidivierte eine Polyposis in dem Rektumsegment 3 und 7 Jahre nach IAA wegen familiärer Polyposis coli; die Untersucher brachten die Rezidive in Zusammenhang mit dem Verbleib eines 1 cm breiten Schleimhautstreifens oberhalb der Linea pectinea. Um festzustellen, ob die Rektumschleimhaut sich tatsächlich nach rektaler Schleimhautresektion und IAA regeneriert, untersuchten Heppell et al. [30] Präparate aus der IAA von 8 Patienten, bei denen eine Exstirpation des Neorektums erforderlich geworden war. Sie konnten nur bei 2 Patienten Inseln von Rektumschleimhaut und Analdrüsen identifizieren, ein Ergebnis, das, wie sie betonten, nur mit Vorsicht interpretiert werden sollte.

Die Mukosaresektion (Abb. 15.1) ist technisch gesehen der schwierigste Teil der ileoanalen Anastomosenoperation, und zwar in einem solchen Ausmaß, daß einige Operateure das Vorliegen einer ausgeprägten Rektumvernarbung oder tiefer Rektumulzera als ausreichenden Grund ansehen, die Operation nicht weiterzuführen. Die Mukosaresektion ist bei der familiären Polyposis leichter als bei Colitis ulcerosa. Bei Colitis ulcerosa bewirkt das Vorhandensein einer schweren Proktitis einen unsicheren Ausgang der Mukosaresektion, da sie praktisch die vollständige Exstirpation der Rektumschleimhaut ohne Verletzung der glatten Muskulaturmanschette ausschließt. Wie wir gesehen haben, ist es ein langer Weg von der Erhaltung einer nur kurzen Manschette im kleinen Becken zur Vereinfachung der Mukosaresektion.

Die bloße Anzahl der Hilfsverfahren zur Durchführung der rektalen Mukosaresektion, die experimentell oder klinisch getestet wurden, wie chemisches Débridement [24, 38], Kürettage [26] und chirurgischer Ultraschallaspirator [32], belegt die Schwierigkeit dieses Operationsschritts. Tatsächlich scheint keines dieser Verfahren effektiver zu sein als die einfache Dissektion mit einer stumpfen Schere und vorheriger Infiltration mit isotoner Kochsalzlösung unter Zusatz eines Vasokonstriktors.

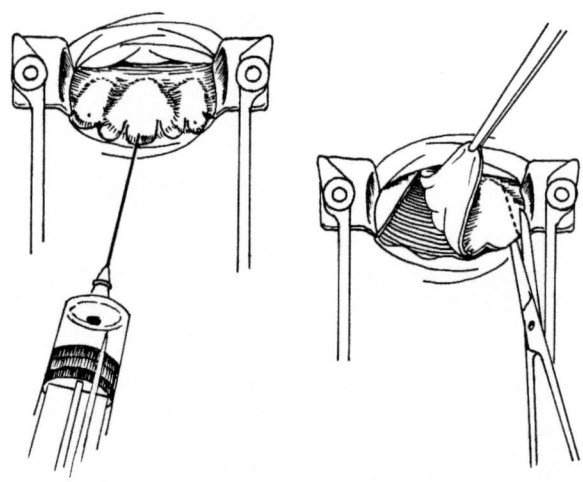

Abb. 15.1. Submuköse Infiltration und Mukosaresektion

Ileumreservoir

Das Ileostomiekontinenzreservoir nach Kock [36] war Grundlage des S-förmigen Ileumreservoirs, das von Parks u. Nicholls 1978 eingeführt wurde [55]. Das Reservoir nach Parks besteht aus 3 aneinandergelegten Ileumsegmenten, von denen jedes etwa 15 cm lang ist, und einem 5 cm langen Abflußrohr, das aus dem distalen Ende hervorragt (Abb. 15.2). Von 20 Patienten, die damit versorgt worden waren, konnten 10 spontan Stuhl entleeren, die übrigen mußten einen transanalen Katheter benutzen [56]. Dieser Nachteil wurde – fälschlicherweise, wie wir sehen werden – dem Umstand zugeschrieben [19], daß das mittlere Segment des S antiperistaltisch liegt.

Das J-förmige Reservoir von Utsunomiya [78] wird durch Umschlagen des terminalen Ileumsegments nach proximal gebildet, wobei das Ende, das durch eine Klammernahtreihe verschlossen wird, in Kontakt mit dem angrenzenden Ileumsegment gebracht und eine ileoileale Seit-zu-Seit-Anastomose gebildet wird (Abb. 15.3). Die Seit-zu-End-Analanastomose liegt zwischen der unteren Konvexität des gefalteten Segments (d. h. der Krümmung des J) und dem Analkanal. Bei diesem Verfahren war die Entleerung gleichbleibend spontan und vollständiger als bei dem S-Reservoir nach Parks, die mittlere tägliche Stuhlfrequenz lag jedoch etwas höher [79].

Das isoperistaltische laterale Reservoir (H-Pouch), das von Fonkalsrud [18, 19] entwickelt wurde und der zuvor von Peck [57] vorgeschlagenen Anordnung ähnlich ist, wird aus 2 isoperistaltischen Ileumsegmenten gebildet, die Seit-zu-Seit plaziert sind (Abb. 15.4). Fonkalsrud beobachtete, daß dieses Reservoir zu geringerer Stase führte und sich damit ein regelmäßigeres Defäkationsverhalten als mit dem S-förmigen Reservoir erreichen ließ, mit dem er zuvor klinische Erfahrungen gesammelt hatte [17].

Obwohl Dozois [14] dem J-förmigen Reservoir die Ehre eines positiven Berichts aus der Mayo-Klinik gewährte, der auf 369 Ileumreservoiranalanastomosen beruhte, die in der Zeit von 1981 bis 1984 angelegt und von denen bei 356 das J- und bei 13 das S-Reservoir verwendet wurde, kann dies vermutlich nicht als ein endgültiges Urteil angesehen werden.

Wir wissen mittlerweile, daß die Schwierigkeiten, das S-Reservoir zu entleeren, nicht Folge der antiperistaltischen Lage des mittleren Segments des S ist, sondern aufgrund der anfänglichen Bildung eines übermäßig langen Ausflußtrakts auftrat. Als Rothenberger et al. [63, 64], Bubrick et al. [8], Cohen et al. [11] sowie Rohner [61] die Abflußtrakte ihrer S-Reservoirs um 2–3 cm kürzten, konnten sie beobachten, daß sich die spontane Entleerung auf Kosten der

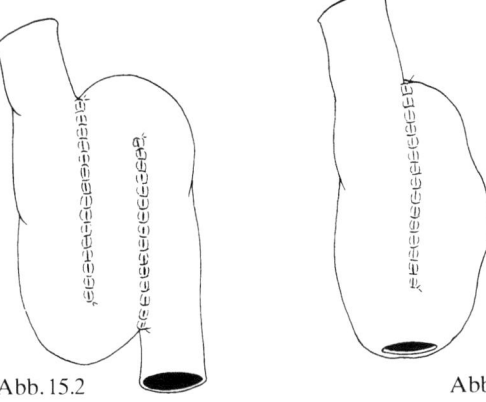

Abb. 15.2. Das Parks- oder S-Reservoir, gebildet aus 3 Ileumsegmenten, wobei jedes Segment 15 cm lang ist. Die Segmente liegen Seite an Seite. Ein 5 cm langer Abflußschenkel wird am distalen Ende hervorstehen gelassen

Abb. 15.3. Utsanomiya- oder J-Reservoir, gebildet durch Umschlagen des terminalen Ileumsegments nach kranial. Die untere Konvexität des gefalteten Segments wird an die Linea pectinea genäht

Selbstkatheterisierung verbesserte. Bei 7 Patienten, die Liljequist u. Lindquist [40] als „mißlungene S-Reservoirs" wegen wiederholten Kotschmierens und der Notwendigkeit einer Selbstkatheterisierung ansahen, ließ sich bei 6 eine effiziente Entleerung erzielen, und bei 4 wurde die Leckage vollständig beseitigt, nachdem eine Korrekturoperation mit Kürzung des Ausflußtrakts durchgeführt worden war.

Zwischen der Reservoirgröße und der Stuhlfrequenz wurde eine umgekehrte Korrelation festgestellt. Schon bei Patienten mit direkter IAA (d. h. ohne Reservoir) beobachteten Heppell et al. [29], daß um so weniger Stuhlentleerungen auftraten, je größer die Kapazität des Neorektums ist. Bei 2 Patientengruppen, die von Taylor et al. [74] behandelt wurden, hatte die Gruppe mit direkter IAA und kleinerer Neorektumkapazität eine höhere Stuhlfrequenz als die Gruppe, bei der eine IAA mit J-Reservoirbildung durchgeführt worden war. Nicholls u. Pezin [50] fanden heraus, daß nach Verschluß der protektiven Ileostomie Reservoirs aus 2 Schlingen signifikant kleiner waren (197 ml) als Reservoirs aus 3 Schlingen (416 ml) und daß Patienten mit Zweischlingenreservoirs häufiger defäzierten (5- oder 6mal in 24 h) als die mit den Dreischlingenreservoirs (3- bis 4mal in 24 h). Wie von Nasmyth et al. [46] 12 Monate nach Verschluß der entlastenden Ileostomie festgestellt wurde, lag die Stuhlfrequenz bei 17 Patienten mit Dreischlingenreservoirs signifikant niedriger (durchschnittlich 5mal in 24 h) als bei 22 Patienten mit Zweischlingenreservoirs (J oder H) (im Mittel 7mal in 24 h).

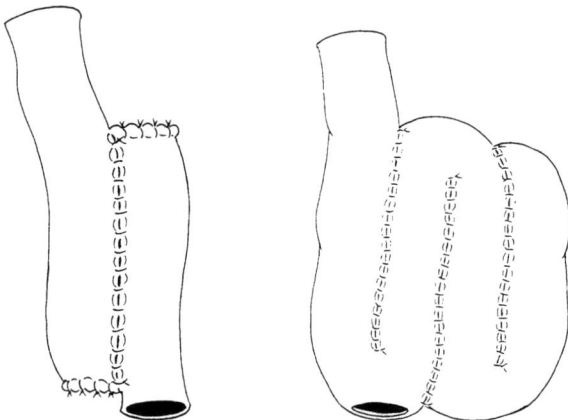

Abb. 15.4. Das Fonkalsrud- oder H-Reservoir, gebildet aus 2 Seit-zu-Seit plazierten isoperistaltischen Ileumsegmenten

Abb. 15.5. Das W-Reservoir, gebildet aus 4 Ileumsegmenten, von denen jedes 15 cm lang ist und die Seit-zu-Seit aneinandergelagert sind

In dem Bemühen, eine größere Reservoirkapazität mit daraus folgender niedrigerer Stuhlfrequenz zu erzielen, entwickelten Nicholls u. Pezim [50] ein Vierschlingenreservoir (W) (Abb. 15.5), das aus 4 aneinanderliegenden Ileumsegmenten besteht, und verglichen dessen Leistung mit der des Dreischlingenreservoirs. Es sank nicht wie erhofft nur die Stuhlfrequenz, sondern zusätzlich ließen sich die Vierschlingenreservoirs bequemer und vollständiger entleeren als die aus nur 3 Schlingen. Die Untersucher zogen die Schlußfolgerung, daß ein großes Reservoir einem kleineren vorzuziehen ist.

Die unterschiedlichen Konstruktionen der Ileumreservoirs und ihre Konstruktionstechniken werden von Schoetz et al. [66], Williams u. Johnston [83] sowie Herfarth u. Stern [31] beschrieben.

Protektive Ileostomie

Die unvermeidbaren Gefahren der Schleimhautresektion und die technischen Schwierigkeiten bei der Anastomosierung machen die Anlage einer protektiven, temporären Ileostomie praktisch obligatorisch (Abb. 15.6). Dennoch kann in bestimmten ausgewählten Fällen und in den Händen von Operateuren mit speziellen Erfahrungen in der Durchführung der IAA eine sofortige Wiederherstellung der ileoanalen Kontinuität möglich sein. Von 200 Patienten, bei denen Metcalf et al. [44] eine Proktokolektomie mit Ileumreservoiranalanastomose durchführten, erhielten alle außer 9 eine temporäre Entlastungsileostomie. Obwohl das Ergebnis bei 8 der 9 Fälle erfolgreich war, betonten Metcalf et al., daß sie „noch zögern, dieses Vorgehen zu empfehlen".

Die Technik der Wahl ist eine hermetisch abgeschlossene terminale Ileostomie, wie sie von Turnbull u. Weakley dargestellt wurde [77]. Das distale Ende, das über einem Schlauch verschlossen wird, der eine röntgenologische Kontrolle vor Auflösung der Ileostomie ermöglicht [61], wird an der parietalen Abdominalwand unterhalb der Ileostomie fixiert. Alternativ kann auch eine laterale Ileostomie angelegt werden, wenn der Operateur damit Erfahrungen gesammelt hat und mit der Anastomose zufrieden ist, wobei darauf zu achten ist, daß diese durch Naht der afferenten Schlinge an $^2/_3$ der kutanen Öffnung auf Kosten der efferenten Schlinge partiell „terminalisiert" wird. Der Hauptvorteil dieser zweiten Methode ist der, daß der spätere Verschluß der Ileostomie über eine peristomale Inzision vereinfacht wird, während es bei der ersten Methode gewöhnlich erforderlich ist, die mediane oder paramediane Inzision noch einmal zu benutzen. Eine Verschlußtechnik für eine laterale Ileostomie mit Hilfe intestinaler Klammerapparate wurde von Kestenberg u. Becker beschrieben [35].

Die temporäre protektive Ileostomie sollte 8–12 Wochen angelegt bleiben [15, 27, 44]. Sie kann gefahrlos verschlossen werden, wenn die rektale Untersuchung eine weiche Nahtreihe, das Fehlen von Dehiszenz

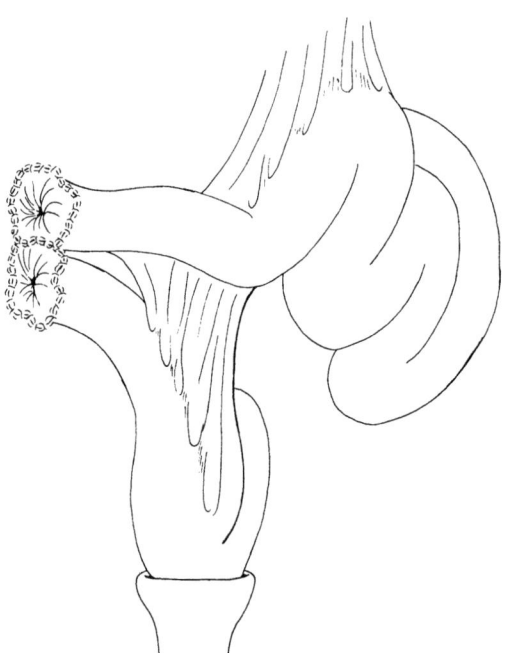

Abb. 15.6. Ileoanales Reservoir, gesichert durch eine protektive Ileostomie

oder äußerer Infiltration sowie einen guten Sphinktertonus bestätigt und wenn die röntgenologische Kontrastdarstellung des Reservoirs zufriedenstellende Sphinkterkontrolle während der Füllung, gute Expansion, die Verheilung der Reservoiranalanastomose und Fehlen einer Leckage zeigt. Der Patient sollte angewiesen werden, während der Tage unmittelbar nach Verschluß wegen des Risikos einer unkontrollierten temporären Stuhlleckage am Tag oder während der Nacht eine Schutzvorlage zu tragen. Häufig ist die medikamentöse Verlangsamung der Darmpassage indiziert.

Indikationen und Kontraindikationen

Im allgemeinen sollten nur Personen unter 60 Jahren, die psychisch robust und nicht fettleibig sind, für eine IAA in Betracht kommen. Jeglicher Verdacht auf Morbus Crohn ist eine absolute Kontraindikation. Nicholls et al. [49] berichteten von 2 Patienten, bei denen zum Zeitpunkt der Reservoiroperation die Fehldiagnose einer Colitis ulcerosa gestellt worden war und deren Reservoirs entfernt werden mußten, als sich herausstellte, daß ein Morbus Crohn vorlag.
Die Colitis ulcerosa, mittlerweile ein operativ therapierbares Leiden, ist eine von zwei Hauptindikationen, allerdings nur, wenn das Rektum nur wenig betroffen ist (besonders bei Narbenläsionen, die zu Fibrosierung oder Stenose führen) und karzinomfrei ist. Anale oder perianale Erkrankungen, wie Fistel oder chronischer Abszeß oder eine Sphinkterhypotonie infolge Alters, Trauma oder einer neurologischen Erkrankung, sind Kontraindikationen. Eine IAA sollte nicht als Notfalleingriff bei fulminanter Kolitis oder toxischem Megakolon durchgeführt werden, die eine Dreistufenoperation erfordern. Die Operationsindikationen werden von Coran et al. [12] genauer diskutiert.
Daß die familiäre Polyposis coli eine Indikation für die IAA darstellt, scheint mittlerweile fast einhellig anerkannt zu sein, zumindest für Patienten, die bei der ersten Vorstellung multiple rektale Polypen aufweisen oder bei denen sich eine ausgeprägte rektale Polyposis nach ileorektaler Anastomose entwickelt [33]. Die Polyposis coli ist mit dem sehr realen Risiko einer Rektumkarzinomentwicklung verbunden, obwohl dieses von verschiedenen Untersuchern unterschiedlich hoch eingestuft wird. Moertel et al. fanden 1971 [45], daß sich bei 59% von 143 Patienten, die über 23 Jahre nach Kolektomie und Ileorektosigmoidostomie nachuntersucht wurden, ein Karzinom entwickelte, und folgerten streng, daß „Verfahren, bei denen karzinomgefährdete Rektumschleimhaut zurückbleiben kann, als therapeutisch inadäquat abgelehnt werden müssen". Watne et al. [81], die der Meinung waren, das Rektumkarzinom sei eine bleibende Gefahr für den Patienten mit Polyposis coli, berichten von einer Karzinominzidenz in dem zurückgelassenen Rektumabschnitt von 22% bei einer mittleren Nachuntersuchungszeit von 14 Jahren nach Kolektomie und Ileoproktostomie; sie waren „sehr optimistisch in bezug auf die ileoanale endorektale Durchzugsmethode", besonders bei kleineren Kindern. Im Gegensatz dazu fand Bussey 1975 [10] ein erhöhtes Karzinomrisiko von nur 3,6% nach 25 Jahren. Bei 58 dänischen Patienten mit Polyposis beobachtete Bülow [9] ein Rektumkarzinomrisiko von 3,5% 5 Jahre nach Kolektomie und ileorektaler Anastomose und von 13,3% nach 10 Jahren. Diese Zahlen sind angesichts der Tatsache, daß die meisten dieser Patienten jünger als 30 Jahre waren, alles andere als beruhigend. In einer Nachuntersuchung auf der Basis von Daten aus dem Familial Polyposis Registry der Cleveland Clinic Foundation vermutete Jagelman [33], daß trotz des hohen Risikos eines Rektumkarzinoms die Entfernung des Rektums bei allen Patienten mit familiärer Polyposis recti nicht gerechtfertigt ist. Für ihn ist das Verfahren der Wahl bei den meisten Patienten die ileorektale Anastomose, mit der IAA als zweiter Wahl vor der Proktokolektomie und Ileostomie.

Ergebnisse

Operative und postoperative Mortalität

In vielen veröffentlichten Untersuchungsergebnissen beträgt die operative Mortalität Null. Bei 839 Operationen, die von 9 Operateuren während eines Symposiums kürzlich vorgestellt wurden, fand sich nur ein postoperativer Todesfall [84].

Postoperative Morbidität

Die Inzidenz einer Dünndarmobstruktion, die bei etwa 10% liegt [15, 75, 84], kommt der früher erwähnten Inzidenz bei totaler Kolektomie ungeachtet der Methode zur Kontinuitätswiederherstellung nahe. Fonkalsrud [21] beobachtete 19 Obstruktionen bei 77 Patienten, bei denen eine IAA mit lateralen isoperistaltischen Ileumreservoir angelegt wurde, eine partielle Obstruktion des Reservoirausgangs bei 16 Patienten und eine intestinale Obstruktion infolge von Adhäsionen bei 3 Patienten. Intestinale Obstruktionen, die sich bei 3 von Coran et al. [12] operierten Patienten entwickelten, wurden erfolgreich durch eine Enterolyse beseitigt. Eine Beckensepsis, die sich zwischen dem Reservoir und der Rektummanschette entwickelte, wurde bei 10–15% der Patienten beschrieben [54, 84]. Die Hälfte der Patienten reagierte zufriedenstellend auf Antibiotika, bei der anderen Hälfte wurde jedoch eine operative Drainage notwendig, und bei annähernd 50% der letzteren mußte das Reservoir entfernt und eine permanente Ileostomie angelegt werden. Eine Beckensepsis trat bei 22% von 50 der mit direkter IAA von Taylor et al. [75] operierten Patienten auf, aber nur bei 14% von 113 Patienten, bei denen sie eine IAA mit J-Reservoir anlegten. Eine partielle Insuffizienz der ileoanalen Nahtreihe ist häufig (ca. 12%). Wird sie durch eine temporäre Ileostomie geschützt, dann hat dies keine ernsthaften Konsequenzen, häufig kommt es aber zu einer Anastomosenstriktur. Diese ist jedoch einer Korrektur durch Dilatation oder digitale Aufdehnung zugänglich und scheint im Gegensatz zu einer schweren Beckeninfektion die Funktion nicht nachteilig zu beeinflussen [15, 27, 43, 84]. Zum Zeitpunkt des Ileostomieverschlusses wurde in 4,3% der Fälle eine Peritonitis und in 7% eine intestinale Obstruktion beobachtet [15].

Funktionelle Ergebnisse

Die Kontinenz wird im Durchschnitt für akzeptabel gehalten; nur eine Minderheit von Patienten leidet an einem unfreiwilligen Stuhlabgang, der sich mit der Zeit bessert. Bei der Überprüfung der funktionellen Ergebnisse bei 157 Patienten machten Metcalf et al. [43] und Dozois [14] einen Unterschied zwischen Heraussickern (kleinere Befleckungen) und Kotschmieren (erfordert eine Schutzvorlage). Bei einem mittleren Intervall von 375 Tagen nach Ileostomieverschluß wurde bei 23% ein Heraussickern bei Tage und bei 47% in der Nacht beobachtet, Kotschmieren bei jeweils 2 und 5%. Nach 9 Monaten betrugen die Zahlen für den Tag 31% für das Sickern und 5% für das Kotschmieren, nach 18 Monaten jeweils 19 und 0%. Patienten unter 50 Jahre und Patienten mit einer Polyposis coli verfügten über eine bessere Kontinenz als Patienten über 50 Jahre und mit einer Colitis ulcerosa.
Die Schwierigkeiten bei der spontanen Entleerung des S-Reservoirs ließen sich, wie wir gesehen haben, durch Kürzen des Ausflußschenkels überwinden. Dennoch müssen einige Patienten ihre suprapubische Region massieren, um die Defäkation herbeizuführen; andere haben Schwierigkeiten, Winde abzulassen, und müssen dafür eine besondere Stellung einnehmen. Die spontane Entleerung des J-Reservoirs scheint im Gegensatz dazu keine Probleme zu verursachen.

Die Stuhlfrequenz variiert mit dem Reservoirtyp, beträgt aber niemals weniger als 3- bis 4mal tagsüber und 1mal nachts. Wie die Kontinenz bessert sie sich mit der Zeit, was sich am Verbrauch von Antidiarrhoika ablesen läßt, die nach einer Studie von Dozois u. de Calan [15] nach 9 Monaten von 46% der Patienten, nach 18 Monaten nur noch von 29% eingenommen wurden. Die Verbesserung ist wahrscheinlich Folge der fortschreitenden Volumenzunahme des Ileumreservoirs. In Nachuntersuchungen über einen Zeitraum von 2–35 Monaten nach der Operation beobachteten Becker et al. [5] und Stryker et al. [73], daß die Stuhlfrequenz im Zusammenhang mit der Reservoirkapazität, der Schnelligkeit der Reservoirfüllung und der Vollständigkeit der Reservoirentleerung steht.
Manometrische, elektrische und Motilitätsstudien von Becker [4] und Stryker et al. [71] kamen zu dem Ergebnis, daß die IAA die Analsphinkterfunktion oder die ileojejunale Motilität nicht stört. Kawarasaki et al. [34] beobachteten in einer Studie an Hunden mit Seit-zu-Seit-isoperistaltischen Ileumreservoirs, daß mit zunehmender Dilatation des Reservoirs über 8 Wochen nach Konstruktion die Stuhlfrequenz von 18 bis auf 5 in 24 h abnahm und daß die elektrische Aktivität in der Reservoirmuskulatur nahezu auf Normalwerte zurückging.

Urogenitale Folgeerscheinungen

Obwohl eine lange Rektummuskelmanschette keinen Vorteil hinsichtlich der Stuhlkontinenz hat, könnte sie urogenitalen Folgeerscheinungen durch Bildung einer Art „Schutzwall" vorbeugen. Tatsächlich von Parks et al. [56] oder Parks [54] wurden keine urogenitalen Folgen berichtet. Von 77 Patienten, die von Fonkalsrud [20, 21] nach IAA mit unterschiedlich langen Rektummuskelmanschetten nachuntersucht wurden, fand sich bei keinem eine Blasendysfunktion oder gestörte Sexualfunktion.
Metcalf et al. [43] und Dozois [14] beschrieben eine retrograde Ejakulation (jedoch keine Impotenz) bei 9% von 96 männlichen Patienten, bei denen eine IAA mit Rektumdurchtrennung 2–4 cm oberhalb der Linea pectinea durchgeführt worden war. Dieser Befund scheint auf eine Läsion des N. pudendus hinzuweisen, obwohl die chirurgische Präparation während des ileoanalen Eingriffs diese Struktur niemals erreicht. Die gleiche Anmerkung wurde von Stryker et al. [72] gemacht, als diese nach einer Erklärung für elektromyographische Abweichungen suchten, die mit einer Denervation des äußeren Analspinkters übereinstimmten und die sie bei Patienten mit ausgeprägtem

Stuhlschmieren nach IAA entdeckt hatten. Sie vermuteten, daß eine Schädigung des N. pudendus perioperativ durch übermäßigen Zug am Nerven, durch Kompression oder Entzündung aufgetreten sein könnte oder daß sie bereits vor der IAA schon bestand.
Zum gegenwärtigen Zeitpunkt ist keine endgültige Entscheidung möglich, aber zusätzliche Untersuchungen sind erforderlich mit dem Ziel, die Möglichkeit solcher Komplikationen in einer Patientengruppe, die zu einem großen Teil aus jungen Männern besteht, zu eliminieren. Eine retrograde Ejakulation wurde auch von Taylor et al. [75] und Becker und Raymond [6] beobachtet.
Sechs von 92 Frauen in der Untersuchungsgruppe von Dozois [16] hatten normale Schwangerschaften zum Termin, 5 von ihnen entbanden per vaginam. Neal et al. [47] beobachteten eine leichte Dyspareunie bei 2 von 13 Frauen, aber keinen Fall von Impotenz bei 19 Männern. Urologische Komplikationen wurden nicht berichtet, obwohl Neal et al. [47] in einem Fall eine signifikante Zunahme der Blasenkapazität feststellten.

Entzündung des Ileumreservoirs („Pouchitis")

Es wird berichtet, daß eine sog. Pouchitis bei etwa 10–20% der Patienten mit IAA auftritt und daß die Entzündung sich leicht durch eine orale Gabe von Metronidazol beheben läßt [6, 54]. Sie tritt häufiger auf, wenn die IAA wegen einer Colitis ulcerosa angelegt wurde, als wenn sie wegen einer familiären Polyposis coli erfolgte [6]. Es ist auch möglich, daß sie in einer schwereren Form auftritt. Franceschi et al. [23] beschrieben ein „Pouchitis"-ähnliches Syndrom, das durch ein solitäres Schleimhautulkus verursacht wurde, welches sich in dem Ileumreservoir vom J-Typ bei einem Mann mit familiärer Polyposis coli entwickelte, bei dem eine IAA angelegt worden war. Das Ulkus heilte nach Antibiotikatherapie ab.
Obwohl die Erfahrungen mit dem Kock-Reservoir in dieser Hinsicht ermutigend sind, ist doch die tatsächliche Inzidenz einer Reservoirinfektion nicht bekannt, und man sollte an die Möglichkeit denken, daß verschleierte oder latente Infektionen schwere Komplikationen zu einem sehr viel späteren Zeitpunkt verursachen können. Es läßt sich sogar die prophylaktische Gabe von Metronidazol bei Vorliegen von Schmerzen, Änderung der Stuhlfrequenz oder Fieber rechtfertigen. Bei einem unserer Patienten perforierte ein S-Reservoir spontan 3 Jahre nach der Operation und mußte entfernt werden. Zwei weibliche Patienten, bei denen eine IAA mit S-Reservoir wegen familiärer Polyposis coli angelegt worden war und die niemals auf eine Katheterisierung hatten zurückgreifen müssen, litten unter anfallsartig auftretenden intestinalen Obstruktionen, wobei es denkbar ist, daß diese auf eine latente Reservoirinfektion hindeuteten. Eine dieser Patientinnen wurde wegen Obstruktion ein Jahr nach der IAA in einem anderen Krankenhaus operiert. Der Darm war bis zur Reservoiröffnung erweitert, und der Operateur fand zu seiner Überraschung keine Abknickung oder Abschnürung. Die zweite Patientin wurde notfallmäßig von einem Chirurgen in unser Krankenhaus überwiesen, der eine mechanische Darmobstruktion diagnostiziert hatte. In Anbetracht der röntgenologischen Untersuchungsergebnisse – Dilatation des gesamten Dünndarms – wurde das Reservoir über eine transanale Sonde drainiert, und die Symptome verschwanden. Möglicherweise hätten die Symptome auch bei der anderen Patientin auf die gleiche einfache Therapiemaßnahme angesprochen. Vielleicht war die Ursache der Schwierigkeiten in beiden Fällen eine akute Atonie des Reservoirs infolge einer latenten „Pouchitis". Es ist jedoch verfrüht, diese Komplikationen speziell mit der Morphologie des Reservoirs in Verbindung zu bringen.

Metabolische Langzeitauswirkungen

Wie der Körper im Laufe der Jahre das ileale Neorektum tolerieren wird, ist bis jetzt unbekannt. Mögliche metabolische Langzeitfolgen wurden von Nilsson et al. [51] und Cohen et al. [11] betrachtet. Eine Stoffwechselstudie wurde von Nicholls et al. 1981 [48] bei 14 Patienten durchgeführt, bei denen mehr als 6 Monate zuvor eine IAA angelegt worden war. Plasmaelektrolytspiegel, Albumin-, Kalzium- und Phosphorwerte im Serum sowie das Erythrozytenfolat lagen im Normbereich; es fand sich nach Auswertung des Schilling-Tests kein Fall von Vitamin-B$_{12}$-Malabsorption, obwohl sich bei 4 Patienten grenzwertig niedrige Werte fanden; eine Entzündung der Reservoirschleimhaut war mit einer ungewöhnlich hohen Keimzahl an aeroben Fäkalbakterien verbunden. Weitere Betätigungen stammen aus früheren Erfahrungen mit der kontinenten Ileostomie, wie sie Kock et al. [37] aufzeigten.

Rektumpolyprezidive

Ein Rezidiv von Rektumpolypen wurde in Verbindung mit der Zurücklassung von Rektumschleimhaut oberhalb der Linea pectinea („rektale Schleimhautresektion") bereits diskutiert.

Revisionschirurgie

Im Rahmen der Revisionschirurgie ist folgendes erwähnenswert: das ausgezeichnete von Pescatori u. Parks [59] erzielte Ergebnis mit der posterioren transmukösen Myotomie des Dünndarms bei Obstruktion des Reservoirabflußtrakts und Spasmen des efferenten Schenkels; die Korrekturoperationen von Fonkalsrud [21], wie z. B. Kürzung oder Entfernung des Reservoirs, Kürzung der Rektummuskelmanschette und Beseitigung einer Abflußobstruktion oder Obstruktion infolge von Adhäsionen; Liljequist u. Lindquists [40] Kürzung des Reservoirabflußtrakts; die Wiederherstellung einer permanenten Ileostomie mit oder ohne Reservoirexstirpation, was in 5 % der Fälle nach IAA erforderlich war [83]; die Resektion des als Ergebnis einer partiellen Reservoirobstruktion erweiterten oberen Abschnitts des Ileumreservoirs bei 19 von 82 Patienten, bei denen eine IAA mit H-Reservoir angelegt worden war [70].

Es ist erfreulich, daß dank der im vorigen Abschnitt beschriebenen technischen Verbesserungen diese operativen Korrekturen nach und nach nicht mehr notwendig sein werden.

Schlußfolgerungen

Die IAA besitzt mittlerweile ihren festen Stellenwert in der operativen Behandlung von Erkrankungen der Mukosa von Kolon und Rektum. Diese Feststellung sollte jedoch durch die folgenden warnenden Bemerkungen eingeschränkt werden:

- Den Patienten sollte vor der Operation erklärt werden, daß es das Ziel ist, sie mit einer akzeptablen alternativen Lösungsmöglichkeit zu versehen, daß sie jedoch nicht mit vollständig normalen Funktionsergebnissen rechnen können.
- Die Operationstechnik ist schwierig, und auch bei erfahrenen Operateuren ist die Morbidität hoch, wie es sich an der „Lernkurve" [83] zeigt, die charakteristisch für alle Abteilungen ist, die die Operation eingeführt haben. Daher sollte das Verfahren nicht generalisiert eingeführt werden, sondern nur von speziell ausgebildeten Operationsteams durchgeführt werden.
- Es besteht immer noch Unsicherheit hinsichtlich der besten Technik zur Wiederherstellung der intestinalen Kontinuität, insbesondere hinsichtlich der optimalen Länge der Rektummuskelmanschette. Die kurze Muskelmanschette begünstigt eine gute Funktion und vermindert das Infektionsrisiko. Schließt sie aber auch urogenitale Folgeerscheinungen aus, wie dies bei der langen Manschette der Fall ist?
- Die Langzeitentwicklung ist noch nicht bekannt. Eine Extrapolation der Ergebnisse mit dem Kock-Reservoir ist nicht vollständig beruhigend. Man muß gespannt sein, ob Komplikationen, wie spontane Perforationen oder Obstruktionen infolge einer Reservoiratonie, nicht häufiger mit alarmierender Häufigkeit mittel- oder längerfristig auftreten. Die Regeneration der Schleimhaut zwischen Ileumreservoir und Muskelmanschette, die möglicherweise sekundäre funktionelle Störungen verursachen kann, ist eine weitere potentielle Quelle der Sorge.

Trotz dieser Einschränkungen scheint eine Tatsache deutlich im Lichte der neuen Perspektiven hervorzutreten, nämlich daß bei gutartigen Schleimhauterkrankungen von Kolon und Rektum (mit Ausnahme des Morbus Crohn) der Rektumsphinkter unter allen Umständen berücksichtigt werden muß. Diese Empfehlung ist nicht nur an die Operateure gerichtet, sondern auch an Ärzte, die wissen sollten, daß eine abwartende therapeutische Haltung, die zur Opferung des Rektumsphinkters bei Colitis ulcerosa oder familiärer Polyposis coli führen kann, künftig als Kunstfehler angesehen werden muß.

Literatur

1. Bacon HE (1971) Present status of the pull-through sphincter-preserving procedure. Cancer 28: 196–203
2. Beart RW Jr, Dozois RR, Kelly KA (1982) Ileoanal anastomosis in the adult. Surg Gynecol Obstet 154: 826–828
3. Beart RW Jr, Dozois RR, Wolff BG, Pemberton JH (1985) Mechanisms of rectal continence: lessons from the ileoanal procedure. Am J Surg 149: 31–34
4. Becker JM (1984) Anal sphincter function after colectomy, mucosal proctectomy, and endorectal ileoanal pull-through. Arch Surg 119: 526–531
5. Becker JM, Hillard AE, Mann FA, Kestenberg A, Nelson JA (1985) Functional assessment after colectomy, mucosal proctectomy, and endorectal ileoanal pull-through. World J Surg 9: 598–605
6. Becker JM, Raymond JL (1986) Ileal pouch-anal anastomosis: a single surgeon's experience with 100 consecutive cases. Ann Surg 204: 375–383
7. Black BM, Walls JT (1967) Combined abdominoendorectal resection: reappraisal of a pull-through procedure. Surg Clin North Am 47: 977–982
8. Bubrick MP, Jacobs DM, Levy M (1985) Experience with the endorectal pull-through and S pouch for ulcerative colitis and familial polyposis in adults. Surgery 98: 689–698
9. Bülow S (1984) The risk of developing rectal cancer after colectomy and ileorectal anastomosis in Danish patients with polyposis coli. Dis Colon Rectum 27: 726–729
10. Bussey HJR (1975) Familial polyposis coli. Family studies, histopathology, differential diagnosis and results of treatment. John Hopkins University Press, Baltimore, pp 73–74

11. Cohen Z, McLeod RS, Stern H, Grant D, Nordgren S (1985) The pelvic pouch and ileoanal anastomosis procedure: surgical technique and initial results. Am J Surg 150: 601–607
12. Coran AG, Sarahan TM, Dent TL, Fiddian-Green R, Wesley JR, Jordan FT (1983) The endorectal pullthrough for the management of ulcerative colitis in children and adults. Ann Surg 197: 99–105
13. Cranley B, McKelvey STD (1982) The pelvic ileal reservoir: an experimental assessment of its function compared with that of normal rectum. Br J Surg 69: 465–469
14. Dozois RR (1985) Ileal J' pouch-anal anastomosis. Br J Surg 72 [Suppl]: 80–82
15. Dozois RR, de Calan L (1985) Rectocolite ulcérohémorragique: alternatives chirurgicales à l'iléostomie conventionnelle de Brooke. Gastroenterol Clin Biol 9: 687–689
16. Dozois RR, de Calan L (1985) Recto-colite ulcérohémorragique: alternatives chirurgicales à l'iléostomie de Brooke. Med Hyg 43: 267–274
17. Fonkalsrud EW (1980) Total colectomy and endorectal ileal pull-through with internal ileal reservoir for ulcerative colitis. Surg Gynecol Obstet 150: 1–8
18. Fonkalsrud EW (1981) Endorectal ileal pullthrough with lateral ileal reservoir for benign colorectal disease. Ann Surg 194: 761–766
19. Fonkalsrud EW (1982) Endorectal ileal pullthrough with ileal reservoir for ulcerative colitis and polyposis. Am J Surg 144: 81–87
20. Fonkalsrud EW (1984) Endorectal ileoanal anastomosis with isoperistaltic ileal reservoir after colectomy and mucosal proctectomy. Ann Surg 199: 151–157
21. Fonkalsrud EW (1985) Endorectal ileal pullthrough with isoperistaltic ileal reservoir for colitis and polyposis. Ann Surg 202: 145–152
22. Fonkalsrud EW, Ament ME (1978) Endorectal mucosal resection without proctectomy as an adjunct to abdominoperineal resection for nonmalignant conditions: clinical experience with five patients. Ann Surg 188: 245–248
23. Franceschi D, Chen PF, Yuh JN (1986) Solitary J' pouch ulcer causing pouchitis-like syndrome. Dis Colon Rectum 29: 515–517
24. Fujiwara T, Kawarasaki H, Fonkalsrud EW (1984) Endorectal ileal pullthrough procedure after chemical debridement of the rectal mucosa. Surg Gynecol Obstet 158: 437–442
25. Grant D, Cohen Z, Mchugh S, McLeod R, Stern H (1986) Restorative proctocolectomy. Clinical results and manometric findings with long and short rectal cuffs. Dis Colon Rectum 29: 27–32
26. Hampton JM (1976) Rectal mucosal stripping: a technique for preservation of the rectum after total colectomy for chronic ulcerative colitis. Dis Colon Rectum 19: 133–135
27. Handelsmann JC, Fishbein RH, Hoover HC Jr, Smith GW, Haller JA Jr (1983) Endorectal pull-through operation in adults after colectomy and excision of rectal mucosa. Surgery 93: 247–253
28. Heimann TM, Bolnick K, Aufses AH (1986) Results of surgical treatment for familial polyposis coli. Am J Surg 152: 276–278
29. Heppell J, Kelly KA, Phillips SF, Beart RW Jr, Telander RL, Perrault J (1982) Physiologic aspects of continence after colectomy, mucosal proctectomy, and endorectal ileo-anal anastomosis. Ann Surg 195: 435–443
30. Heppell J, Weiland LH, Perrault J, Pemberton JH, Telander RL, Beart RW Jr (1983) Fate of the rectal mucosa after rectal mucosectomy and ileoanal anastomosis. Dis Colon Rectum 26: 768–771
31. Herfarth C, Stern J (1986) Die kontinenzerhaltende Proktocolektomie. Chirurg 57: 263–270
32. Hodgson WJB, Funkelstein JL, Woodriffe P, Aufses AH Jr (1979) Continent anal ileostomy with mucosal proctectomy: a bloodless technique using a surgical ultrasonic aspirator in dogs. Br J Surg 66: 857–860
33. Jagelman DG (1986) Choice of operation in familial adenomatosis coli. Ann Chir Gynaecol 75: 71–74
34. Kawarasaki H, Fujiwara T, Fonkalsrud EW (1985) Electric activity and motility in the side-to-side isoperistaltic ileal reservoir. Arch Surg 120: 1045–1047
35. Kestenberg A, Becker JM (1985) A new technique of loop ileostomy closure after endorectal ileoanal anastomosis. Surgery 98: 109–111
36. Kock NG (1969) Intra-abdominal "reservoir" in patients with permanent ileostomy: preliminary observations on a procedure resulting in fecal "continence" in five ileostomy patients. Arch Surg 99: 223–231
37. Kock NG, Myrvold HE, Nilsson LO, Philipson BM (1985) Achtzehn Jahre Erfahrung mit der kontinenten Ileostomie. Chirurg 56: 299–304
38. Kojima Y, Sanada Y, Fonkalsrud EW (1982) Evaluation of techniques for chemical debridement of colonic mucosa. Surg Gynecol Obstet 155: 849–854
39. Kraske P (1885) Zur Exstirpation hochsitzender Mastdarmkrebse. Verh Dtsch Ges Chir 14: 464
40. Liljeqvist L, Lindquist K (1985) A reconstructive operation on malfunctioning S-shaped pelvic reservoirs. Dis Colon Rectum 28: 506–511
41. Lisfranc J (1826) Mémoire sur l'excision de la partie inférieure du rectum devenue carcinomateuse. Rev Med Fr 2: 380
42. Martin LW, Le Coultre C, Schubert WK (1977) Total colectomy and mucosal proctectomy with preservation of continence in ulcerative colitis. Ann Surg 186: 477–480
43. Metcalf AM, Dozois RR, Kelly KA, Beart RW Jr, Wolff BG (1985) Ileal "J" pouch-anal anastomosis: clinical outcome. Ann Surg 202: 735–739
44. Metcalf AM, Dozois RR, Kelly KA, Wolff BG (1986) Ileal pouch-anal anastomosis without temporary, diverting ileostomy. Dis Colon Rectum 29: 33–35
45. Moertel CG, Hill JR, Adson MA (1971) Management of multiple polyposis of the large bowel. Cancer 28: 160–164
46. Nasmyth DG, Williams NS, Johnston D (1986) Comparison of the function of triplicated and duplicated pelvic ileal reservoirs after mucosal proctectomy and ileo-anal anastomosis for ulcerative colitis and adenomatous polyposis. Br J Surg 73: 361–366
47. Neal DE, Williams NS, Johnston D (1982) Rectal, bladder and sexual function after mucosal proctectomy with and without a pelvic reservoir for colitis and polyposis. Br J Surg 69: 599–604
48. Nicholls RJ, Belliveau P, Neill M, Wilks M, Tabaqchali S (1981) Restorative proctocolectomy with ileal reservoir: a pathophysiological assessment. Gut 22: 462–468
49. Nicholls RJ, Moskowitz RL, Shepherd NA (1985)

Restorative proctocolectomy with ileal reservoir. Br J Surg 72 [Suppl]: 576-579
50. Nicholls RJ, Pezim ME (1985) Restorative proctocolectomy with ileal reservoir for ulcerative colitis and familial adenomatous polyposis: a comparison of three reservoir designs. Br J Surg 72: 470-474
51. Nilsson LO, Kock NG, Lindgren I, Myrvold HE, Philipson BM, Ohren C (1980) Morphological and histochemical changes in the mucosa of the continent ileostomy reservoir 6-10 years after its construction. Scand J Gastroenterol 15: 737-747
52. Nissen R (1933) Demonstrationen aus der operativen Chirurgie, no 39. Berlin Surgical Society. Zentralbl Chir 60: 888
53. Parc R, Frileux P, Tiret E, Huguet C, Levy E, Loygue J (1985) Coloproctectomie, proctectomie muqueuse distale, anastomose iléo-anale avec réservoir (36 cas). IXème Journées Francophones d'Hépatologie et de Gastroentérologie, Brussels
54. Parks A (1982) Ileo-anal pouch operation. In: Heberer G, Denecke H (eds) Colo-rectal surgery. Springer, Berlin Heidelberg New York, pp 105-106
55. Parks AG, Nicholls RJ (1978) Proctocolectomy without ileostomy for ulcerative colitis. Br Med J 2: 85-88
56. Parks AG, Nicholls RJ, Belliveau P (1980) Proctocolectomy with ileal reservoir and anal anastomosis. Br J Surg 67: 533-538
57. Peck DA (1980) Rectal mucosal replacement. Ann Surg 191: 294-303
58. Pemberton JH, Heppell J, Beart RW Jr, Dozois RR, Telander RL (1982) Endorectal ileoanal anastomosis. Surg Gynecol Obstet 155: 417-424
59. Pescatori M, Parks AG (1984) Transmucosal myotomy of the small bowel after ileoanal anastomosis. Dis Colon Rectum 27: 316-318
60. Ravitch MM, Sabiston DC Jr (1947) Anal ileostomy with preservation of the sphincter: a proposed operation in patients requiring total colectomy for benign lesions. Surg Gynecol Obstet 84: 1095-1099
61. Rohner A (1985) L'anastomose iléo-anale: alternative à l'iléostomie définitive? Schweiz Rundsch Med Prax 36: 942-946
62. Rothenberger DA, Vermeulen FD, Christenson CE et al. (1983) Restorative proctocolectomy with ileal reservoir and ileoanal anastomosis. Am J Surg 145: 82-88
63. Rothenberger DA, Wong WD, Buls JG, Goldberg SM, Christenson CE (1984) Restorative proctocolectomy with ileal reservoir and ileoanal anastomosis for ulcerative colitis and familial polyposis. Dig Surg 1: 19-26
64. Rothenberger DA, Buls JG, Nivatvongs S, Goldberg SM (1985) The Parks S ileal pouch and anal anastomosis after colectomy and mucosal proctectomy. Am J Surg 149: 390-394
65. Safaie-Shirazi S, Soper RT (1973) Endorectal pull-through procedure in the surgical treatment of familial polyposis coli. J Pediatr Surg 8: 711-716
66. Schoetz DJ Jr, Coller JA, Veidenheimer MC (1985) Alternatives to conventional ileostomy in chronic ulcerative colitis. Surg Clin North Am 65: 21-33
67. Schraut WH, Block GE (1982) Ileoanal anastomosis with proximal ileal reservoir: an experimental study. Surgery 91: 275-281
68. Schraut WH, Rosemurgy AS, Wang CH, Block GE (1983) Determinants of optimal results after ileoanal anastomosis: anal proximity and motility patterns of the ileal reservoir. World J Surg 7: 400-408
69. Soave F (1964) Hirschsprung's disease: a new surgical technique. Arch Dis Child 39: 116-124
70. Stone MM, Lewin K, Fonkalsrud EW (1986) Late obstruction of the lateral ileal reservoir after colectomy and endorectal ileal pullthrough procedures. Surg Gynecol Obstet 162: 411-417
71. Stryker SJ, Borody TJ, Phillips SF, Kelly KA, Dozois RR, Beart RW Jr (1985) Motility of the small intestine after proctocolectomy and ileal pouch-anal anastomosis. Ann Surg 201: 351-356
72. Stryker SJ, Daube JR, Kelly KA, Telander RL, Phillips SF, Beart RW Jr, Dozois RR (1985) Anal sphincter electromyography after colectomy, mucosal rectectomy, and ileoanal anastomosis. Arch Surg 120: 713-716
73. Stryker SJ, Phillips SF, Dozois RR, Kelly KA, Beart RW Jr (1986) Anal and neorectal function after ileal pouch-anal anastomosis. Ann Surg 203: 55-61
74. Taylor BM, Beart RW Jr, Dozois RR, Kelly KA, Phillips SF (1983) Straight ileoanal anastomosis vs ileal pouch-anal anastomosis after colectomy and mucosal proctectomy. Arch Surg 118: 696-701
75. Taylor BM, Beart RW Jr, Dozois RR, Kelly KA, Wolff BG, Ilstrup DM (1984) The endorectal ileal pouch-anal anastomosis: current clinical results. Dis Colon Rectum 27: 347-350
76. Telander RL, Perrault J (1980) Total colectomy with rectal mucosectomy and ileoanal anastomosis for chronic ulcerative colitis in children and young adults. Mayo Clin Proc 55: 420-433
77. Turnbull RB, Weakley FL (1967) Atlas of intestinal stomas. Mosby, St Louis, p 207
78. Utsunomiya J, Iwama T, Imajo M, Matsuo S, Sawai S, Yaegashi K, Hirayama R (1980) Total colectomy, mucosal proctectomy, and ileoanal anastomosis. Dis Colon Rectum 23: 459-466
79. Utsunomiya J, Oota M, Iwama T (1986) Recent trends in ileoanal anastomosis. Ann Chir Gynaecol 75: 56-62
80. Valiente MA, Bacon HE (1955) Construction of pouch using "pantaloon" technic for pull-through of ileum following total colectomy: report of experimental work and results. Am J Surg 90: 742-750
81. Watne AL, Carrier JM, Durham JP, Hrabovsky EE, Chang W (1983) The occurrence of carcinoma of the rectum following ileoproctostomy for familial polyposis. Ann Surg 197: 550-554
82. Waugh JM, Turner JC Jr (1958) A study of 268 patients with carcinoma of the midrectum treated by abdominoperineal resection with sphincter preservation. Surg Gynecol Obstet 107: 777-783
83. Williams NS, Johnston D (1985) The current status of mucosal proctectomy and ileo-anal anastomosis in the surgical treatment of ulcerative colitis and adenomatous polyposis. Br J Surg 72: 159-168
84. Williams NS (1986) Restorative proctocolectomy with ileal reservoir: symposium. Int J Color Dis 1: 2-19
85. Wolfstein IH, Bat L, Neumann G (1982) Regeneration of rectal mucosa and recurrent polyposis coli after total colectomy and ileoanal anastomosis. Arch Surg 117: 1241-1242

16 Rektovaginale Fisteln

M.-C. Marti

Rektovaginale Fisteln befinden sich oberhalb der Linea pectinea und sollten daher von anovaginalen Fisteln unterschieden werden. Sie sind selten und machen weniger als 5 % aller anorektalen Fisteln aus, führen aber zu sehr schweren und belastenden Vaginalsymptomen, die entsprechend der zugrundeliegenden Krankheit variieren: Stuhlschmieren und Geruchsbildung, Ausfluß, Vaginitis, Abgang von Flatus und sogar Fäzes, besonders bei Diarrhöe, sowie Ausfluß von Schleim oder Blut.

Ätiologie

Eine rektovaginale Fistel kann als Folge einer großen Vielfalt von Läsionen auftreten, die in Tabelle 16.1 zusammengefaßt sind. Die veröffentlichten Statistiken geben sehr unterschiedliche Inzidenzen für die verschiedenen Ätiologien an, hauptsächlich aufgrund der Bezugsrahmen der einzelnen Operateure oder Krankenhäuser. Verletzungen während der Entbindung sind für 11–88 % der rektovaginalen Fisteln verantwortlich [9, 14, 16]. Verlängerte Wehentätigkeit kann zu einer Nekrose des rektovaginalen Septums führen. Heute sind solche Läsionen in westlichen Ländern selten, sie kommen aber in medizinisch unterentwickelten Ländern immer noch häufig vor.

Entzündliche Darmerkrankungen sind für 2–22 % der rektovaginalen Fisteln verantwortlich. Der Morbus Crohn scheint sehr viel häufiger infolge einer transmuralen Schädigung zu Fisteln zu führen als eine Kolitis [1, 7, 8, 25].

Bestrahlung von Karzinomen des kleinen Beckens, hauptsächlich von Neoplasien des Uterus, der Cervix uteri und der Vagina, kann zu Proktitis und Komplikationen durch Nekrose und Fistel führen. Die Läsionen sollten sorgfältig biopsiert werden, um ein Karzinomrezidiv auszuschließen, das 6 Monate bis 2 Jahre nach der Therapie auftreten kann. Eine Kontaktbestrahlung mit hoher lokaler Dosis ist häufiger für Fisteln verantwortlich als eine externe Bestrahlung.

Tabelle 16.1. Ätiologie rektovaginaler Fisteln

Infektion	Analdrüse
	Bartholin-Abszeß
Entzündliche Darmerkrankung	Morbus Crohn
	Kolitis
Geburtshilfliches Trauma	Verletzungen durch Kindsgeburt
	Verlängerte Wehentätigkeit mit Septumnekrose
Operationstrauma	Vaginal- oder Rektumeingriffe
Trauma	Gewaltanwendung
	Pfählung
	Ungestümer Koitus
	Fremdkörper
	Dilatator nach Vaginaplastik
Hämatologische Störungen	Leukämie
	Agranulozytose
Strahlenschaden	Externe Bestrahlung
	Radiumbehandlung wegen Zervix- oder Endometriumkarzinom
Tumor	Uterus-, Zervix-, Vagina-, Rektumkarzinome
	Endometriose
	Riesenkondylom
Kongenitale Erkrankungen	

Klinische Beurteilung

Eine vollständige gynäkologische und anorektale Untersuchung ist erforderlich, um das Vorliegen einer Fistel zu bestätigen, um die Größe, Ausdehnung und Lokalisation des Fistelgangs zu bestimmen, um den Zustand des Sphinkters festzustellen und um das Vorliegen einer zugrundeliegenden Krankheit zu ermitteln. Daher sollten vaginale Untersuchung, Proktoskopie, Sigmoidoskopie oder Koloskopie, Bariumkontrasteinlauf, Fistulogramme und multiple Biopsien durchgeführt werden.

Klassifizierung

Rektovaginale Fisteln lassen sich entsprechend ihrer Lokalisation und Größe klassifizieren (Tabelle 16.2). Die exakte Lokalisation ist nützlich, um festlegen zu

Tabelle 16.2. Einteilung der rektovaginalen Fisteln

	Lokalisation im Anorektum	Lokalisation in der Vagina
Tiefe Fistel	Etwas oberhalb der Linea pectinea	Innerhalb der vaginalen hinteren Schamlippenkommissur
Mittlere Fistel	Zwischen tiefer und hoher Fistel	
Hohe Fistel	Im mittleren Rektum	Hinter oder nahe der Zervix

können, ob die Versorgung über einen perinealen oder einen transabdominalen Zugang erfolgen kann. Eine Fistel ist „klein", wenn sie weniger als 0,5 cm im Durchmesser mißt; „mittelgroß", wenn der Durchmesser 0,5–2,5 cm, und „groß", wenn er mehr als 2,5 cm beträgt.

Therapie

Konservative Therapie

Ein spontaner bzw. nichtoperativer Verschluß einer rektovaginalen Fistel hängt ab von Ätiologie, Größe und Ausdehnung. Er tritt in der Hälfte der Fälle bei kleinen rektovaginalen Fisteln auf, die nach Traumen durch Entbindung aufgetreten sind [19]. In diesen Fällen können lokale Therapie, Entfernung von Fremdkörpern (insbesondere Nähten nach Versorgung einer Episiotomie oder eines Dammrisses mit Episioproktotomie), diätetische Maßnahmen und die Verschreibung von ballaststoffreichen Präparaten nützlich sein, um eine Spontanheilung zu erzielen. In Fällen mit entzündlicher Darmerkrankung ist eine aggressive konservative Therapie meist erfolglos. Weiter heilen durch Bestrahlung oder ein Karzinom verursachte Fisteln niemals spontan.

Operative Therapie

Präoperativer Zustand

Ein operativer Eingriff sollte nur unternommen werden, wenn der Zustand des Patienten optimal ist, d. h. daß die zugrundeliegende Krankheit aggressiv mit Steroiden, Sulfasalazin, Antibiotika, Antidiarrhoika und Hyperalimentation behandelt worden ist. Die lokalen Gewebeverhältnisse sollten so normal wie möglich sein. Eine temporäre terminale Kolostomie im linken Unterbauch kann notwendig sein, um diese Bedingungen zu schaffen. Danach muß die Operation geplant werden, wenn im Falle traumatischer rektovaginaler Fisteln ein Zeitraum von mehreren Wochen bis zu einigen Monaten [14] oder bei Patienten mit Fisteln infolge von Bestrahlung 1 Jahr und mehr vergangen ist [13].

Mit oder ohne Kolostomie ist eine Vorbereitung des Darms obligatorisch: Kolon und Rektum sollten vollständig entleert sein. Wenigstens 7–10 Tage lang sollte kein Stuhl mit den Nähten in Kontakt kommen. Die Vorbereitung der Vagina sollte mit mechanischen Reinigungsmitteln und lokalen Desinfektionsmitteln erfolgen. Eine perioperative Gabe von Breitbandantibiotika wird empfohlen, um eine verzögerte Heilung, ein Fistelrezidiv oder eine Gewebeentzündung zu verhindern. Die Harnblase sollte durch einen transurethralen oder suprapubischen Blasenkatheter entleert werden.

Zugangswege

Es sind mehrere Zugänge möglich; die Wahl hängt von der Höhe des Fistelgangs, der Qualität des lokalen Gewebes, der Grunderkrankung und der gewählten Technik ab. Möglich sind ein rektaler, vaginaler, perinealer, abdominaler, transsphinkterer und transsakraler Zugangsweg, allein oder, in den meisten Fällen, kombiniert. Mögliche Techniken sind in Tabelle 16.3 aufgeführt.

Tabelle 16.3. Operative Eingriffe zur Korrektur rektovaginaler Fisteln

Lokale Rekonstruktionen
Fistulotomie und Drainage
Freilegung mit nachfolgender Primärnaht
Inversion der Fistel
Exzision der Fistel mit Schichtverschluß + Muskelinterposition über:
– vaginalen Zugang
– rektalen Zugang
– kombinierten rektovaginalen Zugang
– perinealen Zugang
– transsphinkteren Zugang nach Mason

Gleitlappenadvancement
Mukosa und Teil des Sphincter internus (Laird)
Ventrale Rektumwand (Noble)
Segment des inneren Sphinkters (Belt)
Endorektal

Sphinktererhaltende transabdominale Rekonstruktionen
Mobilisierung, Durchtrennung, Schichtverschluß ohne Darmresektion ± Omentuminterposition
Durchzugsverfahren
Tiefe anteriore Resektion (mit Naht von Hand oder mit dem Stapler)
Transsakrale Resektionanastomose
Sleeve-Anastomose (Parks)
Onlay-patch-Anastomose (Bricker)
Abdominoperineale Resektion
Kolostomie

Lokaler Verschluß

Fistulektomie und Drainage. Fistulektomie und Drainage sind das Verfahren der Wahl bei anovaginalen Fisteln; sie führen aber bei rektovaginalen Fisteln zu schwerer und definitiver Inkontinenz. Eine einfache Fistulektomie bei rektovaginalen Fisteln sollte nicht mehr empfohlen werden.

Freilegung mit folgender Primärnaht. Diese Technik wird hauptsächlich von Gynäkologen bei vollständigen Dammrissen oder Episioproktotomien benutzt [9, 11, 19, 21]. Der gesamte rektovaginale Fistelgang wird exzidiert, was die Resektion von Teilen der Sphinkter und des Perineums bedeutet (Abb. 16.1 a–g). Nach Mobilisation und Dissektion der anorektalen und vaginalen Wandschichten wird die Wunde schichtweise mit resorbierbarem Nahtmaterial verschlossen. Die anorektale Wand wird geschlossen; äußerer und innerer Sphinkter werden mit resorbierbarem monofilem Nahtmaterial genäht; Fettschicht, Vaginal- und Analhaut werden verschlossen.
Es gibt keine Berichte über Langzeitnachuntersuchungen, unmittelbare, zu 100% erfolgreiche Rekonstruktionen wurden jedoch von Given [9] und Hibbard [14] berichtet.
Musset [21] hat eine Technik der Freilegung mit nachfolgender Sekundärnaht benutzt. Der erste Schritt ist eine Episioproktotomie ohne Kolostomie. Nach Abheilung eines möglichen infizierten Kanals wird 6–8 Wochen nach dem ersten Eingriff die Rekonstruktion des rektovaginalen Septums durchgeführt, wobei keine Dissektion der Sphinktermuskulatur notwendig ist, und die retrahierten Ränder des Sphinkters werden unter Verwendung einer Reverdin-Nadel miteinander vernäht.
Die Nähte werden am 7. Tag gezogen. Die veröffentlichten Ergebnisse sind sehr gut: mehr als 96% der Fälle sind vollständig geheilt, sogar solche, die bereits mit verschiedenen anderen Verfahren erfolglos therapiert worden waren.

Inversion der Fistel. Kleine, tiefe rektovaginale Fisteln, die von gesundem Gewebe umgeben sind, können durch eine Inversion versorgt werden. Über einen vaginalen Zugang erfolgt die zirkuläre Inzision um die vaginale Fistelöffnung herum (Abb. 16.2). Dann werden die Vaginalschleimhautlappen mobilisiert. Es werden mehrere Tabaksbeutelnähte gelegt, um die Fistel zu verschließen und in den Darm einzustülpen. Die Mukosa wird mit fortlaufender Naht oder mit Einzelnähten verschlossen.

Lokale Exzision mit Schichtverschluß. Die Exzision des Fistelgangs mit nachfolgendem Schichtverschluß wurde über einen vaginalen (Abb. 16.3) oder rektalen Zugang versucht [12]. Die Nachteile dieser lokalen Verschlußmethode, die zu einer hohen Rezidivrate führt, sind exzessive Spannung auf den Nähten aufgrund unzureichender Mobilisierung und das direkte Gegenüberliegen von Rektum- und Vaginanähten. Um ein Aneinanderliegen der Nahtreihen zu verhindern, kann ein vaskularisierter Muskellappen oder Fettgewebe interponiert werden.
Goligher [11] schlug einen transperinealen Zugang mit breiter Dissektion des rektovaginalen Septums vor. Nach Spaltung der Fistel wird die Fistelöffnung in den Schleimhäuten des Rektums und der Vagina durch Einzelnähte spannungsfrei verschlossen. Die Muskelschichten werden verschlossen, um eine Interposition zwischen den Schleimhautnähten zu gewährleisten. Falls möglich, werden Rektum und Vagina leicht in entgegengesetzte Richtungen rotiert, um ein direktes Gegenüberliegen der Nahtreihen zu verhindern.
Die Ergebnisse mit dieser Verschlußmethode sind sehr unterschiedlich. Lescher u. Pratt [16] berichten über eine Rezidivrate von 84%, Given [9] gibt 30% an. Hibbard [14] erzielte in 14 Fällen eine Primärheilung. Diese Verschlußmethode sollte bei hohen rektovaginalen Fistel nicht versucht werden. Dennoch konnte Lawson [15] 42 von 53 hohen Fisteln erfolgreich durch Eröffnung des Douglas-Raums zur Erleichterung des Fistelverschlusses verschließen.

Transsphinkterer Zugang. Der von Mason [18] beschriebene transsphinktere Zugang für die Therapie rektoprostatischer Fisteln wurde auch in der Therapie rektovaginaler Fisteln benutzt. Dieser Zugang kann nützlich sein, um einen mittleren oder hohen Fistelgang ohne Eröffnung der Bauchhöhle zu verschließen.

Verschiebelappenplastiken. Es sind mehrere Methoden mit Verwendung von Schleimhautlappen beschrieben worden [10, 20, 22, 24]. Ein Advancement der ventralen Rektumwand wurde bereits von Noble 1902 benutzt [22]. Belt [2] und Goldberg [10] verwenden einen anorektalen Lappen, der aus Mukosa, Submukosa und zirkulärer Muskulatur besteht (Abb. 16.4). Die Basis des Lappens sollte doppelt so breit wie die Spitze sein, um eine Beeinträchtigung der Blutversorgung zu vermeiden. Der Lappen hat eine Länge von etwa 7 cm, reicht aber wenigstens bis 4 cm oberhalb der Fistel. Nach Heben des Lappens werden die Muskelschichten lateral mobilisiert und spannungsfrei in der Mittellinie vernäht. Perineum und rektovaginales Septum werden mit Einzelknopfnähten aus resorbierbaren Material rekonstruiert.

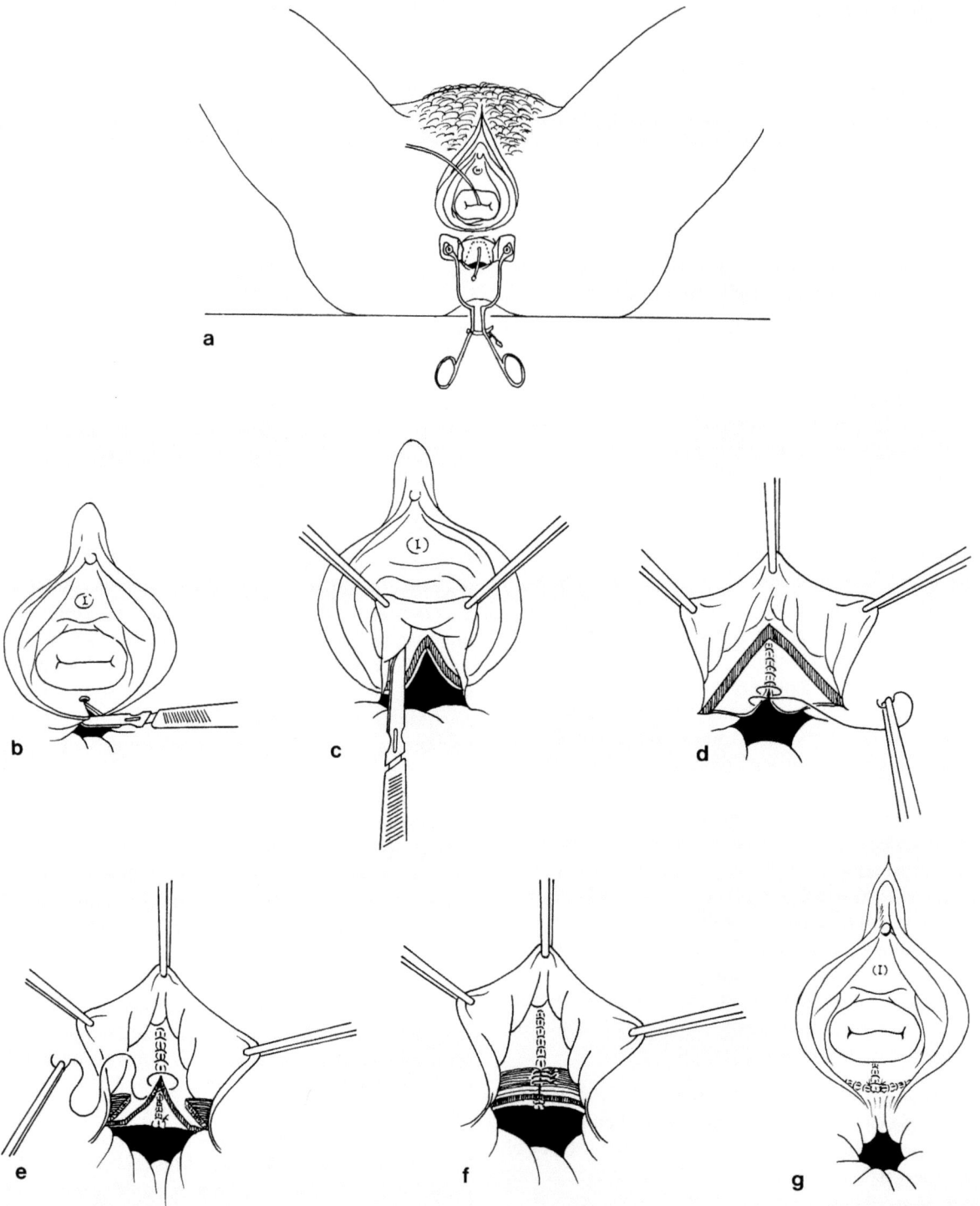

Abb. 16.1 a–g. Freilegung einer rektovaginalen Fistel. *a* Sondierung des Fistelgangs. *b* Eröffnung des Gangs. *c* Mobilisierung der Vaginalmukosa. *d* Naht der Analmukosa. *e* Naht des inneren Sphinkters und der Rektummuskulatur. *f* Naht des äußeren Sphinkters. *g* Verschluß der Schleimhaut- und Hautwunden zur Rekonstruktion des Perineumkörpers

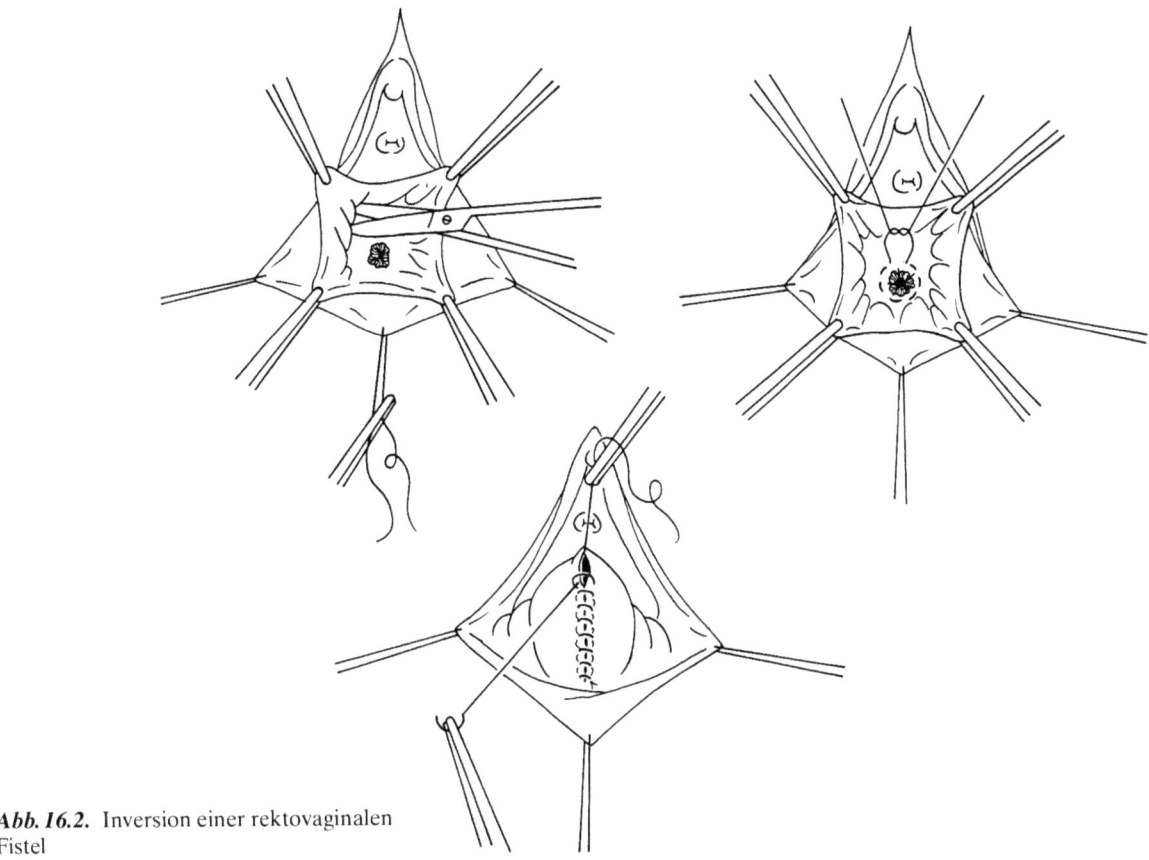

Abb. 16.2. Inversion einer rektovaginalen Fistel

Jeglicher Lappenüberschuß wird einschließlich der rektovaginalen Fistel exzidiert. Die Vagina wird offen gelassen, um eine Drainage zu ermöglichen. Mit dieser Methode erzielte Goldberg bei 22 von 25 Patienten eine Primärheilung.

Sphinktererhaltende transabdominale Verschlüsse

Lokale Verschlüsse und Lappenadvancements können nicht verwendet werden, um hohe rektovaginale Fisteln unabhängig von ihrer Genese zu verschließen. Bei einer Fistel, die durch Bestrahlung verursacht wurde, ist die Gewebequalität so schlecht, daß eine Naht nicht möglich ist. In diesen Fällen kann ein abdominaler Zugang erforderlich werden.
Bei dem einfachsten Verfahren wird das rektovaginale Septum von oben mobilisiert und der Fistelgang gespalten; die Öffnungen bzw. Defekte in den Wänden des Rektums und der Vagina werden mit Einzelknopfnähten verschlossen. Gut vaskularisiertes Gewebe, vorwiegend Omentum, wird interponiert. Ein solches Verfahren ist möglich, wenn die Qualität des lokalen Gewebes annähernd normal ist [3, 9, 11], es ist nicht durchführbar bei Veränderungen durch Bestrahlung, entzündliche Darmerkrankungen, Karzinom oder Divertikulitis. In diesen Fällen kann eine Resektion zumindest des Rektosigmoids erforderlich sein. Läßt sich der Analsphinkter erhalten, so sollte die Kontinuität mittels eines Durchzugsverfahrens [6], einer sehr tiefen anterioren Resektion mit Naht von Hand bzw. mit dem Stapler, einer eingescheideten Anastomose oder auch einer kombinierten abdominotranssakralen Rekonstruktion [17] wiederhergestellt werden.
Zur Verhinderung eines Fistelgangrezidivs und einer Anastomosendehiszenz muß die Nahtreihe am Darm sehr viel tiefer als der Vaginalverschluß liegen, der proximale Darmabschnitt muß gesund sein und über eine optimale Blutversorgung verfügen, und zwischen Rektum und Vagina sollte Gewebe interponiert werden. Mehrere Verfahren wurden beschrieben: man verwendete gestieltes Omentum mit Versorgung über die A. gastroepiploica dextra [3, 11]. Ein Gewebelappen aus dem M. bulbocavernosus und dem angrenzenden Labienfettgewebe bzw. ein Martius-Transplantat wurde interponiert [9, 13, 18]. Der M. gracilis wurde vom Oberschenkel verlagert, ebenso wurden Rektuslappen empfohlen [13]. Auch über

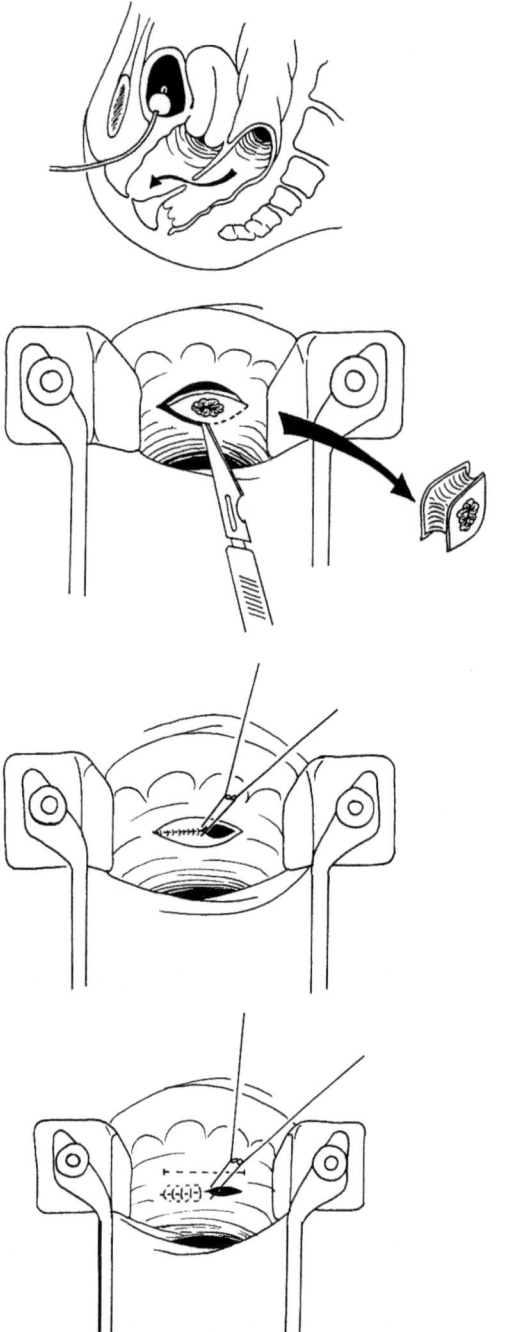

Abb. 16.3. Lokale Exzision einer rektovaginalen Fistel mit schichtweise erfolgendem Verschluß

die Verwendung des M. adductor longus, des M. sartorius oder des M. glutaeus maximus liegen Berichte vor [5, 9]. Parks [23] beschrieb die Technik einer eingescheideten Anastomose, die er für die Therapie von 5 rektovaginalen Fisteln nach Bestrahlung verwendete. Nach Mobilisation wird das Rektum in Höhe der rektovaginalen Fistel gespalten. Die verblei-

bende Rektummukosa wird von der darunterliegenden Muskulatur vom Anus aus bis zur Linea pectinea abgelöst. Der distale Teil des Rektums wird vollständig denudiert, wobei ein Muskelstumpf bzw. eine Muskelmanschette übrig bleibt. Das gesunde proximale Kolon wird durch die Muskelmanschette hindurchgezogen und dadurch die Fistel gedeckt; die Anastomose wird transanal in Höhe der Linea pectinea durchgeführt.

Onlay-patch-Anastomose

Eine Onlay-patch-Anastomose wurde von Bricker [4] entwickelt und erfolgreich bei 5 Patientinnen angewandt, die unter rektovaginalen Fisteln infolge Bestrahlung litten. Das Rektosigmoid wird mobilisiert und die rektovaginale Fistel freigelegt (Abb. 16.5 a–c). Das Sigma wird durchtrennt, der distale Abschnitt nach unten geschlagen und mit den Exzisionsrändern der Fistelöffnung im Rektum vernäht. Mit dem proximalen Abschnitt wird eine endständige Unterbauchkolostomie gebildet. In der 2. Sitzung, nachdem eine Einheilung röntgenologisch und endoskopisch nachgewiesen worden ist, wird die proximale Kolostomie mobilisiert und End-zu-Seit mit der im kleinen Becken gelegenen Rektosigmoidschlinge anastomosiert.

Bricker [4] behauptet, dieses Verfahren weise gegenüber den anderen Verschlußmethoden mehrere Vorteile auf: Es muß nicht das gesamte Rektum mobilisiert werden; der Präsakralraum wird nicht eröffnet, wodurch eine Blutung aus dem präsakralen Venenplexus und eine neurologische Schädigung vermieden werden; die Kontinenz wird nicht verändert. Das Risiko einer Nahtinsuffizienz existiert weiter, da das heruntergeschlagene Sigma ebenfalls bestrahlt worden ist.

Abdominoperineale Resektion

Bei ausgedehnten fistelnden Karzinomen mit Ursprung in Rektum, Uterus oder Vagina kann eine größere Operation erforderlich sein. Es kann eine abdominoperineale Resektion oder sogar eine Exenteration des kleinen Beckens indiziert sein. Bei einer aktiven und ausgedehnten entzündlichen Darmerkrankung kann eine Proktektomie und/oder Kolektomie erforderlich sein [7].

Andere Verfahren

Risikogefährdete Patientinnen können mittels einer vollständigen Entlastungskolostomie behandelt werden. Bei älteren Patientinnen, die nicht in der Lage

Rektovaginale Fisteln 149

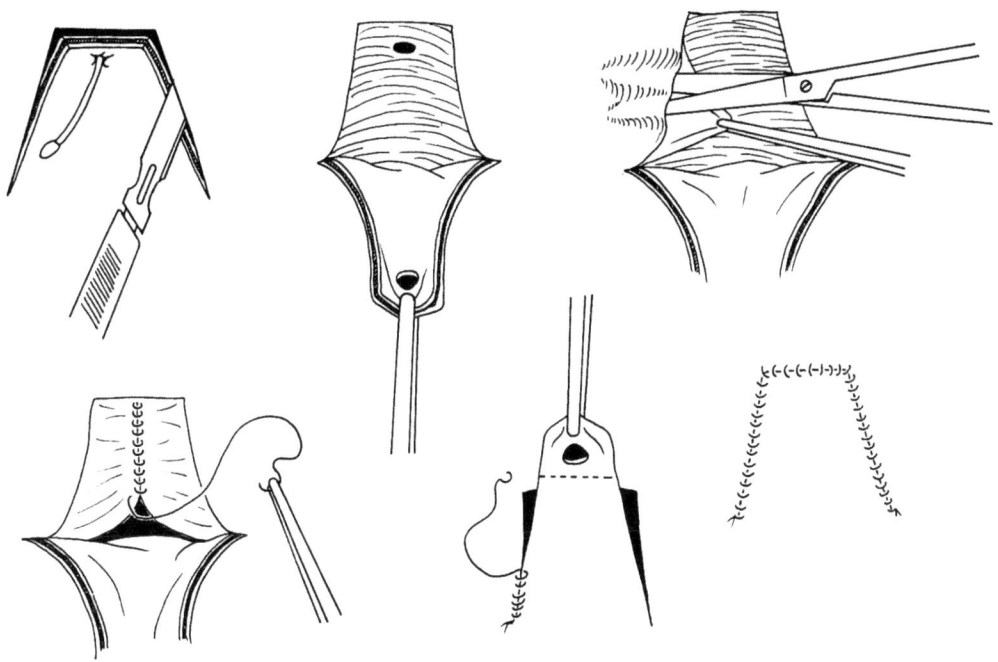

Abb. 16.4. Rektoanales Lappenadvancement

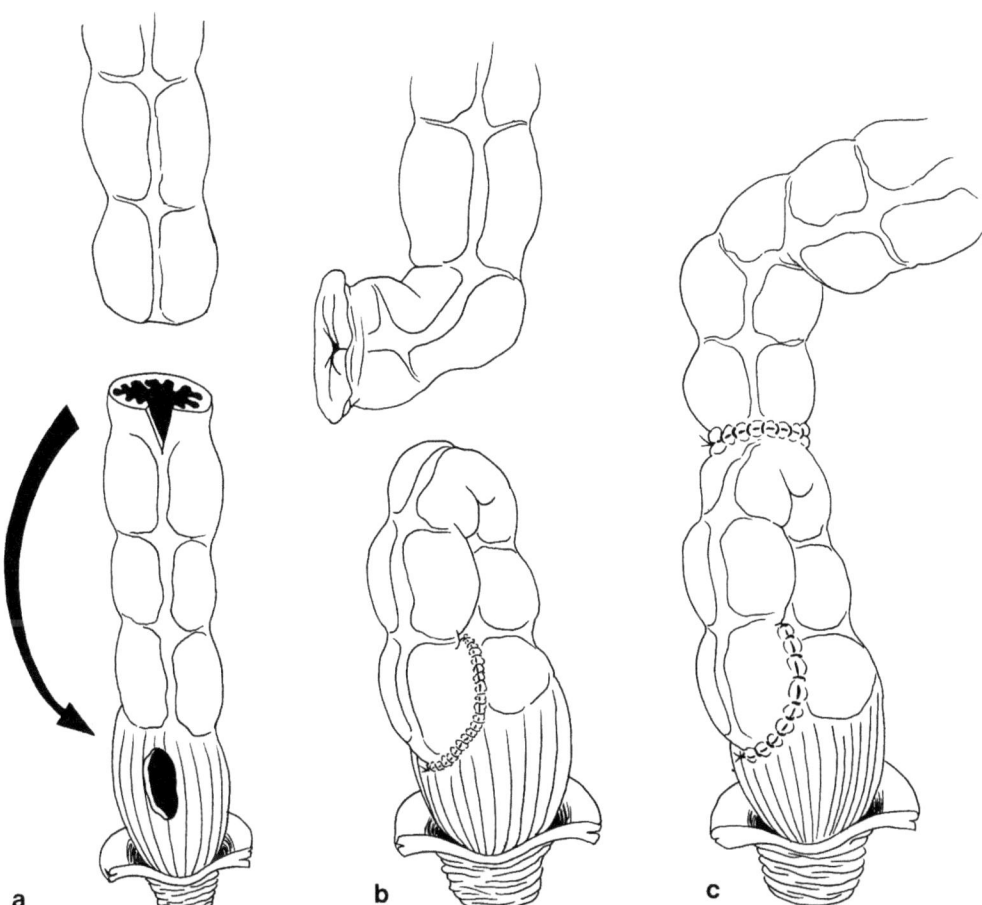

Abb. 16.5 a–c. Onlay-patch-Anastomose zur Behandlung einer hohen rektovaginalen Fistel

sind, eine Kolostomie zu versorgen, kann eine Kolpokleisis vorgeschlagen werden, wobei eine gemeinsame Höhle aus Vagina und Rektum geschaffen wird [9, 13].

Optimale Verfahrenswahl

Die optimale Auswahl eines Verfahrens hängt von Lokalisation, Größe und Ätiologie der Fistel, der möglichen Miteinbeziehung angrenzender Organe sowie dem Gesamtzustand der Patientinnen ab. Ein lokaler Verschluß kann bei Patientinnen mit geringen Risiken versucht werden (perinatale und traumatische Fisteln). Eine protektive Kolostomie kann erforderlich werden, um das Risiko einer Nahtinsuffizienz zu vermindern. Die Resektion und die Onlay-patch-Technik sollten für strahlenbedingte Fisteln in Betracht gezogen werden. Bei entzündlichen Darmerkrankungen sollte außer in Remissionsphasen kein Verschluß versucht werden.

Karzinomfisteln lassen sich nur durch eine ausgedehnte Operation therapieren; ist der Allgemeinzustand der Patientinnen zu schlecht, um eine größere Operation zu überstehen, muß eine definitive terminale Kolostomie geplant werden.

Literatur

1. Beecham CT (1972) Recurring recto-vaginal fistula. Am J Obstet Gynecol 40: 323
2. Belt RL, Belt RL Jr (1969) Repair of anorectal vaginal fistula utilizing segmental advancement of the internal sphincter muscle. Dis Colon Rectum 12: 99-103
3. Bentley RJ (1973) Abdominal repair of high rectovaginal fistula. J Obstet Gynecol Br Commonw 80: 364-367
4. Bricker EM, Johnston WD (1979) Repair of postirradiation rectovaginal fistula and stricture. Surg Gynecol Obstet 148: 499-506
5. Byron RL, Ostergard DR (1969) Sartorius muscle interposition for the treatment of radiation-induced vaginal fistula. Am J Obstet Gynecol 104: 104-107
6. Cuthbertson AM, Buzzart AJ (1973) Pullthrough resection of the rectum with vagino-cystoplasty for repair of a rectovesicovaginal fistula. Aust NZ J Surg 43: 72-78
7. Faulconer HT, Muldoon JP (1975) Rectovaginal fistula in patient with colitis. Dis Colon Rectum 18: 413-415
8. Givel JC, Hawker P, Allan RN, Alexander-Williams J (1982) Enterovaginal fistulas associated with Crohn's disease. Surg Gynecol Obstet 155: 494-496
9. Given FT (1970) Rectovaginal fistula: a review of 20 years' experience in a community hospital. Am J Obstet Gynecol 108: 41-46
10. Goldberg SM (1980) Rectovaginal fistula. In: Goldberg SM, Gordon PP, Nivatvongs S (eds) Essentials of anorectal surgery. Lippincott, Philadelphia, pp 316-332
11. Goligher JC (1975) Rectovaginal fistula and irradiation proctitis and enteritis. In: Goligher JC (ed) Surgery of the anus, rectum and colon. Thomas, Springfield
12. Greenwald JC, Hoexter B (1978) Repair of rectovaginal fistula. Surg Gynecol Obstet 146: 443-445
13. Graham JB (1965) Vaginal fistulas following radiotherapy. Surg Gynecol Obstet 120: 1019-1030
14. Hibbard LT (1978) Surgical management of rectovaginal fistulas and complete perineal tears. Am J Obstet Gynecol 130: 139-147
15. Lawson J (1972) Rectovaginal fistulae following difficult labour. Proc R Soc Med 65: 283-286
16. Lescher TC, Pratt JH (1967) Vaginal repair of the simple rectovaginal fistula. Surg Gynecol Obstet 124: 1317-1321
17. Marks G (1976) Combined abdominotranssacral reconstruction of radiation injured rectum. Am J Surg 131: 54-59
18. Mason AY (1974) Transsphincteric surgery of the rectum. Prog Surg 13: 66-97
19. Mattingly RF (1977) Anal incontinence and rectovaginal fistulas. In: Te Linde RW (ed) Operative gynecology, 5 edn. Lippincott, Philadelphia
20. Mengert WF, Fish SA (1955) Anterior rectal wall advancement: technic for repair of complete perineal laceration and rectovaginal fistula. Obstet Gynecol 5: 262-265
21. Musset R (1978) Fistules rectovaginales. Encycl Med Chir Paris Techniques chirurgicales 4.4.06.41870
22. Noble GH (1902) A new operation for complete laceration of the perineum designed for the purpose of eliminating danger of infection from the rectum. Trans Am Gynecol Soc 27: 357
23. Parks AG, Allen CL, Frank JD, McPartlin JF (1978) A method of treating postirradiation rectovaginal fistulas. Br J Surg 65: 417-421
24. Russel TR, Gallagher DM (1977) Low rectovaginal fistulas. Approach and treatment. Am J Surg 134: 13-18
25. Tuxen PA, Castro AF (1979) Rectovaginal fistula in Crohn's disease. Dis Colon Rectum 22: 58-62

17 Prostatorektale Fisteln

P. Graber

Fisteln zwischen der prostatischen Harnröhre und dem Rektum sind selten. In der Literatur findet man meistens kasuistische Angaben, aber Abhandlungen über größere Kollektive fehlen. Dies war nicht immer der Fall. Die früheste Beschreibung einer prostatorektalen Fistel stammt von Wagnerum 1685, und die ersten Versuche einer chirurgischen Therapie wurden 1823 von Ashley Cooper unternommen. Die Chirurgie solcher Fisteln galt als schwierig, und die Komplikationen waren zahlreich. Sicher spielten die limitierten technischen Möglichkeiten eine große Rolle, aber man darf nicht vergessen, daß die damals behandelten Fälle ungleich schwerer waren als die, die wir heute in unserem Krankengut antreffen. Prostatorektale Fisteln sind meist isoliert, während es sich bei den historischen Fällen um ausgedehnte Systeme mit mehreren Gängen, Gewebenekrosen und Abszessen gehandelt hat. Meist waren sie Teil einer Genitaltuberkulose, während sie heute vorwiegend traumatischen oder iatrogenen Ursprungs sind.

Pathophysiologie

Die Prostata ist vom Rektum durch 2 Gewebestrukturen getrennt: den Drüsenkörper und die Denonvilliers-Faszie, die lediglich eine Verlängerung der peritonealen Falte des Douglas-Raums ist. Diese Trennwand ist für Tumoren nur schwer zu durchbrechen. Prostatakarzinome komprimieren das Rektum, wachsen aber nur selten in sie ein, die prostatische Harnröhre ist nur ausnahmsweise von einem Rektumkarzinom befallen. Die beiden Kompartimente teilen sich hingegen ihre venöse Drainage. Die Venen des mittleren Rektums haben ihren Abfluß in die V. iliaca interna, wohin auch der prostatische Plexus mündet. Die Lymphgefäße beider Regionen führen zu den iliakalen und hypogastrischen Lymphknoten. Die Denonvilliers-Faszie, die für Tumoren schwer durchdringbar ist, kann von den Entzündungserregern daher leicht umgangen werden. Dies erklärt die hohe Inzidenz von eitrigen, v.a. tuberkulösen Prostatitiden und rektalen Fisteln.

Damit eine prostatorektale Fistel entstehen und v.a. bestehen bleiben kann, müssen verschiedene Bedingungen erfüllt sein (Abb. 17.1). Meist ist die Prostataloge entweder leer, oder ihr Inhalt ist pathologisch, und es besteht gleichzeitig eine Harnabflußstörung. Der erhöhte Miktionsdruck unterhält die Fistel, und der Harn entleert sich viel häufiger durch das Rektum als der Stuhl durch die Urethra. Eine Ausnahme sind Knaben mit anorektaler Agenesie und einer Rektumfistel, die am Utrikulus ausmündet und wo sich der Stuhl via Harnröhre entleert.

Pathogenese

Postoperative Komplikationen

Die häufigsten Ursachen für die Entstehung einer Fistel sind operationsbedingt (Tabelle 17.1). Die Prostata ist von einer fibrösen Kapsel umgeben, die mit

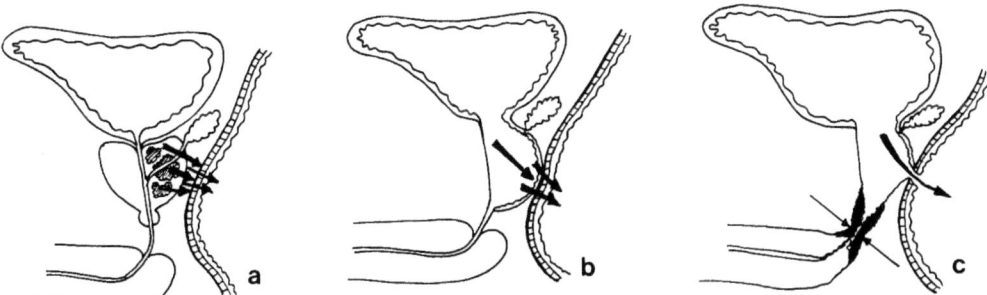

Abb. 17.1. a Prostatasegment mit pathologischem Inhalt. *b* Leeres Prostatasegment. *c* Urethrastenose unterhalb des Prostatasegments

Tabelle 17.1 Ätiologische Klassifikation prostatavektaler Fisteln

Postoperative oder strahlentherapeutische Komplikation	65–80%
Trauma	15%
Abszeß	5–10%

dem Alter und unter dem Einfluß der vom Zentrum ausgehenden nodulären Hyperplasie zunimmt. Bei der sog. Prostatektomie wird dieses „Prostataadenom" entweder mit dem Finger oder mittels der Schlinge eines Resektoskopes aus der Kapsel ausgeschält. Beide Operationstechniken hinterlassen normalerweise eine glattbegrenzte Kapsel. Im Falle entzündlicher Veränderungen, z. B. nach Prostatitiden, ist die Prostatakapsel nur mit Mühe identifizierbar, was häufig zu Läsionen führen kann. Liegt ein Karzinom vor, ist die Trennschicht nicht mehr zu erkennen, da das Karzinom meist von der Kapsel ausgeht und erst sekundär die zentralen Anteile befällt. Kapselzerreißungen und Verletzungen des Rektums sind nach offenen Prostatektomien häufiger als nach transurethralen Resektionen. Sie sind meist Folge von Versuchen, adhärente Gewebeanteile mit dem Skalpell oder der Schere loszutrennen. Häufig bleiben sie unentdeckt, v. a. dann, wenn ein Blasenkatheter eingelegt wird. Erst nach Entfernung des Katheters kommt es zum Urinaustritt aus dem Rektum.

Das größte anatomische Risiko besteht bei der radikalen Prostatektomie. Bei lokal begrenztem Karzinom wird die ganze Prostata einschließlich der Kapsel und der Samenblasen vom Rektum abgelöst und entfernt. Die Präparation führt entlang der Denonvilliers-Faszie bis zur membranösen Harnröhre. Der Eingriff wird mit einer vesikourethalen Anastomose beendet. Obwohl etwas häufiger, sind die Rektumverletzungen nach radikaler Prostatektomie meist weniger schwer als nach Prostataenukleationen. Vor allem werden sie sofort erkannt und können dank guter Übersicht relativ einfach behoben werden. Läsionen, die 1–2 cm nicht übersteigen, werden mit einer primären Naht ohne Kolostomie verschlossen.

Eine weitere im Zusammenhang mit einer kurativen Karzinombehandlung auftretende Rektumläsion ist die Radionekrose nach interstitieller Strahlenbehandlung. Bei dieser kombinierten Therapie wird die Prostata chirurgisch freigelegt und mit radioaktiven Nadeln so durchsetzt, daß eine lokal begrenzte, aber intensive Bestrahlung entsteht. Fisteln sind meist Folge einer Überdosierung. Ihre chirurgische Korrektur erweist sich als sehr heikel, da meist gleichzeitig eine aktinische Proktitis besteht.

Postendoskopische Komplikationen

Bei endoskopischen Operationen der Prostata sind Rektumverletzungen selten. Selbst bei ausgedehnten Karzinomen mit nicht mehr erkennbaren anatomischen Grenzen ist es möglich, mit dem Resektoskop die Harnröhre freizulegen und den Harnabfluß wiederherzustellen. Da unter Sicht gearbeitet wird, sind Verletzungen weitgehend ausgeschlossen. Sie kommen nur vor, wenn die natürliche Abwinkelung zwischen bulbärer und membranöser Urethra nicht mehr erkennbar ist und das Instrument direkt in Richtung Rektum eingeführt wird und dieses perforiert. So entstandene Läsionen werden sofort entdeckt, da die Spülflüssigkeit aus dem Rektum austritt. Sie bleiben ohne Folgen, wenn es gelingt, einen Blasenkatheter einzuführen und die Blase über 2–3 Wochen damit zu entleeren.

Infektiöse Fisteln

Kleine akzidentelle Fisteln heilen in der Regel spontan ab, wenn normaler Harnabfluß besteht. Sobald eine Harnabflußstörung vorliegt, ist dies nicht mehr der Fall. Ein hoher Miktionsdruck oberhalb einer Harnröhrenverengung ist nicht nur ein Faktor, der den Fistelkanal offenhält, sondern auch die Hauptursache einer chronischen bakteriellen Prostatitis. Der Reflux in die Drüsenkanäle führt zu ständiger Reinfektion, v. a. im Bereich des Prostatahinterlappens mit seinen langen Ausführungsgängen. Entzündungen führen hier leicht zu Abszessen, die ins Rektum perforieren können und die meist von Keimen der intestinalen Flora verursacht werden.

Diagnose

Klinische Untersuchung

Die Diagnose einer prostatorektalen Fistel wird in erster Linie aus der Anamnese und der Klinik gestellt. Der Patient stellt Harnabgang aus dem Rektum unmittelbar nach der Miktion fest. Gelegentlich macht sich die Fistel durch eine Fäkalurie oder durch Abgang von Gas während der Miktion bemerkbar. Dies ist immer der Fall, wenn der Blasenhals offen bleibt, z. B. nach Prostataoperationen. In diesen Fällen besteht die gleiche Symptomatologie wie bei einer vesikorektalen Fistel. Der Schweregrad der Symptome richtet sich natürlich nach der Größe der Fistel.
Die klinische Untersuchung beginnt am Damm. Akzessorische Fistelöffnungen sind Zeichen eines kom-

plexen Systems. Es ist wichtig, die Elastizität des Gewebes und den Tonus des analen Sphinkters zu prüfen, um entzündliche oder fibrotische Veränderungen zu erkennen. Prostatorektale Fisteln befinden sich meistens 5–6 cm oberhalb der Analöffnung und können deshalb normalerweise bei der rektalen Palpation erkannt werden. Wenn vor der Untersuchung ein Blasenkatheter eingelegt wird, kann dieser häufig direkt getastet werden. Bei der Rektalpalpation soll nicht nur der Durchmesser der Fistel festgestellt werden. Ebenso wichtig ist es zu beschreiben, ob sie beweglich oder in Narbengewebe eingeschlossen ist. Auch ist es wichtig zu wissen, ob die Prostataloge leer ist oder ob sich darin noch größere Adenomreste befinden. Sollte dies der Fall sein, sind alle Versuche eines chirurgischen Verschlusses zum Scheitern verurteilt, ebenso wie beim Vorliegen von Karzinomgewebe oder undrainierter Prostataabszesse.

Radiologie

Die klinische Untersuchung wird durch Röntgenaufnahmen möglichst mit Radioskopie vervollständigt. Die wichtigsten Aufnahmen sind das retrograde Urethrogramm und das Miktionszystourethrogramm. Für beide Techniken kann eine 10%ige Kontrastmittellösung verwendet werden, die mittels einer 50-cc-Spritze direkt in die äußere Harnröhrenmündung injiziert wird. Das Zystogramm soll Auskunft geben über Blasenvolumen, Blasenkapazität und Blasenkonfiguration. Ist der Blasenhals offen, kommt die Prostataloge ebenfalls zur Darstellung. Das Miktionsurethrogramm läßt gelegentlich den Fistelkanal direkt erkennen, noch wichtiger ist aber der Ausschluß distaler Harnröhrenstenosen. Kleine Fisteln entgehen oft der radiologischen Diagnose, da sie oft durch ein entzündliches Ödem verlegt sind. Bei sehr großen Fisteln entsteht ein nicht analysierbarer Kontrastmittelfleck zwischen Blase und Rektum, was den Nutzen der Röntgenuntersuchung natürlich reduziert. Diese ist hingegen bei komplexen Fistelsystemen unabdingbar. Hier sollte eine Fistelfüllung mit viskösem Kontrastmittel vorgenommen werden.

Endoskopie

Dies ist die wichtigste Untersuchung bei Patienten mit prostatorektalen Fisteln. Mit einem Urethroskop kann die Öffnung meist direkt inspiziert werden. Falls die Hinterwand der Prostataloge durch Narbengewebe retraktiert ist, genügt es oft, die Narbenplatte mittels eines Rektalfingers etwas anzuheben. Die Urethroskopie erlaubt es ebenfalls, die Prostataloge zu beurteilen, und selbstverständlich können damit zusätzliche Harnröhrenstenosen erkannt werden. Bei der Anoskopie sind die Fisteln schlecht zu beobachten. Diese Untersuchung ebenso wie die Rektoskopie sollte aber vor jeder Fisteloperation dennoch zum Ausschluß anderer Erkrankungen durchgeführt werden.

Differentialdiagnose

Die Unterscheidung zwischen vesiko- und prostatorektalen Fisteln ist schwierig oder unmöglich, wenn eine Prostatektomie vorausgegangen ist. Nach diesem Eingriff bleibt der Blasenhals offen, und der Harnaustritt durch die Fistel ins Rektum findet nicht nur während der Miktion, sondern permanent statt. Die richtige Diagnose kann nur mittels Endoskopie gestellt werden. Eine ähnliche Situation liegt bei schweren posttraumatischen Veränderungen vor. Das Leck kann urethro-, vesiko- oder ureterorektal sein. Im schlimmsten Fall findet sich eine Kombination der verschiedenen Möglichkeiten. Vor einer chirurgischen Versorgung sollte deshalb ein i.v.-Pyelogramm und evtl. ein CT des Beckens ausgeführt werden.

Behandlung

Konservative Behandlung

Bei allen Patienten mit kleinen unkomplizierten Fisteln sollte zunächst eine spontane Heilung angestrebt werden. Bei wenig ausgedehnten postendoskopischen Perforationen ist der Spontanverschluß die Regel. Der Heilungsprozeß kann mit folgenden Maßnahmen unterstützt werden:

– Blasenkatheter (mindestens Charr 20) mit Dauerdrainage,
– Antibiotikatherapie gegen gramnegative Keime und Anaerobier,
– Astronautendiät.

Der Fistelverschluß wird nach 10–15 Tagen erreicht, er sollte radiologisch gesichert werden.

Konservative Behandlung mit Kolostomie

Generell heilen endoskopisch entstandene prostatorektale Fisteln besser ab als solche, die durch offene Operationen verursacht worden sind. Bei Fisteln über 5 mm kann eine konservative Behandlung versucht werden, es ist aber meist nötig, den Darm durch eine temporäre Kolostomie zu entlasten. Die Lokalbehandlung ist die gleiche, d. h. Blasendrainage mit Dauerkatheter und Antibiotika. Nach Abheilung der Fistel kann nach 6 Wochen die Darmkontinuität wiederhergestellt werden.

Chirurgische Behandlung: Operation nach Mason

Der transsphinktere Zugang erlaubt eine vollständige Exposition der vorderen Rektumwand. Wenn eine genaue anatomische Adaption der Muskelschichten des analen Sphinkters beim Wundverschluß beachtet wird, bleibt die Stuhlkontinenz voll erhalten. Eine gute Vorbereitung der häufig in reduziertem Allgemeinzustand befindlichen Patienten ist unumgänglich. In komplizierten Fällen sollte vorher eine Entlastungskolostomie angelegt werden, um die Harnwege vom Darm zu trennen.

Technik

Nach gründlicher Vorbereitung des Darmes durch Einläufe wird der Patient in Bauchlage gelagert. Das Becken wird durch ein Polster angehoben. Die Hautinzision beginnt unmittelbar neben dem Sakroiliakalgelenk auf der linken Seite und führt bis zur Analöffnung in der Mittellinie bei 12 h (Abb. 17.2). Die Muskelschichten des Analsphinkters können in zwei Schichten, ein äußeres und ein inneres Rohr, unterteilt werden. Die äußere Schicht bildet den aus Levator ani, Puborektalis sowie äußeren Analsphinkter bestehenden Muskelkomplex. Die innere Schicht wird von der viszeralen Muskulatur mit dem inneren Sphinkter gebildet. Die Kenntnis der exakten Nomenklatur der Muskeln dieser komplexen Region ist für den operierenden Chirurgen sicher unnötig. Es ist aber unumgänglich, jede identifizierbare Schicht vor der Durchtrennung mit Haltefäden zu markieren (Abb. 17.3). Die genaue Readaption beim Wundverschluß ist von entscheidender Wichtigkeit für die Kontinenz. Die für den Analsphinkter verantwortlichen Nerven liegen seitlich neben der Inzisionslinie und sind normalerweise nicht gefährdet.

Der posteriore transrektale Zugang erlaubt eine ideale Freilegung von prostatorektalen Fisteln (Abb. 17.4). Diese wird von der rektalen Muskulatur abgehoben und im Gesunden umschnitten. Die darunter liegende Prostatakapsel wird ebenfalls aus dem Narbengewebe herauspräpariert und dann mit Einzelnähten verschlossen (Abb. 17.5). Die Naht des Rektums erfolgt einschichtig mit resorbierbarem

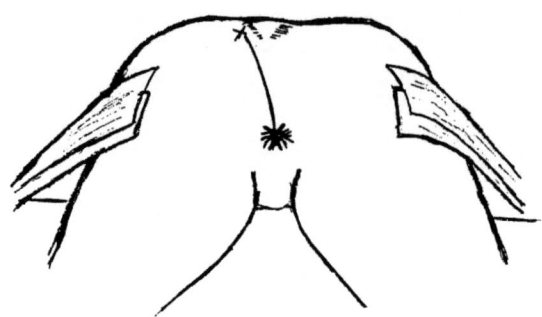

Abb. 17.2. Operationsposition und Hautinzision

Nahtmaterial (Abb. 17.6). Nach sorgfältiger Adaptation der markierten Muskelschichten wird ein pararektaler Drain eingelegt.

Nachbehandlung

Der Eingriff wird auch von älteren Patienten im allgemeinen gut toleriert. Infektionen sind jedoch häufig (20 %), doch sind meist nur die äußeren Schichten betroffen. Wunddehiszenzen und kleinere Fisteln haben eine gute Tendenz zur Spontanheilung. Der Blasenkatheter kann nach 2 Wochen entfernt werden. Falls eine Kolostomie angelegt wurde, ist es meist möglich, diese nach 6 Wochen wieder zu verschließen.

Chirurgische Behandlung multipler Beckenverletzungen

Alle Patienten mit schweren offenen Beckentraumen, die mit der Eröffnung des Enddarmes und der Harnwege einhergehen, benötigen eine notfallmäßige operative Revision. Ziele des Eingriffes sind Blutstillung, Entfernung sämtlichen der Nekrose anfallenden Gewebes im Rahmen eines gründlichen Débridements sowie getrennte Ableitung des Darmes und der Harnwege. Dies kann durch Kolostomie und Blasenkatheterisierung, evtl. mittels Zystostomie erreicht werden. In dieser ersten Phase sind Rekonstruktionen meist kontraindiziert, es sei denn, der Allgemeinzustand des Patienten erlaubte eine mehrstündige Intervention durch ein erfahrenes chirurgisches Team. Der Erfolg einer Reparation hängt in erster Linie von der Gewebequalität sowie vom Ausmaß der Läsion ab. Die Nähte sollten spannungsfrei sein, was auf der Rektumseite leichter zu erreichen ist als auf der der Harnröhre. Eine End-zu-End-Anastomose sollte nicht erzwungen werden, wenn der Defekt mehr als 2 cm beträgt. Im Rahmen eines Wahleingriffs ist es hingegen möglich, auch größere

Prostatorektale Fisteln 155

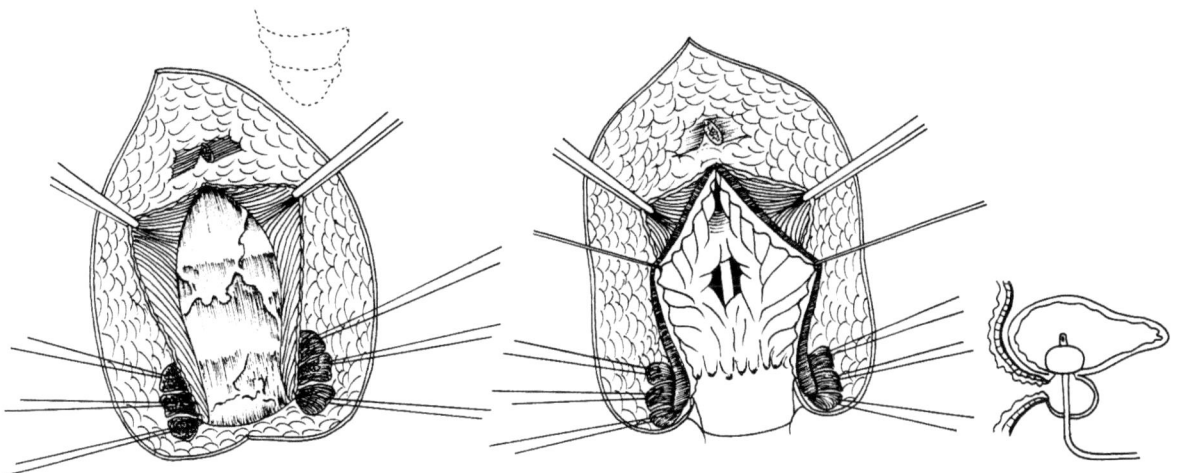

Abb. 17.3. Äußere Muskelschicht

Abb. 17.4. Innere Muskelschicht und Fistel

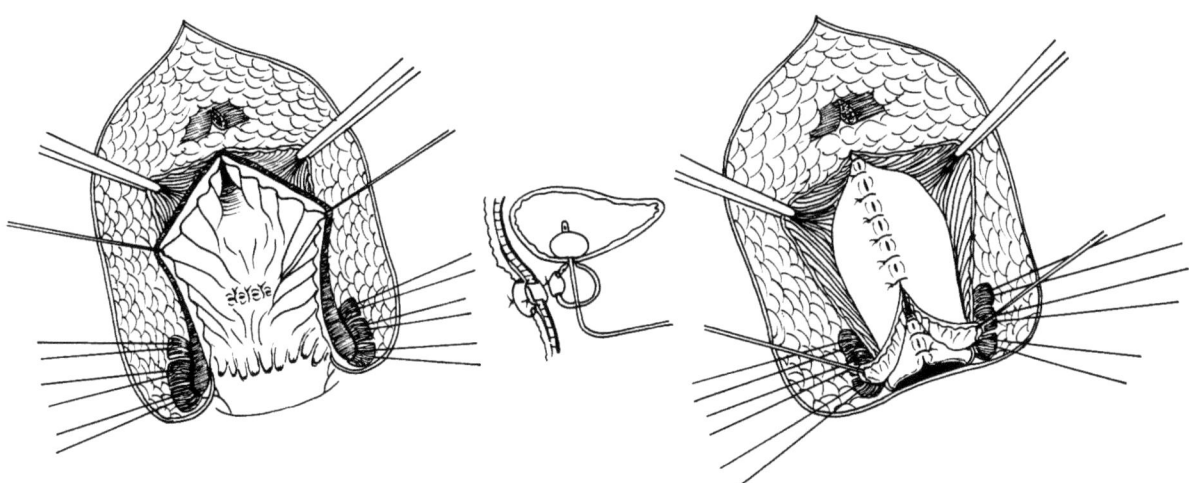

Abb. 17.5. Fistelverschluß

Abb. 17.6. Verschluß von innerer und äußerer Muskelschicht und Sphinkterrekonstruktion

Gewebedefekte nach ausgedehnter Mobilisierung zu überbrücken, ggf. unter Zuhilfenahme gestielter Gewebelappen.

Ein relativ einfaches Verfahren, das bei der Sofortversorgung angewandt werden kann, ist das sog. „pull-through" von Badenoch. Dabei wird die distale Urethra soweit wie möglich mobilisiert, auf einen Katheter aufgezogen und mit einigen Nähten daran befestigt. Die prostatische Harnröhre wird anschließend mit dem Finger soweit dilatiert, daß die mit dem Katheter armierte Harnröhre darin invaginiert werden kann. Die Befestigung der Harnröhre erfolgt durch einen suprapubischen Zügel oder mittels einiger Nähten am Apex der Prostata. Zur Vereinigung der Urethra kommt es bei dieser nahtlosen Technik nach 2–3 Wochen, wonach der schienende Katheter entfernt werden kann. Eine andere Methode für die primäre Versorgung einer ausgedehnten Urethraverletzung besteht in einer Marsupialisation mit anschließender Deckung durch einen gestielten Skrotalhautlappen. Diese Methode eignet sich aber schlecht für polytraumatisierte Patienten, da sie sehr zeitraubend ist und minuziöse Präparation und Nahttechnik erfordert.

Die Resultate der primären, aber auch der sekundären Rekonstruktionen hängen nicht nur von der Methode, sondern von der individuellen Situation des Patienten ab, v. a. aber vom Alter und den Begleitverletzungen. Obwohl die unmittelbare Prognose der kombinierten Beckenverletzungen nach erfolgreicher Erstbehandlung relativ günstig ist, sind mittelfristige Komplikationen sehr häufig. Auf der Seite des

Harntraktes kommt es zu sekundären Stenosen, zu Inkontinenz und chronischen Infektionen. Die meistgefürchtete Komplikation auf der rektalen Seite ist die Stuhlinkontinenz. Eine weitere Konsequenz einer ausgedehnten traumatischen Zerstörung ist eine meist gemischte neurovaskuläre Impotenz.

Behandlung von infektiösen Fisteln

Patienten mit Fisteln infektiöser Ätiologie benötigen eine sorgfältige Vorbehandlung. Diese betrifft die Sanierung des oder der Infektherde in Form prostatischer oder periprostatischer Abszesse, aber ebenso die Korrektur einer etwaigen Harnröhrenstenose. Ziel der Vorbehandlung ist nicht die Sterilisierung des Urines, doch sollten alle lokalen Zeichen der Entzündung unter Kontrolle sein. Dies kann mit Spülbehandlung, evtl. mit lokaler Drainage und vorheriger Exzision entzündlichen Narbengewebes, erreicht werden. Bestehende Herde innerhalb der Prostatakapsel können mittels einer transurethralen Resektion angegangen werden, selbst wenn dadurch die Fistelöffnung temporär vergrößert wird. Urethrastenosen müssen vor einem etwaigen Fistelverschluß korrigiert werden. Gegebenenfalls kann die Harnröhre auch vorübergehend marsupialisiert oder perineal abgeleitet werden.

Sollen Fisteln früh oder spät versorgt werden?

Der Zeitpunkt einer Korrektur prostatorektaler Läsionen hängt weitgehend von ihrer Ätiologie ab. Rupturen im Rahmen von Beckentraumen erfordern eine sofortige, wenigstens provisorische Versorgung. Umgekehrt können Fistelkanäle sich voll epithelialisieren und dann über Jahre ohne die geringste Gefährdung ihres Trägers bestehen, v.a. wenn dieser eine gewisse Hygiene beachtet. Probleme treten oft erst beim Versuch auf, die Fistel zu verschließen. Bei iatrogenen peroperativen Läsionen, z.B. bei Prostatektomien, sind die Bemühungen einer Primärversorgung meist erfolglos. Die Sichtbedingungen in der Tiefe des Operationsfeldes sind schlecht, und die verschiedenen Gewebeschichten lassen sich schwer identifizieren. Hastig angelegte ungenaue Nähte können die Situation durch ischämische Läsionen verschlimmern. Oft ist es besser, sogleich eine konservative Behandlung mit Blasenkatheter, Antibiotika und schlackenfreier Diät einzuleiten. Falls dieser Behandlungsversuch fehlschlägt, sollte der Patient für die chirurgische Versorgung, je nach Ausmaß der Fistel mit oder ohne vorhergehende Kolostomie, vorbereitet werden.

Literatur

1. Badenoch AW (1950) A pull-through operation for impassable traumatic stricture of the urethra. Br J Urol 22: 404-408
2. Blandy JP, Singh M, Tresidder GC (1968) Urethroplasty by scrotal flap for long urethral strictures. Br J Urol 40: 261-267
3. Johanson B (1953) Reconstruction of the male urethra in strictures. Acta Chirurg Scand [Suppl] 176
4. Jordan GH, Lynch DF, Warden SS, McCraw JD, Hoffmann GC, Schellhammer PF (1985) Major rectal complication following interstitial implantation of 125 iodine for carcinoma of the prostate. J Urol 134: 1212-1214
5. Kilpatrick FR, Mason AY (1969) Post-operative rectoprostatic fistula. Br J Urol 41: 649-654
6. Kuss R, Chatelain C, Jardin A, Gorin JP (1973) Traitement des fistules prostato-rectales après chirurgie de la prostate. (Intérêt de l'abord postérieur trans-anosphintérien et transrectal). J Chir (Paris) 105 (2): 109-124
7. Mason AY (1974) Transsphincteric surgery of the rectum. Prog Surg 13: 66-97
8. Olsson CA, Willscher MK, Krane RJ, Austen G Jr (1976) Management of prostatic fistulas. Urol Surv 25: 135-143
9. Vidal Sans J, Palou Redorta J, Pradell Teigell J, Banus Gassol JM (1985) Management and treatment of eighteen recto-uretral fistulas. Eur Urol 11: 300-305

18 Polypen

P. Meyer

Dieses Kapitel behandelt die adenomatösen Polypen von Kolon und Rektum. Diese benignen Tumore sind von großer klinischer Bedeutung, da sie als Präkanzerosen anzusehen sind [96]. Nahezu alle kolorektalen Karzinome entwickeln sich aus zuvor benignen adenomatösen Polypen [34, 44, 91]. Die Umwandlung gutartiger Adenome in Malignome ist eine gut belegte Tatsache und in der Literatur als Adenom-Karzinom-Sequenz bekannt [26, 38, 92, 93].

Definition

Der Begriff „Polyp" ist nicht synonym mit dem Begriff „Adenom", sondern definiert als Gewebevorwölbung in das Lumen des Verdauungstrakts. Per definitionen bezeichnet man zwischen 5 und 100 Polypen in Kolon und Rektum als multiple Polypen [91]. In 25–30% der Fälle liegt mehr als ein Polyp vor; von diesen Fällen weisen 19% 3–10, die Mehrzahl 2–5 und nur 2% mehr als 10 Polypen auf [124, 133]. Die Polyposis coli bezeichnet einen Zustand, bei dem über 100 Polypen vorliegen [14, 91, 133]. Für weitere Details s. Kap. 33.

Pathologie

Die am häufigsten in Kolon und Rektum anzutreffenden Polypen (98%) sind in der Regel epithelialer Natur (Tabelle 18.1). Sie sind entweder adenomatös oder hyperplastisch [5]. Hyperplastische Polypen gelten nicht als präkanzerös, und ihre Rolle in der Karzinomgenese wird, anders als die der Adenome, als unwahrscheinlich beurteilt [71, 83].

Hyperplastische Polypen

Hyperplastische Polypen (metaplastische Polypen, lokale polypoide Hyperplasie) [2, 69, 90] sind häufig und finden sich vorzugsweise im Rektum. Tatsächlich sind 90% der Polypen mit einem Durchmesser von weniger als 5 mm hyperplastisch [2, 38, 71, 125]. Sie treten häufig in Verbindung mit kolorektalen Karzi-

Tabelle 18.1. Einteilung der polypoiden Kolontumoren

I. Epitheliale Tumoren
  A. Hyperplasien (metaplastische Polypen)
  B. Adenome
    1. tubulär (adenomatöse Polypen)
    2. villös
    3. tubulovillös (papillär)
  C. Adenomatosen
    1. familiäre Polyposis
    2. Gardner-Syndrom
    3. Turcot-Syndrom
II. Nichtepitheliale Tumoren
  A. Tumoren der glatten Muskulatur (Leiomyome)
  B. Vaskuläre Tumoren
    1. Hämangiome
    2. Lymphangiome
  C. Lipome
III. Hamartome
  A. Peutz-Jeghers Polypen und Polyposis
  B. Juvenile Polypen und Polyposis
    1. juvenile Polypen der Kindheit
    2. juvenile Polyposissyndrome
    3. Cronkhite-Canada-Syndrom
  C. Neurofibrome und Ganglioneurome
IV. Entzündlich-reaktive Tumoren
  A. Entzündliche Pseudopolypen
  B. Lymphoide Polypen
  C. Lipoide Granulome und Bariumgranulome
V. Gemischte Tumoren

nomen auf, und ihr Vorliegen erfordert weitere Kontrolluntersuchungen [19, 62, 72].

Makroskopisch sind diese Polypen klein (< 3 mm), breitbasig und im Gegensatz zu Adenomen selten gestielt. Sie sehen auch blasser aus und zerbröckeln weniger leicht.

Histologisch enthalten sie elongierte und geschlängelte Drüsen. Die Zellen enthalten einen basal liegenden Nukleus, und es fehlen atypische Zellen. Die Zellteilungsschicht reicht niemals über den unteren Abschnitt der Krypten hinaus. Die Basalmembran ist verdickt [69, 90], und es läßt sich keine neue Drüsenbildung wie bei Adenomen finden [75, 84]. Andererseits gibt es selbst in den kleinsten Adenomen keine Hyperplasie [71].

Adenomatöse Polypen

Entsprechend des architektonischen Aufbaus, der niemals rein vorliegt, lassen sich 3 Typen adenomatöser Polypen unterscheiden [124]. Die zellulären Charakteristika sind bei allen 3 Arten die gleichen [99].

Tubuläre Adenome

Diese Adenome bestehen bis zu 75% aus Drüsentubuli.

Makroskopisch zeigt die intestinale Mukosa ein tiefrotes Gewebewachstum, breitbasig, wenn es klein ist, oder gestielt. Der Stiel hat eine blaßrosa Farbe und besteht aus normaler Mukosa, da er durch die peristaltische Bewegung des Darms gebildet wird. Ist er lang und dünn, so handelt es sich gewöhnlich um einen gutartigen Polypen [81].

Mikroskopisch [83] findet sich eine Proliferation tubulärer Drüsen mit dysplastischen Zellen. Die Zellkerne sind groß, hyperchrom und liegen nicht mehr basal. Das Zytoplasma ist basophil, und es findet sich insgesamt eine verminderte Muzinproduktion. Zusätzlich sind villöse Elemente zu sehen. Der Übergang zwischen Adenom und normaler Schleimhaut ist scharf abgegrenzt. Das Kardinalzeichen für die Nichtmalignität ist die fehlende Infiltration der Muscularis mucosae durch die tubulären Drüsen, wie geschlängelt diese auch immer vorliegen mögen. Tatsächlich muß jeder Einbruch in die Muscularis mucosae als ein Zeichen für Malignität angesehen werden, da ihre Invasion ein Disseminationsrisiko über den angrenzenden lymphatischen Plexus bedeutet [20, 37, 38, 126].

Im Falle eines Einbruchs in die Muscularis mucosae kann der Pathologe mit einer ziemlich schwierigen Differentialdiagnose konfrontiert sein, wenn er versucht, die Fälle von „Pseudoinvasion" (epitheliale Versprengung) von einem Karzinom zu unterscheiden. Eine Pseudoinvasion ist durch das Vorliegen von Muzin enthaltenden, gewöhnlich zystischen Drüsen in der Submukosa charakterisiert. Entzündung, Blutung und Hämosiderinablagerungen sind Kennzeichen dieser ischämischen Schädigungen. Diese gutartige Veränderung kann fälschlich für eine maligne Invasion gehalten werden. Eine Pseudoinvasion wird bei 6% der Adenome gefunden, und bei 38%, wenn gleichzeitig ein Karzinom vorliegt [36, 48]. Sie wird am häufigsten bei Polypen beobachtet, die einen relativ langen Stiel haben, und kann Folge einer wiederholten Torsion sein, die die ischämischen Läsionen verursacht.

Es besteht eine deutliche Beziehung zwischen der Größe und dem Typ des Polypen. Während 90% der Adenome kleiner als 1 cm tubulär sind, sind nur 54% jener mit einer Größe zwischen 1,1 und 2 cm und 18% größer als 3 cm tubulär [57].

Die Inzidenz eines frühinvasiven Karzinoms bei tubulären Adenomen beträgt 3,4–5% [34, 35, 44, 124].

Villöse Adenome

Eine Vielzahl langer, villöser Fortsätze liegt bei 75% dieser Adenome vor.

Makroskopisch sind diese Tumoren normalerweise breitbasig, weich, haben eine samtähnliche Konsistenz und die Form eines Blumenkohls.

Mikroskopisch erkennt man eine Vielzahl palmwedelähnlicher Fortsätze, die an Dünndarmzotten erinnern. Sie sind von atypischem neoplastischem Epithel mit vielen Becherzellen überzogen. Das Kardinalzeichen für die Malignität ist der Einbruch in die Muscularis mucosae durch die dysplastischen Zellproliferationen. Villöse Adenome kommen weniger häufig vor als tubuläre Adenome. Sie stellen 4–10% aller kolorektalen Adenome. Sie überwiegen bei Männern im Verhältnis von etwa 3:2 und werden häufiger zwischen dem 6. und 7. Lebensjahrzehnt angetroffen [4, 53, 113]. Sie treten am häufigsten im Rektum auf [53, 113].

Es besteht eine eindeutige Beziehung zwischen der Größe und dem Adenomtyp. Während nur 0,8% der Adenome kleiner als 1 cm villös sind, findet man im Größenbereich von 1,1 cm bis 2 cm 3,8%, zwischen 3,1 und 4 cm 26% und größer als 4 cm 40% villöse Tumoren [57].

Die Inzidenz von frühinvasiven Karzinomen in villösen Adenomen liegt zwischen 30 und 70% [3, 44, 104, 113, 134]. Sie treten häufiger als andere Adenome mit synchronen Adenomen und einem syn- oder metachronen Karzinom auf [34, 113].

Tubulovillöse Adenome
(gemischt villös-adenomatöse Polypen, villös-glanduläre Adenome und papilläre Adenome)

Während ein adenomatöser Polyp niemals vollständig aus nur einem Strukturelement besteht, haben tubulovillöse Adenome eine ausgeprägt gemischte Struktur, bei der mehr als 25% des Adenoms aus Elementen zusammengesetzt sind, die sich von der vorherrschenden Formation unterscheiden. Nur 9% der Polypen, die kleiner als 1 cm sind, sind tubulovillöse Adenome, während 42% der Polypen in der Größenordnung zwischen 1,1 und 2 cm, 67% zwischen 2,1 und 3 cm und 44% größer als 4 cm tubulovillöse Adenome sind [57]. Die Malignitätsinzidenz beträgt 17%

und liegt damit zwischen der der tubulären und der der villösen Adenome. Die Inzidenz hängt von den villösen Elementen, der Polypgröße und davon ab, ob der Polyp breit aufsitzt oder nicht [44].

Maligne Polypen

Definitionsgemäß sind alle Polypen dysplastische Wucherungen, die aus zellulären Atypien bestehen. Morson u. Sobin [94] definierten 3 Dysplasiegrade: leicht, mittel und schwer. Die schwere Dysplasie entspricht dem Carcinoma in situ. Nach diesen Autoren sollte diese Terminologie aufgegeben werden, um Verwechslungen mit dem kolorektalen Karzinom zu vermeiden. Die terminologische Verwirrung birgt das Risiko einer unangemessen ausgedehnten Therapie in sich, d. h. der operativen Resektion [94]. Tatsächlich ist die schwere Dysplasie (Carcinoma in situ) eine Invasion der Mukosa durch atypische Zellelemente, jedoch ohne Einbruch in die Muscularis mucosae. Das Risiko der Metastasierung ist minimal. Eine vollständige Resektion eines solchen Polypen kann als kurativ angesehen werden [123, 138, 143], wobei vollständige Resektion bedeutet, daß Stiel und Basis vollständig entfernt werden und keine Dysplasieareale zurückbleiben; andernfalls wird empfohlen, auf einen radikalen chirurgischen Eingriff zurückzugreifen [138, 143].

Fälle, in denen die schwere Dysplasie die Muscularis mucosae durchbricht und die Submukosa erreicht, werden dem frühinvasiven Karzinom zugeordnet [26]. Dieses wird bei annähernd 2-8% der Adenome beobachtet [17, 52, 123, 143]. Bei diesem Wachstum besteht das theoretische Risiko, daß die umgebenden Lymphbahnen erreicht werden und damit eine Ausbreitung in entferntes Gewebe stattfinden kann [37]. Einige Autoren fanden in 5-33% ihrer Fälle Metastasen [20, 24, 37, 65, 67, 70, 80, 108, 109, 123], während andere keine fanden [76, 98, 100, 103, 121, 143]. Das Risiko der Disseminierung ist der Kernpunkt der Kontroverse darum, ob entweder eine endoskopische Resektion eine ausreichende Therapie darstellt oder ob ein aggressiverer operativer Eingriff erforderlich ist [137]. Dieses therapeutische Problem gilt auch für ein polypoides Karzinom, d. h. einen Polypen, der aus vollständig malignen Zellen oder eine Spur adenomatösen Gewebes besteht [39, 143].

Epidemiologie

Die Inzidenz adenomatöser Polypen variiert entsprechend den geographischen Gegebenheiten, dem Alter und dem Geschlecht. Obwohl die Erkrankung am häufigsten bei Weißen beobachtet wird [15], ist die Häufigkeit des Vorkommens mehr vom Lebensstil und besonders von der Ernährungsweise abhängig. Weder Rasse noch Klima scheinen wichtige Risikofaktoren zu sein [14].

Westeuropa, Nordamerika und Australien haben die höchste Rate an adenomatösen Polypen, während die einheimischen Bevölkerungen Afrikas und Japans sehr niedrige Raten aufweisen und diese Erkrankung bei schwarzen Südafrikanern praktisch unbekannt ist [7, 50, 57, 59, 99, 144]. Personen aus Populationen mit niedrigem Risiko erwerben eine intermediäre Erkrankungsinzidenz nach Emigration in Länder, in denen adenomatöse Polypen häufiger beobachtet werden, und nach Übernahme eines westlichen Lebensstils und westlicher Ernährungsweisen; Beispiele sind die schwarze Bevölkerung Nordamerikas und die Japaner auf Hawai [22, 127].

Die Inzidenz von Adenomen bei Europäern und Amerikanern wird auf 7-12,5% geschätzt. Diese Schätzung ist unabhängig davon, ob die Diagnose durch Sigmoidoskopie [88], Bariumdoppelkontrasteinlauf [136] oder aus Autopsiebefunden bei der normalen Bevölkerung gestellt wurde [30].

Epidemiologische Untersuchungen ergaben, daß eine faserarme und fettreiche Ernährungsweise für das Auftreten sowohl von Adenomen als auch von Karzinomen in Kolon und Rektum prädisponiert [11, 51, 63, 86]. Diese Ergebnisse wurden durch Untersuchungen an Tieren bestätigt [114, 115, 130]. Gallensäuren, die direkt von der Quantität von verdautem Fett abhängen, wurden ebenfalls dafür verantwortlich gemacht, da erhöhte Werte mit einer höheren Adenomrate korrelieren [59]. Kürzlich wurde gezeigt, daß der wichtigste Faktor das Verhältnis von Desoxycholsäure zu Lithocholsäure ist [106, 107].

Weitere prädisponierende Faktoren sind insbesondere eine Familienanamnese mit kolorektalen [78, 79] oder gynäkologischen [9, 60] Karzinomen, Atherosklerose [23], Nulliparität [43, 112] und das Lebensalter [15].

Der Gipfel der Adenominzidenz wird im Alter zwischen 60 und 70 Jahren beobachtet [15, 57]. Die Altersverteilungen von Adenomen und Karzinomen sind verschieden. Das Durchschnittsalter für Adenome liegt in England bei 58,1 Jahren und in Deutschland bei 61,0 Jahren [57]. Das Durchschnittsalter für Karzinome beträgt jeweils 62,1 [99] bzw. 64 Jahre [57]. Das Alter scheint auch die Lokalisationsverteilung zu beeinflussen. Bei Patienten unter 65 Jahren werden Adenome am häufigsten in der distalen Kolonhälfte gefunden, wobei beide Geschlechter gleich häufig betroffen sind; 75% der Polypen werden in den letzten 25 Zentimetern des Darms gefunden [15, 57]. Bei Männern über 65 und Frauen über 75 Jahren werden Adenome am häufigsten in der proximalen Kolonhälfte gefunden [29, 129].

Insgesamt liegt eine Prädominanz bei Männern mit einem Verhältnis von 63 % bei Männern zu 37 % bei Frauen vor [57]. Diese Geschlechterverteilung bleibt trotz unterschiedlicher Inzidenz bestehen: 58 % bei Männern zu 47 % bei Frauen über 50 Jahren in den USA [118], und 43 % bei Männern zu 32 % bei Frauen in Norwegen innerhalb derselben Altersgruppe [29].

Prävention und Screening

Die primäre Prävention von Adenomen basiert auf epidemiologischen Untersuchungen und zielt darauf ab, die Hauptrisikofaktoren aufzudecken und damit zu modifizieren, insbesondere die Ernährung. Die sekundäre Prävention von Adenomen umfaßt Screening und darauf folgende Entfernung von Polypen. Das Screening besteht in Suche nach okkultem Blut im Stuhl und Koloskopie oder Bariumdoppelkontrasteinlauf als Ergänzung zur Rektosigmoidoskopie. Die Polypabtragung erfolgt als endoskopische Resektion und vollständige chirurgische Entfernung je nach gegebener Situation. Die Effektivität der sekundären Prävention konnte von Gilbertsen [46] nachgewiesen werden, dessen Untersuchung zeigte, daß die endoskopische Resektion von Kolonpolypen das Risiko einer Rektumkarzinomentstehung um 85 % senkt. Außerdem befanden sich die bei der Proktosigmoidoskopie entdeckten Tumoren noch in einem frühen Wachstumsstadium.

Screening

Das Vorhandensein von okkultem Blut im Stuhl ist mit dem Vorliegen eines Ulkus oder einer Erosion verbunden [49]. Die Aufdeckung okkulten Bluts erfolgt mit chemischen Untersuchungsmethoden, die darauf beruhen, daß Hämoglobin die Farbe von Guajac verändert. Diese Reaktion ist nicht spezifisch, und es werden bis zu 75-85 % falsch-positive Ergebnisse sowohl bei Polypen als auch Karzinomen beobachtet [8, 54], besonders wenn keine diätetischen Restriktionen eingehalten werden. Die Zahl falsch-negativer Ergebnisse ist nicht bekannt, bei Polypen aber wahrscheinlich erhöht. Der Blutverlust ist jedoch bei Patienten mit Polypen nicht größer als bei Patienten ohne Polypen [28]. Ribet [117] gibt eine Sensitivität von 15 % und eine Spezifität von 90 % für die Diagnose von Adenomen an, wenn die Suche nach okkultem Blut 6mal an 3 verschiedenen Tagen durchgeführt wird. Heinrich [55] schlug einen Screeningplan vor, der darin besteht, daß 2 Tage lang kein Fleisch und kein Vitamin C aufgenommen werden dürfen, danach werden 3-6 Tests auf okkultes Blut durchgeführt, wobei die sensitivsten zur Verfügung stehenden chemischen Methoden auf der Basis des Guajac-Tests verwendet werden. Zeigt der Test ein positives Ergebnis, dann werden 3-6 weitere Untersuchungen auf okkultes Blut unter Verwendung immunchemischer Testmethoden durchgeführt. Sind diese positiv und bestätigen das Vorliegen von Blut, dann sollte entweder eine vollständige Koloskopie oder ein Bariumdoppelkontrasteinlauf durchgeführt werden. Diese Vorgehensweise hat den Vorteil, daß unnötige endoskopische oder röntgenologische Untersuchungen vermieden werden.

Während es einleuchtend ist, daß bei allen Patienten mit Symptomen (Blut im Stuhl, Veränderungen der Stuhlgewohnheiten) eine vollständige Durchuntersuchung erfolgen sollte, zu der eine komplette Koloskopie und/oder ein Bariumdoppelkontrasteinlauf gehören, bleibt die Führung asymptomatischer Patienten ein Problem [140]. Winawer [139] empfahl ein Screening bei allen Patienten über 40 Jahre bei jeder medizinischen Untersuchung, unabhängig vom Anlaß. Diese Patienten sollten sich jährlich einem Guajac-Test sowie alle 3-5 Jahre einer Rektosigmoidoskopie unterziehen, die vorzugsweise mit einem langen, fiberoptischen Endoskop durchgeführt wird. Für asymptomatische Patienten mit hohem Risiko einer Adenomentwicklung und damit auch der Entstehung eines kolorektalen Karzinoms ist es entscheidend, daß das oben beschriebene Screening in regelmäßigen Abständen durchgeführt wird. Strittig bleibt die Häufigkeit der regelmäßigen Kontrollen (jährlich oder alle 3-5 Jahre).

Zu der Gruppe mit einem hohen Risiko gehören Patienten mit Colitis ulcerosa des gesamten Kolons über mehr als 7 Jahre, Patienten mit auf den linken Kolonabschnitt beschränkter Colitis ulcerosa seit mehr als 15 Jahren, Patienten mit einem Adenom oder Karzinom des Kolons in der Anamnese und Frauen mit Genitalkarzinomen [139]. Ein gleich hohes Risiko haben jene Patienten mit einer genetischen Prädisposition. Sie werden in 2 Gruppen unterteilt: zur ersten Gruppe gehören Patienten mit Polyposis einschließlich familiärer Polyposis coli und Gardner-Syndrom, zur zweiten Patienten ohne Polyposis, aber mit Kolonkarzinomsyndrom einschließlich gastrointestinaler Karzinome, Adenokarzinomatose und Muir-Syndrom. Das Hauptcharakteristikum dieser Karzinome ist, daß sie eine ganze Familie befallen, wobei die Vererbung autosomal dominant erfolgt. Der Patient ist gewöhnlich jünger als die übliche Patientenpopulation mit Kolonkarzinomen, und es werden mehrere primäre Neoplasien entweder im gleichen oder in verschiedenen Organen beobachtet [139]. Patienten, bei denen kurz zuvor ein Adenom entfernt wurde oder bei denen eine Kolonresektion wegen eines Karzinoms erfolgte, werden ebenfalls als Träger mit erhöhtem Risiko angesehen, da später in 10–25% Rezidive von adenomatösen Polypen gefunden werden [13, 120]. Das Risiko der Entwicklung eines metachronen Malignoms beträgt 37–64% bei Patienten mit adenomatösen Polypen [13, 27, 120, 135]. 30–59% der Patienten, bei denen eine Polypektomie durchgeführt wurde, entwickeln zu einem späteren Zeitpunkt ein Rezidiv [56, 68, 101, 102, 131]. Bussey [13] zeigte, daß bei Patienten mit einem solitären Adenom das Risiko multipler Malignome 2% beträgt; waren 5 Adenome vorhanden, stieg das Risiko auf 23%. Tatsächlich korreliert die Anzahl der Polypen direkt mit dem erhöhten Risiko, zu einem späteren Zeitpunkt neue Polypen zu entwickeln [56, 131]. Polypen mit einem hohen Atypiegrad finden sich häufiger in Zusammenhang mit der Entwicklung neuer Polypen, und in 81% der Fälle entwickeln sich diese neuen Polypen an den Orten des ursprünglichen Wachstums [101]. Häufigkeit und Art des Screenings unterscheiden sich von Autor zu Autor. Es scheint jedoch eine allgemeine Übereinstimmung darin zu herrschen, daß bei asymptomatischen Patienten über 40 Jahre und jüngeren Patienten mit kolorektalen Karzinomen in der Familienanamnese eine jährliche Untersuchung auf okkultes Blut erfolgen sollte. Wird Blut gefunden, sollte zumindest eine Sigmoidoskopie durchgeführt werden. Diese sollte bei asymptomatischen Patienten 40 Jahre lang im Abstand von 3–5 Jahren wiederholt werden. Bei Patienten mit einer Familienanamnese sollte sie vom 35. Lebensjahr an alle 2 Jahre, jenseits des 40. Lebensjahrs jedes Jahr erfolgen. Ebenfalls sollten Bariumdoppelkontrasteinläufe durchgeführt werden. Vorzugsweise kann als einzige Untersuchungsmaßnahme eine vollständige Koloskopie durchgeführt werden. Bei dem langsamen Wachstum von Adenomen und ihrer langsamen malignen Umwandlung scheint eine Untersuchung alle 3–5 Jahre gerechtfertigt zu sein [58, 139].

Follow up

Das Follow up sollte jedem Einzelfall angepaßt werden und hängt hauptsächlich von der primären Situation ab [58]. Handelt es sich um ein einzelnes Adenom mit tubulärem oder gemischtem Aufbau, so sollte eine vollständige Untersuchung im 4. Jahr nach Polypektomie durchgeführt werden. Bei einem villösen Polypen sollte das Screening nach 3 Jahren erfolgen; lagen multiple Polypen vor, so sollte unabhängig vom Typ eine Nachuntersuchung nicht später als 2 Jahre nach Resektion erfolgen. Eine frühzeitige Koloskopie nach 3–6 Monaten wird in folgenden Fällen gefordert: histologisch nachgewiesene unvollständige Resektion; keine komplette Koloskopie nach Resektion durchgeführt; Polypen von 5 mm Größe wurden in situ zurückgelassen; Kolon oder Rektum distal des resezierten Polyps war nicht einsehbar. Patienten mit Colitis ulcerosa über einen Zeitraum von mehr als 8–10 Jahren sollten frühzeitig koloskopiert und dabei in 10-cm-Abständen biopsiert werden, um eine schwere Dysplasie auszuschließen [139]. Hermanek [58] hat vorgeschlagen, alle 6 Monate eine Rektosigmoidoskopie und alle 2 Jahre eine Koloskopie mit mehreren Biopsien durchzuführen, um eine schwere Dysplasie auszuschließen. Wird in einem einzigen Kolonsegment eine schwere Dysplasie gefunden, werden 6 Wochen später die Biopsien wiederholt, bei erneutem positiven Befund wird dem Patienten die prophylaktische Proktokolektomie angeraten, etwa bei Dysplasie in mehreren Kolonsegmenten.

Therapie

Endoskopische Polypektomie

Da sich ein kolorektales Karzinom fast immer aus adenomatösen Polypen entwickelt, ist die endoskopische Polypektomie mehr als gerechtfertigt. Ein Polyp sollte nicht biopsiert, sondern vollständig entfernt und histologisch in Serienschnitten aus Spitze, Stiel und Basis untersucht werden. Entscheidend wichtig ist, daß die Schnittränder des resezierten Polypen analysiert werden [45, 95, 98]. Eine Nachuntersuchung nach Polypektomie ist indiziert. Die Morbidität dieser Resektionsart beträgt 0,5%, die Mortalität ca. 0,02% [6]. Diese Ergebnisse gelten für erfahrene Endoskopiespezialisten.
Praktisch alle Polypen, gutartige oder maligne, lassen sich endoskopisch entfernen [17, 142, 143]. Eine Polypektomie kann mittels unterschiedlicher Methoden durchgeführt werden [16, 128, 141]. Das gewählte Verfahren hängt von der Größe des Polypen ab und davon, ob er breitaufsitzend oder gestielt ist. Nach Resektion ist es entscheidend, daß eine vollständige histologische Untersuchung durchgeführt wird. Um sicherzugehen, daß der Polyp vollständig entfernt wurde und damit die Therapie radikal ist, wird auf

die von Morson aufgestellten Kriterien zurückgegriffen [95, 98]: vollständige Exzision ohne Anhalt für neoplastisches Gewebe im Bereich der Schnittebene bzw. der Lymphwege sowie die Tatsache, daß der Polyp nicht schlecht differenziert ist. Für Polypen von 0,5-2 cm Größe ist die Resektion mit der Diathermieschlinge die Methode der Wahl. Bei Polypen, die kleiner als 5 mm sind, zerstört diese Technik das resezierte Gewebe und macht eine histologische Untersuchung unmöglich. Daher ist eine Exzisionsbiopsie mit der Biopsiezange vorzuziehen. Obwohl diese Technik eine histologische Untersuchung schwierig oder sogar unmöglich macht, kommt es doch bei Polypen unter 5 mm selten zu malignen Veränderungen. Große Polypen oder Polypen, deren Basis breiter als 2 cm ist, stellen das größte Problem dar. Zunächst kann die vollständige Entfernung en bloc durch das Endoskop schwierig sein. Für solche Situationen wurde eine Technik vorgeschlagen [16, 17, 124, 142]. Die endoskopische Entfernung, auch in Bruchstükken, sollte den Pathologen nicht davon abhalten, die Präparate korrekt zu beurteilen [123] und, was am wichtigsten ist, ein Karzinom von einer Pseudoinvasion zu differenzieren [36, 48].

Die endoskopische Entfernung eines sessilen Polypen muß sorgfältig erfolgen, da die Inzidenz einer malignen Invasion größer ist als bei gestielten Polypen (10,2 zu 4,5%). Außerdem wurde in bis zu 43% der Fälle ein zurückbleibendes Karzinom in endoskopisch entfernten sessilen Polypen gefunden, auch wenn die Entfernung als vollständig eingeschätzt worden war [143].

Die endoskopische Polypektomie wird als Therapie der Wahl bei gestielten tubulären Adenomen, tubulovillösen Adenomen und hochgradig dysplastischen Adenomen (Carcinoma in situ) angesehen [105]. Andererseits ist diese Therapiemethode insuffizient in Situationen, in denen das Risiko von Metastasen, Rezidiven oder zurückbleibenden pathologischen Veränderungen als wahrscheinlich angesehen wird. Diese Fälle werden im folgenden Abschnitt beschrieben. Das Hauptproblem in der Therapie von Polypen, bei denen ein frühinvasives Karzinom offensichtlich vorliegt, ist der Versuch, die Risiken von Metastasen oder einem zurückbleibenden malignen Wachstum gegen das Risiko einer Operation abzuwägen. Das Risiko einer Dissemination wurde von Morson mit einem 95%-Vertrauensbereich auf 7,3% geschätzt [95, 98]. Wilcox [137] wertete 12 Veröffentlichungen aus, die aus der Ära vor Einführung der Endoskopie stammten, und fand bei einem 95%-Vertrauensbereich ein Disseminationsrisiko von 10,4%. Bei Durchsicht von 13 Artikeln aus dem Zeitraum, in dem die endoskopische Therapie die Regel war, fand er ein Risiko von 10,1% (95%-Vertrauensbereich).

Das Operationsrisiko ist das der elektiven kolorektalen Chirurgie, es hängt hauptsächlich vom Alter und den begleitenden medizinischen Voraussetzungen ab. Dieses Risiko wird für jüngere Patienten mit nahezu 0%, für Patienten über 70 Jahre, bei denen eine elektive Kolonresektion durchgeführt wird, mit 4% [47, 61, 64, 89] und für dieselbe Altersgruppe bei einer Rektumoperation mit 6% eingeschätzt [85]. Für den einzelnen Patienten ist es offensichtlich, daß, sollte das Operationsrisiko geringer als das Risiko einer Metastasierung oder eines Lokalrezidivs sein, eine Operation durchgeführt wird. Im anderen Fall ist eine endoskopische Resektion mit wiederholten endoskopischen Untersuchungen in regelmäßigen Abständen angezeigt [85].

Operative Therapie

Eine Operation ist in folgenden Fällen angezeigt:

– wenn ein Karzinom in der Resektionsebene oder innerhalb von 2 mm vom Resektionsrand entfernt gefunden wird [21, 143];
– bei Invasion ins lymphatische oder venöse System [65, 121, 143];
– bei schlecht differenzierten Tumoren des Stadiums III nach den von der WHO definierten Kriterien [65, 94, 95, 98, 121, 143];
– bei einem großen, sessilen Polypen [17, 21, 143];
– bei einem gestielten Polypen mit kurzem Stiel, bei dem sich histologisch eine maligne Invasion oder ein Karzinom innerhalb von 2 mm von der Resektionsebene nachweisen läßt [21, 52];
– bei inkompletter Polypektomie [65, 95, 98, 121];
– beim polypoiden Karzinom (Polyp, der vollständig aus malignem Gewebe besteht) [66, 143]. Dieser Fall wird nicht allgemein als Operationsindikation anerkannt [21, 52].

Die Therapie besteht in der Standardresektion des befallenen Kolonsegments zusammen mit dem dazugehörigen Mesenterium. Für Fälle, in denen das untere Drittel des Rektums betroffen ist, werden im folgenden Abschnitt unterschiedliche operative Verfahren beschrieben.

Multiple Adenome kommen nicht selten vor. Morson [97] hat in seiner Untersuchungsserie gezeigt, daß nur ein Patient von zweien ein solitäres Adenom aufweist, während 26% 3 und mehr hatten. Mehrere Autoren beschrieben, daß das Risiko der Malignität direkt proportional zur Anzahl der Adenome ist [99, 119]. Die Inzidenz synchroner Karzinome steigt mit der Anzahl der Adenome an. Morson [97] wies eine Inzidenz von 22% bei einem Adenom, 42,6% bei 2, 50% bei 4, 75% bei 5 und 100% bei familiärer Polyposis nach. Das Durchschnittsalter zum Zeitpunkt der Diagnosestellung eines Intestinalkarzinoms bei familiärer Polyposis liegt bei etwa 40 Jahren und damit ca. 25 Jahre früher als in der Allgemeinbevölkerung.

Für multiple Adenome wird das kumulative Risiko einer Karzinomentwicklung auf einen Patienten von 20 alle 5 Jahre, einen Patienten von 10 alle 10 Jahre und einen Patienten von 7000 alle 15 Jahre geschätzt [97].

Das Vorliegen multipler Adenome erfordert ein sorgfältiges Screening. Eine vollständige präoperative Koloskopie führt gewöhnlich dazu, das Risiko metachroner Karzinome bei offensichtlicher Zunahme aufgedeckter synchroner Karzinome zu vermindern. Tatsächlich fand Reilly [116] zum Zeitpunkt der präoperativen Koloskopie in 7,6% der Fälle ein synchrones Karzinom vor. Die Hälfte dieser Tumoren war durch Bariumdoppelkontrastuntersuchungen nicht entdeckt worden. Synchrone und metachrone Karzinome wurden von Enker definiert [33]. Synchrone Karzinome lassen sich von Metastasen dadurch unterscheiden, daß letztere gewöhnlich in der Submukosa gefunden werden. Ein metachrones Karzinom tritt später in Erscheinung, gewöhnlich nach einer Latenzzeit von 8,5 Jahren [12, 31]. In verschiedenen Untersuchungen wurden metachrone Karzinome nach 3 Jahren entdeckt; nach Moertel sind es 45% [87]. Die Latenzzeit scheint beim älteren Patienten kürzer zu sein [1].

Das Risiko für einen zweiten Primärtumor bei einem Patienten, der wegen eines kolorektalen Karzinoms operiert wurde, ist 10mal größer als bei der Normalbevölkerung. Bei Patienten mit multiplen Polypen ist dieses Risiko doppelt so hoch [31–33, 41].

Die Lokalisation eines metachronen Karzinoms ist meist das rechte Kolon [1, 77], und zwar aufgrund des gehäuften Auftretens von Primärtumoren im linken Kolon, deren Inzidenz bei 48–75% liegt [1, 73].

Das Auftreten eines dritten Primärtumors wurde in 11% der Fälle beobachtet [1, 132].

Alle diese Tatsachen rechtfertigen die Erwägung einer totalen Kolektomie. Diese kann prophylaktisch erfolgen: Multiple Polypen, die über mehrere Kolonsegmente verbreitet sind, beinhalten Malignitätsrisiken, oder es treten multiple Polypen gleichzeitig mit einem Karzinom in mehreren Segmenten auf.

Eine totale oder subtotale Kolektomie kann auch kurativ sein, z.B. für ein metachrones Kolonkarzinom in Verbindung mit Polypen [41], bei multiplen Kolonkarzinomen und bei familiärem Kolonkarzinom. Diese letzte Indikation wurde von Lynch [79] aufgestellt, da es in einer jüngeren Altersgruppe auftritt, bei der die Erkrankung über mehrere Generationen gefunden wird und wenigstens 25% der Angehörigen ersten Grades befällt. Proximal gelegene primäre Neoplamsen werden in $^3/_4$ der Fälle gefunden. Nach Diagnostik des ersten Kolonkarzinoms empfiehlt Lynch [79] nicht nur die totale Kolektomie wegen des Risikos zukünftiger Malignome, sondern auch eine prophylaktische Hysterektomie. Es sollte festgehalten werden, daß Agrez [1] bei 13% der Patienten mit metachronen Karzinomen eine positive Familienanamnese gefunden hat. Eine subtotale Kolektomie wurde von Lillehei u. Wangensteen [74] für Patienten vorgeschlagen, die ein Karzinom bei gleichzeitig vorliegenden Polypen aufweisen. Diese Empfehlung wurde von anderen Autoren [10, 33, 40, 120] aufgrund der ungewöhnlich hohen Inzidenz von synchron und metachron diagnostizierten Karzinomen unterstützt. Rosenthal u. Baranowski [120] schlagen eine totale Kolektomie bei allen Patienten mit einem adenomatösen Polyp bei gleichzeitig vorliegendem Karzinom vor. Scarborough [122] empfiehlt eine totale Kolektomie, wenn jeweils ein einzelner Polyp in 2 oder 3 Kolonsegmenten entdeckt wird. Mehrere Autoren stimmen diesem Vorgehen im Falle eines synchronen Karzinoms zu, besonders wenn gleichzeitig Polypen vorliegen [25, 40, 73, 120, 126]. Die unterschiedlichen Situationen, mit denen der Operateur konfrontiert wird (multiple Polypen mit oder ohne synchrones Karzinom, die ein oder mehrere Darmsegmente befallen), machen das Ganze zu einem komplizierten therapeutischen Problem. Eine prophylaktische totale Kolektomie sollte nur bei Patienten mit einem kleinen Operationsrisiko in Erwägung gezogen werden [18].

Lokale Exzision von Rektumtumoren

Eine lokale Exzision ist nur in dem extraperitoneal gelegenen Rektumabschnitt möglich. Die zuvor erwähnten Richtlinien müssen genau befolgt werden: keine Biopsie, sondern statt dessen vollständige Exzision, sorgfältige histologische Untersuchung; Einbruch in die Submukosa bedeutet das gleiche Disseminierungsrisiko wie bei Kolonpolypen.

Gegenwärtig stehen 3 Operationsverfahren zur Entfernung von Adenomen und Adenokarzinomen des Rektums zur Auswahl: die submuköse Resektion, wie sie von Parks [111] beschrieben wurde (Abb. 18.1), die von Francillon veröffentlichte Exzision (als „Fallschirmtechnik" bekanntes Verfahren) [42] (Abb. 18.2a, b), und Faivres „lambeau tracteur"

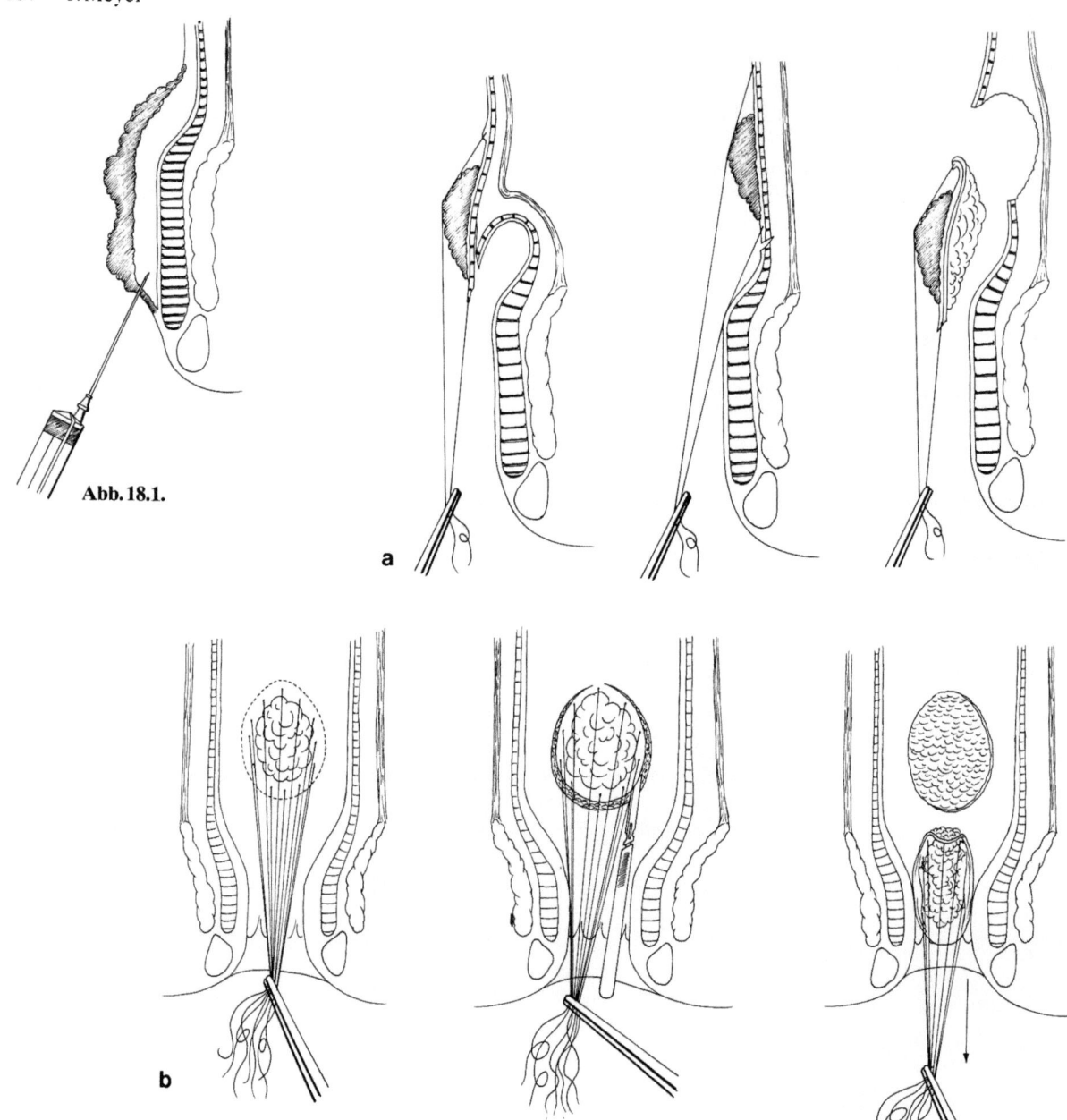

Abb. 18.1. Submuköse Exzision eines villösen Adenoms nach der Technik von Parks. Der submuköse Raum wird mit Kochsalzlösung infiltriert, um die Läsion abzuheben

Abb. 18.2 a, b. Lokale Tumorexzision mit der „Fallschirm"-Technik nach Francillon in Seit- (**a**) und Frontalansicht (**b**). Die Nähte werden um die gesamte Läsion herum gelegt. Die Fäden werden unter Zug gehalten und die Läsion exzidiert. Die Exzision erfolgt außerhalb der Zugnähte, um einen ausreichenden Sicherheitsabstand zur Seite und, falls erforderlich, in die Tiefe durch die gesamte Rektumwand hindurch zu gewährleisten

[35] (Abb. 18.3 a, b). Diese unterschiedlichen Eingriffe am extraperitonealen Rektum können unter Spinal-, Epidural- oder Kaudalanästhesie durchgeführt werden. Eine Vollnarkose ist nicht erforderlich. Eine präoperative Vorbereitung scheint notwendig zu sein, um das Risiko operativer Komplikationen zu verringern. Daher werden eine gründliche mechanische Säuberung des Gastrointestinaltrakts und die Verabreichung von Breitbandantibiotika, die sowohl aerobe als auch anaerobe Keime abdecken, in der präoperativen Phase empfohlen. Postoperativ sollte das Rektum durch Verabreichung einer ballaststoffarmen Diät freigehalten werden [82].

Polypen 165

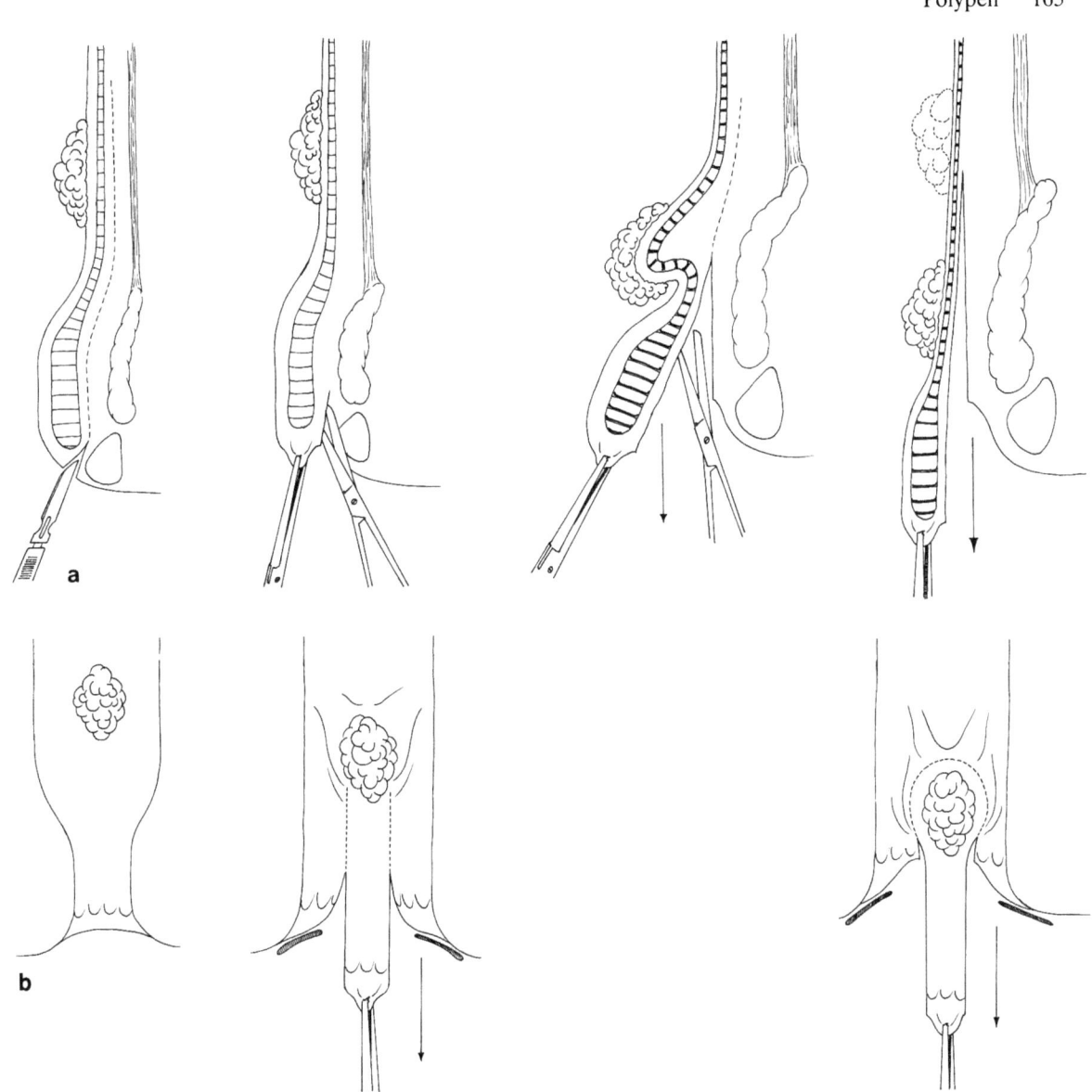

Abb. 18.3 a, b. Verfahren nach Faivre. Tumorexzision unter Verwendung eines Zuglappens. (*a*) Seit- und (*b*) Frontalansicht. Die Exzision beginnt am Analrand. Der Lappen schließt den internen Sphinkter mit ein und wird unter Zug gehalten, um die Abwärtsmobilisierung des Tumors zu ermöglichen, der so allmählich nach außen gebracht werden kann. Die Exzision in der gesamten Schichtdicke kann erreicht werden

Bei der von Parks beschriebenen Technik (s. Abb. 18.1) wird die Submukosa mit Kochsalzlösung unter Zusatz eines Vasokonstriktors (Adrenalin oder Vasopressin) infiltriert, wodurch die Dissektion erleichtert wird. Ist die Submukosa durch den Tumor infiltriert, dann geht die normalerweise nach Flüssigkeitsinfiltration beobachtete Aufweitung verloren. Dadurch wird das Risiko erhöht, daß die Exzision entweder inkomplett oder nicht in der geeigneten Dissektionsebene erfolgt. Diese Situation erfordert alternative Techniken, die eine vollständige Exzision garantieren [110].

Die von Francillon beschriebene lokale Exzision [42] (Abb. 18.2 a, b) gestattet es im Gegensatz zu Parks' Technik, einen Ring aus Rektumgewebe zu entfernen, der alle Wandschichten des Rektums enthält. Die neu geschaffene Rektumöffnung wird dann nach exakter Blutstillung wieder vernäht. Der „lambeau tracteur" von Faivre [35] (Abb. 18.3 a, b) erfordert ebenfalls eine vollständige Exzision aller Rektumwandschichten. Der Vorteil gegenüber dem Verfahren von Francillon ist der, daß die Analdilatation geringer ist. Elektrotherapie, Laser und Kryotherapie haben keinen Stellenwert in der kurativen Therapie von Rektumadenomen; ihr Anwendungsbereich liegt einzig in der Palliativchirurgie [82].

Literatur

1. Agrez MV, Ready R, Ilstrup D, Beart RW (1982) Metachronous colorectal malignancies. Dis Colon Rectum 25/6: 569–574
2. Arthur JF (1968) Structure and significance of metaplastic nodules in the rectal mucosa. J Clin Pathol 21: 735–743
3. Bacon HE, Eisenberg SW (1971) Papillary adenoma or villous tumor of the rectum and colon. Ann Surg 174: 1002–1008
4. Begelow B, Winkelman J (1964) Polyps of the colon and rectum. A review of 12 years' experience and report of unusual case. Cancer 17: 1177–1186
5. Behringer GE (1970) Changing concept in the histopathologic diagnosis of polypoid lesions of the colon. Dis Colon Rectum 13: 116–128
6. Berci G, Panish JF, Chapiro M, Corlin R (1974) Complications of colonoscopy and polypectomy. Report of the Southern California Society for Gastrointestinal Endoscopy. Gastroenterology 67: 584–585
7. Berg JW, Howel MA (1974) The geographic pathology of bowel cancer. Cancer 34: 807–814
8. Brandstatter G, Kratochvil P (1978) Early diagnosis of colonic-rectal neoplasms by detecting occult blood in the feces. Wien Med Wochenschr 128: 209–210
9. Bremond A, Collet P, Lambert R, Martin JL (1984) Breast cancer and polyps of the colon. A case-control study. Cancer 54: 2568–2570
10. Brief DK, Brener BJ, Goldenkranz R, Alpert J, Yalof I, Parsonnet V (1983) An argument for increased use of subtotal colectomy in the management of carcinoma of the colon. Am Surg 49: 66–72
11. Burkitt DP (1978) Colonic-rectal cancer: Fiber and other dietary factors. Am J Clin Nutr 31: 558–564
12. Burns FJ (1980) Synchronous and metachronous malignancies of the colon and rectum. Dis Colon Rectum 23: 578–589
13. Bussey HJR (1978) Multiple adenomas and carcinomas. Major Probl Pathol 10: 72–80
14. Bussey HJR, Morson BC (1978) Familial polyposis coli. In: Lipkin M, Good RA (eds) Gastrointestinal tract cancer. Plenum, New York, pp 275–294
15. Chapman I (1963) Adenomatous polypi of large intestine: inicence and distribution. Ann Surg 157: 223–226
16. Christie JP (1977) Colonoscopic excision of large sessile polyps. Am J Gastroenterol 67: 430–438
17. Christie JP (1984) Malignant colon polyps-cure by coloscopy or colectomy? Am J Gastroenterol 79: 543–547
18. Chu DZJ, Giacco G, Martin RG, Guinee VF (1986) The significance of synchronous carcinoma and polyps in the colon and rectum. Cancer 57: 445–450
19. Clark JC, Collan Y, Eide TJ et al. (1985) Prevalence of polyps in an autopsy series from areas with varing incidence of large bowel cancer. Int J Cancer 36: 179–196
20. Colacchio TA, Forde KA, Scantlebury VD (1981) Endoscopic polypectomy: inadequate treatment for invasive colorectal carcinoma. Ann Surg 194: 704–707
21. Coopers HS (1983) Surgical pathology of endoscopically removed malignant polyps of the colon and rectum. Am J Surg Pathol 7: 613–622
22. Correa P, Duques E, Cuello C, Haenszel W (1972) Polyps of the colon and rectum in Cali, Columbia. Int J Cancer 9: 86–96
23. Correa P, Strong JP, Johnson WD, Pizzolato P, Haenszel W (1982) Atherosclerosis and polyps of the colon. Quantification of precursors of coronary heart disease and colon cancer. J Chron Dis 35: 313–320
24. Coutsoftides T, Sivak MV, Benjamin SP, Jagelman D (1978) Colonoscopy and the management of polyps containing invasive carcinoma. Ann Surg 188: 638–641
25. Cunliffe WJ, HasletonPS, Tweedle DEF, Schofield PF (1984) Incidence of synchronous and metachronous colorectal carcinoma. Br J Surg 71: 941–943
26. Day DW, Morson BC (1978) Pathology of adenomas. In: Morson BC (ed) The pathogenesis of colorectal cancer. Volume 10. Major problems in pathology. Saunders, Philadelphia, pp 43–57
27. Dowling K, Watne A, Foshag L, Vargish T (1985) Management of nonfamilial adenomatous polyps and colon cancers. Surgery 98: 684–688
28. Dybdahl JH, Daae LNW, Larsen S, Myren J (1984) Occult faecal blood loss determined by a 51Cr method and chemical tests inpatients referred for colonoscopy. Scand J Gastroenterol 19: 245–254
29. Eide TJ, Stalsberg H (1978) Polyps of the large intestine in Northern Norway. Cancer 42: 2839–2848
30. Ekelund G (1963) On cancer and polyps of the colon and rectum. Acta Pathol Microbiol Scand 59: 165–170
31. Ekelund G, Phil B (1974) Multiple carcinomas of the colon and rectum. Cancer 33: 1630–1634
32. Elliot MJ, Louw JH (1979) A 10 year survey of large bowel carcinoma at Groote Schieur Hospital with particular reference to patients under 30 years of age. Br J Surg 66: 621–624
33. Enker WE, Dragacevics S (1978) Multiple carcinomas of the large bowel: A natural experiment in etiology and pathogenesis. Ann Surg 187: 8–11
34. Enterline HT, Evans GW, Mercado-Lugo R (1962) Malignant potential of adenomas of colon and rectum. JAMA 179: 322–330
35. Faivre J (1980) Die transanale Elektroresektion mit Hilfe eines analen Zuglappens bei Tumoren des Rektums. Proktologie 2: 77–80
36. Fechner RE (1973) Adenomatous polyps with submucosal cysts. Am J Clin Pathol 59: 498–502
37. Fenoglio CM, Kaye GI, Lane N (1973) Distribution of human lymphatics in normal, hyperplastic and adenomatous tissue: its relationship to metastases from small cancers in pedunculated adenomas. Gastroenterology 64: 51–66
38. Fenoglio CM, Lane N (1974) The anatomic precursor of colorectal carcinoma. Cancer 34: 819–823
39. Fenoglio CM, Pascal RP (1982) Colorectal adenomas and cancer: pathologic relationships. Cancer 50: 2601–2608
40. Fogler R, Weiner E (1980) Multiple foci of colorectal

carcinoma: Argument for subtotal colectomy. NY State J Med 80: 47-51
41. Franchini A, Giardimo R, Cola B (1982) Multiple tumors of the large bowel. Ann Gastroenterol Hepatol 18: 309-311
42. Francillon J, Moulay A, Vignal J, Tissot E (1974) L'exérèse par voie basse des cancers de l'ampoule rectale. Nouv Press Med 3: 1365-1366
43. Fraumeni JF, Lloyd JW, Smith EM, Wagoner JK (1969) Cancer mortality among nuns: role of marital status in etiology of neoplastic disease in women. J Natl Cancer Inst 42: 455-468
44. Fruhmorgen P, Matek W (1983) Significance of polypectomy in the large bowel. Endoscopy 15: 155-157
45. Fucim C, Spencer RJ (1986) An appraisal of endoscopic removal of malignant colonic polyps. Mayo Clin Proc 61: 123-126
46. Gilbertsen VA, Nelms JM (1978) The prevention of invasive cancer of the rectum. Cancer 41: 1137-1139
47. Greenburg AG, Saik RP, Coyle JJ, Peskin GW (1981) Mortality and gastrointestinal surgery in the aged. Arch Surg 116: 788-791
48. Greene FL (1974) Epithelial misdysplacement in adenomatous polyps of the colon and rectum. Cancer 33: 206-217
49. Griffith CDM, Turner DJ, Saunders JH (1981) False-negative results of hemoccult test in colorectal cancer. Br Med 283: 472
50. Haenszel W, Correa P (1971) Cancer of the colon and rectum and adenomatous polyps. Cancer 28: 14-24
51. Haenszel W, Berg JW, Segi M, Kurihara M, Locke FB (1973) Large-bowel cancer in Hawaiian Japanse. J Natl Cancer Inst 51: 1765-1779
52. Haggit RC, Glotzbach RE, Soffer EE, Wruble LD (1985) Prognosis factors in colorectal carcinomas arising in adenomas: implications for lesions removed by endoscopic polypectomy. Gastroenterology 89: 328-336
53. Halney PH, Hines MO, Ray JE (1971) Villous tumors. Experience with 217 patients. Am Surg 37: 190-197
54. Heeb MA, Ahlvin RC (1978) Screening for colorectal carcinoma in a rural area. Surgery 83: 540-541
55. Heinrich HC (1982) Frühdiagnostik kolorektaler Polypen und Karzinome durch chemischen und/oder immunochemischen Okkultblut-Nachweis in Stuhl. Med Klin 77: 797-801
56. Henry GL, Condon RE, Schulte WJ, Aprahamian C, DeCosse JJ (1975) Risk of recurrence of colon polyps. Ann Surg 182: 511-515
57. Hermanek P, Karrer K, Sobin LH (1983) Statistics of adenomas. In: Hermanek P, Karrer K, Sobin LH (eds) Atlas of colorectal tumors. Butterworths, London, pp 58-59
58. Hermanek P, Karrer K, Sobin LH (1983) Early detection, screening. In: Hermanek P, Karrer K, Sobin LH (eds) Atlas of colorectal tumors. Butterworths, London, pp 134-136
59. Hill MJ (1974) Bacteria and ethiology of colonic cancer. Cancer 34: 815-818
60. Howell MA (1976) The association between colorectal cancer and breast cancer. J Chron Dis 29: 243-261

61. Jarvinen HJ, Ovaska J, Mecklin JP (1988) Improvements in the treatment and prognosis of colorectal carcinoma. Br J Surg 75: 25-27
62. Jass JR (1983) Relation between metaplastic polyp and carcinoma of the colorectum. Lancet i: 28-30
63. Jensen OM, MaClennan R (1979) Dietary factors and colorectal cancer in Scandinavia. Israël J Med Sci 15: 329-334
64. Johnson SM (1978) Colonoscopy and polypectomy. Am J Surg 136: 313-316
65. Kodaira S, Teramoto T, Ono S, Takizawa K, Katsumata T, Abe O (1981) Lymph node metastases from carcinomas developing in pedunculated and semipedunculated colorectal adenomas. Aust NZ J Surg 51: 429-433
66. Kodaira S, Ono S, Purri P et al. (1981) Endoscopic polypectomy of the large bowel: management of cancerbearing polyps. Int Surg 66: 311-314
67. Kraus FT (1965) Pedunculated adenomatous polyp with carcinoma in the tip and metastasis to lymph nodes. Dis Colon Rectum 8: 283-286
68. Kronborg O, Hage E, Adamsen S, Deichgraeber E (1983) Follow-up after colorectal polypectomy. II. Repeated examinations of the colon every six months after removal of sessile adenomas and adenomas with the highest degrease dysplasia. Scand J Gastroenterol 18: 1095-1099
69. Lane N, Lev R (1963) Observations on the origin of adenomatous epithelium of the colon. Cancer 16: 751-764
70. Lane N, Kaye GI (1967) Pedunculated adenomatous polpy of the colon with carcinoma, lymph node metastases, and suture line recurrence. Report of a case and discussion of terminology problems. Am J Clin Pathol 48: 170-182
71. Lane N, Kaplan H, Pascal RP (1971) Minute adenomatous and hyperplastic polyps of the colon: Divergent pattern of epithelial growth with specific associated mesenchymal changes. Gastroenterology 60: 537-551
72. Lane N, Fenoglio CM (1976) Observations on the adenoma as precursor to ordinary large bowel carcinoma. Gastrointest Radiol 1: 111-119
73. Leborgne J, Heloury Y, Leneel JC, Lenne Y, Malvy P (1984) Les cancers multiples colo-rectaux. Réflexions. A propos de 12 observations. Med Chir Dig 13: 605-612
74. Lillehei RC, Wangensteen OH (1955) Bowel function after colectomy for cancer, polyps and diverticulitis. JAMA 159: 163-170
75. Lipkin M (1974) Phase 1 and phase 2 proliferative lesions of colonic epithelial cells in diseases leading to colonic cancer. Cancer 34: 878-888
76. Lipper S, Kahn LB, Ackerman LV (1983) The significance of microscopic invasive cancer in endoscopically removed polyps, of the large bowel. Cancer 52: 1691-1699
77. Lockart-Mummery HE, Heald RJ, Chir M (1972) Metachronous cancer of the large intestine. Dis Colon Rectum 15: 261-264
78. Lovette E (1976) Family studies in cancer of the colon and rectum. Br J Surg 63: 13-18
79. Lynch HT, Lynch PM (1979) The cancer family syndrome. A pragmatic basis for syndrome identification. Dis Colon Rectum 22: 106-110
80. Manheimer LH (1965) Metastases to the liver from a

colonic polyp. Report of a case. N Engl J Med 272: 144-145
81. Marshak RH (1965) The pedunculated adenomatous polyp. Am J Dig Dis 10: 958-967
82. Marti MC (1985) Transanal surgical treatment of rectal tumors. Acta Chir 52: 321-324
83. Maskens AP (1979) Histogenesis of adenomatous polyps in the human large intestine. Gastroenterology 77: 1245-1251
84. Maskens AP, Dujardin-Loits RM (1981) Experimental adenomas and carcinomas of the large intestine behave as distinct entities. Cancer 47: 81-89
85. McDermott FT, Hughes ESR, Pihl E, Johnson WR, Price AB (1985) Local recurrence after potentially curative resection for rectal cancer in a series of 1008 patients. Br J Surg 72: 34-37
86. McMichael AJ, McCall MG, Hartshorne JM, Woodings TL (1980) Patterns of gastro-intestinal cancer in European migrants to Australia: the role of dietary change. Int J Cancer 25: 431-437
87. Moertel CG, Bargen JA, Dockerty MB (1958) Multiple carcinomas of the large intestine: A review of the literature and a study of 261 cases. Gastroenterology 34: 85-98
88. Moertel CG, Hill JR, Dockerty MB (1966) Routine proctoscopic examination. Second look. Mayo Clin Proc 41: 368-374
89. Moreaux J, Catala M (1985) Les cancers multiples du côlon et du rectum. Fréquence et résultats du traitement chirurgical. Gastroenterol Clin Biol 9: 336-341
90. Morson BC (1962) Some pecularities in the histology of intestinal polyps. Dis Colon Rectum 5: 337-344
91. Morson BC, Bussey HJR (1970) Predisposing causes of intestinal cancer. Curr Prob Surg 2: 1-50
92. Morson BC (1974) The polyp-cancer sequence in the large bowel. Proc R Soc Med 67: 451-457
93. Morson BC (1974) Evaluation of cancer of the colon and rectum. Cancer 34: 845-849
94. Morson BC, Sobin LH (1976) Histological typing of intestinal tumors. Geneva, World Health Organization, 13-58
95. Morson BC, Bussey HJR, Samoorian S (1977) Policy of local excision for early cancer of the colorectum. Gut 18: 1045-1050
96. Morson BC (1983) Markers for increased risk of colorectal cancer. In: Sherlock P, Morson BC, Veronesi BL (eds) Precancerous lesions of the gastrointestinal tract. Rosen, New York, pp 255-259
97. Morson BC (1984) The evolution of colorectal carcinoma. Clin Radiol 35: 425-431
98. Morson BC, Whiteway JE, Jones EA, Macrae FA, Williams CB (1984) Histopathology and prognosis of malignant colorectal polyps treated by endoscopic polypectomy. Gut 25: 437-444
99. Muto T, Bussey HJ, Morson BC (1975) The evolution of cancer of the colon and rectum. Cancer 36: 2251-2270
100. Muto T, Kamina J, Sawada T, Kusama S, Itai Y, Ikenaga T, Yamashiro M, Hino Y, Yamaguchi S (1970) Colonoscopic polypectomy in diagnosis and treatment of early carcinoma of the large intestine. Dis Colon Rectum 23: 68-75
101. Nava H, Carlsson G, Petrelli NJ, Herrera L, Mittelman A (1987) Follow-up colonoscopy in patients with colorectal adenomatous polyps. Dis Colon Rectum 30: 465-468
102. Neugut AI, Johnsen CM, Forde KA, Treat MR (1985) Recurrence rates for colorectal polyps. Cancer 55: 1586-1589
103. Nivatvongs S, Goldberg SM (1978) Management of patients who have polyps containing invasive carcinoma removed via colonoscope. Dis Colon Rectum 21: 8-16
104. Orringer MB, Eggleston JC (1972) Papillary (villous) adenomas of the colon and rectum. Surgery 72: 378-381
105. Overholt BF (1975) Colonoscopy: a review. Gastroenterology 68: 1308-1320
106. Owen RW, Thompson RH, Hill MJ, Wilpart M, Malinguet P, Roberfroid M (1987) The importance of the ratio of lithocholic to deoxycholic acid in large bowel carcinogenesis. Nutr Cancer 9: 68-71
107. Owen RW, Dodo M, Thompson RH, Hill MJ (1987) Fecal steroids and colorectal cancer. Nutr Cancer 9: 73-80
108. Palacios R, Wellman K (1966) Adenomatous polyps of the colon with adenocarcinoma and pulmonary metastases. Gastroenterology 51: 82-86
109. Panish JF (1979) Management of patients with polypoid lesions of the colon. Am J Gastroenterol 71: 315-324
110. Parks AG, Nicholls RJ (1983) Perianal endorectal operative techniques. In: Todd IP, Fielding LP (eds) Operative surgery. Colon, rectum and anus, 4th edn. Butterworths, London, pp 316-326
111. Parks AG, Stuart AG (1973) The management of villous tumors of the large bowel. Br J Surg 60: 688-695
112. Potter JD, McMichael AJ (1983) Large bowel cancer in women in relation to reproductive and hormonal factors: a case-control study. J Natl Cancer Inst 71: 703-709
113. Quan SHQ, Castro EB (1971) Papillary adenomas (villous tumors). A review of 215 cases. Dis Colon Rectum 14: 267-280
114. Raicht RF, Cohen BI, Fazzini EP, Sarwal AN, Takahashi M (1980) Protective effect of plant sterols against chemically induced colon tumors in rats. Cancer Res 40: 403-405
115. Reedy BS, Weisburger JH, Wynder EL (1974) Effect of dietary fat level and dimethylhydrazine on fecal acid and neutral sterol excretion and colon carcinogenesis in rats. J Natl Cancer Inst 52: 507-511
116. Reilly JC, Rusin LC, Theverkauf FJ (19829 Colonoscopy: its role in cancer of the colon and rectum. Dis Colon Rectum 25: 532-538
117. Ribet A, Escourrou J, Frexinos J, Delpu J (1980) Screening for colorectal tumors-results of two years experience. Cancer Detect Prev 3: 449-461
118. Rickert RR, Auerbach O, Garfinkel L, Hammond EC, Frasca JM (1979) Adenomatous lesions of the large bowel. An autopsy study. Cancer 43: 1847-1857
119. Rider JA, Kirsner JB, Moeller HC, Palmer WL (1959) Polyps of the colon and rectum. JAMA 170: 633-638
120. Rosenthal I, Baronofsky ID (1960) Prognostic and therapeutic implications of polyps in metachronous coli carcinoma. JAMA 172: 37-41
121. Rossini RP, Ferrari A, Coverlizza S (1982) Colonos-

121. copic polypectomy in diagnosis and management of cancerous adenomas: an individual and multicentric experience. Endoscopy 14: 124-127
122. Scarborough RA (1960) The relationship between polyps and carcinoma of the colon and rectum. Dis Colon Rectum 3: 336-342
123. Shatney CH, Lober PH, Gilbertsen VA, Sosin H (1974) The treatment of pedunculated adenomatous colorectal polyps with focal cancer. Surg Gynecol Obstet 139: 845-850
124. Shinya H, Wolff WI (1979) Morphology, anatomic distribution and cancer potentional of colonic polyps. An analysis of 7000 polyps endoscopically removed. Ann Surg 190: 679-683
125. Shinya H (1982) Colonoscopy: diagnosis and treatment of colonic diseases. Igaku-Shoin, New York
126. Soullard J, Potet F (1975) La prévention des cancers recto-coliques. Arch Fr Mal App Dig 64: 197-200
127. Stemmermann GN, Yatani R (1973) Diverticulosis and polyps of the large intestine. Cancer 31: 1260-1269
128. Thomson JS (1977) Treatment of sessile villous and tubovillous adenomas of the rectum. Experience of St. Mark's Hospital. 1963-1972. Dis Colon Rectum 20: 467-472
129. Vatn MH, Stalsberg H (1982) The prevalence of polyps of the large intestine in Oslo: An autopsy study. Cancer 49: 819-825
130. Wattenberg LW, Loub WD (1978) Inhibition of polycyclic aromatic hydrocarbon-induced neoplasia by naturally occurring indoles. Cancer Res 38: 1410-1413
131. Waye JD, Braunfeld S (1982) Surveillance intervals after colonoscopic polypectomy. Endoscopy 14: 79-81
132. Weir JA (1975) Colorectal cancer. Metachronous and other associated neoplasma. Dis Colon Rectum 18: 4-5
133. Welch CE, Hedberg SE (1975) Polypoid lesions of the gastrointestinal tract, 2nd edn. Saunders, Philadelphia
134. Welch JP, Welch CE (1976) Villous adenomas of the colo-rectum. Am J Surg 131: 185-191
135. Welch JP (1981) Multiple colorectal tumors. Am J Surg 142: 274-280
136. Welin S (1967) Results of the Malmö technique of colon examination. JAMA 199: 369-371
137. Wilcox GM, Anderson PB, Colacchio TA (1986) Early invasive carcinoma in colonic polyps. A review of the literature with emphasis on the assessment of the risk of metastasis. Cancer 57: 160-171
138. Winawer SJ, Witt TR (1981) Cancer in a colonic polyp, or malignant colonic adenomasis polypectomy sufficient? Gastroenterology 81: 625-626
139. Winawer SJ (1981) Preventive screening and early diagnosis. In: DeCosse JJ (ed) Clinical surgery international: large bowel cancer. Churchill Livingstone, Edinburgh, pp 46-62
140. Winawer SJ, Sherlock P (1982) Surveillance for colorectal cancer in average-risk patients, familial high-risk groups, and patients with adenomas. Cancer 50: 2609-2614
141. Wolff WI, Shinya H (1973) A new approach to the management of colonic polyps. Adv Surg 7: 45-67
142. Wolff WI, Shinya H (1973) A new approach to colonic polyps. Ann Surg 178: 3
143. Wolff WI, Shinya H (1975) Definitive treatment of malignant polyps of the colon. Ann Surg 182: 516-524
144. Wynder EL, Reddy BS (1974) Metabolic epidemiology of colorectal cancer. Cancer 34: 801-806

19 Maligne Analtumoren

G. Pipard

Definition

Thema dieses Kapitels ist der maligne, invasiv wachsende Analtumor; zu benignen tumorösen Veränderungen sollte der Leser in den entsprechenden Kapiteln dieses Buches nachschlagen. Im Bereich des Analkanals und des äußeren Analrands (Perianalhaut) gehören fibröse Polypen, Hidradenome der Perianaldrüsen, Condyloma acuminatum, Keratoakanthome und Leukoplakien ohne Atypien zu den nicht malignen Veränderungen. In Höhe des anorektalen Übergangs müssen entzündliche, hyperplastische und juvenile Polypen der Mukosa von einem Karzinom unterschieden werden [6, 29].

Läsionen im Grenzbereich zwischen benignen Veränderungen, z. B. Leukoplakien mit Atypien [5] und bowenoider Papulosis, und präkanzeröse Läsionen, wie z. B. adenomatöse Polypen des anorektalen Übergangs [29], Carcinoma in situ [26], Morbus Bowen [82] des Analkanals und Morbus Paget des Analrands [47], werden ebenfalls an anderer Stelle in diesem Buch abgehandelt.

Embryologie und Anatomie

Die anatomische und histopathologische Klassifikation maligner Tumoren der Analregion ist aufgrund deren komplexer embryologischer Abstammung verworren [34]. Die Ergebnisse vieler vorliegender klinischer Untersuchungen können nicht im Detail miteinander verglichen werden, da hinsichtlich der genauen Grenzen zwischen Analkanal und Analrand unterschiedliche Ansichten existieren. Die Unterschiede in den pathologischen Merkmalen sowie in der Therapie und Prognose maligner Tumoren des Analkanals und des eigentlichen äußeren Analrands weisen jedoch darauf hin, daß eine Unterscheidung zwischen diesen Tumoren zwingend erforderlich ist, besonders wenn konservative Therapiemaßnahmen in Erwägung gezogen werden.

Die Analregion hat embryologisch einen gemischten Ursprung [34, 41, 43], wobei der proximale Abschnitt endodermaler und der distale Teil ektodermaler Abstammung ist. Der Übergang zwischen Hinterdarm und Proktodäum, eine äußere Einsenkung, liegt während der embryonalen und fetalen Lebensphase in Höhe der Kloakenmembran, und nach deren Auflösung wird diese Region als die „Übergangszone" des Anus bezeichnet. Diese Zone entspricht makroskopisch den Columnae Morgagni oder Valvulae anales. Ihre distale Begrenzung wird als Linea dentata (pectinea) bezeichnet. Bei histologischer Betrachtung findet sich keine eindeutige Grenze, sondern eine regelrechte Übergangszone mit gemischten Charakteristiken kuboider Rektummukosa und modifizierten Plattenepithels. Das Übergangsepithel kann bis zu 20 mm oberhalb der Linea pectinea reichen und Plattenepithelinseln enthalten, was das Vorkommen von Plattenepithelkarzinomen im proximalen Analkanal erklärt.

Analkanal

Die proximale Grenze des Analkanals wird durch den anorektalen Ring im oberen Abschnitt der Columnae Morgagni oder durch die obere Begrenzung des äußeren Analsphinktermuskels dargestellt [33, 69]. In dieser Höhe wird die Rektummukosa mit ihren tiefen Lieberkühn-Drüsen durch ein Epithel vom Übergangstyp ersetzt.

Der Analkanal oberhalb der Linea pectinea wird als Übergangszone bezeichnet, ist etwas mehr gerötet als die Rektummukosa und weist Morgagni-Säulen und -Krypten auf. Die Proktodäaldrüsen entspringen in dieser Höhe.

Die distale Grenze des Analkanals stellt für einige Autoren die Linea pectinea dar, z. B. für Hardcastle u. Bussey [38] (St. Mark's Hospital, London), Greenall et al. [35] (Memorial Sloan Kettering Centre, New York) und Al Yurf et al. [1] (Cleveland Clinic). Tumoren, die in diesem Abschnitt des Anus distal der Linea pectinea (dem Pekten) mit ihrer aus unverhornten Plattenepithelzellen bestehenden Mukosa entstehen, werden von diesen Autoren als Tumoren des Analrands beschrieben. Für andere, z. B. Beahrs [4] (Mayo Clinic, Rochester), Papillon [58] (Centre Léon Bérard, Lyon), Cummings et al. [15] (Princess Margaret's Hospital, Toronto), ist die distale Grenze des Analkanals der Übergang zwischen Pekten und der Perianalhaut, der als Übergangszone bezeichnet wird. Ihre Definition des tatsächlichen äußeren Analrands stimmt mit der Definition der Perianalhaut in der Klassifikation der Union Internationale Contre le Cancer (UICC) [39] und der Definition des Analrands in der internationalen histologischen Klassifikation der World Health Organization [53] überein.

Damit ist die distale Grenze des Analkanals Gegenstand einer Kontroverse, und die anatomische Grenze, die zur Abgrenzung des Analkanals vom Analrand verwendet wird, beeinflußt die relative Inzidenz von Tumoren, die von verschiedenen Autoren der jeweiligen Region zugeordnet werden: Für Autoren, die die Übergangszone als distale Grenze des Analkanals verwenden, entstehen nur 15% der Analkarzinome am Analrand, während sich 30% der Analtumoren in diesem Bereich entwickeln, wenn die Linea pectinea als distale Begrenzung des Analkanals gewählt wird.

Perianalhaut (Analöffung, äußerer Analrand)

Es gibt nur wenige Angaben hinsichtlich der lateralen Ausdehung des äußeren Analrands. Das von Beahrs [4] beschriebene Prinzip ist im allgemeinen angenommen worden: Karzinome, die in der Perianalregion außerhalb der Übergangszone in einem Gebiet entstehen, das durch einen Kreis mit einem Durchmesser von 6 cm und der Analöffnung als Zentrum festgelegt ist, werden als Karzinome des äußeren Analrands betrachtet. Abbildung 19.1 zeigt den von der UICC zu den anatomischen Grenzen des Analkanals und der Perianalhaut gemachten Vorschlag. In diesem Kapitel werden alle Beiträge hinsichtlich dieses Problems entsprechend diesen vorgeschlagenen Grenzen behandelt. Der Analkanal wird in die oberhalb und unterhalb des Pektengebiets gelegenen Abschnitte unterteilt. Die Perianalhaut wird als der Hautanteil definiert, der distal der Übergangszone liegt.

Pathologie

Die Komplexität der Anatomie des Anus drückt sich in der pathologischen Klassifizierung von Tumoren dieser Region aus. Die makroskopischen Grenzen der verschiedenen Abschnitte der Analregion sind gut beschrieben, die histologischen Grenzen sind jedoch sehr viel weniger präzise. Verstreute Inseln eines benachbarten Epitheltyps können häufig gefunden werden und erklären das Fehlen spezifischer Tumortypen in den jeweiligen topographischen Subregionen. Die internationale histologische Klassifikation, die von der World Health Organization [53] vor-

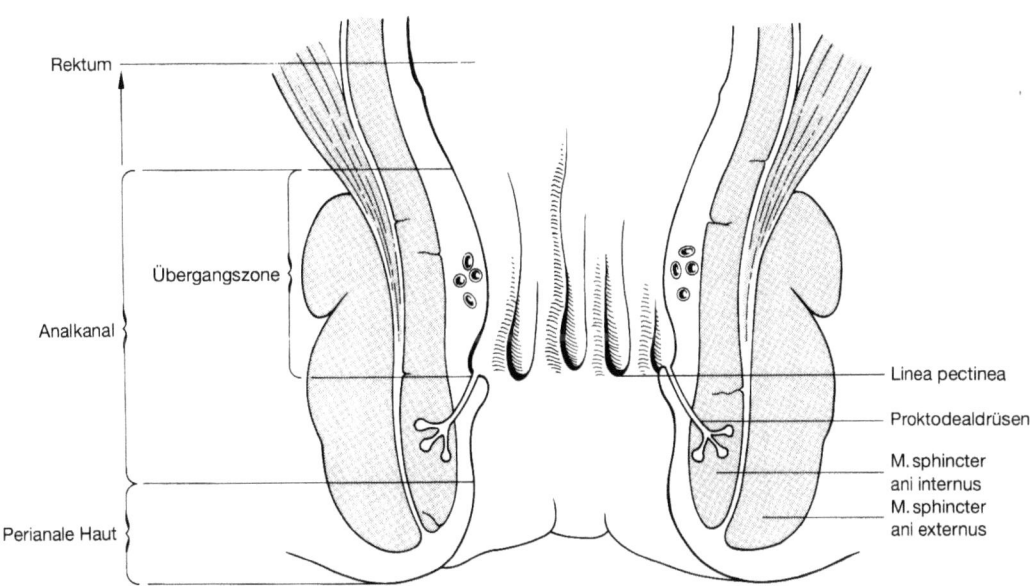

Abb. 19.1. Die Grenze des Analkanals und der Perianalhaut nach den Empfehlungen der UICC. (Nach Hermanek u. Sobin [39])

Tabelle 19.1. Internationale histologische Klassifikation der Tumoren des Analkanals

I. Epitheliale Tumoren
   A. Gutartig
   B. Maligne
      1. Plattenepithelkarzinom
      2. Basalzellkarzinom
      3. Mukoepidermoidkarzinom
      4. Adenokarzinom
         a. Adenokarzinom vom rektalen Typ
         b. Adenokarzinom der Analdrüsen
         c. Adenokarzinom in einer anorektalen Fistel
      5. Undifferenziertes Karzinom
      6. Nichtklassifiziertes Karzinom
II. Nichtepitheliale Tumoren
III. Maligne Melanome
IV. Nichtklassifizierte Tumoren
V. Sekundärtumoren
VI. Tumorähnliche Veränderungen

Tabelle 19.2. Internationale histologische Klassifikation der Tumoren des Analrandes

I. Epitheliale Tumoren
   A. Gutartig
   B. Maligne
      1. Plattenepithelkarzinom
      2. Basalzellkarzinom
      3. Andere
   C. Morbus Bowen
   D. Morbus Paget
II. Nichtepitheliale Tumoren
III. Nichtklassifizierte Tumoren
IV. Sekundärtumoren
V. Tumorähnliche Veränderungen
   A. Condyloma acuminatum
   B. Riesenkondylom
   C. Pseudoepitheliomatöse Hyperplasie
   D. Fibröser Polyp (Mariske)
   E. Andere

geschlagen wurde und in den Tabellen 19.1 und 19.2 dargestellt ist, hat eine breite Annahme gefunden.
Tumoren vom epithelialen und nichtepithelialen Typ und maligne Melanome bilden die Hauptgruppen. Die Epitheltumoren werden in Plattenepithel-, Basalzell-, mukoepidermoide, glanduläre und nichtdifferenzierte Karzinomtypen eingeteilt. Die verschiedenen Tumortypen können rein oder gemischt auftreten. Die Untersuchung einer einzigen winzigen Biopsieprobe kann zu einer falschen Interpretation führen. Es wird empfohlen, einen Tumor entsprechend dem vorherrschenden Zelltyp zu klassifizieren.

Tumoren des Analkanals

Epitheltumoren

Plattenepithelkarzinom

Ein Carcinoma in situ (Tis) kommt im Analkanal vor. Der Nachweis durch eine Biopsie muß erfolgen, um ein gleichzeitig vorliegendes invasives Karzinom auszuschließen. Die meisten der malignen invasiven Tumoren im Analkanal sind vom nicht verhornenden Typ, häufig schlecht differenziert [7, 28, 29] wie Karzinome der Cervix uteri. Der verhornende Plattenepithelkarzinomtyp entsteht hauptsächlich in der Haut der Analöffnung, kann aber auch im Abschnitt unterhalb des Pektengebiets des Analkanals beobachtet werden [35]. Das histologische Grading und seine Folgerungen hinsichtlich der Prognose wurden von Hardcastle u. Bussey [38], Loygue et al. [48] und Boman et al. [7] in Analysen von Operationsserien hervorgehoben.

Basalzellkarzinome

Basalzellkarzinome müssen als eine Variante vom Epidermoidtyp angesehen werden. Von einigen Autoren werden sie als kloakogen oder transitional bezeichnet [31, 41]. Veröffentlichungen aus den 50er Jahren von Grinvalsky u. Hellwig [37], von Gillespie [31] auf den heutigen Stand gebracht, die das Erscheinungsbild des Tumors im Elektronenmikroskop betreffen, veranschaulichen die Kompliziertheit der Terminologie. Es wurden verschiedene Differenzierungsgrade mit den jeweiligen prognostischen Konsequenzen beschrieben [25, 30]. Der vorherrschende Zelltyp wird verwendet, um diese Tumoren zu klassifizieren, die häufig ein gemischtes Muster mit Plattenepithelkomponenten aufweisen. Aufgrund dieser Tatsache variieren die Prozentsätze der als Basalzell-, Übergangs- oder kloakogene Karzinome bezeichneten Tumoren in den veröffentlichten Untersuchungen zwischen 10 und 50% [3, 7, 12, 15, 36]; Cummings et al. [15] gaben 90% vom Plattenepitheltyp und 10% von der Basalzellvariante an; Salomon et al. [73] berichteten von 19 Basalzell- und 183 Plattenepithelkarzinomen. Bei Nachprüfung der Histologien in unseren Untersuchungen (Widgren, unveröffentlichte Daten), erfolgte bei $^{1}/_{3}$ der Patienten eine gewisse Änderung der Diagnose des pathologischen Subtyps, wie dies in anderen Untersuchungen der Fall war [75]. Folglich sollte der histopathologische Subtyp kein Kriterium für Therapieentscheidungen sein, insbesondere in Hinblick auf eine Strahlentherapie. Basalzellkarzinome scheinen keine bessere Prognose zu haben [7] als Plattenepithelkarzinome [35]. Die Rate an Karzinomtodesfällen war in den Untersuchungen von Merlini u. Eckert [51] für Plattenepithelkarzinome und basaloide Subtypen gleich.

Mukoepidermoide Karzinome

Mukoepidermoide Karzinome sind seltene Tumoren, von denen angenommen wird, daß sie aus den analen Proktodäaldrüsen entstehen. Diese Drüsen weisen nahe ihrer Öffnung in die Morgagni-Sinus einen Epithelüberzug vom Übergangstyp auf; weiter innen sind sie von zylindrischen, schleimbildenden Zellen ausgekleidet. Dieser Karzinomtyp ist eine enge Mischung aus Plattenepithel-, mukoiden und intermediären Zellen [29].

Adenokarzinome

Ein echtes Adenokarzinom des Analkanals, das in Beziehung zu ektopen glandulären Schleimhautinseln steht, muß von dem möglichen Adenokarzinom, das aus den Proktodäaldrüsen oder gelegentlich aus einer Fistel entsteht, unterschieden werden [50]. Eine histochemische Bestimmung kann nützlich sein. Diese pathologische Veränderung ist sehr selten. Merlini u. Eckert [51] berichteten in einer Untersuchung an 106 Patienten mit Analtumoren im Zeitraum zwischen 1942–1983 von 9 Patienten, die an Adenokarzinomen der Analkanaldrüsen litten, wobei 66% davon trotz Behandlung durch Radikaloperation am Karzinom starben. An der Abteilung für Strahlentherapie der Universitätsklinik von Genf wurden von 1976 bis 1987 nur 2 Fälle eines echten Adenokarzinoms beobachtet, das im Analkanal entstanden war. Echte, im Anus entstehende Adenokarzinome müssen von Adenokarzinomen des unteren Rektums unterschieden werden, die sich bis zum Anus hin erstrecken.

Nichtdifferenzierte Karzinome

Einige nichtdifferenzierte Karzinome scheinen vom kleinzelligen Typ zu sein. Es wurde eine neuroendokrine Genese, vergleichbar dem kleinzelligen Lungenkarzinom, vermutet. Die Prognose ist schlecht [7], die Wahrscheinlichkeit von Fernmetastasen hoch.

Tumoren vom nichtepithelialen Typ

Rhabdomyosarkome, Leiomyosarkome und Fibrosarkome

Nützliche Hinweise können in der Übersichtsarbeit von Gebbers u. Laissue [29] gefunden werden. Die Seltenheit dieser Tumoren wird durch nur 2 Fälle illustriert, die in einem Zeitraum von 40 Jahren am Universitätskrankenhaus von Lausanne beobachtet wurden [51].

Maligne Melanome

Ein malignes Melanom tritt in der unmittelbaren Nähe der Linea pectinea auf und ist ein polypoider oder nodulärer Tumor [13, 68, 75]. In etwa 30% der Fälle ist es amelanotisch, bei der Erstuntersuchung häufig bereits größer als 4 cm. Es handelt sich um einen seltenen Tumor, der 1 2% der Analkarzinome ausmachen soll. Seine Prognose ist infaust.

Karzinome in Begleitläsionen

Eine Dysplasie mit Atypien muß von einer regenerativen Hyperplasie unterschieden werden [29]. Karzinome in Verbindung mit Morbus Crohn und Colitis ulcerosa [67] sind beschrieben worden, ebenso multizentrische Karzinome [63].

Tumoren der Perianalhaut (Analöffnung, äußerer Analrand)

Der verhornende Plattenepitheltyp herrscht hier vor. Ein Basalzellkarzinom der Perianalhaut ist eine sehr seltene Erkrankung [54]. Papillon et al. [60] beobachteten unter 45 Patienten mit Karzinomen der Perianalhaut 3 Fälle. Die übliche Anamnese ist die einer lokalen Ulzeration ohne Metastasen.

Morphologie und Ausdehnung maligner Tumoren des Anus

Morphologie und lokale Ausdehnung

Die meisten Karzinome des Analkanals sind infiltrierend wachsende Tumoren mit geringer Neigung zum exophytischen Wachstum wegen Fehlens eines Intestinallumens, wenn sich der Anus im Ruhezustand befindet. Anfangs findet sich eine kleine Ulzeration oder Fissur mit gering exophytischen, aber indurierten Rändern. Später zerfällt die Mukosa, es liegt dann eine mehr oder weniger tiefe Ulzeration vor, die auf dem darunterliegenden Sphinkter fixiert ist und zu Blutungen führt. Nur wenige Tumoren nahe des anorektalen Übergangs sind vom polypoiden Typ. Sie besitzen ebenfalls eine infiltrierende Basis. Eine Verwechslung mit Hämorrhoiden ist sehr häufig. Im mittleren und höheren proximalen Abschnitt des Analkanals können Tumoren über einen langen Abschnitt des klinischen Verlaufs ohne Mukosaulzeration vorliegen. Anfangs stellt sich dieser Karzinomtyp als eine submuköse noduläre Infiltration dar. In den weiter fortgeschrittenen Stadien ist die Sphinktermuskulatur tief infiltriert, obwohl nur eine geringe Mukosaulzeration vorliegt. Die Penetration maligner Zellen erfolgt in Richtung der Rektummukosa. Die Infiltration von 2–3 cm des unteren Rektums wird häufig beobachtet. Spätfälle mit ausgedehnter zirkulärer Infiltration, Stenose und Inkontinenz wurden beobachtet. Neben dieser Infiltration der rektalen Submukosa und der Sphinktermuskulatur wird von einer Ausdehnung auf die benachbarten Organe, wie Vagina, Harnblase und Prostata, in 15–20% der Fälle berichtet [58]. Der kaudale Abschnitt des rektovaginalen Septums ist der am häufigsten betroffene Teil. Mit Zunahme des Tumorwachstums kommt es zu einer Verengung der Vagina, wobei die Vaginalschleimhaut jedoch über einen sehr langen Zeitraum nicht ulzeriert ist. In unserem Patientengut wurde die Destruktion der Vaginalschleimhaut nur bei einer Patientin beobachtet, die bei der Vorstellung einen Tumor von mehr als 4 cm Größe aufwies und bei der die Diagnose eines Analtumors aufgrund vaginaler Infektion und Blutung gestellt wurde. Die Vulva wird fast immer verschont. Zusätzlich zur Inspektion liefert die Palpation des infiltrierenden Tumors unter der Perinealhaut wichtige Informationen über die Tumorausdehnung.

Bei Männern können Prostata und dorsaler Urethraabschnitt infiltriert sein, was in fortgeschrittenen Fällen zu einer neoplastischen Harnverhaltung führt. Lateral wird die Fossa ischiorectalis durch den Tumor erreicht, und es können Eiterbildung oder Fisteln mit klinisch subakuten Symptomen beobachtet werden.

Etwa 40% [58] bzw. 60% [44] der Tumoren des Analkanals liegen proximal. Karzinome, die im mittleren oder distalen Abschnitt des Analkanals entstehen, breiten sich mit größerer Wahrscheinlichkeit über die äußere Analöffnung hin aus, der sichtbare äußere Tumorabschnitt ist jedoch fast immer kleiner als die proximal palpable Infiltration. Gewöhnlich besteht keine Schwierigkeit, diese Tumoren des mittleren und distalen Analkanals mit exophytischer oder ulzeröser Fortsetzung auf die Perianalhaut von Karzinomen der Analöffnung selbst zu differenzieren, wie im anatomischen Stagingsystem der UICC (s. Abb. 19.1) definiert, zumindest wenn die ursprüngliche Tumorausdehnung unter Allgemeinnarkose beurteilt wurde. Die vorgelagerten Tumoren des Analkanals umfassen gewöhnlich nur einen Teil der Zirkumferenz der Analöffnung, im Gegensatz zu Karzinomen, die von der Perianalhaut ausgehen und die Tendenz zu zirkulärem Wachstum haben.

Die seltenen Tumoren vom mukoepidermoiden oder glandulären Typ, die in Verbindung mit Proktodäaldrüsen oder Fisteln entstehen, weisen einen ähnlichen klinischen Verlauf wie der distale Typ auf.

Ausbreitung im Lymphsystem

Die lymphatische Ausbreitung von Analkarzinomen erfolgt in zwei Richtungen: über die Lymphbahnen des Beckens und über die inguinale Route [29, 34]. Es gibt zahlreiche Verbindungen im lymphatischen Netzwerk der Submukosa in der Analregion, und die Beschreibung der Hauptausbreitungswege in Beziehung zur exakten Tumortopographie im Analkanal oder am Analrand ist ein wenig theoretisch, besonders wenn man ziemlich fortgeschrittene Tumoren betrachtet. Lymphknotenmetastasen hängen mit Größe, Topographie, Histologie und Stadium des Primärtumors zusammen [7, 28, 48, 75], in jedem individuellen Fall kann es jedoch eine überraschende Diskrepanz zwischen sehr großen Primärtumoren und fehlender metastatischer Ausbreitung in die regionalen Lymphknoten geben.

Inguinale Lymphknoten

Der Abschnitt des Anus distal der Linea dentata wird in die oberflächlichen Leistenlymphknoten drainiert. Die Häufigkeit, mit der ein Befall dieser Lymphknoten berichtet wird, variiert. Die jüngsten Publikationen weisen auf eine Mitbeteiligung in etwa 10% der Fälle hin: Nigro [55] beobachtete einen Lymphknotenbefall bei 4 von 104 Patienten; Cantril et al. [11] bei 7 von 39 Patienten; Salmon et al. [73] bei 23 von 183 Patienten, wobei bei Erstuntersuchung bei 5 ein bilateraler und bei 18 ein unilateraler Inguinallymphknotenbefall vorlag. Gewöhnlich ist die Mitbeteiligung unilateral, wobei ein einzelner Lymphknoten im unteren inneren Quadranten der Inguinalfalte palpabel ist. In unserem Patientengut beobachteten wir bei 6 von 68 Patienten einen synchronen Inguinalbefall, bei 5 einen unilateralen und nur bei einem Patienten eine bilaterale Beteiligung. Wir konnten metachrone Inguinalmetastasen bei 4 von 68 Patienten feststellen, die über wenigstens 24 Monate nachuntersucht wurden, wobei 2mal ein Rezidiv des Primärtumors und 2mal keinerlei lokale Veränderungen im Analkanal vorlagen.

Beckenlymphknoten

Die Route über das Mesorektum, die Rectalis-superior- und die Mesenterica-inferior-Gefäße wird als

Hauptausbreitungsweg für Tumoren des mittleren und proximalen Analkanals betrachtet. Große Operationsreihen zeigen 25–30 % in dieser Richtung befallene Lymphknoten [7, 28, 35, 44, 48]. Bei der Analyse abdominoperinealer Resektionspräparate von Karzinomen des Analkanals fanden Loygue et al. [48] in 20–25 % der Tumoren mit einem Durchmesser von weniger als 4 cm befallene pararektale Lymphknoten, ebenso bei 31 % der Tumoren mit einer Größe von 4–6 cm und bei 56 % der Tumoren mit einem Durchmesser von mehr als 6 cm. Tumoren mit niedrigem Malignitätsgrad zeigten eine geringere Tendenz zur lymphatischen Ausbreitung; 9 % der gut differenzierten Karzinome wiesen im Gegensatz zu 47 % der undifferenzierten Tumoren einen regionalen mesenterialen Lymphknotenbefall auf. Eine pararektale Lymphknotenbeteiligung wurde bei 25 % der Karzinome gefunden, die im proximalen Abschnitt des Analkanals auftraten. Tumoren des distalen Analkanals wiesen einen unwesentlichen Prozentsatz am metastatischen Mesenteriallymphknoten auf; bei 25 % der das Septum rectovaginale infiltrierenden Karzinome waren jedoch die Beckenlymphknoten positiv.

Frost et al. [28] fanden einen Beckenlymphknotenbefall bei Patienten, deren Tumoren gerade die submukösen Schichten des Analepithels erreicht hatten. Eine tiefe Infiltration der Analsphinktermuskulatur war in ihrer Untersuchungsreihe mit einem hohen Prozentsatz an Lymphknotenmetastasen verbunden.

Lymphknotenmetastasen finden sich gewöhnlich in der Nähe des Primärtumors, wenige Zentimeter oberhalb der Linea pectinea. Mit Nachdruck empfiehlt Papillon [58] die sehr sorgfältige klinische Untersuchung dieser Region. Bei unserem konservativ behandelten Patientengut mit lokal fortgeschrittenen Karzinomen des Analkanals mit einem Durchmesser von mehr als 4 cm zeigten computertomographische Scans vor Therapie nur bei 3 von 29 Patienten Bilder von vergrößerten perirektalen Lymphknoten. Dies ist im Vergleich zu den histopathologischen Ergebnissen von Untersuchungsreihen mit Radikaloperationen sehr wenig. Das CT-Bildkriterium von vergrößerten, stark befallenen Lymphknoten kann jedoch im Gegensatz zu nicht sichtbaren, nur potentiell mikroskopisch befallenen Knoten bei Therapieentscheidungen hilfreich sein, besonders wenn eine konservative primäre Strahlentherapie gegen eine Radikaloperation zur Diskussion steht. Bei einer Gruppe von 37 Patienten, die zwischen 1971 und 1973 durch Strahlentherapie lokal therapiert wurde [58], konnte eine Versagerquote von 24,3 % in den Beckenlymphknoten beobachtet werden, wenn die perirektalen Lymphknoten nicht bestrahlt worden waren. Bei 30 Patienten, die zwischen 1974 und 1978 beobachtet wurden und bei denen der Primärtumor und der dorsale Beckenabschnitt bestrahlt worden waren, sank die Versagerquote in den Beckenlymphknoten auf 6,6 % [58]. Damit wurde gezeigt, daß Metastasenabsiedlungen in Lymphknoten strahlensensibel sind.

Die andere Route der Beckenlymphdrainage verläuft über die mittleren Hämorrhoidalgefäße und über die Fossa ischiorectalis zu den hypogastrischen Iliakalymphknoten. Daten über die Inzidenz eines synchronen Befalls der lateralen Beckenlymphknoten sind in der chirurgischen Literatur rar [76, 81]. Nach unseren Erfahrungen aus den Jahren 1976–1987 wurden nur 3 Fälle von synchronen lateralen Beckenlymphknoten bei insgesamt 95 Patienten beobachtet: Ein Patient hatte vergrößerte iliakale Lymphknoten im Ausgangs-CT, ein anderer zeigte ein isoliertes hypogastrisches Lymphknotenrezidiv ohne irgendeinen Rezidivhinweis im Bereich des Primärtumors. Der dritte Patient wies bei der Untersuchung gleichzeitig inguinale und iliakale Lymphknoten auf. Schraut et al. [76] berichteten über 7 von 10 Patienten mit Tumoren größer als 4 cm im Durchmesser, die positive hypogastrische und/oder Obturatorlymphknoten aufwiesen, wenn die Präparation zum Zeitpunkt der primären Radikaloperation auf diese Regionen ausgedehnt wurde.

In ihrer Gruppe von 59 Patienten, die durch Radikaloperation behandelt wurden, fanden Stearns u. Quan [81] 45 Patienten mit einer Beckenlymphadenektomie zusätzlich zur abdominalen perinealen Resektion. Fünfzehn von 45 Patienten hatten Metastasen in den hypogastrischen und/oder Obturatorlymphknoten. Ein Drittel der 15 positiven Patienten überlebte.

Karzinome der Perianalhaut weisen im wesentlichen eine Metastasierung in die Inguinallymphknoten auf. Eine Streuung in die Beckenlymphknoten wird berichtet, wenn die lokale erhaltende Therapie durch Exzision oder Bestrahlung versagt und eine Radikaloperation zur Rettung notwendig wird [1]. Bei oberflächlichen kleinen Tumoren der Perianalhaut wurden von Beahrs [4] und Schraut et al. [76] keine Beckenlymphknoten beobachtet.

Fernmetastasen

Das Analkarzinom ist überwiegend eine lokoregionale Erkrankung, und eine metastatische Streuung in entfernte Organe ist ein seltener Befund, wenn die Sanierung des Primärtumors und seiner regionalen

Lymphknoten erzielt werden konnte. Es wird von 5–10% Patienten mit Fernmetastasen bei der ersten Durchuntersuchung berichtet [4, 35, 38]. Wir haben nur einen Patienten mit primären Lebermetastasen und synchronen bilateralen Lymphknotenmetastasen beobachtet. Nigro [55] beobachtete 5 von 104 Patienten mit diesem Befund, von denen alle innerhalb von weniger als 18 Monaten starben.

Der Tod infolge von Metastasierung ohne ein gleichzeitiges Rezidiv des Primärtumors wurde nur bei 2 von 68 Patienten beobachtet. Alle anderen registrierten Fernmetastasen waren kombiniert mit einem lokoregional nicht beherrschten Karzinom. Lunge, Leber, Skelett und Peritoneum sind bedroht.

Klassifikation und Staging

Die UICC-TNM-Klassifikation von 1987

Die Klassifikation von Tumoren unter Berücksichtigung ihrer Ausdehnung zum Zeitpunkt der Diagnosestellung sollte die Erstellung von prognostischen Faktoren, Therapierichtlinien und eines Vergleichs der Therapieergebnisse gestatten. Eine neue Klassifikation für Analkarzinome auf der Grundlage der klinischen Untersuchung und vervollständigt durch die Ergebnisse von Röntgenuntersuchungen und Endoskopie wurde 1987 von der UICC vorgeschlagen [39]. Tabellen 19.3 und 19.4 zeigen diese klinische Einteilung mit ihren verschiedenen Kategorien für Tumoren, Lymphknoten und Metastasen. Karzinome des Analkanals (ICD-0 154.2) und der Perianalhaut (ICD-0 173.5) werden deutlich voneinander unterschieden. Die letzteren werden als Hauttumoren des Rumpfs mit Ursprung in der Perianalhaut klassifiziert.

Die UICC-Klassifikation der Analkanalkarzinome von 1987 führt zum ersten Mal die Tumorgröße als ein Einteilungskriterium ein. Die vorausgegangene UICC-Klassifikation hatte Anlaß zu Kritik gegeben, insbesondere wenn ein konservatives therapeutisches Vorgehen geplant war. Das exakte Ausmaß der Sphinkterinfiltration – in bezug auf äußeren und inneren Sphinkter – war klinisch schwer zu beurteilen. Kleine Tumoren des proximalen Analkanals, die schnell das distale Rektum miterfaßten, mußten als T3 klassifiziert werden. Karzinome distal der Linea pectinea, die sich gleichzeitig leicht in Richtung der Haut der Analöffnung ausdehnten, hatten nicht die schlechte Prognose der T3-Tumoren. Karzinome, die den M. sphincter externus infiltrierten und als T2 klassifiziert wurden, konnten durch konservative Methoden weniger gut behandelt werden als einige

Tabelle 19.3. UICC-TNM-Klassifikation maligner Tumoren des Analkanals (ICD-0 154.2). (Aus [39])

T – Primärtumor
 Tx Primärtumor kann nicht beurteilt werden
 T0 Kein Hinweis für Primärtumor
 Tis Carcinoma in situ
 T1 Tumor maximal 2 cm oder weniger groß
 T2 Tumor größer als 2 cm, aber nicht mehr als maximal 5 cm
 T3 Tumor größer als 5 cm
 T4 Tumor von beliebiger Größe infiltriert angrenzende(s) Organ(e), z.B. Vagina, Urethra, Harnblase (Infiltration der Analsphinktermuskulatur alleine wird nicht als T4 klassifiziert)

N – Regionale Lymphknoten
 Nx Regionale Lymphknoten können nicht nachgewiesen werden
 N0 Keine regionale Lymphknotenmetastasierung
 N1 Metastasierung in perirektalen Lymphknoten
 N2 Metastasierung in unilateralen Iliaca-interna- und/oder inguinalen Lymphknoten
 N3 Metastasierung in perirektale und inguinale Lymphknoten und/oder bilaterale Iliaca-interna- und/oder inguinale Lymphknoten

M – Fernmetastasen
 Mx Vorliegen von Fernmetastasen kann nicht bestätigt werden
 M0 Keine Fernmetastasen
 M1 Fernmetastasen
 Die Kategorien M1 und pM1 können weiter entsprechend der folgenden Notierung spezifiziert werden:
 Lunge PUL
 Knochen OSS
 Leber HEP
 Peritoneum PER
 Lymphknoten LYM
 Andere OTH

Tumoren, die klinisch als T3 eingestuft wurden. Diese Überlegungen sind von höchster Wichtigkeit bei der Analyse nichtoperierter Patientengruppen.

Die neue Klassifikation von 1987 legt Tumoren von weniger als 2 cm, von 2–5 cm, größer als 5 cm und Tumoren, die angrenzende Organe infiltrieren, zugrunde. Die alleinige Infiltration von Sphinktermuskulatur führt nicht zur Einteilung als T4. Die Klassifikation von 1987 legt ebenfalls fest, daß die regionalen Lymphknoten des Analkanals die inguinalen, perirektalen und Iliaca-interna-Lymphknoten sind. Körperliche Untersuchung, Endoskopie und Röntgen sind die empfohlenen Untersuchungsverfahren zur Bestimmung der verschiedenen TNM-Kategorien.

Nur die Inguinallymphknoten sind leicht zu beurteilen, da die Möglichkeit eines zytologischen Nachweises durch Feinnadelbiopsie oder histologischen Nachweis durch Exzision besteht. Die sorgfältige Pal-

Tabelle 19.4. UICC-TNM-Klassifikation maligner Tumoren: Hauttumoren des Rumpfs einschließlich Analrand und Perianalhaut (ICD-0 173.5). (Aus [39])

T – Primärtumor
    Tx Primärtumor kann nicht beurteilt werden
    T0 Kein Hinweis für Primärtumor
    Tis Carcinoma in situ
    T1 Tumor maximal 2 cm oder weniger groß
    T2 Tumor größer als 2 cm, aber nicht mehr als maximal 5 cm
    T3 Tumor größer als 5 cm
    T4 Tumor infiltriert tiefe extradermale Strukturen, z.B. Skelettmuskulatur oder Knochen

N – Regionale Lymphknoten
    Die regionalen Lymphknoten sind die ipsilateralen Inguinallymphknoten
    Nx Regionale Lymphknoten können nicht nachgewiesen werden
    N0 Keine regionale Lymphknotenmetastasierung
    N1 Regionale Lymphknotenmetastasierung

M – Fernmetastasen
    Mx Vorliegen von Fernmetastasen kann nicht nachgewiesen werden
    M0 Keine Fernmetastasen
    M1 Fernmetastasen
          Jede Metastase in anderen als den regionalen Lymphknoten wird als M1 angesehen

pation des Mesorektums in der Umgebung des primären Analtumors zur Aufdeckung von Lymphknoten liefert wertvolle Informationen, insbesondere wenn sie in Allgemeinnarkose durchgeführt wird [58]. Ein doppelseitiges Lymphangiogramm gibt keinen Aufschluß über perirektale und hypogastrische Lymphknoten.

Gegenwärtig scheint das beste bildgebende Verfahren das CT zu sein. Es zeigt bei einigen Patienten stark vergrößerte perirektale und Beckenlymphknoten im Vergleich zu Patienten mit der Wahrscheinlichkeit von nur mikroskopischen Lymphknotenabsiedlungen. Im Gegensatz zum Adenokarzinom des Rektums gibt es unseres Wissens keine Veröffentlichung von Ergebnissen der endorektalen Sonographie in der Diagnostik perirektaler Metastasenknoten beim Analkanalkarzinom.

Andere Klassifikationen

Kliniken, die traditionell die Strahlentherapie als ein primäres konservatives Therapieverfahren benutzen, wie die Fondation Curie [71] und das Centre Léon Bérard [58], und in denen die externe Bestrahlung des Analkarzinoms seit den frühen 60er Jahren Routinepraxis ist, haben immer ihre eigene einfache klinische Klassifikation auf der Grundlage der Tumorgröße benutzt. Tumoren werden hinsichtlich ihrer Maximalgröße eingeteilt: weniger als 4 cm, von 4 bis 6 cm und größer als 6 cm, in bezug auf angrenzende Organe oder Strukturen verschieblich oder fixiert. Die Miteinbeziehung der Perianalhaut und die Tumorausdehnung in das distale Rektum bedeutet keine Einstufung als T3. Papillon [58] schlug die Klassifikation des Centre Léon Bérard vor, die seit 1976 in Genf benutzt wird. Diese klinische Einteilung berücksichtigt fast alle Faktoren, die für eine konservative Therapieentscheidung erforderlich sind:

- T1 und T2 sind kleine Tumoren bis zu einschließlich 4 cm Durchmesser. Die begrenzte lokale Ausdehnung gestattet eine konservative Therapie durch Bestrahlung mit einer hohen Heilungswahrscheinlichkeit und guten funktionellen Ergebnissen.
- T3 sind Tumoren von mehr als 4 cm Durchmesser, verschieblich, ohne Ulzeration der Vaginalschleimhaut und ohne direkte Ausbreitung auf genitale oder urologische Strukturen. Diese Tumoren sind primär operabel, weisen jedoch auch bei primärer Strahlentherapie mit Sphinktererhaltung eine hohe Heilungswahrscheinlichkeit auf.
- T4a sind Tumoren mit Ulzeration der Vaginalschleimhaut und dem Risiko einer rektovaginalen Fistel bei konservativer Strahlentherapie.
- T4b sind massive Tumoren mit direkter Infiltration und/oder Fixierung an anderen Nachbarorganen als Rektum, Perianalhaut und Vagina. Diese Tumoren werden mit sehr viel geringerer Wahrscheinlichkeit definitiv durch eine konservative Strahlentherapie mit akzeptablen funktionellen Ergebnissen geheilt, und es besteht zusätzlich das übermäßige Risiko der okkulten Tumorprogression in die Narbenregionen nach Bestrahlung, das sehr schwer durch klinische Untersuchung und sogar wiederholte Gewebeproben kontrolliert werden kann. Diese wiederholten Probeentnahmen können einer schmerzhaften Strahlennekrose Vorschub leisten. Massive T4b-Tumoren nach der Centre-Léon-Bérard-Klassifikation sind häufig primär nicht operabel. Eine kombinierte präoperative Chemo- und Strahlentherapie mit nachfolgender elektiver Radikaloperation scheint das Standardtherapieverfahren [59] zu sein. Neue nichtoperative Methoden wie die radikale Chemo- und Strahlentherapie mit oder ohne sekundäre Narbenexzisionen werden derzeit erprobt.

Epidemiologie

Inzidenz

Das Analkarzinom soll 20- bis 30mal seltener sein als das kolorektale Karzinom [2, 84] und 2–5% aller Karzinome des terminalen Darms ausmachen. Diese Zahlen müssen für Länder mit einer hohen Inzidenz an Analkarzinomen, z. B. Nordost-Brasilien und Indien, modifiziert werden, wo die Inzidenz des Analkarzinoms nahe der der Cervix-uteri-, Penis- und Vulvakarzinome liegt. Es wird angenommen, daß exogene Faktoren, wie eine Infektion durch Herpessimplex-Viren sowie einige Gruppen des humanen Papillomavirus [64, 85] zur Pathogenese des Analkarzinoms beitragen.

Alter und Geschlecht

In Europa und Nordamerika beträgt das Durchschnittsalter der Patienten 58–60 Jahre [3, 7, 35, 59]. Das Analkanalkarzinom ist bei Frauen häufiger [2, 73, 84], wobei das Geschlechterverhältnis von Frauen zu Männern 2:1 bis 5:1 beträgt. Papillon u. Montbarbon [59] geben bei 332 Patienten ein Geschlechterverhältnis von 4,7:1 im Zeitraum zwischen 1971 und 1986 an, Salmon et al. [73] auf der Grundlage von 183 Fällen im Zeitraum zwischen 1968 und 1979 5,5:1. In ausgewählten Regionen wie San Francisco [2, 11] beträgt das Verhältnis 1:1, und in einigen Krankenhäusern ist es sogar umgekehrt. In der Genfer Patientengruppe, die von 1976 bis 1985 beobachtet wurde, befanden sich 52 Frauen und 16 Männer. Das mittlere Alter betrug 65 Jahre (Altersgrenzen 35–92), wobei 26 der 68 Patienten älter als 70 Jahre waren. Das Karzinom des äußeren Analrands, definiert als ein Karzinom der Perianalhaut distal der Übergangszone, tritt bei Männern mit einem Geschlechterverhältnis von 1:3 häufiger auf [1, 7, 35, 52].

Begleitläsionen und prädisponierende Faktoren

Das Vorliegen nichtmaligner perianaler Veränderungen, wie z. B. Hämorrhoiden, Condylomata acuminata [45, 85], chronischen Fisteln [50], Leukoplakie [5], Psoriasis, chronischen Abszessen, chronischem Pruritus, Herpes, Folgeerscheinungen vorausgegangener Bestrahlungen [78] und Lichen sclerosus et atrophicus [80], werden als häufige Begleitläsionen beim Karzinom der Perianalhaut, sehr viel weniger aber beim Karzinom des Analkanals angesehen.

Extramammärer Morbus Paget [47] und Morbus Bowen [82] erfordern eine besondere Aufmerksamkeit. Diese nichtinvasiven intraepithelialen Veränderungen können zu einem invasiven Karzinom prädisponieren oder mit einem Karzinom des Anus oder viszeralen Neoplasmen verbunden sein. In der Untersuchungsreihe von Greenall et al. [35], der die Linea pectinea als distale Grenze des Analkanals definiert, waren bei 60% der Patienten mit einem Karzinom des Analrands eine oder mehrere dieser Veränderungen zu beobachten, im Vergleich zu lediglich 6% der Patienten mit einem Karzinom des Analkanals. Papillon [58], der die Grenze des Analkanals an der Übergangszone festlegte, beobachtete diese Begleitveränderungen nur bei sehr wenigen Patienten mit einem Karzinom des Analkanals. Für die Praxis läßt sich sagen, daß die häufige Verbindung von benignen und präkanzerösen Veränderungen mit einem Analkarzinom eine Biopsie aus jeder zweifelhaften Läsion in dieser Region erfordert.

Zum besseren Verständnis der ätiologischen Faktoren von Analkarzinomen muß sowohl bei männlichen als auch bei weiblichen Patienten die Sexualanamnese erhoben werden. Fallberichte und epidemiologische Studien lassen vermuten, daß eine venerische Erkrankung ein prädisponierender Faktor für ein Analkarzinom sein kann. Kondylome sind eine venerisch übertragene Krankheit, und ihre Verbindung mit dem Analkarzinom ist eng. Maligne Umwandlungen beim Condyloma acuminatum wurden beschrieben [45]. Das Riesenkondylom von Buschke u. Löwenstein [9] ist histologisch ein echtes Plattenepithelkarzinom. Syphilis wird ebenfalls als Faktor vermutet. In großen epidemiologischen Studien zeigten Dahlin et al. [18] und Austin [2] bei unverheirateten Männern eine höhere Inzidenz an Analkarzinomen als erwartet. Der homosexuelle Bevölkerungsanteil ist möglicherweise mit einem besonderen Risiko für ein Analkarzinom behaftet, wie es die von Cantril et al. [11] erhobenen Daten vermuten lassen.

Klinische Symptome und Diagnostikverfahren

Die klinische Manifestation eines Analkarzinoms ist häufig spät und unspezifisch. Bei Diagnosestellung haben die meisten Tumoren einen Durchmesser von 3–4 cm oder mehr. Gelegentlich ist ein Inguinallymphknoten die erste klinische Manifestation. Nur selten wird ein Analkarzinom in einem Präparat nach Hämorrhoidektomie oder bei einer klinischen Routineuntersuchung entdeckt. Das Intervall zwischen den ersten klinischen Symptomen und der Diagnose beträgt gewöhnlich mehrere Monate. Bei unseren Patienten mit Analkanalkarzinomen hatten 52 von 68 bei Diagnosestellung Tumoren mit einem Durchmesser von 4 cm oder mehr. Blutungen treten nicht regelmäßig als erstes Symptom auf, sie werden bei etwa 50 % der Patienten beobachtet.

Häufig sind klinische Symptome aufgrund tiefer Infiltration von fortgeschrittenen Läsionen, wie z.B. Veränderungen der Stuhlgangsgewohnheiten, Beckenschmerz, Beschwerden beim Sitzen und das Vorliegen einer perinealen Schwellung, die Ursachen für eine Konsultation. Sind diese Symptome mit intermittierenden Blutungen verbunden, wird häufig die Fehldiagnose Hämorrhoiden gestellt – die gelegentlich zusätzlich zum Karzinom vorliegen. Eine Verzögerung der Diagnosestellung beeinträchtigt den Erfolg einer konservativen Therapie.

Die klinische Untersuchung stellt einen wesentlichen Schritt im Therapieansatz dar, besonders wenn eine konservative Therapie durch Bestrahlung erwogen wird. Im allgemeinen wird die Knie-Thorax-Untersuchungsposition empfohlen. Die exakte Ausdehnung in kraniokaudaler Richtung muß präzise festgestellt werden. Es kann für den Radiologen von beträchtlichem Wert sein, wenn der kraniale Rand des Tumors mit einem Metallseed markiert wird, das vorzugsweise an der Grenze zwischen Tumor und gesunder Mukosa eingebracht wird. Die zirkuläre Tumorausdehnung muß relativ zur Seiten- oder Knie-Thorax-Lage des Patienten festgestellt werden. Der Maximaldurchmesser des Tumors sollte ausgemessen werden.

Der infiltrative Abschnitt des Tumors wird durch Palpation der Fossa ischiorectalis und des Perineums beurteilt. Die Möglichkeit der Verschieblichkeit des Tumors in bezug auf darunter liegende Strukturen muß festgestellt werden. Bei weiblichen Patienten ist bei ventral gelegenen Tumoren die vaginale Inspektion zur Aufdeckung einer Mukosaulzeration obligatorisch.

Die genaue Beschreibung wird am besten durch eine individuelle schematische anatomische Darstellung vervollständigt, die zum Zeitpunkt der ersten klinischen Untersuchung angefertigt wird. Diese grundlegende Abschätzung der Tumorausdehnung sollte wann immer möglich durch den Chirurgen und den Radiologen in einer gemeinsamen Sitzung erfolgen. Die Untersuchung von Perineum und Becken zur Aufdeckung einer Tumorausdehnung in die Umgebung sollte durch Palpation des Mesorektums in der präsakralen Region und der lateralen Beckenwände auf eventuelle metastatische Lymphknotenbeteiligung hin vervollständigt werden. Ist die Beurteilung der Tumorausdehnung aufgrund übermäßiger Schmerzen oder Stenose schwierig, muß eine Vollnarkose geplant werden. Zur klinischen Routineuntersuchung gehört die Beurteilung der Inguinallymphknoten, besonders im medialen Abschnitt der Inguinalfalten.

CT-Scans liefern zusätzliche Informationen über mesorektale und hypogastrische Lymphknoten. Die endoskopische Untersuchung zeigt die Tumormorphologie und gestattet die Entnahme einer diagnostischen Biopsie. Wenn konservative Bestrahlung die Therapie der Wahl ist, sollte die Biopsie das Ziel haben, die Diagnose festzulegen, sie sollte aber nicht mit der Absicht einer Exzision durchgeführt werden. Die Höhe der Strahlendosis, die nach einfacher Biopsie oder inkompletter Exzision verabreicht werden muß, ist die gleiche, die funktionellen Ergebnisse sind jedoch im letzten Falle schlechter.

Ein Routine-CT-Scan der Leber scheint nicht notwendig zu sein, da zu Beginn Lebermetastasen eine Ausnahme sind. Bei Patienten mit hohem Risiko und Lymphknotenbeteiligung oder hochgradig malignen Tumoren kann eine Sonographie der Leber durchgeführt werden.

Tumormarker fehlen bei Analtumoren. Die Bestimmung des CEA-Spiegels wie bei Adenokarzinomen von Kolon und Rektum ergibt keine nützlichen Informationen über Tumorregression oder lokale und Fernrezidive. Nach unseren Erfahrungen bleibt dieser Tumormarker sogar bei massiver Lebermetastasierung unter dem klinisch signifikanten Spiegel. Kürzlich wurde ein Radioimmunoassay für die Antigenprägung im Serum beim Plattenepithelkarzinom eingeführt [65]. Die Sensitivität betrug in dieser Untersuchungsreihe 78 %, die Spezifität 92 %.

Alle anderen röntgenologischen und biologischen Routineuntersuchungen müssen auf individueller Basis berücksichtigt werden, abhängig von der Wahl des Therapieverfahrens. Es muß betont werden, daß eine klinische Untersuchung, die zu einer genauen Tumorbeschreibung führt, einer der wichtigsten Schritte ist, wenn eine konservative Strahlentherapie zu Diskussion steht. Die endgültige Entscheidung zwischen Radikaloperation und Nachbestrahlung nach einer anfänglichen Bestrahlungsfolge oder Strahlen- und Chemotherapie als Test für die Strahlensensibilität basiert auf der klinischen Reaktion des Tumors.

Erhaltende Therapieverfahren bei Karzinomen des Analkanals

Es können verschiedene erhaltende Therapieverfahren erörtert werden: lokale Exzision sowie verschiedene Methoden der externen und interstitiellen Strahlentherapie.

Lokale Exzision

Es gibt kaum eine Indikation für eine erhaltende lokale Exzision beim infiltrierenden Karzinom des Analkanals. Greenall et al. [35] fanden in einer zusammengestellten Untersuchungsreihe von 889 Patienten mit Analkarzinom, daß 10% von ihnen durch lokale Exzision behandelt wurden, davon entwickelten 41% ein Lokalrezidiv. Tabelle 19.5 zeigt die Ergebnisse der lokalen Exzision beim Analkanalkarzinom. Eine lokale Exzision allein kann nur bei sehr frühen Veränderungen des unteren Analkanals als kuratives Therapieverfahren durchgeführt werden. Die lokale Exzision mit einem Sicherheitsabstand von 1–1,5 cm ist für Läsionen distal der Linea pectinea geeignet, die nicht wesentlich an diese heran vorgedrungen sind, im Durchmesser weniger als 2 cm betragen und bei der histopathologischen Untersuchung nicht mehr als eine Mikroinvasion aufweisen.

In der Gruppe aus der Mayo-Klinik [7], in der die Autoren sich strikt an diese Indikationskriterien für die Tumorinvasion hielten, d.h. Beschränkung auf Analepithel und subepitheliale Bindegewebe mit genügend großen Sicherheitsabständen an den Operationspräparaten, konnten 12 von 13 Patienten lokoregional kontrolliert definitiv durch lokale Exzision versorgt werden. Ein Rezidiv wurde durch eine Radikaloperation gerettet. Diese Beobachtungen zeigen, daß regionale Lymphknotenmetastasen in dieser sehr frühen Tumorgruppe nicht existierten. Bei den geschilderten Fällen handelte es sich um Plattenepithelkarzinome. Die lokale Therapie war bei 2 Patienten mit einem die Muskulatur durchbrechenden Tumor erfolglos [7]. Nach den Erfahrungen von Frost et al. [28] wiesen nur kleine, 1–2 cm im Durchmesser große, oberflächliche Tumoren eine niedrige Lymphknotenbefallsrate (einer von 13) im Operationspräparat auf, während Lymphknotenmetastasen bei 57% der Tumoren mit einem Durchmesser von 5–6 cm und mit nur oberflächlicher Infiltration auftraten.

Eine geringe Tumorgröße geht nicht immer mit einer oberflächlichen Infiltrationstiefe einher [28]. Es wird von Tumoren berichtet, die selbst bei einer Größe von nur 0,5 cm im Durchmesser den M. sphincter externus infiltrierten, was das potentielle Risiko einer Lymphknotenmetastasierung und die Gefahr eines lokoregionalen Rezidivs unterstreicht. Wurde in der Serie von Frost et al. [28] eine tiefe Infiltration trotz einer Tumorgröße von 1–2 cm beobachtet, so fanden sich bei 75% der Patienten (3 von 4) Lymphknotenmetastasen. Schraut et al. [76] berichteten von 7 Patienten mit Analkanalkarzinom, die durch lokale Exzision behandelt wurden. Fünf Patienten mit kleinen mikroinvasiven Veränderungen wurden geheilt, bei zweien mit tiefer Tumorinfiltration trat kein Erfolg ein.

Karzinome mit einem geringen Durchmesser, die in Höhe der Linea pectinea liegen, können zu einer beträchtlichen Analstriktur führen, wenn sie lokal mit Sicherheitsabständen exzidiert werden. Daher sind sie für eine lokale Exzision aus topographischen Gründen nicht geeignet, selbst wenn sie nur oberflächlich in der submukösen Schicht lokalisiert sind. Spezielle operative Techniken zur Rekonstruktion partieller Defekte des Sphinktermuskels und des M. puborectalis mit guten funktionellen Ergebnissen wurden beschrieben [61, 62]. Daher kann man feststellen, daß nicht Mangel an operativem Geschick bei

Tabelle 19.5. Lokale Exzision wegen Karzinoms des Analkanals

Quelle	Behandelte Patienten (n)	Mit LE[a] behandelte Patienten	Überlebende nach 5 Jahren	Lokalrezidive (n)	Distale Grenze des Kanals
Boman et al. 1984 [7]	188	2 DI	NI	2/2	DL
		12 SF	12/12	1/12	
Clark et al. 1986 [12]	67	3 IR	NI	NI	AV
		9 TR	NI	4/9	
Greenall et al. 1985 [35]	126	11	5/11	7/11	DL
Pyper u. Parks 1985 [69]	57	4 AL	NI	NI	DL
		4 SL	3/4	1/4	
Schraut et al. 1983 [76]	31	2 DI	NI	2/7	AV
		5 SF	5/7	0/5	
	469	52	74%	37%	

[a] Tumoren beschrieben als: *SF* oberflächlich, *DI* tief invasiv, *SL* kleiner Tumor, *AL* fortgeschrittener Tumor, *IR* unvollständig reseziert, *TR* vollständig reseziert.
LE lokale Exzision, *DL* Linea pectinea, *AV* Übergangszone, *NI* nicht angegeben.

der Rekonstruktion von Sphinkterdefekten, sondern die hohe Wahrscheinlichkeit mikroskopisch kleiner Resttumorabsiedlungen im Exzisionsgebiet sowie die hohe Wahrscheinlichkeit nichttherapierten Karzinoms in den regionalen Lymphknoten die Ursachen dafür sind, daß die alleinige lokale Exzision beim Analkanalkarzinom selten zu empfehlen ist. Alternative erhaltende Therapieverfahren, z. B. die primäre kurative Strahlentherapie, sollten in Erwägung gezogen werden, wenn eine Radikaloperation als therapeutisches Zuviel betrachtet wird. Die Indikation zur alleinigen Lokalexzision beim Analkanalkarzinom ist eine schwierige Therapieentscheidung. Blinde, lokal destruierende Therapiemethoden, wie Fulguration durch Elektrokoagulation, Applikation von flüssigem Stickstoff oder Laser, sind nicht mehr indiziert, sobald eine Strahlentherapie zur Verfügung steht, selbst wenn diese nur mit palliativem Ziel durchgeführt wird.

Lokale Exzision und postoperative Bestrahlung

Es lassen sich keine verläßlichen Indikationen hinsichtlich Bedeutung und Erfolg der postoperativen Strahlentherapie bei lokal inkomplett exzidierten Karzinomen des Analkanals aus der chirurgischen Literatur ableiten, da die Läsionen des Analkanals meist mit den Perianalkarzinomen in den Gruppen mit lokaler Exzision zusammengefaßt sind. Beim Karzinom des Analkanals muß von einer operativen Tumorreduktion mit postoperativer Strahlentherapie wegen positiver Resektionsränder ernsthaft abgeraten werden. Die klinische Untersuchung zur Beurteilung der Ausdehnung des Resttumors ist in der frühen postoperativen Phase nicht verläßlich. Bei Durchführung einer inkompletten lokalen Exzision und postoperativer Bestrahlung [28, 76] werden schlechte Strahlentoleranz und hohe Raten an kleineren und größeren lokalen Komplikationen beobachtet. In unserer Untersuchungsgruppe befanden sich ein Fall mit schwerer Strahlennekrose, der die Amputation erforderlich machte, und ein Fall einer partiellen Sphinkterinsuffizienz mit Protrusion der Rektummukosa bei Patienten, bei denen eine ausgedehnte, aber inkomplette lokale Exzision durchgeführt worden war und die danach zur postoperativen Bestrahlung verlegt wurden. Hier muß die äußerst schwierige Frage des optimalen Zeitintervalls zwischen einer solchen unseligen Tumorreduktion und der „Rettungs"bestrahlung gestellt werden. Gegenwärtig gibt es keinen klinisch verläßlichen Test und kein bildgebendes Verfahren, mit dem sich das Potential eines Tumors dokumentieren läßt, nichtteilende Zellen in ihr Proliferationsstadium umzuwandeln und den Zellzyklus zu beschleunigen. Bei Fehlen dokumentierter Richtlinien würde die Antwort zugunsten eines möglichst kurzen Intervalls zwischen der inadäquaten Tumoroperation und der Bestrahlung ausfallen. Leider kann eine unvollständige Reepithelisierung der exzidierten Mukosaareale vor Beginn der Bestrahlung zu einer lokalen Infektion und zu einer schlechten Kurz- und Langzeittoleranz gegenüber der Strahlentherapie führen.

Strahlentherapie

Die Strahlentherapie mit dem Ziel der Heilung eines infiltrierenden Karzinoms des Analkanals wird insbesondere in Europa seit 1921 benutzt. Bedeutende Beiträge dazu stammen aus der Fondation Curie in Paris. In den angelsächsischen Ländern ist die Radikaloperation die traditionelle Therapieempfehlung, und bis vor ganz kurzer Zeit wurden von Chirurgen nur inoperable Patienten unter Bedauern zur Strahlentherapie überwiesen. Interstitielle Implantate, externe Bestrahlung sowie eine Kombination aus beiden werden als definitive Therapieverfahren mit konservativem Ziel eingesetzt.

Interstitielle Implantate und externe Bestrahlung, begrenzt auf den Analkanal, ohne Therapie der mesorektalen Lymphknoten

Interstitielle Radium-226-Implantate werden bereits seit den 30er Jahren beim Analkarzinom angewendet. Courtial et al. [14] berichteten 1960 von einer Fünfjahresüberlebensrate von 36% bei 60 Patienten mit kleinen oder mäßig fortgeschrittenen Analkarzinomen, die durch interstitiell appliziertes Radium behandelt wurden. Devois u. Decker [20] sowie Dalby u. Pointon [19] leisteten ebenfalls Pionierarbeit. Es wurden schwere Fälle von Strahlennekrosen berichtet, wahrscheinlich infolge fehlender exakter Dosimetrie und nicht optimaler Implantationstechniken [8]. Papillon [58] wies eine bessere Toleranz bei Fraktionierung der Implantate nach. Seit den frühen 60er Jahren wird die alleinige Radiumtherapie überwiegend nicht mehr durchgeführt und durch externe Megavoltbestrahlung allein oder in Kombination mit interstitiellen Implantaten ergänzt.

Die Verwendung künstlicher Isotope, z.B. Iridium 192 [42], der Implantation leerer Strahlenquellencontainer, der Dosimetrie mittels Computer und der seit kurzem zur Verfügung stehenden fernbedienten Afterloadinggeräte erneuerte das Interesse an interstitiellen Implantaten. Ein interstitielles Implantat alleine, ohne externe Bestrahlung, ist eine lokale Therapiemaßnahme und selten indiziert. Aufgrund des schnellen Abfalls der Strahlenabsorptionsdosis in der Peripherie des Implantats werden die regionalen Lymphknoten durch diese interstitielle Therapie nicht erreicht. Werden interstitielle Implantate alleine bei großen, infiltrativen oder undifferenzierten Tumoren mit der hohen Wahrscheinlichkeit einer mesorektalen Lymphknotenbeteiligung verwendet, so müssen diese Techniken als suboptimal betrachtet werden, da sie schlechte Therapieergebnisse aufweisen. Papillon u. Montbarbon [59] berichteten von einer Versagerquote von 18,6% in den Beckenlymphknoten, wenn eine Lokaltherapie des Analkanals ohne Bestrahlung der präsakralen Beckenregion durchgeführt wurde. Die Versagerquote ging nach 1974 auf 6,1% zurück, als die lokale Analbestrahlung mit der posterioren Bestrahlung des Beckens kombiniert wurde. Interstitielle Implantate allein haben ähnliche Indikationen wie die lokale Exzision des Analkanalkarzinoms.

In der Genfer Strahlentherapieabteilung wurde eine fraktionierte interstitielle Implantation allein innerhalb von 10 Jahren nur 2mal zur Therapie eines invasiven Plattenepithelkarzinoms des Anus angewandt: einmal erfolgreich bei einer 80jährigen Patientin, die 30 Jahre zuvor durch konventionelle externe Bestrahlung und Radiumeinlagen wegen eines Plattenepithelkarzinoms der Cervix uteri behandelt worden war, und einmal erfolglos bei einem Patienten, der für einen operativen Eingriff ungeeignet war und 25 Jahre zuvor wegen einer nicht bekannten perinealen Erkrankung mit oberflächlicher Orthovoltbestrahlung behandelt worden war.

Aus didaktischen Gründen muß betont werden, daß, liegt der Patient in Steinschnitt- oder Knie-Thorax-Lage, das kleine direkte perineale Bestrahlungsfeld bei Verwendung externer Strahlen, z.B. Kobalt, Elektronen, niederenergetische Photonen aus Linearbeschleunigern oder Betatrons, nur eine Therapie des Analkanals alleine ohne therapeutische Beeinflussung der die Lymphknoten enthaltenden mesorektalen Regionen zuläßt. Diese direkten perinealen externen Bestrahlungsfelder sind mit anderen lokalen Verfahren vergleichbar, z.B. interstitiellen Implantaten alleine oder großzügiger lokaler Exzision.

Kombination aus externer Bestrahlung und interstitiellen Implantaten

Die optimale Indikation für interstitielle Implantate scheint in der Kombination mit externer Bestrahlung in einem aufeinanderfolgenden Therapievorgang zu liegen, der von Papillon [58] eingeführt wurde. Die externe Bestrahlung wird auf das gesamte Gewebevolumen im Perineum und Becken gerichtet, von dem man annimmt, daß es mikroskopisch und makroskopisch Tumor enthält. Dieser Abschnitt der Therapie erfolgt zunächst in fraktionierten Therapiesitzungen. Papillon empfiehlt eine Minimaldosis von 3000 cGy in 10 Sitzungen über 17 Tage auf ein direktes Perineumfeld in Steinschnittlage. Die Maximaldosis auf die Perineumhaut beträgt 4200 cGy [59]. Die Perineumbestrahlung wird durch 1800 cGy in 6 Fraktionen über ein transsakrales Feld auf das Lymphknoten enthaltende Mesorektum ergänzt. Nach einer Ruhepause von 6–8 Wochen wird ein interstitielles Iridium-192-Implantat mit 1500 cGy auf die Region des Primärtumors appliziert. Eine Narbenbiopsie wird nicht durchgeführt. Der Hauptvorteil interstitieller Implantate liegt in der streng lokalen Wirkung dieses Strahlentyps, der das angrenzende gesunde Gewebe vor hohen Gesamtdosen schützt. Versagt diese Art der konservativen Strahlentherapie, kann eine radikale Rettungsoperation mit guten Heilungsvoraussetzungen durchgeführt werden.

Lokoregionale Ergebnisse und Überlebenszahlen, die aus Therapien mittels externer Bestrahlung und interstitiell applizierten Iridium 192 erhalten wurden, sind sehr günstig. Papillon u. Montbarbon [59] berichteten kürzlich über 222 Patienten, die von 1971 bis 1984 mit Kobalt und interstitiellem Iridium mit konservativem Ziel behandelt wurden. Die Patienten wurden über mindestens 3 Jahre nachuntersucht. 159 Patienten wurden über 5 Jahre nachuntersucht. Die krankheitsfreie Überlebensrate nach 3 Jahren betrug 64,6% und nach 5 Jahren 64,1%; 14% der Patienten starben an einer interkurrierenden Erkrankung, 20% an Analkarzinom. Die Fünfjahresüberlebensrate betrug 76,2% bei Tumoren mit einem Durchmesser von 4 cm oder weniger und 58,3% bei Tumoren größer als 4 cm bei Vorstellung. Von den nach 5 Jahren lebenden Patienten in der Gruppe mit einem Tumordurchmesser von 4 cm oder darunter hatten 82% eine normale Sphinkterfunktion, ebenso 70,6% in der Gruppe mit einem Tumor größer als 4 cm. Ausgeprägte Komplikationen nach Bestrahlung wurden bei 2,2% der Fünfjahresüberlebenden beobachtet.

In Genf verwendeten wir von Oktober 1976 bis Oktober 1985 bei 39 Patienten eine ähnliche Technik. Bei dieser Patientengruppe wurde keine kombinierte Chemotherapie angewandt. Eine minimale Nachuntersuchung der gesamten Gruppe erfolgte nach mehr als 24 Monaten im September 1987 [66]. Die lokale Sanierung mit normaler Sphinkterfunktion betrug in der Gruppe mit Tumoren von 4 cm Durchmesser

Tabelle 19.6. Kombinierte externe Bestrahlung und interstitielles Iridium 192 ohne Chemotherapie wegen Analkanalkarzinoms

Quelle	Patienten (n)	Externe Strahlentherapie (Gy)	^{192}Ir (Gy)	Dosis auf Inguinalregion bei N0 (Gy)	Lokale Sanierung (RT/nach APR mit absoluter Indikation) (%)	Überlebende nach 5 Jahren (%)	Spätkomplikationen (Grad III) (%)
Papillon u. Montbarbon 1987 [59] (Centre Léon Bérard)	159[a]	30	15–20	–	Tumor ≤ 4 cm: 82,5/87,3 Tumor > 4 cm: 70,6/73,9 NS	76,2[a] 58,3[a] p < 0,05	2,2
Pipard 1989 [66] (Universitätsklinik Genf)	39[b]	30	15–20	–	Tumor ≤ 4 cm: 75/87,5 Tumor > 4 cm: 69/78,3	81[b] 73,9[b]	7,7

[a] Minimaler Nachuntersuchungszeitraum ≥ 5 Jahre.
[b] Minimaler Nachuntersuchungszeitraum ≥ 2 Jahre.
ExtRT externe Radiotherapie, *RT* Radiotherapie, *APR* abdominoperineale Resektion.

oder weniger 75 % und stieg auf 87,5 % nach einer Operation wegen primären Tumorrezidivs oder schwerer Komplikationen. Bei Patienten mit lokal weiter fortgeschrittenen Tumoren über 4 cm Durchmesser betrugen die entsprechenden Therapieergebnisse 69 % bei primärer lokaler Sanierung und 78,3 % nach Operation mit absoluter Indikation. An unserem Institut starben 18,8 % der Patienten mit kleinen Tumoren, d. h. 4 cm oder weniger, und 26,1 % der Patienten mit Tumoren größer als 4 cm am lokalen Analkarzinom und/oder Fernmetastasen. Strahlennekrosen ohne Tumorrezidiv, die eine radikale Operation erforderten, wurden bei 2 von 39 Patienten beobachtet. Ein Patient mit Nekrose der Perianalhaut konnte durch eine erhaltende Operation therapiert werden. Insgesamt handelt es sich um 7,7 % der Patienten, die wegen Komplikationen eine Operation benötigten. Tabelle 19.6 faßt diese Ergebnisse zusammen.

Radikale externe Bestrahlung allein

Die externe Bestrahlung allein wird als definitive primäre kurative Therapie angewandt. Die größten Erfahrungen mit dieser Art des konservativen Therapieansatzes wurden von der Fondation Curie [73], dem Princess Margaret's Hospital [15], dem Hôpital Tenon [3] und dem Institut Gustave Roussy [24] gemacht, andere Berichte stammen aus San Francisco [11, 21] und Genf [71]. Von diesen Instituten wurden verschiedene Anordnungen für die Bestrahlungsfelder der Megavoltanlagen beschrieben. Im allgemeinen werden Strahlendosen bis zu 40–45 Gy auf Gewebe gerichtet, das möglicherweise subklinische Tumorabsiedlungen beherbergt. Dosen bis zu 60–65 Gy werden auf die makroskopische Tumormasse durch Verstärkung auf reduzierte Gewebevolumina gegeben.

In der Gruppe der Fondation Curie wurden nur sehr frühe Tumoren durch Bestrahlung eines perinealen Feldes behandelt. Meist wurden Bestrahlungsfelder auf das gesamte Becken und den inneren Teil der Inguinalfalten beschrieben, womit das Problem der Becken- und Inguinallymphknoten berücksichtigt wurde. Es werden tägliche Dosen von 180–200 cGy verabreicht. In der Gruppe von Cautril et al. [11] mußte die Therapie bei 10 von 38 Patienten wegen schlechter akuter Strahlentoleranz unterbrochen werden. Cummings et al. [15] verzeichneten sogar ohne kombinierte Chemotherapie eine schlechte akute Toleranz auf kontinuierliche hochdosierte externe Bestrahlung. Das Therapieschema aus Toronto [15] umfaßt 50 Gy in 4 Wochen bei einer täglichen fraktionierten Dosis von 250 Gy. Diskontinuierliche Therapiepläne, die eine Erholung der akuten Haut- und Darmreaktionen erlauben, wurden beschrieben. Tabelle 19.7 zeigt lokale Sanierung und Überlebenszahlen der veröffentlichten Patientengruppen, bei denen eine externe Megavoltbestrahlung ohne Chemotherapie wegen Analkanalkarzinoms durchgeführt wurde. Die lokale Sanierung mit Erhaltung des Sphinkters durch eine primäre Bestrahlung beträgt etwa 80 % bei kleinen (T1, T2) und etwa 60 % bei größeren Tumoren (T3, T4). Es muß betont werden, daß eine Operation mit absoluter Indikation bei psychologisch und medizinisch gebrechlichen älteren Patienten nicht immer möglich ist. Bei Patienten, die für eine Operation geeignet sind, liegt die endgültige

184 G. Pipard

Tabelle 19.7. Radikale externe Bestrahlung ohne Chemotherapie wegen Karzinoms des Analkanals

Quelle	Patienten (n)	Dosis auf den Primärtumor (Gy)	Dosis auf die Inguinalregion (Gy)	Lokale Sanierung (%)	Überlebende nach 5 Jahren (%)	Spätkomplikationen (Grad III) (%)
Eschwege et al. 1985 [24]	64	60	–	T1–T2: 91 T3: 72 T4: 66 Gesamt: 81	T1–T2: 72 T3–T4: 35 Gesamt: 46	14
Cantril et al. 1983 [11]	88	60–70	–	80	79	5
Cummings et al. 1984 [15]	25	50	25–30	60	85	12
Salmon et al. 1984 [73]	158	50–65	50	Tumor < 4 cm: 76 Tumor 4–6 cm: 57 Tumor > 6 cm: 25	Tumor > 4 cm: 70 Tumor 4–6 cm: 57 Tumor > 6 cm: 33	8

lokale Sanierung bei etwa 85% bei kleinen und 70% bei großen Tumoren des Analkanals.

Die Rate an größeren Komplikationen, die einen operativen Eingriff erforderten, betrug bei der Fondation Curie von 1968 bis 1982 8%. Eschwege [24] gab eine Rate von 14% an größeren Komplikationen an, wobei alle Fälle während der ersten 2 Jahre nach Bestrahlung beobachtet wurden. Cautril et al. [11] berichteten von einer lokalen Sanierungsrate bei 26 von 32 Patienten nach 5 Jahren, wobei 2 Patienten an einer Strahlennekrose litten. Cummings et al. [15] gaben 3 größere Komplikationen bei 25 Patienten an, die mittels alleiniger radikaler Bestrahlung behandelt worden waren. Die Fünfjahresüberlebensrate deckt den breiten Spielraum von 33 bis 85% ab, abhängig im wesentlichen von der ursprünglichen Tumorgröße und dem Vorliegen synchroner inguinaler und Bekkenlymphknotenmetastasen. Berücksichtigt man die Tatsache, daß einige Patienten in der Strahlentherapiegruppe niemals in kurativen Operationsstatistiken erschienen wären, so sind diese Ergebnisse wenigstens so gut, wenn nicht besser als die nach primärer verstümmelnder Operation.

Kombination von Strahlen- und Chemotherapie

Die Kombination aus Bestrahlung und Chemotherapie wegen eines Analkarzinoms wird seit mehr als 10 Jahren durchgeführt, bleibt aber immer noch ein breites Forschungsfeld. Die veröffentlichten Untersuchungsreihen sind klein. Meist ist der Nachuntersuchungszeitraum für endgültige Schlußfolgerungen zu kurz. Weder über optimale Kombination und Reihenfolge der Chemotherapie noch über optimale Dosis und Feldereinstellung der Strahlentherapie wurde Übereinstimmung erzielt. Es gibt keine Ergebnisse randomisierter Untersuchungen, die dieselbe Bestrahlungstechnik mit oder ohne Chemotherapie vergleichen. Untersuchungsgruppen aus Strahleninstituten, in denen die jeweiligen Ergebnisse nach Bestrahlung allein und anschließend nach gleichzeitiger Strahlenchemotherapie miteinander verglichen werden, zeigen einen gewissen Vorteil der kombinierten Verfahrensweise [15, 35, 59, 66].

Das Analkarzinom stellt sich anfänglich in mehr als 90% der Fälle als lokoregionale Erkrankung dar; die Chemotherapie wird wegen eines zusätzlichen oder sensibilisierenden Effekts bei lokaler Strahlentherapie angewendet. Es wurden verschiedene aktive Präparate mit mittelmäßiger Wirksamkeit beschrieben, einschließlich Bleomycin, Doxorubin, Mitomycin und cis-Platinum [72]. Labordaten ergaben nur für Mitomycin und Bestrahlung additive Wirkungen [70]. Obwohl für 5-Fluorouracil und Bestrahlung superadditive Effekte vermutet wurden, konnte eine voneinander unabhängige Wirkung nicht ausgeschlossen werden [10].

Zur akuten Toxizität der kombinierten Strahlen- und Chemotherapie gehören Leukopenie, Thrombozytopenie, Proktitis, perineale Dermatitis, Diarrhöe, Stomatitis und ein temporärer Haarausfall. Diese Toxizität ist leicht bis mäßiggradig bei Patienten, die mit bis zu 30 Gy behandelt wurden, sie führte zu schwererer akuter Enteroproktitis und perinealen Reaktionen bei Patienten, die mit höheren Strahlendosen behandelt wurden [15, 35, 55, 56].

Unter den verschiedenen Strahlen- und Chemotherapieverfahren können 3 Hauptarbeitshypothesen voneinander unterschieden werden: präoperative Chemoradiatio, definitive Chemoradiatio sowie Chemoradiatio und interstitielle Implantate.

Die repräsentativsten der für jedes dieser Verfahren veröffentlichten Untersuchungsserien sind in Tabelle 19.8 aufgeführt.

Tabelle 19.8. Radiochemotherapie wegen Analkanalkarzinoms

Quelle	Patienten (n)	RT auf Primärtumor und Beckenlymphknoten (Gy)	RT auf Inguinallymphknoten (Gy)	5-FU, Mito-C--Zyklen (n)	Lokale Sanierung (%)	APR (%)	Überlebende (%)	Nachuntersuchung
Präoperative Chemoradiatio								
Nigro 1984 [55]	104	30	30	1 syn + 1 asyn	85	28	85	2–11 Jahre
Michaelson et al. 1983 [57]	37	30	30	1 asyn	81	49	78	5–74 Monate
Definitive Chemoradiatio								
Cummings et al. 1984 [15]	30	50^a 25 + 25^b	25–30	2 syn	93	6	90	8–50 Monate
John et al. 1987 [40]	22	30–50^c	30–40	2 syn	100	0	100	17–62 Monate
Sischy 1985 [79]	29	55–57^d	45	2 syn	90	3	90	1–9 Jahre
Dunst et al. 1988 [22]	21	30–50^e	30–45	2 syn	78	19	76	2–25 Monate
Chemoradiatio und interstitielles Iridium 192								
Papillon u. Montbarbon 1987 [59]	70 (T3)	30 + 15 Ir	–	1 syn	87	NI	NI	3–10 Jahre
Pipard 1989 [66]	29 (T3)	30–40 + 15 Ir	30–40	1 syn	79	10	86	2–7 Jahre

^{a} Fumir kontinuierlich – keine Unterbrechung der Chemoradiatio.
^{b} Fumir-Split – Unterbrechung von mehreren Wochen nach 25 Gy und nachfolgende Feldreduktion für weitere 25 Gy.
^{c} Keine Unterbrechung.
^{d} Unterbrechung nach 30–45 Gy zur besseren akuten Toleranz.
^{e} Verbesserte lokale Sanierung im Vergleich zu 66% Lokalsanierung bei 77 nichtrandomisierten T3-Tumoren, die ohne gleichzeitige Chemotherapie behandelt wurden.
5-FU 5-Fluorouracil, *Mito-C* Mitomycin-C, *APR* abdominoperineale Resektion, *NI* nicht indiziert für diese Untergruppe, *syn/asyn* synchrone oder asynchrone Verabreichung der Chemotherapie hinsichtlich der Strahlentherapie, *RT* Radiotherapie, *Ir* interstitielles Implantat von Iridium 192.

Präoperative Chemoradiotherapie

Eine präoperative Chemoradiotherapie umfaßt eine signifikant verminderte externe Bestrahlung, kombiniert mit einem oder zwei Chemotherapiezyklen, und danach die abdominoperineale Resektion. In jüngerer Zeit wurden aufgrund einer Vielzahl negativer Operationspräparate Narbenexzisionen oder multiple Biopsien durchgeführt [46, 52, 55, 74].
Nigro et al. [56] veröffentlichten 1974 eine Studie über die Anwendung von 5-Fluorouracil (1000 mg/m^2/24 h als kontinuierliche Infusion über 4 Tage) und Mitomycin (15 mg/m^2 i. v. als Bolus am Tag 1) in Kombination mit 30 Gy externer Bestrahlung über 3 Wochen als präoperative Maßnahme. Ein Viertageszyklus von 5-Fluorouracil wurde mit Beendigung der Strahlentherapie wiederholt. Trotz der reduzierten Strahlendosis warfen tumorfreie Operationspräparate die Frage nach der Nützlichkeit einer Radikaloperation sowie der Möglichkeit eines konservativen Therapieansatzes in Fällen der klinischen Auflösung des Tumors auf.

Bei 97 von 104 Patienten in der zusammengestellten Untersuchungsserie aus der Wayne State University [55] verschwand der Tumor klinisch etwa 6 Wochen nach der Einleitungstherapie. Die mikroskopische Untersuchung der Operationspräparate nach Radikaloperation oder der exzidierten Narbe zeigte bei 83 von 93 Patienten kein weiteres Tumorwachstum, wobei bei 11 Patienten überhaupt keine Biopsie durchgeführt wurde. Trotz einer negativen Biopsie der Narbe trat bei 7 von 61 Patienten ein Rezidiv auf, davon konnten 4 durch eine aufgeschobene Radikaloperation gerettet werden.
Das ursprüngliche Konzept von Nigro wurde von mehreren Autoren abgewandelt [15, 35, 40, 59, 66, 79]. Dennoch gibt es bemerkenswerterweise durchweg günstige Ergebnisse. In der Untersuchungsreihe des Memorial Sloan Kettering Center [35] wurde 2–3 Tage nach der Chemotherapie mit der Strahlentherapie begonnen. Ein 2. Chemotherapiezyklus wurde nicht verabreicht. Greenall et al. [35] berichteten über 11 von 18 konservativ behandelten Patienten

nach initialer Chemoradiotherapie. Die korrigierte Fünfjahresüberlebensrate betrug 88%, was im Vergleich zu den 58% günstig war, die am gleichen Institut in der Serie mit Radikaloperation erzielt wurden. Etwa die Hälfte der Patienten behielt eine normale Analfunktion. Neben einigen schweren akuten Reaktionen, die in der Serie von Nigro eine stationäre Behandlung erforderlich machten, werden keine schweren Spätkomplikationen angegeben. Bei Untersuchung der Faktoren, die mit dem Auftreten eines Resttumors in den Narbenpräparaten verbunden sind, erweist sich eine Tumorgröße von mehr als 5 cm als am aussagekräftigsten.

Definitive Chemoradiotherapie

Die definitive Chemoradiotherapie umfaßt eine mäßig reduzierte radikale externe Strahlenmenge in Kombination mit einer Chemotherapie: Es werden 50–55 Gy kombiniert mit 2 Chemotherapiezyklen verabreicht, falls erforderlich nach einem Therapieschema, in dem wegen besserer akuter Toleranz beides voneinander getrennt ist. Gewöhnlich muß das Volumen des Bestrahlungsfelds nach 30–40 Gy reduziert werden. Eine Narbenexzision wird nicht immer durchgeführt, und eine Radikaloperation bleibt dem Tumorrezidiv oder schweren Komplikationen vorbehalten. Hauptziel ist es, mit mäßig hohen externen Gesamtstrahlendosen und einer synchronen Chemotherapie die gleichen Ergebnisse zu erzielen wie mit alleiniger hochdosierter externer Bestrahlung von 65 Gy. Die an der University of California gemachten Erfahrungen wurden von John et al. [40] veröffentlicht: 22 von 22 Patienten waren lokal tumorfrei, davon erhielten 3 eine zusätzliche Radiochemotherapie. Keiner von ihnen verstarb in einem Nachuntersuchungszeitraum zwischen 17 und 62 Monaten am Karzinom. Die nachteiligen Wirkungen stellten sich bei den Patienten von John et al. in Form verschieden ausgeprägter Grade akuter Dermatitis, Diarrhöe und reversibler hämatologischer Störungen dar. Schwere Spätkomplikationen wurden nicht berichtet.
Die Untersuchungsreihe aus dem Princess Margaret's Hospital [15] zeigt, daß die primäre lokale Tumorsanierung von 60 auf 90% stieg, wenn eine Chemotherapie (5-Fluorouracil, Mitomycin) mit der Strahlentherapie kombiniert wurde („Fumir") (28 von 30 Patienten wurden kontrolliert), aber die Überlebensraten änderten sich nicht signifikant, wenn man die bestrahlten Patienten mit oder ohne gleichzeitige Chemotherapie miteinander vergleicht.
Bei dem Toronto-Fumir-Therapieschema erforderten akute intestinale, perineale und hämatologische Intoxikationserscheinungen einen verlängerten stationären Aufenthalt und führten in verschiedenen Modifikationen zum kontinuierlichen Radiochemotherapieschema: eine Unterbrechung für 4 Wochen (Fumir-Split), Strahlenauffrischung nach 25 Gy über kleine Felder, Auslassen des 2. Chemotherapiezyklus bei einigen Patienten. Fünf von 30 Patienten benötigten wegen Spätkomplikationen einen operativen Eingriff. Sischy [79] veröffentlichte günstige Ergebnisse und mußte nach 3–4 Wochen Bestrahlung wegen schlechter akuter Toleranz einen getrennten Strahlentherapiezyklus empfehlen. Dunst et al. [22] gaben vorläufige günstige Ergebnisse bei Verwendung externer Bestrahlung in Kombination mit 2 synchronen Chemotherapiezyklen an.

Chemoradiotherapie und interstitielle Implantate

Die Kombination von Chemoradiotherapie und interstitiellen Implantaten umfaßt eine signifikant reduzierte externe Strahlendosis in Kombination mit einem Chemotherapiezyklus und im Anschluß daran die Applikation eines interstitiellen Implantats. Eine Narbenexzision wird nicht durchgeführt. Ein chirurgischer Eingriff ist für absolute Indikationen reserviert. In den Berichten über Chemoradiotherapie plus „Narbenexzision" ist dokumentiert, daß nach Therapie großer Tumoren mit der kombinierten Radiochemotherapie trotz eindrucksvoller klinischer Schrumpfung oder sogar Auflösung des Tumors häufiger ein Resttumorwachstum vorlag. Die Exzision des gesamten ursprünglich tumortragenden Gewebes für die mikroskopische Untersuchung ist nicht möglich, wenn das Therapieziel eine optimale Sphinktererhaltung ist. Lokalrezidive trotz negativer Biopsiekontrollen wurden beobachtet. Daher ist die Biopsie der ursprünglichen Tumorregion bei fortgeschrittenen Karzinomen des Analkanals nicht absolut zuverlässig.
Das interstitielle Iridiumimplantat liefert eine zusätzliche lokalisierte Bestrahlung des gesamten ursprünglichen Tumorbetts, während das umgebende gesunde Gewebe besser als bei der externen Bestrahlung geschont wird. Dies war die Arbeitshypothese, die sich auf die Pionierarbeit von Papillon gründet und die im Juli 1980 von unserem Institut für Analkanalkarzinome mit einem Durchmesser über 4 cm übernommen wurde. Die externe Strahlendosis betrug 3000–4000 cGy in 15–20 Fraktionen von je 200 cGy pro Tag. Es wurde eine sehr einfache Bestrahlungstechnik verwendet, bei der am liegenden Patienten gegenüberliegende Felder parallel bestrahlt wurden. Die potentiell lymphknotentragende Beckenregion wurde bis in Höhe von S_1/S_2 und der perineale Primärtumor mit einem distalen Sicher-

heitsabstand von 2 cm in einfachen Reckteckfeldern eingeschlossen. Der mediale Abschnitt der Inguinalfalten wurde in diesen Feldern nicht abgedeckt.
Während der 1. Woche der externen Bestrahlung wurde begleitend eine Chemotherapie verabreicht: 0,4 mg/kg (Maximaldosis 20 mg) Mitomycin am Tag 1, 800–1000 mg/m^2 5-Fluorouracil an den Tagen 1–5 über eine 24-h-Tropfinfusion. Ein 2. Chemotherapiezyklus erfolgte nicht. Nach einer 6wöchigen Pause wurde interstitielles Iridium mit einer zusätzlichen Dosis von 1500–2000 cGy eingebracht; dabei wurden Nadeln mit einer Standardlänge von 7 cm verwendet. Die Anzahl aktiver Elemente variierte zwischen 5 und 12 Nadeln, entsprechend dem ursprünglichen Tumorvolumen. Bei 29 Patienten, die alle Tumoren mit einem Durchmesser von über 4 cm bei Erstuntersuchung hatten und die im September 1987 nach wenigstens 24 Monaten nachuntersucht wurden, betrug die lokale Sanierungsrate 79,3%. Nach einer radikalen Operation betrug die lokale Sanierung 89,6% (26 von 29 Patienten); 13,8% der Patienten starben am Karzinom, 10,3% an einer interkurrenten Erkrankung; 75,8% lebten ohne Anhalt für die Tumorerkrankung. Es wurden keine ernsthaften, eine Operation erfordernden Komplikationen beobachtet. Eine geringgradige Fibrosierung, im wesentlichen begrenzt auf die vom implantierten Iridium betroffene Geweberegion, jedoch ohne Beeinträchtigung der Sphinkterfunktion, sowie gelegentliche Blutungen aufgrund einer Teleangiektasie waren die kleineren Folgeerscheinungen bei 20,6% der behandelten Patienten [66].
Papillon u. Montbarbon [59] berichteten über eine lokale Tumorsanierungsrate von 87% bei Tumoren über 4 cm (T3 in der Klassifikation des Centre Léon Bérard), wenn gleichzeitig Radiochemotherapie und Iridiumimplantation durchgeführt wurden, im Vergleich zu 74% in ihrer T3-Kobalt-/Iridiumtherapieserie ohne Chemotherapie.
Zusammenfassend führt die primäre konservative Therapie mit Verwendung der verschiedenen Bestrahlungsmodalitäten mit oder ohne kombinierte Chemotherapie zu Überlebensraten, die mit denen nach primärer Radikaloperation vergleichbar sind. Die Erhaltung einer brauchbaren Sphinkterfunktion ist bei der Mehrzahl der Patienten möglich, die wegen kleiner Tumoren behandelt werden, und bei etwa der Hälfte der Patienten mit weiter fortgeschrittenen Tumoren mit einem Durchmesser über 4–5 cm. Die Erhaltung des Sphinkters unter der Bestrahlung ist bei Patienten mit Tumoren von über 6–8 cm im Durchmesser bei Vorstellung riskanter. Bei modernen strahlentherapeutischen Techniken sind schwere Komplikationen selten.

Verstümmelnde Therapie bei Karzinomen des Analkanals

Die abdominoperineale Resektion ist das Operationsverfahren der Wahl. In einigen Fällen ist die externe Bestrahlung eine geplante präoperative Maßnahme. Die externe Bestrahlung kann ebenso als postoperative Maßnahme angezeigt sein, wenn eine mikroskopische Tumorbeseitigung unwahrscheinlich zu sein scheint oder wenn eine ausgedehnte Lymphknotenmetastasierung gefunden wird.

Abdominoperineale Resektion

Bei Patienten mit invasiven Tumoren des Analkanals sowie Patienten mit einem Carcinoma in situ oder einem mikroinvasiven Karzinom mit einem Durchmesser über 2 cm ist die abdominoperineale Resektion das Verfahren, in dem die meisten Chirurgen übereinstimmen. Greenall et al. [35] gaben an, sie sei als Standardverfahren zu empfehlen, mit dem alle anderen zu vergleichen seien. Hinsichtlich der technischen Gesichtspunkte der Operation sollte die perineale Resektionslinie das Tuber ischiadicum auf beiden Seiten erreichen und zusätzlich zur abdominoperinealen Standardresektion, die beim Adenokarzinom des Rektums verwendet wird, die Entfernung des Inhalts der Fossa ischiorectalis umfassen.
Die Erfahrungen von Schraut et al. [76] legen nahe, daß eine Dissektion der hypogastrischen und Obturatorlymphknoten dienlich ist. Dieser Art der erweiterten Operation kommt eine potentielle urogenitale Morbidität zu. Hinsichtlich der Notwendigkeit und der Vorteile solcher ausgedehnter operativer Verfahren sind die vorliegenden Daten unzureichend, um eine endgültige Aussage zu treffen. Es wird von gelegentlichen Langzeitüberlebenden unter Patienten mit Befall hypogastrischer Lymphknoten zusätzlich zu den regionalen mesorektalen Lymphknoten berichtet [76]. Stearns u. Quan [81] berichteten über 5 von 15 Patienten, bei denen positive Lymphknoten in den iliakalen Lymphadenektomiepräparaten gefunden wurden und die mehr als 5 Jahre überlebten. Von Goligher [33] wird eine posteriore Vaginektomie empfohlen, obwohl andere Autoren sich eher konservativ verhalten, wenn das rektovaginale Septum nicht befallen ist.
Eine retrospektive Auswertung der Ergebnisse der Radikaloperation zeigt eine erhebliche Variation in der Fünfjahresüberlebensrate: von 23 bis 71%. Fallselektion, separate Therapiebewertung bei Gruppen mit besonders schlechter Prognose, Ausschluß von Patienten, die nur palliativ behandelt wurden, Präsentation der Ergebnisse als absolute, korrigierte oder

Tabelle 19.9. Potentiell kurative abdominoperineale Resektion beim Karzinom des Analkanals

Quelle	Patienten (n)	APR (n)	Lokal-rezidive (%)	Überlebende nach 5 Jahren (%)	Distale Grenze des Analkanals
Boman et al. 1984 [7]	188	118	27	71	AV
Clark et al. 1986 [12]	67	41	58	NI	AV
Frost et al. 1984 [28]	172	109	27	62	AV
Greenall et al. 1985 [35]	144	103	21	58	DL
Hardcastle u. Bussey 1968 [38]	92	83		48	DL
Loygue et al. 1980 [48]	124	33		53	AV
Merlini u. Eckert 1985 [51]	69	69		23	AV
O'Brien et al. 1982 [57]	21	21		38	DL
Pyper u. Parks 1985 [69]	57	37		42	DL
Schneider u. Schulte 1981 [75]	49	33	32	29	AV
Schraut et al. 1983 [76]	31	24	54	54	AV
	1014	671		48	

APR abdominoperineale Resektion, *NI* nicht indiziert, *AV* Übergangszone, *DL* Linea pectinea.

versicherungsstatistische Daten sowie Nichtübereinstimmung in bezug auf die distale Grenze des Analkanals – Linea pectinea oder Übergangszone – machen einen Vergleich von Operationsreihen schwierig. Bei Durchsicht der jüngeren Publikationen beträgt die prozentuale Überlebensrate nach 5 Jahren etwa 50%. Ein Überleben nach Radikaloperation ist abhängig von Tumorgröße, Grading, Infiltrationstiefe und Lymphknotenbeteiligung [7, 28, 35, 48, 69, 75, 76, 78, 81]. Tabelle 19.9 faßt die jüngsten veröffentlichten Operationsergebnisse zusammen.

Wichtig ist, daß bei 15–20% der Patienten aufgrund ihres schlechten medizinischen oder psychischen Zustands ein größerer operativer Eingriff nicht durchführbar ist. Eine Operationsmortalität von 3–8% muß berücksichtigt werden.

Präoperative externe Bestrahlung

Wenn bei großen Tumoren, die für eine primäre Radikaloperation nicht geeignet waren, eine Strahlentherapie angewandt wurde, konnten Schrumpfung und sogar vollständige Auflösung des Tumors im Operationspräparat bestätigt werden [56, 59]. Es scheint bei den verschiedenen histopathologischen Analkarzinomtypen keine entscheidenden Unterschiede in der Strahlensensibilität zu geben; insbesondere konnte eine Strahlenresistenz bei kloakogenem, Übergangs- oder basaloidem Karzinom nicht bestätigt werden. Eine günstige Reaktion auf mäßig hohe Strahlendosen (30–55 Gy) mit der Umwandlung von fixierten Tumoren in technisch operable wurde von Papillon u. Montbarbon [59] über 11 von 21 negativen Operationspräparaten nach einer präoperativen Bestrahlung von 3000 cGy in 10 Fraktionen berichtet. Bei diesen Patienten wurde nach 3 Jahren eine Überlebensrate von 52% beobachtet. Weitere 14% starben an einer interkurrenten Erkrankung während der Dreijahresnachsorgeperiode. In der Genfer Serie hatten 2 Patienten mit Analkanalkarzinom und Beckenlymphknoten im prätherapeutischen CT oder Lymphangiogramm nach präoperativer Bestrahlung zum Zeitpunkt der Durchführung einer elektiven Radikaloperation keinen Resttumor mehr. Salmon et al. [73] berichteten über eine präoperative Bestrahlung von 4500–6500 cGy und fanden 9 von 25 Resektionspräparate tumorfrei; 18 von 26 Patienten waren nach 3 Jahren rezidivfrei, und bei 4 kam es zum Tumorrezidiv.

Barthelmy et al. [3] veröffentlichen eine Serie von 31 präoperativen Bestrahlungen: das Überleben bei T3- und T4-Tumoren betrug nach 5 Jahren 52%. Eschwege et al. [24], Frost et al. [28] sowie Cantril et al. [11] beobachteten ähnlich günstige Reaktionen auf eine präoperative Bestrahlung mit 4000–4500 cGy mit niedrigen späteren lokalen Rezidivraten nach Radikaloperation. Eine mäßig hohe präoperative Bestrahlung von 3000 cGy in 10 Fraktionen oder eine etwas höhere und zeitlich ausgedehnte externe Bestrahlung von 4000–4500 cGy in 20–23 Fraktionen scheint bei lokal fortgeschrittenen Tumoren von Vorteil zu sein. Vorteile bei der lokalen Sanierung und resultierende Vorteile in den Überlebensraten verglichen mit der Operation allein sind sehr wahrscheinlich. Die präoperative Bestrahlung kann ein Test für die Strahlensensitivität sein. Eine Indikation für die Radikaloperation bei großen Tumoren kann evtl. in ein konservatives Therapieregime umgewandelt werden, wenn der Tumor 4–6 Wochen nach Beendigung der präoperativen Bestrahlung verschwunden ist. In diesen Fällen kann die zusätzliche Bestrahlung, besonders bei Patienten mit hohem Operationsrisiko, eine wertvolle alternative Therapiemethode sein.

Die Anlage einer Kolostomie vor der präoperativen Bestrahlung ist gewöhnlich nicht notwendig. Gelegentlich kann eine Kolostomie bei sehr weit fortgeschrittenen Tumoren mit vollständiger Einengung des Analkanals, die sich in permanenter Inkontinenz oder schwerer Obstruktion äußern, notwendig sein.

Postoperative Bestrahlung

Bestrahlung als ein postoperatives Adjuvans wird von Glanzmann [32] auf der Basis einer Analyse unbefriedigender Ergebnisse nach alleiniger radikaler Radiotherapie vorgeschlagen. Chirurgen, die lokoregionale Mißerfolge nach Radikaloperation zugestehen, empfehlen eine postoperative Bestrahlung bei tief infiltrierenden, schlecht differenzierten und lymphknotenpositiven Tumoren. In der Publikation von Frost et al. [28] sank die postoperative Rezidivrate bei lymphknotenpositiven Patienten von 25 auf 17%, nachdem postoperativ eine Bestrahlung durchgeführt worden war. Ähnlich günstige Wirkungen wurden von Schneider u. Schulte beobachtet [75].

Therapie von Lymphknoten bei Karzinomen des Analkanals

Synchrone Inguinallymphknoten

Eine prophylaktische Lymphknotendissektion der Leiste ist trotz ihres theoretischen Vorteils [81] nicht angezeigt, wobei die erhebliche Morbidität bei diesem Verfahren zu bedenken ist.

Liegen pathologische Inguinallymphknoten vor, so ist die radikale Leistendissektion oder Etappendissektion mit folgender postoperativer Radiotherapie als therapeutische Maßnahme indiziert, um die Progression des Karzinoms in eine fixierte und ulzerierende Leistentumormasse zu verhindern. Synchrone Inguinallymphknotenmetastasen sind, auch wenn sie lokal kontrolliert sind, prognostisch ein ernstes Problem. Nach der chirurgischen Literatur haben weniger als 20% der Patienten 5 Jahre überlebt [28, 35, 44, 49, 69, 75, 81]. In unserer Fallserie hatten 6 von 68 Patienten synchrone Inguinallymphknotenmetastasen (5 Patienten mit unilateralen, 1 Patient mit bilateralen Lymphknoten). Alle Lymphknoten waren verschieblich und durch die einfache Exzision von makroskopisch vergrößerten Lymphknoten therapiert worden. Eine radikale inguinokrurale Lymphknotendissektion als primärer operativer Eingriff wurde nicht versucht. Auf die Lymphknotenexstirpation folgte eine postoperative Strahlentherapie der befallenen Leiste und der homolateralen Beckenlymphknoten bis zu den Noduli iliaci communes. Eine Bestrahlung von 45 Gy wurde auf die lateralen Beckenlymphknoten und von 60 Gy auf die betroffene Inguinalregion gegeben. Verwendet wurde die Kombination aus Kobalt und Elektronen. Die gegenüberliegende Inguinalfalte wurde nicht prophylaktisch bestrahlt. Alle synchronen Inguinalmetastasen wurden kontrolliert, und wir beobachteten nur einen Patienten mit einem mäßig ausgeprägten Beinödem. Bei unseren Patienten wurde keine pathologische Fraktur des Femurkopfs beobachtet. Keiner unserer Patienten hatte ein Lokalrezidiv in der Inguinalfalte oder den iliakalen Lymphknoten. Zwei von 6 Patienten starben an Leber- und Lungenmetastasen bei lokoregional kontrollierten Karzinomen. Die übrigen 66% leben ohne Anzeichen einer Tumorerkrankung.

Papillon u. Montbarbon [59] berichteten über 11 von 19 Fünfjahresüberlebenden (57,8%) unter ihren Patienten mit synchronen Inguinallymphknotenmetastasen. Sie wandten eine Leistenbestrahlung nach mehr oder weniger ausgedehnter Leistendissektion an.

Metachrone Inguinallymphknoten

Metachrone Lymphknotenmetastasen sind nur in der Inguinalregion gut dokumentiert. Ihre Prognose scheint günstiger zu sein als die von synchronen Lymphknoten: In Operationsserien wird die Fünfjahresüberlebensrate zwischen 40 und 70% angegeben [35, 49, 57]. Wir beobachteten 4 von 68 Patienten in diesem Zustand: 2 ohne Rezidiv des Primärtumors und 2 mit gleichzeitigem Karzinomrezidiv im Bereich des bestrahlten Analkanals. Zwei von 4 Patienten leben ohne Anzeichen der Krankheit, 2 sind am Karzinom gestorben.

Wir empfehlen die einfache Lymphknotenexstirpation und, falls möglich, eine postoperative Bestrahlung. Wurde die Leistenregion bereits während der primären Radiatio bestrahlt, so ist eine ausgedehnte Lymphknotenoperation mit der hohen Wahrscheinlichkeit eines Lymphödems erforderlich. Werden fixierte metachrone Lymphknoten entdeckt, kann eine präoperative Bestrahlung und/oder intraarterielle Chemotherapie, die selektiv auf die betroffene Region gerichtet ist, diskutiert werden.

Beckenlymphknoten

Die Fünfjahresüberlebensraten sind mit 30% [4, 7, 35, 48, 69, 81] niedrig, wenn Beckenlymphknotenmetastasen in den radikal exstirpierten Operationspräparaten entdeckt werden. Lymphknotennegative Patienten zeigen eine sehr viel bessere lokale Sanierung und Überlebensraten bis zu 70%. Dies sind überzeugende Argumente zugunsten einer postoperativen Bestrahlung, wenn eine Radikaloperation die primäre Therapieentscheidung war.

Auf der anderen Seite müssen die Therapiefelder bei primärer konservativer Bestrahlung die präsakralen und hypogastrischen Lymphknotenareale miteinschließen, sogar bei Patienten, die im CT-Scan keine vergrößerten Lymphknoten aufweisen. Werden im CT vergrößerte Beckenlymphknoten gefunden, ist die Radikaloperation nach einer präoperativen Radiochemotherapie angezeigt. Trotz einer Vielzahl von Argumenten zugunsten der Strahlensensibilität von Beckenlymphknoten – vergleichbar der Strahlensensibilität des primären Analkanalkarzinoms – bleibt die radikale Bestrahlung allein oder kombiniert mit Chemotherapie bei Patienten mit vergrößerten Beckenlymphknoten noch zu untersuchen.

Rezidive beim Analkanalkarzinom

Nach primärer Radikaloperation

Der Durchschnittszeitraum bis zum Auftreten eines Becken- und perinealen Rezidivs nach Radikaloperation beträgt etwa 10–15 Monate mit einer Streubreite von 2–96 Monaten. Es wurden Operation und Strahlentherapie, in letzter Zeit kombiniert mit einer Chemotherapie, angewandt; die Prognose ist jedoch sehr schlecht und bei Beckenrezidiven nur wenig besser als bei Fernmetastasen. Greenall et al. [35] berichteten über 67 Patienten mit Rezidiven eines Analkanalkarzinoms, die 7–9 Monate überlebten (Streubreite 1–48 Monate). Gewöhnlich ist eine Rettung durch Bestrahlung nach Mißlingen einer Radikaloperation selten erfolgreich. In den Veröffentlichungen von Glanzmann [32] sowie Merlini u. Eckert [51] wurde kein Patient durch Bestrahlung gerettet. Boman et al. [7] berichteten über 5 von 21 Überlebenden 5 Jahre nach Bestrahlung wegen eines postoperativen Rezidivs. Die Diagnose eines Rezidivs erfolgt beim operierten Patienten gewöhnlich spät.

Der gegenwärtig beste Therapieansatz scheint in einer Kombination aus Bestrahlung und Chemotherapie zu liegen, wenn eine erneute Operation nicht indiziert ist.

Nach Bestrahlung mit konservativem Ziel

Der Durchschnittszeitpunkt bis zum Auftreten eines Lokalrezidivs nach radikaler Bestrahlung wird mit 2 Jahren angegeben [59, 66, 73]. In unserer Patientengruppe wurde das späteste Rezidiv nach konservativer externer Bestrahlung und Kombination mit einem interstitiellen Iridiumimplantat nach 18 Monaten beobachtet. Papillon u. Montbarbon [59] registrierten alle Lokalrezidive über 2 Jahre. In der Veröffentlichung der Fondation Curie [73] über Ergebnisse bei alleiniger externer Bestrahlung betrug die kumulative Rezidivrate nach 2 Jahren 87%. Die radikale Operation ist ein ausgezeichnetes Therapieverfahren bei Lokalrezidiven nach konservativer Bestrahlung. In unserer Gruppe von 68 Patienten, die von Oktober 1976 bis Oktober 1985 mit konservativem Ziel bestrahlt wurden, kam es bei 14 von 68 Patienten zum lokalen Therapieversagen. Zwei Patienten befanden sich in einem zu schlechten medizinischen Zustand für eine absolute Operation. Zwei Patienten lehnten eine Operation aus psychologischen Gründen ab und verstarben. Von den 10 übrigen Patienten, die für eine Operation geeignet waren, wurden 5 gerettet, 5 starben trotz Operation am Karzinom. Die günstigen Ergebnisse der Operation mit absoluter Indikation nach Versagen der Strahlentherapie beim Analkanalkarzinom werden in anderen Serien erwähnt: In dem Bericht von Cantril et al. [11] wurden 5 von 6 Patienten gerettet. Die Heilungsbedingungen nach absoluter Operation waren bei fast allen unseren Patienten, die mit einer mäßig hohen externen Bestrahlung und interstitiellem Iridium therapiert wurden, gut. Bei 2 von 10 Patienten trat über einen längeren Zeitraum eine Perinealfistel auf.

Therapie der Karzinome der Perianalhaut (Analöffnung, äußerer Analrand)

Aus der Literatur sind Therapierichtlinien schwer aufzustellen. Die Seltenheit der Perianalhautkarzinome und die divergierenden Meinungen hinsichtlich der distalen Grenzen des Analkanals machen einen Vergleich zwischen den Ergebnissen verschiedener Therapiemodalitäten riskant. Die anatomische Lokalisation der Läsion scheint für viele Autoren von prognostischer und therapeutischer Signifikanz zu sein. Es wird angenommen [1, 23, 44, 60], daß Plattenepithelkarznome der Perianalhaut und des Analkanals äußerst unterschiedlich sind, obwohl sie in benachbarten Regionen auftreten, und bis auf die Tatsache, daß sie maligne sind, haben sie sowohl vom klinischen, operativen oder histologischen Standpunkt wenig miteinander gemeinsam.

In ihren Veröffentlichungen berücksichtigen Papillon et al. [60], Cummings et al. [16] und Cutuli et al. [17] nur Tumoren innerhalb eines Radius von 6 cm von der Übergangszone entfernt, so wie es auch Beahrs [4] in Übereinstimmung mit den gegenwärtigen Empfehlungen der UICC von 1987 tut. Im Gegensatz dazu geben Greenall et al. [35] sowie Al Jurf et al. [1] die Therapieergebnisse für alle Tumoren distal der Linea pectinea als Ergebnisse bei Tumoren des Analrands an.

Im wesentlichen muß das Therapiekonzept das lokale Tumorproblem unter besonderer Beachtung der Inguinallymphknoten berücksichtigen. Fernmetastasen sind bei lokoregional sanierten Patienten ungewöhnlich: in den Serien von Greenall et al., Cummings et al. sowie Cutuli et al. starb keiner der Patienten, nur einer von 35 Patienten starb nach dem Bericht von Papillon et al. Karzinomen der Perianalhaut wird ein günstigeres Ergebnis als Analkanalkarzinomen nachgesagt. Sie werden in einem früheren Stadium identifiziert, sind gut differenziert und führen nicht oder nur zu wenigen Beckenmetastasen.

Im Gegensatz dazu ist eine Ausbreitung in die Lymphknoten der Inguinalfalten eine therapeutische Herausforderung. Die Metastasierung kann Jahre nach der Therapie des Primärkarzinoms auftreten, sehr schnell wachsen, das darunterliegende Gewebe miteinbeziehen und die Haut ulzerieren.

Lokale Exzision

Eby u. Sullivan [23] überprüften die gegenwärtigen Konzepte einer lokalen Exzision beim Karzinom des Anus. In einer zusammengestellten Serie von 320 Patienten (die Grenze des Analrands wurde nicht immer hinsichtlich der Übergangszone und der Linea pectinea klar definiert) fanden sie 25%, die durch lokale Exzision, und 75%, die durch eine abdominoperineale Resektion behandelt wurden. Die Gesamtfünfjahresüberlebensrate bei Patienten, die durch lokale Exzision behandelt worden waren, betrug 64,7% im Vergleich zu 49,4% bei Patienten mit primärer abdominoperinealer Resektion.

Das Karzinom der Perianalhaut kann durch eine lokale Exzision behandelt werden, und bei Auftreten eines Rezidivs kann die erhaltende Reexzision angezeigt sein [1, 35]. Lappen oder Hauttransplantate gestatten die Einhaltung weiter Sicherheitsabstände und verhindern einen Wundrandverschluß unter Spannung.

Bei Schraut et al. [76] wurden 11 von 16 Karzinomen der Perianalhaut durch lokale Exzision geheilt; es ist jedoch bemerkenswert, daß bei diesen Patienten Carcinomata in situ oder mikroinvasive Karzinome vorlagen und daß 80% der Patienten ohne palpable Inguinallymphknoten 5 Jahre überlebten. Fünf andere Patienten mit einem Perianalkarzinom wurden durch eine Radikaloperation behandelt.

Die gleichen günstigen Ergebnisse wurden von Beahrs [4] bei kleinen und oberflächlichen Läsionen erzielt. In dem Bericht von Al Jurf et al. [1] wurden 9 von 13 Patienten durch erhaltende Exzision oder Reexzision lokal saniert. Die Langzeitüberwachung ist indiziert, da Spätrezidive bis zu 14 Jahre nach Erstexzision berichtet wurden.

Bei Vorliegen eines Rezidivs nach erhaltender Operation wird von Greenall et al. [36] die Rettung durch Reexzision befürwortet: 9 von 10 Rezidiven eines Karzinoms des Analrands konnten durch einen zweiten operativen Eingriff gerettet werden, bei diesen Patienten konnte eine Fünfjahresüberlebensrate von 90% beobachtet werden. Wenn mehr als die Hälfte der Anuszirkumferenz betroffen ist, wird von einer lokalen Exzision wegen schlechter funktioneller Ergebnisse abgeraten und eine radikalere Operation empfohlen [1]. Tief invasive Tumore rezidivierten nach den Erfahrungen von Schraut et al. [76] und mußten durch eine abdominoperineale Resektion therapiert werden.

Schulz et al. [77] berichteten über eine günstige Tumorkontrolle durch lokale Exzision und postoperative Bestrahlung bei 6 von 7 Patienten, bei denen ein T2- oder T3-Plattenepithelkarzinom der Perianalhaut vorlag.

Tabelle 19.10 faßt einige der veröffentlichten Ergebnisse zusammen. Die lokale Exzision liefert als primäres Therapieverfahren bei kleinen, oberflächlich invasiven Plattenepithelkarzinomen der Perianalhaut günstige Ergebnisse. Bei weiter fortgeschrittenen Tumoren kann die lokale Exzision mit nachfolgender Strahlentherapie versucht werden; die

Tabelle 19.10. Lokale Exzision mit kurativem Ziel beim Karzinom der Perianalhaut (Analrand, Analöffnung)

Quelle	Patienten (n)	Primäre LE (n)	LE wegen Rezidivs (n)	Lokale Sanierung (n)	Überlebende nach 5 Jahren (%)	Distale Grenze des Analkanals
Eby u. Sullivan 1969 [23] (zusammengestellte Serien)	81	81		7/10	65	
Al Jurf et al. 1979 [1]	17	10	3	2/3	80	DL
Frost et al. 1984 [28]	20	20		8/20	66	AV
Greenall et al. 1985 [35]	48	31		18/31	68	DL
Greenall et al. 1986 [36]	11		10	9/10	90	DL
Pyper u. Parks 1985 [69]	13	11		NI	50	DL
Schraut et al. 1983 [76]	16	11		2/11	80	AV
	164	13	62	71		

LE lokale Exzision, *NI* nicht indiziert, *AV* Übergangszone, *DL* Linea pectinea.

Toleranz des Perineums gegenüber hohen Strahlendosen ist jedoch gering, und posttherapeutische Ulzerationen oder Sklerosierungen können den potentiellen funktionellen Gewinn eines solchen kombinierten Verfahrens aufwiegen.

Strahlentherapie und kombinierte Radiochemotherapie

Die Ergebnisse der externen Strahlentherapie als primärer Therapiemodalität wurden von den Autoren aus dem Centre Léon Bérard, dem Princess Margaret's Hospital und der Fondation Curie berichtet [16, 17, 60]. Die Verwendung eines interstitiellen Iridiumimplantats ist selten, da der anatomische Bau der Perianalregion eine perfekte geometrische Anordnung des Implantats nicht zuläßt. Konvergierende Implantatträger weisen ein hohes Risiko der Überdosierung mit nachfolgender Nekrose auf. In jüngerer Zeit wurde die Chemotherapie gleichzeitig mit externer Bestrahlung angewandt. Papillon et al. [60] schlugen seit 1978 40 Gy über $2^1/_2$ Wochen kombiniert mit einer Chemotherapie vor. Cummings et al. [16] empfahlen für fortgeschrittene Läsionen 50 Gy in 4–8 Wochen mit Chemotherapie. Die Fondation Curie [17] publizierte Ergebnisse mit zeitlich ausgedehnterem Bestrahlungsschema von 65 Gy über 6–8 Wochen. Die lokale Heilungsrate durch Strahlentherapie ist bei T1- und T2-Tumoren hoch, 80–100% (13 von 13 Patienten in der Serie von Cummings et al. [15]; 20 von 24 bei Papillon et al. [60] und 9 von 11 bei Cutuli et al. [17]).

Tumoren über 5 cm oder tief infiltrierende Tumoren haben nach einer Strahlentherapie lokale Versagerquoten von etwa 30%. In der Strahlentherapieserie hatten 32–48% der behandelten Patienten T3- oder T4-Tumoren, und die Fünfjahresüberlebensraten liegen bei Einbeziehung aller Tumorstadien bei etwa 50%. Lokalversager nach Strahlentherapie konnten durch eine Operation bei mehr als der Hälfte der Patienten erfolgreich therapiert werden (4 von 6 Patienten in Toronto [16], 2 von 5 in Lyon [60] und 3 von 4 in Paris [17]). Die Komplikationen nach Strahlentherapie waren in den meisten Fällen gering und umfaßten in 25–30% der Fälle perineale Fibrosierungen und Teleangiektasien. Schwere Komplikationen waren selten: 3–10% der Patienten benötigten eine Kolostomie wegen Nekrosebildung oder einen Eingriff wegen Femurkopffraktur [17]. Die Strahlentherapie ist ein guter Therapieansatz bei Tumoren unter 5 cm. Große Tumoren können einen kombinierten Therapieansatz mit prä- und postoperativer Bestrahlung erforderlich machen.

Spezielle histologische Tumortypen, wie die sehr seltenen mukoepidermoiden Tumoren, Adenokarzinome und verruköse Karzinome, sollten primär operativ behandelt werden [60].

Therapie der Lymphknoten beim Karzinom der Perianalhaut

Die Lymphknotentumorausdehnung in die Inguinalfalten kann ein therapeutisches Problem sein. Etwa

20% der Patienten mit einem Karzinom der Perianalhaut weisen synchrone Inguinallymphknoten auf. Bei verschieblichen Lymphknoten ist eine therapeutische Kombination der Bestrahlung in einer prä- oder postoperativen Folge angezeigt. Homolaterale Beckenlymphknoten sollten bis in Höhe der Iliaca-communis-Gefäße in das Bestrahlungsfeld miteingeschlossen werden. Ein CT-Scan zur Exploration der tiefen inguinalen, femoralen und iliakalen Lymphknoten ist sinnvoll. Werden synchrone inguinale Metastasen richtig behandelt, meist durch eine begrenzte Operation und Bestrahlung, so ist die Prognose nicht allzu schlecht: 2 von 7 Patienten, 1 von 3 und 2 von 4, bei denen synchron Inguinallymphknoten vorlagen, starben in der Strahlentherapieserie an der Krankheit [16, 17, 60]. In dem problematischen Fall fixierter oder ulzerierter Lymphknoten kann eine intraarterielle oder intravenöse Chemotherapie gleichzeitig mit einer Strahlentherapie versucht werden, um sekundär eine Operation möglich zu machen.

Nach Therapie des Primärtumors der Perianalhaut können Lymphknoten noch sehr spät in der Nachsorgeperiode metachron befallen werden. Im Report der Fondation Curie [17] starben 3 von 3 Patienten mit metachronen Inguinallymphknoten an der Krankheit, in der Serie von Papillon et al. [60] 3 von 4 Patienten. Wegen der schlechten Ergebnisse dieser metachronen Lymphknotenmetastasen scheint ein abwartendes Verhalten in der Therapie der Inguinalfalten nur bei Patienten mit sehr kleinen und oberflächlichen Karzinomen der Perianalhaut indiziert zu sein. Patienten mit Tumoren von 5 cm oder darüber sollten prophylaktisch eine inguinale Bestrahlung erhalten, oder es sollte eine diagnostische Überprüfung der Inguinallymphknoten durchgeführt werden, wenn die prophylaktische Bestrahlung nicht für geeignet gehalten wird [60]. Beim Inguinallymphknotenproblem des perianalen Hautkarzinoms ist das Therapieschema völlig anders, d.h. aggressiver, als beim Analkanalkarzinom.

Schlußfolgerungen und Vorschläge für Therapierichtlinien bei Karzinomen des Analkanals und der Perianalhaut

Die Seltenheit der Erkrankung, die in weniger als 5% des gesamten terminalen Darmabschnitts auftritt, ist ein wesentlicher Faktor für das Mißlingen des Versuchs, eine standardisierte Methode zur Klassifikation und Therapie aufzustellen. Eine detaillierte Klassifizierung nach Größe, Lokalisation und Differenzierungsgrad der Tumoren sowie die Korrelation der Ergebnisse mit den unterschiedlichen Therapiemethoden liefern unzureichende Daten für akzeptable statistische Aussagen.

Aufgrund der Durchsicht der jüngsten Literatur sowie einer 10jährigen persönlichen Erfahrung kann gesagt werden, daß das Karzinom des Analkanals in der Mehrzahl der Fälle konservativ durch primäre Strahlentherapie mit oder ohne Chemotherapie behandelt werden kann. Verschiedene Fraktionierungsarten und Bestrahlungstechniken liefern durchgehend hohe lokale Sanierungsraten, wenn der Primärtumor und die mesorektalen Lymphknoten in adäquater Weise bestrahlt werden. Nur die akuten Reaktionen der gesunden Gewebe und der Prozentsatz an Spätbestrahlungsfolgen scheinen etwas unterschiedlich zu sein, abhängig von Therapiefenstern, Tumorgröße und zeitlicher Ausdehnung der Strahlentherapie. Für eine Strahlentherapie kommen alle Patienten in Frage. Lediglich Patienten mit schlechter Tumorregression nach Bestrahlung, persistierenden Ulzerationen, Fisteln und vergrößerten Beckenlymphknoten im CT-Scan sollten nach präoperativer Bestrahlung der Radikaloperation zugeführt werden. Abbildung 19.2 zeigt einen Therapievorschlag für Analkanalkarzinome. Am rechten Rand sind die zahlreichen Fragen aufgeführt, die ungelöst bleiben,

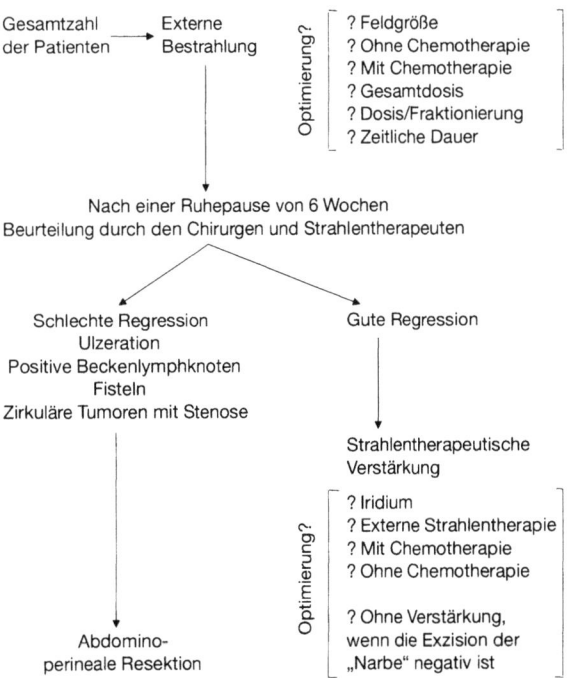

Abb. 19.2. Karzinom des Analkanals, Therapievorschlag. Die *Fragezeichen* deuten die Vielzahl unbeantworteter Fragen an, die sich bei dem Versuch der Optimierung der Strahlentherapie des Analkanalkarzinoms ergeben. Randomisierte Überprüfungen in internationaler Zusammenarbeit sind erforderlich

Tabelle 19.11. Karzinome der Perianalhaut. Therapievorschlag

Tis, mikroinvasiv	Exzision
T1, T2, T3	Exzision + 45–50 Gy postoperative RT (verruköse, mukoepodermoide und pseudokondylomatöse Karzinome sollten immer exzidiert werden) oder 5-FU + Mitomycin + 50–60 Gy RT (ein oder zwei synchrone Zyklen in einem unterbrochenen Therapieregime)
T3 > 10 cm im Durchmesser	Operation mit Hauttransplantat + postoperative RT
T4	Abdominoperineale Resektion + postoperative RT oder 5-FU + Mitomycin + 40–50 Gy RT +/– Iridium (individuell) +/– Operation
N0	Prophylaktische Biopsierung der Inguinallymphknoten (keine radikale Lymphknotendissektion) oder elektive Bestrahlung der Leiste mit 45–50 Gy, wenn der Primärtumor größer als 5 cm ist
N1 (+)	Operation + postoperative RT

wenn die Optimierung der primären Strahlentherapie wegen Analkanalkarzinoms erörtert werden muß.
Bei kleinen Tumoren des Analkanals scheint eine selektive Bestrahlung der klinisch normalen (N0-) Inguinalfalten nicht notwendig zu sein. Beim fortgeschrittenen Karzinom des Analkanals ist die prophylaktische Bestrahlung des inneren Abschnitts der Inguinalfalte angeraten. Synchrone Inguinallymphknotenmetastasen müssen operativ und strahlentherapeutisch behandelt werden.
Tabelle 19.11 zeigt einen Therapievorschlag für Karzinome der Perianalhaut. Kleine T1- und T2-Tumoren können durch lokale Exzision behandelt werden, wenn sie sich lediglich mikroinvasiv verhalten. Eine postoperative externe Bestrahlung muß bei invasiven Tumoren oder im Falle zweifelhafter Resektionsränder diskutiert werden. Bei seltenen Tumoren, wie Tumoren des mukoepidermoiden und verrukösen Typs, ist die lokale Exzision einer Bestrahlung vorzuziehen.
Wenn die primäre Strahlentherapie bei invasiven T3-Tumoren der Perianalhaut angewandt wird, scheint eine gleichzeitige Chemotherapie die lokale Sanierungsrate zu verbessern. T4-Tumoren stellen Indikationen für einen kombinierten Therapieansatz aus Bestrahlung und Operation dar.

Das Therapieschema für Inguinallymphknoten wird durch das Risiko von metachronen Spätmetastasen in dieser Region bestimmt, die häufig sehr schwierig zu behandeln sind. Bei allen invasiven Karzinomen der Perianalhaut sollten klinisch normale (N0-) Inguinallymphknoten eine elektive Bestrahlung erhalten oder biopsiert werden. Zusammenfassend erfordert die optimale Therapie maligner Analtumoren einen Arbeitsansatz im Team. Primäre Tumoren und Lymphknoten müssen entsprechend ihrer jeweiligen Stadien behandelt werden. Aufarbeitung, Therapieentscheidung und Nachsorge erfordern die enge Zusammenarbeit zwischen Chirurg, Strahlentherapeut und medizinischem Onkologen.

Literatur

1. Al Jurf AS, Turnbull RB, Fazio VW (1979) Local treatment of squamous cell carcinoma of the anus. Surg Gynecol Obstet 148: 574–578
2. Austin DF (1982) Etiological clues from descriptive epidemiology: squamous carcinoma of the rectum or anus. Natl Cancer Inst Monogr 62: 89–90
3. Barthelemy N, Loygue J, Parc R et al. (1986) Etude d'une serie de 204 cas de cancer du canal anal traités de 1972-1982, Société Française de Radiologie. J Eur Radiother 7: 133–140
4. Beahrs OH (1979) Management of cancer of the anus. Am J Roentgenol 133: 791–795
5. Bender MD, Lechago J (1976) Leukoplakia of the anal canal. Dig Dis Sci 21: 867–872
6. Bensaude A, Nora J (1968) Differential diagnosis of carcinoma of the anal margin. Proc R Soc Med 61: 624–626
7. Boman BM, Moertel CG, O'Connell MJ, Scott M, Weiland LH, Beart RW (1984) Carcinoma of the anal canal. A clinical and pathologic study of 188 cases. Cancer 54: 114–125
8. Boulis Wassif S, Caspers RJL (1983) Die Therapie des analen Karzinoms. Colo-Proctology 4: 228–231
9. Buschke A, Löwenstein L (1925) Über karzinomähnliche Condylomata Acuminata des Penis. Klin Wochenschr 4: 1726–1728
10. Byfield JE, Barone RM, Sharp TR, Frankel SS (1983) Conservative management without alkylating agents of squamous cell anal cancer using cyclical 5-FU alone and X-ray therapy. Cancer Treat Rep 67: 709–712
11. Cantril ST, Green JP, Schall GL, Schaupp WC (1983) Primary radiation therapy in the treatment of anal carcinoma. Int J Radiat Oncol Biol Phys 9: 1271–1280
12. Clark J, Petrelli N, Herrera LM, Helmann A (1986) Epidermoid carcinoma of the anal canal. Cancer 57: 400–406
13. Cooper PH, Millis SE, Allen MS (1982) Malignant melanoma of the anus. Report of 12 patients and analysis of 225 additional cases. Dis Colon Rectum 25: 693–703
14. Courtial J, Fernandez Colmeiro JM (1960) Les indications et les résultats de la roentgenthérapie et de la cu-

riethérapie dans les cancers du canal anal. Arch Mal Appar Dig 49: 43
15. Cummings B, Keane TJ, Thomas G, Harwood A, Rider W (1984) Results and toxicity of the treatment of anal canal carcinoma by radiation therapy or radiationtherapy and chemotherapy. Cancer 54: 2062-2068
16. Cummings BJ, Keane TJ, Hawkins NV, O'Sullivan B (1986) Treatment of perianal carcinoma by radiation or radiation plus chemotherapy. Int J Radiat Oncol Biol Phys 12 [Suppl 1]: 170
17. Cutuli B, Fenton J, Labib A, Bataini JP, Mathieu G (1988) Anal margin carcinoma: 21 cases treated at the Institute Curie by exclusive conservative radiotherapy. Radiother Onocl 11: 1-6
18. Dahlin JR, Weiss NS, Klopfenstein LL, Cochran LE, Chow WH, Daifuku R (1982) Correlates of homosexual behavior and the incidence of anal cancer. Jama 247: 1988-1990
19. Dalby JE, Pointon RS (1961) The treatment of anal carcinoma by interstitial irradiation. Am J Roentgenol 85: 515-520
20. Devois A, Decker R (1960) La curiepuncture du cancer de l'anus. Arch Fr Mal App Dig 49: 54-67
21. Dogett SW, Green JP, Cantril ST (1986) Efficacy of radiation alone for limited squamous cell carcinoma of the anal canal. Int J Radiat Oncol Biol Phys 12: [Suppl 1] 170-171
22. Dunst J, Wolf N, Sauer R (1988) Radiochemotherapie des Analkanalkarzinoms: Frühergebnisse des Erlanger Krankengutes. In: Wolf N (ed) Fortschritte in der Proktologie. Zuckerschwerdt, Munich (in press)
23. Eby LS, Sullivan ES (1969) Current concepts of local excision of epidermoid cancer of the anus. Dis Colon Rectum 12: 332-337
24. Eschwege F, Lasser P, Chavy A et al. (1985) Squamous cell carcinoma of the anal canal: treatment by external beam irradiation. Radiother Oncol 3: 145-150
25. Fenger C (1979) The anal transitional zone. Location and extent. Acta Pathol Microbiol Immunol Scand (A) 87: 379
26. Fenger C, Nielsen VT (1986) Intraepithelial neoplasia in the anal canal. Acta Pathol Microbiol Immunol Scand (A) 94: 393-349
27. Fenger C, Nielsen VT (1986) Precancerous changes in the anal canal epithelium in resection specimen. Acta Pathol Microbiol Immunol Scand (A) 94: 63-69
28. Frost DB, Richards PC, Montague ED, Giacco GG, Martin RG (1984) Epidermoid cancer of the ano-rectum. Cancer 53: 525-530
29. Gebbers JO, Laissue JA (1984) Pathologie der Analtumoren. Schweiz Rundschau Med (Praxis) (27): 847-862
30. Ghavamzadeh M, Widgren S (1979) Les carcinomes du canal anal. Schweiz Med Wochenschr 109 (17): 646-652
31. Gillespie JJ, MacKay B (1978) Histogenesis of cloacogenic carcinoma. Hum Pathol 9: 579-587
32. Glanzmann C (1978) Radiotherapie in der Behandlung von Analkarzinomen. Strahlentherapie 154: 174-178
33. Goligher JC (1984) Surgery of anus, rectum and colon. Baillière-Tindall, Eastbourne
34. Gray's anatomy, 36th ed (1980) Churchill Livingstone, Edinburgh
35. Greenall MJ, Quan SHQ, DeCosse JJ (1985) Epidermoid cancer of the anus. Br J Surg 72 [Suppl]: 97-103
36. Greenall MJ, Magill GB, Quan SHQ, DeCosse JJ (1986) Recurrent epidermoid cancer of the anus. Cancer 57: 1437-1441
37. Grinvalsky HT, Helwig EB (1956) Carcinoma of the anorectal junction. Cancer 9: 480-488
38. Hardcastle JD, Bussey HJR (1986) Results of surgical treatment of squamous cell carcinoma of the anal canal and anal margin at the St. Mark's Hospital 1928-1966. J R Soc Med 61: 629-630
39. Hermanek P, Sobin LH (eds) (1987) TNM classification of malignant tumors, UICC, 4th edn. Springer, Berlin Heidelberg New York
40. John MJ, Flam M, Lovalvo L, Mowry PA (1987) Feasibility of non-surgical definitive management of anal canal carcinoma. Int J Radiat Oncol Biol Phys 13: 299-303
41. Keihr S, Hickey RC, Martin RG et al. (1972) Cloacogenic carcinoma of the anal canal. Arch Surg 104: 407-415
42. Keiling R, Grunewald JM, Achille E (1973) Radiotherapie des cancers malpighiens de l'anus: la curietherapie interstitielle à l'iridium 192 des epitheliomas du canal anal. J Radiol Electrol Med Nucl 54: 634-635
43. Klotz RG, Pamukoglu T, Souillard DH (1967) Transitional cloacogenic carcinoma of the anal canal. Clinicopathological study of 373 cases. Cancer 20: 1727-1747
44. Kuehn PG, Eisenberg H, Reed JF (1968) Epidermoid carcinoma of the perianal skin and anal canal. Cancer 22: 932-938
45. Lee SH, MacGregor DH, Kuziez MN (1981) Malignant transformation of perianal condyloma accuminatum. Dis Colon Rectum 24: 462-467
46. Leichmann L, Nigro V, Vaitkevicius VK (1985) Cancer of the anal canal: model for preoperative adjuvant combined modality therapy. Am J Med 78: 211-215
47. Lock MR, Katz DR, Parks A, Thomson JPS (1977) Perianal Paget's disease. Postgrad Med J 53: 768-772
48. Loygue J, Laugier A, Parc A, Weisgerber G (1980) Cancer épidermoide de l'anus. A propos de 149 observations. Chirurgie 6: 710-716
49. Marti MC, Pipard G (1986) Die epidermoiden Karzinome des Analkanals. Chir Gastro-Enterolog. mit interdisziplinearen Gesprächen 2: 57-66
50. McAnally AK, Dockerty MB (1949) Carcinoma developing in chronic draining cutaneous sinuses and fistula. Surg Gynecol Obstet 188: 87-96
51. Merlini M, Eckert P (1985) Malignant tumors of the anus. Am J Surg 150: 370-372
52. Michaelson RA, Magill GB, Quan SHQ et al. (1983) Preoperative chemotherapy and radiationtherapy in the management of anal epidermoid carcinoma. Cancer 51: 390-395
53. Morson BC, Sobin LH (1976) Histological typing of intestinal tumors. International histological classification of tumours, No. 15. World Health Organization, Geneva, pp 67-69
54. Nielsen OV, Jensen SL (1981) Basal cell carcinoma of the anus - a clinical study of 34 cases. Br J Surg 68: 856-857
55. Nigro MD (1984) An evaluation of combined therapy for squamous cell carcinoma of the anal canal. Dis Colon Rectum 27: 763-766

56. Nigro MD, Vaitkevicius VK, Considine BJ (1974) Combined therapy for cancer of the anal canal: a preliminary report. Dis Col Rectum 17: 354
57. O'Brien PH, Jenrette JM, Wallace KM, Metcalf JS (1982) Epidermoid carcinoma of the anus. Surg Gynecol Obstet 155: 745-751
58. Papillon J (1982) Rectal and anal cancers. Springer, Berlin Heidelberg New York
59. Papillon J, Montbarbon MD (1987) Epidermoid carcinoma of the anal canal. Dis Col Rectum 30: 324-334
60. Papillon J, Renard L, Pipard G (1985) Le cancer de la marge de l'anus. J Eur Radiother 6: 29-34
61. Parks A (1981) Squamous carcinoma of the anal canal. Ann Gastroenterol Hepato 17: 103-107
62. Parks A, Thompson JPS (1977) Per anal endorectal operative technique in operative surgery. In: Todd IP Colon, rectum and anus. Butterworth, London, pp 157-167
63. Parturier-Albot M, Prevost AG, Albot G, Bolgert M (1982) Les cancers multicentriques de la region anorectale. Ann Gastroenterol Hepatol, 18: 227-235
64. Penn I (1986) Cancers of the anogenital region in renal transplant recipients - analysis of 65 cases. Cancer 58: 611-616
65. Petrelli N, Shaw N, Bhargava A, Herrera L, Sischy B, Daufelet J, Mittelman A (1987) Squamous cell carcinoma (SCC) antigen - a marker in patients with primary squamous cell carcinoma of the anal canal. Proceedings of the American Society of Clinical Oncology. Atlanta, May 17-19, 1987 Abstr 724
66. Pipard G (1989) Combination therapy of anal carcinoma. In: Sauer R (ed) Diagnostic imaging and radiation oncology, volume interventional therapy - brachycurietherapy. Springer, Berlin Heidelberg New York (in press)
67. Preston DM, Fowler EF, Lennard-Iones JE, Hawley PR (1983) Carcinoma of the anus in Crohn's disease. Br J Surg 70: 346-347
68. Pyper PC, Parks TG (1984) Melanoma of the anal canal. Br J Surg 71: 672-673
69. Pyper PC, Parks TG (1985) The results of surgery for epidermoid carcinoma of the anus. Br J Surg 72: 712-714
70. Rockwell S (1982) Cytotoxicities of mitomycine-C and X-rays to aerobic and hypoxic cells in vitro. Int J Radiat Oncol Biol Phys 8: 1035-1039
71. Rohner A, Schopfer P, Paunier JP, Garcia J (1984) Le cancer de la region anale. Med et Hyg 32: 1127
72. Salem PA, Habboubi N, Anaissie E, Brihi ER, Issa P, Abbas JS, Khalyl MF (1985) Effectiveness of cisplatin in the treatment of anal squamous cell carcinoma. Cancer Treat Rep 69: 891-893
73. Salmon RJ, Fenton J, Asselain B, Mathieu G, Girodet J, Durand JC (1984) Treatment of epidermoid anal canal cancer. Am J Surg 147: 43-48
74. Schlag P (1986) Aspekte operativer und multimodaler Therapie beim Analkarzinom. Chirurg 57: 488-492
75. Schneider TC, Schulte WJ (1981) Management of carcinoma of anal canal. Surgery 90: 729-733
76. Schraut WH, Wang C, Dawson PJ, Block GE (1983) Depth of invasion, location and size of cancer of the anus dictate operative treatment. Cancer 51: 1291-1296
77. Schulz U, Bamberg M, Gross E, Niebel W (1982) Die kombinierte chirurgisch-radiologische Therapie der Plattenepithelkarzinome des Analkanals und der perianalen Haut. Strahlentherapie 158: 327
78. Singh R, Nime F, Mittelmann A (1981) Malignant epithelial tumors of the anal canal. Cancer 48: 411-414
79. Sischy B (1985) The use of radiation therapy combined with chemotherapy in the management of squamous cell carcinoma of the anus and marginally resectable adenocarcinoma of the rectum. Int J Radiat Oncol Biol Phys 11: 1587-1597
80. Sloan PJM, Goepel G (1981) Lichen sclerosus et atrophicus and perianal carcinoma: a case report. Clin Exp Dermatol 6: 399-402
81. Stearns MV, Quan SH (1970) Epidermoid carcinoma of the anorectum. Surg Gynecol Obstet 131: 953-957
82. Strauss RJ, Fazio VW (1979) Bowen's disease of the anal and perianal area: a report and analysis of twelve cases. Am J Surg 137: 231-234
83. Wade TR, Kopf AW, Ackermann AB (1979) Bowenoid papulosis of the genitalia. Arch Dermatol 115: 306-308
84. Young JL, Percy CL, Asire AJ (1981) Surveillance, epidemiology and end results: incidence and mortality data 1973-1977. Natl Cancer Inst Monog 57: 1066
85. Zachow KR, Ostrow RS, Bender M, Watts S, Okagaki T, Pass F, Faras AJ (1982) Detection of human papillomavirus DNA in ano-genital neoplasia. Nature 300: 771-772

20 Rektumtumoren

J.-C. Givel

Gemessen an der Häufigkeit des Auftretens liegen Karzinome von Kolon und Rektum an zweiter Stelle aller Karzinome in den entwickelten Ländern [42]. Es findet sich eine ausgeprägte Prädominanz der im Rektum lokalisierten Tumoren (in den letzten 15 cm des Dickdarms). Unter Ausschluß der Neoplasmen des Rektosigmoids stellen diese Karzinome etwa $^1/_3$ aller kolorektalen Tumoren. Obwohl dieser Karzinomtyp hauptsächlich im höheren Alter auftritt, wird er gelegentlich auch bei jüngeren Patienten gefunden, sogar wenn keine prädisponierenden Risikofaktoren vorliegen. Die meisten der betroffenen Patienten sind jedoch älter als 60 Jahre, wobei der Häufigkeitsgipfel im 7. Lebensjahrzehnt (60–69 Jahre) liegt. Der Anteil an Patienten unter 30 Jahren wird je nach Autor zwischen 1 und 4% angegeben. Es läßt sich ein leichtes Überwiegen der Erkrankung bei Männern feststellen.

Pathologie

Fast alle malignen Tumoren des Rektums sind Adenokarzinome. Aufgrund der histologischen Differenzierung lassen sich 4 Typen unterscheiden:

– gut differenzierte,
– mäßiggradig differenzierte,
– schlecht differenzierte und
– schleimbildende Tumoren.

Die ersten beiden Typen sind bei weitem die häufigsten und machen bis zu 80% dieser Karzinome aus. Sie wachsen langsam und bilden erst im späteren Stadium Metastasen. Schlecht differenzierte und schleimbildende Tumoren zeigen erheblich maligneres Verhalten. Sie machen bis zu 20% dieser Tumoren aus, entwickeln sich schnell und zeigen eine ausgeprägtere Tendenz zur Metastasierung. Ihre Prognose ist deutlich ungünstiger. Es besteht eine gewisse Korrelation zwischen der histologischen Differenzierung und der lokalen Ausbreitung, wobei die große Mehrzahl der Tumoren des Stadiums A nach der Dukes-Klassifikation einen guten oder mäßigen Differenzierungsgrad aufweist. Das bedeutet, daß die Mehrzahl der im Frühstadium diagnostizierten Karzinome, solange sie noch auf die Rektumwand begrenzt sind, eine mäßiggradige Malignität aufweist, ein Faktor, der zu einer günstigeren Prognose beiträgt [36].

Verschiedene anatomische und biologische Parameter gestatten es, das Verhalten eines Rektumkarzinoms vorauszusagen. Die Malignität ist ein tumorspezifischer Faktor und hat nicht unbedingt eine direkte Beziehung zur Größe. Ein kleiner Tumor mit geringem Differenzierungsgrad und einem Durchmesser von 2 cm ist sehr viel maligner als ein gutdifferenziertes Adenokarzinom mit einem Durchmesser von 5 cm.

Dukes schlug eine einfache und allgemein akzeptierte Einteilung der Adenokarzinome auf der Grundlage der pathologischen Untersuchungsergebnisse von Operationspräparaten vor [7]. Sie berücksichtigt 2 wichtige prognostische Faktoren: das Ausmaß des lokalen Wachstums und das Auftreten von Metastasen im Lymphsystem. Die klassische Einteilung nach Dukes unterscheidet 3 Stadien:

– A: Das Wachstum ist auf das Rektum beschränkt, es liegt keine pararektale Ausbreitung oder lymphogene Metastasierung vor;
– B: Ausbreitung per continuitatem ins pararektale Gewebe, Fehlen einer lymphogenen Metastasierung;
– C: lymphogene Metastasierung (unabhängig von der lokalen Ausdehnung).

Es wurden mehrere Modifikationen der Dukes-Klassifikation vorgeschlagen, insbesondere von Astler u. Coller (Abb. 20.1) [2]. Die Stadien B und C wurden jeweils in 2 Untergruppen aufgeteilt, um eine genauere Differenzierung der lokalen Ausbreitung und der lymphogenen Metastasierung zu erhalten:

– B1: Lokale Infiltration der Muscularis propria und der Subserosa bei nicht befallener Serosa;
– B2: Infiltration bis zur Serosa oder über sie hinaus;
– C1: nur die Lymphknoten in Nähe des Primärtumors sind befallen;
– C2: weiter entfernte Lymphknotenmetastasen, wobei die Lymphknoten bis zur Hauptligatur der lokalen Gefäße betroffen sind.

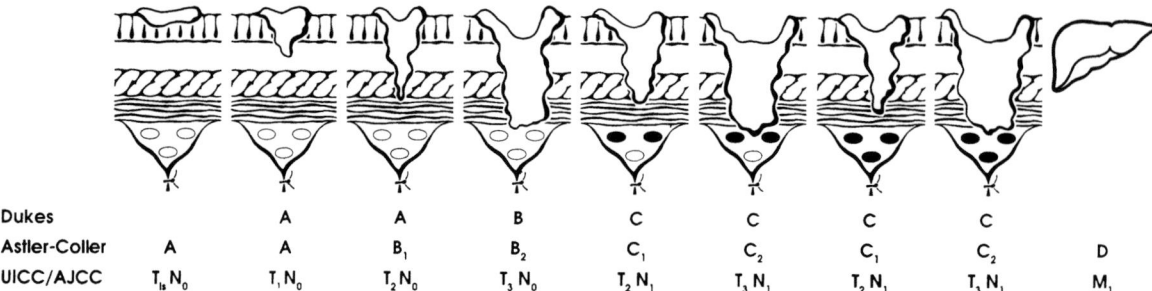

Abb. 20.1. Entsprechungen zwischen den Tumorklassifikationen nach Dukes, Astler-Coller und der UICC/AJCC

Schließlich wurde noch ein Stadium D hinzugefügt, um Fernmetastasen, insbesondere der Leber, zu beschreiben.

Unter den zahlreichen anderen Klassifikationen für die Einteilung der Ausdehnungsgrade von Rektumtumoren müssen die der Union Internationale Contre le Cancer (UICC) und die des American Joint Committee on Cancer (AJCC) erwähnt werden [1, 18]. Sie definieren die Ausdehnung des Primärtumors, seine regionale Lymphknotenmetastasierung sowie Fernmetastasen (Tabelle 20.1).

Auf der Basis dieser Definitionen empfiehlt die AJCC, eine Unterteilung in 5 Stadien durchzuführen (Tabelle 20.2).

Die Mehrzahl der Tumoren entwickelt sich aus vorhandenen adenomatösen Polypen oder villösen Adenomen, bei denen es zu einer sekundären malignen Umwandlung gekommen ist (s. Kap. 18). Das invasiv wachsende Karzinom zeigt im Frühstadium typischerweise das Erscheinungsbild eines exophytischen, sessilen Tumors, der tief- oder purpurrot, induriert und von heterogener Konsistenz ist. Er ist von der normalen umgebenden Mukosa abgehoben, die blaßrot und weich ist, hat eine unregelmäßige Oberfläche mit himbeerähnlichem Aussehen und blutet leicht bei Kontakt. Der Tumor ist in bezug auf die Rektumwand beweglich. Seine Konsistenz ist das wichtigste diagnostische Kriterium, das es häufig gestattet, durch Palpation eine gutartige Läsion von einem malignen Tumor zu unterscheiden. Maligne Polypen ulzerieren während des Wachstums, wobei die Ulzeration vorwiegend im Zentrum des Tumors liegt, der zunehmend ein kraterähnliches Aussehen erhält. Mit Zunahme der parietalen Tumorinfiltration verliert das Neoplasma seine Mobilität. Einige Tumoren sind relativ flach und zeigen eine größere Tendenz, die Wand zu infiltrieren, als ins Darmlumen vorzuwachsen. Viele Rektumkarzinome sind zum Zeitpunkt der Diagnosestellung bereits ulzeriert und weisen deutliche Anzeichen einer parietalen Infiltration auf [36].

Tabelle 20.1. TNM Klassifikation kolorektaler Tumoren

T: Primärtumor

Tx	Primärtumor kann nicht beurteilt werden
T0	Kein Nachweis eines Primärtumors
Tis	Carcinoma in situ
T1	Tumor reicht in die Submukosa
T2	Tumor reicht in die Muscularis propria
T3	Tumor dringt durch die Muscularis propria in die Subserosa oder in nichtperitonealisiertes perikolisches oder perirektales Gewebe ein
T4	Tumor durchdringt das viszerale Peritoneum oder bricht direkt in andere Organe oder Strukturen ein

Anmerkung:
Zum direkten Einbruch in T4 gehört die Invasion anderer Abschnitte des Kolorektums über die Serosa, d. h. der Befall des Sigmas durch ein Zäkumkarzinom

N: Regionale Lymphknoten

NX	Regionale Lymphknoten können nicht beurteilt werden
N0	Keine regionalen Lymphknotenmetastasen
N1	Metastasen in 1–3 perikolischen oder perirektalen Lymphknoten
N2	Metastasen in 4 oder mehr perikolischen oder perirektalen Lymphknoten
N3	Metastasen in Lymphknoten entlang des Verlaufs eines bestimmten Gefäßstammes

M: Fernmetastasen

MX	Das Vorliegen von Fernmetastasen kann nicht beurteilt werden
M0	Keine Fernmetastasen
M1	Fernmetastasen

Tabelle 20.2. Staging kolorektaler Tumoren

Stadium 0	Tis	N0	M0
Stadium I	T1	N0	M0
	T2	N0	M0
Stadium II	T3	N0	M0
	T4	N0	M0
Stadium III	Jedes T	N1	M0
	Jedes T	N2, N3	M0
Stadium IV	Jedes T	Jedes N	M1

Rektumkarzinome können sich auf 3 Wegen ausbreiten:

- durch lokales Wachstum,
- durch lymphogene Dissemination,
- durch venöse Ausbreitung.

Auf lokaler Ebene sollte unterschieden werden zwischen Tumoren, die auf die Rektumwand beschränkt sind, und Tumoren, die sich über sie hinaus erstrekken. Diese beiden Typen unterscheiden sich deutlich voneinander, sowohl hinsichtlich der Prognose als auch der Tendenz zu lokaler Ausbreitung oder Fernmetastasierung.

Die lymphogene Ausbreitung erfolgt über einen der 3 Hauptlymphabflußwege des Rektums, in 99% der Fälle nach proximal. Die befallenen Lymphknoten werden im Mesorektum an den terminalen arteriellen Ästen fixiert in unmittelbarer Nachbarschaft des Tumors gefunden. Die Bedeutung der lymphogenen Metastasen hängt vom histologischen Differenzierungsgrad und der lokalen Ausbreitung ab.

Ein venöser Einbruch verursacht die Bildung maligner Thromben, deren Embolisation zu Fernmetastasen führt. Die intravaskuläre Penetration durch den Tumor erfolgt gewöhnlich an der Stelle, an der die Venen in die Darmwand eintreten. Die venöse Invasion nimmt als Funktion des Malignitätsgrades und der Tiefe der Tumorausdehnung entsprechend zu. Ihre Prognose ist jedoch nicht so ungünstig wie die der lymphogenen Dissemination [36].

Rektumkarzinome können zu Metastasen in Leber oder Lunge, weniger häufig in Knochen führen.

Damit hängt die Prognose eines Rektumtumors nicht nur von der Ferndissemination, sondern auch von der lokalen Ausbreitung und dem Vorliegen einer lymphatischen oder venösen Invasion ab. Diese Charakteristika werden durch eine histologische Untersuchung des Resektionspräparats aufgedeckt. Zur pathologischen Untersuchung gehört die Entnahme einer Biopsie aus dem Primärtumor am Ort der tiefsten Wandinfiltration und ihre Dissektion, um jeden Lymphknoten und die venösen Strukturen zu identifizieren. Die Verläßlichkeit der Untersuchung hängt weitgehend von der Sorgfalt ab, mit der sie durchgeführt wird.

Zusätzlich zu Adenokarzinomen können verschiedene andere, seltene maligne Tumoren im Rektum auftreten. Zu den epithelialen Läsionen gehören Tumoren der endokrinen Zellen (am häufigsten Karzinoide), Epidermoidkarzinome, gelegentlich mit einem Adenokarzinom vergesellschaftet, und Metastasen aus Tumoren anderer Organe. Diese befinden sich hauptsächlich im Magen, können aber auch in Mamma, Prostata, Ovarien, Harnblase, Nieren, Cervix uteri und Lungen vorliegen. Zu den nichtepithelialen Neoplasmen gehören Lymphome, Tumoren der glatten Muskulatur – neurogen oder lipomatös – oder die Sekundärlokalisation eines Plasmozytoms [33].

Symptome

Die Symptome eines Rektumkarzinoms wurden in Kapitel 2 prinzipiell dargestellt. Rektale Blutungen, Diarrhöe, veränderte Stuhlgewohnheiten, Ausfluß von Schleim, ein falsches Defäkationsbedürfnis und abdominale Schmerzen sind die Symptome, die am häufigsten bei Patienten mit Rektumtumoren angetroffen werden. Gewöhnlich tritt eine Blutung bei der Defäkation auf, das Blut ist gelegentlich mit dem Stuhl vermischt, und es kann unmöglich sein zu unterscheiden, ob es aus Hämorrhoiden stammt oder nicht. Abdominalschmerzen können Folge intestinaler Obstruktion sein, wobei ein stenosierender Prozeß zu einem progressiven Ileus führt. Im fortgeschrittenen Stadium lassen lokale Schmerzen eine direkte Infiltration angrenzender Strukturen mit Infiltration von Nervengewebe vermuten. Ein fortgeschrittenes Stadium ist durch Obstruktion der Ureteren, einer Thrombose der V. iliaca und Fistelbildung zu anderen Organen, insbesondere Darm, Harnblase, Vagina und Uterus oder Abdominalwand, charakterisiert. Ein Tumor der Prostata kann ebenfalls ins Rektum einbrechen und ulzerieren. Gelegentlich ist es schwierig, die Differentialdiagnose zwischen einem Rektum- und einem Prostatakarzinom zu stellen.

Untersuchungen

Es ist üblich, das Rektum in unteres, mittleres und oberes Drittel zu unterteilen. Die Mehrzahl der Tumoren ist im unteren Drittel lokalisiert (6 cm) und daher durch digitale Palpation leicht erreichbar. Läsionen in einer Höhe von 10–12 cm vom Analrand entfernt (untere $^2/_3$ des Rektums) lassen sich ebenfalls palpieren.

Die Diagnose beruht daher meist auf der rektalen Palpation, und die meisten Tumoren werden während einer sorgfältigen klinischen Untersuchung entdeckt. Neben einer Bestimmung der Tumorgröße kann eine solche Untersuchung die Lokalisation des Tumors in bezug auf angrenzende Strukturen feststellen und damit ein wesentliches Kriterium für die Therapiewahl liefern. Zur digitalen Untersuchung kann auch die Palpation von vergrößerten Lymphknoten an der Rückseite des Rektums gehören, eine Maßnahme, die keine besondere Kenntnis seitens des untersuchenden Arztes erfordert. Obwohl selten, liefert eine Aufdeckung solcher Lymphknoten wichtige Informationen, insbesondere wenn eine lokale Exstirpation des Primärtumors geplant ist. In einigen Fällen gelingt durch Endoskopie oder Bariumkontrasteinlauf die Diagnosestellung. Durch eine starre Sigmoidoskopie lassen sich alle höher gelegenen Rektumtumoren darstellen, ihre Lokalisation in bezug auf den Analrand festlegen und eine Biopsie für die pathologische Untersuchung entnehmen. Die gut bekannte histologische Verschiedenartigkeit von Rektumtumoren läßt es ratsam erscheinen, aus einem Tumor mehrere Biopsien zu entnehmen.

Die endorektale Ultrasonographie liefert wertvolle Informationen über die Tiefe der Wandinfiltration durch den Tumor, die Richtung der pararektalen Invasion sowie einen möglichen Übergriff auf benachbarte Organe und trägt damit bedeutend zur Verbesserung der Qualität des präoperativen Stagings bei. Sie ermöglicht es, jede Schicht des Rektums sowie eventuelle Lymphknoten in der Umgebung darzustellen, und gestattet es darüber hinaus, eine objektive Korrelation für die klinische Einteilung herzustellen, die auf der durch rektale Palpation bestimmte Tumormobilität beruht, wie sie von Mason 1976 aufgestellt wurde [29]:

I: Tumor beweglich hinsichtlich der darunterliegenden Rektummuskulatur;
II: Tumor beweglich, aber nicht eindeutig von der Rektumwand abgrenzbar;
III: Tumor- und Rektumbeweglichkeit durch partielle Fixierung eingeschränkt;
IV: Tumor und Rektumwand fixiert.

Die endorektale Ultrasonographie ist auch bei Nachuntersuchungen an Patienten nach Resektion und Anastomose nützlich. Zusammen mit einem CT-Scan können mit dieser Untersuchungsmethode kleinste Läsionen entdeckt werden [15].

Koloskopie oder Bariumdoppelkontrasteinlauf ermöglichen die Untersuchung des gesamten Kolons, so daß gleichzeitig vorhandene Läsionen mit unterschiedlicher Lokalisation (Polypen, Tumoren) nicht übersehen werden. Diese Untersuchungen sollten systematisch vor der Operation durchgeführt werden, es sei denn, eine obstruktive Rektumläsion verlangt die Durchführung zu einem späteren Zeitpunkt.

Es ist wesentlich, die Ausdehnung des Krankheitsprozesses durch erschöpfende präoperative Untersuchungen zu bestimmen. Dadurch wird die Wahl des am besten geeigneten Therapieverfahrens möglich, das von Faktoren wie der lokalen Ausbreitung sowie dem allgemeinen Gesundheitszustand und Alter des Patienten abhängt. Eine allgemeine Durchuntersuchung sollte mögliche Fernmetastasen ausschließen. Vergrößerung oder Strukturunregelmäßigkeit der Leber sowie ggf. ein Aszites oder eine abdominale Geschwulst abseits der Primärläsion sollten kontrolliert werden. Die Palpation der Rektumregion oder Vagina deckt gelegentlich eine Peritonealinfiltration auf. Neben der klinischen Untersuchung werden Metastasen auch durch Standardröntgenaufnahmen des Thorax, Ultrasonographie der Leber oder Tomographie des Abdomens sowie immunszintigraphische Untersuchungen entdeckt.

Therapie

Die Therapie des Rektumkarzinoms ist Gegenstand beträchtlicher Meinungsverschiedenheiten. Es gibt eine Vielzahl von Behandlungsmethoden, die hier auf der Basis verschiedener Kriterien diskutiert werden sollen. Die Operation bleibt die Hauptbehandlungsmethode dieser Erkrankung. Sie bietet eine breite Vielfalt von Techniken, die von der vollständigen Resektion bis zur lokalen Exstirpation reichen. In letzter Zeit wurden verschiedene nichtoperative Therapieansätze entwickelt, die einzeln oder in Verbindung mit operativen Maßnahmen angewandt werden. Zu ihnen gehören Radiotherapie, Chemotherapie und Immuntherapie.

Zu der Vielfalt von Faktoren, die in der Diskussion um Behandlungsmethoden des Rektumkarzinoms eine Rolle spielen, gehören die Tumorlokalisation (Abstand zwischen dem Tumor nach distal und dem Analrand), der Tumortyp (makroskopisches Erscheinungsbild, Größe, Infiltration der Umgebung, mögliche Fixierung, histologische Differenzierung, Vorhandensein präsakraler Adenopathien, Ploidiegrad), Alter, Geschlecht, Morphologie und allgemeiner physischer und geistiger Zustand des Patienten. Fixierte Beckentumoren haben eine schlechte Prognose. Es ist äußerst wahrscheinlich, daß nach Exzision Tumorreste zurückbleiben, und es besteht die hohe Wahrscheinlichkeit eines Anastomosenrezidivs. Die abdominoperineale Rektumresektion (APR) ist daher in diesem Fall das beste Operationsverfahren. Die Indikation für eine präoperative Radiotherapie sollte in solchen Fällen sorgfältig geprüft werden. Der histologische Differenzierungsgrad und das Ausmaß einer lymphozytären Infiltration in der Nachbarschaft des Tumors sind Faktoren von gleicher Wichtigkeit. Ein hoher Differenzierungsgrad und eine ausgeprägte lymphozytäre Infiltration deuten beide auf eine günstige Prognose hin. Unter Berücksichtigung des Ploidiegrads scheint es zunehmend erwiesen zu sein, daß diploide Tumore eine bessere Prognose haben als aneuploide.

Operative Therapie

Über mehrere Jahrzehnte gab es keine signifikante Verbesserung der Überlebensrate nach Therapie für Patienten mit Rektumkarzinomen. Im Gegensatz dazu konnte die Operationsmortalität nach Exstirpation eines Rektumtumors signifikant gesenkt werden. Sie sank von ca. 10% im Jahre 1950 auf ca. 2,5% 1972. Dieser Fortschritt beruht auf der Verbesserung der Anästhesie- und Reanimationstechniken, einer prophylaktischen Antibiotikatherapie sowie der Anwendung effektiver Methoden zur Vorbereitung des Dickdarms. Auch auf dem Gebiet der operativen Technik wurden beträchtliche Fortschritte gemacht. Die wichtigsten betreffen die zahlenmäßige Zunahme von Eingriffen vom Resektions- und Anastomosentyp, die die Erhaltung des Sphinkters ermöglichen, sowohl nach radikaler Tumorresektion als auch nach lokaler Therapie bei gleichzeitiger Reduktion ausgedehnter abdominoperinealer Resektionen. Die Einführung zirkulärer Klammergeräte, die die Bildung sehr tiefer End-zu-End-Anastomosen gestatten, hat in dieser Hinsicht eine wesentliche Rolle gespielt. Die Wichtigkeit dieser Entwicklung variiert von Zentrum zu Zentrum. Am St. Mark's Hospital in London wurde 1950 bei 85% der Patienten mit Rektumkarzinom eine abdominoperineale Resektion durchgeführt, im Gegensatz zu 45% im Jahre 1975. Gegenwärtig wird bei der Mehrzahl der Patienten, die wegen eines Rektumkarzinoms operiert werden, entweder eine Resektion bzw. Anastomose oder eine lokale Exstirpation durchgeführt. Es ist sehr unwahrscheinlich, daß diese Zahlen in Zukunft ansteigen, da sie Grenzen erreicht haben, die prinzipiell durch die Ausdehnung und Lokalisation des Tumors festgelegt sind. Die Anzahl der Resektionen bzw. Anastomosen nahm im mittleren Drittel des Rektums (zwischen 12 cm und 8 cm vom Analrand entfernt) am stärksten zu. Neueste pathologische Untersuchungsergebnisse haben gezeigt, daß eine Infiltration weiter als 1 cm nach distal außergewöhnlich ist, und in weniger als 3% der Fälle auftritt. Dies gestattet es, die Länge des kaudal vom Tumor resezierten Darms erheblich zu reduzieren. Eine Untersuchung des Erscheinungsbilds des Tumors (ulzeriert, infiltrativ) sollte daher allen Entscheidungen betreffs der Länge des zu resezierenden Darms vorausgehen.
Der Wunsch, eine Kolostomie unter allen Umständen zu vermeiden und die Darmkontinuität wiederherzustellen, sollte niemals auf Kosten der onkologischen Sicherheit durch Reduzierung der tumorfreien Resektionsränder erfolgen. Der Abstand zwischen Analrand und Unterrand des Tumors ist in dieser Hinsicht von größter Wichtigkeit und muß vom Operateur mit großer Sorgfalt beurteilt werden.

Ein ausgedehnter Tumor im mittleren Rektumdrittel, der unmittelbar mit einem Rezidiv verknüpft ist, erfordert gleichzeitig eine kombinierte Exstirpation des Rektums, um eine Persistenz oder ein Rezidiv in der Nähe der Anastomose zu vermeiden. Im Gegensatz dazu macht es nicht immer Sinn, eine ausgedehnte Resektion mit einer weit distalen Anastomose in einem fortgeschrittenen Erkrankungsstadium mit ausgeprägter Metastasenstreuung durchzuführen. Verschiedene Veröffentlichungen haben gezeigt, daß die Prognose für eine ausgedehnte Resektion und Anastomose bei einem Karzinom im mittleren Drittel des Rektums nicht schlechter ist als für eine totale Rektumexstirpation. Die Fünfjahresüberlebensraten dieser Eingriffe bei Karzinom im mittleren Rektumdrittel sind bei gleicher Dukes-Klassifikation und identischer histologischer Differenzierung ähnlich. Patienten mit Tumoren vom Stadium Dukes B mit mäßigem Differenzierungsgrad haben eine Fünfjahresüberlebensrate von etwa 61% nach Resektion und Anastomosierung und von 69% nach APR.

Die Exstirpation eines Rektumtumors kann mit verschiedenen Resektions- und Anastomosetechniken durchgeführt werden:

- abdominoperineale Resektion (APR),
- tiefe anteriore Resektion,
- koloanale Anastomose,
- abdominoanale Durchzugsresektion,
- abdominosakrale Resektion,
- transsakrale Exstirpation,
- transsphinktere Exstirpation,
- transanale Exstirpation.

Hartmann-Operation und Kolostomie sind 2 nützliche ergänzende Verfahren, die im wesentlichen eine temporäre oder palliative Therapie darstellen. In diesem Zusammenhang sollten 3 lokale parachirurgische Techniken kurz erwähnt werden:

- Elektrofulguration,
- Zerstörung durch Kryochirurgie,
- Laserkoagulation.

Die APR ist hauptsächlich für sehr tief gelegene oder fortgeschrittene Tumoren reserviert, bei denen gute funktionelle Ergebnisse und/oder niedrige Rezidivraten durch analerhaltende Eingriffe nicht erreicht werden können.

Die Operation wird mit dem Patienten in Steinschnittlage durch 2 Teams ausgeführt, die synchron operieren. Der Anus wird zu Anfang mit 2 Tabaksbeutelnähten zugenäht. Die genaue Position der Kolostomieöffnung wird am Tag vor der Operation festgelegt und markiert, z.B. durch eine Naht.
Eine mediane peri- und subumbilikale Laparotomie gestattet in der Mehrzahl der Fälle einen guten abdominalen Zugang. Nach Ausschluß einer intraperitonealen Tumoraussaat werden die Darmschlingen, z.B. durch Bauchtücher, ins obere Abdomen gedrängt und dort gehalten. Sigmaschlinge und Rektum werden mobilisiert, wobei damit entlang des linken parakolischen Sulkus begonnen wird. Die Mobilisierung muß auf eine ausreichend lange Strecke erfolgen, damit das proximale Kolon am Ort der späteren Kolostomie nach außen geleitet werden kann. Der linke Ureter wird während dieses Operationsschritts gekennzeichnet.
Die peritoneale Inzision wird bis an die Basis der Harnblase heran fortgesetzt. Der Operateur führt dann seine linke Hand unter die inferioren Mesenterialgefäße, und das Peritoneum wird in gleicher Weise auf der rechten Seite geschlitzt. Der mesenteriale Gefäßstiel wird so hoch wie möglich ligiert und durchtrennt. Die lateralen Inzisionen des Peritoneums werden daraufhin nach ventral hin zusammengeführt. Das retrorektale Kavum wird mittels Schere und Finger disseziert, während das Rektosigmoid nach ventral angespannt wird. Die Dissektion beginnt am Os sacrum in Höhe des Promontoriums. Die präsakrale Höhle ist relativ gefäßarm und gewöhnlich leicht zu lokalisieren. Nach Lokalisation und Inzision kann die rechte Hand dort eingeführt werden, die Ablösung erfolgt mit den Fingern. Das Rektum sollte so bis zur Spitze des Steißbeins vor der präsakralen Faszie freigelegt werden, wodurch eine Verletzung der präsakralen Venen vermieden wird. Gestaltet sich dieser Operationsschritt durch einen fixierten Tumor schwierig, so ist es für den Abdominalchirurgen, der sicher in der richtigen Schicht bleiben muß, angezeigt zu warten, bis der perineal operierende Kollege ihm entgegenkommt, statt blind weiter zu präparieren. In jedem Fall entspricht diese Region dem üblichen Punkt, wo sich beide Operateure begegnen.
Gehen wir jetzt zur anterioren Dissektion über. Die dorsale Blasenwand und die Samenbläschen (bzw. Uterus und dorsale Vaginawand bei Frauen) sollten durch eine kombinierte Dissektion unter Benutzung von Schere und Fingern freigelegt werden. Die Denonvilliers-Faszie wird inzidiert, um das Rektum vollständig von der Prostata und den Samenbläschen abzulösen. Die Dissektion nach distal erfolgt bis zum Unterrand der Prostata. Die Urethra (in der ein Blasenkatheter liegt) kann also palpiert werden. Bei Frauen wird die Hinterwand bis zu dem Punkt nach ventral gedrängt, an dem exzidiert werden soll.
Darauf müssen die lateralen Rektumligamente und die mittleren Hämorrhoidalarterien schrittweise auf der rechten und dann auf der linken Seite durchtrennt werden. Mit einer langen Schere ist es dem Operateur möglich, die Zone distal dieser Strukturen zu umgehen. Nach Spaltung werden Ligamente und Arterien zwischen Klemmen durchtrennt und ligiert.
Das Rektum ist damit ventral, lateral und dorsal vollständig abgelöst. Es bleibt nur eine Anzahl fibröser Strukturen von geringer Wichtigkeit zurück, die ohne besondere Vorsichtsmaßnahmen durchtrennt werden.
Das Sigma wird proximal durchtrennt, wobei gewöhnlich ein GIA-Stapler benutzt wird, um die Anlage der Kolostomie zu ermöglichen. Zur Anlage der Kolostomie wird ein Gewebezylinder aus Haut und Subkutangewebe mit einem Durchmesser von 2–3 cm an der vor Inzision markierten Stelle exzidiert. Sein Durchmesser sollte mehr oder weniger dem des Sigmas entsprechen. Die ventrale Aponeurose des breiten M. rectus abdominis wird kreuzweise inzidiert, dann werden die darunter liegenden Muskelfasern längs gespalten sowie das Peritoneum freigelegt und mit der Schere eröffnet. Die so geschaffene Öffnung muß die Einführung von 2 Fingern zulassen. Es muß kontrolliert werden, daß die epigastrischen Gefäße bei der Präparation nicht verletzt wurden. Sollte dies der Fall sein, muß eine sorgfältige Blutstillung durchgeführt werden.
Durch die Kolostomieöffnung wird eine Klemme in die Bauchhöhle eingeführt und das zum Eventrieren bereite Kolon gefaßt. Es sollte ohne stärkeren Zug durch die Bauchwand hindurchpassen. Das distale Ende des Kolons wird dann z.B. in einen Handschuh eingeschlossen. Das linke proximale Kolon kann dann mit einer Reihe von Fixierungsnähten an der peritonealen Bauchwand befestigt werden. Abschließend wird der Beckenboden durch Verschluß der vorhandenen Peritonealränder rekonstruiert, die Laparotomiewunde wird schichtweise verschlossen.
Nach Resektion des zu weit hervorstehenden Kolonabschnitts am Stoma wird die Kolonwand mit der Haut vernäht, wobei die Öffnung durch 8 Einzelnähte aus nichtresorbierbarem monofilem Nahtmaterial 4-0 festgelegt wird.
Die perineale Dissektion beginnt im Idealfall, sobald der abdominal operierende Chirurg den Tumor als resezierbar beurteilt. Es erfolgt eine elliptische Inzision um den Analsphinkter herum unter Einbezie-

hung eines ausreichend breiten Streifens Perianalhaut. Die Ränder letzterer werden zusammengeschlagen und mit mehreren Kocher-Klemmen gefaßt. Die Dissektion erfolgt weiter ins Fettgewebe der Fossa ischiorectalis unter sorgfältiger Blutstillung jedes eröffneten Gefäßes. So werden die unteren Hämorrhoidalgefäße ligiert und durchtrennt. Ein Retraktor wird eingesetzt, sobald es die Tiefe der Präparation zuläßt. Die Präparation wird nach ventral unter Durchtrennung des M. transversus perinei profundus fortgesetzt. Nach dorsal wird das präsakrale Kavum durch Inzision der anokokzygealen Raphe vor der Steißbeinspitze eröffnet. Die Dissektion sollte dabei sorgfältig in einem ausreichenden Abstand ventral vom Os sacrum erfolgen, da eine Präparation zu dicht am Knochen entlang das Risiko einer Verletzung der präsakralen Faszie und damit einer schweren Blutung in sich birgt. Auf jeden Fall sollte nicht zu weit nach ventral vorgegangen werden, da das Risiko einer Rektumperforation besteht. Unter Berücksichtigung dieser Tatsachen sollte der abdominal operierende Chirurg dazu beitragen, den perineal operierenden Kollegen entlang der richtigen Ebene zu führen. Rektum und Anus sind damit in der hinteren Mittellinie vollständig freigelegt. Darauf wird auf beiden Seiten je ein Finger über die Levatormuskulatur des Anus geschoben. Diese Muskeln werden dann dicht an der Beckenwand mit der Schere oder dem Diathermiemesser durchtrennt.

Gelegentlich passiert es, daß ein oder beide laterale Rektumligamente bis zum Perineum hinunter gespalten werden. In diesem Fall muß darauf geachtet werden, während dieses Operationsschritts keinen Ureter zu verletzen. Das proximale Rektum kann dann schließlich aus dem Becken entfernt werden. Unter Zug am Rektum werden die restlichen Verbindungen des M. rectourethralis und der Faszie in der Nähe der Ureter mit der Schere durchtrennt. Der Ureter sollte während dieses Operationsschritts lokalisiert und seine Verletzung vermieden werden.

Abschließend wird das Perineum sorgfältig gespült, es werden Saugdrainagen eingelegt und die Haut verschlossen. Es hat keinen Zweck, die stehengebliebenen Reste der Levatormuskulatur miteinander zu vereinigen oder zu vernähen.

Bei Frauen ist es gewöhnlich notwendig, bei einer abdominoperinealen Resektion von Rektum und Anus die Resektion der Vaginahinterwand miteinzuschließen. Der perineale Verschluß wird fortgeführt, bis die hintere Schamlippenkommissur rekonstruiert worden ist.

Die mit der APR-Operation verbundenen Komplikationen betreffen am häufigsten Läsionen des Ureters, der Blase oder der Urethra.

Ausgedehnte Operationen mit gleichzeitiger Anastomosenbildung können auf der Grundlage verschiedener Techniken betrachtet werden. Sie gestatten die Durchführung eines größeren Eingriffs bei Erhaltung der Spinkter. Sie unterscheiden sich mehr in der Methode, mit der die Anastomose hergestellt wird, als in der Ausdehnung der abdominalen Präparation. Die anteriore Resektion ist die am häufigsten durchgeführte Operation dieses Typs.

Bei einer hohen anterioren Resektion wird die Anastomose über einen abdominalen Zugang oberhalb der peritonealen Umschlagsfalte angelegt. Eine tiefe anteriore Resektion ist durch die Lage der Anastomose unterhalb der peritonealen Umschlagsfalte charakterisiert. Andere Methoden erfordern kolorektale oder koloanale Anastomosen, die über den peranalen Zugang durchgeführt werden, z. B. mittels einer Durchzugsoperation, die eine Rektokolektomie über die abdominotransanale Route mit totaler Rektumexstirpation und Entfernung der Mukosa des Analkanals beinhaltet. Verschiedene andere Anastomosen können auch über einen abdominosakralen Zugang in Erwägung gezogen werden.

Eine *tiefe anteriore Resektion* erfordert die vollständige Mobilisation des Rektums aus der Sakrumhöhle heraus sowie die Durchtrennung der lateralen Ligamente und der mittleren Rektalarterien. Die Anastomose wird in Höhe des Rektums distal der peritonealen Umschlagsfalte durchgeführt. Eine Operation kann nicht als tiefe anteriore Resektion bezeichnet werden, wenn diese Kriterien nicht beachtet werden!

Der Patient wird in Steinschnitt- oder in Rückenlage gelagert. Falls erforderlich gestattet erstere eine Rekonstruktion mit Hilfe eines EEA-Staplers, die Bildung einer koloanalen Anastomose oder sogar die Durchführung einer APR.

Die Anfangsphase der Operation ist identisch mit der bei der abdominoperinealen Resektion beschriebenen. Abhängig von der Länge des rektosigmoidalen Übergangs ist es nicht notwendig, systematisch das linke Kolon bis zur Flexura lienalis zu mobilisieren. Sobald die Operabilität feststeht, muß das Mesorektum gespalten werden. Es werden Klemmen hinter dem Rektum angesetzt und das Mesenterium davor inzidiert. Durch Zug am proximalen Kolon ist eine bessere Trennung des Mesenteriums von der hinteren Rektumwand möglich. Eine feststellbare Klemme wird etwa 5 cm unterhalb des distalen Tumorrands angelegt. Der Darm wird dann distal der Klemme inzidiert, und es werden Haltenähte am distalen Rektum angelegt. Mit langen Allis-Klemmen können die Schnittränder des Rektums gekennzeichnet werden. Sobald das Präparat an seiner proximalen Grenze reseziert worden ist, wird eine End-zu-End-Anastomose angelegt. Vorzugsweise wird dafür resorbierbares Nahtmaterial verwendet; der genaue verwendete Typ ist jedoch weniger wichtig als die Nahttechnik. Diese variiert je nach Operateur zwischen der Anlage einer einreihigen Naht zur Vereinigung der getrennten Strukturen, wobei die wichtige Muskelschicht und etwas Mukosa gefaßt werden, und einer Anastomose mit 2 Nahtreihen, d. h. Naht der Muskulatur und Mukosa. Bei einer tiefen Anastomose ist es empfehlenswert, anfangs alle Hinterwandnähte nur zu legen und sie dann nacheinander zu verknüpfen. Die beiden Ecken sowie die Vorderwand werden in einem 2. Schritt genäht. Eine Nahtreihe für jede Schicht ist in der Mehrzahl der Fälle ausreichend, obwohl einige Operateure es vorziehen, das ventrale Peritoneum nach kaudal zu verlagern und über der Anastomose zu fixieren. Der Beckenboden wird nicht rekonstruiert. Abschließend erfolgt eine ausgiebige Lavage des kleinen Beckens.

Einige Autoren empfehlen, einen Teil des großen Netzes um die Anastomose herumzulegen und sogar mit einigen Nähten zu fixieren [16, 21]. Diese Maßnahme kann durch Mobilisation eines Stücks desselben erfolgen, wobei darauf geachtet werden muß, daß die Gefäßversorgung nicht unterbrochen wird.

Eine tiefe anteriore Anastomose kann auch unter Verwendung eines zirkulären Klammerapparats, der durch den Anus eingeführt wird, durchgeführt werden. Dies ermöglicht die Bildung einer End-zu-End-Anastomose mit 2 Klammerreihen und Resektion von 2 Darmabschnitten, wobei sichergestellt ist, daß ein adäquates intestinales Lumen erhalten bleibt. Es stehen Stapler mit den Durchmessern 25, 28 und 31 mm zur Verfügung. Der Patient sollte in Steinschnittlage gelagert werden, um einen leichten Zugang sowohl zum Anus als auch zum Abdomen zu erhalten. Das operative Vorgehen ist anfänglich identisch mit dem für die manuelle Anastomose beschriebenen. Nach Exstirpation des den Tumor tragenden Darmabschnitts wird das distale Ende des zurückbleibenden Kolons für die Anastomose vorbereitet. Über eine Strecke von 1–2 cm muß das gesamte Fettgewebe peinlich genau vom Darm entfernt werden. Dann wird eine zirkuläre Tabaksbeutelnaht am freien Darmrand gelegt. Dazu sollte ein ausreichend fester monofiler Faden benutzt werden. Prolene 0 ist außerordentlich gut geeignet.

Das distale Rektum unterhalb des Tumors wird auf gleiche Weise präpariert, das Mesenterium entfernt. Eine Tabaksbeutelnahtzange, die die Einführung der zirkulären Tabaksbeutelnaht ermöglicht, wird in ausreichendem Abstand unterhalb des Tumors angelegt.

Leider kann dieses Instrument häufig nicht für sehr tief im kleinen Becken liegende Anastomosen benutzt werden. In solchen Fällen muß daher von Hand eine transparietale Tabaksbeutelnaht gelegt werden. Gezahnte Klemmen werden distal des Tumors am Darm angelegt. Dann wird eine weiche Darm- oder Gefäßklemme am distalen Rektumstumpf angesetzt und benutzt, um Zug auszuüben. Auf diese Weise wird der Darm unter alleiniger Manipulation der gezahnten Klemme schrittweise distal durchtrennt, während die Tabaksbeutelnaht an seinem freien Schnittrand angelegt wird.

Bei ausreichender Erfahrung sollte der Operateur dann in der Lage sein, einen Stapler geeigneter Größe auszuwählen. Der größte zur Verfügung stehende Durchmesser (31 mm) sollte stets ausprobiert werden. Das Colon sigmoideum hat gewöhnlich das kleinste Lumen, aber sein Durchmesser läßt sich gewöhnlich durch Benutzung einer Bougie vergrößern. Bei einem Kolonspasmus kann die intravenöse Gabe von 2 mg Glukagon oder ein Foley-Katheter nützlich sein [17, 32]. Der perineal operierende Chirurg weitet den Anus allmählich auf und führt das mit Gleitmittel versehene Instrument ins Rektum ein. Der abdominal operierende Chirurg führt es dann nach ventral, während sein perineal tätiger Kollege stets die Tendenz hat, in Richtung Sakrum vorzuschieben. Wenn das Gegenlager des Staplers durch den distalen Rektumstumpf hindurchgetreten ist, wird das Instrument maximal geöffnet, wobei sich das distale Ende vom Körper trennt. Dann wird die Tabaksbeutelnaht, die am distalen Stumpf gelegt ist, fest angezogen und verknotet. Unter Verwendung z. B. einer Allis-Klemme wird das proximale Kolonende nach und nach über das Gegenlager gestülpt, bis er dieses vollständig bedeckt. Dann wird die proximale Tabaksbeutelnaht festgezogen. Die Reihenfolge der Verknotungen an den beiden Darmenden kann auch umgekehrt werden, wobei es das Ziel ist, anfangs das Ende zu verknoten, das am schwierigsten ist. Die Fäden der Tabaksbeutelnähte werden dann dicht an den Knoten abgeschnitten, und der perineal tätige Operator zieht die Rändelschraube an, um die beiden Teile des Staplers zusammenzubringen. Der abdominale Operateur achtet darauf, daß kein Gewebe zwischen Gegenlager und Körper eingeschlagen ist. Dann wird der Sicherungsschieber gelöst, und die Handgriffe werden zusammengepreßt, um die Anastomose zu vervollständigen und die Darmenden mittels Clips und Ringmesser miteinander zu verbinden. Das Gegenlager wird dann wieder etwas gelöst, und das Instrument wird von dem abdominalen Chirurgen unter vorsichtiger Drehung aus dem Anus entfernt.

Die Geweberinge beider Kolonenden werden schließlich vom Zentralstab entfernt, nach Durchtrennung der Tabaksbeutelnähte untersucht und auf Vollständigkeit kontrolliert. Ist dies nicht der Fall, muß die Anastomose entweder wiederholt oder durch zusätzliche Nähte gesichert werden. Die Dichtigkeit wird getestet, indem Wasser in das kleine Becken gefüllt und auf Luftblasen geachtet wird, nachdem Luft in das Rektum insuffliert und das proximale Kolon abgeklemmt wurde. Ist dieser Test negativ und finden sich keine Anzeichen für ein Leck, sind keine zusätzlichen Nähte erforderlich.

Kürzlich wurde eine neue Generation zirkulärer terminoterminaler Stapler eingeführt. Diese sind im wesentlichen durch eine harmonischere Form des Gegenlagers, das leicht abgenommen werden kann, und eine Abknickung des Körpers charakterisiert. Zusätzlich läßt sich ein spitzer Trokar am Ende der Stange befestigen, der einen verschlossenen Darmstumpf penetrieren und durchgeschoben werden kann.

Die Hauptkomplikation der Kolonchirurgie ist die Anastomoseninsuffizienz (5–30%), die in $1/3$ bis $1/2$ der Fälle tödlich ist. Diese Rate variiert beträchtlich zwischen unterschiedlichen Autoren und liegt zwischen 5 und 30%. Verschiedene Faktoren deuten darauf hin, daß sie häufig mit der operativen Technik im Zusammenhang steht. Die häufigsten Ursachen sind zu starker Zug auf den anastomosierten Darmenden, insuffiziente Durchblutung, lokales Hämatom und abszedierende Verhaltung, die sich während der postoperativen Phase an der Anastomose in das Kolon entleert [11, 41]. Die tatsächliche Dehiszenzrate nach tiefer anteriorer Resektion ist größer, als es der postoperative Verlauf vermuten läßt, da die meisten Fälle subklinisch verlaufen und sich nur durch systematische Kontrolleinläufe aufdecken lassen [31]. Im Gegenteil ist es immer schwierig zu beurteilen, ob die Dehiszenzrate bei dieser Methode niedriger liegt als nach einer konventionellen Naht von Hand, da die vorliegenden Ergebnisse von Autor zu Autor erheblich variieren [10].

Auch wenn die linke Kolonflexur bei einer tiefen anterioren Anastomose nur selten mobilisiert werden muß, so muß doch immer garantiert sein, daß das proximale Kolon ausreichend locker ist, damit jegliche Spannung auf der Nahtreihe vermieden wird. Die Fixierung des Omentum majus um die Anastomose herum senkt ebenfalls das Risiko einer Dehiszenz. Werden diese Vorsichtsmaßnahmen beachtet, so muß eine tiefe anteriore Resektion nur in Ausnahmefällen temporär durch eine proximale Kolostomie entlastet werden. Finden sich jedoch Zeichen einer Sepsis, eines bedeutenden Blutverlusts, einer Allgemeinaffektion oder eines schlechten Ernährungszustands, dann ist diese Maßnahme häufig indiziert.

Sind die Überlebenschancen des Patienten gering, wird ein APR oder eine Hartmann-Operation häufig vorzuziehen sein. Der Patient wird leichter mit einer Sigmakolostomie umgehen können als mit einer doppelläufigen Transversuskolostomie.

Die perioperativen Komplikationen sind in diesem Fall die gleichen wie bei einer APR. Die postoperative Versorgung nach tiefer anteriorer Resektion ist identisch mit der für alle Koloneingriffe. In der postoperativen Phase tritt häufig eine Blutung, eine Anastomosendehiszenz oder, etwas später, eine Anastomosenstenose auf [27]. Ein Abszeß im kleinen Becken oder eine Stuhlfistel wird seltener beobachtet.

Ein mögliches Anastomosentumorrezidiv entwickelt sich gewöhnlich innerhalb von 2 Jahren nach der Resektion. Der betroffene Patient kann vollständig beschwerdefrei sein, verdächtige Befunde können jedoch durch Palpation, Endoskopie oder endorektale Ultrasonographie aufgedeckt werden. Die Symptome können in unterschiedlicher Weise auftreten: Blutung, Änderung des Stuhldurchmessers oder Schmerzen in Becken, Abdomen oder Os sacrum. Eine Biopsie bestätigt gewöhnlich die Diagnose, die ebenso durch einen Bariumkontrasteinlauf oder ein CT-Scan gestellt werden kann. Bei vielen Patienten mit einem Lokalrezidiv läßt sich keine Dissemination des Tumors nachweisen. In solchen Fällen besteht die einzige Hoffnung auf Heilung in der Durchführung einer nochmaligen Resektion, die häufig mit einem APR verbunden ist. Bevor jedoch dieser Schritt unternommen wird, sollte kontrolliert werden, ob sich mit Sicherheit keine Hinweise auf eine Tumordissemination finden lassen [26].

Es sind verschiedene andere Anastomosentechniken nach tiefer anteriorer Resektion beschrieben worden. So legen einige Chirurgen Seit-zu-Seit-Anastomosen an, insbesondere wenn ein deutlicher Kaliberunterschied zwischen den beiden miteinander zu verbindenden Darmabschnitten vorliegt.

Die *koloanale (transanale) Anastomose* wurde 1972 von Parks entwickelt [39, 40]. Sie ermöglicht es, das Kolon mit dem Analkanal durch eine transanale Naht zu verbinden. Der Patient wird in Trendelenburg-Position gelagert. Das Rektum wird über den abdominalen Zugang mobilisiert und vollständig reseziert. Nach Einführen einer Analbougie wird das Kolon bis zum proximalen Rand des Analkanals hinunterverlagert und an dessen distalen Stumpf, gelegentlich auch an den des Rektums, durch Einzelnähte fixiert. Die Mukosa des übrigbleibenden Stumpfes sollte bis zur Linea pectinea exzidiert werden, die die ideale Höhe für die Anastomose darstellt. Ein kurzer Muskelzylinder aus dem unteren Rektum und dem oberen Analkanal wird verwendet, um die letzten 2–3 cm des Kolons einzuscheiden, mit dem Ziel, diese Region vor einer möglichen Dehiszenz zu schützen.

Eine Variante dieser Technik besteht darin, ein J-Reservoir oberhalb der Anastomose zu bilden [22]. Die Defäkation erfolgt dann seltener, gelegentlich wird jedoch spontaner Ausfluß zum Problem [38].

Die abdominoanale *Durchzugsoperation* ist gewöhnlich für Anastomosen wenigstens 7 cm vom Analrand entfernt reserviert. Dieses Verfahren wird heutzutage jedoch selten angewandt, da verschiedene neuere Methoden vorgezogen werden. Es gibt verschiedene Modifikationen der Grundtechnik, die alle ein gemeinsames Grundprinzip aufweisen [45]. Nach Resektion des Tumors wird das zurückbleibende Kolon nach unten durch den Anus hindurchgezogen, bis es einige Zentimeter über den Rektumrand hinausreicht, mit oder ohne Umstülpung der parietalen Zylinder. Wenn es 7–10 Tage später zu einer ausreichenden Verklebung zwischen Kolon und distalem anorektalem Stumpf gekommen ist, wird das hervorstehende Kolonende reseziert. Die Kontinenz ist schlechter als nach kolonaler Anastomose in der Art von Parks [37, 38]. Die Operationsmortalität ist bei diesem Verfahren extrem niedrig.

Die *abdominosakrale (kokzygeale) Resektion* ist ein rektalchirurgischer Eingriff, der erstmalig am Ende des 19. Jahrhunderts beschrieben wurde, kürzlich aber von Localio u. Stahl [23] sowie Mason [28] modifiziert wurde. Verglichen mit der transsakralen Resektion bietet sie den Vorteil der vollständigeren Dissektion von Lymphstrukturen. Dieses Verfahren kombiniert eine abdominale Dissektion mit einem sakralen Zugang mittels zweier Techniken:

1. *Localio u. Stahl* [23]. Der Patient wird auf die rechte Seite gelagert, und die Rektumresektion wird von abdominal her durchgeführt. Der perineal operierende Chirurg eröffnet die retrorektale Höhle durch eine Querinzision über dem Sakrum und Exstirpation des Steißbeins. Nach Verlagerung des Kolons und des distalen Rektumstumpfs aus der Sakralwunde heraus wird die Anastomose durchgeführt.
2. *Mason* [28]. Transsphinktere Modifikation: Die retrorektale Höhle wird durch eine dorsale Spaltung der Levatormuskeln von Anus und Sphinkter eröffnet; letztere werden nach Fertigstellung der Anastomose wieder rekonstruiert.

Bei einer *transsakralen Exstirpation (Kraske)* liegt der Patient in Bauchlage mit angehobenen Becken und auseinandergespreizten Gesäßhälften. Zwischen dem Rand des analen Übergangs und der Basis des Os sacrum wird ein Mittelschnitt gelegt. Bei der Passage durch das Subkutangewebe werden die Levatormuskeln des Anus und das Os coccygis freigelegt. Die Levatoren werden gespalten und die Rückwand des Rektums freigelegt. Das Steißbein wird aus seinen Muskelverbindungen gelöst, exartikuliert und reseziert. Läßt sich damit nur ein unzureichender Zugang schaffen, muß zusätzlich eine Resektion des unteren Teils der Sakrumbasis durchgeführt werden. Der 3. Sakralwirbel muß jedoch unter allen Umständen erhalten bleiben, da andernfalls die Kontinenz gefährdet sein kann. Dann wird das Rektum vollständig mobilisiert, wobei darauf geachtet werden muß, den ventralen Teil nicht zu verletzen, wo es mit Vagina oder Prostata adhärent ist. Das Peritoneum kann von der ventralen Seite des Rektums her durchtrennt werden, wodurch dieses nach unten gezogen und die oberen Hämorrhoidalgefäße durchtrennt werden können. Der Darm wird an gewünschter Stelle durchtrennt, und die Anastomose mit Einzelnähten, ein- oder zweireihig, angelegt. In bestimmten Fällen kann die Anastomosenbildung mittels eines zirkulären Klammerapparats in Erwägung gezogen werden [19]. Die präsakrale Höhle wird dann während der Rekonstruktion drainiert.

Nach dieser Operation wird häufig temporäre Inkontinenz beobachtet, die sich innerhalb einiger Wochen spontan zurückbildet, sofern keine Nervenläsionen vorliegen.

Die Indikation für diesen Eingriff muß Malignität ausschließen. Sie sollte benignen Läsionen, Polypen oder kleinen oberflächlich gelegenen Tumoren vorbehalten bleiben, da eine ausreichende Exzision des Fett- und Lymphgewebes um das Rektum herum schwierig ist.

Die *transsphinktere Resektion* zur Entfernung bestimmter oberflächlicher Karzinome begrenzter Ausdehnung, die sehr weit distal im Rektum liegen, wurde von Mason modernisiert. Sie kann alleine oder in Verbindung mit einem abdominalen Zugang benutzt werden. Der Patient wird in Bauchlage mit angehobenen Gesäß gelagert. Die Levatormuskeln des Anus und der externe Sphinkter werden vollständig in der hinteren Medianlinie inzidiert. Das Rektum wird in der Tiefe dargestellt und anschließend eröffnet, wodurch man ausgezeichnet Einsicht in die medialen und distalen Abschnitte erhält. Obwohl sich Tumoren an der hinteren Rektumwand auf diese Weise sehr einfach freilegen lassen, können sich Tumoren dorsaler oder lateraler Lokalisation nach vollständiger Mobilisation des Rektums ebenso darstellen lassen. Die Rekonstruktion des Sphinkters ergibt

in der Regel zufriedenstellende funktionelle Ergebnisse.
Diese Methode hat den Nachteil, daß eine zusätzliche ausgedehnte Exzision des lymphatischen Gewebes nicht möglich ist, daher wird sie häufig nur als Palliativmaßnahme bei Patienten in schlechtem Allgemeinzustand benutzt. Mason beschrieb eine Alternative, die die Durchführung einer Anastomose nach einem abdominoanalen Durchzugsverfahren über denselben Zugang und an einem sehr tiefen Punkt ermöglicht.
Transanale (lokale) Exstirpationen stießen kürzlich auf erneutes Interesse. Auch wenn für die meisten Rektumkarzinome eine ausgedehnte Resektion die Therapie der Wahl darstellt, können doch in einigen Situationen lokale Techniken in Erwägung gezogen werden. Neben operativer Exstirpation und Elektrofulguration können die Vaporisierung durch Laser oder eine Kontaktradiotherapie über den transanalen Zugang durchgeführt werden. Die Exstirpation hat gegenüber anderen Techniken den Vorteil, daß sie Präparate für eine definitive pathologische Untersuchung liefert.
Es ist schwieriger, die Indikation für eine Lokalbehandlung zu stellen als die Technik zu beherrschen, die immerhin die vollständige Exstirpation des Tumors gestatten sollte. Bestätigt die histologische Untersuchung des Präparats, daß die Entfernung vollständig ist und daß der Tumor gut oder mäßiggradig differenziert ist, ist keine weitere Therapie erforderlich. Die für diese Technik geeigneten Karzinome haben einen kleinen Durchmesser (weniger als 3 cm), sind exophytisch wachsend, beweglich und gut differenziert [3, 20]. Die ersten 3 Kriterien lassen sich meist durch eine präoperative Rektumpalpation feststellen, wertvolle zusätzliche Daten werden jedoch durch die endorektale Ultrasonographie erhalten. 70% der auf das Rektum begrenzten Tumoren lassen sich allein durch eine rektale Palpation aufdecken. Vergrößerte retrorektale Lymphknoten werden nur bei 50% der Patienten palpiert, bei denen die spätere pathologische Untersuchung einen Lymphknotenbefall im Operationspräparat zeigt.
Die lokale Exstirpation kann über ein Operationsproktoskop durchgeführt werden (abhängig von der Lokalisation und Größe des Tumors). Häufig ist es günstig, den Anus zu dehnen und durch einen geeigneten Dilatator weit offen zu halten. Der Tumor wird inspiziert, distal von ihm wird ein Haltefaden gelegt. Die Infiltration der Submukosa mit einer adrenalinhaltigen Lösung erleichtert die Dissektion und vermindert die Blutung. Der Tumor wird in einem Abstand von etwa 1 cm vom Rand entfernt zusammen mit einer kompletten Wandgewebescheibe exzidiert. Das Rektum wird mit fortschreitender Dissektion genäht, wobei jede Naht wiederum benutzt wird, um Zug auszuüben. Die Indikationen für dieses Therapieverfahren maligner Tumoren sind sehr begrenzt. Zeigt die histologische Untersuchung des resezierten Präparats die Infiltration von Darmwand, Arterien oder Lymphgefäßen, muß unverzüglich eine ausgedehnte Resektion durchgeführt werden.

Die *Hartmann-Operation* kann als Palliativmaßnahme im Falle eines fortgeschrittenen Rektumtumors geeignet sein. Sie besteht in der Exstirpation der oberen $^2/_3$ des Rektums und des angrenzenden Sigmas, der Anlage einer terminalen Kolostomie im linken Unterbauch und dem Verschluß des zurückgelassenen distalen Rektumstumpfs in Höhe des Beckenbodens. Die Hartmann-Operation war der operative Wahleingriff bei Karzinomen im oberen und mittleren Rektumdrittel, bevor die anteriore Resektion eine verläßliche Methode wurde. Sie ist mittlerweile für Rektumkarzinome nur indiziert, wenn eine anteriore Resektion oder eine abdominoperineale Exstirpation nicht zur Diskussion stehen. Die Möglichkeit einer sekundären Wiederherstellung der Kontinuität des Verdauungskanals unter Verwendung von Klammerapparaten hat das Interesse an dieser alten Methode wieder geweckt.

Die *einfache Kolostomie* ist eine weitere palliative Operationsmethode bei Neoplasmen des Rektums. Sie kann endständig, gewöhnlich in der linken Fossa iliaca, oder doppelläufig, links lateral bzw. rechts transversal, angelegt werden. Bei Tenesmen oder Inkontinenz infolge Obstruktion durch einen nicht resezierbaren Rektumtumor, die dem Patienten erhebliche Beschwerden bereiten, kann eine Kolostomie die Lebensqualität verändern. Häufig wird eine verblüffende Verbesserung des allgemeinen und lokalen Gesundheitszustands nach einem solchen Eingriff beobachtet. Eine Fixierung des Tumors an benachbarte Strukturen kann im wesentlichen Folge der Entzündungsvorgänge sein, diese gehen jedoch zurück oder verschwinden gelegentlich sogar völlig nach Drainage des darunterliegenden Darms durch eine Umleitung des Darminhalts. Gelegentlich kann anschließend sogar eine Tumorexstirpation in Erwägung gezogen werden.

Bei Vorliegen einer fortgeschrittenen malignen Erkrankung mit ausgedehnter Metastasierung oder Peritonealkarzinose sollte eine Kolostomie jedoch nicht routinemäßig durchgeführt werden. Wenn keine akute Obstruktion vorliegt, wird der Patient durch ein Stoma stärker belastet, und es ist unwahrscheinlich, daß er oder sie lange genug leben wird, um einen größeren Vorteil davon zu haben. Tatsächlich gibt es keinen Hinweis darauf, daß eine Kolostomie in diesen Fällen lebensverlängernd wirkt.

Einige Patienten, bei denen sich zu Anfang eine Metastasierung findet, können von einer Exzision ihrer Metastasen im Sinne des Überlebens profitieren. Eine einzelne Metastase in Leber oder Lunge oder multiple Metastasen in einem einzelnen Leberlappen können auf diese Weise therapiert werden. Leider kommen diese Fälle selten vor: bei ca. 5–10% der Patienten mit Lebermetastasen. Einige Studien haben gezeigt, daß eine Leberresektion, sogar eine größere, die Überlebenschancen verbessert.

Lokalrezidive führen im kleinen Becken nur in seltenen Fällen zum Tode, obwohl sie sehr schmerzhaft sind. Nur ausnahmsweise wird ein Lokalrezidiv ohne gleichzeitige Metastasen beobachtet. Die Exzision solcher Rezidive bietet, sofern überhaupt möglich, nur wenig Chancen, die Lebenserwartung des Patienten zu verbessern: Die Fünfjahresüberlebensrate nach offensichtlich vollständiger Exzision eines Lokalrezidivs liegt in der Größenordnung von 5–10%. Eine Exzision ist nur bei 10–20% der Patienten mit Lokalrezidiven möglich. Wenn diese Situation verbessert werden soll, müssen Rezidive früher entdeckt und umgehend entfernt werden.

Elektrofulguration

Das Ziel der Elektrofulguration ist die Zerstörung eines Tumors und eines Teils des angrenzenden gesunden Gewebes durch Koagulation sowohl in der Breite als auch in der Tiefe. Dieses Verfahren kommt in Betracht, wenn der Tumor weniger als 50% des Rektumumfangs befällt, wenn er beweglich, exophytisch wachsend und gut oder mäßiggradig differenziert ist, wenn bei dem Patienten eine disseminierte Erkrankung mit Metastasen vorliegt oder wenn es das Ziel ist, eine effektive palliative Therapie durchzuführen. Das Verfahren kann ebenfalls bei Vorliegen einer zehrenden Erkrankung angewandt werden, oder wenn der Patient eine Kolostomie ablehnt oder dafür nicht geeignet ist. Die Methode ist relativ kontraindiziert bei einer zirkulären Läsion, die schlecht differenziert oder hochgradig anaplastisch ist, bei einem stark ulzerierten Tumor sowie einem Neoplasma, das über die Ebene der peritonealen Umschlagsfalte – bzw. bei Frauen schon davor – hinausreicht. Eine der größten Nachteile dieser Technik ist die, daß sich kein Präparat für die pathologische Untersuchung gewinnen läßt [24, 25].

Regelmäßige Nachfolgeuntersuchungen sind unerläßlich. Es ist wahrscheinlich, daß der Eingriff in der Mehrzahl der Fälle nach einem mehr oder weniger langen Zeitraum wiederholt werden muß. Monatliche Kontrolluntersuchungen sollten über einen Zeitraum von etwa 6 Monaten erfolgen. Bei jeder Untersuchung sollte eine Biopsie entnommen oder möglichst eine erneute Elektrofulguration angewandt werden.

Diese Methode erfordert Regional- oder Allgemeinanästhesie. Der Patient wird in Bauchlage mit angehobenem Becken gelagert, wenn der Tumor ventral liegt, und in Steinschnittlage, wenn er überwiegend dorsal lokalisiert ist. Nach Analdilatation wird ein Operationsproktoskop mit geeignetem Durchmesser und Länge eingeführt. Es wird eine standardmäßige Operationsdiathermieanlage mit einer scharfen Spitze verwendet. Die Spitze wird mit Einschalten des Koagulationsstroms in das Tumorgewebe eingeführt. Dieses Vorgehen wird wiederholt, bis die gesamte Tumorregion behandelt ist. Das nekrotische Gewebe wird mittels einer Zange oder Kürette entfernt. Die Operation ist beendet, wenn normales Gewebe freiliegt (Muskelwand oder perirektales Fettgewebe). Die Dauer des Eingriffs hängt von Größe und Tiefe der Tumorpenetration ab: sie kann zwischen 1 und 2 h liegen. Bei großen Tumoren können mehrere Sitzungen erforderlich werden.

Die häufigsten Komplikationen dieser Methode ist die postoperative Erhöhung der Körpertemperatur, die 39–40 °C erreichen kann. Dieses Phänomen tritt häufig auf, meist am Abend nach dem Eingriff. Aus diesem Grund wird präoperativ und für 48–72 h nach dem Eingriff ein Breitbandantibiotikum verabreicht. Gelegentlich kann eine bei der Koagulation auftretende Blutung eine Bluttransfusion erforderlich machen. Eine Rektumstenose kann hauptsächlich dann beobachtet werden, wenn die Tumorausdehnung mehr als 50% des Rektumumfangs betrifft. Bei Frauen kann eine rektovaginale Fistel die Entfernung eines Tumors, der an der ventralen Rektumwand liegt, komplizieren.

Kryochirurgie

Die Kryochirurgie wird von einigen Autoren als Palliativmaßnahme bei Patienten mit inoperablem Rektumtumor oder Rezidiv nach Operation benutzt [12, 13].

Therapie durch Laserphotokoagulation

Auch die Photokoagulation mittels Laser ist als Palliativmaßnahme für Rektumkarzinome indiziert [4, 30], dagegen hat sie keinen Platz in der Therapie kurabler Karzinome dieses Organs. Bei nichtresezierbaren stenosierenden Tumoren, oder wenn eine Blutung zu größeren Problemen führt, ermöglicht der Laser die Wiederherstellung eines ausreichend großen Lumens sowie eine effektive Blutstillung. Er kann häufig die Anlage einer Kolostomie überflüssig machen. Dieses Ziel wird häufig erreicht, wenn sich der Patient für eine Laserphotokoagulation eignet und keine lange Lebenserwartung hat. Als Komplikationen dieser Methode sind perirektale Abszesse und Darmperforationen beschrieben worden, die jedoch selten sind.

Diese Technik hat wahrscheinlich eine sichere Zukunft für die genannten Indikationen, insbesondere in Verbindung mit der Anwendung der endorektalen Ultrasonographie für das präoperative Staging. Sie wird zweifellos die Elektrofulguration und Kryochirurgie in der Therapie der Rektumkarzinome ohne Resektion allmählich ersetzen, erfordert jedoch eine beträchtliche Erfahrung seitens der Anwender sowie eine relativ anspruchsvolle Ausrüstung.

Ergänzende Therapieverfahren

Zu den ergänzenden Therapieverfahren beim Rektumkarzinom gehören im wesentlichen Radiotherapie, Chemotherapie und Immuntherapie. Obwohl die operativen Techniken verbessert und verfeinert wurden, scheint es kaum wahrscheinlich, daß die Chirurgie allein in der Lage ist, die Überlebensrate von Patienten mit einem Rektumkarzinom zu verbessern. Tatsächlich ist diese in den letzten 30 Jahren gleich geblieben. Es gibt 2 Gründe für dieses Scheitern:

- die wohlbekannte Tendenz maligner gastrointestinaler Tumore, Metastasen zu bilden;
- der in den meisten Fällen relativ lange Zeitraum, der zwischen Beginn der Krankheit und Diagnosestellung verstreicht.

Daher haben sich die jüngeren therapeutischen Forschungen konzentriert auf:

- die Suche nach adjuvanten Therapien, Selektion der Patienten und vorausgehende Beurteilung des Ansprechens auf die Therapie;
- nichtoperative Therapien, einzeln oder in Kombination, zur Behandlung von Rezidiven.

Die Rolle der Radiotherapie in der Behandlung rektaler Adenokarzinome bleibt Gegenstand der Kontroverse. Können wir von einer adjuvanten Radiotherapie Vorteile erwarten? Falls dies der Fall ist, sind sie dann Folge einer verminderten Inzidenz von Lokalrezidiven oder einer Verbesserung der Überlebensrate? Welche Dosierung und welches optimale Bestrahlungsmuster sollten gewählt werden? Sollte ein Tumor präoperativ, postoperativ oder zu beiden Zeitpunkten bestrahlt werden [34]? Eine externe Radiotherapie zur Behandlung von Rektumkarzinomen als Ergänzung zur Operation kann vor oder nach dem Eingriff eingesetzt werden.

Die präoperative Therapie zielt auf eine Reduzierung der Ausdehnung des Tumorwachstums ab, die es gestattet, eine vollständige sekundäre Exstirpation in Betracht zu ziehen. Ein weiteres Ziel ist es, die Chancen einer Streuung vitaler Tumorzellen während der Operation einzuschränken [43]. Sie sollte daher nur bei Tumoren verwendet werden, die fixiert oder tief ulzeriert sind, oder wenn sich indurierte Lymphknoten in der präsakralen Höhle palpieren lassen. Verschiedene neuere Studien zeigen, daß eine präoperative Radiotherapie die Überlebenszeit nicht signifikant verlängert, daß sie aber die Rate der Lokalrezidive vermindert. Ebenfalls konnte eine statistisch signifikante Reduktion der Inzidenz befallener Lymphknoten bei bestrahlten Patienten nachgewiesen werden. Diese Methode hat damit gezeigt, daß sie bei der Behandlung von Patienten mit nichtresezierbaren Tumoren einen unbestreitbaren Nutzen aufweist.

Die optimale Dosis für eine präoperative Therapie liegt etwa zwischen 40 und 45 Gy über einen Zeitraum von 4–6 Wochen. Die Operation erfolgt 6–8 Wochen nach Beendigung der Radiotherapie. Operationsmorbidität und -mortalität sind unter diesen Umständen nicht gestiegen. Übersteigt die Dosis 45 Gy nicht, kommt es insbesondere auch nicht zu einer Zunahme der Anastomoseninsuffizienzen [8].

Die postoperative Radiotherapie kann sich den vollständigen Pathologiebefund zunutze machen, der vom zuvor exstirpierten Präparat stammt. In Kenntnis der Ausdehnung der Erkrankung kann das genaue Bestrahlungsfeld festgelegt werden. Bei Patienten mit einem Tumorwachstum entsprechend den Dukes-Stadien, die mit einem hohen Lokalrezidivrisiko verbunden sind (B2 oder C), kann die Radiotherapie das Risiko eines Beckenrezidivs signifikant senken.

Gegenwärtig wird eine Vielzahl randomisierter prospektiver Studien durchgeführt. Es scheint jetzt schon deutlich zu sein, daß die postoperative Radiotherapie nicht so gut toleriert wird wie die präoperative. Das erstere Verfahren sollte daher z. Z. Tumoren mit Dukes-Stadien geringer Differenzierung oder bei schlechter Prognose vorbehalten bleiben. Die Therapie sollte 1–2 Monate nach der Operation beginnen, um eine ausreichende Narbenbildung zu ermöglichen und das Risiko eines Rezidivs zu vermindern. Die Dosis, mit der das Tumorbett bestrahlt wird, sollte bei 60 Gy liegen.

Die Komplikationen dieser Therapie sind wohlbekannt: Harnwegsinfektion, Diarrhöe, kutane und Narbenläsionen sowie Läsionen des Dünndarms. Einer der geäußerten Vorbehalte gegenüber der Anwendung der Radiotherapie ist die Möglichkeit einer Dünndarmschädigung. Die Wahrscheinlichkeit für eine solche Komplikation ist beträchtlich vermindert, wenn die Dosen 50 Gy nicht überschreiten. Es wurde eine Anzahl von Techniken vorgeschlagen, um die Strahlenbelastung dieses relativ verletzlichen Organs zu vermindern, indem der Dünndarm aus dem kleinen Becken ferngehalten wird. Zu diesen Techniken gehört die Bildung einer Omentumeinhüllung, die Verwendung eines synthetischen, resorbierbaren oder nichtresorbierbaren Netzes, eine Brustprothese sowie eine synthetische Polymerform [6, 9]. Alter und Gesamtgesundheitszustand des Patienten sollten jedoch ebenfalls bei der Indikationsstellung für eine Radiotherapie eine Rolle spielen.

Eine palliative Radiotherapie kann auch bei Patienten mit einem schmerzhaften Rezidiv nach chirurgischer Exstirpation angewandt werden.

Schließlich sollte auch die interstitielle Radiumimplantation, wie sie von Papillon beschrieben wurde [35, 37], nicht vergessen werden, die sicherlich bei sorgfältig ausgewählten Patienten mit einem relativ kleinen Rektumtumor eine Rolle spielt.

Ein Rektumkarzinom ist hoch resistent gegenüber Chemotherapeutika. Es wurden praktisch alle geeigneten Präparate ausprobiert. Nur einige von ihnen haben sich als effektiv erwiesen und werden noch immer angewandt. Die in dieser Hinsicht vielversprechendsten sind 5-Fluorouracil (5-FU) und 5-Fluorodesoxyuridin (5-FUDR). Die Nitrosäuren und Mitomycin C haben sich ebenfalls in der Therapie des Rektumkarzinoms als nützlich erwiesen [46].

In mehreren Veröffentlichungen wurden die Vorzüge einer Kombination von Chemotherapie und Radiotherapie dargestellt. Leider besteht immer noch ein Mangel an überzeugenden Beweisen dafür, daß es zu einer Verbesserung der Überlebens- oder einer Verringerung der Rezidivrate bei Patienten kommt, die diese Therapie erhalten haben. Zweifellos werden verschiedene zur Zeit noch laufende prospektive Studien in naher Zukunft Antworten auf viele Fragen liefern, die noch immer zu diesem Thema offen sind [14, 44].

Bis jetzt hat noch keine Studie einen absoluten Beweis für die Effektivität der Immuntherapie in der Behandlung von Rektumkarzinomen geliefert, auch wenn die Anwendung markierter monoklonaler Antikörper in dieser Hinsicht einen Hoffnungsschimmer darstellt.

Literatur

1. American Joint Committee on Cancer (1983) Manual for staging of cancer. Lippincott, Philadelphia
2. Astler VB, Coller FA (1954) The prognostic significance of direct extension of carcinoma of the colon and rectum. Ann Surg 139: 846-851
3. Biggers OR, Beart RW Jr, Ilstrup DM (1986) Local excision of rectal cancer. Dis Colon Rectum 29: 374-377
4. Bown SG, Barr H, Mathewson K, Hawes R, Swain CP, Clark CG, Boulos PB (1986) Endoscopic treatment of inoperable colorectal cancers with the Nd YAG laser. Br J Surg 73: 949-952
5. Delaloye B, Bischof-Delaloye A, Volant JC, Pettavel J, von Fliedner V, Buchegger F, Mach JP (1985) First approach to therapy of liver metastases in colo-rectal carcinoma by intra-hepatically infused I-131 labeled monoclonal anti-CEA antibodies. Eur J Nucl Med 11- A37
6. De Luca FR, Ragins H (1985) Construction of an omental envelope as a method of excluding the small intestine from the field of postoperative irradiation to the pelvis. Surg Gynecol Obstet 160: 365-366
7. Dukes CE (1932) The classification of cancer of the rectum. J Pathol 35: 323-332
8. Duncan W (1985) Adjuvant radiotherapy in rectal cancer: the MRC trials. Br J Surg 72: 559-566
9. Dürig M, Steenblock U, Heberer M, Harder F (1984) Prevention of radiation injuries to the small intestine. Surg Gynecol Obstet 159: 162-163
10. Everett WG, Friend PJ, Forty J (1986) Comparison of stapling and hand suture for left-sided large bowel anastomosis. Br J Surg 73: 345-348
11. Foster ME, Lancaster JB, Leaper DJ (1984) Leakage of low rectal anastomosis: an anatomic explanation? Dis Colon Rectum 27: 157-158
12. Fritsch A, Seidl W, Walzel C, Moser K, Schiessel R (1982) Palliative and adjunctive measures in rectal cancer. World J Surg 6: 569-577
13. Gage AA (1968) Cryotherapy for inoperable rectal cancer. Dis Colon Rectum 11: 36-44
14. Gastrointestinal Tumor Study Group (1985) Prolongation of the disease-free interval in surgically treated rectal carcinoma. N Engl J Med 312: 1465-1472
15. Givel JC, Spinosa GP, Chapuis G (1988) Valeur de l'ultrasonographie endorectale pour le chirurgien. Helv Chir Acta 55: 235-238
16. Goldsmith HS (1977) Protection of low rectal anastomosis with intact omentum. Surg Gynecol Obstet 144: 584-586
17. Harford FJ (1979) Use of glucagon in conjunction with the end-to-end anastomosis (EEA) stapling device for low anterior anastomosis. Dis Colon Rectum 22: 452-454
18. Hermanek P, Sobin LM (1987) TNM classification of malignant tumours, 4th edn. Springer, Berlin Heidelberg New York
19. Jacobson YG (1985) Posterior rectal resection using EEA stapler. Dis Colon Rectum 28: 681-683
20. Killingback MJ (1985) Indications for local excision of rectal cancer. Br J Surg 72: 544-556
21. Lanter B, Mason RA (1979) Use of omental pedicle graft to protect low anterior colonic anastomosis. Dis Colon Rectum 22: 448-451.
22. Lazorthes F, Fages P, Chiotasso P, Bugat R (1986) Synchronous abdominotranssphincteric resection of

low rectal cancer: new technique for direct colo-anal anastomosis. Br J Surg 73: 573–575
23. Localio SA, Stahl WH (1969) Simultaneous abdomino-transsacral resection and anastomosis for mid-rectal cancer. Am J Surg 117: 282–289
24. Madden JL, Kandalaft S (1967) Electrocoagulation: a primary and preferred method of treatment for cancer of the rectum. Ann Surg 166: 413–419
25. Madden JL, Kandalaft S (1971) Clinical evaluation of electrocoagulation in the treatment of cancer of the rectum. Am J Surg 122: 347–352
26. Manson PN, Corman ML, Coller JA, Veidenheimer MC (1976) Anastomotic recurrence after anterior resection for carcinoma: Lahey Clinic experience. Dis Colon Rectum 19: 219–224
27. Manson PN, Corman ML, Coller JA, Veidenheimer MC (1976) Anterior resection for adenocarcinoma: Lahey Clinic experience from 1963 through 1969. Am J Surg 131: 434–441
28. Mason AY (1970) Surgical access to the rectum – a transsphincteric exposure. Proc R Soc Med 63: 91–94
29. Mason AY (1976) Rectal cancer: the spectum of selective surgery. Proc R Soc Med 69: 237–244
30. Mathus-Vliegen EMH, Tytgat GNJ (1986) Laser photocoagulation in the palliation of colorectal malignancies. Cancer 57: 2212–2216
31. McGonaghe BA (1985) Evaluation of the proximate-ILS circular stapler: a prospective study. Ann Surg 210: 108–114
32. Minichan DP Jr (1982) Enlarging the bowel lumen for the EEA stapler. Dis Colon Rectum 25: 61
33. Morson BC, Dawson IMP (1979) Gastro-intestinal pathology. Blackwell Scientific, Oxford
34. Pahlman L, Glimelius B, Graffman S (1985) Pre- versus postoperative radiotherapy in rectal carcinoma: an interim report from a randomized multicentre trial. Br J Surg 72: 961–966
35. Papillon J (1975) endocavitary irradiation of early rectal cancer for cure: a series of 186 cases. Cancer 36: 696–701
36. Papillon J (1982) Rectal and anal cancers. Springer, Berlin Heidelberg New York
37. Papillon J (1984) New prospects in the conservative treatment of rectal cancer. Dis Colon Rectum 27: 695–700
38. Parc R, Tiret E, Frileux P, Moszkowski E, Loygue J (1986) Resection and colo-anal anastomosis with colonic reservoir for rectal carcinoma. Br J Surg 73: 139–141
39. Parks AG (1972) Transanal technique in low rectal anastomosis. Proc R Soc Med 65: 975–976
40. Parks AG (1982) Per-anal anastomosis. World J Surg 6: 531–538
41. Schrock TR, Deveney CW, Dunphy JE (1973) Factors contributing to leakage of colonic Anastomoses. Ann Surg 177: 513–518
42. Silverman A, Desai TK, Luk GD (1988) Scope of the problem. Gastroenterol Clin North Am 17: 655–656
43. Sischy B (1987) The role of radiation therapy in the management of carcinoma of the rectum. Cont Surg 30: 13–26
44. Smith DE, Muff NS, Shetabi H (1986) Combined preoperative neoadjuvant radiotherapy and chemotherapy for anal and rectal cancer. Am J Surg 151: 577–580
45. Turnbull RB Jr, Cuthbertson A (1961) Abdominorectal pull-through resection for cancer and for Hirschsprung's disease: delayed posterior colorectal anastomosis. Clev Clin Q 28: 109–115
46. Windle R, Bell PRF, Shaw D (1987) Five year results of a randomized trial of adjuvant 5-fluorouracil and levamisole incolorectal cancer. Br J Surg 74: 569–572.

21 Retrorektale Tumoren

M.-C. Marti

Definition

Retrorektale oder präsakrale Tumoren sind selten. Der Retrorektalraum liegt zwischen dem oberen Rektum und dem Os sacrum. Er wird ventral durch die Fascia propria des Rektums, dorsal durch die präsakrale Faszie und lateral durch die Ureteren und die Iliakalgefäße begrenzt. Nach kaudal hin ist er durch die Rektosakralfaszie abgegrenzt, nach kranial kommuniziert er mit dem Retroperitonealraum. Die Rektosakralfaszie trennt den Retrorektalraum vom Raum oberhalb des Levators, einem hufeisenförmiger Raum, der ventral durch das Septum rectovesicale und kaudal durch den M. levator ani begrenzt wird. Der Retrorektalraum besteht aus lockerem Bindegewebe, kann aber unterschiedliche embryonale Überreste enthalten.

Klassifikation

Es können verschiedene Tumoren entstehen, die sich entsprechend ihrer embryonalen Abstammung einteilen lassen. Mehrere Klassifikationen wurden vorgeschlagen [2, 8, 16], die jüngste ist in Tabelle 21.1 zusammengefaßt.

Inzidenz

Diese Tumoren sind selten. Uhlig u. Johnson [16] überprüften 63 Fälle, die in einem Zeitraum von 30 Jahren in Portland, USA, auftraten. Lovelady u. Dockerty [8] berichteten von 127 Frauen mit extragenitalen Beckentumoren, einschließlich 56 ektoper Nieren, die zwischen 1910 und 1947 an der Mayo-Klinik behandelt wurden [9]. Jackson u. Clark [4] veröffentlichten einen Bericht über 114 retrorektale Tumoren, die zwischen 1937 und 1949 diagnostiziert wurden. Jao et al. [5], die entsprechende Fälle der Mayo-Klinik zwischen 1960 und 1979 untersuchten, berichteten von 120 Patienten. McColl [10] stellte 1963 23 Fälle aus dem St. Mark's Hospital in London vor. Stewart et al. [15] veröffentlichten 20 Fälle, die von ihnen retrospektiv in Belfast untersucht worden waren. Aufgrund der Seltenheit dieser Erkrankungen werden die meisten Operateure nur wenig Erfahrungen im Umgang damit haben.

Kongenitale Läsionen, hauptsächlich Zysten und Chordome, machen 70–83% dieser Tumoren aus. Neurogene, ossäre und verschiedene andere Tumo-

Tabelle 21.1. Klassifikation retrorektaler Tumoren

Kongenital
 Epidermoidzyste
 Schleimproduzierende Zyste
 Teratom
 Teratokarzinom
 Chordom
 Meningozele

Entzündlich
 Fremdkörpergranulom
 Innere Fistel
 Pelvirektaler Abszeß
 Chronisch infiziertes Granulom

Neurogen
 Neurofibrom
 Neurofibrosarkom
 Neurolemmom
 Ependymom
 Neuroblastom

Ossär
 Osteom
 Osteochondrom
 Osteogenes Sarkom
 Einfache Knochenzyste
 Riesenzelltumor
 Ewing-Sarkom
 Chondromyxosarkom
 Aneurysmatische Knochenzyste
 Myelom

Verschiedene
 Metastatisches Karzinom
 Lipom
 Liposarkom
 Fibrom
 Fibrosarkom
 Leiomyom
 Leiomyosarkom
 Hämangiom
 Perizytom
 Lymphangiom
 Hämangioendotheliales Sarkom

Extraabdominaler Desmoidtumor

ren machen jeweils etwa 10% aus. Malignität liegt in 33% der Fälle vor. Zystische Läsionen finden sich häufiger bei Frauen, während Chordome bei Männern vorherrschen [5].

Klinisches Bild

Die durch diese Tumoren hervorgerufenen Symptome sind Folge ihrer Lokalisation und Größe sowie des Vorliegens einer Infektion. Ein schlecht lokalisierbarer perianaler Schmerz, ziehende Schmerzen im Rektum oder ein tiefer Rektumschmerz sind die üblichen klinischen Manifestationen. Der Schmerz ist häufig lageabhängig und tritt auf, wenn der Patient sitzt oder steht. Schmerzen, die in die Beine ausstrahlen, oder Dysästhesie im Gesäß sind Folge einer Beteiligung des Sakralplexus.
Große Tumoren können die Stuhlpassage behindern (was zu Obstipation und unvollständiger Entleerung führt) und die Blasenfunktion (Inkontinenz, Urinretention, Obstruktion der Beckenureteren) sowie eine normale Geburt (mechanisches Geburtshindernis und Dystokie) stören.
Zystische Läsionen können sich infizieren, was zu Fieber, Schüttelfrost und perianaler Suppuration führt. Diese Symptome können mit Analfisteln und Pilonidalzysten verwechselt werden.

Differentialdiagnose

Sorgfältige klinische Aufzeichnungen sind notwendig, um andere Affektionen auszuschließen, die sich möglicherweise als retrorektale Tumoren darstellen: Suppuration in den Retrorektalraum infolge einer komplizierten Divertikulitis, Fistelung aufgrund eines Morbus Crohn und Metastasenwachstum aus urogenitalen oder gastrointestinalen Tumoren. Außerdem können infizierte zystische Läsionen mit rezidivierenden und unvollständig therapierten kryptogenen Analfisteln verwechselt werden.
Nach Jao et al. [5] können 5 Befunde auf eine präsakrale Zyste hinweisen:

- rezidivierender Abszeß im Retrorektalraum,
- wiederholte Operationen wegen einer „Analfistel",
- die Unmöglichkeit, bei Vorliegen einer analen, perianalen oder rektalen Fistel die primäre Infektionsquelle an ihrer üblichen Stelle in einer Krypte der Linea pectinea zu finden,
- das Vorliegen einer postanalen Delle,
- eine gewisse Fixierung und Schwellung in der Region vor dem Steißbein.

Untersuchung

Die Inspektion der Perianalregion kann Kotschmieren, einen evertierten Anus, eine postanale Delle, eine Fistelöffnung und bei Kindern eine anteriore Meningozele aufdecken. Die digitale Untersuchung ist wesentlich. Es lassen sich eine Abknickung des Rektums nach ventral sowie eine feste oder zystisch weiche und schmerzlose Schwellung palpieren. Größe, Konsistenz, Lappung und Beziehung zu benachbarten Organen müssen festgestellt werden, um das operative Vorgehen zu bestimmen.
Bei kleineren Tumoren kann eine Sigmoidoskopie negativ sein. Trotzdem sollte sie stets durchgeführt werden, um den Zustand der darüberliegenden Mukosa und eine mögliche Rektumwandbeteiligung zu beurteilen.
Röntgenübersichtsaufnahmen von kleinem Becken und Os sacrum können Weichteilschatten, Kalzifizierungen, Kompression, Verdrängung oder im Falle eines malignen Geschehens sogar eine Destruktion von Sakrum und Steißbein zeigen. Ein Fistulogramm ist nützlich, um eine ein- oder mehrfach gekammerte retrorektale Zyste von einer komplizierten Analfistel zu unterscheiden.
Eine endoanale Ultraschalluntersuchung kann in Kombination mit der abdominalen und endovaginalen Ultrasonographie bei kleinen und tief liegenden Tumoren nützlich sein, besonders wenn sie zystisch sind. Die Ultrasonographie gestattet außerdem die Beurteilung von Lebermetastasen und einer Hydronephrose aufgrund einer Ureterkompression. Eine Ultraschallfeinnadelbiopsie ist für die Zytologie nützlich.
Ein CT-Scan liefert präzise anatomische Details der Gewebedichte sowie der Größe, Oberfläche und Beziehung des Tumors zum Os sacrum. Dies ist die einzige nützliche radiologische Untersuchung.
Intravenöses Urogramm und Bariumkontrasteinlauf können eine Kompression von außen, eine Verdrängung sowie mögliche Obstruktionen aufdecken.
Die Angiographie liefert Informationen über die Vaskularisierung des Tumors sowie über eine Veränderung der Gefäßverteilung im kleinen Becken. Die Untersuchungsergebnisse können beim operativen Eingriff nützlich sein, sie ändern jedoch weder die Entscheidung zur Operation noch beeinflussen sie das operative Vorgehen.
Bei Vorliegen einer Meningozele ist eine Myelographie hilfreich.

Biopsie

Die beste Biopsie ist eine vollständige operative Exstirpation. Wird der Tumor als inoperabel beurteilt und wird eine Entscheidung hinsichtlich der Möglichkeit einer adjuvanten Therapie erforderlich, so ist eine Biopsie notwendig. Die Biopsie kann durch die dorsale Rektumwand hindurch oder über einen präsakralen, extrarektalen Zugang erfolgen. Die Nadel wird unter Kontrolle des in den Anus eingeführten Fingers plaziert. Die Biopsie kann ebenfalls unter endorektaler Ultrasonographie oder CT-Scan durchgeführt werden.

Eine Biopsie sollte nicht durchgeführt werden, wenn es sich um zystische Läsionen handelt, da die Mortalitätsrate hier 40% beträgt. Ist die zystische Veränderung Folge einer anterioren sakralen Meningozele, so hat die Biopsie oder Drainage durch das Rektum oder die Vagina hindurch eine fast 100%ige Mortalitätsrate [11].

Operation

Da der Darm während der Dissektion verletzt werden kann oder reseziert werden muß, ist eine präoperative Vorbereitung des Dickdarms obligatorisch. Verschiedene operative Zugänge sind möglich, abhängig von der Größe der Läsion und ihrer Genese.

Abdominaler Zugang

Ein abdominaler Zugang sollte für Tumoren gewählt werden, die hoch im Rektum liegen und bei denen ein sicherer Zugang von kaudal nicht möglich ist. Das Sigma sollte mobilisiert und das Rektum gestreckt werden. Die Exstirpation des retrorektalen Tumors kann zu einer massiven Blutung aus der mittleren Sakralarterie und aus präsakralen Gefäßen führen. Die Präparation sollte daher schrittweise unter sorgfältiger Ligierung aller Gefäße oder unter Verwendung von Hämoclips erfolgen. Alle Nervenstrukturen sollten geschont werden.

Dorsaler Zugang

Ein dorsaler Zugang ist bei tief liegenden Tumoren oder bei infizierten Zysten von Vorteil. Der Patient wird in Bauchlage mit angehobenem Becken gelagert. Sakrum, Steißbein und Lig. anococcygeum werden über eine mediane, bogenförmige oder horizontale Inzision dargestellt. Bei kleinen Läsionen ist ein parasakraler Zugang ohne Durchtrennung des Sphinkters oder der Puborektalismuskelschlinge, wie von York Mason beschrieben (s. Kap. 17), geeignet. Falls erforderlich, wird das Steißbein vom 5. Sakralwirbel exartikuliert und reseziert, um Zugang zum Raum oberhalb des Levators zu erhalten. Der M. glutaeus maximus kann auf beiden Seiten abgelöst werden. Liegen große Tumoren vor, können der S5- und sogar der S4-Wirbel exstirpiert und die Sakralnerven gespalten werden, ohne daß man neurologische Ausfälle befürchten muß. Im Falle eines Chordoms haben Localio et al. [6, 7] das Sakrum sogar auf Höhe von S2 bei Erhaltung einer guten Sphinkter- und Blasenfunktion reseziert. Blutungen können zu größeren Komplikationen führen, da die Gefäßversorgung von kranial erfolgt.

Liegen zystische Läsionen vor, so sollte stets das Steißbein exzidiert werden, um ein Rezidiv zu verhindern [14].

Bei einer infizierten Zyste ist der dorsale extrarektale Zugang der günstigste. Wenn die Zyste ins Rektum perforiert ist, ist der dorsale Zugang kontraindiziert; in diesem Fall sollte eine transrektale Drainage durchgeführt werden. Es kann erforderlich sein, die Operation in 2 oder mehr Sitzungen durchzuführen.

Abdominosakraler Zugang

Der von Localio et al. [6, 7] beschriebene Zugang ist nützlich für die Entfernung großer retrorektal gelegener Chordome und Teratome mit abdominaler Ausdehnung. Gewöhnlich wird der abdominale Eingriff zuerst durchgeführt, dann wird der Patient nach Verschluß der Bauchhöhle für den sakralen Eingriff in Bauchlage mit angehobenen Becken umgelagert. Die beiden Operationsschritte lassen sich kombinieren, wenn der Patient auf der Seite liegt. Ein gleichzeitiges Vorgehen vom Abdomen und vom Sakrum her kann durch 2 Teams erfolgen.

Der Hauptvorteil dieser Vorgehensweise ist eine gute Blutstillung mit primärer Ligatur der A. sacralis mediana.

Transrektaler Zugang

Falls eine retrorektal gelegene Zyste in das Rektum perforiert ist, kann ein transrektaler Zugang geeignet sein.

Intersphinkterer Zugang

Sind die Läsionen klein, ist, besonders wenn einzelne oder multiple Zysten vorliegen, ein intersphinkterer Zugang nützlich. Wie für die von Parks [12] beschriebene postanale Rekonstruktion wird der Retrorektalraum über die Grenzfläche zwischen innerem und äußerem Sphinkter eröffnet. Die Dissektion kann bis 6–10 cm vom Analrand entfernt durchgeführt werden.

Radio- und Chemotherapie

Eine adjuvante oder palliative Radiotherapie kann in Fällen von Weichteilsarkomen (Lymphomen, Myelomen, Teratokarzinomen) und Chordomen wirkungsvoll sein [13]. Beweise für eine effektive Chemotherapie lassen sich nicht finden.

Prognose

Benigne Tumoren und Zysten können durch Exstirpation therapiert werden. Inadäquate Entfernung, insbesondere wenn kleine Zysten nicht exstirpiert wurden, kann zu einem Rezidiv führen.

Maligne Läsionen haben eine schlechte Prognose [1]. Ein Fünfjahresüberleben ist im Falle von Weichteilsarkomen oder Teratokarzinomen selten. Trotz eines niedrigen Malignitätsgrads ist bei Chordomen ein krankheitsfreies Fünfjahresüberleben wegen der hohen Metastasierungsinzidenz schwierig zu bestimmen.

Pearlman u. Friedman [13] berichteten von einer Überlebensrate von 15–20% nach 10 Jahren; Higinbothan et al. [3] von 10% nach 5 Jahren; Localio et al. [6, 7] von weniger als 2% und Joa et al. [5] von mehr als 75% nach 5 Jahren. Eine bessere Heilungsrate scheint das Ergebnis einer frühzeitigen Diagnose und der Therapie durch ein multidisziplinäres Operationsteam zu sein, zu dem ein Chirurg, ein Orthopäde und ein Neurochirurg gehören.

Literatur

1. Farthmann EH, Fiedler L (1986) Retrorectale und präsacrale Tumoren. Der Chirurg 57: 496–501
2. Freier DT, Stanley JC, Thompson NW (1971) Retrorectal tumors in adults. Surg Gynecol Obstet 132: 681–686
3. Higinbotham NL, Phillips RF, Farr HW, et al. (1967) Chordoma. Thirty-five year study at Memorial Hospital. Cancer 20: 1841
4. Jackman RJ, Clark PL (1951) Retrorectal tumors. JAMA 145: 956–962
5. Jao SW, Beart RW, Spencer RJ, et al. (1985) Retrorectal tumors. Mayo Clinic experience, 1960–1979, Dis Col Rect, 28: 644–651
6. Localio SA, Francis KC, Rossano PG (1967) Abdominosacral resection of sacrococcygeal chordoma. Ann Surg, 166: 394
7. Localio SA, Eng K, Ranson JHC (1980) Abdominosacral approach for retrorectal tumors. Ann Surg, 191: 555
8. Lovelady SB, Dockerty MB (1949) Extragenital pelvic tumors in women. Am J Obstet Gynecol, 58: 215–216
9. Mayo CW, Baker GS, Smith LR (1953) Presacral tumors: differential diagnosis and report of case. Mayo Clin Porc, 28: 616–622
10. McColl J (1963) The classification of presacral cysts and tumors. Proc R Soc Med 56: 797–798
11. Oren M, Bennett L, Lee SH, Truex RC, Gennaro AL (1977) Anterior sacral meningocele. Dis Colon Rectum, 20: 492
12. Parks AG (1975) Anorectal incontinence, Proc R Soc Med, 68: 681
13. Pearlman AW, Friedman M (1970) Radical radiation therapy of chordoma. AM J Roentgenol, 108: 333
14. Spencer RJ, Jackman RJ (1962) Surgical managment of precoccygeal cysts. Surg Gynecol Obstet, 115: 449–452
15. Stewart RJ, Humphreys WG, Parks TG (1986) The presentation and management of presacral tumors. Br J Surg 73: 153–155
16. Uhlig BE, Johnson RL (1975) Presacral tumors and cysts in adults. Dis Colon Rectum, 18: 581–596

22 Analinkontinenz

M.-C. Marti

Definition

Stuhlinkontinenz ist ein sehr belastendes Symptom, das sich im sozialen Leben außerordentlich störend auswirkt, besonders in einer stark an Reinlichkeit orientierten Gesellschaft wie der unseren. Daten über die Häufigkeit dieser Störung lassen sich schwer erheben, aber die Inzidenz scheint größer zu sein, als man gewöhnlich annimmt [7, 49]. Stuhlkontinenz ist ein Normalzustand. Kontinenz läßt sich als die Fähigkeit definieren, festen oder flüssigen Stuhl sowie Flatus nicht nur in verschiedenen Körperhaltungen, sondern auch bei physischer Anstrengung, Husten und Niesen zurückhalten zu können.

Die Kontinenz resultiert aus der Interaktion einer Vielzahl von Funktionen: Stuhlkonsistenz, koordinierte Aktivität der glatten und gestreiften Muskulatur des Anorektums und des Beckenbodens, anatomische Unversehrtheit dieser Strukturen, Integrität der autonomen Innervation sowie der spinalen und zerebralen Reflexe.

Defäkation bedeutet die Entleerung von Rektuminhalt und ist ein komplizierter Vorgang, der das Ergebnis einer Steigerung des intraabdominalen Drucks und einer „Entsicherung" der Kontinenzmechanismen ist.

Pathogenese und Physiologie

Mechanismen der Kontinenz und Defäkation

Für die Grobkontinenz ist ein Klappenventilmechanismus verantwortlich. Die Puborektalisschlinge und das Mesorektum, die das Rektum dorsal am Sakrum fixieren, verursachen eine doppelte Knickbildung des Anorektums. Die Puborektalisschlinge ist verantwortlich für die Aufrechterhaltung des Winkels zwischen Analkanal und dem unteren Rektumabschnitt. Dieser anorektale Winkel beträgt in Ruhe etwa 90–105°, bei willkürlicher Zurückhaltung von Stuhl 60–90° und während der Defäkation 120–180° [32, 50]. Inkontinenz kann auftreten, wenn dieser Winkel zu groß ist [50, 53]. Innerer und äußerer Sphinkter, Puborektalisschlinge und Levatormuskulatur sind verantwortlich für willkürliche Kontinenz und Entleerung. Der aus glatter Muskulatur bestehende M. sphincter internus liefert den Ruhedruck im mittleren Abschnitt des Analkanals. Dieser Druck ist im oberen Abschnitt des Kanals größer. Nur 20% des Ruhedrucks im Bereich des Analsphinkters sind Folge der Aktivität des äußeren, gestreiften Sphinkters [32]. Die Spaltung des äußeren Sphinkters allein bei einer operativen Versorgung einer Analfistel führt nur zu einer minimalen Funktionsbeeinträchtigung.

Die willkürliche Kontraktion des äußeren Sphinkters und des M. puborectalis ist nur von begrenztem Wert. Die muskuläre Ermüdbarkeit ist sehr wichtig – eine nutzbare, willkürliche Kontraktion kann nicht länger als 60 s aufrechterhalten bleiben. Unter normalen Umständen ist dies ausreichend, um den anorektalen Reflex (Debray-Reflex) mit einem Anstieg der Rektumcompliance auszulösen. Eine übermäßige Dehnung des M. sphincter internus oder eine Myotomie von mehr als der Hälfte der Gesamtlänge des inneren Sphinkters [61] führen zu einer gestörten Feinkontinenz für flüssigen Stuhl und Flatus.

Die zäh-elastische Konsistenz der Rektumwand und die Compliance des Rektums stehen unter Kontrolle des anorektalen Hemmreflexes nach Debray. Jede Entzündung oder fibrotische Veränderung der Rektumwand führt zu einer verminderten Aufnahmekapazität des Rektums, wie es bei einer schweren Proktitis der Fall ist [17]. Nach einer tiefen anterioren Resektion sind die Nervenverbindungen vom Analkanal zum neuen Reservoir zerstört, nach mehreren Monaten kann jedoch eine Neurotisation oder Reinnervation eintreten [56]. Ischämie und „Angina rectalis" können ebenfalls zu Stuhlinkontinenz führen [20].

Die analen Gefäßpolster sind für den Feinverschluß verantwortlich. Dadurch, daß sie aneinander liegen, verschließen sie das Anallumen wie Trikuspidalklappen. Ihre Zerstörung sowie eine zu ausgedehnte Schleimhautexstirpation behindern nicht nur die Feinkontinenz, sondern zerstören auch sensible Nervenendigungen und Schleimhautrezeptoren.

Zur Aufrechterhaltung der normalen Kontinenz sind folgende Elemente erforderlich:

- normale anatomische Strukturen,
- adäquate Rektumcompliance,
- genügend gestreifte Muskulatur mit guter Kontraktion und geringer Ermüdungsgeschwindigkeit,
- ein glatter innerer Sphinkter mit normaler Funktion,
- Erhaltung des anorektalen Hemmreflexes nach Debray,
- intakte medulläre und zerebrale Reflexe,
- funktionsfähige Druckrezeptoren in der Levatormuskulatur,
- eine adäquate Anzahl sensibler Nervenendigungen in der Mukosa des Analkanals,
- anale Gefäßpolster von normaler Größe (nicht ausgedehnt exzidiert oder hypertrophiert).

Funktionelle Veränderung oder Zerstörung wenigstens einer dieser Voraussetzungen kann zu einer mehr oder weniger schweren Inkontinenz führen.

Tabelle 22.1. Ätiologie der Stuhlinkontinenz

Sensorische Störungen
Zerstörung sensorischer Rezeptoren
Kontinuierliche Stimulation sensorischer Rezeptoren

Muskuläre Störungen
Lokale Läsionen, Dehnung
Zerreißungen und traumatische Läsionen
Degenerative Läsionen

Neurologische Störungen
Neuropathie (Diabetes mellitus)
Periphere Läsionen (N. pudendus internus)
Proximale Läsionen (spinal und kaudal)

Psychoorganische Störungen
Veränderungen der Rektumkapazität und -compliance
Zerstörung (tiefe anteriore Resektion, Durchzug, Sleeve-Anastomose)
Veränderungen viskoelastischer Eigenschaften (schwere entzündliche Läsionen)

Prolaps, Intussuszeption und Rektozelen

Klassifikation

Eine nützliche Klassifizierung der unterschiedlichen Ätiologien läßt sich besser entsprechend der veränderten oder zerstörten Mechanismen als nach den Ursachen selbst aufstellen (Tabelle 22.1).

Klinische Beurteilung

Anamnese

Die Anamnese sollte erheben, wie schwerwiegend die Auswirkungen der Inkontinenz auf das Sozialleben und die Arbeit sind. Vorausgegangene chirurgische Eingriffe am Darm und dem Anorektum sollten vermerkt werden. Die Patienten sollten nach Beginn der Symptome und einer kürzlichen Verschlimmerung, den Stuhlgangsgewohnheiten, Frequenz und Konsistenz der Stühle, den üblichen Eßgewohnheiten, Rektumprolapsen [19, 61], begleitenden neurologischen und metabolischen Dysfunktionen, wie z. B. Diabetes mellitus [70, 81], gynäkologischen und urologischen Leiden, schwierigen Geburten [13, 74] sowie vorausgegangenen Radiotherapien [78] und Operationen befragt werden.
Die Schwere der Inkontinenz läßt sich folgendermaßen einteilen:

Grad I: Gelegentliche Beschmutzung der Unterwäsche mit Stuhl;
Grad II: Inkontinenz für Flatus, häufiges Stuhlschmieren, nicht kontrollierbarer Stuhlaustritt;
Grad III: vollständige Inkontinenz.

Bei etwa 10 % der normalen Kontrollpersonen findet sich Grad I [3, 82].

Untersuchung

Eine genaue anorektale Untersuchung ist obligatorisch und kann folgendes klären:

- den Schweregrad der Inkontinenz anhand des Verschmutzungsausmaßes einer perinealen Vorlage, der Unterwäsche und des Perineums;
- Narben von vorhergegangenen Operationen, von traumatischen Einrissen oder einer schwierigen Geburt sollten festgehalten werden;
- die Größe eines offenen, klaffenden Anus infolge einer Denervation oder Zerreißung durch Überdehnung;
- Sensibilität des Analrands und die Integrität der Haut-Muskel-Reflexe des M. corrugator cutis ani und des Kremasters;
- den Ruhetonus;
- eine reflektorische Kontraktion bei Durchführung der digitalen Untersuchung oder eine pathologische Relaxierung bei Homosexuellen;
- eine Fibrose des Analkanals und der angrenzenden Gewebe;
- die willkürliche Kontraktion der Muskelschlinge des M. puborectalis, die zu einer Ventralverlagerung um 2 cm führt;
- das Vorliegen einer Rektozele oder eines schlaffen rektovaginalen Septums;
- bei Frauen das Vorhandensein einer Zystozele, eines Uterusprolapses, einer zu tiefliegenden Dou-

glas-Umschlagsfalte oder einer Rektozele, die sich bei gleichzeitiger digitaler Vaginal- und Rektaluntersuchung feststellen läßt;
- eine Perineumsenkung als Folge von Pressen oder Husten mit Eröffnung des Analkanals;
- einen inkompletten Rektumprolaps oder eine Invagination und Änderung des anorektalen Winkels bei digitaler Untersuchung während des Pressens;
- einen kompletten Rektumprolaps.

Ergänzende Untersuchungen

Wie von Hughes festgestellt wurde [36], ist die klinische Beurteilung gewöhnlich ausreichend, um Ursache und Schweregrad dieses Krankheitsbildes festzulegen und einen geeigneten Plan für die Behandlung aufzustellen. Trotzdem können ergänzende Untersuchungen nützlich sein.

Endoskopie. Die Endoskopie mit einem flexiblen Instrument kann jeden pathologischen Begleitzustand, wie einen Morbus Crohn, eine Kolitis, eine Polyposis, ein Karzinom oder eine Melanosis coli ausschließen. Die Endoskopie mit einem starren Instrument sollte in jedem Fall durchgeführt werden, um einen inkompletten oder kompletten Prolaps beim Pressen aufzudecken.

Ballonproktographie und Defäkographie. Die Ballonproktographie ist eine statische Untersuchung, während die Defäkographie eine dynamische ist; sie ist für die Beurteilung von Änderungen der anatomischen Strukturen und Mechanismen der Defäkation nützlich [48, 50, 64].

Manometrie. Manometrische Untersuchungen mit verschiedenen Apparaten bestätigen die klinischen Befunde. Sie sind für die Bewertung einiger Störungen, die selektiv entweder die glatte oder die gestreifte Muskulatur betreffen, nützlich. Damit lassen sich die Integrität der Spinalreflexe und die viskös-elastischen Eigenschaften der Rektumwand prüfen. Diese Untersuchungen sind besonders von Vorteil, wenn ein Biofeedback-Muskeltraining geplant wird. Weiter erlauben sie die genaue Beurteilung postoperativer Ergebnisse [66].

Elektromyographie. Nadelelektroden erleichtern eine genaue Lokalisierung des äußeren Sphinkters bei der Therapie des ektopen Anus und in Fällen schwerer Muskelzerreißungen. Die Elektromyographie ist für die Untersuchung verschiedener neurologischer Störungen und veränderter Reflexe nützlich, die eine normale Kontinenz behindern [2, 33, 77].

Messungen der Sphinkterkraft. Eine Methode zur quantitativen Bestimmung der Sphinkterkraft wurde von Henricksen [31] beschrieben. Eine Metallkugel mit einem Durchmesser von 2 cm wird ins Rektum eingeführt. Man mißt die Kraft, die notwendig ist, um die Kugel wieder herauszuziehen.

Konservative Therapie

Pharmakologische Therapie

Patienten mit nur geringgradiger anorektaler Inkontinenz oder inoperable Patienten können konservativ behandelt werden [7, 53]. Präparate zu Stuhleindikkung und Ballaststoffbildung sowie faserreiche Ernährungsweise können routinemäßig verordnet werden, um feste Stühle zu erhalten; die Entleerung wird durch Glyzerinsuppositorien, Dulcolax oder Lecicarbon stimuliert. Diese Suppositorien sollten die Stuhlentleerung zu voraussagbaren Tageszeiten ermöglichen. Lecicarbon-Suppositorien bewirken eine Aufblähung des Rektums; durch wiederholte Applikation kann das Rektumvolumen erhöht und das Gefühl der Rektumdehnung stimuliert werden. Der Patient wird dann bis zum nächsten künstlich herbeigeführten Stuhlgang „kontinent" sein.

Physikalische Therapie

Muskeltraining ist sehr wichtig, um die Muskulatur zu stimulieren und die Muskelaktivität zu steigern. Das Training kann willkürlich mit oder ohne Biofeedback-Kontrolle der gesteigerten endoanalen Druckwerte erfolgen, oder es kann durch eine elektrische Stimulation unter Verwendung implantierter Elektroden bzw. extern aktivierter Kontakte erfolgen [6, 35, 47].
Die elektrische Stimulation scheint nicht zu einer Steigerung des Analtonus zu führen, sondern zu einer Abnahme der Muskelermüdbarkeit. Kann eine Kontraktion 50–60 s lang aufrechterhalten werden (was möglicherweise ausreicht), so werden rektale Compliance und folglich Kontinenz erzielt.
Das Biofeedback-Verfahren, wie es von Schuster beschrieben wurde [10, 18, 21, 24], kann bei sorgfältig ausgewählten motivierten Patienten zu einer besseren Koordination der Sphinkteraktivität führen. Ein in den Analkanal eingeführter Ballon wird an einen Wandler und einen Graphikschreiber oder TV-Monitor verbunden. Der Patient kann den durch Sphinkterkontraktion mit oder ohne Rektumdehnung erreichten Analdruck beobachten. Das visuelle Feedback wird dann allmählich weggelassen, das

Training aber durch eine geschulte Fachkraft kontrolliert. Eine Besserung erfolgt gewöhnlich innerhalb von 3–5 Trainingsperioden.

Operative Therapie

Die Wahl des operativen Verfahrens hängt hauptsächlich von Art und Lokalisationsebene der für die Inkontinenz verantwortlichen Läsion ab. Eine Darmvorbereitung ist obligatorisch. Präoperativ sollten Antibiotika verabreicht werden. In Fällen komplizierter Läsionen oder rekonstruktiver Chirurgie kann eine protektive Kolostomie indiziert sein. Die Stuhlentleerung sollte 8 Tage lang eingeschränkt werden, indem eine Basis- oder ballaststoffarme Diät und Präparate verabreicht werden, die die Darmmotilität beeinflussen, wie z. B. Kodeinphosphat oder Loperamid. Nach 5–8 Tagen wird allmählich wieder auf normale Ernährung zurückgegangen; Muzilago und ballaststoffbildende Präparate werden zusammen mit Paraffinöl verabreicht. Mit dem physikalischen Training des Sphinkters sollte nicht vor dem 10. Tag begonnen werden.

Ziele der operativen Therapie

Die Hauptziele der verschiedenen angewandten operativen Verfahren sind folgende [51]:
– Sphinkterrekonstruktion,
– Reduktion des Analkanaldurchmessers,
– Stärkung des Verschlußmechanismus,
– Vermehrung der Muskelmasse,
– Verminderung des anorektalen Winkels im Ruhezustand,
– Sphinkterersatzplastik,
– Implantation eines künstlichen Sphinkters.

Sphinkterrekonstruktion und Sphinkterplastik

Die primäre Rekonstruktion ist das Verfahren der Wahl bei Einrissen, traumatischen und geburtshilflichen Zerreißungen oder iatrogener Sphinkterdurchtrennung. Bei alten, bereits länger bestehenden Läsionen ergibt heute die sekundäre Sphinkterplastik gute Ergebnisse [4, 5, 22, 59].
Bei frischen Läsionen sollte stets eine Rekonstruktion mit End-zu-End-Naht des Sphinkters versucht werden. Es sollten tief durchgreifende U- oder X-Nähte aus langsam resorbierbarem, synthetischem monofilem Nahtmaterial gelegt werden. Die Knoten sollten vorsichtig angezogen werden, um weiteres Einschneiden der Muskulatur zu vermeiden, da eine einfache Naht in gesunder Muskulatur nicht hält. Vaginale und anale Wundränder werden verschlossen, während die Hautränder nur adaptiert werden, um die Drainage zu ermöglichen und eine Infektion zu verhindern.
Bei alten Verletzungen erfolgt die Rekonstruktion über eine geschwungene Inzision parallel zum äußeren Sphinkter, die sich wenigstens über 180–200° erstreckt (Abb. 22.1). Anoderm und Analschleimhaut

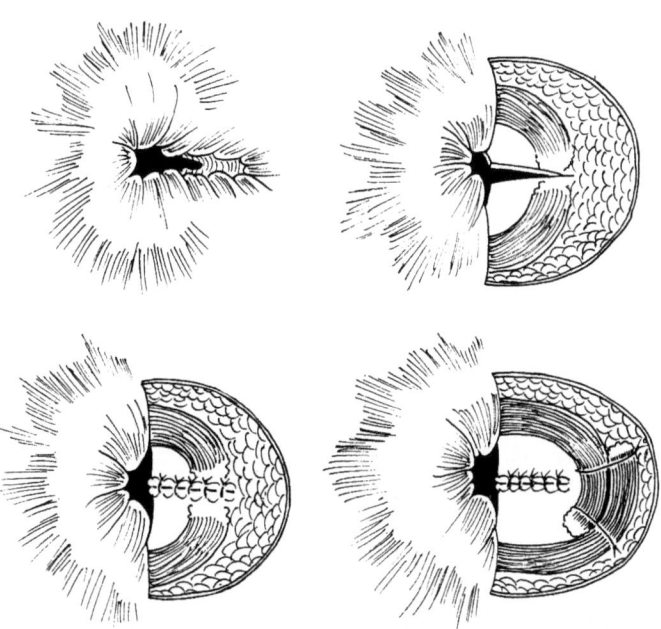

Abb. 22.1. Sphinkterplastik

werden von der Narbe und dem darunterliegenden Sphinkter abpräpariert, dieser wird großzügig freipräpariert. Da eine korrekte Dissektionsebene schwierig zu identifizieren sein kann, wird die Präparation an der normalen Muskulatur begonnen und erfolgt dann weiter in Richtung Narbe. Die elektrische Stimulation kann für die Identifikation nützlich sein. Nervenäste sollten geschont werden. Die fibrotischen Ränder des Sphinkters sollten nicht exzidiert werden. Nach Exzision der Mukosa- und Hautnarbe wird das Anoderm mobilisiert und mit synthetischer, resorbierbarer Naht der Stärke 2–0 adaptiert, bevor irgendein Versuch der Muskelnaht unternommen wird.

Während der Mobilisation können die Muskelenden überlappt werden, um den Durchmesser des Anus zu verkleinern. In die fibrosierten Ränder werden Matratzennähte plaziert, um die gewünschte Öffnung zu erhalten, wobei synthetisches, monofiles, resorbierbares Nahtmaterial der Stärke 2–0 verwendet wird. Die Hautwunde sollte nur partiell verschlossen werden, um eine Infektion zu verhindern.

Bei Versorgung geburtshilflicher Einrisse oder einer komplizierten Episiotomie ist es notwendig, nicht nur den Sphinkter, sondern auch das rektovaginale Septum zu nähen [13, 55]. Parks [59] empfahl eine vorausgehende Ausschaltungskolostomie, um die Primärheilung zu sichern. Es werden auch ohne vorherige protektive Kolostomie zufriedenstellende Ergebnisse berichtet [27].

Eine Sphinkterplastik ist bei mehr als 90% der Patienten mit Stuhlinkontinenz infolge Sphinkterverletzung erfolgreich, wobei bei den meisten der Normalzustand fast vollständig wiederhergestellt wurde. Die vorliegenden Ergebnisse sind in Tabelle 22.2 aufgeführt.

Tabelle 22.2. Ergebnisse der Sphinkterplastik

Literaturangabe	Patienten (n)	Ausgezeichnet (n)	Mäßig (n)	Schlecht (n)
Blaisdell 1957 [5]	133	42	38	20
Parks u. McPartlin 1971 [60]	20	18	1	1
Goldberg et al. 1980 [25]	47	24	22	1
Sarles u. Echinard 1982 [69]	18	10	5	3
Marti (unveröffentlicht)	22	21	–	1
Motson 1985 [54]	83	65	11	7
Fang et al. 1984 [22]	78	58	38	4

Reduzierung des Analkanaldurchmessers

Eine Reduktion des Analkanaldurchmessers sollte dazu beitragen, mit einem verringerten Sphinktertonus eine ausreichende funktionelle Wirkung zu erzielen. Es wurden verschiedene Verfahren angewandt:

Hämorrhoidektomie. Eine Hämorrhoidektomie, wie das Verfahren nach Milligan Morgan, aber mit einer hohen und breiten Schleimhautexzision, führt zu einer Narbe, die das Lumen im oberen Teil des Analkanals verengt.

Verfahren nach Sarafoff. Das Verfahren nach Sarafoff [68], das ursprünglich zur Korrektur von Deformierungen nach Whitehead-Operationen mit Schleimhautprolaps und Ektropium entwickelt wurde, führt zu einer zirkulären Narbe, die eine bessere Verminderung der Weite des Analkanallumens ermöglicht (Abb. 22.2).

Operation nach Thiersch. Zur Verhinderung eines Rektumprolapses wurde die Umfassung der Analöffnung mit Draht [26], nichtresorbierbarem Nahtmaterial, Fascia lata oder Teflon durchgeführt [1, 43, 45] (Abb. 22.3). Dieses Verfahren führt zu einer starren Barriere für die Passage von Rektuminhalt, besonders festem Stuhl, nicht aber für flüssigen Darminhalt oder Flatus. Die Methode trägt nichts zur willkürlichen Kontrolle und Aufrechterhaltung der Kontinenz bei. Das Verfahren wird häufig kompliziert durch sekundäre Infektionen und Abstoßung des Nahtmaterials als Fremdkörper.

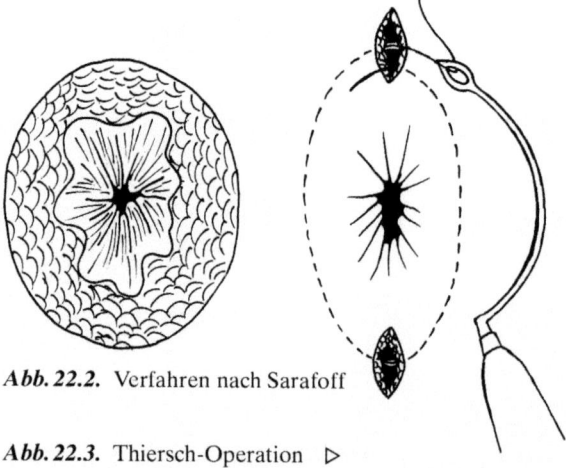

Abb. 22.2. Verfahren nach Sarafoff

Abb. 22.3. Thiersch-Operation ▷

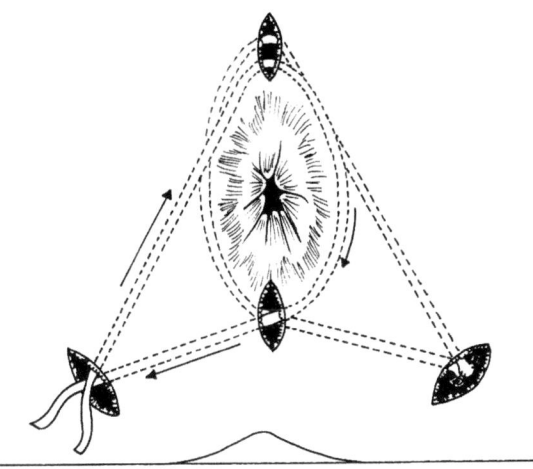

Abb. 22.4. Verstärkungsverfahren nach Stone u. Wreden

Verstärkung des Verschlußmechanismus

Um den Verschlußmechanismus zu verstärken, bildeten Wreden [83] und Stone [76] 2 Schlingen aus Fascia lata oder Seide, die zwischen den unteren Muskelrändern der Mm. glutaei maximi und vor bzw. hinter dem Anus herumgeführt wurden (Abb. 22.4). Die Kontraktion der Gesäßbacken setzte die Schlingen unter Spannung und komprimierte so den Analkanal. Seit der ersten Publikation wurden keine weiteren Ergebnisse veröffentlicht.

Muskeltransplantate zur Vergrößerung der Muskelmasse

Zur Ergänzung der Sphinktermuskelmasse wurden verschiedene Muskeltransplantate entwickelt.

M. glutaeus maximus. Chestwood (bei [79] erwähnt) sowie Shoemaker [73] und in jüngster Zeit Orgel [58], Bruining [9] und Prochiantz [65] haben operative Verfahren beschrieben, bei denen aus dem M. glutaeus maximus Muskelstreifen gebildet und bis auf ihren sakrokokzygealen Ansatz herausgelöst werden (Abb. 22.5 a–c). Diese Streifen werden hinter dem Anus gekreuzt, nach ventral geführt und dann vor dem Analkanal miteinander vernäht. Dieses Verfahren verstärkt die Sphinkteraktionen und vermindert die Weite des Analkanals und den anorektalen Winkel.

Muskeltransplantate aus Perinealmuskulatur. Trotz ihrer geringen Größe wurden Transpositionen verschiedener perinealer Muskeln (M. bulbocavernosus, Mm. transversi perinei superficiales) vorgeschlagen, die teilweise in Fällen von Sphinkterinsuffizienz infolge schwerer Zerreißung und Muskelzerstörung nützlich sein können [40, 75] (Abb. 22.6).

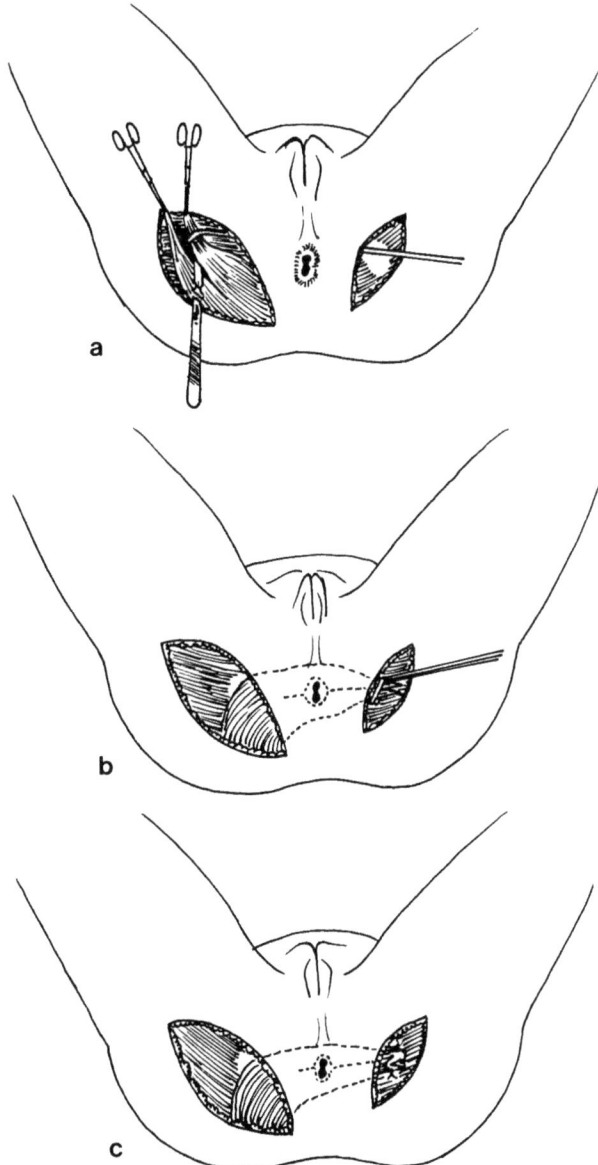

Abb. 22.5 a–c. Glutaeus-maximus-Lappen

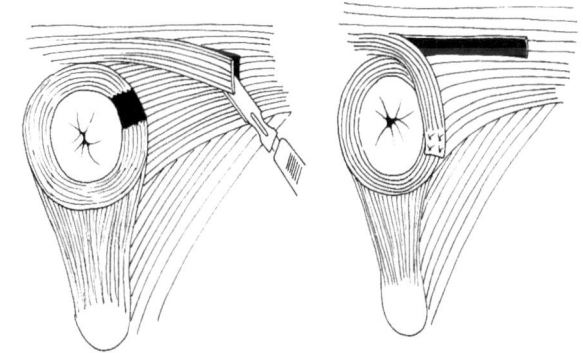

Abb. 22.6. Perineummuskeln als Transplantate

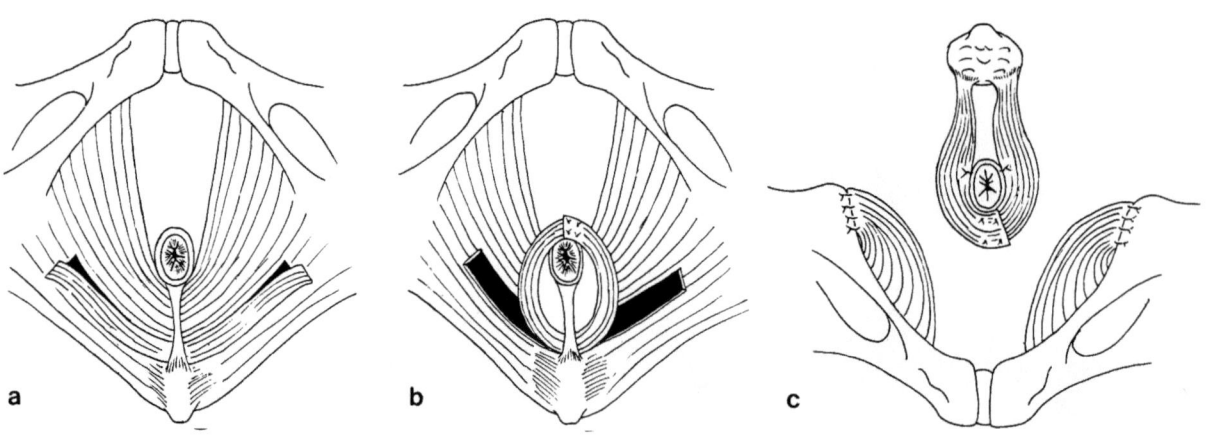

Abb. 22.7 *a* Pubokokzygeale Muskellappen. *b* Präanal. *c* Retroanal

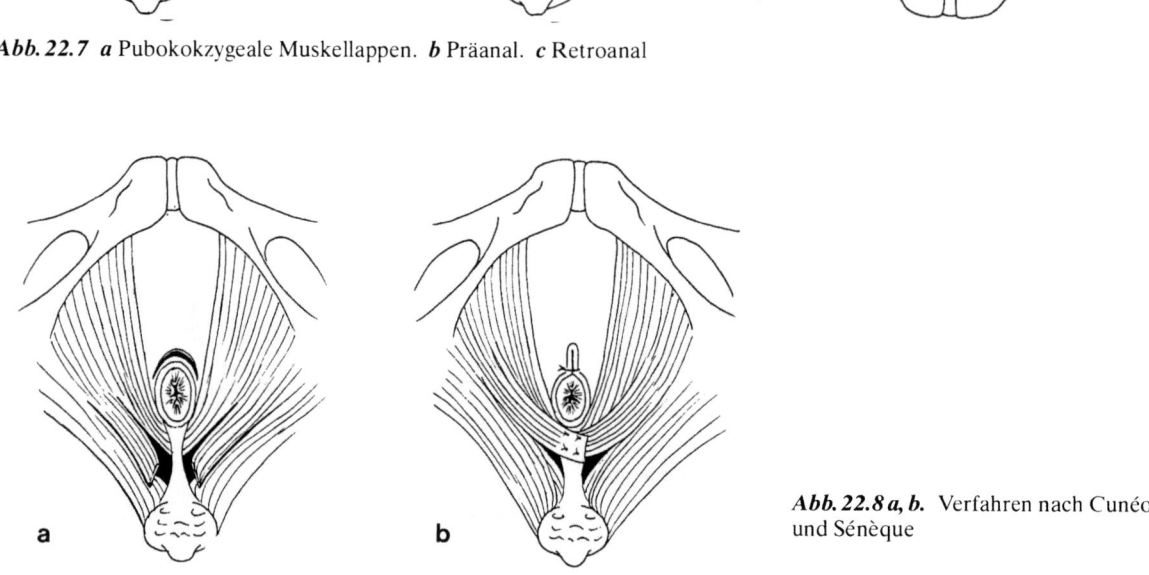

Abb. 22.8 a, b. Verfahren nach Cunéo und Sénèque

Plastische Verfahren mit Verwendung des M. levator ani. Lappen aus den Mm. pubococcygei können hinter den Analkanal [44] (Abb. 22.7 a–c) oder ventral davon miteinander vernäht werden [37]. Die Ränder eines durchtrennten Sphinkters können direkt an den M. levator ani genäht werden [80].

Verfahren nach Cunéo und Sénèque. Cunéo u. Sénèque [16] entwickelten eine doppelte Verengung des Analkanals (Abb. 22.8 a, b): Es werden eine ventrale und eine dorsale Sphinkteradaptation durchgeführt, die durch eine dorsale Naht der zwei freien Schenkel des M. levator ani vervollständigt werden.

Verlagerung von Oberschenkelmuskeln. Es wurden Verlagerungen verschiedener Oberschenkelmuskeln entwickelt: des M. adductor longus [23], des M. semitendinosus [67] und besonders des M. gracilis [12, 14, 15, 46, 62, 63]. Bei dem von Pickrell et al. [62, 63] (Abb. 22.9 a–c) beschriebenen Verfahren umfaßt eine Muskelschlinge aus dem M. gracilis, die am Os pubis fixiert bleibt, den Anus und wird am gegenüberliegenden Tuber ischiadicum angeheftet. Der Muskel wird durch stumpfe Dissektion über 3 Inzisionen im medialen Bereich des Oberschenkels am Kniegelenk sowie im mittleren und oberen Oberschenkelabschnitt herausgelöst. Die Sehne wird extrasphinkter um den Analkanal herumgeführt; sie wird unter Spannung bei maximaler Adduktion des Beines, aus dem der M. gracilis gewonnen wurde, an das kontralaterale Tuber ischiadicum genäht.

Die Grazilistransposition verengt den Analkanal in Form einer dynamischen Tabaksbeutelschnur. Dieses Verfahren ist geeignet bei Patienten mit größeren Sphinkterstörungen, die für eine direkte oder postanale Rekonstruktion nicht geeignet sind, wenn Verfahren zur Sphinkterplastik versagt haben, wenn der Sphinktermuskel ausgeschaltet ist, sowie in einigen Fällen anorektaler Fehlbildungen [38]. Die Ergebnisse sind nur in wenigen Fällen ausgezeichnet, eine Verbesserung kann aber erreicht werden. Die veröffentlichten Ergebnisse sind in Tabelle 22.3 aufgeführt.

Analinkontinenz 223

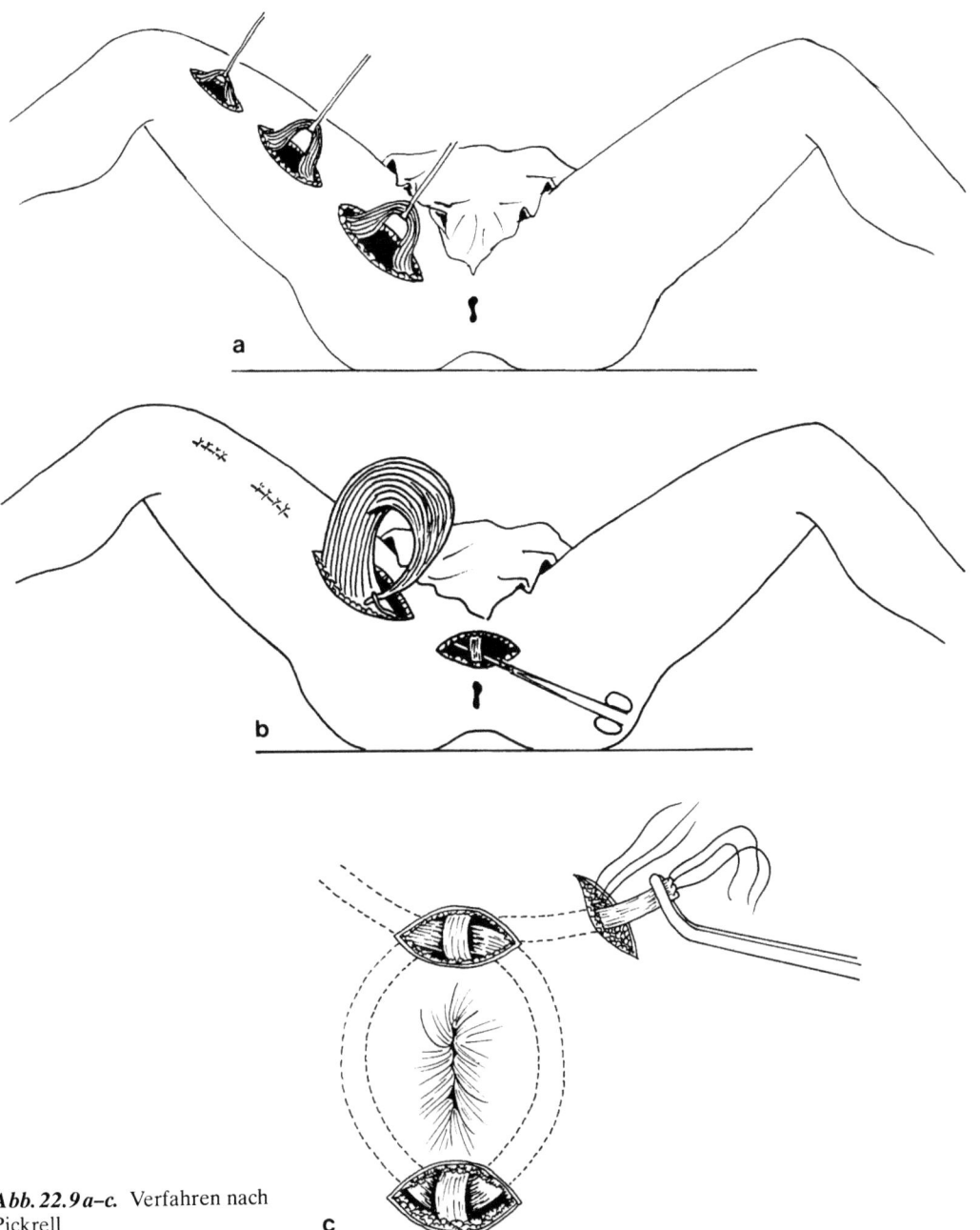

Abb. 22.9 a–c. Verfahren nach Pickrell

Tabelle 22.3. Funktionelle Ergebnisse des Grazilistransplantats

Literaturangabe	Patienten	Ausgezeichnet und gut	Mäßig	Schlecht
Pickrell et al. 1959 [63]	4	4	–	–
Loygue u. Dubois 1964 [46]	9	2	6	1
Nieves et al. 1975 [57]	1	1	–	–
Corman 1985 [14]	14	8	3	1

Wiederherstellung des anorektalen Winkels

Ein adäquater Klappenventilmechanismus kann durch Wiederherstellung des anorektalen Winkels erzielt werden. Es können 2 unterschiedliche Verfahren angewendet werden: die von Parks [59] entwickelte postanale Rekonstruktion und eine Lösung der Mm. pubococcygeus und iliococcygeus, wie sie von Kottmeier entwickelt wurde [41, 42].

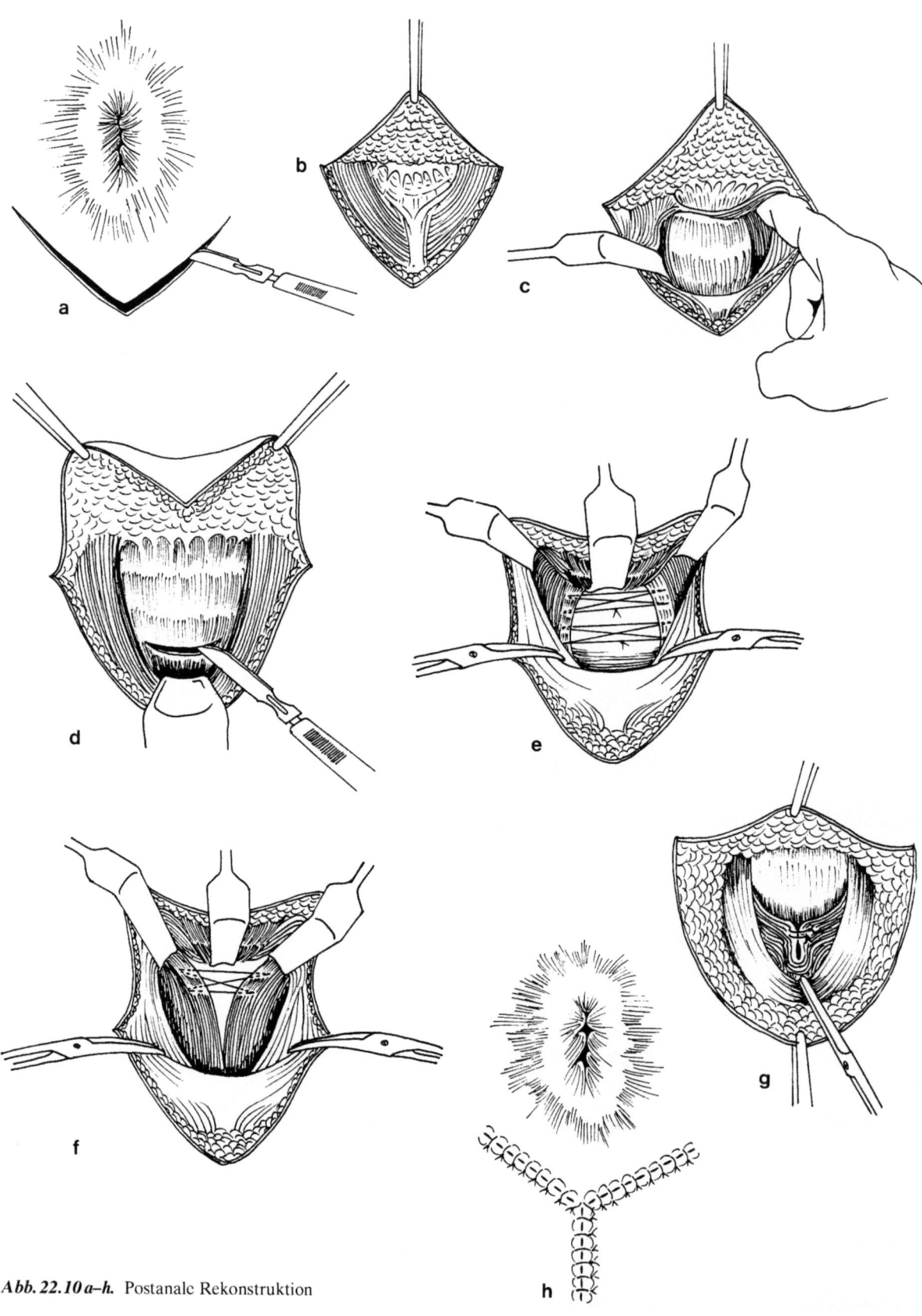

Abb. 22.10 a–h. Postanale Rekonstruktion

Postanale Sphinkterrekonstruktion

Die postanale Sphinkterrekonstruktion, wie sie von Parks [59] entwickelt wurde, ist die effektivste Operation bei Inkontinenz infolge Sphinkterdenervation, wie z. B. beim Beckenbodensenkungssyndrom, bei idiopathischer anorektaler Inkontinenz mit Dysfunktion des internen und externen Sphinkters, bei Verlust des normalen anorektalen Winkels, wie z. B. nach abdominaler Rektopexie, und im Falle eines kurzen Analkanals (Abb. 22.10 a–h). Für ein erfolgreiches Operationsergebnis muß eine adäquate Muskelmasse vorhanden sein.

Über eine V-förmige Inzision dorsal des Anus, deren Spitze auf Höhe der Steißbeinspitze liegt, wird der intersphinktere Spalt eröffnet und stumpf disseziert. Analkanal und innerer Sphinkter werden vom Sphincter externus bis in Höhe der Puborektalisschlinge abgelöst. Eine scharfe Präparation kann erforderlich sein, da der M. puborectalis häufig fest am Rektum anhaftet. Die Dissektion wird nach kranial hin im retrorektalen Fettgeweberaum fortgeführt, nachdem die Waldeyer-Faszie gespalten und die Oberfläche des M. levator ani freigelegt wurde. Die präsakrale Faszie sollte nicht eröffnet werden, um eine massive venöse Blutung zu vermeiden.

So hoch wie möglich wird ein Nahtgitter aus Polypropylen oder Maxon der Stärke 0 zwischen beiden Schenkeln des M. levator ani in Höhe des M. iliococcygeus gebildet. Ein zweites Nahtgitter wird in Höhe des M. pubococcygeus gelegt. Ein drittes wird gebildet, um den M. puborectalis einzuengen. Zum Schluß wird der äußere Sphinkter eingeengt und die Haut nach Einlegen einer Saugdrainage in Form eines Y vernäht. Die Knoten sollten nicht zu fest angezogen werden, um Ischämie und Nekrose zu verhindern. Die vorliegenden Ergebnisse sind in Tabelle 22.4 zusammengefaßt.

Verfahren nach Kottmeier

Bei insuffizientem M. puborectalis hat Kottmeier [41, 42] (Abb. 22.11 a, b) vorgeschlagen, den anorektalen Winkel durch Abtrennen der Steißbeinspitze zusammen mit den Ansätzen der Mm. pubococcygeus und iliococcygeus wieder herzustellen. Die Ablösung der Muskeln führt zu einer verstärkten Wirkung der Puborektalisschlinge. Die präsakrale Faszie sollte nicht eröffnet werden, um eine dorsale Herniation des Rektums zu vermeiden. Diese Methode wurde ursprünglich zur Therapie einer Inkontinenz nach Korrektur einer Analperforation benutzt. Heute wird sie auch angewandt, um eine Inkontinenz bei Erwachsenen nach operativer Korrektur eines Rektumprolapses zu beheben [19].

Tabelle 22.4. Ergebnisse der postanalen Rekonstruktion

Referenz	Patienten (n)	Vollständig kontinent (%)	Gebessert (%)	Nicht gebessert (%)
Parks u. McCartlin 1971 [60]	183	72	12	16
Keighley 1984 [39]	89	63	21	16

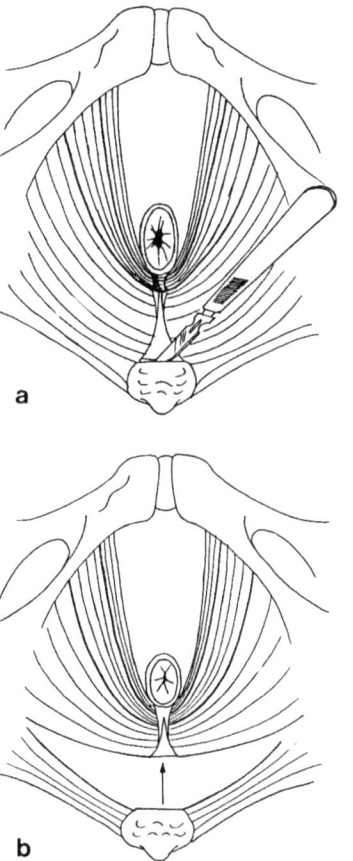

Abb. 22.11 a, b. Verfahren nach Kottmeier

Freie Muskeltransplantation

Das Ziel einer freien Muskeltransplantation ist es, ein Muskeltransplantat schlingenförmig um das Rektum herumzulegen, wobei sich der Muskel in Kontakt mit dem M. puborectalis befinden soll, um eine Reinnervation des Transplantats zu ermöglichen [28]. Daher ist ein solches Verfahren in Fällen mit neurogener Inkontinenz nicht möglich. Der Eingriff wird in 2 Sitzungen mit einem Abstand von 2–3 Wochen durchgeführt [29].

In der 1. Sitzung wird der M. palmaris longus am Unterarm oder ein Teil des M. sartorius denerviert. In der

2. Sitzung erfolgt die Muskeltransplantation. Die Faszie sollte vollständig entfernt werden, da sie sonst die Reinnervation behindern würde. Über der Steißbeinspitze wird die Haut inzidiert, und die Inzision wird bis zum anorektalen Winkel hinaus in Höhe des muskulären Beckenbodens fortgesetzt. Durch stumpfe Dissektion wird ventral ein Tunnel auf der Muskeloberfläche oder sogar innerhalb des Muskels selbst bis hinauf zum Os pubis gebildet, wo auf jeder Seite eine kleine Inzision erfolgt. Das Transplantat wird in engem Kontakt mit der Muskulatur eingeführt und unter leichter Spannung an das Periost des Os pubis fixiert.

Positive Ergebnisse sollten nicht vor dem 3.–6. Monat erwartet werden. Hakelius [29] berichtete über 38 erwachsene Patienten mit ausgeprägter Inkontinenz 1–7 Jahre nach Transplantation: In 16 Fällen war eine Heilung erzielt worden, bei 12 eine deutliche Besserung, und bei 10 war keinerlei Wirkung zu beobachten.

Plastik mit glatter Muskulatur

Schmidt [71, 72] beschrieb ein operatives Verfahren zur Rekonstruktion eines vollständig zerstörten Sphinkters unter Verwendung eines gestielten oder freien glatten Muskels. Nach vollständiger Mukosaresektion wird ein Segment aus dem Dickdarm um den Anus herum geschlungen, um den Ruhetonus wieder herzustellen. Schmidt berichtete über 31 Patienten, bei denen eine unwillkürliche Kontinenz sogar während der Nacht wieder hergestellt werden konnte. Nach dem gleichen Konzept führte Holschneider [34] Durchzugsmethoden bei Rektumatresie mit einer umgeschlagenen Manschette durch.

Implantation künstlicher Sphinkter

Es werden 2 Typen künstlicher Sphinkter implantiert: Ein Magnetring, ähnlich dem System, das zum Verschluß eines Stomas entwickelt wurde, wird zur Behandlung einer Analagenesie verwendet [53], ein künstlicher Analsphinkter, der identisch mit dem künstlichen Harnblasensphinkter ist, wurde einmal implantiert; dieses Verfahren erfordert jedoch für eine korrekte Beurteilung weitere experimentelle Untersuchungen [11]. Er scheint in Fällen schwerer neuromuskulärer Erkrankungen hilfreich zu sein.

Kolostomie

Bei Patienten mit vollständiger Inkontinenz, die nicht fähig sind, ihr Dilemma mit konventionellen Methoden zu lösen, und die für eine Operation nicht geeignet sind, kann eine Kolostomie erforderlich werden. Sie ist für schwer behinderte Patienten, psychogeriatrische und bettlägerige Patienten sowie Patienten mit Inkontinenz nach Strahlenschädigung des Rektums der letzte Ausweg.

Auswahl und Anwendung der geeigneten Therapie

Anamnese, klinische Untersuchung und Laboruntersuchungen sich erforderlich, um Schweregrad und Ätiologie einer Inkontinenz zu bestimmen. Unsere therapeutischen Prinzipien sind in Tabelle 22.5 zusammengefaßt. Eine gleichzeitig vorliegende Organschädigung sollte ausgeschlossen oder vor Therapie der Inkontinenz korrigiert werden.

In Fällen leichterer Inkontinenz sollten stets konservative Maßnahmen versucht werden. Eine Elektrostimulation in einer oder zwei Sitzungen hilft dem Patienten, die Sphinkteraktionen wahrzunehmen und zu begreifen, was durch Kontraktion der Perinealmuskulatur erzielt werden sollte. Training der Perinealmuskeln sollte vorgenommen und überwacht werden, um sicher zu gehen, daß der Patient auch wirklich den Beckenboden und nicht die Oberschenkelmuskulatur kontrahiert. Die physikalische Therapie kann durch Diätmaßnahmen und wiederholten, medikamentös induzierten Stuhlgang verbessert werden. Diese Maßnahmen sollten auch bei Änderungen der Kapazität und Dehnbarkeit des Rektums angewandt werden.

Bei Patienten mit Inkontinenz nach Verletzung der Sphinkter führen wir eine Sphinkterplastik durch. Wurde Muskulatur zerstört, kann die Sphinkterplastik durch Muskeltransplantate ergänzt werden. Eine freie Muskeltransplantation sollte nur erfolgen, wenn keine Anzeichen für eine Denervierung vorliegen.

Ist der Sphinkter intakt und ist die Inkontinenz Folge einer Dehnung der Puborektalisschlinge oder einer

Tabelle 22.5. Günstigste Wahl des Operationsverfahrens zur Therapie der Analinkontinenz

	Rekonstruktive Eingriffe	Verstärkung	Ersatz
Mechanische Inkontinenz			
Normotrophe Muskulatur	2	1	–
Hypotrophe Muskulatur	–	2	1
Neurologische Störungen	–	1	2
Anaplasie und Sphinkterzerstörung	–	–	2

1 Eingriff der ersten Wahl. 2 Eingriff der zweiten Wahl. – nutzloser Eingriff

partiellen Denervierung mit Erweiterung des anorektalen Winkels, so ist die postanale Rekonstruktion nach Parks [61] die Therapie der Wahl.

In Fällen mit Muskeldenervierung oder ausgedehnter Zerstörung, die für jeglichen rekonstruktiven Eingriff ungeeignet sind, sollte eine Muskeltransplantation, wie z.B. das Verfahren nach Pickrell, versucht werden.

Eine definitive Kolostomie ist der letzte Ausweg und sollte heute nur noch bei bettlägerigen Patienten und vollständig abhängigen psychiatrischen Patienten angelegt werden.

Literatur

1. Aronsson H (1948) Anorectal incontinence. Acta Chir Scand 96 [Suppl 135]: 121
2. Bartolo DCC, Jarratt JA, Read MC et al. (1983) The role of partial denervation of the puborectalis in idiopathic faecal incontinence. Br J Surg 70: 664-667
3. Bennett RC, Duthie HL (1964) The functional importance of the internal anal sphincter. Br J Surg 51: 355-357
4. Blaisdell PC (1940) Repair of the incontinent sphincter ani. Surg Gynecol Obstet 70: 692-697
5. Blaisdell PC (1957) Repair of the incontinent sphincter ani. Am J Surg 94: 573
6. Bleijenberg G, Kuijpers HC (1987) Treatment of the spastic pelvic floor syndrome with biofeedback. Dis Colon Rectum 30: 108-111
7. Brocklehurst JC (1978) Management of anal incontinence. Clin Gastroenterol 4: 479-487
8. Browning GGP, Motson RW (1983) Results of Park's operation for faecal incontinence after and injury. Br Med J 286: 1873-1875
9. Bruining HA, Bos KE, Colthoff EG, Tolhurst DE (1981) Creation of an anal sphincter mechanism by bilateral proximally based gluteal muscle transposition. Plast Reconstr Surg 67: 70-73
10. Cerrulli MA, Nikoomanesh P, Schuster MM (1979) Progress in biofeedback conditioning for fecal incontinence. Gastroenterology 76: 742-746
11. Christiansen J, Lorentzen M (1987) Implantation of artificial sphincter for anal incontinence. Lancet i: 244-245
12. Corman ML (1980) Follow-up evaluation of gracilis muscle transposition for fecal incontinence. Dis Colon Rectum 23: 552-555
13. Corman ML (1985) Anal incontinence following obstetrical injury. Dis Colon Rectum 28: 86-89
14. Corman ML (1985) Gracilis muscle transplantation. In: Henry MM, Swash M (eds) Coloproctology and the pelvic floor. Butterworths, London, pp 234-241
15. Corman ML (1985) Gracilis muscle transposition for anal incontinence: late results. Br J Surg 72: 521-522
16. Cunéo B, Sénèque J (1931) Reconstruction de l'appareil sphinctérien dans le prolapsus du rectum. J Chir (Paris) 38: 190-196
17. Denis P, Colin R, Galmiche JP et al. (1979) Elastic properties of the rectal wall in normal adults and in patients with ulcerative colitis. Gastroenterology 77: 45-48
18. Denis P, Colin R, Galmiche JP et al. (1983) Traitement de l'incontinence fécale de l'adulte. Résultats en fonction des données cliniques et manométriques et intérêt de la rééducation par apprentissage instrumental. Gastroentérol Clin Biol 7: 853-857
19. Deucher F, Blessing H (1974) Prolapsus and sphincter insufficiency. Prog Surg 13: 98-124
20. Devroede G, Masse S, Leger C et al. (1979) Ischemic fecal incontinence and rectal angina. Gastroenterology 76: 1121
21. Engel BT, Mikoomanesh P, Schuster N (1974) Operant conditioning of rectosphincteric responses in the treatment of fecal incontinence. N Engl J Med 290: 646-649
22. Fang DR, Nivatvongs S, Vermeulen FO et al. (1984) Overlapping sphincteroplasty for acquired anal incontinence. Dis Colon Rectum 27: 720-722
23. Goebell R (1927) Methods of forming new anal sphincter. (Kongressbericht) Arch Klin Chir 148: 612-619
24. Goldberg DA, Hodges K, Hersh T, Jinich H (1980) Biofeedback therapy for fecal incontinence. Am J Gastroenterol 74: 342-345
25. Goldberg SM, Gordon PP, Nivatvongs S (1980) Essential of anorectal surgery. Lippincott, Philadelphia
26. Goligher J (1980) Surgery of the anus rectum and colon. Baillière Tindall, London
27. Hagihara PF, Griffen WO Jr (1976) Delayed correction of anorectal incontinence due to anal sphincteral injury. Arch Surg III: 63-66
28. Hakelius L (1979) Reconstruction of the perineal body as treatment for anal incontinence. Br J Plast Surg 32: 245-252
29. Hakelius L (1985) Free muscle transplantation. In: Henry MM, Swash M (eds) Coloproctology and the pelvic floor. Butterworths, London, pp 259-268
30. Hardcastle JD, Parks AG (1970) A study of anal incontinence and some principles of surgical treatment. Proc R Soc Med 63 [Suppl]: 116-118
31. Henriksen FW, Huthouisen B (1972) Measurement of the anal sphincter through a simple method suitable for routine use. Scand J Gastroenterol 7: 555
32. Henry MM, Swash M (1985) Faecal continence, defecation and colorectal motility. In Henry MM, Swash M (eds) Coloproctology and the pelvic floor. Butterworth, London
33. Holschneider AM (1983) Elektromanometrie des Enddarms, 2nd edn. Urban and Schwarzenberg, Munich
34. Holschneider AM, Hecker WC (1981) Reverse smooth muscle plasty: a new method of treating anorectal incontinence in infants with high anal and rectal atresia. J Pediatr Surg 16: 917-920
35. Hopkinson BR, Lightwood R (1966) Electrical treatment of anal incontinence. Lancet ii: 297-298
36. Hughes E, Cuthbertson AM, Killingback MK (1983) Colorectal surgery. Churchill Livingstone, London
37. Ingelmann-Sundberg A (1951) Plastic repair of extensive defects of the anal sphincter. Acta Chir Scand 101: 155
38. Kalisman M, Sharzer LA (1981) Anal sphincter reconstruction and perineal resurfacing with a gracilis myocutaneus flap. Dis Colon Rectum 24: 529-531
39. Keighley MRB (1984) Postanal repair for fecal incontinence. J R Soc Med 77: 285-288
40. Knapp LS (1939) Plastic repair for postoperative anal incontinence. Ann Surg 109: 146-150

41. Kottmeier PK (1966) A physiological approach to the problem of anal continence through use of the levator ani as a sling. Surgery 60: 1262-1266
42. Kottmeier PK, Dziacliw K (1967) The complete release of the levator ani sling in fecal incontinence. J Pediatr Surg 2: 111-117
43. Labow S, Rubin R, Hoexter B, Salvati E (1980) Perineal repair of procidentia with an elastic fabric sling. Dis Colon Rectum 23: 467-469
44. Lennander KG (1898-1899) Sphincter ani Förstörd genom ett felgmone-plastick operation från mm. levatores ani och mm. glutaei maxcontinentia ani. Upsala läkareförenFöth 4: 337
45. Lomas MI, Cooperman H (1972) Correction of rectal procidentia by use of a polypropylene mesh (Marlex). Dis Colon Rectum 15: 416-419
46. Loygue G, Dubois F (1964) Surgical treatment of anal incontinence. Am J Proctol 15: 361-374
47. MacLeod JH (1979) Biofeedback in the management of partial anal incontinence. Dis Colon Rectum 22: 169-171
48. Mahieu P, Pringot J, Bodart P (1984) Defecography. Gastrointest Radiol 9: 247-261, 1984
49. Mandelstam DA (1985) Faecal incontinence: social and economic factors. In: Henry MM, Swash M (eds) Coloproctology and the pelvic floor. Butterworth, London
50. Marti MC, Mirescu D (1982) Utilité du défécogramme en proctologie. Ann Gastoentèrol Hèpatol (Paris) 18: 379-384
51. Marti MC, Noethiger F (1981) Incontinence anale et chirurgie de renforcement de l'appareil sphinctérien. Schweiz Rundsch Med Prax 70: 679-682
52. Meier H, Groitl H, Willital GH (1984) Kontinensstörungen bei Kindern; diagnostisches Umgehen und therapeutische Konsequenzen. In: Farthmann E, Fiedler L (eds) Die anale Kontinenz und ihre Wiederherstellung. Urban und Schwarzenberg, Munich, pp 71-78
53. Mille R, Bartolo DCC, Locke-Edmunds JC, Mortensen NG MCC (1988) Fecal incontinence and the anorectal angle. Br J Surg 75: 101-105
54. Motson RW (1985) Sphincter injuries: indications for and results of sphincter repair. Br J Surg 72: 519-521
55. Musset R, Cottrell M, Cohen J (1963) Cure chirurgicale des déchirures obstétricales anciennes du périnée du 3e degré avec incontinence sphinctérienne anale. J Chir (Paris) 86: 661-678
56. Neill ME, Parks AG, Swash M (1981) Physiological studies of the anal sphincter musculature in fecal incontinence and rectal prolapse. Br J Surg 68: 531-536
57. Nieves PM, Valles TG, Aranguren G, Maldonado D (1975) Gracilis muscle transplant for correction of traumatic and incontinence. Dis Colon Rectum 18: 349-354
58. Orgel MG (1985) A double-split gluteus maximus muscle flap for reconstruction of the rectal sphincter. Plast Reconstr Surg 75: 62-66
59. Parks AG (1975) Anorectal incontinence. Proc R Soc Med 68: 681-690
60. Parks AG, McPartlin JF (1971) Late repair of injuries of the anal sphincter. Proc R Soc Med 64: 1187-1189
61. Parks AG, Swash M, Urich H (1977) Sphincter denervation in anorectal incontinence and rectal prolapse. Gut 18: 656-665
62. Pickrell KL, Broadbent TR, Masters FW, Metzger JT (1952) Construction of a rectal sphincter and restoration of anal continence by transplanting the gracilis muscle. Ann Surg 135: 853-862
63. Pickrell KL, Beorgiades N, Richard EF, Morris F (1959) Gracilis muscle transplantation for the correction of neurogenic rectal incontinence. Surg Clin North Am 39: 1405
64. Preston DM, Lennard-Jones JE, Thomas BM (1984) The balloon proctogram. Br J Surg 71: 29-32
65. Prochiantz A, Gross P (1982) Gluteal myoplasty for sphincter replacement. J Pediatr Surg 17: 25-30
66. Read NW, Bannister JJ (1985) Anorectal manometry: techniques in health and anorectal disease. In: Henry MM, Swash M (eds) Coloproctology and the pelvic floor. Butterworths, London, pp 65-87
67. Richard A (1954) A propos de la communication de MM Petit-Dubaillis, Portel et Cornier sur la sphinctéroplastie anale. Mém Acad Chir 80: 303
68. Sarafoff O (1937) Ein einfaches und ungefährliches Verfahren zur operativen Behandlung des Mastdarmvorfalles. Langenbecks Arch Klin Chir 190: 219-232
69. Sarles JC, Echinard C (1982) Incontinence anale. Encyclopédie médico chirurgicale, no 40705. Paris, pp 1-8
70. Schiller L, Santa Ana CA, Schmulen CA et al. (1982) Pathogenesis of fecal incontinence in diabetes mellitus. N Engl J Med 27: 1665-1671
71. Schmidt E (1985) Spätergebnisse nach glattmuskulärem Sphinkterersatz. Chirurg 56: 305-310
72. Schmidt E (1986) Chirurgie der analen Inkontinenz. Colo Proctology 8: 218-222
73. Shoemaker J (1909) Un nouveau procédé opératoire pour la reconstitution du sphincter anal. Semaine Mèd Paris 29: 160
74. Snooks SJ, Setchell M, Swash M, Henry MM (1984) Injury to innervation of pelvic floor sphincter musculature in childbirth. Lancet ii: 546-550
75. State D, Katz A (1955) The use of superficial transverse perineal muscles in the treatment of postsurgical anal incontinence. Ann Surg 142: 262-265
76. Stone HB (1929) Plastic operation for anal incompetence. Arch Surg 18: 845-851
77. Swash M, Snooks SJ (1985) Electromyography in pelvic floor disorders. In: Henry MM, Swash M (eds) Coloproctology and the pelvic floor. Butterworths, London pp 88-103
78. Touchais JY, Paillot B, Denis P et al. (1982) Défécation impérieuse et incontinence fécale après irradiation pelvienne: étude de la distensibilité rectale chez 18 patients. Gastroenterol Clin Biol 6: 1003-1007
79. Tuttle JP (1903) In: Diseases of the anus, rectum and pelvic colon. Appleton, New York
80. Vigoni M (1960) Traitement de l'incontinence anale. Acta Chir Belg 59: 139-148
81. Wald A, Tunuguntla AK (1984) Anorectal sensorimotor dysfunction in fecal incontinence and diabetes mellitus. N Engl J Med 310: 1282-1287
82. Watts MCK J, Bennet RC, Goligher JC (1964) Stretching of anal sphincters in treatment of fissure in ano. Br Med J II: 342-343
83. Wreden RR (1929) A method of reconstructing a voluntary sphincter ani: plastic operation for anal incontinence. Arch Surg 18: 841-844

23 Rektumprolaps, solitäres Rektumulkussyndrom und Syndrom des deszendierenden Perineums

E. Gemsenjäger

Definition

Der Rektumprolaps ist ein Vorfall, d.h. eine Verlagerung, von Rektumwand in das Rektumlumen und den Analkanal hinein oder durch diesen hindurch nach außen. Beim äußeren Prolaps kommt es zu einer Ausstülpung des Rektums, häufig auch des Analkanals. Diese Eversion kann weniger vollständig sein, wenn sie am Anorektalring oder noch höher Halt macht. Der Vorfall beginnt meistens mit der vorderen, selten mit der hinteren Rektumwand und erreicht häufig die ganze Zirkumferenz. Wenn die sich einstülpende Rektumwand nur bis vor den verschlossenen Analkanal oder in diesen hinein, nicht jedoch nach außen tritt, spricht man von einem inneren Prolaps. Man kann den Rektumprolaps daher als Invagination, Einstülpung und Intussuszeption betrachten, die beim äußeren Prolaps zur transanalen, sichtbaren Protrusion oder Ausstülpung werden. Im Gegensatz zum Mukosaprolaps ist der Rektumprolaps ein Vorfall aller Wandschichten. Der innere Prolaps wird in der englischen Literatur jedoch auch „anterior mucosal prolapse" oder „mucosal prolapse syndrome" genannt.

Ätiologie

Die Ätiologie des Rektumvorfalls ist wenig bekannt. Ein Prolaps wird häufig bei Patienten mit neurogener Beckenbodenschädigung [19] oder bei Cauda-equina-Läsion [10] beobachtet; andererseits findet man bei Paraplegikern, bei denen ebenfalls die somatische Sphinktermuskulatur gelähmt ist, selten einen Prolaps. Bei einem Teil der Patienten ist die Funktion der Sphinkteranteile und des Beckenbodens normal, insbesondere bei jüngeren Patienten und bei innerem Prolaps.

Bei einigen Patienten tritt der Rektumprolaps zeitlich nach Hysterektomie auf (Tabelle 23.1). In der Tat kann die Aufhängeachse Uterusligamente – Uterus – Vagina – Beckenboden durch Hysterektomie unterbrochen werden; bei der nach Hysterektomie beobachteten „sekundären Enterozele" [17] dürfte es sich häufig um eine Douglas-Hernie und damit um einen inneren Rektumprolaps handeln.

Tabelle 23.1. Rektalprolaps und Hysterektomie. Prospektive Untersuchung an 18 Patienten. (Unveröffentlichte Daten)

Keine Hysterektomie	$n = 7$
Hysterektomie	$n = 11$
$n = 3$ Keine zeitliche Beziehung zwischen Hysterektomie (3–11 Jahre vor der Prolapsoperation) und Auftreten des Rektalprolapses	
$n = 8$ Symptome des Rektalprolapses nach Hysterektomie (1.5–5 Jahre) vor der Prolapsoperation	

Pathophysiologie

Einheitlicher endopelviner Befund

Die pathologische Anatomie des Rektumvorfalls kann gut aufgrund des endopelvinen Befundes verstanden werden: Bei der Laparotomie findet sich immer ein sehr tiefer Douglas-Raum mit fast vollständig peritonealisiertem Rektum (Abb. 23.1 a, 23.2 a; s. Abb. 23.8 a–e), das von dorsal nach anterior auf dem Beckenboden liegend sogar leicht ansteigt [2]. Die horizontal liegende Rektumvorderwand bildet den Boden der Abdominalhöhle und kann leicht mit einem Tupfer eingestülpt und durch den Anus hindurch ausgestülpt werden (Abb. 23.1 c, d, 23.3 a, b). Der nach außen verlagerte Douglas-Raum kann leer sein (Abb. 23.1 d; s. Abb. 23.6 i) oder mit Darm gefüllt eine Enterozele bilden (Abb. 23.3 c, 23.4 j, o).

Häufig findet man an der Stelle, an der die Invagination der Rektumvorderwand beginnt, eine fibröse, ödematöse oder subserös-lipomatöse Verdickung (Abb. 23.1 a–f, 23.2 a, b; s. Abb. 23.8 b–e). (Diese gleicht der lipomatösen Verdickung an der Kardia bei Hiatusgleithernie.) Bei dieser Rektumwandveränderung dürfte es sich um eine chronische Traumafolge infolge Invagination (entsprechend dem solitären Rektumulkus auf der Mukosaseite) handeln.

In einigen Fällen beginnt die Invagination der mobilen und überschüssigen Rektumwand (mit mobilem Mesorektum) sogar posterior (präkokzygeal). Bei einer Patientin mit solitärem Rektumulkus (s.

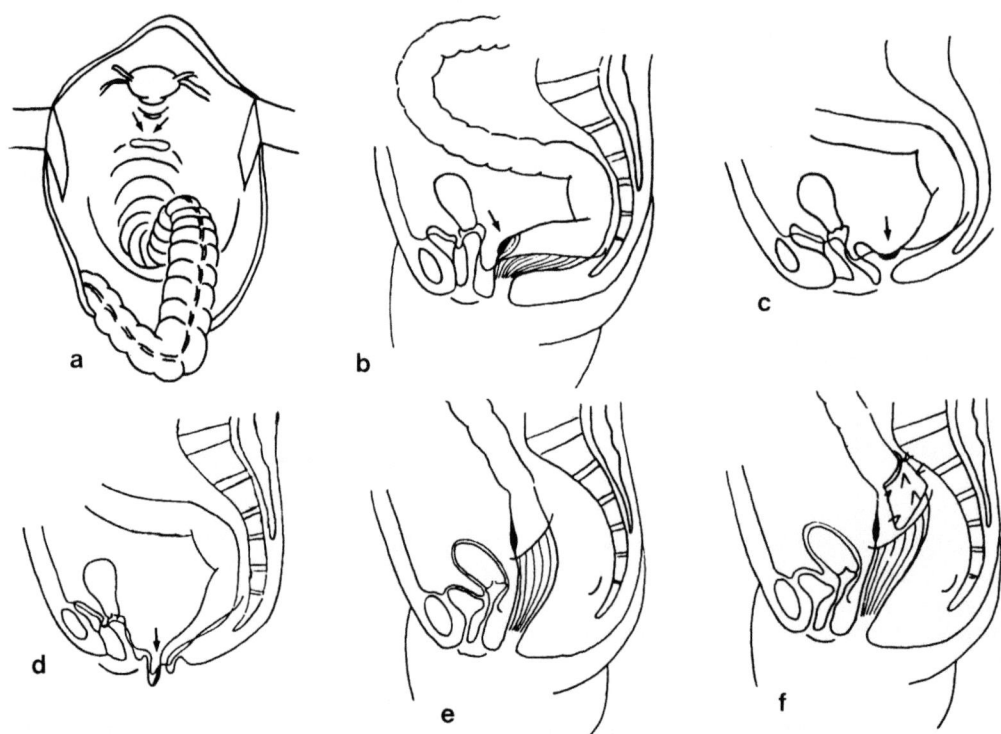

Abb. 23.1 a–f. Pathophysiologie des Rektumprolapses und operatives Behandlungsprinzip. *a* Endopelviner Befund (Sicht in das kleine Becken von kranial). *b* Seitliche Ansicht des tiefen Douglas-Raums. *c* Stadium des inneren Vorfalls mit Bildung einer Rektozele. *d* Vollständiger (äußerer) Vorfall. *e* Elevation des mobilisierten Rektums. *f* Fixation des Rektums. *Pfeile:* Kritischer Punkt der Rektumvorderwand, an dem die Intussuszeption beginnt, mit fibröser oder ödematöser Schwellung der Serosaseite der Darmwand

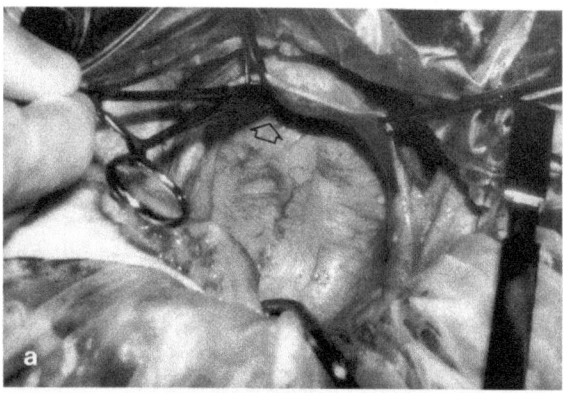

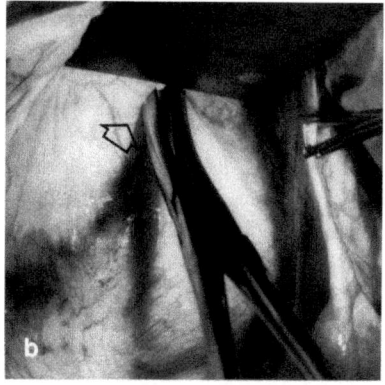

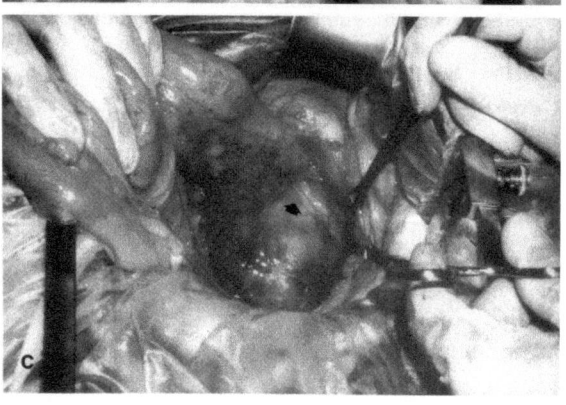

Abb. 23.2 a–c. Pathophysiologie des Rektumprolapses. *a, b* Tiefer Douglas-Raum mit dem auf dem Beckenboden ausgebreiteten Rektum (s. auch Abb. 23.1 a). 67jährige Patientin mit vollständigem (äußerem) Vorfall. Sicht in das kleine Becken von kranial. Die Faßzängchen halten Tuben und Cervix uteri (Zustand nach supravaginaler Hysterektomie vor etlichen Jahren). Hyperämie und Ödem der Rektumvorderwand als chronische Traumafolge *(offener Pfeil).* Stieltupfer tief im Douglas-Raum. *c* Sicht auf den Beckenboden *(geschlossener Pfeil)* nach Mobilisierung und anteriorer Elevation des Rektums mit dem Mesorektum (die Faßzängchen halten das inzidierte, laterale Peritoneum rechts) (s. auch Abb. 23.1 e)

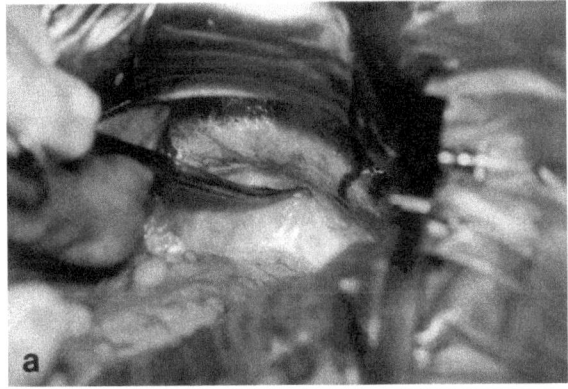
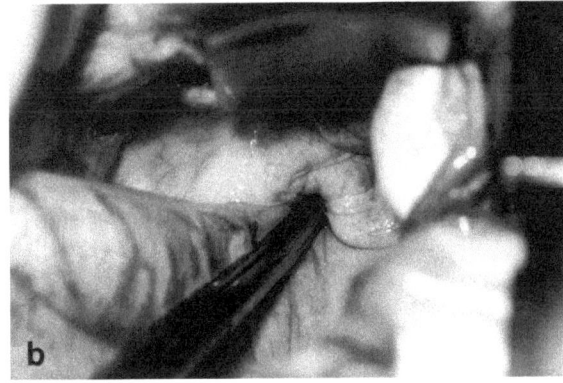
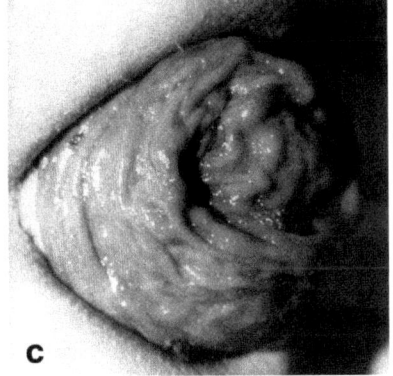

Abb. 23.3 a–c. Pathophysiologie des Rektumprolapses. *a, b* Die Intussuszeption der Rektumvorderwand wird mittels Stieltupfer reproduziert. Der nach außen gleitende und hernierende Douglas-Raum ist von unterschiedlicher Größe und kann Darm enthalten (Enterozele). *c* Vollständiger Prolaps, von außen gesehen, mit asymmetrischer Konfiguration infolge anteriorer Enterozele (Douglas-Raum mit Darm)

Abb. 23.7e) fanden wir einen für Rektumprolaps typischen endopelvinen Befund, ohne daß klinisch und bei der Defäkographie ein innerer Prolaps nachweisbar war. Nach abdominaler Prolapsoperation kam es zur Heilung. Einen Situs wie bei Rektumprolaps trifft man gelegentlich bei Laparotomie aus anderer Ursache an; der innere Prolaps ist bei Frauen tatsächlich kein ganz seltener Befund, ohne daß Symptome bestehen.

Äußerer und endoluminaler Befund

Im Gegensatz zum einheitlichen endopelvinen Situs finden wir von perineal und endoluminal unterschiedliche Befunde, abhängig vom Ausmaß des Deszensus der invaginierten Rektumwand (innerer Prolaps, Abb. 23.1c, 23.4c, e, f; s. Abb. 23.10a); äußerer Prolaps, Abb. 23.1d, 23.3c, 23.4d, g, h; s. Abb. 23.6a, b, g–i) und von der Höhe, auf der die Intussuszeption und Ausstülpung (mit oder ohne Ausstülpung des Analkanals) beginnen. Bei einem Teil der Patienten erscheint der Prolaps selten oder nur bei Defäkation und bei starkem Pressen, während er in anderen Fällen bereits bei geringer Belastung (Husten, Stehen) oder gar permanent vorliegt.

Bei klinischer und apparativer Prüfung kann die Funktion der Sphinkteranteile bei Rektumprolaps normal (s. Abb. 23.6c) oder pathologisch (s. Abb. 23.6a, b) sein, die betroffenen Patienten können normal kontinent sein oder über partielle oder vollständige Inkontinenz klagen (Tabelle 23.2). Auch die Beckenbodenmuskulatur weist bei einem Teil der Patienten normale Funktion auf; häufig besteht jedoch eine Schwächung mit der Folge von perinealem Deszensus. Bei einem Teil der Fälle mit innerem oder äußerem Prolaps liegen Symptome und morphologische Befunde einer chronischen traumatischen Proktitis (solitäres Rektumulkussyndrom, s. Abb. 23.7 e–g) vor.

Tabelle 23.2. Klassifikation der Inkontinenz. (Nach [13])

Kontinent	Normale Kontinenz
Teilweise kontinent	Inkontinenz bei Diarrhöe, Stuhldrang, mangelnde Windkontrolle, Stuhlschmieren
Inkontinent	Schwere Stuhlinkontinenz

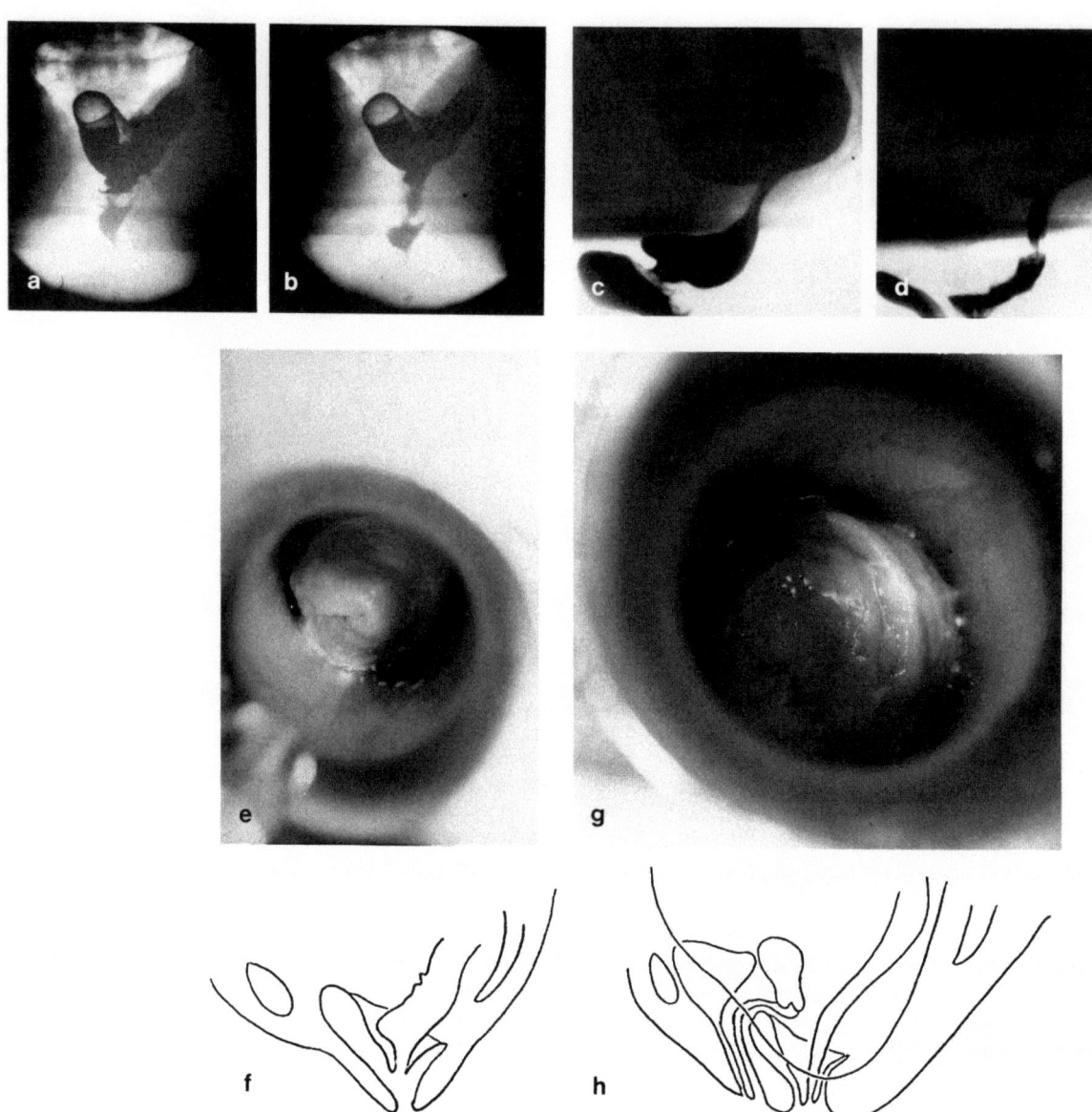

Abb. 23.4a–o. Pathophysiologie und Klinik des Rektumprolapses. **a, b** Anteroposteriore Darstellung der Intussuszeption mittels Defäkographie. **c** Seitliche Ansicht der Intussuszeption mit Rektozele, Stadium des inneren Prolapses. **d** Transanaler Deszensus der Rektumvorderwand. Stadium des äußeren Prolapses. **e, f** Darstellung des inneren Prolapses (Vorderwand) durch das Proktoskop (s. auch Abb. 23.4c). **g, h** Beginnender vollständiger Rektumprolaps, Ansicht durch das Proktoskop. **a–h** 28jährige Patientin, normale Kontinenz, vollständiger Vorfall bei Defäkation, innerer Vorfall bei Untersuchung. Fremdkörpergefühl und perinealer Schmerz als Hauptsymptome; Schleimabgang. Die anterioren Darmwandfalten sind hyperämisch und ödematös (gleiche Patientin wie in Abb. 23.3b, 23.9c). **i–o** siehe S. 233

Häufige Begleitbefunde und -symptome

Sphinkterfunktion, Inkontinenz und Syndrom des perinealen Descensus

Patienten mit Rektumprolaps können normale Kontinenz oder verschiedene Grade von Inkontinenz aufweisen. Die klinische Untersuchung der normalen und geschädigten Sphinkterfunktion verläuft wie folgt [8b]: Der Analkanal wird normalerweise durch eine permanente Kontraktion (Basaltonus, basale Kontraktion) des äußeren und des inneren Schließmuskels und der Beckenbodenmuskeln verschlossen gehalten (s. Abb. 23.6c). Die somatische Sphinktermuskulatur (Sphincter externus, Beckenboden) ist willentlich oder reflektorisch zu einer passager ver-

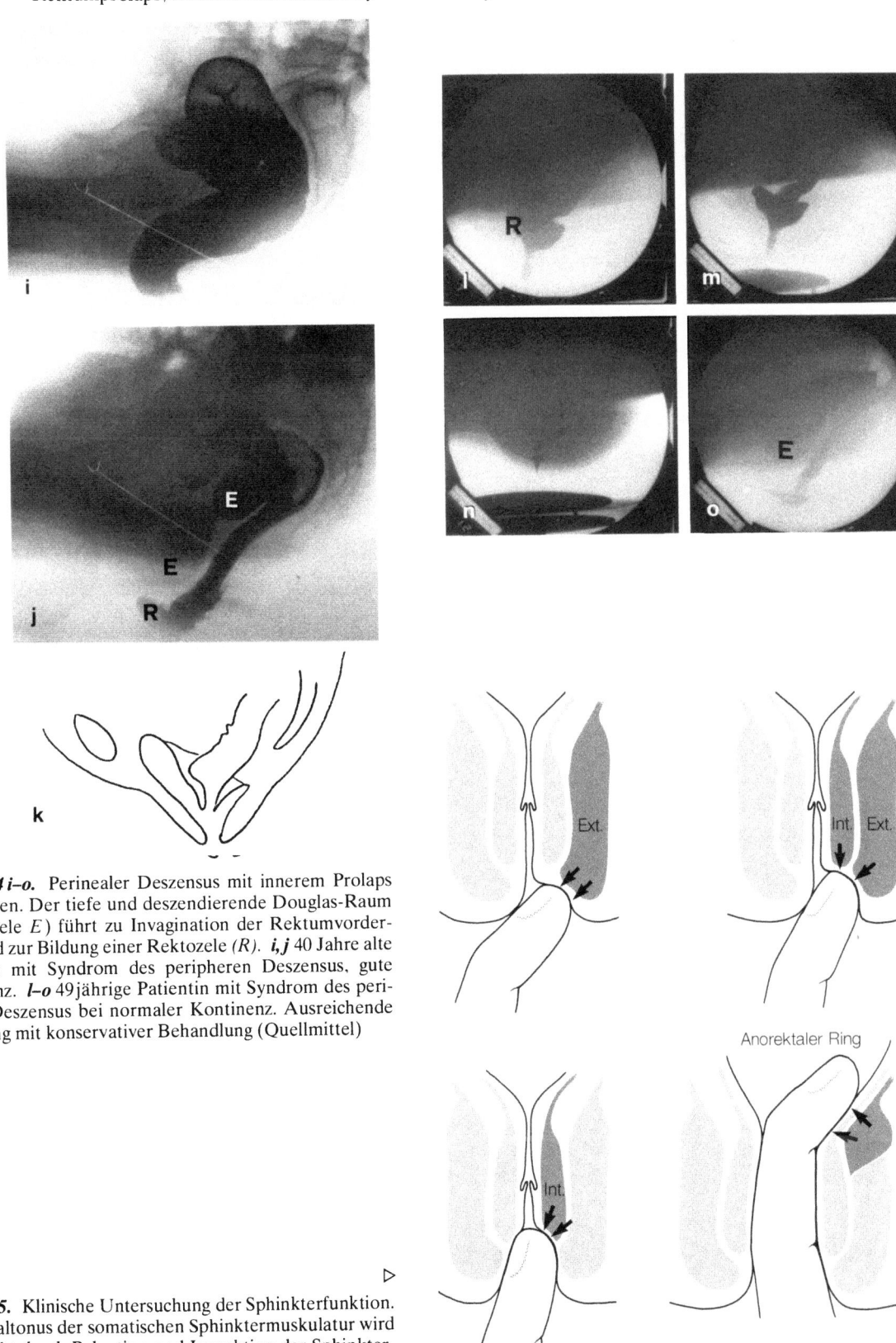

Abb. 23.4 i–o. Perinealer Deszensus mit innerem Prolaps bei Pressen. Der tiefe und deszendierende Douglas-Raum (Enterozele *E*) führt zu Invagination der Rektumvorderwand und zur Bildung einer Rektozele *(R)*. *i, j* 40 Jahre alte Patientin mit Syndrom des peripheren Deszensus, gute Kontinenz. *l–o* 49jährige Patientin mit Syndrom des perinealen Deszensus bei normaler Kontinenz. Ausreichende Besserung mit konservativer Behandlung (Quellmittel)

Abb. 23.5. Klinische Untersuchung der Sphinkterfunktion. Der Basaltonus der somatischen Sphinktermuskulatur wird untersucht durch Palpation und Inspektion der Sphinktertopographie und durch Evaluation des Widerstandes gegen Dehnung des subkutanen Anteils des Sphincter externus und des Anorektalrings

mehrten Kontraktion (phasische Kontraktion) befähigt [reflektorisch bei Rektumfüllung oder abdominaler Drucksteigerung, z.B. beim Husten, über Dehnungsrezeptoren im Beckenboden, bei Kontakt von Rektuminhalt mit dem proximalen Anoderm (Kontinenzreflex) und bei Berührung der perianalen Haut (Analreflex)]. Der innere Schließmuskel ist zu passagerer Relaxation befähigt, und zwar intramural reflektorisch bei Rektumdehnung und als Folge von Distension des Muskels [8a]. Die normale Funktion der Sphinkteranteile äußert sich – im erkennbaren Basaltonus, der die Sphinktertopographie (mit Inversion und Tamponade des Sphincter internus und des viszeralen Rohrs) und einen deutlichen Widerstand gegen Dehnung und Eröffnung des Anus bewirkt – in sichtbarer und digital nachweisbarer phasischer Kontraktion (willentlich, bei Hautreiz oder Husten reflektorisch).

Bei neurogener Inkontinenz mit fehlender oder verminderter basaler Kontraktion der somatischen Muskeln wird der Anus nur durch den inneren Schließmuskel verschlossen; der untersuchende Finger begegnet am Sphincter externus subcutaneus oder an der Puborektalisschlinge keinem oder einem geringen Widerstand gegen Dehnung (Abb. 23.5). Bereits durch leichten Zug an der perianalen Haut oder bei Pressen läßt sich der Basaltonus des inneren Schließmuskels überwinden, und es kommt zum Klaffen des zur Eversion neigenden Analkanals (Abb. 23.6a, b, e, h, i). Eine Distension des inneren Schließmuskels ist mit dem Finger oder Proktoskop leicht herbeizuführen und hat eine passagere Relaxation mit sekundenlangem Klaffen des Analkanals zur Folge. Der schwache oder gelähmte Sphincter externus subcutaneus liegt lateral, nicht distal des Unterrandes des Sphincter internus; Inversion und Tamponade des viszeralen Rohrs sind verlorengegangen, die Sphinkterzone ist verkürzt. Die verminderte Kontraktion des Beckenbodens äußert sich in sichtbarem perinealem Deszensus in Ruhe und bei Pressen und in schwacher oder nicht spürbarer Kontraktion des Puborektalis.

Patienten mit vermindertem basalem Sphinktertonus weisen meist auch eine verminderte phasische Kontraktionsfähigkeit auf. Manchmal ist keine willentliche, jedoch eine deutliche reflektorische Kontraktion des äußeren Schließmuskels nachweisbar. Bei Patienten mit schwachem somatischem Sphinkter kann der Anus klaffen oder durch den inneren Schließmuskel verschlossen sein. Bei offenem Anus ist nicht nur der äußere, sondern auch der innere Schließmuskel funktionell geschädigt (überdehnt oder reflektorisch dauerhaft relaxiert). Entsprechend führt Rektumdistension bei Patienten mit Rektumprolaps und Inkontinenz nicht zu (weiterer) Relaxation des Sphincter internus (fehlender oder verminderter Relaxationsreflex [13, 23]). Vermin-

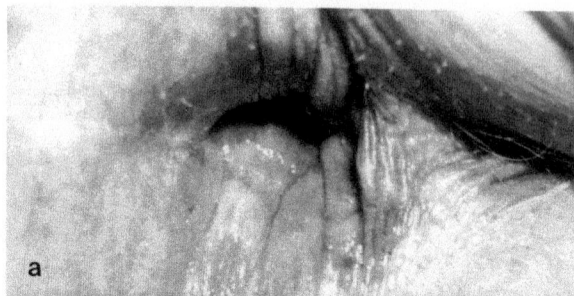
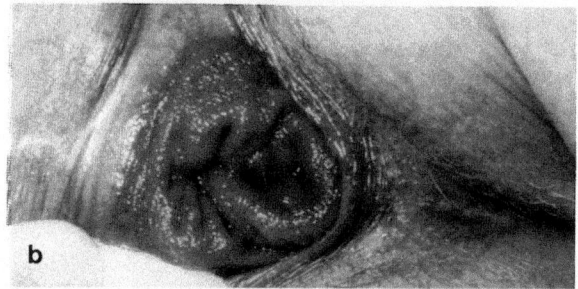
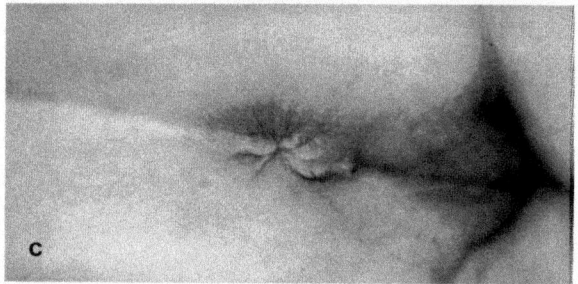
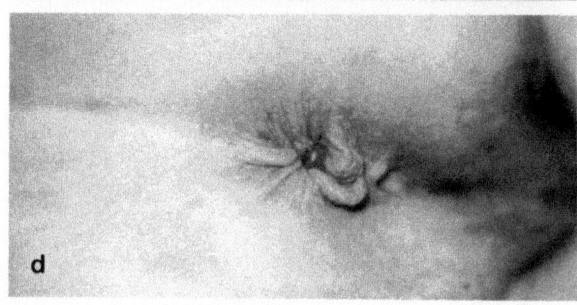

Abb. 23.6 a–i. Sphinkterfunktion und Rektumprolaps. *a, b* Permanenter Vorfall mit Inkontinenz bei 82jähriger Patientin. Der Anus klafft permanent infolge fehlendem basalem Tonus des inneren und äußeren Schließmuskels. (Die Sphinkterfunktion hat sich nach Behebung des Prolapses nicht erholt.) *c–f* Unterscheidung zwischen Mukosa- und Rektumprolaps. Kontinente, 49jährige Patientin mit Symptomen des inneren Prolapses. *c* Der normale Ruhetonus hält den Analkanal verschlossen und bietet bei der Untersuchung Widerstand gegen Dehnung. *d, e* Bei Pressen erscheint anterior eine Mukosafalte, die den untersten Anteil der deszendierenden Rektumvorderwand darstellt. *e–i* siehe S. 235

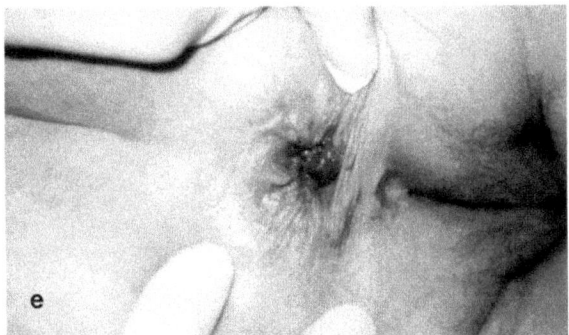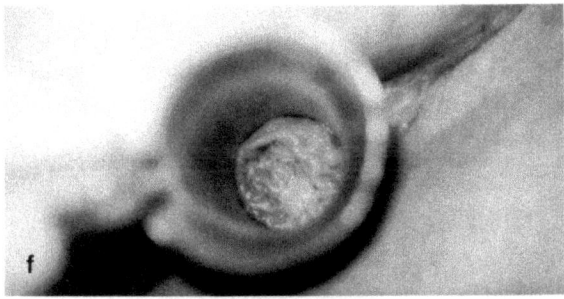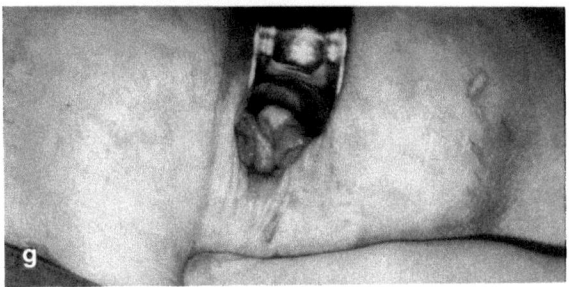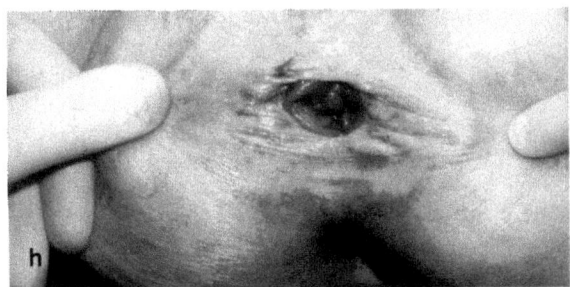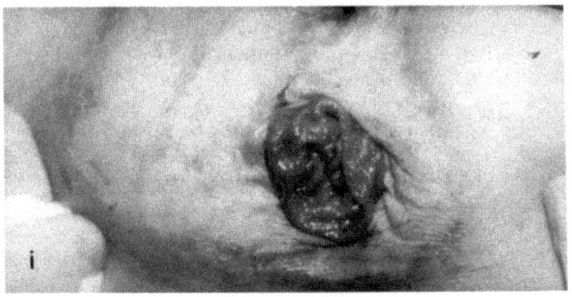

derte oder fehlende basale und phasische Kontraktion wurde bei inkontinenten Patienten mit Rektumprolaps auch manometrisch nachgewiesen [13]; ferner wurden die genannten partiellen, dissoziierten Sphinkterfunktionsausfälle gemessen [23].

Eine Beckenbodenschädigung äußert sich in abnormem perinealem Deszensus, d. h. in einer Absenkung in Ruhe oder bei Pressen des Perineums unterhalb der Höhe des Tuber ischiadicum oder Deszensus des anorektalen Winkels bei der Defäkographie um > 2 cm unterhalb der pubokokzygealen Linie (Abb. 23.4 i–k). Perinealer Deszensus ist bei Patienten mit Inkontinenz und Prolaps häufig. Der Schwächung des Beckenbodens und des äußeren Schließmuskels liegt eine Traktionsneuropathie des N. pudendus zugrunde [3, 12, 19, 28–30]. Patienten mit abnormem perinealem Deszensus können jedoch klinisch normal kontinent sein, ein Rektumprolaps kann fehlen. Eine verminderte Rektumcompliance kann bei perinealem Deszensus zu Inkontinenz beitragen [35].

Der innere Prolaps ist bei perinealem Deszensus ein häufiger Befund; Parks et al. beschrieben deshalb den inneren Prolaps als Syndrom des perinealen Deszensus [19] (Abb. 23.4 i–o). Symptome sind perineales Druckgefühl, Tenesmen, Schmerz, Schleim- und Blutabgang, gestörte Defäkation mit Gefühl unvollständiger Entleerung sowie Blockade der Stuhlpassage.

Mukosaprolaps, innerer (okkulter) Rektumprolaps und Rektozele

Bei innerem und äußerem Prolaps spürt man digital die Vorwölbung und die Absenkung der Rektumvorderwand und des Douglas-Raums; bei der Proktoskopie wölben sie sich in das Proktoskop vor und fallen in den Analkanal oder durch diesen hindurch nach außen vor (Abb. 23.4, 23.6 d–g). Die Unterscheidung von einem einfachen Mukosavorfall der supraanalen, anterioren Rektummukosa kann schwierig sein (Abb. 23.6 h, 23.7 a–c). Palpatorisch spürt man beim Mukosaprolaps nur Mukosa, während beim Rektumprolaps sämtliche Rektumwandschichten zwischen den Fingern gefühlt werden können (Abb. 23.7 b). Ein Mukosavorfall kann jedoch

Abb. 23.6 e–i. *f* Der proktoskopische Befund zeigt den Rektumprolaps (gleiche Patientin wie in Abb. 23.10). *g–i* Die Untersuchung in Lumbalanästhesie mit Relaxation der somatischen Sphinktermuskulatur zeigt Dauerrelaxation des Sphincter internus und vollständigen Rektumprolaps. Vor dieser Untersuchung wurde das Vorliegen eines einfachen Mukosavorfalls angenommen, weil der Tonus des Sphincter externus den vollständigen Prolaps zurückhielt. 84jährige Patientin, teilweise inkontinent. Gutes Ergebnis nach Operation nach Wells (gleiche Patientin wie in Abb. 23.8)

236 E. Gemsenjäger

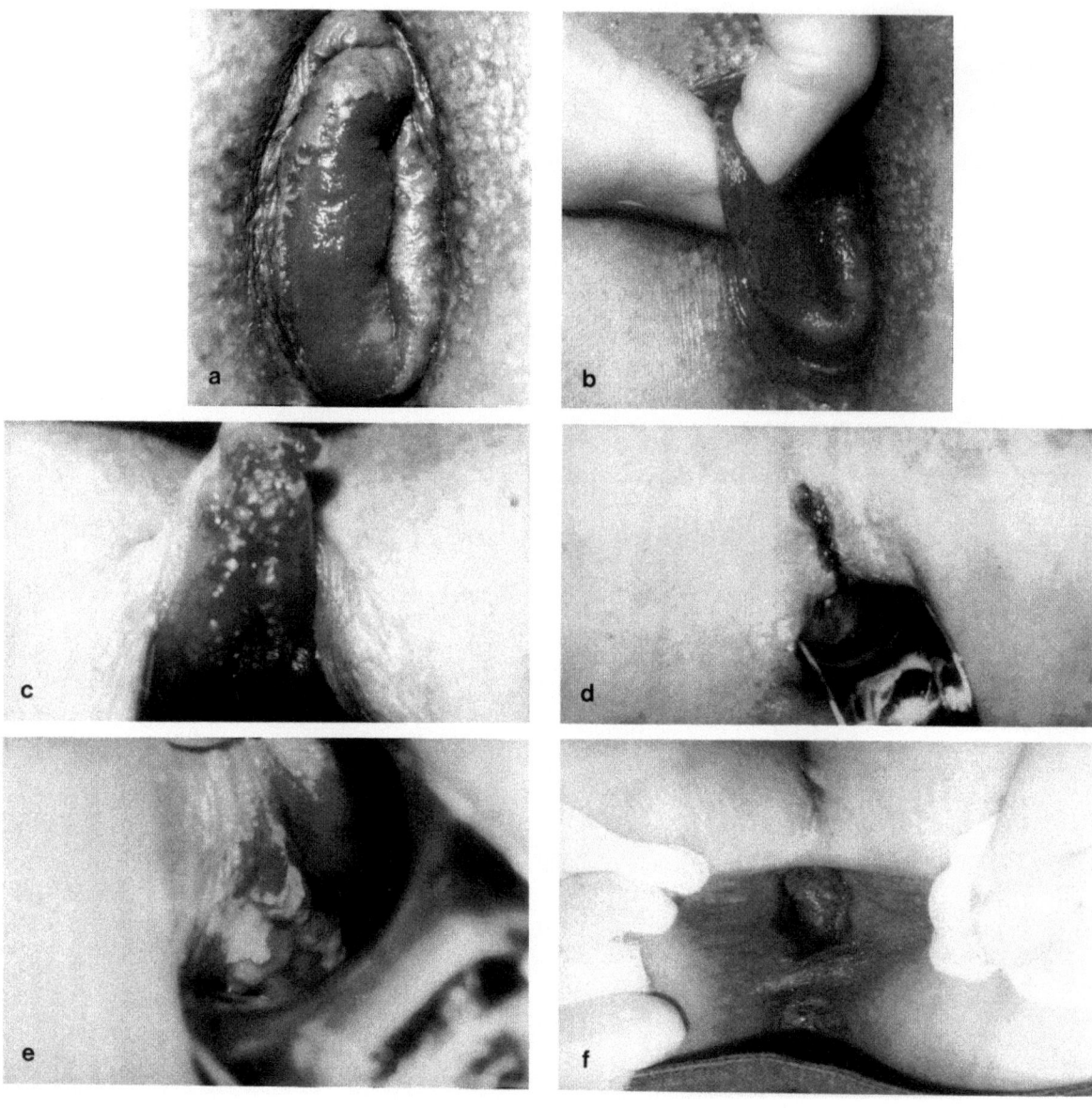

Abb. 23.7 a–g. Unterscheidung zwischen Mukosa- und Rektumprolaps. Solitäres Rektumulkussyndrom. *a, b* Zirkulärer Mukosaprolaps. Der Prolaps enthält nicht die gesamte Rektumwanddicke oder den Douglas-Raum; Intussuszeption fehlt. 76jähriger Patient. Heilung durch transanale Mukosektomie. *c, d* Vorderer Mukosavorfall ohne Symptome oder Befund von Rektumprolaps (78jährige Patientin. Heilung durch transanale Exzision). *e* Traumatische Proktitis der Rektumvorderwand. Hyperplastische, pseudotumoröse, nichtulzeröse Form des solitären Rektumulkussyndroms (30 Jahre alte Patientin, vollständige Kontinenz, schwere Defäkationsstörung, perineale Schmerzen, Schleimabgang). Befund eines Rektumprolapses peroperativ pelvin. Heilung durch Rektopexie mit Resektion. *f* Dauerprolaps anteriorer hyperplastischer Schleimhaut (solitäres Rektumulkussyndrom). 61jährige Patientin mit vollständigem Rektumvorfall (reponiert). Teilinkontinenz. Heilung nach Prolapsoperation und transanaler Exzision des Mukosavorfalls (gleiche Patientin in Abb. 23.9 h, i). *g* siehe S. 237

der unterste Teil eines Rektumprolapses sein (Abb. 23.6 d–f), oder es kann bei Rektumprolaps hyperplastische Mukosa (eine Variante des solitären Rektumulkussyndroms) transanal prolabieren (Abb. 23.7f).

Bei Rektumprolaps ist palpatorisch oder radiologisch häufig eine Rektozele nachweisbar (Abb. 23.4 i–o). Sie bildet sich distal der Douglas-Einstülpung. Der Douglas-Vorfall ist – mit Darm gefüllt – eine Enterozele (Abb. 23.3 c, 23.4 i–o).

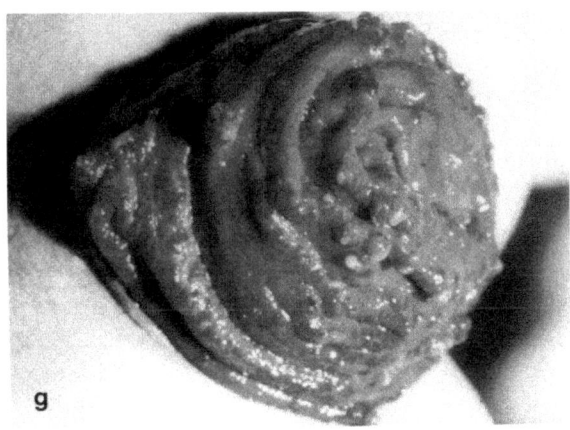

Abb. 23.7. g Vollständiger Rektumvorfall mit hyperplastischen Polypen im Bereich der Schleimhautfalten (Variante traumatischer Proktitis)

Solitäres Rektumulkussyndrom

Das solitäre Rektumulkus ist eine traumatische Proktitis, die durch die chronische Intussuszeption und den intra- oder transanalen Prolaps der Rektumwand verursacht wird. Eine ulzeröse und eine hyperplastische Form werden unterschieden [24]. Makroskopisch finden sich Verdickung, Ödem, Hyperämie der Mukosafalten, manchmal mit nodulärer oder granulärer Hyperplasie oder mit Ulzeration der Mukosa, häufig im Bereich der Vorderwand (Abb. 23.7e), histologisch eine Obliteration der Lamina propria durch Fibroblasten und glatte Muskelzellen (aus der stark verdickten Muscularis mucosae stammend), ferner in die Submukosa verlagerte Drüsen [24]. Diese Befunde sind jedoch nicht spezifisch, sie finden sich auch bei anderen Erkrankungen mit chronischer Traumatisierung der Mukosa, z. B. prolabierenden Hämorrhoiden, Mukosaprolaps oder bei Kolostoma. Klinisch, endoskopisch und histologisch ist das solitäre Rektumulkussyndrom von der Proctitis ulcerosa und sogar von Neoplasien zu unterscheiden.

Diagnose und Untersuchung

Zur Erkennung der verschiedenen Prolapsformen sind exakte Anamnese sowie klinische Untersuchung des Anorektums und Beckenbodens mit Palpation, Prokto- und Rektoskopie wesentlich [6–8, 10, 14, 19, 25, 31]. Häufig wird ein Begleitbefund erhoben (perinealer Deszensus, Rektumulkus, insuffiziente Sphinkterfunktion). Rektumintussuszeption und innerer Vorfall können meist digital palpatorisch erkannt werden, wobei der Patient auch im Stehen untersucht werden muß. Der Befund wird endoskopisch mit Prokto- und starrem Rektoskop bestätigt (Abb. 23.4e, g). Bei der digitalen Untersuchung findet sich häufig eine Rektozele, und der Patient gibt an, daß sich der Stuhl dort verfange. Die Patienten helfen bei der Defäkation häufig digital nach, entweder durch Druck auf das Perineum oder indem sie vaginal oder anal den Prolaps reponieren („etwas wegschieben") oder indem sie digital ausräumen. Patienten mit solitärem Rektumulkussyndrom geben Blut- und Schleimabgang sowie Symptome des inneren Vorfalls wie Tenesmen, erschwerte Defäkation und perineale Schmerzen an. Die traumatische Proktitis ist häufig durch den palpatorischen Befund verdickter Mukosafalten zu vermuten und kann prokto- und rektoskopisch aufgrund von Ulzera oder verdickten, hyperämischen Falten erkannt werden.

Ein solitäres Rektumulkussyndrom wurde nicht nur bei innerem Prolaps, sondern auch bei Anismus („outlet obstruction"), einer weiteren Form anorektaler Obstipation, nachgewiesen. Diese Störung beruht auf paradoxer Kontraktion des Puborektalis anstelle von Erschlaffung bei der Defäkation [24]. Intussuszeption und äußerer Vorfall sind jedoch eine viel häufigere Ursache des solitären Rektumulkus [4].

Zum Nachweis der Intussuszeption ist eine Defäkographie häufig nicht notwendig, sie kann jedoch die Anatomie eines inneren Prolapses darstellen oder fragliche Befunde klären sowie eine „outlet obstruction" ausschließen. Durch Defäkographie kann auch die Form der Rektozele erkannt werden, bei der ein innerer Prolaps fehlt und die operativ von perineal angegangen werden kann. Präoperativ stellen wir das übrige Kolon zum Ausschluß weiterer Befunde (Divertikel, Neoplasie) röntgenologisch dar.

Therapie

Allgemeines

Zur operativen Behandlung des Rektumprolapses wurden weit über 100 Operationsmethoden angegeben. Sie lassen sich jedoch aufgrund des Zuganges und des Reparationsprinzips in Gruppen klassifizieren [32] (Tabelle 23.3): Es gibt transabdominale, perineale und transsakrale Eingriffe; die Therapieprinzipien sind Verengung des Anus, Beckenbodenverstärkung, Aufhängung und Fixation des Rektums und des Colon pelvinum mit oder ohne Verwendung von Fremdmaterial, Darmresektion, ferner Eingriffe zur Verhütung von Intussuszeption u. a. Aufgrund

Tabelle 23.3. Therapieprinzipien und Rezidivhäufigkeit bei äußerem Prolaps. (Nach [32])

Fixation (Rektum, Sigma)	12%, 19%
Proktolyse, Anhebung und Fixation des Rektums:	
– ohne Fremdmaterial (Sudeck)	
– mit Fremdmaterial (Orr-Loygue, Ripstein, Wells)	3–4%
– mit Resektion von Sigma und Rektum	2–4%
Verhütung der Intussuszeption:	
– Plikation von abdominal (extraluminal)	
– Umhüllung (Weddel)	
– Plikation von perineal (intraluminale Mukosektomie) (Delorme)	0–24%
Einengung:	
– Levator (abdominal, perineal)	8%
– Anus (infra-, supralevatorisch)	0–68%
Amputation des Prolapses (perineal)	0–60%

von ausgedehnten Erfahrungen und Therapieberichten mit verschiedenen Prinzipien der Reparation sowie neuerer pathophysiologischer Vorstellungen mit den erwähnten endopelvinen und radiologischen Befunden sind folgende Punkte im Hinblick auf ein günstiges Behandlungsresultat von Bedeutung: 1. Das Rektum sollte vollständig, bis auf den Beckenboden mobilisiert und angehoben werden; die Elevation muß insbesondere das distale, intussuszeptierende Rektumsegment erfassen. 2. Das angehobene Rektum muß zuverlässig fixiert werden, um den erneuten Deszensus mit Invaginationsgefahr zu verhüten. Diese Fixation kann mit Fremdmaterial (Ivalon, Marlex, Teflonfilz) durchgeführt werden; das Fremdmaterial wird am Sakrum fixiert. Bei der Methode nach Wells wird die dorsale Zirkumferenz des angehobenen Rektums in die Kunststoffhülle gelegt; bei der Operation nach Ripstein wird der Kunststoff vollständig, auch anterior, um das Rektum gelegt. Das Rektum kann auch ohne Kunststoff direkt mittels der lateralen Ligamente und der lateralen Flügel des mobilisierten Mesorektums direkt am Sakrum fixiert werden. Bei letzterem Verfahren können das obere Rektum und die Sigmaschlinge unter Wiederherstellung der Kontinuität durch End-zu-End-Deszendorektoanastomose reseziert werden. Diese Methode wird bevorzugt, wenn durch die Rektummobilisierung und -anhebung eine lange, sehr mobile Kolonschlinge mit schmaler Mesobasis resultiert (s. Abb. 23.9 e, f), worauf bereits Sudeck 1922 hinwies [27]. Durch die Resektion können Volvulusgefahr und funktionelle Störungen verhindert werden [25]. Funktionelle Kolonbeschwerden können auch bei Patienten mit Operation nach Wells (ohne Resektion der Sigmaschlinge) fehlen; in Übereinstimmung mit Watts et al. [32] stellten wir fest, daß sich präoperative funktionelle Beschwerden nach Behandlung des Prolapses durch Rektopexie mit Resektion oft verlieren. Sie ist daher besonders bei Patienten mit funktionellen Kolonbeschwerden sowie auch bei Divertikelerkrankung angezeigt.

Die Resektion allein ist als Behandlung des Rektumprolapses jedoch nicht ausreichend; vollständige Mobilisierung und Fixation des angehobenen Rektums bleiben von erstrangiger Bedeutung (s. Abb. 23.9h, i). Dies ergibt sich aus dem endopelvinen Situs bei der Operation und aus der hohen Rezidivquote nach Resektion ohne tiefe Rektummobilisierung [1, 10, 32]. Bei Patienten mit gleichzeitiger Streßinkontinenz der Harnblase wird eine Zystourethropexie nach Marshall-Marchetti durchgeführt [7, 15]. Bei Patientinnen mit genitalem Deszensus (des Uterus oder Vaginalstumpfes) führen wir eine Ventrofixation des Uterus bzw. eine Plikation (Verkürzung) der Ligg. rotunda durch, was zur Korrektur des pelvinen Deszensus beitragen kann [8c].

Bei leichten Symptomen eines inneren Rektumprolapses, auch bei solitärem Rektumulkussyndrom, sollte eine konservative Therapie mit Stuhlregulation (Quellmittel etc.) versucht werden. Die operative Behandlung des inneren Prolapses ist bei Therapieresistenz, ausgeprägter Symptomatik, Beginn von Inkontinenz (Dauerrelaxation des Sphincter internus) und Übergang zu äußerem Prolaps angezeigt. Neuerdings haben röntgenologische Untersuchungen bei Kontrollkollektiven die klinischen Erhebungen bestätigt, wonach ein innerer Prolaps angetroffen werden kann, ohne daß Symptome vorliegen.

Operationstechnik

Rektummobilisierung

Nach Durchtrennung der Verklebungen des Mesosigmas mit der linken lateralen Bauchwand wird das Peritoneum auf beiden Seiten entlang der Basis von Mesosigma und Mesorektum inzidiert. Zug am Colon pelvinum nach oben und anterior und Anheben der lateralen Peritoneallefze mit Faßzängchen (Abb. 23.8 b–d) erleichtert die Präparation im embryonalen Spaltraum (zwischen Hüllfaszie des Mesorektums und Beckenwand). Der Uterus wird mit kräftiger Haltenaht oder unter einem Haken nach anterior gezogen, das Douglas-Peritoneum wird am tiefsten Punkt eröffnet. Zwischen Mesofaszie und subperitonealem Beckengewebe stößt man auf kleine venöse Gefäßverbindungen, die mitunter kräftig

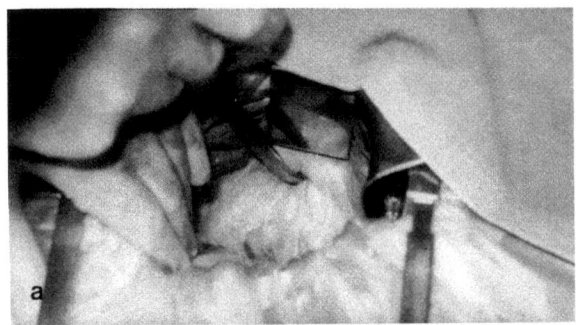
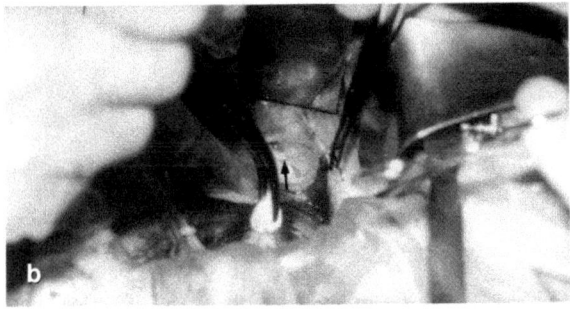
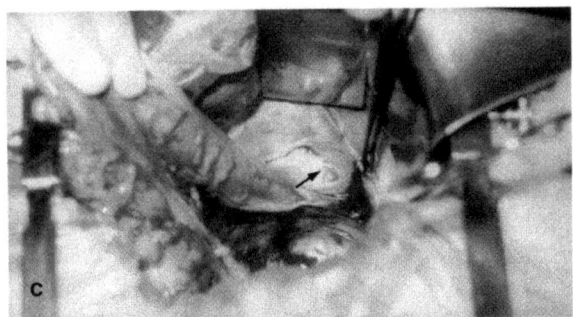
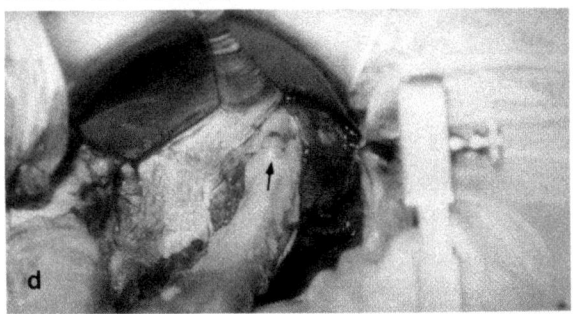
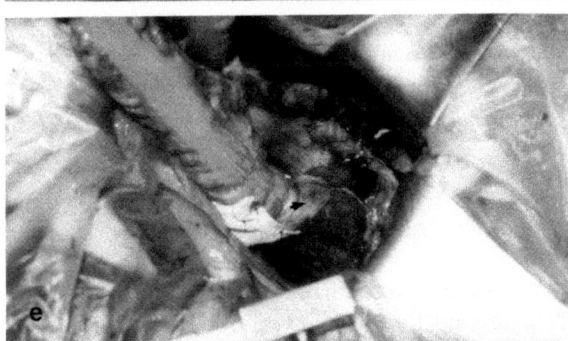

bluten, weshalb sie sorgfältig mit Diathermie versorgt werden, ebenso die Peritonealgefäße. Das lokkere präsakrale Bindegewebe wird mit der Schere eröffnet, wobei nahe an der viszeralen Hüllfaszie des Mesorektums präpariert wird und die sichtbaren Nn. hypogastrici geschont werden. Diese verlaufen über das Promontorium und dann beiderseitig nach lateral in die Beckentiefe. Auch lateral erfolgt die Präparation nahe an der Mesorektumfaszie. Oberhalb des Beckenbodens macht das Rektum einen scharfen Knick nach anterior; dort muß die rektosakrale Faszie mit der Schere durchtrennt werden, wodurch das infrarektale Spatium eröffnet und der Beckenboden dargestellt wird. Man kann hier leicht in die falsche Schicht gelangen, sei es in das Mesorektum oder hinter die präsakrale Faszie, in jedem Fall mit der Folge einer unangenehmen Blutung.

In fast allen Fällen führen wir auch eine anteriore Mobilisation durch: Sie beginnt präzise am tiefsten Punkt des Douglas-Raums (Abb. 23.8 b–d) und erfolgt am besten mit feinem Tupfer und unter Vermeidung von Diathermie im Bereich der dünnen Vaginalwand, da dort die reiche und leicht lädierbare Gefäßversorgung sorgfältig geschont werden muß.

Nicht alle Autoren führen vordere Dissektion und Mobilisierung durch; diese ermöglicht es jedoch, daß das intussuszeptierende Segment um weitere 4–5 cm angehoben und damit aus der kritischen, tiefen topographischen Lage gebracht werden kann (Abb. 23.9 a–c, g, h). Das Rektum läßt sich dann gut anheben, meist ohne daß die tief auf dem Beckenboden liegenden lateralen Ligamente vollständig durchtrennt werden. Bei der tiefen Mobilisierung ist darauf zu achten, daß im mobilen Mesorektum nicht die A. haemorrhoidalis durchtrennt wird, weil sie mit den Gefäßen der lateralen Ligamente verwechselt wird. Durch die vollständige dorsale Mobilisierung bis auf den Beckenboden wird die Verankerung der Rektumlängsmuskulatur mit dem M. pubococcygeus sichtbar. Das früher tief und po-

◁

Abb. 23.8 a–e. Mobilisation, Elevation und Fixation des Rektums. *a–d* Sukzessive Mobilisierung und Elevation des Rektums. Sicht in das kleine Becken von kranial. *a* Reproduktion der Intussuszeption mittels kleinem Tupfer. *b–e* Die fibrotische Verdickung im Bereich der Rektumvorderwand ist durch *Pfeile* markiert. *e* Fixation des angehobenen Rektums am oberen Sakrum mittels Teflonfilz. Die anteriore Mobilisation hat zur Elevation des intussuszeptierenden Segmentes beigetragen (Blick in das kleine Becken von rechts) (gleiche Patientin wie in Abb. 23.6 g–i)

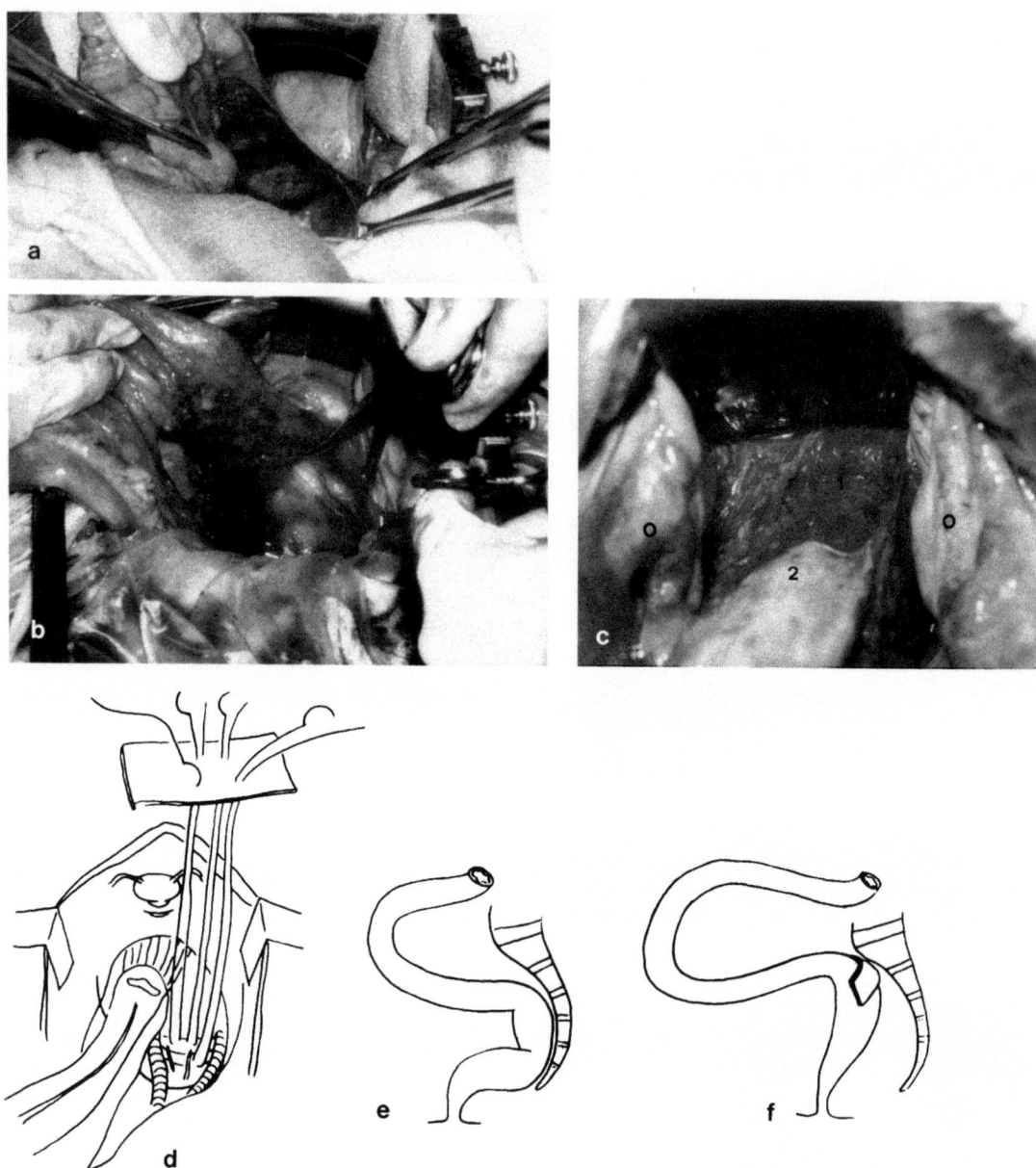

Abb. 23.9 a–i. Mobilisation und Fixation des Rektums. *a* Unvollständige dorsale und laterale Mobilisation. Das infrarektale Stadium ist noch nicht eröffnet. Das distale Rektum liegt immer noch auf dem Beckenboden. *b* Ausreichende Elevation wird erst nach Durchtrennung des sakrorektalen Ligamentes und Mobilisierung bis auf den Beckenboden erzielt. *c* Vordere Mobilisierung hebt die Rektumvorderwand und den Douglas-Raum um weitere 4–5 cm an (gleiche Patientin wie in Abb. 23.3 b, 23.4 a–h). *1* Präparierschicht zwischen Vagina und Rektum, *2* kritische Stelle der Rektumvorderwand, an der die Intussuszeption beginnt, *O* Ovarien. *d* Fixation eines dünnen Teflonfilzes am oberen Sakrum nach vollständiger Rektummobilisierung. *e,f* Durch Elevation des Rektums resultiert eine lange Sigmaschlinge mit kurzer Mesokolonbasis. *g–i* siehe S. 241

sterior liegende Rektum kommt nun nach oben und anterior zu liegen (Abb. 23.1 e, 23.2 c, 23.9 b, c, 23.10 b). Es wäre technisch einfach, eine sehr tiefe vordere Resektion durchzuführen; die Rektumampulle sollte jedoch im Hinblick auf die Kontinenz erhalten bleiben.

Fixation des angehobenen Rektums

Diese ist der 2. wesentliche Schritt bei der operativen Behandlung des Rektumvorfalls. Das mobilisierte Rektum mit dem angehobenen Douglas-Peritoneum anterior und dem Mesorektum dorsal läßt sich leicht

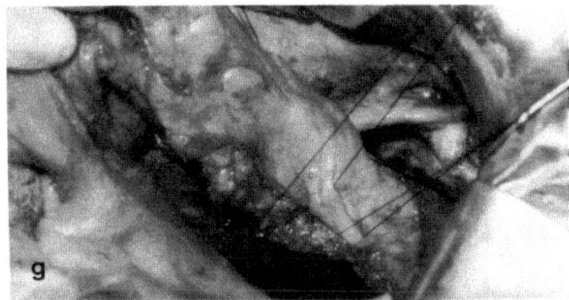
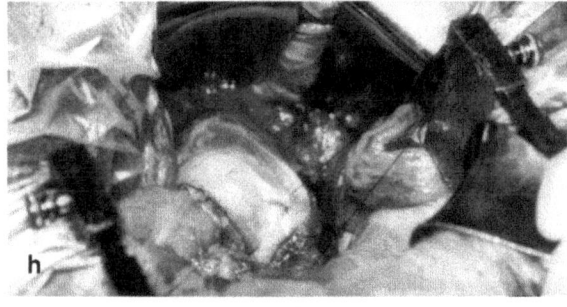
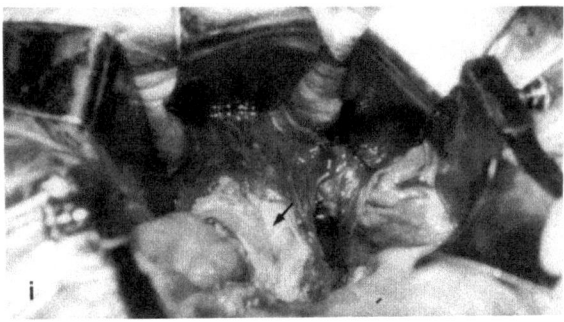

Abb. 23.9. g Direkte Naht des elevierten Rektums ohne Kunststoff und ohne Resektion: Naht des viszeralen Douglas-Peritoneums und des Mesorektums an das obere Sakrum auf der rechten Seite des Patienten. *h* Fixation der elevierten Ampulle nach Resektion (rechte Seite). *i* Leichte quere Konstriktion über dem Rektum *(Pfeil)* nach Knüpfen der Fixationsnähte rechts und links

an das Promontorium legen. Bei Verwendung von Fremdmaterial wird ein rechteckiges Stück, z. B. dünner Teflonfilz, mittels 4 Nähten (nicht resorbierbarer Faden) an die präsakrale Faszie des Promontoriums genäht (Abb.23.1f, 23.8e). Dabei werden die präsakralen Gefäße, die hypogastrischen Nerven und die V. iliaca communis beiderseitig sorgfältig geschont; letztere werden mittels eines kleinen Tupfers zur Seite gehalten (Abb.23.9d). Das Rektum kommt nun mit seinem tiefsten, peritonealisierten Anteil – dem intussuszeptierenden Segment – auf die Kunststoffplatte zu liegen. Diese wird zu $^2/_3$ der hinteren Zirkumferenz um den Darm geschlagen, woraufhin der Kunststoff mit einigen Nähten an Mesorektum, lateraler Rektumwand und an dem meist verdickten Douglas-Peritoneum und dessen prärektalen seitlichen Flügeln fixiert wird (Abb.23.1f, 23.8e). Das laterale Peritoneum wird dann oberhalb des Fremdstoffs fortlaufend zum neuen Douglas-Raum vernäht.

Einige Autoren plazieren das Kunststoffimplantat in der Tiefe, über dem Steißbein und dem unteren Sakrum. Anatomisch kann diese tiefe Rektumfixation zu Abknickung des Rektums und ungenügender Elevation der Vorderwand führen. Ferner könnte das bis auf den Beckenboden reichende Implantat bei einer eventuell später durchzuführenden hinteren Sphinkterraffung („postanal repair") stören.

Die hohe Fixation der angehobenen und gestreckten Rektumampulle führt nicht zu einem präsakralen Totraum. Postoperative, radiologische und digitale Überprüfung zeigen, daß die Ampulle das präsakrale Spatium wieder ausfüllt (Abb.23.10b).

Das Operationsverfahren nach Wells führt zu guten Resultaten (Tabelle 23.4). Im eigenen Krankengut von 28 Patienten wurden keine Todesfälle, Infektionen oder Rezidive beobachtet. Bei 3 Patienten wurde jedoch 1–3 Jahre postoperativ eine Reoperation notwendig, einmal wegen Dünndarmileus, bei einer weiteren Patientin wegen Perforation der Sigmaschlinge, wahrscheinlich wegen Volvulus oder Divertikulitis; schließlich mußte bei einer 3. Patientin der Teflonfilz wegen persistierender präsakraler Schmerzen ein Jahr postoperativ wieder entfernt werden (was leicht durchführbar war, da keine starke Vernarbung vorlag; Resektion der Sigmaschlinge mit End-zu-End-Anastomose und Rektopexie führte zu Beschwerdefreiheit).

Eine direkte Naht des elevierten Rektums an das Promontorium – ohne Verwendung von Kunststoffimplantat – haben wir zunächst bei einzelnen Patienten mit Divertikelerkrankung oder bei gleichzeitiger Resektion einer sehr langen Sigmaschlinge vorgenommen. Zur Fixation boten sich die seitlichen Ausläufer des dicken, prärektalen Douglas-Peritoneums sowie das Mesorektum und die lateralen Ligamente an (Abb.23.9g). In einigen Fällen bietet sich ein Umschlagen des viszeralen Douglas-Peritoneums hinten um Rektum und Mesorektum herum an, danach wird die peritoneale Umscheidung am Sakrum fixiert. Die Pexie links und rechts des Rektums kann zu einer anterioren Einschnürung des Rektums führen (Abb.23.9i). In den letzten Jahren ist die direkte Naht des Rektums, meistens verbunden mit Resektion der langen, schmal gestielten Sigma- und Rektosigmoidschlinge, unser Verfahren der Wahl geworden (Tabelle 23.5). Bei 38 Patienten wurde die Rektopexie ohne Kunststoffmaterial, in 28 Fällen mit Resektion durchgeführt.

Die Resektion wird insbesondere bei Divertikelerkrankung und bei ausgeprägten funktionellen Kolon-

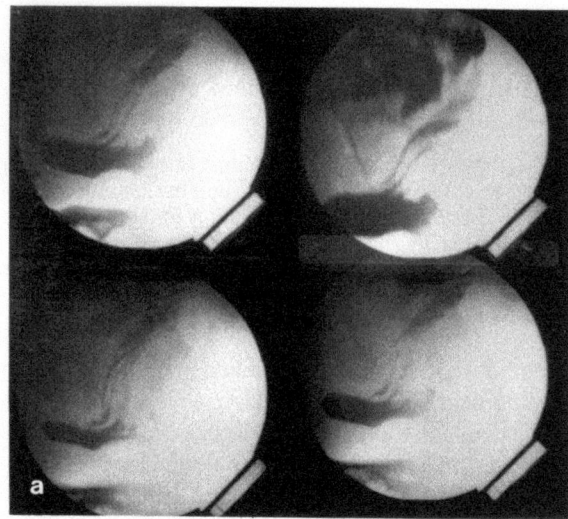
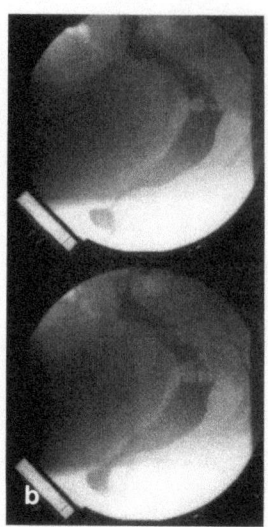

Abb. 23.10 a, b. Innerer Vorfall vor und nach Rektopexie mit Resektion. *a* Zirkuläre Intussuszeption mit Bildung einer Rektozele. *b* Postoperative Defäkographie nach Elevation, Resektion und Fixation des Rektums am oberen Sakrum. 59jährige Frau. Symptome von innerem Rektumvorfall, gute Kontinenz (gleiche Patientin wie in Abb. 23.6 c–f)

beschwerden durchgeführt, ferner, wenn eine lange, anatomisch ungünstige Sigmaschlinge im Anschluß an die Rektumelevation resultiert. Dabei werden A. und V. mesenterica inferior etwa in Höhe des Promontoriums durchtrennt; dies ist technisch einfacher als eine intramesenteriale Resektion mit Erhaltung von A. und V. mesenterica inferior. Trotz deren Durchtrennung ist die Durchblutung im Bereich des Mesorektums und des Rektumstumpfes regelmäßig gut. Bei intramesenterialer Resektion können das verbleibende Mesosigma und Mesorektum in die präsakrale Höhle gelegt werden und zu deren Oblite-

Tabelle 23.4. Resultate der Operation nach Wells

Literatur	(n)	Material	Infektions-rate (%)	Operative Sterblichkeit (%)	Rezidiv (%)	Postoperativer Mukosaprolaps (%)	Verbesserung der Inkontinenz (%)
Anderson et al. 1981 [2]	39	Ivalon	3	3	3	16	Selten
Keighley et al. 1983 [15]	100	Marlex	0	0	0	5	66
Kupfer und Goligher 1970 [16]	35	Ivalon	11	3	0	–	–
Morgan 1972 [18]	150	Ivalon	3	3	3	9	33
Penfold und Hawley 1972 [21]; Hawley 1975 [11]	101	Ivalon	1	0	3	33	20–30
Porter 1980 [22]	97	Ivalon	3	0	1	5	50
Schweiger 1983 [25]	77	Dura		3	16	–	Häufig
Stewart 1972 [26]	41	Ivalon	0	0	7	33	66
Wells 1962 [34]	20	Ivalon	0	0	0	0	–
Gemsenjäger 1985 [7]	28	Ivalon 12 Teflon 16	0	0	0	7	33
Mittel			2.3	1.2	3.3		

Tabelle 23.5. Verfahren und Resultate eigener Operationsserien über einen Zeitraum von 16 Jahren

Operative Methode	n	Zeitraum	Komplikationen	Rezidive
Perineale perilevatorische Umschnürung	7	1970–1976	3 Nachoperationen (Ruptur, Infektion, Schrumpfung)	0
Roscoe-Graham-Operation	4	1970–1975	–	2
Proktopexie Wells-Operation (Ivalon, Teflon)	28	n = 27 1970–1984	1 Dünndarmobstruktion 1 Sigmaperforation 1 Patient mit Beckenschmerzen, Nachoperation	0
Seitenbänder	10	n = 5 1985–1986	–	1
Proktopexie und Resektion Niedrig	3	1970–1975	1 Anastomoseninfektion 1 Anastomosenstenose	0
Hoch	25	n = 15 1984–1986	–	0

ration beitragen. Die Anastomose wird in End-zu-End-Technik Stoß auf Stoß mit longitudinalen extramukösen Einzelknopfnähten (4/0 oder 3/0 Vicryl) durchgeführt. Nach Bewerkstelligung der Anastomose wird der Rektumstumpf wie beschrieben mit Nähten am Sakrum pexiert, meistens nur auf der rechten Seite (Abb. 23.9 h, i). Die Verwendung von Kunststoff zur Fixation verbietet sich wegen der Infektgefahr. Das Peritoneum wird über der Anastomose, auf Höhe des Promontoriums zum neuen Douglas-Raum, verschlossen. Präsakral und oberhalb der Peritonealnaht werden Redon-Drains eingelegt.

Bei Rektopexie ohne Resektion werden zuerst das prärektale Peritoneum und das Mesorektum mit 2–3 Nähten am Promontorium auf der rechten Seite fixiert (Abb. 23.9 g). Eine zusätzliche Fixation auf der linken Seite des Rektums wird nur vorgenommen, wenn keine Konstriktion der Rektumvorderwand resultiert (Abb. 23.9 i). Ein oder zwei Finger sollten bequem zwischen Rektum und Sakrum eingelegt werden können. Im Falle von Einschnürung wird das prärektale Peritoneum längs über dem Rektum inzidiert.

Der postoperative Verlauf nach Resektion und Rektopexie war bei 27 von 28 unserer Patienten komplikationsfrei. Bei einer Patientin aus früheren Jahren, als noch eine zweischichtige Anastomosierungstechnik verwendet wurde, kam es zu einer Anastomoseninsuffizienz mit Abszeß, der jedoch ohne Stoma ausheilte. Während der Beobachtungszeit von $1\frac{1}{2}$–13 Jahren trat bei 1 Patientin mit Rektopexie (ohne Fremdmaterial und ohne Resektion) ein Rezidiv auf.

Kontinenz und Mukosaprolaps. Von den geläufigen Therapieformen des Rektumprolapses weisen abdominale Mobilisierung und Fixation des Rektums die besten Ergebnisse hinsichtlich der Wiederherstellung der Kontinenz auf [32]. 36% unserer Patienten waren präoperativ inkontinent, $\frac{1}{3}$ davon erlangte postoperativ wieder gute oder zufriedenstellende Kontinenz. Weiter war zu beobachten, daß spontanes Klaffen des Anus nach Korrektur des Prolapses verschwand und ein basaler Sphinktertonus wiederhergestellt wurde, der zum Dauerverschluß des Analkanals ausreichte. Dies bedeutet, daß die Prolapsoperation die Dauerrelaxation der Sphincter ani internus und die Sphinkteraufdehnung beheben kann.

Bei Rektumprolaps ist ein begleitender Mukosavorfall nicht selten; er fand sich bei rund $\frac{1}{4}$ unserer Patienten. Durch abdominale Prolapsoperation, Erholung des Sphinktertonus und Inversion sowie Tamponade des Analkanals kann der Mukosaprolaps postoperativ behoben sein; in anderen Fällen wird die störende Mukosa transanal exzidiert.

Die Symptome und Befunde bei traumatischer Proktitis (solitäres Rektumulkussyndrom) verschwanden bei 16 unserer 18 Patienten durch Behebung des Rektumvorfalles.

Schlußfolgerung

Zur Behandlung des Rektumprolapses stehen mehrere operative Behandlungsprinzipien und -verfahren zur Verfügung. Die eigenen Erfahrungen bei 77 Patienten sind in Tabelle 23.5 zusammengefaßt. Einengung des Anus mittels perilevatorischem Drahtring oder Teflonschlinge kann einen Prolaps beheben und Inkontinenz verbessern; wir wenden das Verfahren jedoch kaum mehr an, da lokale Komplikationen und Reoperationen häufig sind und da ein abdominaler Eingriff mit Rektumanhebung und -fixation vorzuziehen ist und auch bei betagten Patientinnen unter regionärer oder Allgemeinanästhesie in der Regel gut toleriert wird.

Auch die abdominale Raffung des hinteren Beckenbodens nach Roscoe-Graham befriedigt nicht. In 2 von 4 Fällen trat ein Rezidiv auf. Zudem ist – in Übereinstimmung mit Wells – der Zugang als schwierig zu bewerten. Schließlich kommt nur der beckeninnere Anteil des Beckenbodens (M. pubococcygeus), nicht jedoch der wichtigere Puborektalis in die Raffnaht. Die Operation nach Wells erwies sich auch bei unserem Krankengut als zufriedenstellend, doch hielten wir schließlich die Verwendung von Fremdmaterial nicht für notwendig und stellten zudem in vielen Fällen die Indikation zur Resektion.

Wesentliche Faktoren zur Erzielung von Rezidivfreiheit und günstiger Beeinflussung der Kontinenz- und Kolonfunktion sind unseres Erachtens:

- der abdominale Zugang,
- vollständige Mobilisierung des Rektums;
- häufig Durchführung mit Resektion einer langen, sich ungünstig legenden Rektosigmoid- und Sigmaschlinge unter Erhaltung der angehobenen Ampulle mit End-zu-End-Stoß-auf-Stoß-Anastomose, die etwa 10–12 cm ab ano zu liegen kommt. Zur Anwendung des Verfahrens muß der Operateur Erfahrung mit der vorderen Resektion haben;
- Fixation der angehobenen Rektumampulle am oberen Sakrum (distal der Anastomose im Fall der Resektion);
- Peritonealisierung des pelvinen Operationsgebietes mit Bildung eines neuen Douglas-Raums auf Höhe der Linea innominata;
- bei Patienten mit anhaltender Inkontinenz nach Behebung des Rektumvorfalles kann 6 Monate postoperativ eine anteriore oder hintere Sphinkterraffung von perineal erwogen werden.

Literatur

1. Aminev AM, Malyshev JUI (1964) Rectal prolapse: a comparative evaluation of some operative Methods of treatment concerning late observations made by the surgeons of the Soviet Union. Am J Proctol 15: 355-360
2. Anderson JR, Kennenmonth AWG, Smith AN (1981) Polyvinyl alcohol sponge rectopexy for complete rectal prolapse. J Coll Surg Edinb 26: 292-294
3. Bartolo DCC, Jarratt JA, Read MG, Donnelly TC, Read NW (1983) The role of partial denervation of the puborectalis in idiopathic faecal incontinence. Br J Surg 70: 664-667
4. Bartram CI, Mahieu PHG (1985) Radiology of the pelvic floor. In: Henry MM, Swash M (eds) Coloproctology and the pelvic floor. Butterworths, London, pp 151-186
5. Crapp AR, Cuthbertson AM (1974) William Waldeyer and the rectosacral fascia. Surg Gynecol Obstet 138: 252-256
6. Gemsenjäger E (1981) Klinische und apparative Untersuchung der Kontinenzfunktion. Schweiz Rundsch Med Prax 70: 647-655
7. Gemsenjäger E (1985) Rektumprolaps. Klinik und Therapie. Schweiz Rundsch Med Prax 74: 937-941
8. Gemsenjäger E (1988) Innerer Rektumprolaps. Schweiz Med Wochenschr 18: 814-816
8a. Gemsenjäger E (1990a) Clinical investigation of relaxation of the internal anal sphincter induced by stretching. Colo-Proctology 12: 92-95
8b. Gemsenjäger E (1990b) Methoden der anorektalen Funktionsuntersuchung. Schweiz Med Wochenschr 120: 903-910
8c. Gemsenjäger E (1991) Funktionelle Anatomie und (Patho-)Physiologie des Analkanals. In: Siewert (R), Hader (F) (Hrsg) Chirurgische Gastroenterologie S. 1109-1120
9. Goligher JC (1957) The treatment of complete prolapse of the rectum by the Roscoe Graham operation. Br J Surg 45: 323-333
10. Goligher JC (1980) Surgery of the colon, anus and rectum, 4th edn. Ballière Tindall, London
11. Hawley P (1975) Procidentia of the rectum: Ivalonsponge repair. Dis Colon Rectum 18: 461-463
12. Henry MM (1985) Descending perineum syndrome. In: Henry MM, Swash M (eds) Coloproctology and the pelvic floor. Butterworths, London, pp 299-302
13. Hiltunen KM, Matikainen M, Auvinen O, Hietanen P (1986) Clinical and manometric evaluation of anal sphincter function in patients with rectal prolapse. Am J Surg 151: 489-492
14. Hoffman MJ, Kodner IJ, Fry RD (1984) Internal intussusception of the rectum. Diagnosis and surgical management. Dis Colon Rectum 27: 435-441
15. Keighley MRB, Fielding JWL, Alexander-Williams J (1983) Results of Marlex mesh abdominal rectopexy for rectal prolapse in 100 consecutive patients. Br J Surg 70: 229-232
16. Kupfer CA, Goligher JC (1970) One hundred consecutive cases of complete prolapse of the rectum treated by operation. Br J Surg 57: 481-487
17. Litschgi M, Käser O (1978) Zum Problem der Enterozelen. Geburtshilfe Frauenheilkd 38: 915-920
18. Morgan CN (1962) The use of Ivalon sponge. Proc R Soc Med 55: 1084-1085
19. Parks AG, Porter NH, Hardcastle J (1966) The syndrome of the descending perineum. Proc R Soc Med 59: 477-482
20. Parks AG, Percy J (1983) Postanal pelvic floor repair for anorectal incontinence. In: Todd IP, Fielding LP (eds) Rob and Smith's operative surgery, 4th edn. Alimentary tract and abdominal wall. 3 Colon rectum and anus. Butterworths, London, pp 433-438
21. Penfold JCB, Hawley PR (1972) Experiences of Ivalon-sponge implantat for complete rectal prolapse at St Mark's Hospital, 1960-70. Br J Surg 59: 846-848
22. Porter N (1980) Results of Ivalon sponge repair for rectal prolapse. In: Pichlmaier H, Grundmann R (eds) Surgery of the colon and rectum. Thieme, Stuttgart, pp 45-49
23. Read NW, Bannister JJ (1985) Anorectal manometry:

techniques in health and anorectal disease. In: Henry MM, Swash M (eds) Coloproctology and the pelvic floor. Butterworths, London, pp 65–87
24. Rutter KRP (1985) Solitary ulcer syndrome of the rectum: its relation to mucosal prolapse. In: Henry MM, Swash M (eds) Coloproctology and the pelvic floor. Butterworths, London, pp 282–298
25. Schweiger MC (1983) Rektumprolaps und ulcus simplex recti des Erwachsenen. Klinikarzt 12: 84–96
26. Stewart R (1972) Long-term results of ovalon wrap operation for complete rectal prolapse. Proc R Soc Med 65: 777–778
27. Sudeck P (1922) Rektumprolapsoperation durch Auslösung des Rektum aus der excavatio sacralis. Zentralblatt für Chirurgie 20: 698–699
28. Swash M (1985) Histopathology of the pelvic floor muscles. In: Henry MM, Swash M (eds) Coloproctology and the pelvic floor. Pathophysiology and management. Butterworths, London, pp 129–150
29. Swash M, Snooks SJ (1985) Electromyography in pelvic floor disorders. In: Henry MM, Swash M (eds) Coloproctology and the pelvic floor. Pathophysiology and management. Butterworths, London, pp 88–103
30. Swash M (1985) New concepts in incontinence. Br Med J 4: 290
31. Todd IP (1985) Clinical evaluation of the pelvic floor. In: Henry MM, Swash M (eds) Coloproctology and the pelvic floor. Pathophysiology and management. Butterworths, London, pp 187–191
32. Watts JD, Rothenberger DA, Goldberg SM (1985) Rectal prolapse. B. Treatment. In: Henry MM, Swash M (eds) Coloproctology and the pelvic floor. Pathophysiology and Management. Butterworths, London, pp 308–339
33. Wells C (1959) New operation for rectal prolapse. Proc R Soc Med 52: 602–603
34. Wells C (1962) Polyvinyl alcohol sponge prothesis. Proc R Soc Med 55: 1083–1984
35. Womack NR, Morrison JFB, Williams NS (1986) The role of pelvic floor denervation in the aetiology of idiopathic faecal incontinence. Br J Surg 73: 404–407

24 Anorektale Strikturen

M.-C. Marti

Definition und Ätiologie

Eine Striktur ist eine abnorme Verengung einer röhrenförmigen Struktur, wie sie etwa das Anorektum darstellt. Solche Verengungen lassen sich nach Ätiologie, Lokalisation, Länge und Ausmaß einteilen. Sie können das Ergebnis eines malignen oder benignen Prozesses sein [3]. Maligne Läsionen können von innen oder von außen wirken, abhängig davon, wo der Primärtumor lokalisiert ist. Im Lumen befindliche Läsionen werden durch Analkarzinome oder Rektumtumoren verursacht, während von außen wirkende sowohl bei Männern als auch bei Frauen hauptsächlich Folge urogenitaler Tumoren sind.

Gutartige Strikturen können ebenfalls von innen oder von außen wirken. Äußere Läsionen sind selten und Folge retrorektaler Tumoren und Zysten, einer Endometriose, von Hämatozelen und Beckenabszessen. Intraluminale Prozesse sind die häufigste Ursache stenosierender Läsionen. Sie können das Ergebnis entzündlicher Darmerkrankungen, lokaler Infektionen, Abszesse, Strahlenschäden, Traumata und kongenitaler Schäden sein. Entzündliche Läsionen, die zu einer Stenose führen, werden durch Morbus Crohn, Kolitis, Amöbiasis, Granuloma venereum, Gonorrhöe, Tuberkulose, Bilharziose und Aktinomykose verursacht. Eine anorektale Stenose entwickelt sich bei 4–9 % der Patienten mit Kolitis [4] und bei einem großen Prozentsatz von Patienten mit Morbus Crohn [5].

Bestrahlungen wegen Karzinoms von Cervix uteri, Prostata und Analkanal können gelegentlich zu einer Striktur innerhalb einer Region mit mehr oder weniger schwerer Proktitis führen. Die Inzidenz der Komplikationen hängt von der Strahlendosis ab. Am häufigsten hat eine Analstenose jedoch eine posttraumatische bzw. postoperative Ursache. 5–10 % der Hämorrhoidektomien führen in einem gewissen Ausmaß zu Stenosen [3]. Stenosen im Bereich des Analrands sind Folge einer zu ausgedehnten Entfernung von Haut unterhalb der Linea pectinea, wobei zu schmale Hautbrücken zurückgelassen werden. Eine Stenose innerhalb des Analkanals rührt vom großzügigen Einschluß von Mukosa und Submukosa in die Ligatur des Hämorrhoidenstiels her.

Verschiedene operative Verfahren können zu einer Rektumstenose führen: eine tiefe anteriore Resektion mit Naht von Hand oder mit dem Klammerapparat, Durchzugsverfahren, die Rektopexie nach Rippstein mit Ivalon-Implantation.

Fibrotische Stenosen treten 2–3 Monate nach Operation auf. Sie sind Folge von Ischämie, partieller Anastomoseninsuffizienz und Infektion. Sie treten häufiger auf, wenn die Anastomose durch eine Entlastungskolostomie gesichert wurde. Auch die nicht korrekte Anwendung des EEA-Staplers wird als Ursache vermutet: zu kleine Magazindurchmesser, ausgedehnte Devaskularisierung des Darms sowie exzessive Dilatation des proximalen Darmendes, um die Passage des Staplers zu ermöglichen. In der unmittelbaren postoperativen Phase hat jede Anastomose infolge des lokalen Ödems einen mehr oder weniger kleinen Durchmesser. Dieser Zustand ändert sich mit der Stuhlpassage spontan und ist gewöhnlich asymptomatisch. Nach 6 Monaten bis 1 Jahr kann die genaue Lokalisation einer Anastomose nicht mehr durch digitale Untersuchung oder Sigmoidoskopie aufgefunden werden. Im Falle einer Spätstenose besteht stets der Verdacht auf ein Anastomosenrezidiv.

Klinische Aspekte und Diagnose

Eine anorektale Stenose führt zu Obstipation, Schwierigkeiten bei der Stuhlentleerung, vorgetäuschtem Stuhlgang und Diarrhöe. Nach kolorektaler Anastomose beträgt die Inzidenz einer mehr oder weniger ausgeprägten Stenose in der Literatur zwischen 0 und 50 %. Krankengeschichte und klinische Untersuchung reichen aus, um eine Striktur zu bestätigen. Endoskopie, Biopsie, umfassende Röntgenuntersuchungen sowie bakteriologische und serologische Untersuchungen sind notwendig, um die Ätiologie zu bestätigen. In Fällen rektaler Spätstenose sind endoanale Echographie und tiefe Biopsie obligatorisch, um ein Tumorrezidiv auszuschließen. Bei einer Verengung sollten mehrere Biopsien durchgeführt werden, um die verschiedenen Ätiologien zu ermitteln und um ein malignes Geschehen auszuschließen.

Therapie der Analstenose

Die Therapie hängt von Art und Ausprägung der Stenose ab. Spezifische Maßnahmen sind für Tumoren und Infektionen erforderlich. Eine geringfügige Stenose mit minimalen Symptomen kann durch diätetische Maßnahmen und wiederholte Dilatation behandelt werden. Eine ausgeprägte Stenose sollte durch eine Anoplastik therapiert werden, da die Dilatation nur zum Einreißen führen würde.

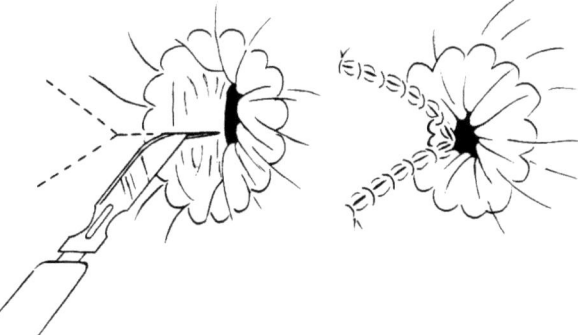

Abb. 24.1. Y-V-Lappen

Konservative Therapie

Die nichtoperative Behandlung basiert auf der Gabe von Laxanzien (Gleitmittel und ballaststoffbildende Präparate), Einläufen und wiederholter instrumenteller oder digitaler Dilatation. Eine hohe Stenose, die außerhalb der Reichweite eines Hegar-Stifts liegt, läßt sich möglicherweise mit einem speziellen Ballondilatator aufweiten.

Anoplastik

Ist eine Operation geplant, so müssen die folgenden Regeln beachtet werden:

- Die Perianalhaut muß intakt und dick genug sein.
- Eine Darmvorbereitung ist obligatorisch, um die Stuhlpassage zu verzögern.
- Perioperativ sollten Breitbandantibiotika verabreicht werden.
- Eine peinlich genaue Blutstillung muß erzielt werden.
- Nähte sollten nur mit resorbierbarem Material durchgeführt werden.
- Zur postoperativen Versorgung gehören die wiederholte lokale Desinfektion und Anlage von Verbänden sowie die Verabreichung von Medikamenten, die die Darmmotilität 5–7 Tage herabsetzen.

Die laterale Sphinkterotomie (s. Kap. 10) ist die einfachste operative Therapie einer Analstenose. Sie kann in Verbindung mit Hautlappen angewandt werden, besonders wenn ein gleichzeitig vorhandenes Schleimhautektropium exzidiert werden soll.

Y-V-Lappen

Die Inzision beginnt im Analkanal auf Höhe der Linea pectinea und verläuft nach kaudal bis zum mukokutanen Übergang oder Analrand (Abb. 24.1). Von diesem Punkt aus erfolgen 2 V-förmige Inzisionen in die Glutäalhaut, die das Y vervollständigen. Der Vollhautlappen sollte breit und ohne Subkutan- oder Fettgewebe sein. Eine innere Sphinkterotomie wird durchgeführt. Der Lappen wird mobilisiert und in den Analkanal vorverlagert. Die Y-Inzision wird in ein V umgewandelt und vernäht. Die lateralen Ränder können unterminiert werden, um leichter eine spannungsfreie Naht zu erzielen [7].

Lappenverfahren

Bei 3.00 Uhr und 9.00 Uhr erfolgt jeweils eine laterale radiäre Inzision durch die vernarbte Analmukosa und die angrenzende vernarbte Perianalhaut. Der distale Anteil des M. sphincter internus wird inzidiert. Dann wird ein rautenförmiger Lappen gebildet [1]. Die in den Anus zu verlagernde Lappenhälfte muß etwa so groß sein wie der intraanal gelegene Teil des gerade geschaffenen Defekts (Abb. 24.2). Der Lappen wird mobilisiert, dabei aber so wenig wie möglich unterminiert, um eine Störung der Blutversorgung zu verhindern. Der Lappen wird ohne Spannung mit resorbierbarem Nahtmaterial mit der Mukosa vernäht. Der Hebedefekt und die Haut werden mit Nyloneinzelnähten der Stärke 4-0 oder 5-0 vernäht. Die gleiche Technik kann zur Exzision eines Schleimhautektropiums verwendet werden.

S-Plastik

Fergusson [2] beschrieb erstmalig eine Technik zur Korrektur einer Deformität nach Whitehead-Operation mittels zweier Rotationslappen [6]. Dieses Verfahren kann auch zur Korrektur einer zirkulären Analstenose benutzt werden (Abb. 24.3). Es wird eine kreisförmige Inzision angelegt, und das gesamte Narbengewebe oder Ektropium wird nach zentral hin exzidiert, bis normale und gesunde Schleimhaut erreicht ist. Dann wird eine partielle innere Sphinkterotomie durchgeführt. Es werden 2 oder sogar 3

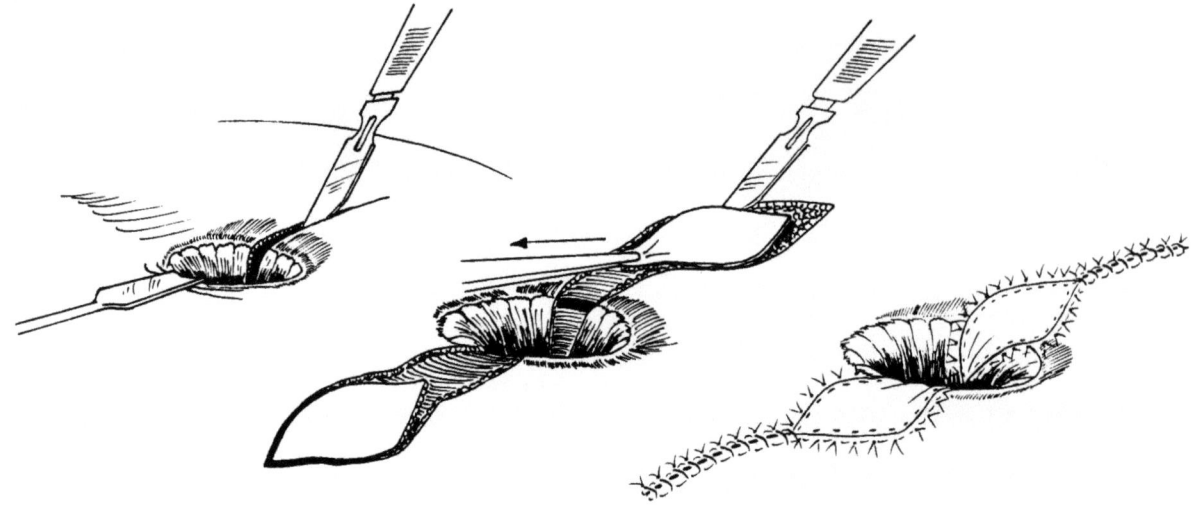

Abb. 24.2. Rautenförmiger Lappen

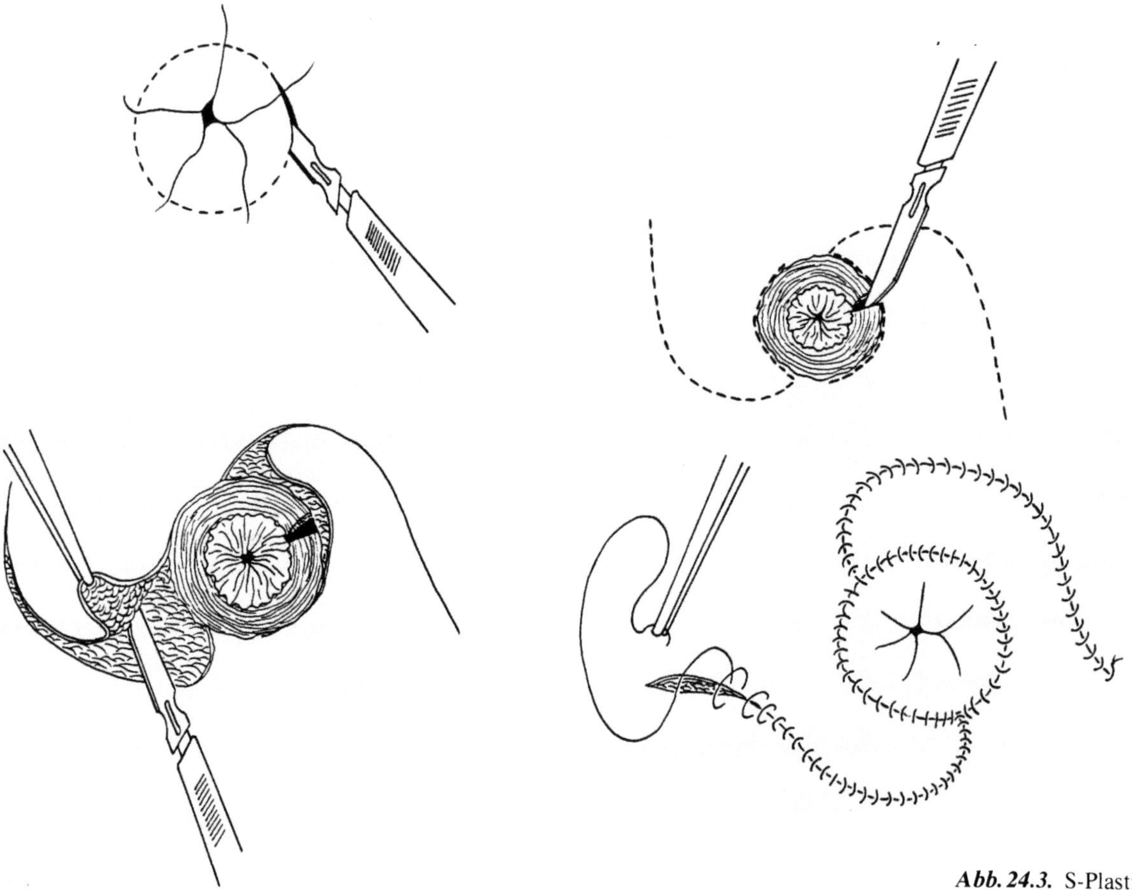

Abb. 24.3. S-Plastik

breite Rotationslappen gebildet. Diese werden in Richtung auf die Basis gehoben und sollten so wenig wie möglich subkutanes Fettgewebe enthalten. Nach sorgfältiger Blutstillung werden sie mit resorbierbarem Nahtmaterial so vernäht, daß innerhalb des Analkanals ein neuer, 360° umfassender mukokutaner Übergang gebildet wird.

Der Defekt an den äußeren Lappenrändern sollte nur verschlossen werden, wenn dies ohne Spannung möglich ist. Um eine übermäßige Gewebespannung

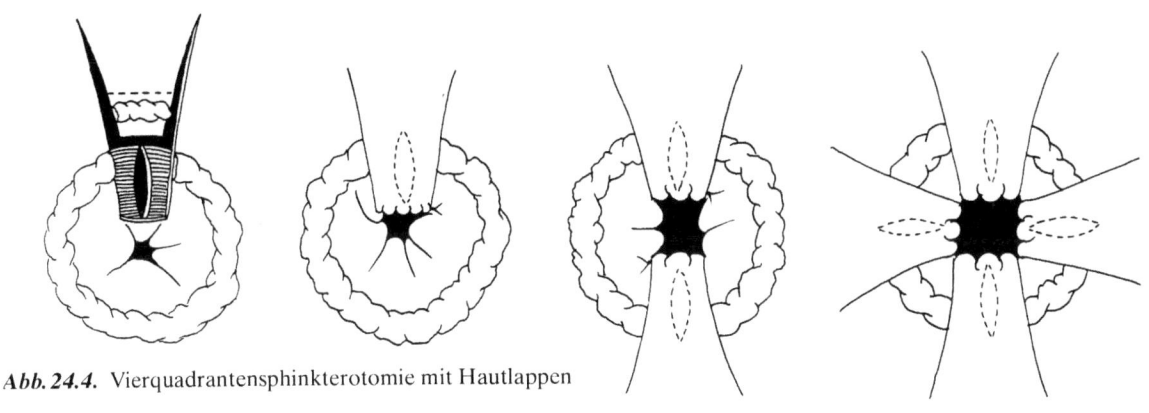

Abb. 24.4. Vierquadrantensphinkterotomie mit Hautlappen

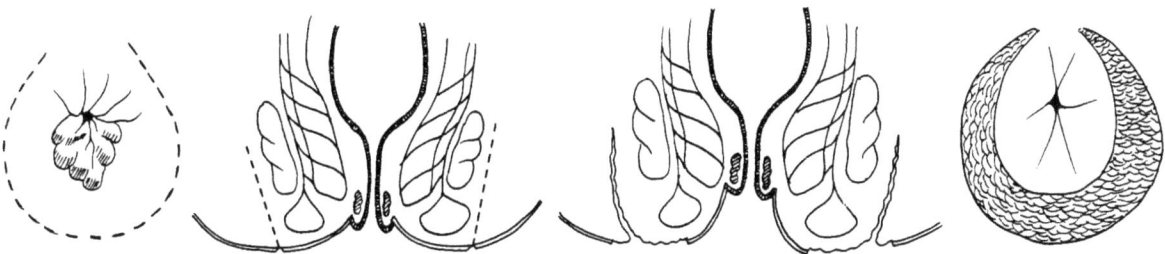

Abb. 24.5. Verfahren nach Sarafoff

zu verhindern, können multiple kleine Inzisionen durchgeführt werden. Die Wundextremitäten können auch für die sekundäre Granulation offen gelassen werden.

Zwei- und Vierquadrantensphinkterotomie mit oder ohne Hautgleitlappen

Bei Patienten mit enger Analstenose, bei denen eine Sphinkterotomie in Kombination mit einem Gleitlappen nicht zu einem ausreichend großen Durchmesser des Analkanals führen würde, hat Sarner [9] eine Zwei- oder Vierquadrantensphinkterotomie mit Verschiebelappenplastik vorgeschlagen (Abb. 24.4).

Verfahren nach Sarafoff

Eine übermäßige Spannung auf der Nahtreihe oder das Herausziehen von Schleimhaut bei Durchführung einer Hämorrhoidektomie nach Whitehead führen zur sog. Whitehead-Deformität, die durch Stenose und Ektropiumbildung charakterisiert ist. Von den verschiedenen vorgeschlagenen Techniken zur Beseitigung dieser Läsion ist das Verfahren nach Sarafoff [8] sehr nützlich, insbesondere für die Therapie des Ektropiums (Abb. 24.5). Es erfolgt eine tiefe zirkuläre Inzision 2 cm vom Analrand entfernt. Die Haut und das Subkutangewebe werden bis zur Faszie inzidiert. Durch Retraktion der Mukosa des Analkanals und der vorherigen Nahtlinie verschwindet das Ektropium. Die Wunde bleibt offen und heilt durch senkundäre Granulation innerhalb von 4–6 Wochen ab.

Therapie der Rektumstenose

Die beste Dilatation einer Rektumstenose ist die Passage von Stuhl. Nach Verschluß einer Entlastungskolostomie wird eine spontane Verbesserung beobachtet. Ist die Verengung sehr ausgeprägt, kann eine digitale und instrumentelle Dilatation durchgeführt werden. Für die instrumentelle Dilatation kann ein gerader oder der in jüngerer Zeit verfügbare gebogene Hegar-Stift benutzt werden. Das Instrument wird durch ein Anoskop vorgeschoben. Die Dilatation sollte in Vollnarkose oder wenigstens unter Sedierung erfolgen. Vorbereitung des Dickdarms sowie Antibiotikaprophylaxe sind erforderlich, um eine Septikämie zu verhindern. Das Verfahren sollte 1 Jahr lang alle 2–3 Monate wiederholt werden.

Darm- und Anastomosenrupturen sind die schwersten Komplikationen nach gewaltsamer Dilatation. In einigen Fällen kann eine Dilatation sogar zu einer schweren Fibrosierung mit Zunahme der Stenose führen. Ist der fibrotische Ring sehr starr und läßt er keine Dehnung zu, können partielle Exzision oder multiple kleine Inzisionen erforderlich werden.

Die Resektion der Stenose kann unter Verwendung eines EEA-Staplers erfolgen; das Instrument wird durch den Analkanal eingeführt, und die Analwand wird durch eine kurze Kolostomie oberhalb der Verengung fixiert. In ausgeprägten Fällen kann die Resektion der Anastomose notwendig werden.

Erweist sich keine dieser Maßnahmen als erfolgreich oder kann der Patient einem größeren operativen Eingriff nicht zugeführt werden, sollte eine definitive Kolostomie geplant werden.

Literatur

1. Caplin DA, Kodner IJ (1986) Repair of anal stricture and mucosal ectropion by simple flap procedure. Dis Colon Rectum 29: 92-94
2. Ferguson JA (1959) Repair of "Whitehead deformity" of the anus. Surg Gynecol Obstet 108: 115-116
3. Goldberg SM, Gordon PP, Nivatvongs S (1980) Strictures of the anorectum. Lippincott, Philadelphia, pp 333-341
4. Goulston SJM, McGovern VJ (1969) The nature of benign strictures in ulcerative colitis. N Engl J Med 281: 290-295
5. Greenstein AJ, Sachar DB, Kark A (1975) Strictures of the anorectum in Crohn's disease involving the colon. Ann Surg 181: 207-212
6. Hudson AT (1967) S-plasty repair of Whitehead deformity of the anus. Dis Colon Rectum 10: 57-60
7. Nickell WB, Woodward ER (1972) Advancement of flaps for treatment of anal stricture. Arch Surg 104: 223-224
8. Sarafoff O (1937) Ein einfaches und ungefährliches Verfahren zur operativen Behandlung des Mastdarmvorfalles. Langenbecks Arch Klin Chir 190: 219-232
9. Sarner JB (1969) Plastic relief of anal stenosis. Dis Colon Rectum 12: 277-280

25 Essentieller anorektaler Schmerz oder idiopathische perianale Schmerzen

M.-C. Marti

Der essentielle anorektale Schmerz ist charakterisiert durch Fehlen jeder durch Endoskopie und röntgenologische Untersuchungen nachweisbaren Anomalie [10, 12]. Systematisierung der Schmerzen und Korrelation mit Anamnese und klinischer Untersuchung des Patienten sind schwierig. Der Ausdruck „essentieller anorektaler Schmerz" schließt 3 Haupterkrankungen ein, die sich jedoch gelegentlich überschneiden [3, 10] (Tabelle 25.1):

– Proctalgia fugax,
– Kokzygodynie,
– anorektale Neuralgie.

Der essentielle anorektale Schmerz muß von anorektalen oder Beckenschmerzen aufgrund nachweisbarer anatomischer Läsionen unterschieden werden [3, 10]. Dies kann mittels klinischer Untersuchung und ergänzender Tests erfolgen. Die Diagnose des essentiellen anorektalen Schmerzes sollte nur gestellt werden, nachdem jede Möglichkeit einer organischen Läsion ausgeschlossen worden ist.

Die Anamnese des Patienten sollte die Art und Weise, unter denen diese Schmerzen auftreten, ihr Wesen, den Zeitpunkt des Auftretens sowie Verlauf und Intensität spezifizieren. Diese Details helfen, die klinische Untersuchung durchzuführen und zu einer Diagnose zu kommen. Zusätzliche Tests, die gelegentlich kompliziert sind, sind ebenfalls erforderlich: Bariumdoppelkontrasteinläufe, Defäkographie, Computertomographie, endoanale Sonographie, Elektromyographie und anorektale Manometrie. Für die häufigsten Diagnosen liefern jedoch die rektale Untersuchung, Proktoskopie und die Krankengeschichte des Patienten ausreichende Informationen.

Proctalgia fugax

Die Proctalgia fugax wurde erstmalig von Thaysen [15] 1935 beschrieben. Sie besteht in einer kurzen Attacke eines tiefen rektalen Schmerzes, der fast immer nachts auftritt. Sie tritt wiederholt, aber unberechenbar und in eher langen Intervallen auf. Wahrscheinlich kommt sie häufiger vor, als in einigen Statistiken aufgeführt ist. Wegen der Kürze der Attacken und der langen Intervalle dazwischen suchen viele Patienten keinen Arzt auf [1, 10, 15]. Die Proctalgia fugax tritt meist bei Männern in der Altersgruppe zwischen 40 und 60 Jahren auf. Einige Fälle sind bei Kindern bekannt geworden.

Der Schmerz, der gewöhnlich in der Supraanalregion auftritt, ist tief, durchdringend und wird ins Rektum lokalisiert; er wird als nagend, ziehend, krampfartig oder stechend beschrieben; seine Lokalisation kann vom Patienten genau angegeben werden. Bei demselben Patienten tritt er stets an der gleichen Stelle auf. Die Dauer der Schmerzattacke ist extrem kurz und variiert von mehreren Sekunden bis zu 30 min, ist aber bei ein und derselben Person konstant. Die Patienten wachen durch den Schmerz auf, der von Spasmen, falschem Stuhlgang, einem schmerzhaften Pria-

Tabelle 25.1. Klinisches Bild essentieller anorektaler Schmerzen

Störung	Mittleres Alter des Krankheitsbeginns	Geschlechtsprädominanz	Schmerzcharakter	Lokalisation
Proctalgia fugax	Junge Erwachsene	Männer	Plötzlich, Dauer weniger als 30 min, verschwindet spontan	Oberer Analkanal
Kokzygodynie	Jedes Alter	Frauen	Anhaltend mit Exazerbation	Steißbein, Perineum, Analkanal
Anorektale Neuralgie	Erwachsene	Frauen	Anhaltendes Brennen, wie ein Fremdkörper in Analkanal oder Becken	Gut lokalisiert in der Mitte des Analkanals

pismus und neurovegetativen Störungen, wie Blässe, Schwitzen und Ohnmachtsanfällen, begleitet sein kann. Der Schmerz kann nach Geschlechtsverkehr auftreten. Gelegentlich wird eine Familienanamnese erhoben [6]. Gewöhnlich ergeben weder klinische Untersuchung noch Anamnese intestinale Störungen, Schwankungen zwischen Diarrhöe und Obstipation oder Tenesmen. Einige Patienten weisen jedoch Anzeichen eines Colon-irritabile-Syndroms [2, 18] oder einer funktionellen Kolopathie auf.

Die Ursachen der Proctalgia fugax sind nicht bekannt. Douthwaite [5] hat Spasmen des M. levator ani vermutet. Diese Störung wurde verglichen mit einem „Rektumschmerz" infolge einer vorübergehenden mesenterialen Ischämie, mit einem Muskelspasmus im anorektalen Übergangsbereich oder sogar mit einem neurovegetativen Schmerzfaktor. Es wurden Beobachtungen veröffentlicht, die rektale vaskuläre Störungen aufzeigten, die gut auf Nitroglyzerintherapie ansprechen [3]. Proktoskopien, die unmittelbar nach dem Höhepunkt einer Attacke durchgeführt wurden, während der Schmerz noch abflaute, zeigten eine Schleimausschüttung zusammen mit einem stenosierenden Ödem, das zu einer Distension des unmittelbar proximal gelegenen Kolons durch Gase führte. Durch Einführen und Zurückziehen eines Proktoskops wurde die Entleerung des Gases ermöglicht, wodurch der Patient sofort beschwerdefrei wurde.

Weiter untersuchten Pilling et al. [13] die Persönlichkeitsstruktur von 48 Patienten, die an Proctalgia fugax litten. Alle Patienten hatten Probleme im Berufsleben, waren ängstlich, angespannt und Perfektionisten und hatten in der Kindheit häufig neurotische Symptome gezeigt. Nach Pilling et al. waren die physischen Störungen der Patienten psychosomatische Manifestationen ihrer emotionalen Konflikte.

Die Therapie der Proctalgia fugax ist aufgrund der Kürze und Unberechenbarkeit der Attacken, des fehlenden Wissens hinsichtlich der genauen Ätiopathologie der Störung und des Fehlens jeglicher organischer Anomalien nach der Attacke extrem schwierig. Nach mehreren Attacken finden viele Patienten einen Weg, die Schmerzen durch schmerzerleichternde Körperhaltungen, manuellen Druck auf das Perineum, endoanale Manipulationen, Einläufe, Umhergehen und Lageänderungen zu erleichtern [3]. Diese verschiedenen Maßnahmen scheinen auf die Muskeln zu wirken, die bei der Ätiologie der Schmerzen eine Rolle spielen. Einige Autoren haben beobachtet, daß Nitroglyzerin, Papaverin oder Amylnitrit [3, 11] gute Ergebnisse zeigen, was die vaskuläre Ursache dieser Störung zu bestätigen scheint. Auch venöse Tonika haben gelegentlich gute Ergebnisse gezeigt. Wegen des langen Intervalls zwischen den einzelnen Attacken ist es schwierig, einen therapeutischen Erfolg für die verschiedenen hier erwähnten Maßnahmen zu beanspruchen.

Kokzygodynie

Simpson beschrieb 1859 [14] erstmalig ein Syndrom, das er „Coccygodynie" nannte. Die Kokzygodynie kann sich unterschiedlich äußern, je nachdem, ob der Schmerz im Steißbein oder im Rektum lokalisiert wird. Sie ist charakterisiert durch Schmerzen bei Bewegung oder Druck auf das Steißbein. Der Patient ist gewöhnlich nicht in der Lage, die genaue Lokalisation des Schmerzes anzugeben. Dieser tritt spontan auf und äußert sich als Gefühl eines Gewichts in der Beckenregion, als brennendes Empfinden und Tenesmus mittlerer Intensität, der aber anhält und Besorgnis auslöst. Der Schmerz wird manchmal durch Defäkation unterbrochen und durch längeres Sitzen verstärkt. Er tritt häufiger bei Fabrikarbeiterinnen, Sekretärinnen oder Personen, die lange Zeit vor dem Fernseher verbringen („Fernsehgesäß"), auf. Die Attacken neigen dazu, gegen Abend aufzutreten und werden doppelt so häufig bei Frauen als bei Männern sowie in allen Altersgruppen beobachtet [16, 17].

Die Anamnese des Patienten deckt häufig alte Läsionen auf, die häufig für das Auftreten der Kokzygodynie verantwortlich gemacht werden:

– Trauma der Sakrokokzygealregion einschließlich Kontusion oder Fraktur,
– wiederholte Mikrotraumen (Reiter),
– geburtshilfliche Schäden: Zangengeburten, Steißlagen,
– vertrebrale Osteoarthritis und Haltungsanomalien der Wirbelsäule,
– vorausgegangene Anamnese mit Ischiasschmerzen und Nervenwurzelerkrankung,
– multiple rheumatische Erkrankungen.

Die klinische Untersuchung ist negativ, obwohl gelegentlich kleine Hämorrhoiden vorliegen. Die digitale rektale Untersuchung, insbesondere die bimanuelle endoanale und retrokokzygeale Palpation, deckt schmerzvolle Zonen an Steißbein und angrenzenden Strukturen auf. Die folgenden Symptome sollten beachtet werden [8]:

– Schmerzen bei Mobilisation des Steißbeins,
– Schmerzen im Verlauf des Sakrokokzygealgelenks,
– Schmerzen an der Vorderfläche des Steißbeins in der Ansatzregion des Lig. anococcygeum,

- Schmerz im Insertionsbereich des M. levator ani und an den ischiokokzygealen Ligamenten,
- Kontrakturen des M. levator ani.

Kontrakturen werden sofort als ein fester Strang wahrgenommen, der sich zwischen der Mittellinie und der Beckenwand erstreckt [7, 16, 17]. Diese Kontraktur liegt gewöhnlich unilateral vor, zumindest überwiegt sie auf einer Seite. Auf der Basis dieser verschiedenen klinischen Befunde und der Hinweise aus der Anamnese wurden 3 Ursachen für eine Kokzygodynie postuliert: früheres Trauma, Sakralradikulitis in Höhe S_4-S_5 und Haltungsstörungen in der Lumbalregion mit Muskelverspannungen.

Zur Therapie der Kokzygodynie gehören sowohl lokale als auch allgemeine Maßnahmen. Die lokale Infiltration von Lidocain mit oder ohne Kortikosteroidzusätze kann den Schmerz erleichtern [7]. Die Injektion sollte nicht in der Nähe des Sakrokokzygealgelenks, sondern durch das Perineum auf Höhe der Muskelkontraktion erfolgen. Es ist daher zwecklos, dorsal zu infiltrieren. Nach der Infiltration erfolgt eine endoanale Massage der kontrakten Muskelzonen, wie sie von Thiele [17] beschrieben wurde.

Die Massage muß über einen Zeitraum von 5–10 Tagen einmal pro Tag oder alle 2 Tage wiederholt werden [16, 17]. Ziel ist es, die Muskelkontrakturen zu beseitigen. Auch wenn sie nicht länger als nur wenige Minuten dauert, ist die Massage doch für den Patienten schmerzhaft und für den Proktologen ermüdend.

Die Therapie muß durch systemische Gabe von Muskelrelaxanzien und antiinflammatorischen Präparaten über einen Zeitraum von 3–4 Wochen ergänzt werden. Zusätzlich sollte der Patient Physiotherapie erhalten, um die Paravertebralmuskulatur zu stärken, und Haltungsfehler sollten korrigiert werden. Eine Operation muß vermieden werden. Kokzygektomien verschlimmern meist nur die klinischen Beschwerden des Patienten. Eine Kokzygodynie kann als erstes Zeichen einer Degeneration der lumbosakralen Bandscheibe angesehen werden [4].

Eine stützende Psychotherapie kann hilfreich sein, insbesondere bei Patienten mit Karzinophobie. Erweisen sich diese verschiedenen therapeutischen Maßnahmen als erfolglos, kann eine sakrale Radikotomie in Erwägung gezogen werden.

Anorektale Neuralgie

Der Begriff „Neuralgie" ist unpräzise und daher häufig inadäquat, obwohl er von den meisten Autoren verwendet wird. Der anorektale neuralgische Schmerz ist durch den Mangel an Präzision charakterisiert: Die Patienten geben diffuse Schmerzen an, die in verschiedene Richtungen ausstrahlen können, wie z. B. in das Sakrum, die Oberschenkel oder den anterioren Abschnitt der Vagina. Der Schmerz tritt gewöhnlich bei Frauen über 50 Jahre auf, die häufig ängstlich sind und an einer Karzinophobie leiden. Die klinische Untersuchung ist völlig unauffällig, aber es ist bemerkenswert, daß fast 60% dieser Patienten multiple gynäkologische Therapien hinter sich haben, insbesondere Hysterektomien, sowie Therapien wegen Bandscheibenprolapses.

Diese Schmerzen können daher als anorektale Neuralgie im wesentlichen genitalen Ursprungs beschrieben werden. Einige Patienten zeigen eine schmerzlose idiopathische Kontraktur des M. levator ani auf Höhe des Steißbeins, begleitet von Tenesmen. Diese Fälle lassen sich daher von einer Kokzygodynie unterscheiden. Bei einigen Patienten folgt die Schmerzausstrahlung partiell dem Versorgungsgebiet des N. ischiadicus und läßt eine Form der Radikulopathie aufgrund von Kompression oder Fibrosierung einer Sakralnervenwurzel vermuten [3]. Elektrophysiologische Untersuchungen legen nahe, daß sich Läsionen im Bereich der Genitalnerven oder an einer mehr proximal gelegenen sakralen Nervenwurzel befinden [12]. Schließlich können einige Patienten, die depressiv oder sogar neurotisch sind, echten psychogenen Schmerz entwickeln. Einige Patienten haben Spannungskopfschmerzen zusammen mit rektalen Symptomen. Diese Kombination von Symptomen wurde als „top-and-bottom"-Syndrom bezeichnet [9].

Die Diagnose einer anorektalen Neuralgie sollte erst gestellt werden, nachdem sich alle therapeutischen Maßnahmen als erfolglos erwiesen haben. Patienten mit einer solchen Diagnose haben häufig viele medikamentöse oder sogar operative Therapien hinter sich.

Die Verabreichung von Analgetika ist nützlich, die Verordnungen müssen jedoch häufig geändert werden. Es können Antidepressiva und Anxiolytika verschrieben werden, und eine stützende Psychotherapie sollte erfolgen, um diese Patienten zu beruhigen und ihnen zu vermitteln, wie sie sich mit ihrer Störung abfinden können, da es keine effektiv wirksame Therapie gibt.

Literatur

1. Abrahams A (1935) Proctalgia fugax. Lancet II: 455
2. Bensaude A (1965) Proctalgies fugaces. Acta Gastroenterol Belg 28: 594–604
3. Boisson J, Debbasch L, Bensaude A (1966) Algies anorectales essentielles. Arch Fr Mal Appar Dig 55: 3–24

4. Crenshaw AH (ed) (1971) Campbell's operative orthopedics. Mosby, St Louis
5. Donthwaite AH (1962) Proctalgia fugax. Br Med J 2: 164-165
6. Ewing MR (1953) Proctalgia fugax. Br Med J 1: 1083-1085
7. Grant SR, Salvati EP, Rubin RJ (1975) Levator syndrome: an analysis of 316 cases. Dis Colon Rectum 18: 161-163
8. Lievre JA, Attali P (1966) La coccygodynie. Arch Fr Mal Appar Dig 55: 25-38
9. Lovshin LL (1961) Anorectal symptoms of emotional origin. Dis Colon Rectum 4: 399-402
10. Marti M-C (1984) Les algies pelviennes d'origine proctologique. Méd Hyg 42: 3889-3890
11. Mc Ewin R (1956) Proctalgia fugax. Med J Aust 2: 337-340
12. Neill ME, Swash M (1982) Chronic perianal pain: an unsolved problem. J R Soc Med 75: 96-101
13. Pilling LF, Pilling LF, Swenson WM, Hill JR (1965) The psychologic aspects of proctalgia fugax. Dis Colon Rectum 8: 372-376
14. Simpson JY (1859) Clinical lectures on the diseases of women. Lecture XVII. On coccygodynia and the diseases and deformities of the coccyx. M Times and Gaz 40: 1
15. Thaysen EH (1935) Proctalgia fugax. Lancet II: 243-246
16. Thiele GH (1950) Coccygodynia: mechanism of its production and its relationship to anorectal diseases. Am J Surg 79: 110-116
17. Thiele GH (1963) Coccygodynia. Dis Colon Rectum 6: 422-436
18. Thompson WG, Heaton KW (1980) Proctalgia fugax. J R Coll Med 14: 247-248

26 Traumatische Anorektalläsionen

M.-C. Marti

Verletzungen von Kolon und Rektum gehören zu den üblichen chirurgischen Problemen. Sie sind Folge von penetrierenden und stumpfen Abdominaltraumen, Beckenfrakturen, Analerotik, Bariumkontrasteinläufen und kolorektalen Endoskopien mit oder ohne Polypektomie.

Die Mortalität infolge anorektaler Traumen ist in diesem Jahrhundert ständig zurückgegangen. Schußverletzungen des Rektums hatten während des amerikanischen Bürgerkriegs einen tödlichen Ausgang. Die Todesrate lag während des Ersten Weltkriegs bei 50–60% [8, 14], im Zweiten Weltkrieg ging die Mortalität jedoch auf 30% zurück, als Ableitungskolostomien durchgeführt wurden [19, 21, 26].

Verbesserungen der Akutversorgung, schnelle Evakuierung verletzter Soldaten und weitverbreitete Anwendung von Antibiotika führte zu einem weiteren Rückgang der Mortalität auf 25% während des Koreakriegs [33] und 15% im Vietnamkrieg [9, 18, 27], obwohl die Verletzungen häufiger von Hochgeschwindigkeitsgeschossen stammten. Wissen, das in Kriegszeiten gesammelt und im Zivilleben angewandt wurde, führte zu einer Mortalitätsrate von weniger als 6% [1, 3, 4, 11, 17, 30].

Ätiologie

Anorektale Verletzungen, die in einer Zivilpraxis beobachtet werden, unterscheiden sich nicht wesentlich von kriegsbedingten Traumen. Kriegsverletzungen werden heutzutage von Hochgeschwindigkeitswaffen mit den entsprechenden Begleitzerstörungen verursacht. In der Zivilpraxis sind sie Folge stumpfer abdominaler Traumen, hauptsächlich aufgrund von Verkehrsunfällen [12], Pfählungen, Endoskopieverletzungen, exzentrischem Sexualverhalten in 40% [16] (analer Geschlechtsverkehr, autoerotisches Einführen von Fremdkörpern, Analmasturbation per manu) [1, 2, 6, 20, 26, 32] und Stierkampfverletzungen. Aufgrund zunehmender terroristischer Aktivitäten sind heute Schußverletzungen in der Zivilpraxis häufiger anzutreffen. Verkehrsunfälle, in die hauptsächlich Motorräder verwickelt sind, sind verantwortlich für etwa 20% der traumatischen anorektalen Läsionen. Sie führen zu schweren perinealen Läsionen, die den Analkanal, die Sphinkter, den Urogenitaltrakt und die Beckenknochen mitbetreffen. Pfählungsunfälle können bei Kindern auftreten, die auf Tore und Bäume klettern, bei Fabrikarbeitern sowie bei Reitern und Fahrradfahrern [28]. Ulzeration durch ein Thermometer ist die häufigste Rektumverletzung und führt zu akuter und massiver Blutung. Die Läsion, ein Ulkus oder Granulom, befindet sich fast immer an der ventralen Rektumwand.

Verletzungen des Rektums treten in 0,02–0,03% bei Bariumdoppelkontrasteinläufen auf. Sie resultieren aus der gewaltsamen Einführung des Darmrohrs oder einer zu starken Luftinsufflation. Um solche Läsionen zu vermeiden, sollte keine röntgenologische Untersuchung innerhalb von 6 Tagen nach einer Biopsie aus dem Rektosigmoid erfolgen. Wird die Perforation entdeckt und die Untersuchung abgebrochen, so wird die Extravasation vermindert, und die Mortalität ist niedrig, während bei einem ausgedehnten Extravasat die Mortalität sehr hoch liegt [15]. Sie ist bei extraperitonealer Perforation niedriger als nach einer intraperitonealen.

Sexueller Analverkehr kann zu multiplen Analulzerationen führen, die hauptsächlich lateral liegen. Rektumulzerationen werden weniger häufig beobachtet; sie befinden sich stets in der anterioren Rektumwand [22, 25] und werden von multiplen längsverlaufenden Thrombosen ober- und unterhalb der Linea pectinea begleitet. Diese Läsionen werden hauptsächlich bei jungen Männern im Alter von 30–35 Jahren beobachtet. Eine Infektion kann sich durch β-hämolysierende Streptokokken oder venerische Infektionen (Gonokokken, Syphilis, Condylomata acuminata) entwickeln. Manuelle Stimulation, Einführen der Faust und Analverkehr, wie sie von Homosexuellen praktiziert werden, können zu Schleimhauteinrissen, Sphinkterzerreißung und Perforation des Rektosigmoids führen [20, 23].

Sexueller Mißbrauch von Kindern muß erkannt werden, nicht nur um die Läsionen zu behandeln, sondern auch um die Kinder zu schützen und einen weiteren Mißbrauch zu verhindern! Anal- und Rektumverletzungen treten bei 30% der sexuell verletzten Kinder auf [5].

Gelegentlich wurden auch Verletzungen nach Analverkehr mit Tieren, hauptsächlich Hunden, berichtet [16, 29].

Klassifikation

Die Läsionen lassen sich entsprechend der Lokalisation der Schädigung und dem Vorliegen von Sphinkterzerreißungen in 4 Gruppen einteilen:

1. intraperitoneale Perforation ohne Sphinkterschädigung,
2. intraperitoneale Perforation mit Sphinkterschädigung,
3. extraperitoneale Perforation ohne Sphinkterschädigung,
4. extraperitoneale Perforation mit Sphinkterschädigung.

Diagnostik

Eine Rektumverletzung sollte vermutet werden bei Vorliegen einer Eintritts- oder Austrittswunde im Bereich des proximalen Oberschenkels, des Gesäßes, des unteren Abdomens sowie bei Beckenfrakturen in Verbindung mit penetrierenden oder stumpfen Traumen [12, 17, 18]. Das Vorhandensein von Blut im Analkanal oder Rektosigmoid läßt an eine Intestinalverletzung denken, insbesondere bei analerotischen Handlungen. Verletzungen können nach diagnostischen und therapeutischen Eingriffen, wie z.B. Endoskopie, Polypektomie, Biopsie, Einlauf wegen Obstipation oder im Rahmen einer Darmvorbereitung, Bariumkontrasteinlauf, sowie durch Einführen von Fremdkörpern auftreten. Eine genaue Anamnese ist notwendig. Es kann schwer sein, Details zu erhalten, besonders in Fällen abnormer Sexualpraktiken.

Eine Perforation in die Bauchhöhle wird meist früher evident als eine extraperitoneale Perforation. Röntgenaufnahmen des Abdomens sind notwendig, um freie Luft in der Bauchhöhle oder im Retroperitoneum nachzuweisen. Bei Fehlen röntgenologischer Nachweise einer Darmverletzung muß der Chirurg unter Verwendung eines starren Instruments eine Rektoskopie durchführen. Während dieser Untersuchung sollte das Rektum gereinigt und ausgewaschen werden, um Stuhlinhalt und das gesamte zurückgebliebene Barium zu entfernen.

Die Sphinkter sollten beurteilt werden, da nach Pfählungen häufig ihre Funktion gestört ist. Die Untersuchung muß zu Beginn vor Narkoseeinleitung durchgeführt werden, um sowohl den Ruhetonus als auch die willkürliche und Reflexkontraktion zu beurteilen. Das Ausmaß der Verletzung wird später in Vollnarkose festgestellt. Extraperitoneale Rektumverletzungen sind häufiger als intraperitoneale. Die Größe der Läsion, das Ausmaß der Weichteilverletzung sowie der Grad der Kontamination bestimmen das Therapieregime [15]. Ist die extrarektale Schädigung groß, wie nach Verletzungen durch Hochgeschwindigkeitsgeschosse, ist das Risiko unkontrollierter Sepsis und Blutung dramatisch erhöht.

Eine extraperitoneale Perforation nach Endoskopie oder Polypektomie verursacht hauptsächlich kleine, gut abgegrenzte Läsionen, die konservativ behandelt werden können.

Abnormes Sexualverhalten, besonders das Einführen von Fremdkörpern und manueller Analverkehr, führt zu ausgedehnten Verletzungen der Rektumwand, hauptsächlich im intraperitonealen Abschnitt des Rektums.

Therapie

Die Wahl der Therapie wird von folgenden Faktoren abhängen:

- der Frage, ob es sich um eine intra- oder extraperitoneale Verletzung handelt,
- Größe und Tiefe der Läsion,
- Gefäßverletzungen,
- anderen Begleitverletzungen,
- Sphinkterschädigung,
- dem Ausmaß der Kontamination durch Fäzes,
- dem Zeitraum zwischen Trauma und Therapiebeginn,
- der Ätiologie der Läsion,
- Weichteilverletzungen,
- dem Allgemeinzustand des Patienten.

Intraperitoneale Perforation

Bei einer intraperitonealen Perforation ist eine Laparotomie obligatorisch, da die Bauchhöhle gewöhnlich durch Stuhlmaterial kontaminiert ist. Nach Akutversorgung und präoperativer Gabe von Breitbandantibiotika wird der Patient auf dem Operationstisch wie für eine abdominoperineale Exstirpation gelagert: Es müssen gleichzeitig Zugänge zu Rektum, Anus und Bauchhöhle möglich sein. Zu allererst wird die Lokalisation der Verletzung dargestellt. Ein einfacher Einriß kann exzidiert und vernäht werden [1, 16]. Multiple Perforationen oder schwere Zerreißungen, wie nach Schußverletzungen, können eine Segmentresektion erforderlich machen. Ist die Kontamination ausgeprägt oder ist der Zeitraum zwischen Verletzung und Operation groß, dann ist die Resektion ohne Rekonstruktion in Form der Hartmann-Operation erforderlich [16, 31]. Das Rektum muß unter Ausnutzung der Möglichkeiten der Steinschnittlage gesäubert werden, um eine hohe Lavage des Darms mit einer distalen Reinigung des Rektums zu kombinieren. Wurde die Kontinuität wieder hergestellt, sollte eine komplette Ableitungskolostomie durchgeführt werden, um jegliche weitere Kontamination der Bauchhöhle zu vermeiden. Jede Begleitverletzung muß untersucht und versorgt werden.

Extraperitoneale Perforation

Das Rektum sollte in jedem Fall ausgewaschen und per ano drainiert werden [13]. Es sollten Breitbandantibiotika verabreicht werden. Kleinere Läsionen, z. B. nach Endoskopie, können wie nach Exzision eines peranalen Tumors offen der sekundären Granulation überlassen werden. Subperitoneale Einrisse ohne Verletzung des Ischio- oder Pelvirektalraums können via Analkanal genäht werden. Eine Kolostomie ist nicht immer notwendig. Die Tiefe der Wunde sowie das Ausmaß der Fettgewebekontamination können schwer abzuschätzen sein. Jegliche postoperativen klinischen Symptome, die eine Infektion oder ein Beckenhämatom vermuten lassen, erfordern eine Laparotomie mit totaler Ableitungskolostomie und Drainage [24].
Bei schweren extraperitonealen Rektumläsionen, oder wenn sich nach konservativer Therapie Anzeichen einer Infektion einstellen, ist eine Notfallaparotomie notwendig. Das Rektum sollte dann vollständig mobilisiert und die Läsion verschlossen werden. Es wird eine linksseitige proximale endständige Kolostomie mit einer distalen Schleimfistel zur Lavage des Rektumstumpfs angelegt [16].
Bei Beckenfrakturen mit Verletzung des Rektums können schwere Blutungen und Sepsis auftreten [7]. Das Rektum sollte genäht werden, wenn möglich über einen intraluminalen Zugang, und es muß eine linksseitige Kolostomie angelegt werden. Dies ist ein Kompromiß, da jede ausgedehnte Mobilisation des Rektums das Risiko einer Blutung erhöhen würde. Die Säuberung des Rektums sollte mit starrem Sigmoidoskop und Absaugung erfolgen, um den Austritt von Fäzes ins Gewebe zu vermeiden [13].
Schwere perianale Zerreißung und Beckenfrakturen können zu massiven und unkontrollierbaren Blutungen führen. Eine Ligatur der A. hypogastrica oder sogar der A. iliaca hilft nicht. Ist die Blutung Folge einer Beckenfraktur, kann die Applikation einer Kompressionshose zusammen mit einer angiographischen Embolisation wirksam sein [12]. Bei Erfolglosigkeit kann eine notfallmäßige abdominoperineale Exstirpation notwendig werden, um die Blutung durch Tamponade unter Kontrolle zu bringen [10].

Drainage

Eine Drainage wird in jedem Fall durch die ventrale Bauchwand ausgeführt. Wurde die ausgedehnte Mobilisierung des Rektums bis zur Steißbeinspitze erforderlich, dann sollte der Präsakralraum durch das Perineum drainiert werden. Die anokokzygeale Raphe wird längsgespalten, um Nervenschäden zu vermeiden, und das Drain wird vor dem Steißbein nach außen geleitet, ohne den Sphinkter oder die Puborektalisschlinge zu zerreißen.

Abschluß der Laparotomie

Jede andere intraabdominale Läsion sollte ebenfalls versorgt werden. Beim penetrierenden Trauma sollte die „Zweierregel" befolgt werden. Tangentiale Läsionen sind selten. Die Nichtbeachtung einer zweiten Perforation, auch wenn sie weit entfernt von der ersten liegt, führt zu ernsten Komplikationen mit hoher Morbidität und Mortalität. Verletzungen der Harnblase oder der Vagina sollten genäht und entsprechend der Lokalisation der Läsion drainiert werden. Vor Verschluß der Bauchhöhle sollte jedes Kompartiment ausgewaschen und trockengetupft werden, um eine korrekte Blutstillung sicher zu stellen. Ist die Abdominalwand kontaminiert, kann ein aufgeschobener Primärverschluß angezeigt sein.

Therapie von Sphinkterverletzungen

Jede schwere Sphinkter- oder Beckenverletzung sollte sofort nach den in Kap. 22 beschriebenen Prinzipien genäht werden.

Wann sollte die Kontinuität wieder hergestellt werden?

Die Kontinuität kann wiederhergestellt werden, nachdem die Rektumwunden abgeheilt und Entzündungsreaktionen verschwunden sind. Die Sphinkterfunktion sollte durch digitale Untersuchung, Defäkographie, Manometrie und Funktionsuntersuchungen bestimmt werden.

Literatur

1. Abcarian H, Lowe R (1978) Colon and rectal trauma. Surg Clin North Am 58: 519-536
2. Barone JE, Sohn N, Nealon TF (1976) Perforations and foreign bodies of the rectum. Ann Surg 184: 601-604
3. Bartizal JF, Boyd DR, Folk FA (1974) A critical review of management of 392 colonic and rectal injuries. Dis Colon Rectum 17: 313-318
4. Biggs TM, Beall AC (1963) Surgical management of civilian colon injuries. J Trauma 3: 484
5. Black CT, Pokorny WJ, McGill CW, Harberg FJ (1982) Anorectal trauma in children. J Pediatr Surg 17: 501-504
6. Crass RA, Tranbough RF, Kudsk KA, Trunkey D (1981) Colorectal foreign bodies and perforation. Am J Surg 142: 85-87
7. Flint LM, Brown A, Richardson D, Polk H (1979) Definitive control of bleeding from severe pelvic fractures. Ann Surg 189: 709-716
8. Frazer J, Drummond H (1917) A clinical and experimental study of three hundred perforating wounds of the abdomen. Br Med J 1: 321-330
9. Ganchrow MI, Lavenson GS Jr, McNamara JJ (1970) Surgical management of traumatic injuries of the colon and rectum. Arch Surg 100: 515-520
10. Getzen LC, Pollack FW, Wolffmann FF (1977) Abdomino-perineal resection in the treatment of devascularizing rectal injuries. Surgery 82: 310
11. Haas PA, Fox FA (1979) Civilian injuries of the rectum and anus. Dis Colon Rectum 22: 17-23
12. Kusminsky R, Shbeeb I, Makos G, Boland J (1982) Blunt pelviperineal injuries. Dis Colon Rectum 25: 787-790
13. Lavenson GS Jr, Cohen A (1971) Management of rectal injuries. Am J Surg 122: 226-231
14. Lee BJ (1927) Wounds of the abdomen. In: Weed FW, McAfee L (eds) The Medical Department of the United States army in the World War, vol II. US Surgeon General's Office, pp 443-469
15. Marti MC, Garcia J, Cox J (1976) Complications chirurgicales des lavements barytés. Schweiz Med Wochenschr 106: 1182-1187
16. Marti MC, Morel P, Rohner A (1986) Traumatic lesions of the rectum. Colorectal Dis 1: 152-154
17. Maull KI, Sachatello CR, Ernst CB (1977) The deep perineal lacerations - an injury frequently associated with open pelvic fractures: a need for aggressive surgical management. J Trauma 17: 685-696
18. Miller RE, Sullivan FJ (1976) Rectal wounds incurred in Vietnam. Milit Med 141: 764-770
19. Morgan GN (1945) Wounds of the rectum. Surg Gynecol Obstet 81: 56-62
20. Mac Mortensen MJ, Irvin TT (1984) Disembowelment per rectum: a fatal rectal injury. Br J Surg 71: 289
21. Olgilvie WH (1944) Abdominal wounds in the Western Desert. Surg Gynecol Obstet 78: 225-238
22. Pradel E, Baviera E, Juillard F, Terris G (1984) Les ulcérations ano-rectales d'origine sodomique. Med Chir Dig 13: 645-648
23. Reiner SC (1984) Colorectal laceration after manual-anal intercourse. Ann Emerg Med 13: 130-132
24. Robertson HD, Ray JF, Ferrari BT, Bayron J (1982) Management of rectal trauma. Surg Gynecol Obstet 154: 161-164
25. Sohn N, Weinstein MA, Gonchar J (1977) Social injuries of the rectum. Am J Surg 134: 611-612
26. Taylor ER, Thompson JE (1948) The early treatment and results thereof, of injuries of the colon and rectum. Int Abst Surg 87: 209
27. Thal ER, Yeary EC (1980) Morbidity of colostomy closure following colon trauma. J Trauma 20: 287-291
28. Thomas LP (1953) Impalement of the rectum. Lancet II: 704
29. Tournier C, Croguennec B, Pillegand B, Claude R (1981) Ulcères rectaux par sodomisation animale. Nouv Presse Med 10: 1152
30. Wanebo HJ, Hunt TK, Mathewson C (1969) Rectal injuries. J Trauma 9: 721-722
31. Weckesser EC, Putman TC (1902) Perforating injuries of the rectum and sigmoid colon. J Trauma 2: 474-487
32. Witz M, Shpitz B, Zager M, Eliashiv A, Dinbar A (1984) Anal erotic instrumentation. Dis Colon Rectum 27: 331-332
33. Ziperman HH (1970) The management of large bowel injuries in the Korean campaign. US Armed Forces Med J 7: 85-91

27 Fremdkörper

M.-C. Marti

Verletzungen von Anus und Rektum können durch verschluckte Fremdkörper und in das Rektum eingeführte Objekte verursacht sein. Läsionen infolge von verschluckten Fremdkörpern sind nicht häufig [3], während die durch ins Rektum eingeführte Fremdkörper immer häufiger vorkommen [2]. Gelegentlich wurde eine Migration vom Peritoneum her berichtet.

Verschluckte Fremdkörper

Verschluckte Fremdkörper, die in normaler Nahrung enthalten sind, wie z.B. Obstkerne, Dornen, Fruchtsamen und weiche Knochen, sind normalerweise zu dem Zeitpunkt, an dem sie den unteren Intestinaltrakt erreichen, vollständig verdaut. Hühner- und Kaninchenknochen, Zahnstocher, Muschelschalen, Glasstücke sowie Plastik- und Metallclips, die zum Verpacken von Nahrungsmitteln verwendet werden, können den Intestinaltrakt passieren, ohne verdaut zu werden, und zu Verletzungen von Rektum oder Anus führen.
Säuglinge, Kinder oder geistesgestörte Erwachsene können Fremdkörper verschiedener Größe und Gestalt verschlucken, wie z.B. Batterien, Gabeln, Messer, Schlüssel, Nägel, Schrauben, Löffel usw. Zahnersatzteile gehören zu den gefährlichsten Fremdkörpern, da sie leicht den Darm perforieren können.
Drogen, die in Kondome abgefüllt geschluckt wurden, um die Entdeckung durch Zollbehörden zu verhindern, können zu akutem Verschluß oder akuter Intoxikation führen, wenn es nach Ruptur zur Resorption kommt [6].
Zu den beobachteten Symptomen gehören Blutungen, Schleimhauteinrisse, Abszesse, Darmperforation und Tod [5, 14, 21]. 75% der Perforationen ereignen sich auf der Höhe von Ileozäkalklappe und Appendix [21]; verschluckte Objekte können jedoch im Rektum oder im Analkanal stecken bleiben und zu Traumen, wie z.B. Einrissen, führen.
Der Chirurg sollte entscheiden, ob es besser ist, die Passage des Fremdkörpers abzuwarten oder eine Endoskopie durchzuführen und den Fremdkörper innerhalb der ersten 2 h nach Verschlucken zu entfernen. Sogar große Objekte mit einem Durchmesser von 1 cm und 12 cm Länge können spontan ausgeschieden werden. Eine Operation ist nur in 1% der Fälle erforderlich. Die Entfernung durch Rektoskopie kann notwendig werden, wenn der Fremdkörper an der Rektumwand festsitzt oder Symptome einer Einklemmung verursacht.

Migration vom Peritoneum her

Bei Gallenblasenruptur können Steine durch das Rektum ausgeschieden werden. Der peritoneale Schenkel ventrikuloperitonealer Shunts wurde spontan über das Rektum ausgestoßen [16, 18].

Eingeführte Fremdkörper

Wie von Goldberg [11] ausgedrückt, ist „die Mannigfaltigkeit der Objekte, die in das Rektum eingeführt und oberhalb der Analsphinktermuskulatur eingeschlossen werden und folglich die Entfernung erforderlich machen, nur durch die Einbildungskraft des menschlichen Geistes begrenzt". Eine Verletzung resultiert aus Einführung, Druckläsionen, Penetration der Darmwand, Perforation und Einklemmung, wenn der Gegenstand im Rektum verloren geht. Es werden verschiedene Fremdkörper in das Rektum eingeführt [2, 8, 13]:

– bei diagnostischen und therapeutischen Eingriffen: Thermometer, Darmrohre, Ansätze von Einlaufschläuchen, Spülkatheter;
– zur Selbsttherapie und zur Erleichterung von Beschwerden bei anorektaler Erkrankung: Besenstiele zur Beseitigung von Juckreiz, oder um prolabierte Hämorrhoiden zu reponieren;
– bei körperlicher Mißhandlung: Stöcke, Glasflaschen, Enden von Luftkompressorschläuchen oder Fahrradluftpumpen;
– zur sexuellen Stimulierung und bei autoerotischen Manipulationen (hauptsächlich bei homosexuellen Männern, aber auch bei Frauen): Vibratoren, Pla-

stikphalli und -stöcke, Flaschen, Babypuderbüchsen, Batterien, Taschenlampen, Glühbirnen, Baseballschläger, Gurken, Bananen, Mohrrüben, Grapefruits, Apfelsinen, Steine, Schraubendreher usw. [2, 7, 10, 13, 19]. Fälle von Analmasturbation per manu, die zu Mukosaeinrissen oder sogar Perforation des Rektosigmoids führten, wurden berichtet [20]:
- zufälliges Einführen eines Gegenstands mit Verlust im Rektum ist sehr selten.

Therapie

Die Phantasie des Patienten muß durch die Findigkeit des Arztes noch übertroffen werden, um die verschiedenen ins Rektum eingeführten Fremdkörper zu entfernen. Eine Extraktion kann aus mehreren Gründen schwierig sein [4]:

- Der Fremdkörper hat eine glatte Oberfläche, die schwer zu fassen ist.
- Der Fremdkörper ist bröckelig oder hart und unelastisch.
- Die Sicht kann durch Schleim und Blut verdeckt sein.
- Die Rektumschleimhaut kann ödematös und geschwollen sein.
- Negativer Druck oberhalb des Fremdkörpers kann diesen durch Sog festhalten und das Herausziehen behindern.
- Die Krümmung des Os sacrum führt dazu, daß das untere Ende des Fremdkörpers vom Anus ferngehalten wird.
- Es kann ein Analsphinkterspasmus vorliegen.

Die folgenden Grundsätze sollten stets beachtet werden:

1. Es sollten Übersichts- und seitliche Röntgenaufnahmen vom Abdomen und Becken angefertigt werden, um Typ, Anzahl, Größe und Lokalisation der Fremdkörper zu bestimmen und um Hinweise auf eine Peritoneumperforation auszuschließen.
2. Die Extraktion sollte stets in Steinschnittlage versucht werden, um einen gleichzeitigen Zugang zum Anorektum und zum Abdomen zu haben. Bei erforderlicher Operation ist die gleiche Lagerung notwendig.
3. Es sollte ein venöser Zugang gelegt werden, um adäquate Relaxierung und Sedierung des Patienten zu ermöglichen, falls dies erforderlich wird. Eine lokale, regionale oder sogar Allgemeinnarkose kann notwendig sein, um eine Sphinkterrelaxierung oder Dilatation zu erreichen. Eine Sphinkterotomie ist selten notwendig.
4. Der Analkanal sollte mit Gleitmittel versehen werden. Dieses sollte über einen Katheter oder ein Sigmoidoskop Luft ins Rektum insuffliert werden, um die Saugwirkung bzw. den negativen Druck oberhalb des Fremdkörpers zu verringern, der beim Herausziehen entsteht.
5. Es wurden verschiedene Techniken zur Erleichterung der Extraktion vorgeschlagen:
   - koloskopische Extraktion sogar von großen Fremdkörpern [22],
   - Verwendung von Klemmen und verschiedenen Zangen [17],
   - Geburtshelferzangen [19],
   - ein Korkenzieher zur Entfernung eines Gummiballs oder eines Maiskolbens,
   - ein um den Fremdkörper herumgelegtes oder mit Sekundenkleber festgeklebtes Netz [15],
   - ein Foley-Katheter, der über das Objekt hinaus vorgeschoben wird, um es nach unten und hinaus zu ziehen,
   - Einführung einer Sengstaken-Blakemore-Sonde in ein hohles Objekt [12],
   - Ausfüllen eines hohlen Objekts mit Gips und Gaze: wenn der Gips abbindet, ist die Extraktion durch die Gaze erleichtert [7].
6. Eine Laparotomie sollte nur als letzter Ausweg nach Fehlschlagen der transanalen Manipulationen durchgeführt werden [7, 9, 13].
7. Die intraabdominale Manipulation sollte dem perinealen Operateur helfen, ohne daß dabei das Kolon eröffnet werden muß. Eine Kolotomie sollte nur im Notfall durchgeführt werden.
8. Nach der Extraktion sollte in jedem Fall eine Proktosigmoidoskopie durchgeführt werden, um sicherzugehen, daß keine Schleimhautzerreißung vorliegt.
9. Im Falle von Perforation oder Zerreißung kann eine Kolostomie oder eine Hartmann-Operation notwendig sein [1].
10. Ein Krankenhausaufenthalt von wenigstens 24 h muß sich anschließen, um eine Nachblutung oder verzögerte Perforation auszuschließen [7, 13].

Literatur

1. Barone JE, Yee J, Nealon TF (1983) Management of foreign bodies and trauma of the rectum. Surg Gynecol Obstet 156: 453–457
2. Busch D, Starling JR (1986) Rectal foreign bodies: case reports and a comprehensive review of world's literature. Surgery 100: 512–519
3. Classen JN, Martin RE, Sabagal J (1975) Iatrogenic lesions of the colon and rectum. South Med J 68: 1417
4. Couch CJ, Tan EGC, Watt AG (1986) Rectal foreign bodies: Med J Aust 144: 512–515

5. Crass RA, Tranbaugh PF, Kudsk KA, Trunkey DD (1981) Colorectal foreign bodies and perforation. Am J Surg 142: 85–88
6. Dassel PM, Punjabi E (1979) Ingested mariruana-filled balloons. Gastroenterology 76: 166–169
7. Eftaiha M, Hambrick E, Abcarian H (1977) Principles of management of colorectal foreign bodies. Arch Surg 112: 691–695
8. French GWG, Sherlock DJ, Holl-Allen RTJ (1985) Problems with rectal foreign bodies. Br J Surg 72: 243–244
9. Froidevaux A, Marti MC (1977) Les corps étrangers du rectum et de la vessie. Méd Hyg 35: 2330–2331
10. Fuller RC (1965) Foreign bodies in the rectum and colon. Dis Colon Rectum 8: 123–127
11. Goldberg S, Gordon PH, Nivatvongs S (1980) Essentiel of anorectal surgery. Lippincott, Philadelphia
12. Hughes JP, Marice HP, Gathright JB (1976) Method of removing a hollow object from the rectum. Dis Colon Rectum 19: 44–45
13. Kingsley AN, Abcarian H (1985) Colorectal foreign bodies. Dis Colon Rectum 28: 941–944
14. Levy A (1985) Corps étrangers ingérés chez l'adulte. Thèsis, Faculté de Médecine, University of Geneva
15. MacPherson DS, Wyatt R (1978) Cyanoacrylate adhesive for foreign body removal. Br Med J [Clin Res] 2: 476–477
16. Miserocchi G, Sironi VA, Ravagnati L (1984) Anal protrusion as a complication of ventriculoperitoneal shunt. J Neurosurg Sci 28: 43–46
17. Peet TND (1976) Removal of impacted rectal foreign body with obstetric forceps. Br Med J [Clin Res] 1: 500
18. Prabhu S, Cochran W, Azmy AF (1985) Wandering distal ends of ventriculo-peritoneal shunts. Z Kinderchir 40: 80–81
19. Sachdev YY (1967) An unusual foreign body in the rectum. Dis Colon Rectum 10: 220–221
20. Sohn N, Weinstein MA, Gonchar J (1977) Social injuries of the rectum. Am J Surg 134: 611–612
21. Schwartz GF, Polsky HS (1976) Ingested foreign bodies of the gastrointestinal tract. Am Surg 42: 236–238
22. Troy MR (1985) Colonoscopic removal of large bowel foreign bodies: an alternative to laparotomy. Milit Med 150: 146–148
23. Vadlamundi K, van Bockstaele P, McManus J (1972) Foley catheter in removal of a foreign body from the rectum. JAMA 221: 1412

28 Analvenerologie

M. Harms

Die meisten durch sexuellen Kontakt übertragenen Erkrankungen sind gewöhnlich auch im Anal- und Perianalbereich lokalisiert. Trotz der schnellen Zunahme des Wissens über diese Erkrankungen haben wir folgende klinische Einteilung beibehalten:

- Syphilis,
- Gonorrhöe,
- Ulcus molle,
- Lymphogranuloma inguinale,
- Granuloma venereum.

Eine Vielzahl anderer Infektionserkrankungen kann ebenfalls durch engen Kontakt übertragen werden:

- Herpes simplex,
- Skabies,
- Pediculosis pubis,
- Warzen (Condylomata acuminata, bowenoide Papulosis),
- Kandidose,
- Molluscum contagiosum.

Eine große Zahl anderer Infektionserreger können bei homosexuellen Männern anorektale und Darminfektionen verursachen. Aus diesem Grund erfordert diese Patientengruppe eine spezielle Herangehensweise in Untersuchung und Behandlung [6]. Da bei dieser Patientenkategorie das größte Risiko besteht, an einem Aquired Immunodeficiency Syndrome (Aids) zu erkranken, müssen sich diese Patienten besonders infektiöser Dermatosen, wie z.B. Herpes, Kandidose, Dermatophytose, Infektionen durch Papillomavirus des Menschen (HPV), sowie sexuell übertragener Krankheiten und Hepatitis bewußt sein. Diese Infektionen gehen der Aids-Erkrankung häufig voraus [3].

Syphilis

Die Syphilis bleibt weiter eine der bedeutendsten sexuell übertragenen Krankheiten weltweit. Unbehandelt kann sie als chronische Langzeitinfektion weiterbestehen, die schließlich alle Organsysteme befällt.

Ätiologie. Krankheitserreger ist das Treponema pallidum, eine Spirochäte, die über Hauteinrisse in den Körper eindringt. Drei Wochen später entwickelt sich am Inokulationsort eine schmerzlose Ulzeration, der Schanker. Diese Läsion wird von einer regionalen Lymphadenopathie begleitet. Das Sekundärstadium, das etwa 8 Wochen nach Infektion auftritt und Folge einer hämatogenen Dissemination von Treponema pallidum ist, ist durch eine Vielzahl von Läsionen der Haut und der Mukosa charakterisiert. Allgemeinsymptome, wie Fieber, Kopf- und Halsschmerzen, können diese Läsionen begleiten. Das Tertiärstadium stellt eine Gewebedestruktion und die Bildung einer granulomatösen Gewebereaktion als immunologische Antwort auf die Spirochäteninfektion dar. Jedes Gewebe oder Körperorgan kann betroffen werden.

Klinisches Bild. Der typische Schanker ist eine indolente Ulzeration von 1–2 cm Durchmesser mit indurierten Rändern. Bei Lokalisation im Analbereich ist eine regionale Adenopathie nicht immer nachweisbar. Eine atypische Primärmanifestation kann aus kleineren oder multiplen Läsionen bestehen, die evtl. schmerzhaft sind. Herpesläsionen können ebenfalls Inokulationsorte sein, in diesem Fall gleicht die Syphilisinfektion einem Herpes. Symptome des Sekundärstadiums entwickeln sich etwa 6 Wochen später (durchschnittlich 9 Wochen nach Inokulation), können aber auch erst 3–6 Monate nach Infektion auftreten. Makuläre und papulöse Läsionen, die in Anzahl und Ausdehnung variieren, treten an Haut und Schleimhäuten auf. Sogar eine indurierte Analfalte oder Hämorrhoide sollten als mögliche syphilitische Läsion betrachtet werden. Die Anogenitalregion ist ein bevorzugter Sitz von Läsionen, die als Condylomata lata bezeichnet werden. Sie können erheblich proliferieren und sind besonders reich an Treponema pallidum.

Hautmanifestationen der Tertiärsyphilis, wie z.B. das Gumma, ein granulomatöser Tumor unterschiedlicher Größe, sind heutzutage extrem selten und meist nicht in der Analregion lokalisiert. Patienten mit Aids oder einer HIV-positiven Serologie können außergewöhnlich atypische (noduläre) Läsionen oder

Symptome aufweisen, die üblicherweise nicht mehr beobachtet werden, z. B. die maligne Syphilis mit nekrotischen kutanen Läsionen.

Epidemiologie. Die Inzidenz der Syphilis, besonders des Analschankers, ist unter der homosexuellen männlichen Bevölkerung hoch.

Nachweis

Mikroskopie. Die Sichtbarmachung der Spirochäte erfolgt im Dunkelfeldmikroskop in Proben aus Läsionen der Primär- oder Sekundärsyphilis.

Serologische Tests. Dabei handelt es sich um folgende Verfahren:

- Unspezifischer Test unter Verwendung eines nichttreponemalen Antigens: Der Test des Venereal Disease Research Laboratory (VDRL) verwendet Kardiolipin, ein Lipidantigen. Dieser Test ist sehr empfindlich, leicht durchführbar, und die Positivität nimmt nach Therapie wieder ab. Er ist daher der beste Indikator dafür, ob die Therapie wirksam war und ob eine neue Infektion aufgetreten ist.
- Spezifische Tests verwenden das Treponemaantigen.
- Fluoreszenztreponemenantikörpertest (FTA): Die Nichol-Spirochäte wird als Antigen verwendet. Beim FTA-Absorptionstest (ABS) wird das Patientenserum mit Reiter-Spirochäten adsorbiert, um falsch-positive Reaktionen auszuschließen, bevor der Test durchgeführt wird. Mit diesem spezifischen Test können Antikörperklassen bestimmt werden (IgM, IgG, IgA). Das FTA-ABS-IgM zeigt eine frische Infektion an. Dieser Test ist der erste spezifische Test, der einige Tage nach Auftreten des Schankers positiv wird.
- Der Treponema-pallidum-Hämagglutinations-Test (TPHA-Test) verwendet an Erythrozyten fixiertes Treponema pallidum als Antigen. Dieser Test ist nicht so sensibel wie der FTA-Test und bleibt über einen langen Zeitraum oder sogar für immer positiv.

Therapie

Penizillin ist das beste treponemazide Therapeutikum. Die Frühsyphilis (Primär- und Sekundärstadium von weniger als 1 Jahr Dauer) sollte folgendermaßen therapiert werden:

- Benzathinpenizillin G 2,4 Mio. Einheiten i.m. einmal die Woche über 2 aufeinanderfolgende Wochen.

- Procainpenizillin 1,2–2,4 Mio. Einheiten i.m. und zusätzlich Probenacid 1,5 g p.o. pro Tag über 2 aufeinanderfolgende Wochen.

Die letztere, agressivere Therapievariante ist für alle Patienten indiziert, die HIV-positiv sind oder einen beeinträchtigten Immunstatus haben, da Therapieversager (neurologische Rezidive) nach Benzathinpenizillin beschrieben worden sind [1].
Bei Penizillinallergie werden folgende Therapieschemata empfohlen:

- Erythromyzin 500 mg p.o. 4mal täglich über 2 Wochen,
- Tetrazyklin 500 mg p.o. alle 6 h über 2 Wochen,
- Doxyzyklin 200 mg p.o. pro Tag über 2 Wochen.

Bei Spätsyphilis werden folgende Therapien empfohlen:

- Benzathinpenizillin 2,4 Mio. Einheiten einmal pro Woche über 3 Wochen,
- Erythromyzin, Tetrazyklin oder Doxyzyklin müssen über 3 Wochen eingenommen werden (tägliche Dosis wie bei der Frühsyphilis).

Um eine toxische Reaktion zu vermeiden (Herxheimer-Reaktion), kann bei einer sehr floriden Syphilis die Gabe von Kortikosteroiden nützlich sein, wenn eine große Anzahl von Treponemen vorhanden ist. Prednison 0,5 mg/kg KG wird während der ersten 5 Tage der treponemaziden Therapie gegeben, oder es werden 100 mg lösliches Kortison i.m. mit der ersten Penizillininjektion verabreicht. Eine topische Therapie der Hautläsionen ist nicht notwendig, diese verschwinden innerhalb einer Woche nach Beginn der Therapie. Serologische Tests (VDRL) sind nach der Therapie notwendig (nach 3, 6 und 12 Monaten), um die Effektivität der Therapie zu dokumentieren. Ein 2facher Abfall der Titerverdünnung im VDRL-Test gilt als ausreichende Reaktion. Serologische Tests sollten bei homosexuellen Patienten jährlich weiter erfolgen, da die Primärläsion – der Schanker – häufig wegen der verborgenen Lokalisation im Rektum nicht zu sehen ist. Ein 4facher Anstieg der Titerverdünnung im VDRL-Test wird als Hinweis auf eine neue Infektion gewertet.

Gonorrhöe

Die Gonorrhöe ist eine der häufigsten sexuell übertragenen Krankheiten in der Welt.

Ätiologie. Der Erregerorganismus ist Neisseria gonorrhoeae, ein gramnegativer Diplokokkus. Die Inkubationszeit beträgt 2–8 Tage. Neisseria gonorrhoeae befällt anfangs die unteren Urogenitalorgane sowohl bei Männern als auch bei Frauen (Urethra, Cervix uteri). Extragenitale Primärlokalisationen sind Rektum, Pharynx und Konjunktiven. Unbehandelt kann die Infektion ausgedehntere Erkrankungen verursachen, wie Epididymitis, Prostatitis, Entzündungen des kleinen Beckens, Tuboovarialabszesse, und sie kann sogar disseminierte Formen, wie Arthritis und Septikämie, annehmen.

Klinisches Bild. Die anorektale Gonorrhöe ist weniger symptomatisch als eine Urethritis. Daher ist es wichtig, bei Vorliegen unspezifischer rektaler Symptome den Verdacht zu haben [3]. In akuten Fällen wird dicker, gelblicher Eiter aus dem Anus abgesondert. In eher chronischen Fällen ist die Sekretion dünner und schleimig und nur mit Hilfe eines Anoskops sichtbar.

Epidemiologie. Anale Gonorrhöe tritt bei 40% infizierter homosexueller Männer durch direkte Übertragung während des Analverkehrs auf. Im Gegensatz dazu wird die anale Gonorrhöe bei Frauen auch nach einer lang anhaltenden endozervikalen Infektion beobachtet.

Nachweis. Folgende Verfahren stehen zur Verfügung:

- Gramgefärbte Ausstriche zeigen intrazellulär gelegene gramnegative Diplokokken.
- Kulturen auf spezifischen Medien (Schokoladenagar) und Oxidasereaktion.
- Enzymimmunoassay (ELISA, Gonozym).

Differentialdiagnose. Es müssen alle anorektalen Erkrankungen, die von einer Schleimsekretion begleitet sind, berücksichtigt werden. Infektiöse und nichtinfektiöse Erkrankungen müssen ebenfalls berücksichtigt werden [6].

Therapie [7]

- Wäßriges Procainpenizillin G 4.8 Mio. Einheiten i.m. zusammen mit Probenezid 1 g p.o.,
- Amoxicillin: Einzeldosis 3 g p.o. mit 1 g Probenezid,
- bei Penizillinallergie Spectinomyzin 4 g i.m. (β-Lactamase stabil),
- Tetrazyklin 500 mg p.o. 4mal täglich über 7 Tage,
- Doxyzyklin 100 mg p.o. 2mal pro Tag über 7 Tage,
- Ceftriaxon 250 mg i.m. (β-Lactamase stabil),
- Erythromyzin 500 mg p.o. 4mal täglich über 7 Tage.

Es ist zu empfehlen, daß Patienten nach der Therapie kontrolliert werden, um Therapieversager aufzudecken. Zu diesen können gehören:

- β-Lactamase produzierende Gonokokken, die z.B. mit Penizillin behandelt wurden,
- insuffiziente Dosierung des gewählten Medikaments,
- insuffiziente Medikamentenresorption durch unzureichende Mischung des Penizillins in der Lösung,
- Reinfektion.

Eine serologische Untersuchung auf Syphilis sollte zum Zeitpunkt der Therapie und 4–6 Wochen nach jeder Gonokokkenerkrankung erfolgen.

Ulcus molle

Das Ulcus molle war in Afrika weit verbreitet, ist aber heutzutage auch in Westeuropa nicht ungewöhnlich.

Ätiologie. Das Ulcus molle wird durch das gramnegative Bakterium Haemophilus ducreyi verursacht.

Klinisches Bild. Nach einer Inkubationszeit von 3–8 Tagen tritt eine kleine, rote Papel auf, die sich zunächst in eine Pustel umwandelt und später in ein Ulkus übergeht. Dieses schmerzhafte Ulkus hat unterminierte Ränder und ist gewöhnlich von einem erythematösen Hof umgeben. Häufig liegen multiple Läsionen vor. In etwa 50% der Fälle wird eine regionale Adenopathie beobachtet. Die Lymphknoten neigen zu Vereiterung und Einschmelzung. Die gleichzeitige Infektion mit Treponema pallidum wird als Ulcus mixtum bezeichnet. Dieses hat zunächst die charakteristischen Merkmale eines Ulcus molle und entwickelt sich später zur typisch indurierten Form einer Syphilisinfektion.

Epidemiologie. Männer sind häufiger betroffen als Frauen. In Europa werden die Fälle gewöhnlich in den großen Häfen gefunden.

Nachweis. Dieser erfolgt folgendermaßen:

- Die direkte Untersuchung der Eiterausstriche aus dem Ulkus zeigt das gramnegative, bipolare Bakterium in typischer kurzer Kettenformation. Das Bakterium ist nicht immer leicht zu entdecken.
- Eine Kultur muß im Spezialabor auf einem spezifischen Medium, das menschliches oder Kaninchenblut enthält, angelegt werden.

Therapie

Es wird empfohlen, Antibiotika anzuwenden, die eine Treponemeninfektion nicht beeinflussen:

- Cotrimoxazol: Sulfamethoxazol 800 mg und Trimethoprim 160 mg einmal pro Tag über 14 Tage,
- Streptomyzin 1 g i.m. pro Tag über 10 Tage,
- Erythromyzin 500 mg alle 6 h über 1 Woche.

Penizillin ist nicht wirksam. Eine topische Therapie ist nicht erforderlich, kann aber aus antiseptischen Maßnahmen bestehen:

- Chlorhexidin-0,1%-Lösung,
- Polyvidonjod, als Lösung oder Salbe,
- Kaliumpermanganatlösung 1:4000–1:16000.

Lymphogranuloma inguinale
(Durand-Nicolas-Favre-Erkrankung)

Ätiologie. Das Lymphogranuloma inguinale ist eine weitverbreitete, chronische, infektiöse Erkrankung in den Tropen, die auch in gemäßigtere Klimazonen eingeführt worden ist. Es wird durch Chlamydia trachomatis der Serotypen L1–L3 verursacht.

Klinisches Bild. Unterschiedliche Stadien charakterisieren diese chronische Erkrankung. Nach einer Inkubationszeit von etwa 13 Wochen tritt eine Primärläsion auf, die jedoch selten wahrgenommen wird, da es sich um eine sehr kleine Erosion oder Ulzeration in der anogenitalen Region handelt [5]. Diese Initialläsion kann sowohl im Rektum als auch in der Vagina lokalisiert sein. Die Bubos treten 15 Tage bis 1 Monat später in Erscheinung. Diese regionalen Lymphknoten sind hart, schmerzhaft und miteinander verbakken und können schließlich einschmelzen und Fisteln und Sinus bilden.
Das 3. Stadium ist charakterisiert durch chronische Proktitis oder Rektitis, die von Allgemeinsymptomen begleitet wird und später zu Rektumstrikturen führt. Abszesse und (pseudotumoröse) Gewebewucherungen können ebenfalls beobachtet werden. Eine Spätkomplikation ist das Analkarzinom. Die Differentialdiagnose hängt vom Stadium ab. In Frage kommen:

1. alle Erosionen und Ulzerationen (s. Tabelle 29.2, S. 268),
2. der Bubo muß von einer großen Anzahl anderer Erkrankungen mit diesem Symptom unterschieden werden,
3. fistelnde Prozesse (s. Tabelle 29.2, S. 268).

Nachweis. Chlamydien lassen sich direkt als Elementarkörperchen mit der Giemsa-Färbung und im Elektronenmikroskop beobachten. Eine Kultur ist möglich (Zellkultur nach McCoy). In der Praxis bleiben diese Methoden Speziallaboratorien vorbehalten. Ein Immunfluoreszenztest ist möglich, aber nicht spezifisch für Chlamydia trachomatis; er zeigt nur das Gruppenantigen an. Ein serologischer Test mit Komplementfixation ist ebenfalls unspezifisch, aber bei Titern von 1:16–1:64 hoch verdächtig. Der Frei-Test, ein intradermaler Test, ist nicht länger erhältlich.

Therapie

- Cotrimoxazol: Sulfamethoxazol 400 mg und Trimethoprim 80 mg p.o. 4mal täglich über 10–20 Tage,
- Tetrazyklin 500 mg p.o. 4mal täglich über 10–20 Tage,
- Erythromyzin 500 mg p.o. 4mal täglich über 10–20 Tage.

Granuloma venereum
(Granuloma inguinale, Donovanosis)

Ätiologie. Das Granuloma venereum ist eine chronische, granulomatöse Infektionskrankheit der anogenitalen Haut. Es wird durch das Calymmatobacterium granulomatis hervorgerufen, ein gramnegatives Bakterium aus der Gruppe der Klebsiellen.

Klinisches Bild. Nach einer Inkubationszeit von 8 Tagen bis 3 Monaten erscheint eine papulöse Läsion, die schnell einschmilzt. Die daraus entstehende Ulzeration ist nicht schmerzhaft, die Ränder sind nicht unterminiert, der Ulkusgrund ist granulomatös. Die Läsion wird nicht von einer Lymphadenitis begleitet.

Epidemiologie. Diese Infektion wird gewöhnlich in den Tropen und Subtropen beobachtet und tritt nur in Ausnahmefällen in Europa auf. Die Donovanosis ist nur gering kontagiös und erfordert einen wiederholten Kontakt, um sich zu entwickeln.

Nachweis. Nach Giemsa gefärbte Ausstriche aus dem Granulationsgewebe zeigen die typischen Donovan-Einschlußkörper in Makrophagen. Diese Körper sind mit den pathogenen Organismen gefüllte Vakuolen. Diese haben das Aussehen einer Sicherheitsnadel. Kulturen sind schwierig anzulegen und können nur in Speziallaboratorien durchgeführt werden.

Therapie

Viele Breitspektrumantibiotika sind wirksam. Die Effektivität muß innerhalb von 7 Tagen zu erkennen sein [4]:

- Tetrazyklin 2 g pro Tag über 2–3 Wochen
- Cotrimoxazol: Sulfamethoxazol 400 mg und Trimethoprim 80 mg. 2 Tabletten täglich über 2 Wochen; Sulfamethoxazol 800 mg und Trimethoprim 160 mg, eine Tablette 2mal am Tag über 2 Wochen.

Andere Antibiotika, wie Erythromyzin, Streptomyzin, Chloramphenicol und Gentamycin wurden als wirksam beschrieben.

Literatur

1. Berry CD, Hooton TM, Collier AC, Lukeehart SA (1987) Neurologic relapse after benzathine penicillin therapy for secondary symphilis in a patient with HIV infection. N Engl J Med 316 (25): 1587–1589
2. Handsfield HH (1984) Gonorrhea and uncomplicated gonococcal infection. In: Holmes KK, Mardh PA, Sparling PF, Wiesner PJ (eds) Sexually transmitted diseases. McGraw-Hill, New-York, p 205
3. Harms M, Mérot Y (1987) Signes cutanés du SIDA. Schweiz Runds Med Praxis 76 (9): 220
4. Hart G (1984) Donovanosis. In: Holmes KK, Mardh PA, Sparling PF, Wiesner PJ (eds) Sexually transmitted diseases. Mc Graw-Hill, New-York, p 393
5. Marchand C, Granier F, Cetre JC, Brutzkus A, Perrot H (1987) Lymphogranulomatose vénérienne anale avec erythème noueux (à propos d'une observation). Ann Dermatol Venereol 114: 65–69
6. Quinn TC, Holmes KK (1984) Proctitis, proctocolitis, and enteritis in homosexual men. In: Holmes KK, Mardh PA, Sparling PF, Wiesner PJ (eds) Sexually transmitted diseases. Mc Graw-Hill, New-York, p 672
7. Rein MF, Caine V, Grossmann JH et al. (1986) 1985 STD treatment guidelines. J Am Acad Dermatol 14: 707–726

29 Dermatologische Analerkrankungen

M. Harms

Eine Vielzahl kutaner Erkrankungen (Tabelle 29.1) ist in der Perianal- und Perinealregion lokalisiert. Dies kann teilweise durch die Tatsache erklärt werden, daß viele externe Reiz- und Infektionsfaktoren die Wahrscheinlichkeit einer Dermatoseentwicklung in dieser intertriginösen Region erhöhen. Andere Dermatosen finden sich aus unbekannten Gründen sehr häufig in diesem Bereich, und schließlich können Dermatosen auch zufällig in der Perianalregion lokalisiert sein. Diese letzte Gruppe wird hier nicht behandelt. Die Differentialdiagnose wird durch die große Anzahl von Krankheiten und ihre ähnlichen Erscheinungsbilder erschwert, da externe Faktoren die charakteristischen Symptome häufig verändern können. Dennoch ermöglicht nur eine exakte Diagnose die korrekte Therapieauswahl und verhindert die Durchführung kombinierter topischer Therapien, die häufig für chronische Erkrankungen verantwortlich sind. Tabelle 29.2 sollte zur Differentialdiagnose verwendet werden.

Tabelle 29.1. Hauterkrankungen der Perianal- und Perinealregion

Dermatitis (Ekzem)		Irritativ
		Allergisch
		Infektiös
Infektionen	Viral	Herpes
		Condylomata acuminata
		Bowenoide Papulosis
	Bakteriell	Venerische Erkrankungen
		Tuberkulose
		Aktinomykose
	Mykotisch	Kandidose
		Dermatophytose
	Protozoisch	Amöbiasis
Dermatose		Psoriasis
		Bullöse Erkrankungen
		Hidradenitis
		Lichen sclerosus et atrophicans
Systemerkrankungen		Morbus Crohn
Tumoren	Benigne	
	Maligne	
Kongenitale Erkrankungen		Acanthosis nigricans
		M. Darier

Erythematöse Dermatose

Dermatitis (Ekzem)

Die verschiedenen Formen entzündlicher Erkrankungen in der Analregion sind die häufigsten der in dieser Region beobachteten Phänomene (s. Tabelle 29.2).

Ätiologie. Die gleichen Faktoren, die einen Pruritus ani verursachen, sind häufig auch verantwortlich für eine Analdermatitis [1] (s. Kap. 30). Durch Kratzen in der Analregion kommt es zu Erosionen, wobei sich eine Infektion nicht vermeiden läßt. Weiter können topische Therapien mit Antibiotika und Kortikosteroiden ein Wachstum von Candida begünstigen. Schließlich ist es fast unmöglich, die primäre Ursache herauszufinden [27].

Klinisches Bild. Die frühesten Veränderungen sind Erythem und Ödem. Diese können sich zu Blasenbildung, Nässen und Erosion weiterentwickeln. Wird dieser Prozeß chronisch, so wird die Haut lichenifiziert (verdickt) mit prominenter Hautfelderung und zeigt Exkoriationen und entweder Hyper- oder Hypopigmentation. Juckreiz ist das Hauptsymptom und führt den Juckreiz-Kratzen-Lichenifikation-Kreislauf an.

Unterschiedliche Kategorien der perianalen Dermatitis:

1. Reizdermatitis,
2. Kontaktdermatitis,
3. Infektionsdermatitis.

Häufig wirken unterschiedliche Faktoren gleichzeitig oder aufeinander folgend.

Nachweis. Eine exakte Anamnese ist äußerst wichtig. Das mögliche Kontaktallergen muß durch eine Läppchenprobe identifiziert werden. Tabelle 29.3 zeigt die

Tabelle 29.2. Differentialdiagnose analer und perianaler Dermatosen: klinisches Bild

Erythematös	Erosiv	Ulzerös	Tumorös-vegetativ	Fistulös
Dermatitis ────────→		Syphilis I ←────────	Syphilis II	Hidradenitis suppurativa
Kandidose ────────→		Ulcus molle		
Dermatophytie		Granuloma venereum ──────────────────→		Lymphogranuloma inguinale
	Herpes ──────────────────────────→		Condyloma acuminatum Bowenoide Papulosis	
Erythrasma	Behçet-Krankheit			
Acrodermatitis enteropathica	Pemphigus vulgaris	Morbus Crohn ──────────────────────────────────→		
		Pseudomembranöse Ulzeration	Pemphigus vegetans	Aktinomykose
Fixes Arzneiexanthem ──────→				
Psoriasis	Chronischer familiärer Pemphigus ──────────────────────────→			
Morbus Bowen		Ergotismus	Acanthosis nigricans	
Morbus Paget ────────→		Dekubitus		
Lichen sclerosus et atrophicans ──────→		Tuberkulose		
Morbus Darier		Amöbiasis		
			←──────── Karzinom	

Hauptallergene in dieser Region. Bei Vorliegen von Pusteln sollte deren Inhalt nach Gramfärbung untersucht werden. Candidakulturen sollten auf Pilzmedien angelegt werden. Bakterienkulturen sind nicht notwendig, da eine Infektion nicht spezifisch ist. Virusuntersuchungen sollten erfolgen, besonders wenn eine Erosion sichtbar ist. In Fällen gut abgegrenzter Plaques ist die Gewinnung eines Biopsiepräparats notwendig, um Dermatosen, wie sie in Tabelle 29.2 aufgeführt sind, auszuschließen.

Therapie. Tabelle 29.4 zeigt alles, was vermieden werden muß, sowie die Maßnahmen, die getroffen werden müssen. Die beste Reinigung erfolgt mit Wasser (Sitzbad). Der wohltuende Effekt dieser Maßnahme wird durch die Beobachtung bestätigt, daß Säuglinge in Griechenland keine Windeldermatitis bekommen, da sie unter fließendem Wasser gesäubert werden [3]. Der Patient sollte versuchen, zu Hause zu defäzieren. Um Feuchtigkeit zu vermeiden, sollte der Patient kein luftundurchlässiges Material und keine Klei-

Tabelle 29.3. Perianale Dermatitis verursachende Hauptallergene

Benzocain	Lanoloin
Perubalsam	Kakaobutter
Hamamelis	Jod
Kampher	Resorzin
Kamille (konzentriert)	Antihistaminika
Neomyzin	Phenol
Terpentin	

Tabelle 29.4. Therapie der perianalen Dermatitis

Zu vermeiden	Empfohlen
Toilettenpapier	Reinigung mit kaltem Wasser oder desinfizierender Lösung (Sitzbad)
Seife	
Reiben	Vorsichtiges Trocknen mit einem Baumwolltuch oder einem Haarfön
Feuchtigkeit	
Salben, Cremes	Adstringierende oder desinfizierende Lotionen
Allergene	

dung tragen, die die Gesäßbacken eng zusammenhält. Statt mit Toilettenpapier trocken zu reiben, kann das Trocknen mit einem Haarfön erfolgen. Statt Salbe sollten nur Lotionen benutzt werden. Jeder Pruritusanfall sollte durch ein kühlendes Sitzbad „behandelt" werden. Die Verwendung topischer Steroide, die das wichtigste Therapiemittel bei Dermatitis sind, ist in der Analregion nicht indiziert, außer bei akuter allergischer Kontaktdermatitis. Es ist besser, Lotionen oder evtl. Cremes zu applizieren, aber keine Salben. Fluorierte Steroide sollten vermieden werden. Sind sie unbedingt notwendig, sollte ihre Verwendung auf ein absolutes Minimum beschränkt bleiben, wobei die Therapierichtlinien für topische Steroide genau beachtet werden müssen [16]. Die Potenz der topischen Steroide variiert erheblich – eine Tatsache, die berücksichtigt werden muß. Sie sollten aus Gründen des Hauttachyphylaxiephänomens einmal täglich appliziert werden. Die abrupte Unterbrechung der Anwendung topischer Steroide wird von einem Aufflackern der Entzündung gefolgt. Tabelle 29.5 zeigt die Hauptnebenwirkungen topischer Steroide. Bei einer bakteriellen Superinfektion sind nur zwei topische Antibiotika zu empfehlen (Tabelle 29.6). Bei Befall mit Candida (der nach längerer Anwendung topischer Kortikoide häufig auftritt) sollte Imidazol, Nystatin oder Naftifin (Wander) lokal verordnet werden.

Erythrasma

Das Erythrasma ist eine Oberflächeninfektion der intertriginösen Regionen.

Ätiologie. Der pathogene Mikroorganismus ist das Corynebacterium minutissimum. Diese Dermatose ist nicht ausgesprochen kontagiös und wird hauptsächlich bei älteren männlichen Patienten beobachtet. Feuchtigkeit (tropisches Klima) ist der wichtigste prädisponierende Faktor.

Klinisches Bild. Scharf abgegrenzte, rotbraune und leicht schuppige Plaques befinden sich in den Inguinalfalten und können sich in die gesamte anogenitale Region ausbreiten.

Nachweis. Eine korallenrote Fluoreszenz unter Wood-Licht (UVA) ist charakteristisch, kann aber fehlen, wenn sich der Patient zuvor gewaschen hat, da die farbgebende Substanz, ein Porphyrin, wasserlöslich ist. Der Erreger kann als grampositives, fadenförmiges und kokkenähnliches Bakterium in befallenen Hautschuppen beobachtet werden.

Tabelle 29.5. Nebenwirkungen topischer Steroide

Exazerbation von Infektionen (virale, bakterielle, mykotische)

Atrophie von Epidermis und Dermis (besonders häufig in der Analregion)

Verlangsamte Wundheilung
Pigmentationsstörungen
Topische Hypersensibilität
Systemische Wirkungen

Tabelle 29.6. Topische antibakterielle Mittel für die Analregion

Erythromyzin 2% (Lotion)
Silbersulfadiazin [Silvadensalbe (Marion); Flammazinsalbe (Philips-Duphar)]

Therapie. Topische Imidazolderivate [17] sind das beste Therapeutikum. Topisches Erythromyzin, wie in der Aknetherapie verwendet [Ery-Derm, Carinamid] und systemisch verabreichtes Erythromyzin (1 g pro Tag über 2 Wochen) ist eine weitere effektive Therapieform [4].

Dermatophyteninfektion (Trichophytie, Tinea)

Pilzinfektionen in der Inguinal- und Glutäalregion treten häufig bei Erwachsenen auf.

Ätiologie. Der Pilz ist ein Dermatophyt, der auf Keratin parasitiert (oberflächliche Schichten der Haut, Nägel und Haare). In dieser Lokalisation penetriert er nicht tiefer in Epidermis oder Dermis hinein.

Klinisches Bild. Es entstehen erythematöse Makulae und Papeln, die symmetrische, bogenförmige und scharf abgegrenzte Areale bilden. Die Zentren heilen spontan ab, während das Wachstum an den Rändern fortschreitet.

Epidemiologie. Hitze (Tropen), Reibung und Mazeration sind prädisponierende Faktoren. Die inguinale Tinea tritt häufig zusammen mit einer Tinea pedis auf. Infektionen können durch direkten oder indirekten Kontakt (gemeinsame Benutzung von Badezimmer und Handtüchern) oder durch Autoinokulation mit der interdigitalen Tinea verursacht werden.

Nachweis. Hyphen und Sporen können mikroskopisch in den Hautschuppen nachgewiesen werden. Pilzkulturen sind für die exakte Bestimmung notwendig.

Therapie. In der Therapie der Oberflächenmykosen spielen topische Präparate eine zentrale Rolle. Alte Zubereitungen, wie die Whitfield-Salbe, werden wegen der unangenehmen Eigenschaften, Unterwäsche und selbst die Haut zu verschmutzen und zu beflekken, nicht mehr verwendet. Alle Imidazolpräparate sind ausgezeichnete Breitbandantimykotika: Clotrimazol, Econazol, Miconazol [17]; Clotrimazol wird wahrscheinlich am besten vertragen. Sie sollten in Form von Lotionen oder als Cremezubereitungen zweimal täglich über etwa 3 Wochen appliziert werden, auf jeden Fall aber noch 2 Wochen lang nach Verschwinden der klinischen Läsionen. Sie wirken nur fungistatisch. Eine neue Klasse von Antimykotika sind die Allylamine. Auch die haben einen breiten Wirkungsbereich, sind aber fungizid für Dermatophyten und fungistatisch für Candida. Naftifin (Exidril) ist das einzige Derivat, das als Creme oder Lotion zur Verfügung steht [12].

Bei akuten, nässenden, entzündlichen Läsionen sind feuchte Kompressen oder ein Sitzbad (s. S. 267) vor Applikation spezifischer antimykotischer Lokaltherapeutika indiziert. Eine systemische Therapie sollte erfolgen, wenn die Tinea häufig rezidiviert, wenn gleichzeitig eine Tinea pedis vorliegt oder wenn außergewöhnliche furunkulöse Formen beobachtet werden. In diesen Fällen sollten 0,75–1,5 mg Griseofulvin pro Tag wenigstens 1 Monat lang verabreicht werden. Ketoconazol ist nur indiziert, wenn Griseofulvin nicht gegeben werden kann oder wenn eine chronische komplizierte Kandidose vorliegt (200 mg pro Tag über wenigstens 1 Monat).

Psoriasis vulgaris

Die Psoriasis vulgaris ist eine häufige chronische, entzündliche, proliferative Dermatose, die beide Geschlechter in jedem Lebensalter befallen kann.

Pathophysiologie. Die Pathophysiologie ist nicht bekannt, es hat sich aber als sicher herausgestellt, daß die Psoriasis vulgaris eine Erbkrankheit mit variabler Penetranz ist. Wahrscheinlich lösen exogene (Feuchtigkeit, Reibung) und endogene Faktoren sie aus.

Klinisches Bild. Die typische Läsion der Psoriasis ist eine asymptomatische, erythematöse, scharf abgegrenzte Plaque, die mit locker anhaftenden Schuppen bedeckt ist, besonders nach Kratzen. In intertriginösen Bereichen treten keine Schuppen auf, statt dessen befindet sich dort eine homogene dunkelrote Plaque.

Nachweis. Die medizinische Anamnese und Umstände des Krankheitsbeginns oder der Exazerbation können die Krankheit aufdecken. Eine Untersuchung der gesamten Hautoberfläche ist notwendig, um andere Lokalisationen mit spezifischeren Läsionen zu finden. Eine Biopsie kann nützlich sein, insbesondere wenn keine anderen psoriatischen Läsionen vorliegen.

Therapie. In der akuten Phase sollten die gleichen Maßnahmen wie bei der einfachen Dermatitis ergriffen werden. Es ist wesentlich, für Trocknung zu sorgen und Reizfaktoren zu vermeiden. Eine spezifische Therapie der Psoriasis in der Analregion ist gewöhnlich nicht möglich, da dieses Gebiet in Verbindung mit Feuchtigkeit und Reibung eine zu starke Reizwirkung ausübt. Aus diesem Grunde kann Dithranol, das topische Haupttherapeutikum gegen Psoriasis, in der Anal- und Perianalregion nicht angewandt werden. Imidazolderivate (Miconazol als Lotion) sind nützlich, um akute Entzündungszeichen zu bekämpfen. Imidazole scheinen nicht nur einen antimykotischen und antibakteriellen Effekt zu haben, sondern auch eine echte antipsoriatische Wirkung. Alphosyl (Lotion; Stafford-Miller) enthält 2% Allantoin und 5% Kohleteer und ist das einzige antipsoriatische Mittel, das in der Perianalregion angewandt werden kann. Bei ausgedehntem Befall in der gesamten Inguinal- und Perigenitalregion ist eine systemische Therapie mit Retinoiden hilfreich. Diese Therapie muß mit einem Dermatologen besprochen werden [20].

Benigner familiärer chronischer Pemphigus (Morbus Hailey-Hailey)

Der benigne familiäre Pemphigus ist eine seltene hereditäre Dermatose, die meist in der Inguinalregion lokalisiert ist.

Pathophysiologie. Diese autosomal dominante Erkrankung mit variabler Penetranz hat keine Beziehung zur bullösen Autoimmundermatose der Pemphigusgruppe. Sie kann durch externe Faktoren wie Feuchtigkeit und Infektionen provoziert und verstärkt werden.

Klinisches Bild. Gut abgegrenzte erythematöse Plaques sind bevorzugt in der Inguinalregion lokalisiert, sie können aber auch im Anal- und Perianalbereich auftreten. Sie sind durch lineare Fissuren charakterisiert. Auch vesikuläre und schuppige Läsionen können beobachtet werden.

Nachweis. Die in der histologischen Untersuchung beobachtete Akantholyse ist für die exakte Diagnose notwendig.

Therapie. Es ist sehr wichtig, die befallene Region so trocken wie möglich zu halten. Nach lokalen antiseptischen Maßnahmen (Tabelle 29.7) können hochwirksame Kortikosteroide angewandt werden. Kommt es zu keiner Besserung, sind Dapson (100 mg pro Tag) oder eine Operation weitere Therapiemöglichkeiten [13]. Im Falle einer Operation muß das gesamte betroffene Gebiet exzidiert werden. Wenn sich genügend Granulationsgewebe gebildet hat, wird die Wunde in einem zweiten Schritt mit einem Thiersch-Transplantat gedeckt.

Dyskeratosis follicularis vegetans (Morbus Darier)

Ätiologie. Die Dyskeratosis follicularis vegetans ist eine chronische autosomal dominante Verhornungsstörung, die hauptsächlich bei Erwachsenen beobachtet wird.

Klinisches Bild. Bei Lokalisation in intertriginösen Regionen ähneln die Läsionen dieser Erkrankung sehr denen des benignen familiären Pemphigus. Bräunliche follikuläre Papeln können große Plaques bilden. Fissuren werden beobachtet, sind aber weniger regelhaft als beim benignen familiären Pemphigus.

Nachweis. Andere Lokalisationen, wie Kopf, Stamm, Nacken, Handflächen und Nägel, können für die Diagnosestellung hilfreich sein. Schleimhäute sind häufig mitbetroffen. Das histologische Erscheinungsbild ist charakteristisch.

Therapie. Eine antibakterielle und antivirale topische Therapie ist häufig notwendig, um eine Sekundärinfektion zu beherrschen. Topische Therapie mit Retinoidsäure kann in anderen Bereichen außer in den intertriginösen Regionen versucht werden. Systemische Retinoide wie Etretinat 1 mg/kg KG pro Tag können zu sehr guten Ergebnissen führen [11].

Morbus Bowen

Ätiologie. Der Morbus Bowen, eine Form des intraepidermalen Karzinoms, wird im Anogenitalbereich von Männern und Frauen im fortgeschrittenen Alter beobachtet. Karzinogene Faktoren wie Alter und Arsen spielen vermutlich eine führende Rolle.

Tabelle 29.7. Antiseptische Mittel zur Reinigung der Analregion

Kaliumpermanganat 1:4000 – 1:16000 verdünnt
Silbernitrat 0,1–0,5 % verdünnt
Chlorhexidin 0,1 % (Hibitan; Ayerst, ICI)
Triclocarban (Septivon-Lavril; Porche-Lavril)

Klinisches Bild. Gewöhnlich läßt sich eine solitäre, selten multifokale, erythematöse, leicht infiltrierende und gut abgegrenzte Plaque irgendwo auf der Hautoberfläche lokalisieren, wobei die Anogenitalregion jedoch häufiger betroffen ist. Die Plaques können mit Schuppen und Krusten bedeckt sein und an eine Dermatitis erinnern.

Nachweis. Die histologische Untersuchung ist diagnostisch.

Therapie. Die chirurgische Exzision mit einem Sicherheitsabstand ist die Therapie der Wahl. Auch Kryotherapie, Elektrokoagulation oder Lasertherapie können angewandt werden, die Ergebnisse müssen jedoch in regelmäßigen Abständen nachkontrolliert werden, um Rezidive zu verhindern.

Morbus Paget

Der Morbus Paget ist eine seltene Dermatose, die gewöhnlich an der Mamille beobachtet wird, aber auch in Ausnahmefällen bei älteren Frauen in der Anogenitalregion vorkommt.

Pathophysiologie. Die mammären und extramammären Formen sind an die apokrinen Drüsen gebunden. Es handelt sich um ein Karzinom des duktalen Abschnitts dieser Drüsen.

Klinisches Bild. Das charakteristische Erscheinungsbild ist eine sehr langsam sich ausbreitende erythematöse Plaque, die stets gut abgegrenzt ist.

Nachweis. Die histologische Untersuchung ist diagnostisch.

Therapie. Die Operation mit Sicherheitsabstand ist die Therapie der Wahl.

Acrodermatitis enteropathica

Ätiologie. Die Acrodermatitis enteropathica ist eine sehr seltene Störung, die durch fehlende Zinkabsorption verursacht wird.

Klinisches Bild. Diese Dermatose wird bei jungen Kindern beobachtet. Sie beginnt im Umgebungsbereich der Körperöffnungen in Form erythematöser Plaques mit Vesikeln und Krustenbildung. Eine Sekundärinfektion mit Candida ist üblich. Die gleichen Symptome können bei Patienten auftreten (Alkoholiker), die eine parenterale Hyperalimentation erhalten; in diesem Fall weisen die Symptome auf einen Zinkmangel hin [24].

Nachweis. Die typische Lokalisation ist mit einer Mangelernährung verbunden. Die histologische Untersuchung ist nicht relevant. Die Bestimmung des Zinkspiegels im Bluttest ist diagnostisch.

Therapie. Zinksubstitution mit Zinksulfat (50–300 mg pro Tag p.o. zur Mahlzeit) beseitigt schnell alle Symptome, muß aber lebenslang weitergeführt werden.

Lichen sclerosus et atrophicans

Ätiologie. Der Lichen sclerosus et atrophicans ist eine seltene Dermatose, die überwiegend an der Genitalschleimhaut von Frauen nach der Menopause auftritt. Die Ätiologie ist nicht bekannt.

Klinisches Bild. Kleine, blau-weiße Makulae bilden größere, unregelmäßig abgegrenzte Plaques. Die Haut im Bereich dieser Plaques ist zu Anfang verdickt und wird später atrophisch. Erosionen, Fissuren und Vernarbungen werden häufig beobachtet. Ein ausgeprägter Pruritus ist sehr häufig.

Nachweis. Das typische klinische Bild sowie andere Lokalisationen neben der Genitalregion sind meist diagnostisch. Eine histologische Untersuchung ist hilfreich.

Therapie. Kleine Läsionen können operativ exzidiert werden. Eine topische Therapie mit hochwirksamen Kortikosteroiden oder die direkte Injektion von Steroiden in die Läsionen vermindern den Pruritus. Eine Nachsorge in regelmäßigen Abständen ist indiziert, da die Umwandlung in ein Spinaliom möglich ist. Die Therapie mit Testosteron (2%) in einer Steroidsalbe kann versucht werden [5].

Erosive und ulzeröse Dermatose

Jede erosive oder ulzeröse Läsion in der Anal- oder Perianalregion ist verdächtig, eine venerische Erkrankung zu sein. Diese Möglichkeit muß ausgeschlossen werden, auch wenn das klinische Bild nicht charakteristisch ist. Alle erosiven Läsionen können sich aufgrund einer Sekundärinfektion, die im Analbereich kaum vermieden werden kann, zu Ulzerationen entwickeln.

Herpes simplex

Der Herpes simplex ist eine weltweit verbreitete, hauptsächlich kutane Infektion beim Menschen. Neben der Lokalisation im Bereich der Lippen sind auch genitale Läsionen sehr verbreitet. Die anale Manifestation ist selten.

Ätiologie. Das Herpes-simplex-Virus ist ein DNS-Virus, das nur Menschen infiziert und weltweit verbreitet ist. Es lassen sich 2 Virustypen unterscheiden, was jedoch keine praktische Bedeutung hat. Direkter Kontakt ist der offensichtlichste Infektionsweg, da das Virus in trockener Umgebung nicht überlebt.

Klinisches Bild. Die Primärinfektion kann die gesamte Genitalregion befallen und sich bis zum Anus ausdehnen. Sie wird am häufigsten bei Mädchen und jungen Frauen beobachtet. Das sehr schmerzhafte Exanthem ist durch ein Erythem mit Vesikeln, Erosionen und Ödem charakterisiert. Der chronische und rezidivierende Herpes besteht aus kleinen Vesikeln, die zusammengedrängt liegen und später in erosive und verkrustete Läsionen übergehen. Patienten mit Aquired Immune Deficiency Syndrome (AIDS) können auch einen sehr ausgedehnten, sogar ulzerösen Befall unter Einbeziehung der Analmukosa aufweisen [22].

Epidemiologie. Eine anale Manifestation des Herpes simplex wird meist bei homosexuellen Männern beobachtet, besonders bei immungeschwächten Personen (AIDS).

Nachweis. Kulturen, elektronenmikroskopische Identifikation und Antikörpertiterbestimmungen sind mögliche Verfahren. Die schnellste und einfachste Identifikation ist die Immunfluoreszenzmethode an einem Ausstrich aus dem Bläscheninhalt. Dieser kann sowohl auf Riesenzellen als auch auf Einschlußkörperchen untersucht werden.

Therapie. Für eine topische Therapie stehen spezifische, hochwirksame Virustatika zur Verfügung (Tabelle 29.8) Eine systemische Therapie ist bei einer Primärinfektion oder sehr ausgedehnten Krankheitsbildern notwendig.

Tabelle 29.8. Topische Antivirusmittel

Substanz	Bemerkungen
Jodoxyuridin 0,2 %	Selten Allergie, insuffiziente Konzentration
Jodoxyuridin 10 %	
Tromantadin	Allergie
Azyklovir 5 %	

Ganz zu Anfang (in den ersten 2 Tagen) sollte der Herpes mit einem spezifischen topischen Therapeutikum behandelt werden (s. Tabelle 29.8). Cremes oder Salben sollten 6mal pro Tag über 3 Tage appliziert werden. Azyklovir i.v. ist bei allen schweren oder primären Infektionen indiziert, besonders bei immungeschwächten Personen: 5 mg/kg KG als Perfusion über 1 h alle 6 h. Mit der oralen Medikation (200–400 mg) sollte so bald wie möglich nach Auftreten der ersten Symptome begonnen werden; die Präparate werden über 3 Tage alle 5 h verabreicht. Sie nützen nicht für die Therapie bereits bestehender Läsionen [26]. Eine immunstimulierende Medikation, z.B. mit Methisoprinol (50 mg/Tag über 5 Tage), hat gezeigt, daß die Dauer eines Herpesrezidivs zurückgeht [21]. Diese spezifischen Therapeutika verhindern keine Rezidive. Ältere Läsionen werden leicht superinfiziert und erfordern daher eine antiseptische Therapie (s. Tabelle 29.6 und 29.7). Die Applikation topischer Kortikosteroide sollte nur sehr zurückhaltend erfolgen.

Behçet-Krankheit

Ätiologie. Die Behçet-Krankheit ist eine systemische Erkrankung mit multiplen kutanen Symptomen unbekannter Ätiologie. Es können okulare, artikuläre, vaskuläre und neurologische Manifestationen auftreten, jedoch nicht immer gleichzeitig bei demselben Patienten.

Klinisches Bild. Die anale Lokalisation der Behçet-Krankheit ist nicht häufig. Das Erscheinungsbild der Läsionen ist absolut identisch mit jedem anderen erosiven Anfangsstadium. Die einfachen Erosionen können sich zu scharf demarkierten Ulzerationen mit gelben Wundgrund und einem entzündeten Rand entwickeln. Sie sind sehr schmerzhaft.

Epidemiologie. Die Krankheit kommt überwiegend bei Männern vor und beginnt gewöhnlich im Alter zwischen 10 und 30 Jahren. Eine Vererbung ist wahrscheinlich, da 60–80 % der Patienten HLA-B$_5$ haben.

Nachweis. Bei Vorliegen einer oralen und genitalen Aphthosis sowie okulärer Läsionen wird gewöhnlich die Diagnose Behçet-Krankheit gestellt. Sind die Symptome spärlich, stellt die Hautsensibilität (Provokation einer Aphthe am Injektionsort) eine nützliche Hilfe dar. Die Histologie ist nicht spezifisch.

Therapie. Eine spezifische Therapie ist nicht bekannt. Bei Vorliegen okulärer Läsionen oder ausgedehnter aphthöser Veränderungen ist die Therapie mit systemischen Kortikosteroiden indiziert (1 mg/kg KG pro Tag) [29]. Heparin wird im Falle einer Venenthrombose gegeben. Kolchizin wurde erfolgreich bei Erythema nodosum in Verbindung mit der Behçet-Krankheit angewandt, es hat jedoch keinen Einfluß auf die aphthösen Veränderungen. Sulfone wurden mit einigem Erfolg angewandt. Eine immunsuppressive Therapie ist auf schwere Fälle beschränkt. Die einzige Therapie, die bei den schmerzhaften aphthösen Veränderungen zu befriedigenden Ergebnissen führte, ist Thalidomid (50–300 mg pro Tag über 2–3 Monate, Beginn mit der hohen Dosierung) [8]. Die lokale Behandlung besteht aus antiseptischen Maßnahmen (s. Tabelle 29.7).

Fixes Arzneimittelexanthem

Dieses stellt eine ungewöhnliche Reaktion auf ein Medikament oder einen Nahrungsmittelzusatzstoff dar. Es kann überall auf der Haut beobachtet werden, ist jedoch häufig in der Anogenitalregion lokalisiert.

Ätiologie. Der exakte allergische Mechanismus wurde bislang noch nicht vollständig aufgeklärt.

Klinisches Bild. Ein erythematöser, gut abgegrenzter, solitär oder multipel vorkommender Plaque zeigt eine schnelle Pigmentation. Die Läsionen sind häufig bullös und erosiv. Rezidive treten immer an genau denselben Stellen auf.

Nachweis. Eine Arzneimitteleinnahme in der Anamnese, gefolgt von einem Exanthem am gleichen Ort, führt zur Diagnose. Auslösende Arzneimittel sind häufig Barbiturate, Azetylsalizylsäure, nichtsteroidale entzündungshemmende Präparate, Allopurinol, Antibiotika, phenolphthaleinhaltige Präparate, Laxanzien und Wein.

Therapie. Der erste Schritt besteht im Weglassen des Arzneimittels. In der akuten Phase können lokale Steroide benutzt werden. Bei erosiven Läsionen sollten antiseptische Maßnahmen ergriffen werden (s. Tabelle 29.7), um eine Superinfektion zu verhindern.

Pemphigus vulgaris

Der Pemphigus vulgaris ist eine chronische autoimmune, bullöse Hauterkrankung, die häufig an den Schleimhäuten beginnt. Die Analschleimhaut ist selten alleine befallen, ebenso die Wangenschleimhaut.

Pathophysiologie. Autoantikörper, die auf der Oberfläche von Keratinozyten fixiert sind, sind verantwortlich für die Ablösung dieser Zellschicht, was als Akantholyse bezeichnet wird.

Klinisches Bild. Aufgrund der mechanischen Reibung werden in der Analregion keine Blasen beobachtet, es finden sich aber oberflächliche Erosionen mit schlechter Abheilungstendenz.

Nachweis. Die direkte Immunfluoreszenz einer Biopsieprobe ist für den Nachweis von Antikörpern gegen Keratinozyten notwendig.

Therapie. Die Gabe systemischer Kortikosteroide ist die wirkungsvollste Therapie. Die Initialdosis muß ausreichend hoch liegen (Prednison 100–120 mg pro Tag), und die Therapie sollte fortgesetzt werden, solange die Läsionen vorhanden sind. Sind die Hautveränderungen verschwunden, wird die Dosis reduziert, bis die niedrigste Läsionen verhindernde Dosierung gefunden ist. Azathioprin (100–200 mg pro Tag) oder Zyklophosphamid (50–150 mg pro Tag) können verwendet werden, um eine niedrigere Dosierung der Kortikoide zu ermöglichen. Eine lokale Infektionsprophylaxe sollte durch antiseptische Maßnahmen erfolgen (s. Tabelle 29.7).

Morbus Crohn

Eine anale Manifestation kann bei etwa 25 % der Patienten mit Morbus Crohn vorliegen. Es ist wichtig zu betonen, daß diese Manifestationen allen anderen Symptomen um Monate oder sogar Jahre vorausgehen können.

Klinisches Bild. Es können einzelne oder multiple, nicht indurierte Fissuren sowie kleine oder große Ulzerationen und Fisteln vorliegen. Sie sind indolent und haben eine schlechte Granulationstendenz. Gelegentlich sind die Ränder unterminiert [14].

Nachweis. Die histologische Untersuchung zeigt eine charakteristische granulomatöse Infiltration.

Therapie. Eine spezifische Therapie ist nicht bekannt. Die Behandlung mit lokalen antiseptischen Präparaten ist indiziert (s. Tabelle 29.7).

Ulzerationen nach Anwendung von Suppositorien

Zwei Gruppen von Arzneimitteln (Ergotamin und die Morphomimetika) haben gezeigt, daß sie nach längerer Anwendung anorektale und vaginale Ulzera verursachen können [10, 28].

Ätiologie. Während die durch Ergotamin verursachten Ulzera sich als Folge einer lokalen Vasokonstriktion erklären lassen, gibt es für die andere Gruppe keine Hypothese.

Klinisches Bild. Große und tiefe Ulzerationen in der anorektalen Schleimhaut sind beschrieben worden. Sie sind indolent und können bis auf den Analsphinkter reichen.

Therapie. Eine spezifische Therapie ist nicht erforderlich, da die Abheilung nach Absetzen der Suppositorien spontan eintritt. Antiseptische Verbände sind nützlich.

Dekubitalgeschwüre

Dekubitalulzera kommen häufig bei älteren, immobilen oder paraplegischen Patienten in den Druckzonen vor.

Ätiologie. Der entscheidende Faktor für die Entstehung dieser trophischen Ulzera scheint der Sensibilitätsverlust zu sein, der zu einer verminderten Mobilität und zu Gefäßstase besonders in den Druckzonen führt.

Klinisches Bild. Ein initiales Erythem und Blasenbildung für einige Tage gehen der Ulzeration voraus. Häufig findet sich eine tiefe Gewebezerstörung unter dem Ulkus, die zu den charakteristischen unterminierten Rändern und Sinusbildungen führt. Es können sich auch Periostitis und Osteomyelitis entwickeln.

Therapie. Die beste Therapie ist die Prävention. Lagerung, häufiges Betten, Verwendung spezieller Laken und das häufige Drehen immobiler Patienten sind entscheidend. Die Sitzhaltung ist unbefriedigend, die Bauchlage ist ideal, aber schwer einzuhalten. Neben diesen mechanischen Maßnahmen sind Korrekturen einer Anämie, der Stickstoffbalance und einer Hypalbuminämie notwendig. Vorsicht bei Anwendung atemdepressiv wirkender Präparate und Tranquilizer ist wichtig. Hat sich ein Druckgeschwür ausgebildet, muß jeglicher weiterer Druck beseitigt werden. Die Desinfektion mit einer Kaliumpermanganatlösung (s. Tabelle 29.7) oder Chlorhexidin (verdünnt, 0,5%) sollte nach jedem Stuhlgang durchgeführt werden. Die beste Desinfektion großflächiger Ulzerationen ist ein Sitzbad über mehrere Stunden pro Tag, eine Maßnahme, die gleichzeitig zur Beseitigung von Druck beiträgt. Die Anwendung antibiotischer Salben und feuchter Verbände wird nicht gut toleriert und beschleunigt den Heilungsprozeß nicht. Die Verwendung moderner Verbände mit adhäsiven Kunststoffschichten (Opsite, Varihesive, Comfeel) ist sehr wirksam und praktisch in der Anwendung. Der geeignetste Verband für tiefe Ulzera ist Silastik, ein Schaummaterial, das exakt in die erforderliche Form modelliert und direkt in die Ulkushöhle eingelegt werden kann. Innerhalb mehrerer Minuten stabilisiert sich die Substanz und bildet eine gummiähnliche Ausgußform, die sich leicht mehrmals am Tag zu Reinigungs- und Desinfektionszwecke entfernen läßt. Mit Verkleinerung des Ulkus muß die Form wöchentlich neu angefertigt werden. Die chirurgische Exzision ist gelegentlich indiziert [2].

Tuberkulose

Diese Infektionskrankheit kann in verschiedenen kutanen Formen auftreten. Ein Primäraffekt in der Analregion ist außergewöhnlich. Er wird von einer unilateralen Lymphadenopathie begleitet. Lupus vulgaris und die verruköse Tuberkulose können sich weit über das Gesäß und die Analregion ausbreiten. Die wahrscheinlichste Erscheinungsform der Tuberkulose, die im analen Bereich beobachtet wird, ist die Ostiumtuberkulose, die besonders bei Patienten mit fortgeschrittener pulmonaler oder intestinaler Erkrankung vorkommt.

Ätiologie. Die Ostiumtuberkulose ist eine Form der Autoinokulation. Die Läsionen sind Folge einer direkten Inokulation oder einer lymphatischen Ausbreitung um den Anus herum.

Klinisches Bild. Kleine rote Papeln oder Noduli schmelzen ein und bilden flache und sehr schmerzhafte Ulzera mit unterminierten Rändern. Die Ulzera sind gewöhnlich klein, haben einen Durchmesser von weniger als 2 cm und zeigen keine spontane Abheilungstendenz.

Nachweis. Es finden sich immer Hinweise auf eine Tuberkulose, und der bakteriologische Nachweis ist nicht schwierig.

Therapie. Eine topische Therapie ist niemals wirksam, es muß eine Routinetuberkulosetherapie durchgeführt werden.

Amöbiasis

Ätiologie. Eine Infektion mit dem Protozoon Entamoeba histolytica kann Analulzerationen durch Ausbreitung einer zugrundeliegenden Amöbenerkrankung des Darms oder durch direkte Inokulation hervorrufen.

Klinisches Bild. Die Ulzera dringen entweder tief ein, zerstören das umgebende Gewebe schnell und besitzen serpiginöse, unterminierte Ränder oder sind mit Granulationsgewebe ausgekleidet. Gewöhnlich ist das Ulkus von einer sehr schmerzhaften Adenosis begleitet.

Epidemiologie. Eine direkte Inokulation kann in endemischen Ländern auftreten. Jüngste Fälle dieser seltenen Analinfektion wurden bei HIV-positiven Personen beobachtet [15].

Nachweis. Der Befund von Entamoeba histolytica in einer Biopsieprobe aus dem Rand der Läsion ist diagnostisch.

Therapie. Eine geeignete Therapie der Darminfektion ist notwendig (s. Kap. 32).

Tumoröse, vegetative und fistulöse Dermatosen

Bei vegetativen und proliferierenden Läsionen in der Analregion muß als erstes eine Syphilisinfektion ausgeschlossen werden (s. Kap. 28).

Condylomata acuminata

Condylomata acuminata sind intraepithelial gelegene benigne Tumoren, die durch eine Infektion mit dem humanen Papillomavirus (HPV) verursacht werden.

Ätiologie. Eine Reihe klinischer Warzen wird durch unterschiedliche Viren hervorgerufen, ein spezifischer Virustyp entspricht jedoch nicht notwendigerweise einem bestimmten klinischen Bild. Einige Typen [16, 18, 31, 33] sind onkogen.

Klinisches Bild. Das klinische Bild der Condylomata acuminata ist äußerst typisch. Die Warzen sind verlängert und gestielt; sie sind gelegentlich in Form blumenkohlartiger Auswüchse an den Genitalien und in der Perianalregion lokalisiert. Auch im Analkanal muß nach ihnen gefahndet werden. Sie sind schmerzlos und können zu voluminösen Gebilden heranwachsen. Eine karzinomatöse Degeneration ist möglich, wenn sie über einen sehr langen Zeitraum weiterbestehen.

Epidemiologie. Condylomata acuminata gehören zu den sexuell übertragenen Erkrankungen. Die Partner müssen untersucht und gleichzeitig behandelt werden. Die anale Lokalisation ist besonders bei homosexuellen Männern häufig. Bei HIV-positiven Patienten ist die Infektion mit HPV weit verbreitet.

Nachweis. Das klinische Bild ist typisch und reicht für die Diagnosestellung aus. Besteht die Infektion über einen langen Zeitraum und sind Tumormassen vorhanden, ist eine histologische Untersuchung unerläßlich, um einen malignen Prozeß auszuschließen.

Therapie. Es sind viele Therapiearten bekannt (Tabelle 29.9). Eine Spontanremission, wie es bei Warzen an anderen Lokalisationen üblich ist, tritt bei Condylomata acuminata in der Regel nicht ein. Daher ist es zu empfehlen, mit dem Beginn der Therapie nicht zu warten, auch wenn die Symptome nur minimal sind. Eine Inspektion des Analkanals ist immer notwendig.
Podophyllin in einer Verdünnung von 15–20% ist am wirksamsten, wenn wenige und kleine Läsionen vorliegen. Eine zweimalige Applikation pro Woche wird empfohlen; ausgedehnte Flächen sollten jedoch nicht behandelt und exzessive Mengen sollten nicht auf Schleimhäute appliziert werden, da diese Substanz resorbiert wird und systemische Nebenwirkungen haben kann. Die umgebende Haut sollte durch Abdecken mit einer Basissalbe geschützt werden. Zu Beginn der Therapie sollte die Flüssigkeit über 1–2 h aufgetragen bleiben und dann abgewaschen werden, da eine ausgeprägte Irritation möglich ist. Später kann Podophyllin über mehrere Stunden appliziert bleiben. Kryochirurgie hinterläßt bei sorgfältiger Durchführung keine Narben. Elektrochirurgie, Kürettage und Laser müssen in Lokalanästhesie durchgeführt werden. Die unter optischer Vergrößerung durchgeführte Lasertherapie scheint bessere Ergebnisse zu haben, da weniger häufig Rezidive beobachtet werden und die Abheilung schneller erfolgt [23]. Verschiedene Interferone (α, γ) befinden sich in klinischer Erprobung und versprechen eine alternative Therapiemöglichkeit bei HPV-Infektionen, die gegenüber anderen Therapien resistent sind.

Tabelle 29.9. Therapiearten bei Condylomata acuminata

		Applikationsart
Podophyllin		Topisch
Flüssigstickstoff		Topisch
Kürettage und Elektrochirurgie		
Laser		Topisch
5-Fluorouracil		
Immunotherapie:	Isoprinosin (Newport)	Peroral
	Interferone	Subläsionale oder subkutane Injektionen

Bowenoide Papulosis

Ätiologie. Die bowenoide Papulosis ist eine neue HPV-Infektion, die durch die Typen 16 und 18, möglicherweise aber auch andere, verursacht wird [6, 7].

Klinisches Bild. Charakteristisch sind multiple, flache, gelegentlich verruköse, rotbraune bis violette Papeln. Sie neigen dazu, in Gruppen zu liegen und miteinander zu verschmelzen und können die gesamte Anogenitalregion besetzen.

Epidemiologie. Wie beim Condyloma acuminatum wird diese Infektion häufig bei jungen Erwachsenen beobachtet, die sexuell sehr aktiv sind. Frauen können in besonders ausgedehnter Weise befallen sein, wobei die gesamte Genital- und Analregion betroffen ist. Die Infektion der Zervix mit dem gleichen Virus wird häufig beobachtet.

Nachweis. Im Gegensatz zum Condyloma acuminatum muß eine Biopsieprobe für die histologische Untersuchung gewonnen werden und eine Virustypisierung mittels Hybridisierungstechnik erfolgen. Das Auftragen von Essigsäure (5%) ist nützlich, um subklinische Läsionen sichtbar zu machen.

Therapie. Im wesentlichen werden die gleichen Maßnahmen wie beim Condyloma acuminatum ergriffen (s. Tabelle 29.9). Es wurde beobachtet, daß Rezidive sehr häufig vorkommen und daß eine wirklich effektive Therapie noch nicht zur Verfügung steht. Wiederholte Lasertherapie zusammen mit Interferonen [6, 7] werden in Zukunft vielleicht bessere Ergebnisse zeitigen.

Pemphigus vegetans

Der Pemphigus vegetans ist eine seltene Variante des Pemphigus vulgaris und gehört zur Gruppe der bullösen Autoimmundermatosen.

Pathophysiologie s. Pemphigus vulgaris.

Klinisches Bild. Blasenbildungen werden beim Pemphigus vegetans selten beobachtet, nur gelegentlich an den Rändern der Läsionen. Stattdessen sitzen die Wucherungen um die Körperöffnungen herum.

Nachweis s. Pemphigus vulgaris.

Therapie. In resistenten oder lokalisierten Fällen kann die chirurgische Exzision eine gute Therapieform darstellen.

Acanthosis nigricans

Die Acanthosis nigricans ist eine seltene, uneinheitliche Erkrankung, die durch kutane Hyperkeratose und Pigmentation in Axillae, Nacken, Anogenitalregion, Leisten und intertriginösen Falten charakterisiert ist.

Ätiologie. Ein nichtidentifiziertes, vom Neoplasma oder der Hypophyse abgesondertes Peptid gilt als Auslöser der Läsionen.

Klinisches Bild. Braune, verruköse Läsionen entwickeln sich hauptsächlich in den intertriginösen Falten. Sie sind mit Hyperkeratose der Handflächen und Fußsohlen verbunden. Ausdehnung über die gesamte Hautoberfläche ist möglich.

Epidemiologie. Eine benigne Form kann familiär sein, mit irregulärem, autosomal dominanten Erbgang. Eine andere benigne Form, auch „Pseudoacanthosis nigricans" genannt, wird bei fettleibigen jungen Erwachsenen beobachtet. Die maligne Form ist stets mit einer malignen Erkrankung verbunden.

Nachweis. Das klinische Erscheinungsbild ist eindeutig; eine Differenzierung zwischen benignen und malignen Formen ist bei Berücksichtigung genetischer Faktoren, des Alters bei Krankheitsbeginn und der Beziehung zu Malignomen möglich.

Therapie. Eine spezifische Therapie ist nicht bekannt. Die malignen Formen verschwinden, wenn der Tumor exzidiert oder wirksam therapiert wird.

Karzinome s. Kap. 19

Hidradenitis suppurativa und Aknetetrade

Die Hidradenitis suppurativa ist eine entzündliche und häufig chronische Erkrankung, die zu einem furunkulösen Erscheinungsbild der Perianalregion führt. Häufig ist sie weit über die Gesäßhälften verbreitet. Dieser fistelnde, abszedierende und narbenbildende Prozeß wird bei Männern häufiger beobachtet.

Ätiologie. Die Ätiologie steht noch nicht genau fest, aber es scheint klinisch offensichtlich zu sein, daß 2 Erkrankungen unterschieden werden müssen [25]. Erstens ist die Hidradenitis suppurativa eine Erkrankung der apokrinen Drüsen (Verneuil-Erkrankung); zweitens ist die Aknetetrade klinisch identisch, aber weniger stark ausgeprägt, betrifft die Talgdrüsen und wird daher als eine Sonderform der Akne angesehen.

Klinisches Bild. Es werden alle Grade der Entzündung, torpide Noduli, Abszesse und fistelnde Prozesse mit sezernierenden Sinus beobachtet. Ausgeprägte Vernarbungen, häufig mit Tunnelbildungen, sind üblich.

Nachweis. Die Unterscheidung der beiden Krankheitsbilder erfolgt klinisch: Die Verneuil-Erkrankung ist nur in den Axillae und der perigenitalen Inguinalregion lokalisiert. Die Aknetetrade kommt an denselben Stellen vor, zusätzlich auch am Nacken und an der behaarten Kopfhaut; sie geht häufig mit Pilonidalzysten einher.

Therapie. Die Therapie der beiden Krankheitsbilder unterscheidet sich in einer Hinsicht: Während die Aknetetrade außerordentlich gut auf die orale Gabe von Isotretinoin [4] anspricht, ist dies bei der Verneuil-Erkrankung weit weniger deutlich. Isotretionin wird in einer Dosierung von 0,5–1,0 mg/kg KG pro Tag über 4–6 Monate (zusammen mit kontrazeptiven Maßnahmen bei Frauen im gebährfähigen Alter) gegeben. Nach diesem Zeitraum ist eine operative Therapie häufig notwendig. Die Verneuil-Erkrankung spricht gut auf orale Antibiotika an. Abszesse müssen drainiert werden. Die chirurgische Therapie bietet die einzige definitive Heilung. Eine topische

Aknetherapie ist bei diesen schweren Formen nutzlos und wird zudem in der Analregion nicht toleriert.

Aktinomykose

Die Aktinomykose ist eine chronische Infektionskrankheit, die in der Nähe einer Körperöffnung lokalisiert ist und einen suppurativen und fistelnden Prozeß auslöst.

Ätiologie. Actinomyces israeli ist das häufigste fadenförmige Bakterium, das eine Aktinomykose verursacht. Andere Bakterien, wie Actinobacillus actinomycetem-comitans, können beteiligt sein.

Klinisches Bild. Wie die häufigere zervikofaziale Form ist der anale Befall durch indurierte Noduli charakterisiert, die einschmelzen und Fisteln, Sinus und einengende Vernarbungen bilden.

Epidemiologie. Die Verteilung der Infektion ist weltweit. Selten tritt sie im Kindesalter auf. Normalerweise sind Erwachsene im Alter zwischen 15 und 20 Jahren betroffen.

Nachweis. Der Nachweis typischer „Schwefelkörnchen" im Eiter ist nicht immer möglich. Kulturen in einem spezifischen Medium und Nachweis von Antikörpern im Serum durch Immunfluoreszenz sind diagnostisch.

Therapie. Neben der operativen Drainage sind hochdosierte Antibiotika (Aminopenizillin) die beste Therapie [19]. Obwohl viele Antibiotika wirksam sind, müssen sie über einen sehr langen Zeitraum gegeben werden (bis zu 6 Monate), da ihre Penetration durch die dichten Bindegewebeschichten, die die Kolonien umgeben, nicht optimal ist.

Literatur

1. Alexander-Williams J (1983) Pruritus ani. Br Med J [Clin Res] 287 (2): 159-160
2. Buchanan DL, Agris J (1983) Gluteal plication closure of sacra pressure ulcers. Plast Reconstr Surg 72: 49-54
3. Dafforn-Ierodiaconou E (1983) Greek babies' bottoms. Br Med J 287: 764
4. Dicken C, Powell S, Spear KL (1984) Evaluation of isotretinoin treatment of hidradenitis suppurativa. J Am Acad Derm atol 11: 500-502
5. Flynt J, Gallup DG (1979) Childhood lichen sclerousus. Obstet Gynecol 53 [Suppl 3]: 79S-81S
6. Gross G, Gissmann L (1986) Urogenitale and anale Papillomvirusinfektion. Hautarzt 37: 587-596
7. Gross G, Roussaki A, Schoepf E (1986) Successful treatment of condylomata acuminata and bowenoid papulosis with subcutaneous injections of low-dose recombinant interferon Arch Dermatol 122: 749-750
8. Grosshans E (1986) Thalidomide. In: Saurat JH, Grosshans E, Laugier P, Lachapelle JM (eds) Précis de dermatologie et vénérologie. Masson, Paris, p 640
9. Habif TP (1985) Clinical dermatology: a color guide to diagnosis and therapy. Mosby, St Louis, p 214-215
10. Laplance G, Grosshans E, Heid E, Jaeck D, Welsch M (1984) Ulcérations ano-rectovaginales par suppositoires contenant du dextropropoxyphène. Ann Dermatol Venereol II: 347-355
11. Löwenhagen GB, Michaelsson G, Mobacken H et al. (1982) Effect of etretinate (RO 10-9359) on Darier's disease. Dermatologica 165: 123-130
12. Maibach HI (1985) Naftifine: dermatotoxicology and clinical efficacy. Mykosen 28 [Suppl 1]: 75
13. Michel B (1982) Commentary: Hailey-Hailey disease. Familial benign chronic pemphigus. Arch Dermatol 118: 781-783
14. Neiger A (1985) Manifestations anales et périanales de la maladie de Crohn. Hexagone Roche 13 [Suppl 1]: I-IV
15. Penneys NS, Hicks B (1985) Unusual cutaneous lesions associated with acquired immunodeficiency syndrome. J Am Acad Dermatol 13: 845-852
16. Poffet D, Harms M (1983) Pratique de la corticothérapie locale. Praxis 72: 721-726
17. Raab WPF (1980) The treatment of mycosis with imidazole derivatives. Springer, Berlin Heidelberg New York 122
18. Reuler JB, Cooney TG (1981) The pressure sore: pathophysiology and principales of management. Ann Intern Med 94: 661-666
19. Richtsmeier WJ, Johns ME (1979) Actinomycosis of the head and neck. CRC Crit Rev Clin Lab Sci 11: 175-202
20. Saurat JH (1986) Le psoriasis. In: Saurat JH, Grosshans E, Laugier P, Lachapelle JM (eds) Précis de dermatologie et vénérologie. Masson, Paris, p 149
21. Saurat JH (1986) Inosine, acédobène, dimépranol (Isoprinosine). In: Saurat JH, Grosshans E, Laugier P, Lachapelle JM (eds) Précis de dermatologie et vénérologie. Masson, Paris p 636
22. Seigal TB, Lopez C, Hammer GS, Brown AE, Kornfeld SJ (1981) Severe acquired immunodeficiency in male homosexuals manifested by chronic perianal ulcerative herpes simplex lesions. N Engl J Med 305: 1439-1444
23. Silva PD, Micha JP, Silva DG (1985) Management of condyloma acuminatum. J Am Acad Dematol 13: 457-463
24. Steger JW, Izuno GT (1979) Acute zinc depletion syndrome during parenteral hyperalimentation. Int J Dermatol 18: 472-479
25. Stein E (1986) Proktologie. Lehrbuch und Atlas. Springer, Berlin Heidelberg New York
26. Strauss SE (1985) Herpes simplex virus infection: biology, treatment, and prevention. Ann Intern Med 103: 404-419
27. Wienert V (1985) Diagnose und Therapie des Analekzems. Hautarzt 36: 232-233
28. Wienert V, Grussendorf EI (1980) Anokutaner Ergotismus gangraenosus. Hautarzt 31: 668-670
29. Wong RC, Ellis CN, Diaz LA (1984) Behçet's disease. Int J Dermatol 23: 25-32

30 Pruritus Ani

B. Hammer

Definition

Unter Pruritus ani versteht man unangenehmes Gefühl und Juckreiz im Bereich des Anus mit dem unbändigen Verlangen, sich zu kratzen.

Pathogenese und Pathophysiologie

Sowohl Pruritus wie Schmerz entstehen an der dermoepidermalen Grenze durch Reizung der Plexus freier Nervenendigungen. Der „Juckpunkt" kann neurohistologisch demonstriert werden [12]. Physiologisch handelt es sich um einen Punkt mit einer erniedrigten Schwelle für chemische, mechanische, thermische und elektrische Reize. Durch diese Reize werden chemische Mediatoren freigesetzt, wie Histamin, proteolytische Enzyme, Kinine und Prostaglandine, die die Rezeptoren anregen. Der Reiz wird über zentripetale Neurone zum lateralen Tractus spinothalamicus geleitet und von dort über Synapsen zum Thalamus. Es ist wahrscheinlich, daß ein geringgradiger Reiz zum Symptom des Pruritus führt, ein stärkerer zu Schmerz. Histamin ist ein hauptsächlicher Mediator des Pruritus. Wenn Histamin durch Skarifikation in die Epidermis eingebracht wird, kommt es zu Pruritus. Wird es dagegen tief in die Dermis injiziert, entsteht Schmerz [6].

Die „Pruritusschwelle" ist individuell sehr verschieden, was Shelley u. Arthur [12] an „normalen" Versuchspersonen zeigen konnten. Pruritus kann von der Perianalhaut und vom distalen Analkanal ausgehen, wobei letzterer von nicht verhornendem Plattenepithel bekleidet ist. Fälschlich verwenden wir im allgemeinen Sprachgebrauch den Ausdruck Analschleimhaut. Im Gegensatz zur Haut führen aber Reizungen der Schleimhäute nie zu Pruritus.

Welche Gründe gibt es dafür, daß Pruritus mit Prädilektion am Anus auftritt?

- Der Anus liegt in einer Art Tasche zwischen den Gesäßfalten, was zu einem mechanischen Reiz führen kann. Dieser wird verstärkt durch erhöhte Feuchtigkeit, etwa bei Adipositas, körperlicher Tätigkeit und Neigung zu starkem Schwitzen, oder durch verminderte Feuchtigkeit, wie bei atrophischer Altershaut.
- Kot reizt die Haut mechanisch und chemisch, wenn der After nicht peinlich sauber gehalten wird oder werden kann. Begünstigende Faktoren sind Trichteranus, starke Behaarung und Sphinkterschwäche.
- Es gibt in der Analregion viele Kontaktentzündungen und nichttumoröse und tumoröse Gewebeveränderungen, die durch Abgang von Sekret, wie Pus, Schleim und Reizsekreten, zu Pruritus prädisponieren.
- Bei der Frau können Erkrankungen oder Sekrete von Vagina und Vulva auf den Anus übergreifen.

Klassifikation

Wir unterscheiden einen primären (idiopathischen) und einen sekundären Pruritus ani.

Primärer Pruritus ani

Es handelt sich um einen Pruritus ani unklarer Genese, d. h. weder ist eine lokale Pathologie erkennbar noch eine zu Pruritus führende Allgemeinerkrankung. Verbov [15] spricht von konstitutionellem Pruritus ani. Damit wird angedeutet, daß es sich um ein Individuum mit einer herabgesetzten Reizschwelle für Pruritus handelt. Bei diesen Patienten können schon Reize einen Pruritus auslösen, die bei normal reagierenden Personen keine Folgen haben, z. B. ganz leichte Verschmutzung des Anus mit Fäzes oder ein ganz geringgradiges Hämorrhoidalleiden. Oft scheint eine psychische Konfliktsituation vorzuliegen [3]. Psychologen sind allerdings nicht der Ansicht, daß es eine spezifische Persönlichkeitsvariante gibt, die zu primärem Pruritus neigt. Die anorektale Region gilt als sensible Zone für die Fokussierung positiver und negativer Interessen und Gefühle, z. B. erotische Befriedigung, Abneigung, Schuldgefühle, Angst. Meist liegt eine sexuelle Problematik im Sinne einer Frustration zugrunde, und zwar sowohl bei heterosexuellen wie bei homosexuellen Individuen. Bei

Tabelle 30.1 Ätiologie des sekundären Pruritus ani

Erkrankte Organe	
Haut	
Darmtrakt	Einschließlich sexuell übertragener
Weibliches Genitale	Krankheiten
Allgemeinerkrankungen	

Frauen ist der primäre Pruritus ani oft mit einem Pruritus der Vulva assoziiert. Dies gilt auch für den sog. „Witwenjuckreiz", der z.T. durch Masturbation ausgelöst wird. Bei Männern soll dem Pruritus oft eine berufliche Streßsituation zugrunde liegen [10].
Obwohl früher von bestimmten Autoren [5, 11] geschätzt wurde, daß 45–70% des Pruritus ani zur Kategorie des primären Pruritus gehören, sehen wir diese Affektion praktisch nie. In unserem Krankengut läßt sich fast immer eine Ätiologie eruieren und erfolgreich behandeln.

Sekundärer Pruritus ani

Beim sekundären Pruritus ani ist eine Ätiologie erkennbar, die den Pruritus verursacht (Tabelle 30.1).

Evolution

Sofern nicht eine Hauterkrankung oder eine sexuell übertragene Krankheit der Perianalhaut vorliegt, kann man zunächst keine Hautläsion erkennen, d.h. es liegt ein *Pruritus sine materia* vor. Durch Kratzen und chemische oder infektiöse Noxen kommt es dann zur Reaktion der Haut mit Rötung, Exkoriationen, Nässen und evtl. Ausbildung von Eiter. Man spricht in diesem Stadium von *Perianaldermatitis*. Schließlich entsteht durch Allergisierung auf chemische oder infektiöse Noxen das *akute Perianalekzem* mit Papeln und Bläschenbildung. Daraus kann das *chronische Perianalekzem* mit Lichenifikation der Haut entstehen. Der allgemeine Sprachgebrauch ist allerdings oft ungenau, so daß alle Hautreaktionen auf Pruritus in einen Topf geworfen und als „Perianalekzem" bezeichnet werden.

Epidemiologie

Der Pruritus ani ist eine der häufigsten Lokalisationen eines nichtgeneralisierten Pruritus [1]. Pruritus ani ist zweifellos das häufigste Symptom in der Proktologie. Männer sind wesentlich häufiger betroffen als Frauen, das Verhältnis beträgt etwa 4:1 [8]. Der Großteil der Patienten ist zwischen 30 und 60 Jahre alt.

Differentialdiagnose des sekundären Pruritus ani

Wie bereits in Tabelle 30.1 dargestellt, kann der sekundäre Pruritus durch Erkrankungen der Haut, sexuell übertragene Krankheiten, Darmkrankheiten, Erkrankungen des weiblichen Genitale und durch Allgemeinerkrankungen entstehen. Tabelle 30.2 gibt eine Übersicht über die wichtigsten in Frage kommenden Erkrankungen.
Hauterkrankungen sind eine häufige Ätiologie des sekundären Pruritus ani. Die am häufigsten ursächlich verantwortliche Hautkrankheit ist die Psoriasis. Im typischen Fall, besonders wenn die Haut an anderen Körperstellen betroffen ist, wird sie auch der Gastroenterologe erkennen. Ein Großteil der Hauterkrankungen am Anus sind aber iatrogen ausgelöst, häufig durch Selbstmedikation mit nachfolgender Kontaktdermatitis. Häufig sind lokal angewendete Hämorrhoidalcremes und -zäpfchen schuld, ebenso Antibiotika und sogar Kortikosteroide. Letztere können zu einer Sensibilisierung der Haut oder einer Atrophie mit konsekutiv erhöhter Lädierbarkeit führen. Viele peroral eingenommene Medikamente wirken durch ihre nicht resorbierten Anteile oder durch Abbauprodukte als Kontaktallergene. Dies gilt insbesondere auch für Laxanzien, v.a. für phenolphthaleinhaltige und für Anthrachinonglykoside. Nach Rufli [9a] sind unter den peroral eingenommenen Substanzen am häufigsten Barbiturate, Pyrazolone und Sulfonamide verantwortlich. Auch Chinin, Hydantoin und Metronidazol können als Kontaktallergene wirken. Ebenso können Farb- oder Duftstoffe des Toilettenpapiers zu Kontaktdermatitis führen. Bei Verdacht auf Pilzbefall (Candida, Dermatophyten) soll ein Abstrich gemacht und in 20% KOH zur mikroskopischen Untersuchung aufgelöst werden. Eine Kultur erfordert spezielle Nährböden.
Sexuell übertragene Krankheiten sind wegen verstärkter präventiver Maßnahmen zur Verhütung von Aids glücklicherweise stark zurückgegangen.
Bei den Erkrankungen des Darmtraktes ist es besonders wichtig, in der Anamnese nach Selbstmedikationen (einschließlich Laxanzien), Deodorants, Nahrungsmittelunverträglichkeiten und -allergien, Analhygiene, Art der Unterkleider und Kleider zu fragen. Gewürze und Getränke können insbesondere bei Abusus zu Pruritus führen. Nach Friend [4] gilt dies besonders für Kaffee (auch koffeinfrei), Tee,

Tabelle 30.2 Ätiologie des sekundären Pruritus ani

Erkrankungen der Haut
  Psoriasis
  Soordermatitis und Mykosen
  Neurodermitis (Lichen chronicus Vidal)
  Lichen sclerosus
  Kontaktdermatitis und -ekzem
  Benigne und maligne Tumoren
Sexuell übertragene Krankheiten
  Gonorrhoe
  Syphilis (Jucken sehr selten!)
  Herpes simplex
  Chlamydia trachomatis
  Lymphogranuloma venereum
  Condylomata acuminata
Erkrankungen des Darmtraktes
  a) Anorrektale Erkrankungen
    Hämorrhoidalleiden
    Marisken
    Analschleimhaut- und Rektumprolaps
    Anorektale Inkontinenz
    Hyperhidrose, v. a. bei Adipositas
    Trichteranus
    Abnorm starke perianale Behaarung
    Proktitis
    Rektalulkus
    Kryptitis
    Analfistel
    Analfissur
    Oxyuren
    Benigne und maligne Tumoren
  b) Erkrankungen oberhalb des Rektums
    Kolitis jeder Genese
    Maligne und benigne Tumoren
    Obstipation
    Durchfall jeder Genese, v. a. auch bei Laxanzienabusus
    Colon irritabile mit erhöhter Schleimproduktion
    Nahrungsmittelunverträglichkeiten und -allergien

Erkrankungen des weiblichen Genitale
  Soorvulvitis
  Fluor vaginalis
  Lichen sclerosus
  Prolapsus uteri
  Östrogenmangel in der Menopause
Allgemeinerkrankungen
  a) Endokrin und metabolisch
    Diabetes mellitus
    Hyper- und Hypothyreose
    Urämie
  b) Chronische Cholestase
    Intrahepatisch, z. B. primäre biliäre Zirrhose
    Extrahepatisch
  c) Malignome
    Lymphome
    Leukämie
    Multiples Myelom, Paraproteinämie
    Karzinoide und Karzinome
    Polycythaemia rubra vera
  d) Eisenmangelanämie
Allergische Erkrankungen
  Arzneimittel
  Parasitäre Infestationen (Trichinosis, Schistosomiasis usw.)
  Nahrungsmittel
Verschiedene Erkrankungen
  Pruritus senilis
  Psychisch: Depression, Psychoneurose
  Radiodermitis

Cola, Bier, Schokolade und Tomaten (einschließlich Ketchup). Die Patienten weisen für diese Getränke bzw. Nahrungsmittel oft individuell sehr verschiedene Toleranzgrenzen auf oder vertragen sie überhaupt nicht. Welches der reizauslösende Mechanismus ist, ist nicht bekannt. Die proktologische Untersuchung muß evtl. mehrmals erfolgen, da sich beispielsweise kleine Fistelgänge zeitweise verschließen und der ersten Inspektion entgehen können. Gelegentlich wird man zur Objektivierung einer Analsphinkterinsuffizienz nicht nur die Anamnese und den palpierenden Finger, sondern auch moderne Verfahren der Druckmessung herausziehen müssen.

Bei Verdacht auf Oxyurenbefall empfiehlt sich das frühmorgendliche Aufkleben eines durchsichtigen Klebestreifens auf den Analrand, um die in der Nacht abgelegten Oxyureneier mikroskopisch nachweisen zu können.

Pruritus entsteht häufiger durch Diarrhöe als durch Obstipation. Diarrhöe führt durch die häufigen Entleerungen zu chemischer und durch die Analreinigungen zu mechanischer Schädigung der Analhaut. Obstipation kann durch Verstärkung eines Hämorrhoidalleidens mit Ausbildung einer Anitis und durch Stuhlverunreinigung des Anus zu Pruritus führen.

Marisken werden von vielen Patienten, die nicht zu Juckreiz neigen, ohne Behinderung ertragen. Besteht ein Pruritus ani und findet man keine andere Ursache, so trägt man die Marisken ab, wodurch die Patienten meist vom Pruritus befreit werden.

Bei Verdacht oder Feststellung von Erkrankungen des weiblichen Genitale wird man frühzeitig den Gynäkologen zu Rate ziehen.

Allgemeinerkrankungen gehen sehr selten mit einem auf den Anus beschränkten Pruritus einher, meist besteht ein generalisierter Pruritus. Der Pruritus ani kann aber als besonders unangenehm empfunden werden. Einen auf Anus und evtl. Vulva beschränkten Pruritus trifft man noch am ehesten bei einem manifesten Diabetes mellitus an, da die Hyperglykämie im feuchten Milieu eine mykotische oder bakterielle Infektion begünstigt.

Diagnostische Verfahren

Nach den klassischen Regeln der inneren Medizin müßte man jeden Patienten zunächst vollständig untersuchen. Im geschäftigen Alltag ist dies allerdings kaum durchführbar. Deshalb wird folgendes paragmatisches Vorgehen empfohlen:

- Kommt ein Patient mit einer Reihe von Beschwerden, darunter auch Pruritus ani, in die Sprechstunde, wird ein Allgemeinstatus erhoben und anschließend eine proktologische und, falls nötig, gastroenterologische Durchuntersuchung vorgenommen.
- Gibt ein Patient an, er komme wegen Jucken am After in die Sprechstunde, im übrigen fühle er sich aber kerngesund, empfiehlt sich das in Abb. 30.1 dargestellte Vorgehen.

Die meisten Fälle von Pruritus ani kann der Gastroenterologe und Proktologe selbst erkennen und behandeln, etwa Hämorrhoidalleiden, einfache Fisteln, Kryptitis, Oxyuren, Laxanzienabusus, Kolitiden jeder Art, Kontaktdermatitis usw. Auch Allgemeinerkrankungen, wie Diabetes mellitus, Malignome usw., wird man anhand Allgemeinuntersuchung und der Laboranalysen nicht übersehen. Große Schwierigkeiten können sich ergeben bei Nahrungsmittelunverträglichkeiten und -allergien, die nicht offensichtlich sind. Hier ist evtl. eine Eliminationsdiät oder die Hilfe eines Allergologen erforderlich.

Ergeben sich bei der Frau Hinweise auf ein gynäkologisches Leiden oder kann man eine perianale Läsion nicht sicher einordnen, wird man sich rasch der Hilfe des Gynäkologen oder Dermatologen versichern. Der dermatologisch nicht geschulte Proktologe verfügt nicht über die notwendige Erfahrung, um beispielsweise eine Kontaktdermatitis unklarer Genese abzuklären (Anamnese, Hauttests, serologische Untersuchungen). Ideal, aber wohl nur selten zu realisieren, ist eine interdisziplinäre Konsiliarsprechstunde, wie sie an der Universität Basel [9b] realisiert ist. Für Läsionen, die den internistischen Proktologen überfordern, wird der chirurgische Konsiliarius mit der eventuellen weiteren Abklärung und Behandlung beauftragt.

Sullivan u. Garnjobst [14] schätzen, daß 5% der Pa-

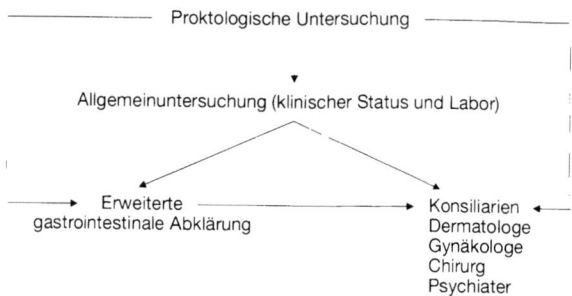

Abb. 30.1. Abklärung des Pruritus ani

tienten mit Pruritus ani die Hilfe des Dermatologen benötigen. Jackson [7] nennt den gleichen Prozentsatz für den chirurgischen Konsiliarius.

Die Hinzuziehung eines Psychiaters muß gründlich überlegt werden, da dies ohne Schockwirkung auf den Patienten kaum möglich ist. Durch einfühlendes Befragen (Berufsanamnese, familiäre Situation, Sexualverhalten usw.) wird auch der nicht psychosomatisch ausgebildete Arzt dem Patienten mögliche Zusammenhänge offenbaren und evtl. therapeutisch wirksam werden können. Sind diese Bemühungen vergeblich und besteht Verdacht auf einen primären Pruritus ani oder einen sekundären bei Depressionen oder Psychoneurose, wird man den Patienten nach einigen Wochen oder Monaten der Beobachtung von der Notwendigkeit einer psychologisch-psychiatrischen Abklärung und ggf. Therapie überzeugen können.

Konservative Behandlung

Primärer Pruritus Ani

Auch bei diesen Patienten ist die Instruktion der Analhygiene wichtig, da ein Teil der Patienten auf minimale Kotrückstände oder andere leichte Irritationen der Perianalhaut bereits mit Pruritus reagiert. Sauberkeitsfanatiker müssen gebremst statt aktiviert werden! Nach Rufli [9c] wirken Borwasserkompressen mit 3% Borwasser 2mal täglich 10 min günstig. Da sich der Patient für diese Behandlung zurückziehen muß, bedeutet sie auch eine Entspannungstherapie. Auch Euraxlotion oder Anal-Gen kann versucht werden. Perorale Antihistaminika oder Sedativa, z.B. Benzodiazepine, können versucht werden. Ein Versuch mit einer Eliminationsdiät lohnt sich evtl. ebenfalls, da ein sekundärer Pruritus durch Nahrungsmittelüberempfindlichkeit oder -allergie primär nie auszuschließen ist. Gelegentlich hilft eine Unterspritzung der Perianalregion mit Kortikosteroiden, z.B. Kenacort A 10 1–4 ml mit der Injektionstechnik wie bei Lokalanästhesie. Als letzten Versuch überweist man den Patienten dem Psychosomatiker oder Psychiater.

Sekundärer Pruritus Ani

Therapiegrundsatz

Wenn eine wahrscheinliche oder mögliche Ursache eines Pruritus ani gefunden wird, sollte diese wenn möglich eliminiert werden, z.B. durch Sanierung eines Hämorrhoidalleidens, einer Haut- oder einer gynäkologischen Erkrankung.

Analhygiene

Größter Wert ist auf eine einwandfreie Analhygiene zu legen. Die Information kann auf eine einfache Weise erfolgen, indem man dem Patienten einschärft, den Anus so sauber zu halten wie das Gesicht. Der Patient soll den Anus zunächst mit weichem weißen, evtl. mit Wasser angefeuchtetem Toilettenpapier oder mit einem Gesichtstüchlein bzw. Papiertaschentuch grob reinigen. Er soll anschließend mit in kaltem Wasser getränkter Watte nachreinigen. Genügt dies nicht, soll er mit feuchten Tüchlein nachreinigen. Manche Patienten können sich mit Abduschen, Reinigung im Bidet oder mit einem automatischen WC besser reinigen. Vor allem bei adipösen Patienten oder Kranken, die zu erhöhter interglutäaler Feuchtigkeit neigen, empfiehlt sich das Einlegen eines Wattestreifens. Dieser soll nur so groß sein, daß er nicht als Fremdkörper empfunden wird, und mehrmals täglich gewechselt werden. Zum besseren Aufsaugen der Feuchtigkeit kann man die Einlage mit Talkpuder bestreuen.
Gelegentlich sind umfassendere Vorschriften nötig, die man dem Patienten am besten schriftlich abgibt. Ein solches Formular kann in Anlehnung an Alexander-Williams [2] und Sullivan u. Garnjobst [14] folgendermaßen lauten:

1. Verwenden Sie weiches weißes Toilettenpapier oder Papiertaschentücher zur Reinigung des Afters. Die Reinigung kann durch Befeuchten mit Wasser verbessert werden.
2. Vermeiden Sie das Nachreinigen des Afters durch Abreiben mit einem Waschlappen. Verwenden Sie dazu mit in kaltem Wasser getränkte weiße Watte. Reinigen Sie den After auf diese Weise auch morgens und abends ohne Stuhlgang.
3. Verwenden Sie bei schwieriger Reinigung keine Stückseife, sondern eine Seifenlösung. Verwenden Sie evtl. zur Nachreinigung feuchte medizinische Tüchlein. Vielen Patienten gelingt die Reinigung besser durch Absprühen des Afters mit der Dusche, im Bidet oder durch ein automatisches WC.
4. Halten Sie den After und seine Umgebung trocken. Trocknen Sie nach dem Stuhlgang, wenn nötig, mit einem Haarfön nach, und legen Sie einen Wattestreifen zwischen die Gesäßfalten. Der Wattestreifen kann zum besseren Aufsaugen der Feuchtigkeit mit Talkpuder bestreut werden.
5. Tragen Sie Baumwollunterwäsche statt Kunstfaser, vermeiden Sie enge Korsetts, Mieder und Trikots, tragen Sie keine engen Hosen, v. a. keine Jeans.
6. Vermeiden Sie Deodorants am After, und verwenden Sie nur weißes Toilettenpapier.
7. Vermeiden Sie Verstopfung durch ballaststoffreiche Kost (viel Gemüse, Vollkornbrot). Legen Sie wenn nötig Weizenkleie oder/und Pflanzenschleim zu. Pflanzenschleime in geringer Dosierung sind auch ein Mittel gegen Durchfall.
8. Wenn der Juckreiz nach dem Stuhlgang verstärkt ist, machen Sie einen kleinen Mastdarmeinlauf mit einer 50- oder 100-ml-Klistierspritze mit warmem Wasser.
9. Wenn Sie die Neigung haben, sich nachts zu kratzen, ziehen sie leichte Baumwollhandschuhe an.
10. Verwenden Sie keine Salben, Cremes, Zäpfchen, Bäder usw. ohne Verschreibung durch Ihren Arzt."

Gelegentlich gibt es „Sauberkeitsneurotiker", die zuviel statt zuwenig Analhygiene betreiben. Hier hilft oft eine Reduktion der Reinigungsprozeduren. Diese Patienten sind aber eher in der Gruppe mit primärem (konstitutionellem) Pruritus ani zu finden.

Pruritus ani senilis und Pruritus in der Menopause

Eine atrophische Altershaut kann rissig sein, was den Pruritus unterhält. Hier empfiehlt sich die Applikation einer milden Creme nach der Reinigung, z.B. Unguentum leniens, Decoderm-Basiscreme oder Bepanthen-Creme.
Bei einem Pruritus ani bzw. vulvae et ani in der Menopause kann Östrogenmangel vorliegen. Eine Behandlung mittels Hormonsubstitution kann erfolgreich sein.

Entzündungshemmende und adstringierende Sitzbäder

Bei akut entzündeter Haut empfehlen sich Sitzbäder mit Kamille 2mal täglich. Zur Verstärkung der Resistenz einer nicht mehr akut entzündeten Haut gegen Schädigungen verschiedener Art kann man adstringierende Sitzbäder verordnen, 1- bis 2mal täglich, z.B. mit Tanninlösungen oder Kaliumpermanganat 0,1–0,2‰.

Bakterielle und mykotische Superinfektion

Der auf genaue Abklärung bedachte Arzt wird bei diesem Verdacht einen Abstrich und evtl. Kulturen auf Pilze und Bakterien vornehmen und dann gezielt behandeln, evtl. unter zusätzlicher Verabreichung einer Kortikosteroidcreme. Der vielbeschäftigte Proktologe und Gastroenterologe bevorzugt in der Regel ohne Abklärung einen maximal 3wöchigen Therapieversuch mit einer trivalenten Creme, z.B. Decoderm trivalent oder Mycolog. Diese Cremes enthalten ein Kortikosteroid, ein Antibiotikum und ein Fungizid. Diese Therapie kann auch bei Vorliegen eines kausal behandelbaren Leidens zur rascheren Abheilung flankierend eingesetzt werden.

Gewichtsreduktion

Bei übergewichtigen Patienten ist eine Gewichtsreduktion anzustreben. Adipositas begünstigt die Schweißabsonderung und führt zu vermehrter mechanischer Beanspruchung der Haut zwischen den Gesäßbacken.

Hämorrhoidalleiden

Bei einem Hämorrhoidalleiden 1. und 3. Grades wird eine Sanierung mittels Sklerosierung oder elastischer Ligaturen vorgenommen. Bei Hämorrhoiden 1. Grades kann der Infrarotkoagulator zum Einsatz kommen. Hier haben auch Hämorrhoidalcremes und Suppositorien (einschließlich Faktu Anotamp) zur temporären Bekämpfung einer Anitis und Perianaldermatitis ihren Platz.

Nahrungsmittelallergie und -unverträglichkeiten

Zur Abklärung einer vermuteten Nahrungsmittelallergie benötigt man die Hilfe des Allergologen (Epikutan- und Scratchtests, serologische Untersuchungen). Die Übergänge zwischen Nahrungsmittelallergien und -unverträglichkeiten sind aber fließend und für die Therapie nur bedingt von Bedeutung. Man kann deshalb auch ohne Kenntnis des genauen Mechanismus dem Patienten eine Eliminationskost verschreiben, um zu sehen, ob der Pruritus verschwindet. Wie bereits erwähnt, kann die Elimination von Kaffee (auch koffeinfrei), Tee, Cola, Bier,

Tabelle 30.4. Eliminationsdiät bei Pruritus ani. (Nach Smith et al. [13])

Kaffee
Tee
Cola
Alkohol
Schokolade
Tomaten (auch Ketchup)
Zitrusfrüchte
Schweinefleisch
Milch
Nüsse
Gewürze
Rauchen

Schokolade und Tomaten (einschließlich Ketchup) genügen. Smith et al. [13] erweiterten diese Liste und konnten bei 27 von 56 Patienten ein partielles oder vollständiges Verschwinden des Pruritus erreichen. Zu dieser Eliminationsdiät gehört auch Nikotinabstinenz (Tabelle 30.4.).
Bringt diese Eliminationsdiät den Pruritus zum Verschwinden, kann man nach etwa 3 Wochen die einzelnen Komponenten wieder zuführen und sehen, was den Pruritus auslöst (Expositionsdiät). Gewisse Patienten, bei denen eine Nahrungsmittelunverträglichkeit und nicht eine -allergie besteht, berichten dann oft von einer individuellen Toleranzgrenze, d.h. sie tolerieren z.B. 3 dl Bier, aber nicht 6 oder 9 dl.

Chirurgische Therapie

Primärer Pruritus ani

Die früher geübten Verfahren der Analhautteilresektion und der subkutanen Nervendurchtrennung sind heute verlassen.

Sekundärer Pruritus ani

Eine chirurgische Therapie des Pruritus ani ist nötig, wenn ein sekundärer Pruritus vorliegt und der internistisch tätige Proktologe überfordert ist. Dies ist beispielsweise der Fall bei einer chirurgisch behandelbaren anorektalen Inkontinenz, bei großen Condylomata acuminata, großen Haut- und kolorektalen Tumoren, komplizierten Fistelleiden und gelegentlich bei einem ausgedehnten Hämorrhoidalleiden. Das chirurgische Vorgehen ist in den entsprechenden Kapiteln dieses Buches dargestellt.

Literatur

1. Achten G, De Maubeuge J (1975) Le prurit anal. Arch Fr Mal App Dig 64: 561–572
2. Alexander-Williams J (1983) Causes and management of anal irritation. Br Med J 287: 1528
3. Duret-Cosyns S (1975) Prurit anal et psychosomatique. Arch Fr Mal App Dig 64: 601–608
4. Friend WG (1977) The cause and treatment of idiopathic pruritus ani. Dis Colon Rectum 20: 40–42
5. Fromer JL (1955) Dermatologic concepts and management of pruritus ani. Am J Surg 90: 805–815
6. Greaves MW (1982) The nature and management of pruritus. Practitioner 226: 1223–1225
7. Jackson CC (1974) Surgical indications in pruritus ani. Rocky Mt Med J 61: 29–32
8. Pecorella G, Pepe G, Pepe F, Gula A, Cannamela G, Calabrese C, Pecorella S (1985) Attuali orientamenti di diagnosi e terapia del prurito anale. Minerva Med 76: 1221–1226
9. Rufli T (1976) In: Buchmann P (ed) Lehrbuch der Proktologie. Huber, Bern
10. Schuppli R (1959) Über den Pruritus vulvae. Schweiz Med Wochenschr 89: 425–426
11. Shapiro AL, Rothman S (1945) Pruritus ani: a clinical study. Gastroenterology 5: 155–168
12. Shelley WB, Arthur RP (1970) The neurohistology and neurophysiology of the itch sensation in man. Arch Dermatol 76: 296–323
13. Smith LE, Henrichs D, McCullah RD (1982) Prospective studies on the etiology and treatment of pruritus ani. Dis Colon Rectum 25: 358–363
14. Sullivan ES, Garnjobst WM (1978) Pruritus ani: a practical approach. Surg Clin North Am 58: 505–512
15. Verbov J (1984) Pruritus ani and its management – a study and reappraisal. Clin Exp Dermatol 9: 46–52

31 Oberflächendeckung im Perinealbereich bei Weichteildefekten

R. Gummener und D. Montandon

Weichteildefekte des Perineums können zu wesentlichen anatomischen und funktionellen Anomalien führen. Es sollten alle Bemühungen erfolgen, um Kontur und Funktion wiederherzustellen, da die psychische Belastung eines solchen Problems verheerend ist. Hautdefekte in dieser Region können durch Infektionen, Verbrennungen, Hauttumoroperationen, Dekubitalgeschwüre, Trauma oder eine Radiodermatitis verursacht werden. (Kongenitale Anomalien werden hier nicht behandelt.)

Weichteildefekte in dieser speziellen Region können, wie in allen Fällen der plastischen Chirurgie, durch Primärverschluß, spontane Wundheilung, Hauttransplantation, Nahlappen („random", axial, myokutan) oder Fernlappen verschlossen werden. Die am besten geeignete Technik sollte je nach Geschlecht und Alter des Patienten sowie genauer Lokalisation, Tiefe und Ausdehnung des Defekts gewählt werden. Die Hauptprobleme der Rekonstruktion in diesem Gebiet sind fäkale Kontamination, schwierige Ruhigstellung sowie Schwierigkeiten in Verbindung mit Rekonstruktionen an Urethra oder Rektum [4].

Wundheilung

Die Wundheilung erfolgt durch Kontraktion des Granulationsgewebes und Migration von Epithelzellen, nachdem Fibroblasten des Granulationsgewebes und Epithelzellen von den Wundrändern her die Fähigkeit zur Kontraktion erlangt haben [14]. In der Perinealregion spielt dieses Phänomen eine wichtige Rolle für den Verschluß von Weichteildefekten. Kleine offene Wundflächen nach Trauma oder Tumorexzision machen so eine „kontrollierte" Wundheilung möglich! Häufige Verbände mit lokalen Steroiden verhindern die Granulationsgewebebildung, während Verbände mit hypertonen Lösungen oder ein Verband mit „tulle gras lumière" die Granulationen fördern.

Wenn eine Verziehung oder Stenose als Folge des Kontraktionsphänomens bei der Wundheilung wahrscheinlich zu funktionellen Rückwirkungen führen wird, sollte ein Hauttransplantat oder eine Hautlappenplastik durchgeführt werden. Während ein Hauttransplantat zu einer gewissen Schrumpfung führt, kann ein Lappen dies verhindern.

Primärverschluß

Ist der Hautdefekt klein, kann ein direkter Verschluß durchgeführt werden, sofern keine signifikante Verziehung zu erwarten ist. Dies ist möglich durch Unterminierung und Mobilisierung der umgebenden gut vaskularisierten Haut, besonders der mobilen Skrotalhaut und, zu einem gewissen Grad, der Labienhaut.

Hauttransplantate

Die Deckung eines großen, unkomplizierten, offenen, nicht infizierten Areals wird am besten durch Transplantation von Spalthaut erreicht, wobei die lateralen Oberschenkelseiten und die Gesäßhälften ideale Spenderregionen sind. Ein Hand-, Elektro- oder Druckluftdermatom (Brown) wird benutzt, um lange Spalthautstreifen zu gewinnen. Für größere Transplantatstücke werden Trommeldermatome (Rees-Paget) bevorzugt. Die Dicke der Transplantate variiert zwischen 0,2 mm und 0,4 mm [1].

Die Transplantate können „gemesht" werden, d. h. es werden multiple kleine Einschnitte angelegt, die es gestatten, das Transplantat auf die 1,5- oder 3fache Größe des Originals zu expandieren. Die Einschnitte ermöglichen darüberhinaus eine Wunddrainage. Das Transplantat wird auf den Defekt appliziert, über die Wundfläche ausgebreitet und dann an den Rändern angenäht. Bei großen Transplantaten hilft Gewebekleber in Sprayform, um das Transplantat zu fixieren und die Einheilung zu verbessern. Ein Überknüpfverband beendet die Operation. Der Verband wird nach 48–72 h entfernt, um direkte Kontrolle der Transplantatlage zu erhalten sowie Mazeration und Infektion zu verhindern. Hämatome oder Ansammlungen seröser Flüssigkeit können entleert werden. Die postoperative Pflege ist sehr wichtig: die Region muß wenigstens 2mal täglich gesäubert und getrocknet werden. Ein trockener Verband wird die Mazeration und Infektion oder Bewegung an der Transplantat-Empfänger-Kontaktfläche verhindern [12].

Lappen

Ist der Defekt zu groß, zu tief oder von einem größeren Gebiet vernarbten oder bestrahlten Gewebes mit schlechter Vaskularisierung umgeben, so ist das beschriebene einfache Verfahren nicht durchführbar, und der Chirurg wird Haut- oder myokutane Lappen benutzen müssen.
Oberschenkel und Gesäß liefern lokale Hautlappen vom „random-pattern"-Typ. Z-Plastiken, Verschiebe-, Schwenk- oder Rotationslappen („random pattern") lösen viele Probleme, stellen die Konturen wieder her und lassen gewöhnlich einen direkten Verschluß der Spenderregion zu [4, 5, 8, 10, 16, 18, 20]. Diesen Random-pattern-Lappen fehlt ein anatomisch definiertes arteriovenöses System, sie überleben aufgrund der Haut- und Subkutanzirkulation. Daher müssen sie das klassische Längen-Breiten-Verhältnis von 2,5:1 aufweisen.
Für einen „axial-pattern"-Hautlappen allein steht in dieser Region die Leiste zur Verfügung. Der Lappen wird durch ein axiales arteriovenöses System vaskularisiert, d.h. durch A. und V. circumflexa ilium superficialis. Er kann für Defekte in der suprapubischen und anterioren Perinealregion verwendet werden.
Ist der Defekt größer oder ist die Durchblutung in der Wundregion gestört, z.B. infolge einer Bestrahlung, oder ist der Defekt tief, dann erweist es sich als nützlich, voluminöses, gut vaskularisiertes Gewebe einzubringen. Dies geschieht am besten durch myokutane Lappen [4, 10, 11, 13]. Die Haut solcher Lappen wird an einem Muskelstiel als Gefäßträger verlagert. Perforansgefäße aus dem Muskel vaskularisieren den Hautlappen. Die besten myokutanen Lappen zur Rekonstruktion im Perinealbereich sind die myokutanen Grazilis-, Semimembranosus-, Tensor-fasciae-latae-, distale Oberschenkel-, Rectusfemoris-, Biceps-femoris- sowie Glutäuslappen, in einigen besonderen Fällen auch ein Rectus-abdominis-Lappen. Die Vorteile solcher Lappen sind optimale Wundheilung aufgrund der reichen Vaskularisierung dieser Lappen, gute Ausfüllung tiefer Defekte und in einigen Fällen, wie bei der Therapie einer Analinkontinenz, die funktionelle Rekonstruktion [4, 6, 7, 9, 11, 17].

Prä- und perioperative Behandlung

Wenn eine gute und sichere Kontrolle einer infizierten Perineumwunde erzielt worden ist und ein relativ kurzer Zeitraum (10–12 Tage) für die gute Abheilung nach Rekonstruktion eingeplant ist, erhalten die Patienten ballaststoffarme Diät. In einigen besonderen Fällen wird vorübergehend eine Kolostomie angelegt, um die längere Kontamination der Wunde oder der rekonstruierten Region mit Fäzes zu vermeiden. Die lokale Vorbereitung erfolgt durch häufige Verbände und Bäder, um die Region so sauber wie möglich zu halten. Es wird ein Urindauerkatheter gelegt, und in Verbindung mit der Behandlung sollte eine systemische Antibiotikatherapie durchgeführt werden.
Die Patienten werden gewöhnlich in Steinschnittlage operiert. Je nach Ausdehnung des operativen Eingriffs sowie Alter und Wünschen des Patienten wird der Eingriff in Lokal-, Kaudal- oder Allgemeinanästhesie durchgeführt. Lokale Infiltration mit einem Vasokonstriktor hilft, die Blutung zu vermindern. Die Blutstillung erfolgt sehr sorgfältig.

Infektionen

Eine Infektion in dieser Region führt häufig zum Hautverlust. Die Oberflächendeckung durch Spalthauttransplantate oder lokale Lappen sollte nur erfolgen, wenn keine Infektion mehr vorliegt.

Hidradenitis suppurativa

Eine rezidivierende Follikulitis oder Hautirritation kann zu einer Hidradenitis suppurativa führen [2–10]. Diese Erkrankung der apokrinen Drüsenregion kann nach Entwicklung multipler abszeßähnlicher Schwellungen sezernierende Fistelgänge und dickes Narbengewebe bilden. Bei chronischen Formen ist eine Operation indiziert: begrenzte Regionen können exzidiert und direkt verschlossen werden, während nach Exzision großer Regionen die Deckung entweder durch Spalthauttransplantate oder lokale Lappen erreicht werden kann. Gleichzeitig erfolgt eine systemische Antibiotikatherapie. (Die Wichtigkeit der postoperativen Verbände wurde bereits betont.)

Fournier-Gangrän

Fournier beschrieb 1883 eine idiopathische Gangrän der Penis- und Skrotalhaut. Andere Autoren beschrieben einen perinealen oder ischiorektalen Ab-

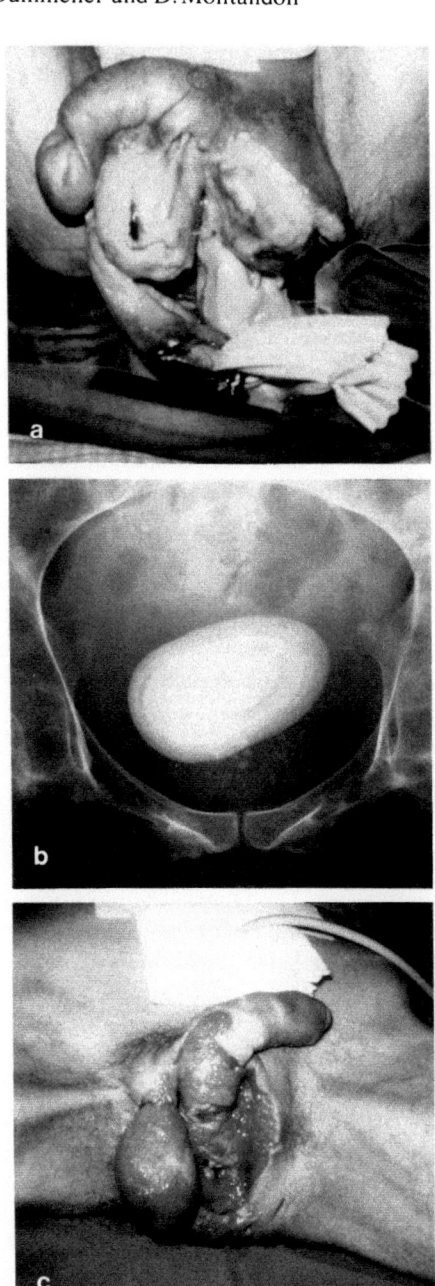
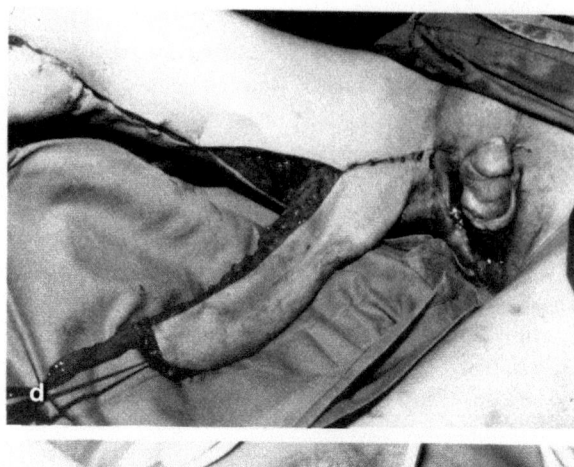
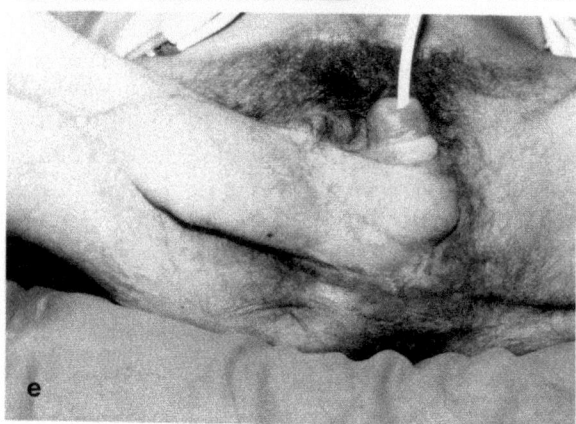
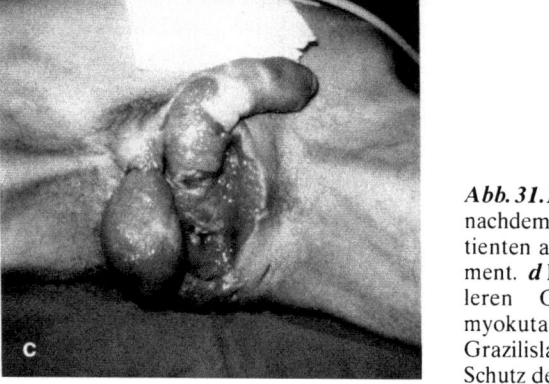

Abb. 31.1. *a* Gangrän der Skrotalhaut mit Urethrafistel, nachdem ein Blasenstein (*b*) bei einem paraplegischen Patienten ausgestoßen wurde. *c* Nach gründlichem Débridement. *d* Der Hoden wird in eine subkutane Tasche im mittleren Oberschenkelbereich versenkt, Heben eines myokutanen Grazilislappens. *e* Eingeheilter myokutaner Grazilislappen nach Deckung der Perinealregion und Schutz der Urethrarekonstruktion

szeß, eine Perineumfistel, eine nekrotisierende Fasziitis oder gangränöse Erysipele, die in unterschiedlichem Ausmaß zur Nekrose des Perineums führten (Abb. 31.1 a–e, 31.2 a–e) [5, 16, 20].

Der operativen Therapie gehen systemische Antibiotikatherapie, Tetanusschutzimpfung, Kontrolle zugrundeliegender schwächender Leiden sowie gründliches Débridement voraus. Ein kleinflächiger Skrotumverlust wird der spontanen Epithelisierung überlassen. Die Abheilung kann schnell erfolgen, und das Endergebnis ist gut. Größere Nekroseareale können nach Débridement mit einem Spalthauttransplantat oder mit der restlichen Skrotumhaut gedeckt werden. Bei noch größeren Defekten, wenn die Hoden frei- und der Samenleiter offenliegen, ergibt die Deckung mit kutanen oder myokutanen Lappen aus dem Oberschenkel die besten Ergebnisse. Hoden und Samenleiter können in eine subkutane Tasche am medialen Oberschenkel versenkt werden (s. Abb. 31.1 a–e).

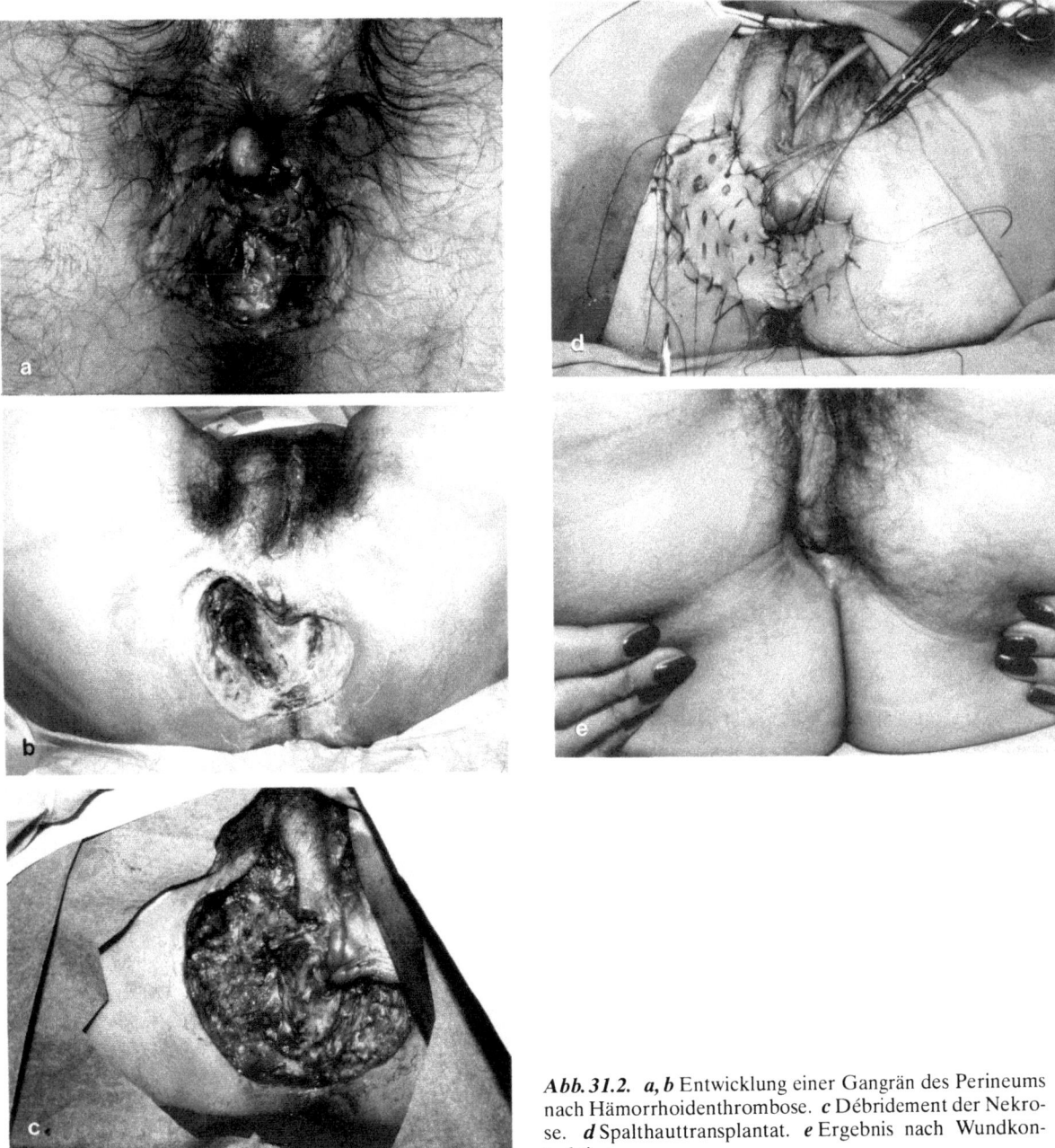

Abb. 31.2. a, b Entwicklung einer Gangrän des Perineums nach Hämorrhoidenthrombose. *c* Débridement der Nekrose. *d* Spalthauttransplantat. *e* Ergebnis nach Wundkontraktion

Verbrennungen (Abb. 31.3 a–e)

Bei der Therapie muß der bereits verstrichene Zeitraum seit dem ursprünglichen Unfall berücksichtigt werden. Bei Vorliegen einer frisch verbrannten Region ist die frühzeitige Diagnose der Verbrennungstiefe sehr wichtig. Eine Verbrennung 2. Grades wird spontan und mit geringer oder ohne Verziehung abheilen. Gute lokale Wundreinigung und geeignete Verbände verhindern eine Infektion und ermöglichen die korrekte Abheilung.

Eine Verbrennung 3. Grades erfordert eine schnelle Spezialbehandlung, um die Gewebeschrumpfung zu verhindern. Tägliches Baden ist sehr wichtig, um die Region so sauber wie möglich zu halten. Frühzeitiges Débridement und Transplantation, d. h. zwischen dem 3. und dem 5. Tag, verhindern jede wesentliche Verziehung. Ist es zur Abheilung gekommen, ist eine Kompression nach Jobst hilfreich, um die Hypertrophie der Narben und eine spätere Deformierung zu verhindern.

Tumoren

Die Rekonstruktionsart hängt nicht nur von Tiefe und Ausdehnung der Exzision ab, sondern auch davon, ob eine chirurgische Exzision als kurativ betrachtet werden kann oder nicht und ob das Gewebe bestrahlt wurde oder nicht.

Bei oberflächlichen Haut- und Schleimhauttumoren, wie z. B. Morbus Bowen (Abb. 31.4 a–d) (Carcinoma in situ), Morbus Paget, Pseudomalignomen wie dem Riesen-Condyloma-acuminatum (Buschke-Löwenstein) (Abb. 31.5 a–c), bowenoider Papulosis und Radiodermatitis, sollte die Exzision mit dem Elektrokauter [19] oder Laser durchgeführt werden. Gefrierschnittuntersuchungen während der Operation sind in Zweifelsfällen hinsichtlich der Tumorausdehnung erforderlich, um ein Rezidiv zu verhindern. Wenn möglich erfolgt der direkte Verschluß.

Die Deckung mit einem Hauttransplantat ist für größere Exzisionen zu empfehlen, wie z. B. ausgedehnte oberflächliche Vulvektomie. In diesem speziellen Fall ist die postoperative Versorgung sehr wichtig (s. oben) (s. Abb. 31.4 a–d, 31.5 a–c).

Nävus, Naevus coeruleus und Riesentierfellnävus sollten exzidiert werden, da sie Reizeinwirkungen ausgesetzt sind und damit die Tendenz haben, sich in ein Melanom umzuwandeln. Die Exzision mit einem Abstand von einigen Millimetern und der direkte Verschluß sind in den meisten Fällen möglich. Andernfalls, besonders beim Riesentierfellnävus, ist eine Serienexzision oder die Exzision mit Spalthauttransplantat notwendig. Bei dieser Tumorform sollte die Operation im frühen Alter erfolgen.

Hämangiome und Lymphangiome ohne Rückbildungstendenz, die eine wichtige Struktur obstruieren oder zerstören, sollten exzidiert und durch ein Hauttransplantat oder einen Hautlappen gedeckt werden, wenn ein direkter Verschluß nicht möglich ist.

Bei Karzinomen, die Haut, Mukosa und tiefer gelegene Strukturen infiltrieren, ist eine ausgedehnte und tiefe Exzision, in einigen Fällen mit nachfolgender

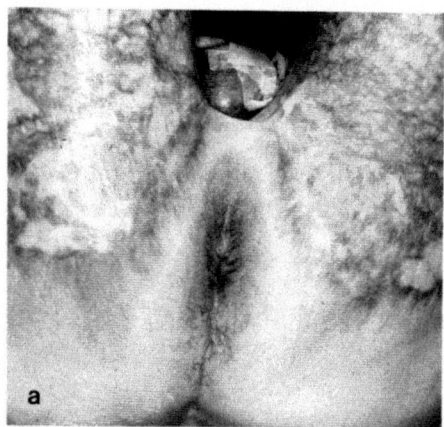
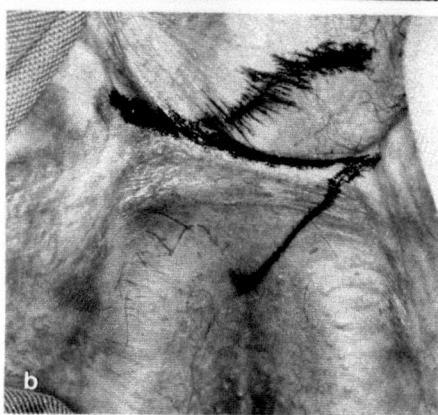
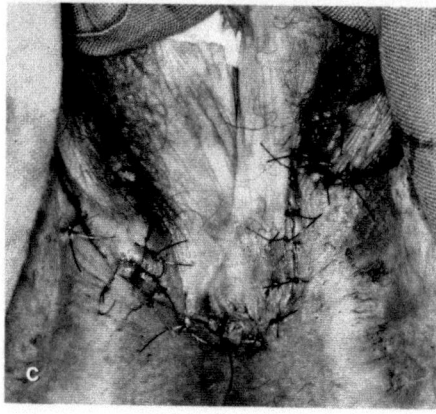

Abb. 31.3. *a* Verbrennungskontraktur. *b* Kombination aus einem Z- und einem Verschiebelappen unter Verwendung der Skrotalhaut. *c* Advancement der Skrotalhaut

Oberflächendeckung im Perinealbereich bei Weichteildefekten 291

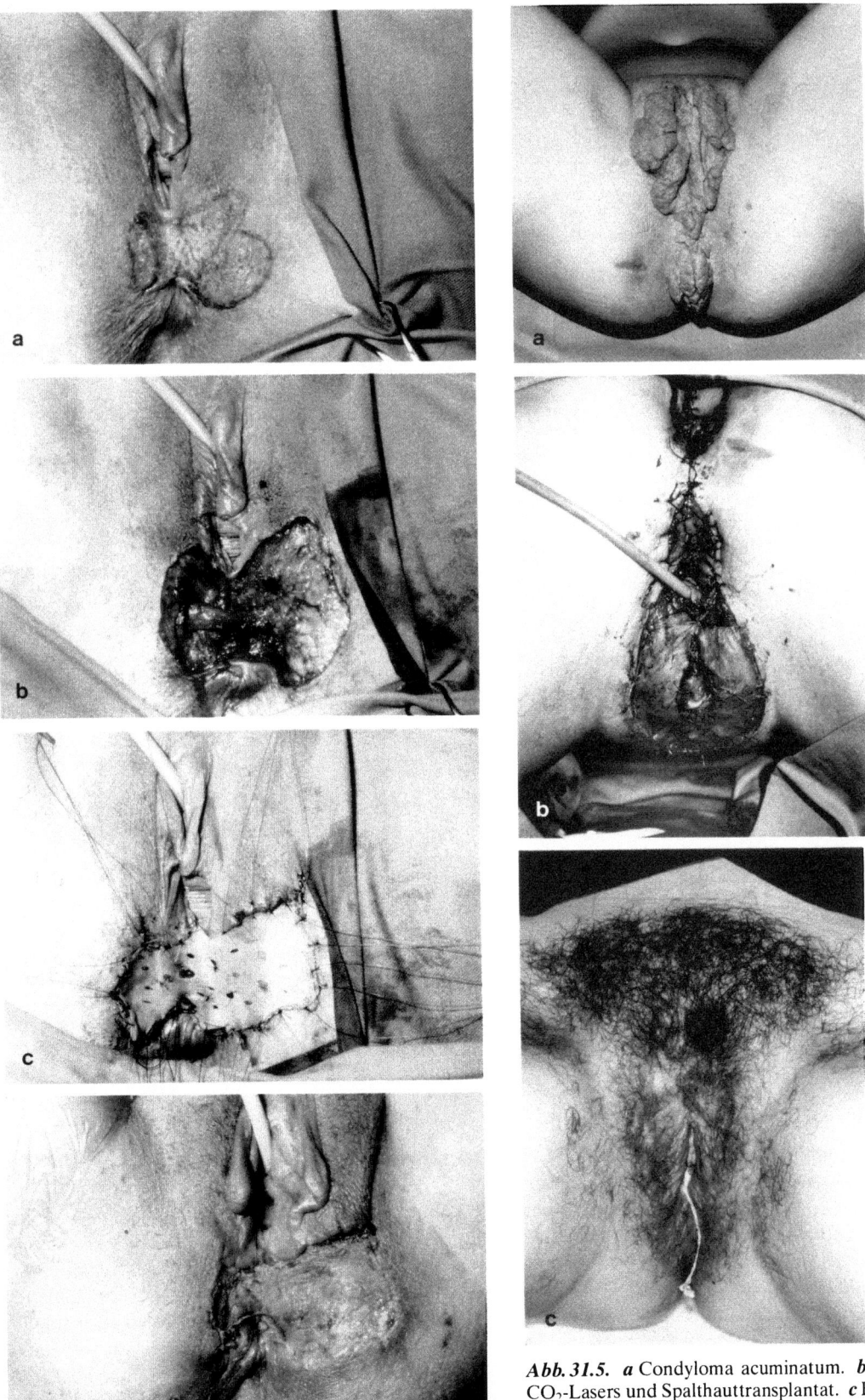

Abb. 31.5. *a* Condyloma acuminatum. *b* Exzision mittels CO_2-Lasers und Spalthauttransplantat. *c* Ein Jahr nach der Operation

◁ ***Abb. 31.4.*** *a* Bowenoide Läsion des Perineums. *b* Exzision. *c* Spalthauttransplantat. *d* Frühergebnis

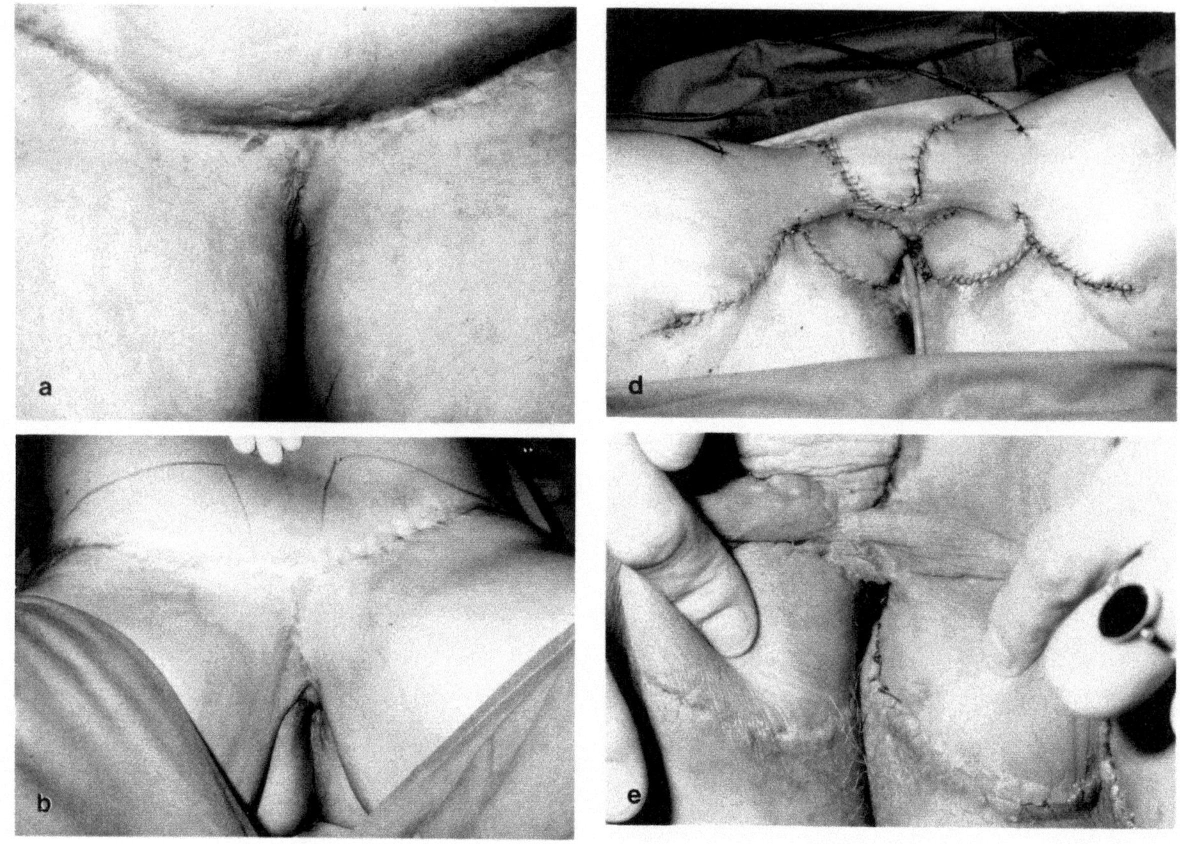

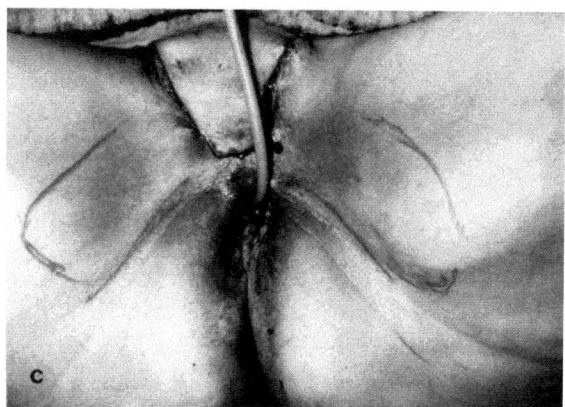

Abb. 31.6. a Einziehung nach totaler Vulvektomie. **b** Entwurf eines abdominalen Verschiebelappens. **c** Abdominallappen verschoben und Entwurf von 2 Lappen an den Oberschenkelinnenseiten. **d** Postoperatives Ergebnis. **e** Endgültige Vaginarekonstruktion mit unbehaartem Gewebe

Bestrahlung, notwendig. Für diese komplizierten Rekonstruktionen können Fernlappen erforderlich werden (Abb. 31.6 a–e). Der myokutane Grazilislappen ist zur Rekonstruktion der Vagina [4], eines schließfähigen Anus oder zum Verschluß einiger rektovaginaler und rektovesikaler Fisteln [4, 6, 7, 9, 10, 13, 17] sehr nützlich. Ein Tensor-fasciae-latae-Lappen ist eine Alternative zum myokutanen Rectus-femoris-Lappen; es muß jedoch betont werden, daß auch große, freie Hauttransplantate häufig helfen, tatsächlich oder scheinbar schwierige Deckungsprobleme zu lösen.

Dekubitalgeschwüre

Dekubitalgeschwüre sind spezielle, schwerwiegende chirurgische Probleme, besonders bei para- und tetraplegischen Patienten. Diese Patienten sollten so schnell wie möglich geheilt werden, um eine schnelle soziale und berufsmäßige Reintegration zu ermöglichen. Die Mehrzahl der Druckgeschwüre befindet sich in der Beckenregion, am häufigsten ist der Sitzbeindekubitus (Abb. 31.7 a–d). An dieser Stelle ist eine operative Therapie immer erforderlich, eine kon-

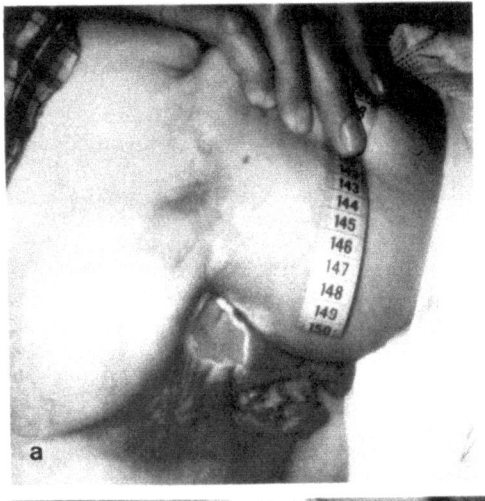
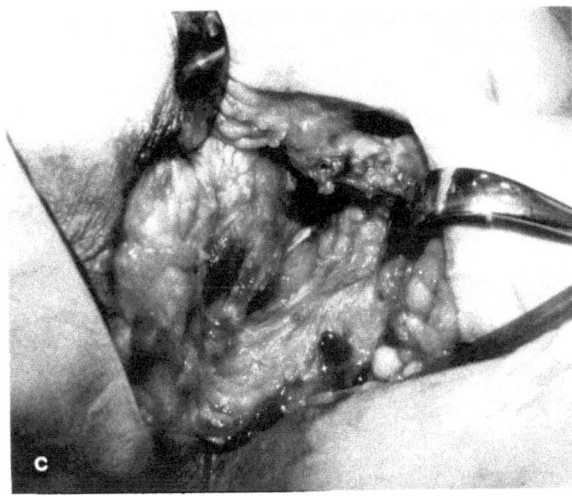
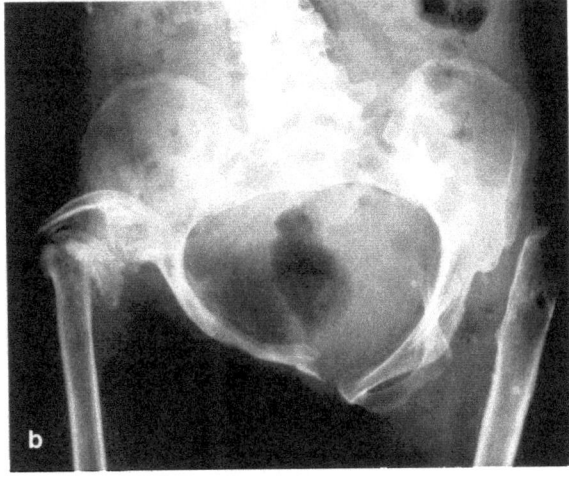
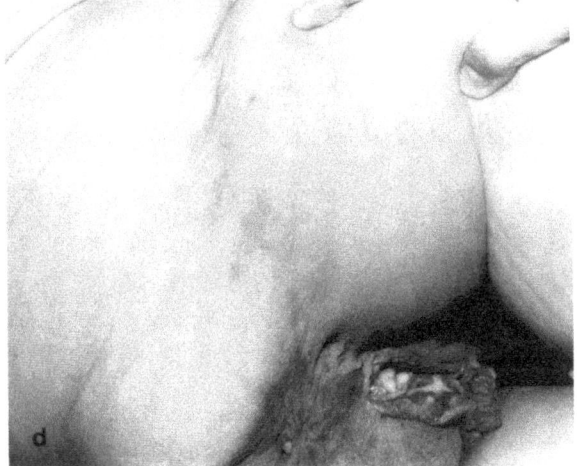

Abb. 31.7. *a* Paravulväres Dekubitalgeschwür bei einer paraplegischen Patientin. *b* Röntgenaufnahmen dieser Patientin zeigen die vollständige Ischiektomie auf der rechten Seite. *c* Der Biceps-femoris-Muskellappen wurde verwendet, um die Höhle entlang des zurückgelassenen Os pubis auszufüllen. *d* Ergebnis nach einem Jahr

servative Behandlung verzögert nur die endgültige Heilung. Die Planung des operativen Eingriffs ist schwierig, da die Möglichkeit eines Rezidivs berücksichtigt werden muß [13].

Die Verwendung eines myokutanen Lappens und das Luftkissenbett (Clinitron) haben die Operationsergebnisse dramatisch verbessert. Der myokutane Lappen liefert voluminöses, gut vaskularisiertes Gewebe für den Weichteildefekt und garantiert eine gute Resistenz gegen Infektionen und eine bessere Heilung. Das Luftkissenbett, das den Druck gleichmäßig über den gesamten Körper verteilt, gestattet es dem Patienten, sofort auf dem Lappen zu liegen. Nach 3 Wochen in diesem Bett wird zunehmend eine normale Sitzbelastung bestattet.

Für das Dekubitalgeschwür in der Sitzbeinregion ist unsere erste Wahl der myokutane V-Y-Glutäuslappen, gefolgt vom myokutanen V-Y-Biceps-femoris-Lappen. Der myokutane Tensor-fasciae-latae-Lappen ist besonders für Patienten mit tiefer Paraplegie indiziert, die eine Schutzsensibilität in dieser Region erreichen können, unter Verwendung der Sensibilität der anterolateralen Oberschenkelhaut, die über den R. cutaneus lateralis verläuft, einem Ast aus Th_{12} [15].

Perineumwunden

Bei persistierendem perinealen Fistelgang nach Entfernung des Rektums ist eine operative Therapie unter Verwendung eines Muskeltransplantats mit geringem Sehnenanteil (M. semimembranosus) zum Ausfüllen der Höhle sehr wirksam [11].

Traumatische Arbeitsunfälle, Verkehrsunfälle, Kriegswunden, penetrierende Verletzungen und selbst zugefügte Verletzungen können zu verschiedenen Weichteildefekten führen. Die Therapiewahl erfolgt entsprechend der Größe und Tiefe der Läsion. Kolostomie und systemische Antibiotikatherapie kommen nur bei einer Rektumperforation in Betracht (s. Kap. 26).

Literatur

1. Converse JM, McCarthy JG, Brauer RO, Ballantyne DL Jr (1977) Transplantation of skin: grafts and flaps. In: Converse JM (ed) Reconstructive plastic surgery, vol 1. Saunders, Philadelphia, pp 152-239
2. Converse JM, Popkin GL, Paletta FX, Casson PR, Robins P (1977) Tumors of skin. In: Converse JM (ed) Reconstructive plastic surgery, vol 1. Saunders, Philadelphia, pp 2879-2880
3. Fournier JA (1883) Nécrose du scrotum. Méd Prat 4: 589
4. Furnas DW, McCraw JB (1980) Resurfacing the genitalia area. Clin Plast Surg 7: 235-258
5. Giladi A, Hurwitz P, Wexler MR, Neuman Z (1973) Gangrene of peno-scrotal and perineal skin as complication of ischiorectal abscess. Chir Plast (Berl) 2: 57-61
6. Grim M, Ditterova L, Vejsada R, Hnik P, Smetana K Jr, Haninec P (1981) Experimental and anatomical basis for reconstruction of anal sphincter musculature employing gracilis muscle grafts with intact neurovascular supply. In: Freilinger G, Holle J, Carlson BM (eds) Muscle transplantation. Springer, Vienna
7. Hakelius L (1981) Treatment of anal and urinary incontinence with free muscle transplants. In: Freilinger G, Holle J, Carlson BM (eds) Muscle transplantation. Springer, Vienna
8. Hirshowitz B, Moscona R, Kaufman T, Pnini A (1980) One-stage reconstruction of the scrotum following Fournier's syndrome using a probable arterial flap. Plast Reconstr Surg 66: 608-612
9. Holle J (1981) Myoplastic operations for anal sphincter reconstruction. In: Freilinger G, Holle J, Carlson BM (eds) Muscle Transplantation. Springer, Vienna
10. Maillard GF, Gumener R (1985) The genitalia. In: Harahap M (ed) Skin surgery. Green, St Louis
11. Mann CV, Springall R (1986) Use of a muscle graft for unhealed perineal sinus. Br J Surg 73: 1000-1001
12. Marchac D (1973) Extensive superficial vulvectomy with primary skin grafting for premalignant lesions. Br J Plast Surg 26: 40-43
13. Mathes SJ, Nahai F (1982) Clinical application for muscle and musculocutaneous flaps. Mosby, St Louis, pp 388-422
14. Montandon D, d'Andiran G, Gabbiani G (1977) The mechanism of wound contraction and epithelialization. Clin Plast Surg 4: 325-346
15. Nahai F (1980) The tensor fascia lata flap. Clin Plast Surg 7: 51
16. Parkash S, Gajendran V (1984) Surgical reconstruction of the sequelae of penile and scrotal gangrene: a plea for simplicity. Br J Plast Surg 37: 354-357
17. Pickrell KL (1954) Rectal sphincter reconstruction using gracilis muscle transplant. Plast Reconstr Surg 13: 46
18. Pickrell KL, Peters C, Neale H (1975) Construction of the perineal body in the female. Plast Reconstr Surg 55: 529-532
19. Robinson JK (1980) Extirpation by electrocautery of massive lesions of condyloma acuminatum in the genito-perineo-anal region. J Dermatol Surg Oncol 6: 733-738
20. Tripathi FM, Khanna N, Venkateshwarlu V, Sinha JK (1978) Gangrene of the scrotum: a serie of 20 cases. Br J Plast Surg 31: 242-243

32 Parasitologie des menschlichen Kolorektoanaltrakts

A. A. Poltera

In diesem Kapitel werden einige häufige parasitäre Erkrankungen des Kolorektoanaltrakts vorgestellt. Der Begriff „Parasit" wird ausschließlich für Protozoen (einzellige Organismen) und Metazoen (Helminthen) benutzt [4]. Andere Kapitel dieses Buches beschäftigen sich mit Infektionen, die durch Bakterien, Pilze und Viren verursacht werden (Kap. 4, 28 und 29).

Einteilung [1]

Protozoen

Einzellige Parasiten, die in diesem Kapitel von Interesse sind, können im Dünndarm lokalisiert werden und entweder Erkrankungen oder Störungen in diesem Abschnitt des menschlichen Wirts verursachen (Cryptosporidia, Giardia lamblia). Diese Parasiten werden dann über den Kolorektoanaltrakt ausgeschieden und können bei Stuhluntersuchungen im Labor mikroskopisch nachgewiesen werden.
Ähnlich gibt es einzellige Parasiten, die im Stuhl gefunden werden können, die aber gewöhnlich als nichtinfektiös angesehen werden (z. B. Entamoeba coli oder Entamoeba hartmanni, Chilomastrix mesuili, Iodamoeba butschlii und andere). Das Protozoon, das eine Vielzahl von Läsionen verursachen kann, ist Entamoeba histolytica, die durch sie ausgelöste Krankheit wird als Amöbiasis bezeichnet.

Metazoen (Helminthes)

Die Helminthen werden eingeteilt in:

- Trematoden (Plattwürmer mit Saugnäpfen),
- Nematoden (Spulwürmer),
- Zestoden (Bandwürmer).

Erkrankungen des Kolorektoanaltrakts werden hauptsächlich durch einige Trematoden verursacht (5 Typen von Schistosoma), in geringerem Ausmaß durch Nematoden (Strongyloides stercoralis, Trichuris trichiura, Enterobius vermicularis), die alle kurz abgehandelt werden.

Einige andere Angehörige dieser beiden Gruppen werden entweder durch das Vorhandensein ihrer Eier im Stuhl (Fasciola hepatica, Clonorchis sinensis, Opistorchis viverrini) oder durch die ausgewachsenen Würmer im Stuhl (Ascaris lumbricoides, Ankylostoma duodenale oder Necator americanus = Hakenwurm) nachgewiesen. Diese Würmer verursachen keine Läsionen, können jedoch in Ausnahmefällen eine mechanische Obstruktion oder ektope Lokalisationen hervorrufen. Die ausgewachsenen Würmer von Angiostrongylus costaricensis leben intravaskulär und verursachen Läsionen im Kolorektoanaltrakt. Zusätzlich gibt es Nematodenlarven (Anisakis, Oesophagostomum), die Teile des Gastrointestinaltrakts und das Kolon befallen können.
Ähnlich werden die ausgewachsenen Zestoden gewöhnlich nicht im Kolorektoanaltrakt ausfindig gemacht, sondern durch das Vorhandensein ihrer Eier im Stuhl (Hymenolepis nana, Taenia saginata, Taenia solium, Diphyllobothrium latam) oder durch Teile des ausgewachsenen Wurms (Tänien, Diphyllobothrium) oder des Zystenstadiums (Echinococcus granulosus, Zystizerkose) nachgewiesen, das durch direkte (z. B. Sonographie, Laparotomie) oder indirekte Methoden (z. B. Nachweis zirkulierender Antikörper) erfaßt wird.

Amöbiasis

Epidemiologie [6, 8, 10]

Obwohl Entamoeba histolytica in St. Petersburg (Rußland) entdeckt wurde, ist ihr Auftreten heute hauptsächlich auf tropische und subtropische Regionen beschränkt. Es liegen jedoch auch Berichte von Patienten mit nichtimportierter Amöbiasis aus Zentraleuropa vor. Der Parasit existiert in Erde oder auf Pflanzen in Zystenform, die durch Kontamination mit menschlichem Stuhl verbreitet wird. Diese Zystenform muß verschluckt werden, um Zugang zum menschlichen Kolon zu finden, wo sie sich aus der Zystenform in das freibewegliche und potentiell invasive Trophozoitenstadium umgewandelt.

Pathophysiologie und klinische Befunde
[1, 2, 4, 6, 7]

Die Trophozoiten von Entamoeba histolytica können enzymatisch Ulzerationen in der Kolonmukosa verursachen, die, wenn auch selten, zur Perforation führen können (hohe Mortalitätsrate), sie können jedoch ebenso Zugang zum Blutstrom finden und dann zu lokalisierten parenchymatösen Zerstörungen in verschiedenen Organen führen (sog. Amöbenabszesse, meist im rechten Leberlappen). In einigen Fällen kann der Wirt mit einer Hautproliferation (mukokutane Amöbiasis) und/oder mit Granulationsgewebe (Amöbom des Kolons) oder mit Fistelbildung reagieren.
Im Falle von Kolonulzera leidet der Patient an einer schleimig-blutigen Dysenterie – als Amöbendysenterie bezeichnet – und hat abdominale Schmerzen/Krämpfe, Tenesmen und meist leichtes Fieber. Andererseits findet sich im Falle eines Amöboms, einer mukokutanen Amöbiasis oder eines Amöbenleberabszesses gewöhnlich keine begleitende Amöbendysenterie, und der Lokalbefund muß von einem malignen Prozeß differenziert werden.

Diagnostische Untersuchungsverfahren [3, 4, 6, 7]

Die Amöbendysenterie wird direkt durch das Vorhandensein von Trophozoiten von Entamoeba histolytica im Patientenstuhl diagnostiziert. Das alleinige Vorliegen von Zysten reicht nicht aus, um eine Beziehung zwischen Parasit und Erkrankung herzustellen – ein solches Individuum kann ein lediglich nichterkrankter Träger sein.
Warmer, frischer Stuhl eines Patienten mit Amöbendysenterie wird sofort oder nach Fixierung untersucht. Im ersten Fall zeigt das frische Präparat freibewegliche Trophozoiten mit einer ständigen Pseudopodienbildung, während im zweiten Fall am besten eine Merthiolat-Jod-Formaldehyd-Mischung (MIF) zur Fixierung und Färbung verwendet wird, da diese die Untersuchung auch mit einem erheblichen Aufschub gestattet. In solchen Präparaten ist es möglich, die charakteristischen Merkmale der Trophozoiten zu beobachten, d.h. einen einzelnen Nukleus mit auffallendem Nukleolus und Nuklearmembran, mögliche eingeschlossene Erythrozyten oder ihre Fragmente sowie irreguläre Zytoplasmaform.
Die Zysten sind stets rund und müssen bis zu 4 Nuklei aufweisen – jedoch nicht mehr –, die sie von den Zysten der nichtpathogenen Entamoeba coli mit ihren 4–8 Nuklei unterscheiden.
Bei der Rektosigmoidoskopie können verdächtige – aber nicht pathognomonische – Befunde für eine Amöbendysenterie vorliegen, z. B. brüchige Mukosa, Hyperämie, kleine Ulzerationen mit einem hämorrhagischen und häufig unterminierten Rand. Wird in Biopsien nach Entamoeba histolytica gesucht, so läßt sie sich am besten im Mukus finden, der das exzidierte Gewebe umgibt. Entamoeba histolytica läßt sich ausgezeichnet mit der Perjodsäure-Schiff-Färbung (PAS) anfärben, deren Verwendung bei pseudomalignen Läsionen empfohlen wird. Für zelluläre Details ist die Eisen-Hämtoxylin-Färbung nach Heidenhain die beste. Immunfluoreszenzmethoden können sehr hilfreich sein, vorausgesetzt, sie verfügen über die geeignete Spezifität.
Die Bestimmung zirkulierender Antikörper von Entamoeba histolytica bei einer Amöbendysenterie ist kaum von Interesse, da die Titer nur schwach positiv oder sogar auch negativ sein können. Dies ist anders als bei Amöbenabszessen der Leber; hier ist die Antikörperbestimmung für die Diagnose entscheidend (in 90–95% der Fälle positiv). Präparate für einen Antigennachweis von Entamoeba histolytica im Stuhl werden gewöhnlich nicht benutzt, ihr Wert ist nicht vollständig nachgewiesen.

Medikamentöse Therapie [2, 4, 6, 9]

Heute erfolgt die Therapie der Amöbendysenterie medikamentös, die Wahl der Präparate und die Therapieschemata variieren jedoch je nach Autor. Die wirksamen Präparate sind hauptsächlich 5-Nitroimidazole, die alle in oraler Zubereitung zur Verfügung stehen. Die empfohlene Dosis sowie die Therapiedauer (1–10 Tage) variieren entsprechend der Beipackzettel. Die häufiger benutzten Präparate sind Tinidazol, Secnidazol, Metronidazol und Ornidazol. Im seltenen Fall einer perforierten Amöbenkolitis können Tinidazol, Metronidazol oder Ornidazol parenteral in Verbindung mit einer stützenden Antischocktherapie einschließlich der Gabe von Steroiden gegeben werden. Einige Autoren empfehlen immer noch die Anwendung von Emetin oder 2-Dehydroemetin. Orale Suspensionen für Kinder stehen von Tinidazol (sehr bitter) und von Metronidazol (akzeptabler Geschmack) zur Verfügung. Rektale Suppositorien (Metronidazol) scheinen bei Amöbendysenterie nicht indiziert zu sein.
Die „Therapie" von Patienten, die Zysten ausscheiden, ist widersprüchlich. In endemischen Gebieten scheint sie vom ökonomischen Standpunkt aus unmöglich zu sein. Eine jüngere Untersuchung zeigt, daß diese Patienten die Zysten spontan eliminieren, vorausgesetzt, es wird ein ausreichend langer Nachuntersuchungszeitraum gewährt [7]. Um die Aus-

scheidung von Zysten zu beenden, wird eine zusätzliche Therapie mit Diloxanid bei allen Patienten mit Amöbendysenterie empfohlen [2, 4, 6, 9, 10]. Ein nichtresorbierbares Arsenpräparat (Diphetarson) ist jedoch ebenfalls wirksam [4]. Es gibt einige Hinweise dafür, daß eine hochdosierte Kurzzeittherapie mit 5-Nitroimidazolen zur Beseitigung von Entamoebahistolytica-Zysten bei Patienten mit Amöbendysenterie äußerst wirksam ist.

Balantidiasis [1, 2, 4, 8–11]

Das mit Zilien bewimperte, mit Schmutz übertragene Protozoon Balantidium coli hat wie Entamoeba histolytica eine invasive Trophozoiten- und eine Zystenform. In tropischen und subtropischen Regionen hat es ein Reservoir in Wild- und Hausschweinen, in denen es wenig Schaden verursacht. Beim Menschen kommt es jedoch, obwohl die Krankheit selten ist, zu einer schweren hämorrhagischen Dysenterie. Tiefe Schleimhautulzerationen werden häufig gefunden, und die Parasiten können in die Blutgefäße des Kolorektoanaltrakts eindringen. Eine Perforation des Kolons wurde beschrieben. Das klinische Bild kann an eine Amöbendysenterie erinnern. Die beweglichen Trophozoiten werden am besten in frischen und warmen Stuhlaufbereitungen gefunden; diese großen Formen können jedoch sogar in einem fixierten Präparat (MIF) auffallen. Medikamentös werden Kontaktamöbizide oder Tetrazykline empfohlen; Metronidazol ist jedoch ebenfalls wirksam.

Schistosomiasis

Epidemiologie [4, 5, 9, 11]

Der Krankheitserreger der urogenitalen Schistosomiasis oder Bilharziose wurde von T. Bilharz im letzten Jahrhundert entdeckt, die Krankheit selbst ist jedoch seit Tausenden von Jahren entlang des Nils endemisch, wie Funde von Eiern in Mumien beweisen. In diesem Jahrhundert wurden die Krankheitserreger der Darm- und der hepatolienalen Schistosomiasis nacheinander identifiziert. Für den Lebenszyklus der Schistosomen sind eine Schnecke zur Vermehrung der asexuellen Stadien und ein Wirbeltierwirt für die der geschlechtlichen Stadien notwendig. Für den Menschen gibt es verschiedene endemische Regionen:

- Afrika mit 3 Spezies: Schistosoma mansoni, Schistosoma haematobium und Schistosoma intercalatum. Es gibt ein beträchtliches Überschneidungsgebiet bei den ersten beiden Spezies, jede von ihnen hat jedoch seine eigenen Übertragungsregionen. Schistosoma intercalatum wird hauptsächlich in eng umschriebenen Regionen Zentralafrikas beobachtet.
- Asien mit 2 Spezies: Schistosoma japonicum hauptsächlich in Japan (gegenwärtig unter Kontrolle), auf den Philippinen, dem Festland Chinas und in Teilen von Indonesien, und Schistosoma mekongi entlang dem Mekongfluß.
- Lateinamerika mit Schistosoma mansoni in Brasilien, Venezuela und auf einigen karibischen Inseln.

Pathophysiologie und klinisches Bild [1, 2, 4, 8]

Die Zerkarien verlassen die Schnecken und leben im Wasser. Kommt der Mensch in Kontakt mit diesem Wasser, so dringen die Zerkarien in die Haut oder Schleimhäute ein und erreichen durch Migration und Reifung ein Gefäßkompartiment. Männliche und weibliche Würmer vereinigen sich intravaskulär, und die Weibchen produzieren Eier mit für jede Spezies typischen Charakteristiken, die in der Peripherie ihres vaskulären Kompartments bleiben oder mit dem Blutstrom in ein parenchymatöses Organ wandern.
Die Gefäßregion für Schistosoma mansoni und japonicum ist das Gebiet des Pfortadersystems, Einstromorgan ist die Leber. Die Ablagerung der Eier in der Peripherie führt zu Veränderungen des Kolorektoanaltrakts, hauptsächlich zu granulomatösen und/oder polypoiden. Tritt das Ei aktiv durch die Mukosa hindurch, dann kann es einen kleinen Blutungsherd verursachen. Gleichzeitig kommt es zu Schmerzen im unteren Abdomen, und ein irreguläres Fieber kann auftreten. Im Blut findet sich gleichzeitig eine Eosinophilie, und zirkulierende spezifische Antikörper können nachgewiesen werden. Wird das Ei passiv in die Leber eingeschwemmt, ruft es dort granulomatöse Veränderungen entlang der intrahepatischen Aufzweigungen der Portalvenen hervor und führt schließlich zu einer portalen Hypertension. Das Ausmaß der Erkrankung hängt hauptsächlich von der Anzahl der abgelagerten Eier ab. Für Schistosoma intercalatum gelten die gleichen Gesetze, die granulomatöse Reaktion ist jedoch besonders intensiv im Kolorektoanaltrakt.
Bei Schistosoma haematobium befindet sich die Lokalisation der adulten Würmer im Gebiet der V. cava inferior, insbesondere in den Gefäßen, die die Harnblase umgeben. Die in der Peripherie abgelagerten Eier gelangen hauptsächlich über die Harnblase in den Urin, und ihre Passage verursacht eine Hämat-

urie und Dysurie. Gelegentlich werden die Eier auch im Rektum abgelagert. Werden die Eier passiv mit dem Blutstrom transportiert, so gelangen sie in die Lunge und, selten, auch in die Wirbelsäule.

Andere Organe können einen Befall durch die Eier aufweisen, und das Auftreten ektoper adulter Würmer wurde berichtet.

Diagnostische Untersuchungsverfahren [3, 4, 8]

Die freien Eier können im Stuhl (Schistosoma mansoni, intercalatum, japonicum) oder im Urin (haematobium) aufgefangen werden. Für die ersteren ist die Kato-Technik [3, 4] die geeignetste, während für die letzteren eine Zentrifugierung mit nachfolgendem Mirazidienschlüpfversuch besser ist. Die Eier werden durch die Position eines Oberflächenstachels sowie ihre Größe und Form identifiziert. Lateral gelegene Stachel werden bei Schistosoma mansoni und japonicum gefunden, die beide aufgrund ihrer Form und Größe voneinander unterscheidbar sind, endständige Stachel bei Schistosoma haematobium und intercalatum, wobei wiederum die Eiform eine Differenzierung erlaubt. Die Region, aus der die Eier angereichert wurden, bietet eine zusätzliche Hilfe. Die Lebensfähigkeit des Eis wird durch Beobachtung der Bewegungen der Mirazidien innerhalb des Eis festgestellt.

Die an Gewebe gebundenen Eier werden in Biopsien gefunden und anhand ihrer Stachel und Form identifiziert. Die Vitalität wird durch die Transparenz des Eies abgeschätzt. Dunkle Eier sind abgestorben und meist kalzifiziert. In fortgeschrittenen Granulomen kann das Ei auf die Schale reduziert sein, gelegentlich liegt ein schwärzliches Pigment vor. Unter den Entzündungszellen können viele Eosiniphile beobachtet werden.

Die Rektoskopie ist in vielen Regionen mit Verbreitung von Schistosoma mansoni und intercalatum ein Routineverfahren. Die feine granulomatöse Zeichnung mit gelegentlicher polypoider Formation ist verdächtig auf eine Schistosomiasis, diese wird am besten verifiziert, indem die Rektummukosa mit einer kleinen Kürette abgeschnipselt wird. Die Schleimhautschnipsel werden sofort auf einen Objektträger übertragen und mittels eines anderen Glasobjektträgers zur mikroskopischen Begutachtung gequetscht. Wiederum wird die grobe Vitalität durch Transparenz der Eier angezeigt: sind sie dunkel, dann sind sie als abgestorben anzusehen; sind sie durchscheinend, können sie noch leben.

Bei den 3 Hauptspezies ist die Bestimmung spezifischer zirkulierender Antikörper hilfreich. Bei hepatolienealer und Darmschistosomiasis kann eine Leberbiopsie indiziert sein. Bei Urogenitalschistosomiasis können sowohl Sonographie als auch Pyelographie und Zystoskopie indiziert sein.

Medikamentöse Therapie [2, 4, 5, 10]

Die Therapie der Schistosomiasis wurde durch Einführung der Eintagestherapie mit Praziquantel vereinfacht. Die jeweilig erforderliche Dosis variiert mit dem Alter des Patienten und der beteiligten Spezies. Für Erwachsene empfiehlt der Beipackzettel folgendes:

- Für Schistosoma haematobium und mansoni 40 mg/kg KG als Einzeldosis oder 2mal 20 mg/kg KG in 4 h Abstand zusammen mit der Mahlzeit.
- Für Schistosoma japonicum 20 mg/kg KG 3mal täglich zusammen mit der Mahlzeit in 4-h-Abständen.

Das Auftreten abdominaler Krämpfe nach Praziquantel wurde berichtet, in seltenen Fällen traten blutige Diarrhöen auf.

Zur Therapie mit älteren Präparaten gehörte die wiederholte Applikation, sei es bei Oxamniquin (Schistosoma mansoni), Metrifonat (Schistosoma haematobium) oder Niridazol (Schistosoma mansoni, haematobium und japonicum).

Verschiedenes

Strongyloides stercoralis [1, 3, 4, 8, 10, 11]

Die Nematode S. stercoralis wird heute als pathogen betrachtet, da sie bei Patienten mit natürlicher oder chemotherapeutisch bedingter Immunsuppression zum Tode führen kann. Das Verteilungsgebiet dieses durch Schmutz übertragenen Wurms liegt hauptsächlich in den Tropen und Subtropen, es wurden jedoch auch autochthone Infektionen in gemäßigten Zonen berichtet. Die ausgewachsenen Würmer werden in der Mukosa des oberen Intestinaltrakts lokalisiert, und die rhabditiformen Larven verlassen den Patienten mit dem Stuhlgang. Unter normalen Umständen erfolgt beim Menschen die Invasion durch ein anderes Larvenstadium – filarienförmige Larven – über die Haut. Bei immunsupprimierten Patienten erfolgt jedoch eine ständige Reinfektion durch S. stercoralis über die Mukosa des Gastrointestinaltrakts des Wirts, was zu einer tödlichen Überlastung führt. Bei solchen Patienten kann der Kolorektoanaltrakt bei der Rektosigmoidoskopie flache, streifenförmige Ulzerationen aufweisen, in denen sich mikroskopisch filariforme Larven beobachten lassen. Die rhabditiformen Larven im Stuhl werden am besten durch Anwendung der Baermann-Methode nachgewiesen [3, 4], was im Labor spezifiziert werden sollte. Eosinophilie ist ein konstanter Befund bei Strongyloidiasis, und im Serum lassen sich zirkulierende Antikörper nachweisen. Auch eine Biopsie aus dem Duodenum kann den Parasiten liefern. Thiabendazol war das Medikament der Wahl, in einigen Ländern wurde dieses Präparat jedoch von den Herstellern zurückgezogen. Zur Zeit scheint Albendazol die Alternative dazu zu sein (15 mg/kg KG über 3 Tage beim Erwachsenen).

Trichuris trichiura [1, 3–5, 8, 10, 11]

Der Peitschenwurm T. trichiura wird gewöhnlich nicht als eine sehr pathogene Nematode für den Menschen eingeschätzt, da die Infektion bei erwachsenen Patienten gewöhnlich leicht verläuft. Das Verteilungsgebiet sind hauptsächlich die Subtropen und Tropen. Der Adultwurm ist im Kolon lokalisiert und produziert charakteristische bipolare Eier, die mit dem Stuhl ausgeschieden werden. Bei Kindern wird jedoch häufig der Kolorektoanaltrakt in die Infektion miteinbezogen, die schwer verlaufen kann. Ein Rektumprolaps mit in die Mukosa eingenisteten Parasiten ist nicht ungewöhnlich. Die Therapie besteht aus einer Kur mit Mebendazol als Präparat der Wahl (bei Erwachsenen 100 mg 2mal täglich über 3 Tage).

Enterobius vermicularis [1, 2–4, 8, 9, 11]

Der Madenwurm E. vermicularis kann einen intensiven Pruritus ani verursachen. Seine geographische Verbreitung ist weltweit. Der Adultwurm kann in der Rektumampulle gefunden werden. Seine charakteristischen Eier können im Stuhl gefunden werden, sie lassen sich jedoch effizienter auf einem durchsichtigen Klebeband nachweisen, das auf die Perianalregion gedrückt und dann zur mikroskopischen Begutachtung auf einen Objektträger übertragen wird. In seltenen Fällen kann eine Appendizitis durch einen Adultwurm verursacht werden, der auch in ektopen Lokalisationen, wie dem Omentum, entdeckt worden ist. Die übliche Therapie besteht in der Gabe von Nebendazol (100 mg als Einzeldosis, die nach 2 Wochen wiederholt werden muß), in der Behandlung der ganzen Familie und der Einhaltung hygienischer Maßregeln. Auch andere Anthelminthika werden verwendet.

Ascaris lumbricoides [1, 2–4, 10, 11]

Der durch Schmutz übertragene Rundwurm A. lumbricoides hat eine weltweite Verteilung. Der einzelne ausgewachsene Wurm kann bei Lokalisation in Gallengang, Pankreasgang oder Appendix zu einer klinischen Symptomatik führen. In seltenen Fällen kann der Adultwurm den Gastrointestinaltrakt perforieren und eine Peritonitis verursachen. Bei einer massiven Infestation mit A. lumbricoides können sich, besonders bei Kindern, Würmer innerhalb des Darmlumens verknäulen und damit zu einer partiellen Obstruktion, einem Volvulus oder zur Inkarzeration einer Hernie führen. Die Therapie solcher seltenen Komplikationen erfolgt gewöhnlich operativ, eine medikamentöse Therapie hat sich aber in Fällen einer partiellen Obstruktion gelegentlich als erfolgreich erwiesen, und die „Geburt" eines solchen Wurmbolus erfreut den nichtinvasiv tätigen Gastroenterologen. Die Blockade erfolgt häufig im Anfangsteil des Kolorektoanaltrakts. Es gibt mehrere Anthelminthika gegen Askariasis: Pyrantelpamoat (750 mg) und Albendazol (400 mg) können als Einzeldosen für Erwachsene empfohlen werden, andere Präparate sind jedoch ebenfalls in Gebrauch (Piperazin, Levamisol, Mebendazol).

Tänien [1, 2–4, 8–10]

Der Rinderbandwurm ist der häufigste Bandwurm; seine Segmente werden mit dem Stuhl ausgeschieden. Die Patienten berichten gelegentlich von Irritationen am Anus bei Passage dieser Segmente, und gelegentlich gewinnen sie diese aus dem Stuhl wieder. Im Labor ist die Differenzierung zwischen Rinder- (Taenia saginata) und Schweinebandwurm (T. solium) durch Abzählen der Uterusverzweigungen innerhalb des Segments und, bei vollständig ausgestoßenen Würmern, durch Beurteilung ihrer Köpfe möglich; die Eier sind jedoch gleich. Die Bandwürmer können durch eine Einzeldosis von kaubarem Niclosamid (2 g Einzeldosis), Mebendazol (300 mg 2mal täglich über 3 Tage) oder durch Praziquantel (10 mg/kg KG Einzeldosis) therapiert werden. Einige Ärzte bevorzugen es, gleichzeitig noch ein Abführmittel und ein Antiemetikum zu verabreichen, um eine Regurgitation von Eiern aus dem Duodenum in den Magen zu verhindern, wo diese Eier sich entwickeln und zu einer Zystizerkose, einer potentiell verhängnisvollen Komplikation, führen können.

Angiostrongylus costaricensis [1, 2, 10, 11]

Die Adultformen der durch Schmutz übertragenen Nematode A. costaricensis leben in den Mesenterialarterien, vorzugsweise in der Ileozäkalregion, und können daher den oberen Abschnitt des Kolorektoanaltrakts befallen. Der Parasit führt zu einer lokalen Granulombildung, die eine mechanische Obstruktion hervorrufen kann. Abgelegte Eier können im Granulationsgewebe gefunden werden. Der intravaskuläre adulte Wurm kann zu Thrombose, Infarkt und Ileus führen. Das klinische Erscheinungsbild ist daher variabel, und die Diagnose erfolgt anfangs klinisch, da im Stuhl keine Larven oder Eier entdeckt werden. Gewöhnlich liegen Schmerzen und Eosinophilie vor. Bei der rektalen Untersuchung kann gelegentlich eine intraabdominale Schwellung nahe der Appendix getastet werden.

Früher erfolgte die Therapie hauptsächlich operativ und bestand in der Resektion des betroffenen Segments. Bei einigen Patienten war eine medikamentöse Therapie mit Thiabendazol erfolgreich.

Diese abdominale Angiostrongyloidiasis ist in Zentral- und Südamerika vorherrschend. Sie muß von der meningoenzephalitischen Angiostrongyloidiasis unterschieden werden, die in Asien von Angiostrongylus cantonensis verursacht wird.

Anisakis [1, 2, 4, 8, 11]

Die Larve der marinen Nematode Anisakis wird durch den Genuß von rohem, mit dem Parasiten befallenen Fisch (Heringswurmerkrankung) aufgenommen und kann eine unterschiedliche Symptomatologie hervorrufen, die von der Lokalisation der invasiven Larve abhängig ist. Gewöhnlich befindet sich die Lokalisation im oberen Gastrointestinaltrakt und nur selten im Kolorektoanaltrakt. Es kann sich eine pseudotumoröse Masse bilden, die aus eosinophilen Granulationsgewebe besteht. Die Bestimmung zirkulierender Antikörper im Serum ist möglich geworden. Es steht keine spezifische Chemotherapie zur Verfügung; die Entfernung einer einzelnen Larve durch Gastroskopie ist jedoch durchgeführt worden.

Oesophagostomum [1, 4, 11]

Die Larve von Oesophagostomum, einer von Primaten, Wiederkäuern und Schweinen stammenden Nematode, kann beim Menschen eine unterschiedliche Symptomatologie verursachen, abhängig von der Lokalisation der Larve, die hauptsächlich den Kolorektoanaltrakt befällt. Grundsätzlich führt die Larve zur Bildung eines eosinophilen Granulationsgewebes in Form von Noduli, die Anlaß zur Intussuszeption und Hernieninkarzeration geben oder eine Kolonperforation mit nachfolgender purulenter lokaler Peritonitis verursachen kann. Die Therapie besteht gewöhnlich in der Entfernung dieses Helminthoms. Die Diagnose gründet sich auf die Biopsie. Chemotherapie hat sich nicht als wirksam erwiesen. Das geographische Verteilungsgebiet ist hauptsächlich das tropische Afrika, seltene Fälle sind jedoch auch aus Indonesien und Brasilien berichtet worden.

Literatur

1. Binford CH, Connor DH (1976) Pathology of tropical and extraordinary diseases, vols 1, 2. Armed Forces Institute of Pathology, Washington DC
2. Braunwald E, Isselbacher KJ, Petersdorf RG, Wilson JD, Martin JB, Fauci AS (1987) Harrison's principles of internal medicine. McGraw-Hill, New York
3. Dietrich M, Kern P (1983) Tropenlabor. Diagnostik für die ärztliche Praxis mit einfacher Laborausrüstung. Fischer, Stuttgart
4. Gentilini M, Duflo B (1986) Médecine tropicale. Flammarion, Paris
5. Gilles HM (1984) Recent advances in tropical medicine. Churchill Livingstone, Edinburgh
6. Martinez-Palomo A (1986) Amebiasis. Elsevier, Amsterdam. Human parasitic diseases, vol 2
7. Nanda R, Baveja U, Asnand BS (1986) Entamoeba histolytica cyst passers: clinical features and outcome in untreated subjects. Lancet II: 301–303
8. Peters W, Gilles HM (1977) A colour atlas of tropical medicine and parasitology. Wolfe, London
9. Piekarski G (1975) Medizinische Parasitologie in Tafeln. Springer, Berlin Heidelberg New York
10. Rakel RE (1986) Conn's current therapy. Saunders, Philadelphia
11. Stürchler D (1981) Endemiegebiete tropischer Infektionskrankheiten. Karten und Texte für die Praxis. Huber, Bern

33 Proktologie des Kindesalters

A. F. Schärli

Obwohl bestimmte Erkrankungen der Anorektalregion bei Kindern denen im Erwachsenenalter gleichen, bestehen bei vielen doch erhebliche Unterschiede. Eine Darstellung der am häufigsten vorkommenden Läsionen ist daher sinvoll. Diese umfassen Veränderungen der Perianalhaut, erworbene Störungen, wie Analfissuren, Prolaps und Polypen oder Rektalblutungen. Darüber hinaus werden Mißbildungen und Störungen der Stuhlentleerung behandelt.

Veränderungen der Perianalhaut

Die perianale Haut des Kindes neigt wie keine andere Hautregion zu verschiedenen entzündlichen Veränderungen. Je nach Ursache oder Stadium zeichnet sich jede Dermatitis durch Rötung, Bläschen, Papeln, Erosionen und Schuppen aus. Da bei ein und demselben Kind verschiedene Ursachen für eine Dermatitis möglich sind, ist eine Abgrenzung oft schwierig. Als häufigste Einzelursachen lassen sich unterscheiden:

- Dermatitis (seborrhoische, atopische und Windeldermatitis),
- Hautinfektionen durch Viren, Bakterien, Pilze oder Parasiten,
- Folgen lokaler Therapeutika, Kontaktekzeme,
- übrige Dermatosen.

Dermatitis

Windeldermatitis

Ätiologie. Die Kombination chemischer Reize aus Urin und Stuhl mit Reibung der Haut führt zu einer intertriginösen Entzündung [26].

Bevorzugte Lokalisation. In den Hautfalten (Gesäß, Genitale, Leistengegend) und an Stellen fester Abdeckung durch Windeln und Plastikhöschen erscheinen zunächst erythematöse und später erosive Hautveränderungen. Der Einfluß der Sekrete führt zusammen mit der ständigen Reibung zu mazerierten Stellen. Unbehandelt breitet sich die Dermatitis über Bauch, Rücken und Oberschenkel aus.

Seborrhoische Dermatitis

Die Hauterscheinungen bestehen aus begrenzten, von festen Schuppen belegten Erythemen. Diese Stellen sind durch bakterielle oder mykotische Superinfektionen besonders gefährdet [7].

Lokalisation. Neben der Anal- und Genitalregion sind Manifestationen fast immer auch am Rumpf, am behaarten Kopf und im Gesicht zu finden.

Alter. Die seborrhoische Dermatitis ist im 1. Lebenshalbjahr am häufigsten, weshalb sie im Volksglauben einer Kuhmilchallergie zugeordnet wird (Milchschorf).

Atopische Dermatitis

Die erythematösen, z. T. nässenden Effloreszenzen befallen bei Säuglingen oft den Analbereich, bevorzugen aber in höherem Alter Ellen und Kniebeugen.

Prädisposition. Es besteht fast immer eine familiäre Belastung mit Ekzemen.

Allgemeine Behandlung

Für den Behandlungserfolg jeder Dermatitis ist nicht die Vielzahl von Mitteln, sondern die gezielte Anwendung bewährter Dermatologika maßgeblich.

Kausaltherapie

Gummi- und Plastikabdeckungen müssen vermieden werden. Die intertriginösen Stellen werden durch häufige Sitzbäder gereinigt. Gestattet sind leicht entzündungshemmende oder desinfizierende Zusätze (Kamillosan, Kaliumpermanganat in geringer Konzentration) oder Badeöle, nicht jedoch alkalischer Badeschaum. Fettende Salben wirken sich wegen ihrer aufweichenden Wirkung oft ungünstig auf die Haut aus.

Symptomatische Therapie

Bewährt haben sich nach der Badereinigung und vollständigen Abtrocknung Zinkpasten und Zinköle. Unabgedeckte und nässende Stellen werden häufiger behandelt. Bei starker Entzündung empfiehlt es sich, über 2-3 Tage eine Steroidcreme allein oder als Basis mit anderen Präparaten aufzutragen.

Perianale Hautinfektionen

In der feucht-warmen Analfalte und der Perianalgegend finden Viren, Bakterien und Pilze einen guten Nährboden. Fast immer setzt die Vermehrung ortsständiger Erreger jedoch auf der Basis einer Dermatitis ein (Superinfektion).

Virale Infektionen

Zwei typische Affektionen treten im Kindesalter auf:

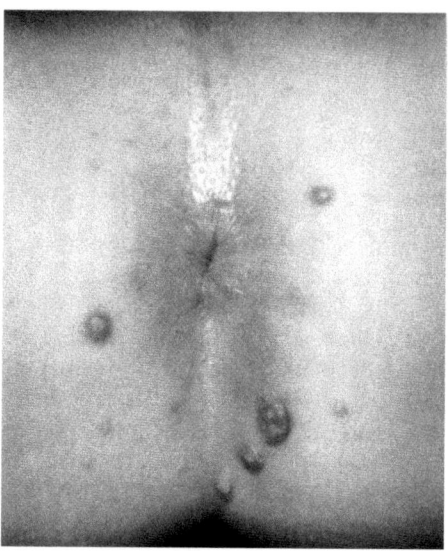

Abb. 33.1. Perianale Mollusca contagiosa

Mollusca contagiosa. Diese Infektion wird durch humane Papillomaviren hervorgerufen. Anfänglich besteht ein einzelnes Molluskum perianal. Durch Kratzen oder direkte Reibung setzt eine progrediente Ausbreitung von der einen zur anderen Gesäßseite ein. Auf diesem Wege vermehren sich die Effloreszenzen lokal oder werden auf Rumpf, Extremitäten und Gesicht übertragen.
Die Diagnose ist leicht zu stellen. Die knötchenförmigen Erhebungen haben eine zentrale nabelförmige Einziehung. Öffnet man sie mit einer Nadel, entleert sich ein festes, gelbliches Kügelchen, das die Viren enthält (Abb. 33.1).

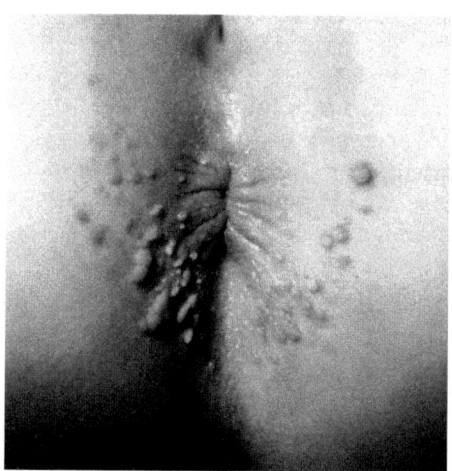

Abb. 33.2. Perianale Condylomata acuminata

Condylomata acuminata (spitze Kondylome). Auch sie werden durch Papillomaviren hervorgerufen. In der Analgegend sind sie beiderseits in Gruppen angeordnet. Gelegentlich dringen sie im Analkanal bis zur Linea dentata vor. Unter dem Einfluß der feuchten Wärme und durch Reibung können sie aufbrechen und bluten.
Die weichen, warzigen, hell- bis dunkelbraunen Epithelveränderungen können Schmerz, Jucken und Defäkationsbeschwerden verursachen (Abb. 33.2).
Sowohl bei Mollusca contagiosa wie bei Condylomata acuminata sind Ätzbehandlungen mit Podophyllin oder Bichloressigsäure für den Patienten unangenehm. Wir führen deshalb bei Kindern eine Kürettage in Kurznarkose durch. Die Ätzung der Wundfläche mit Silbernitrat hat den Vorteil einer sofortigen Blutstillung sowie einer fast vollständigen Schmerzfreiheit. Innerhalb weniger Tage wird der trockene Schorf über der narbenfrei epithelisierten Haut abgestoßen. Bei dieser Methode ist die Rezidivneigung gering.

Bakterien

Ätiologie. In der Analgegend sind zahlreiche pathogene Keime ständig vorhanden. Auf der Grundlage einer Dermatitis oder eines nässenden Ekzems vermehren sich E. coli, Staphylokokken und Pseudomonas rasch. Die Superinfektion verschlimmert das Grundleiden und kompliziert die Heilung.

Infektionsformen. Dabei handelt es sich um folgende:

- Eine staphylogene Follikulitis ist beim Kinde selten.
- Lokalisierte Abszesse liegen meist glutäal und sind von einer aus E. coli, Staphylokokken und Anaerobiern bestehenden Mischflora besiedelt.
- Meist liegen intertriginöse Superinfektionen vor.
- Unter dem Einfluß von Staphylokokkentoxinen entsteht bei besonderer Disposition das Lyell-Syndrom. Diese verbrennungsähnlichen Hautläsionen sind am Rumpf, an den Extremitäten und im Gesicht gleichermaßen möglich, verschonen aber auch die Analgegend nicht.

Behandlung. Therapeutisch kommen auch hier allgemeindermatologische Prinzipien zur Anwendung. Die systematische Gabe von Antibiotika ist in schweren Fällen notwendig. Das Lyell-Syndrom bedarf zudem intensivmedizinischer Maßnahmen.

Perianale Soorinfektion

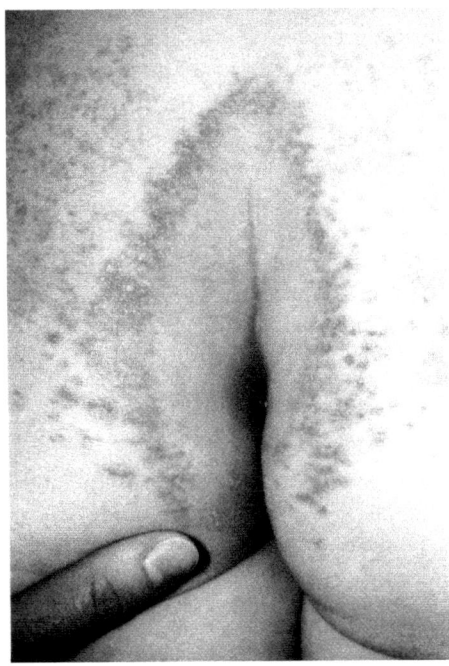

Abb. 33.3. Soordermatitis

Ätiologie. Sobald die Abwehrlage der Haut verändert wird, sind Sproßpilze in der Lage, eine parasitäre Myzelform anzunehmen. In den meisten Fällen manifestiert sich eine Candida-albicans-Infektion in einer primär veränderten Haut. Neben der lokalen Superinfektion spielen die orale und gastrointestinale Soormykose eine bedeutende Rolle als Infektionsquelle.

Diagnose. Die intertriginösen Effloreszenzen breiten sich am Rande zungenförmig aus und disseminieren häufig in Leistengegend, Nabel- und Halsfalten. Anfänglich lachsfarben, werden sie später dunkelrot und weisen einen bläschenförmigen schuppenden Belag auf. Der Nachweis erfolgt durch mikroskopische oder kulturelle Untersuchungen. Auf diese Weise ist die bakterielle Intertrigo abzugrenzen (Abb. 33.3).

Behandlung. Als Therapie sollten Bäder mit stark verdünnter Kaliumpermanganatlösung, Pinselungen mit Genianaviolett oder Salben mit Clioquinol-, Nystatin- oder Amphoterizinzusatz den Vorrang erhalten. Bei oraler und gastrointestinaler Manifestation wird Nystatin auch oral verabreicht.

Kontaktekzeme

Kontaktekzeme analer Lokalisation sind im Kindesalter extrem selten. Größere Hautschäden können jedoch durch zu hohe Konzentrationen von Antiseptika (Nekrosen), durch fettende Salben (Mazeration) oder durch längeren Steroidgebrauch erzeugt werden.

Entzündungen des Analkanals

Anitis

Die Entzündung der Analschleimhaut ist nie ein isoliertes Geschehen. Durch Übergreifen anderer inflammatorischer Prozesse entstehen eine Hyperämie der Mukosa und eine Hypersekretion mit spontanem Schleimausfluß.

Ätiologie. Eine Anitis tritt als Folge einer Analfissur, eines Schleimhaut- oder Rektalprolapses, am häufigsten jedoch nach chronischen Durchfällen auf.

Symptome. Besonders bei Stuhlentleerung wird über ein brennendes Gefühl oder über anhaltenden Juckreiz geklagt. Der schleimige Austritt aus dem Analkanal belegt Windeln und Unterwäsche.

Endoskopie. Im Anoskop werden die hyperämische und ödematöse Analschleimhaut und evtl. Erosionen sichtbar. Die Mukosa ist verletzlicher und blutet leicht.

Behandlung. Die Ursache der Anitis ist auszuschalten. Symptomatisch wirken anästhesierende Salben oder Suppositorien mit Steroidzusatz günstig.

Kryptitis und Papillitis

Ätiologie. Die Columnae rectales setzen sich distalwärts in die Papillen fort, die die Schleimhauttaschen (Morgagni-Krypten) begrenzen. Im Kryptengrund liegen die perianalen Drüsen. Im Verlauf einer Anitis oder eines Durchfalls schwellen die Papillen ödematös an.

Symtpome. Ein Spontanschmerz im Analkanal ist selten. Meist besteht nur eine schmerzhafte Stuhlentleerung. Anoskopisch ist das Papillenödem oder etwas Fibrin im Kryptengrund zu sehen.

Behandlung. Die Therapie ist dieselbe wie bei Anitis oder Perianitis.

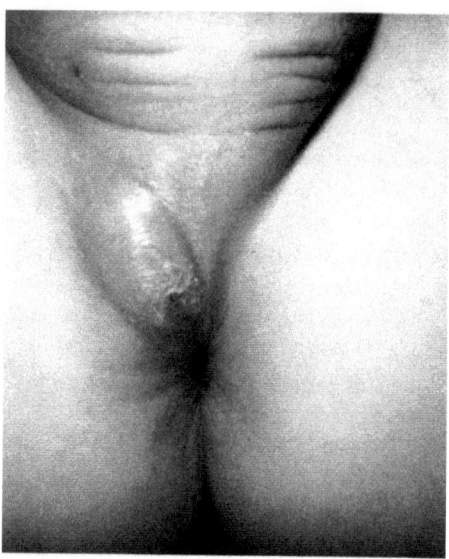

Abb. 33.4. Perianaler Abszeß. Typische Lokalisation bei einem 4 Monate alten Kind

Perianalabszeß

Anatomie. In den Analkrypten oder Proktodäaldrüsen kann eine Entzündung oder ein Abszeß entstehen, der sich in den Gewebespalten und entlang der myofaszialen Strukturen fortpflanzt. Schließlich erscheint ein entzündlicher Tumor unter der Haut. Perianalabszesse wurden von uns ausschließlich im frühen Säuglingsalter beobachtet.

Prädisposition. Während beim Erwachsenen Hämorrhoiden und Analfissuren häufig einem Abszeß vorausgehen, findet man beim Kind zwar gelegentlich eine chronische Obstipation, bei den häufigen Abszessen im Säuglingsalter ist hingegen selten eine Vorkrankheit erfaßbar.

Abszeßverläufe. Die abszedierende Entzündung bricht in Analnähe, an der seitlichen Glutäalwand oder am Damm durch. Beim Kind lassen sich eigentlich nur 2 Verläufe feststellen (Abb. 33.4) [25]:

- intrasphinkter (subkutaner Analabszeß, submuköser Anorektalabszeß),
- intersphinkter (Perianalabszeß).

Symptome. Zunächst manifestiert sich ein dumpfer bohrender Schmerz. Schließlich entsteht eine entzündliche Vorwölbung perianal, begleitet von einem teigigen Ödem der Perianalhaut. Fluktuation ist selten vorhanden. Nach der spontanen Abszeßeröffnung bleibt eine wäßrige oder eitrige Sekretion zurück, die zur perianalen Dermatitis führt. Bei Säuglingen sind zunächst immer Fieberanstieg und intervallweises Schreien – besonders im Zusammenhang mit einer Stuhlentleerung – zu beobachten. Gelegentlich besteht eine Gewichtsabnahme.

Behandlung. Mit konservativen Mitteln und Antibiotika ist nie eine Heilung zu erzielen, es kommt eher zu Abszeßverschleppung und innerer Fistelung. Die Therapie der Wahl besteht in vollständiger Eröffnung des Abszesses, am besten durch einen T-förmigen oder radiären Einschnitt. Mit antiseptischen Umschlägen (Polyvidonjod, Chlorhexidin) und Sitzbädern wird der Abszeßgrund gereinigt. Anfänglich ist die Wunde mit einem Clioquinolgazestreifen offen zu halten. Der Wundverschluß erfolgt stets spontan nach 10–14 Tagen.

Komplikationen. Bei ungenügender Inzision erfolgt ein vorzeitiger Hautverschluß, der zum Abszeßrezidiv führt. Selbst nach fachgerechter Abszeßbehandlung bleibt häufig eine sezernierende Perianalfistel zurück.

Perianalfistel

Nach dem akuten Abszeßstadium geht ein Perianalabszeß sehr häufig in ein chronisches Fistelstadium über. Anfänglich kaum sondierbar, führt die chronische Entzündung schließlich zu einem starren, dickwandigen Fistelkanal.

Pathologische Anatomie. Vier hauptsächliche Verlaufswege sind bekannt, von denen beim Kind nur die oberflächlichen Formen vorkommen (Abb. 33.5) [13, 20, 25]:

- intrasphinkter oder mukokutan,
- intersphinkter,
- transsphinkter (nur bei Erwachsenen),
- supralevatorisch (ebenfalls nur bei Erwachsenen).

Symptome. Aus einer kleinen Fistelöffnung mit gerötetem Rand oder aus dem Krater einer wallartigen perianalen Erhebung tritt ständig eitriger Ausfluß aus. Die Stuhlpassage wird während der Abszeßentwicklung schmerzhaft. Eine klinische Besserung tritt erst nach Eröffnung der Fistel ein.

Klinischer Nachweis. Mit einer kleinen Knopfsonde gelingt es, die Fistel von außen her zu sondieren. Bei gleichzeitiger Analspreizung oder mittels Anoskop wird die innere Öffnung auf dem Grund einer Krypte sichtbar oder kann mittels Durchspülung einer Farblösung sichtbar gemacht werden. Eine röntgenologische Darstellung ist nie notwendig (Abb. 33.6).

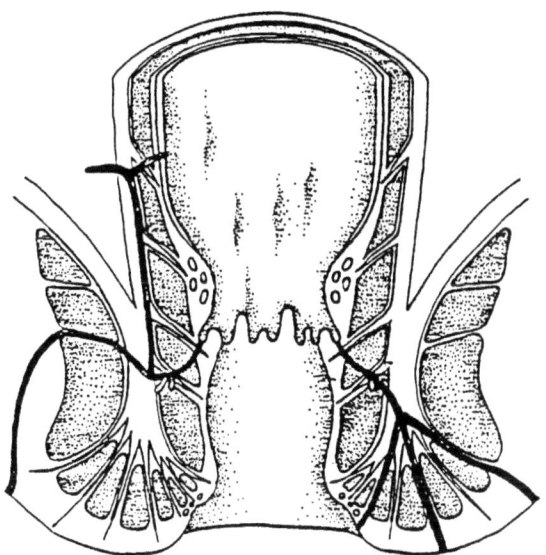

Abb. 33.5. Fistelgänge. *Links* bei Erwachsenen transsphinkter und supralevatorisch, *rechts* bei Kindern subkutan und intermuskulär

Behandlung. Jede Fistel ist eine absolute Indikation für eine operative Therapie. Der Fistelgang wird bis zur Mündung im Analkanal sondiert und mit Methylenblau gefüllt. Die klassische Fadenmethode hat sich im Kindesalter nicht bewährt und sollte auch nicht mehr angewandt werden. Frische Fisteln werden vollständig gespalten, das Granulationsgewebe wird kürettiert, die Wundfläche zunächst tamponiert [4]. Chronische Fisteln mit derb induriertem Gang lassen sich vollständig herauspräparieren. Sowohl bei der Spaltung als auch bei der vollständigen Präparation dürfen Nebengänge nicht übersehen werden. Die Kontinenz wird durch diese Eingriffe nicht beeinträchtigt.

Komplikationen. Fistelrezidive nach Anwendung der Fadenmethode waren früher häufig. Sie werden heute noch beobachtet:

- wenn die Fisteleröffnung unvollständig war,
- wenn Nebenkanäle verpaßt wurden oder
- wenn die Nachbehandlung inkonsequent durchgeführt wurde.

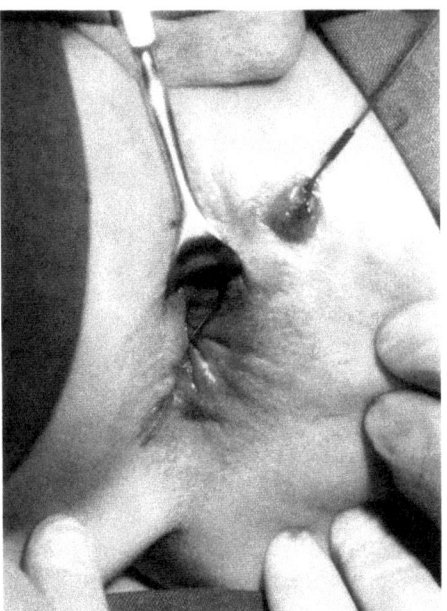

Abb. 33.6. Anorektale Fistel mit überschießendem Granulationsgewebe und intensiver Narbenbildung

Sinus pilonidalis

Die genau in der Mittellinie der Sakrokokzygealregion gelegenen Fisteln mit losen Haaren, die sich in Korium und Subkutis ausbreiten, sind mit Granulationsgewebe mit Fremdkörperreaktion umgeben und können Abszesse bilden.

Ätiologie. Die Entstehungstheorien sind vielfältig. Bei Kindern findet sich jedoch immer ein kongenitaler Hautsinus mit Bindegewebefixation am Os coccygis, das den Ausgangspunkt für Infektion und Abszedierung bildet. Dermoidzysten sind selten.

Symptome. Die Beschwerden beginnen mit der Abszeßbildung. Im chronischen Stadium beginnt eine ständige und intermittierende eitrige Sekretion aus den Fistelgängen.

Behandlung. Im akuten Stadium wird der Abszeß längs gespalten und die Abszeßhöhle mit antiseptischen Verbänden behandelt. Chronische Sinus werden exzidiert und der sekundären Granulation überlassen. Nachoperationen mit Wundkürettage oder Hautrandanfrischungen sind oft notwendig. Eine primäre Wundnaht ist in keinem Falle ratsam. Rezidivinfekte treten häufig auf, wenn die Primärbehandlung nicht konsequent genug durchgeführt wurde.

Analfissur

Die Analfissur ist ein rißförmiges Ulkus des sensiblen Anoderms, das bis zum Sphincter internus reichen kann.

Pathogenese. Am häufigsten entsteht ein Einriß der hinteren Kommissur beim Durchtritt harter Kotballen. Begünstigend wirken Analekzeme, Intertrigo, Infektionen und Narben. Seltener handelt es sich um Verletzungsfolgen nach dem Einführen von Thermometern, Suppositorien oder Klistieren.

Symptome. Die typische Trias von Symptomen besteht in:

- intensivem Schmerz während und nach dem Stuhlgang, der aber auch spontan auftreten und Minuten bis Stunden anhalten kann;
- Blutspuren auf dem Stuhl oder Schmierblutung nach Defäkation;
- Sphinkterkrampf.

Die Folge ist ein Circulus vitiosus: Der Stuhldrang ruft Angst vor der schmerzhaften Stuhlentleerung und eine Sphinkterkontraktion hervor. Der schmerzbedingten Defäkationshemmung folgen Stuhlretention mit Eindickung und Bildung großer Kotballen, deren Entleerung wiederum die Analfissur verstärkt.

Untersuchung. Die Inspektion wird v. a. von Kleinkindern aus Angst vor Schmerz verwehrt. Hier hilft ein lokalanästhesierendes Spray (Lidocain), wie es im HNO-Bereich angewandt wird. Gelegentlich gelingt die Untersuchung erst in Rauschnarkose oder unter Anästhesie mit Ketamin. Bei der digitalen Untersuchung beeindruckt der Sphinkterspasmus.

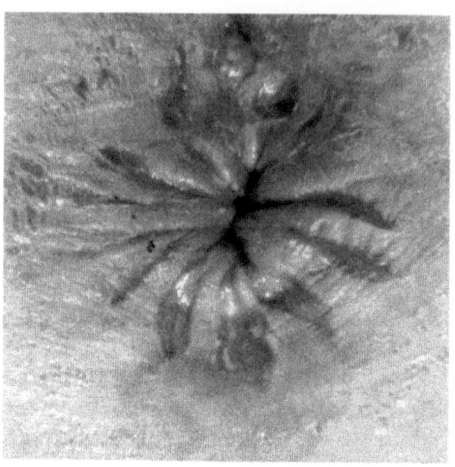

Abb. 33.7. Frische Analfissuren in der Zirkumferenz des Anus

Befunde. Achsenparallele Fissuren liegen einzeln oder mehrfach, vorwiegend im dorsalen Anoderm zwischen Linea dentata und Linea anocutanea. Distal sind Fissuren gelegentlich unter einer Mariske und proximal unter einer hypertrophen Analpapille versteckt. Jede Berührung ist äußerst schmerzhaft und führt leicht zu schmierigen Blutungen (Abb. 33.7).

Therapie. Die Therapie der frischen Fissur besteht in:

- anästhesierendem Spray (Proktospray, Lidocain) oder Salbe tagsüber und besonders vor der Stuhlentleerung,
- Stuhlgleitmittel (Paraffinöl),
- Glyzerinsuppositorien zur Aufweichung der Stuhlballen,
- Veränderung der Stuhlkonsistenz durch Muzilagostoffe, Laktulose, Agar (keine Laxanzien!),
- Bädern mit Kamillenextrakt oder manueller Reinigung des Afters,
- antiseptischen oder antimykotischen Salben im Falle von Infektion,
- Behandlung der chronischen Fissuren.

Wegen Vernarbung und Fibrose des Sphinkters sind weitergehende Maßnahmen notwendig:

- Verätzung der Fissur mit Silbernitrat,
- einfache Sphinkterdehnung in Vollnarkose, allerdings mit dem Nachteil von eventueller Fissurvertiefung und Narbenrissen,
- submuköse, posteriore Myotomie des Sphincter internus führt zur raschen Erleichterung der Defäkation und Heilung.

Hämorrhoiden

Häufigkeit. Während sich beim Erwachsenen mehr als $^2/_3$ der proktologischen Beschwerden auf Hämorrhoiden und deren Komplikationen beziehen, ist das Leiden im Kindesalter sehr selten.

Ätiologie. Hämorrhoiden sind Vergrößerungen und Verlagerungen des Gefäßpolsters (Corpus cavernosum recti). Sie entstehen wahrscheinlich als Folge von:

- häufiger forcierter Darmentleerung bei chronischer Obstipation,
- Blutentleerungsstörungen des Schwellkörpers über den transsphinkteren Abfluß bei Sphinkterspasmus,
- Schwäche der fibromuskulären Verankerung des Schwellkörpers (Abb. 33.8).

Symptome. Blutung (hellrot), Schmerz und Prolaps sind die Symptome der Hämorrhoiden. Schmerzen bei der Defäkation führen zu einem ähnlichen Circulus vitiosus wie bei Analfissuren. Komplikationen sind schmerzhafte Thromben als Folge des gedrosselten Blutabflusses, stärkere Spontanblutungen, Ulzerationen und perianale Dermatitiden.

Endoskopie. Der Grad und die Komplikationen werden durch die Anoskopie festgestellt. Dazu ist beim Kind eine Kurznarkose notwendig.

Behandlung. Diese besteht in:
- der diätetischen Regulation der gestörten Darmtätigkeit (z. B. Kleie, Muzilagostoffe, Flüssigkeit, aber keine Laxanzien!);
- Vermeiden übermäßigen Pressens;
- Reposition prolabierter Hämorrhoiden;
- Analhygiene (Sitzbäder, milde Desinfektionsmittel);
- Lokalanästhetika;
- Bougierung des Analkanals;
- submuköse Sklerosierungen sind im jugendlichen Alter fast immer erfolgreich (Natriumtetradecylsulfat, Phenol, Mandelöl).

Zur operativen Therapie waren wir bisher erst bei 5 Patienten mit Hämorrhoidalprolaps genötigt. Thrombosierte Knoten heilen unter Bettruhe sowie anästhesierenden und antithrombotischen Salben innerhalb weniger Tage und bedürfen nur selten einer chirurgischen Intervention.

Rektalprolaps

Ein Prolaps der analen Schleimhaut tritt meist nach Durchzugsoperationen auf. Die Schleimhaut ist dunkelrot, längsgefaltet und oft nur einseitig vorgefallen.

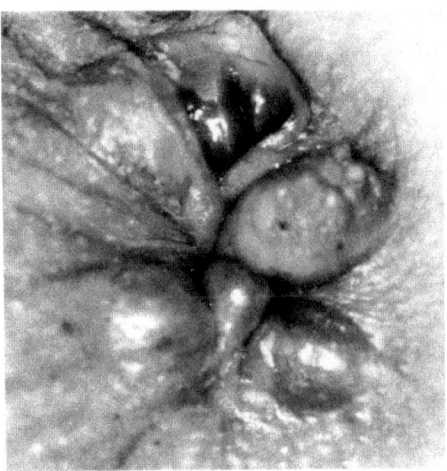

Abb. 33.8. Hämorrhoidalprolaps bei einem Kind mit Lymphangiomatose

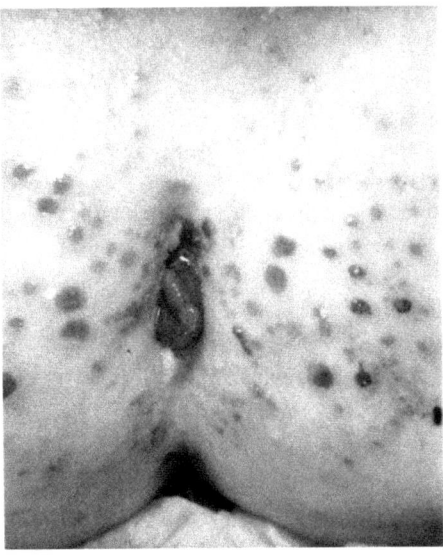

Abb. 33.9. Schleimhautprolaps nach operativer Korrektur einer Analatresie. Man beachte die lokale Reizung der Perinealhaut

Eine Reposition ist häufig nicht möglich (Abb. 33.9). Diese Form wird als inkompletter Prolaps bezeichnet.

Der anorektale Prolaps ist ein rosettenförmiger Vorfall sämtlicher Wandschichten des Rektums. Das Anorektum bleibt weitgehend fixiert. Voraussetzung für diesen Prolaps sind Lockerung der bindegewebigen rektalen Aufhängung und Dehnung der Levatormuskulatur (Abb. 33.10).

Diese Form wird als „kompletter Prolaps" bezeichnet.

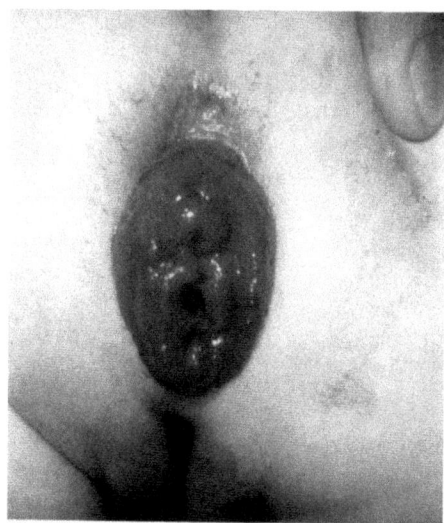

Abb. 33.10. Rektalprolaps

Ätiologie. Der vollständige Rektalprolaps hat verschiedene Ursachen:

- als prädisponierend wird der gestreckte Verlauf des kindlichen Rektums in der Sakralhöhle angesehen;
- einer Lähmung der Beckenbodenmuskulatur bei Myelomeningozele oder Sakralagenesie kann eine Dehnung der Levatormuskulatur folgen;
- Unterernährung, Marasmus und evtl. zystische Fibrose führen zur Lockerung des Bindegewebes, das v. a. bei Obstipation unter dem Abdominaldruck nachgibt.

Grundsätzlich geht jedem Prolaps des Rektums eine langdauernde Störung der Stuhlentleerung voraus (chronische Obstipation, selten Diarrhöen). Dabei spielt unausgewogene, vorwiegend flüssige Nahrung ohne Ballaststoffe oder übertriebenes Stuhltraining („Topfsitzer") eine wesentliche Rolle. Auch langanhaltende Hustenanfälle bei Pertussis gehören zu den wichtigsten Ursachen im Säuglingsalter.

Symptome. Bei Kindern zwischen 6 Monaten und 4 Jahren erscheint zunächst nach längerem Pressen, später bei jeder Defäkation eine rosettenförmige Ausstülpung des Rektums vor dem Anus, die aber meist spontan verschwindet oder unter leichtem Druck mit Vaselingaze reponiert werden kann. Wiederkehrende Vorfälle sind von Blutungen, schleimiger Sekretion oder perianaler Dermatitis begleitet.

Therapie. Der einfache Schleimhautprolaps (Ektropium) nach Durchzugsoperation wird zusammen mit der mukokutanen Narbe exzidiert.

Der rektoanale Prolaps wird in 5 „S"-Schritten behandelt:

- *S*tuhlgang: Obstipation (die häufigste Ursache) muß behoben werden.
- *S*itz: Kein langdauerndes Topfsitzen, der Stuhlversuch soll kurz, dafür häufiger sein. Ein gelochtes Brettchen auf dem Topf verhindert das Einsinken des Gesäßes.
- *S*edierung: Leichte Sedierung und psychologische Führung können den Kindern oft die Angst vor der Stuhlentleerung nehmen.
- *S*klerosierung: Die submuköse Injektion in 4 Quadranten 2 cm oberhalb der Linea dentata (Phenolmandelöl, Natriumtetradecylsulfat, Äthoxisklerol) hat sich bewährt, sofern Levator und Bindegewebe noch nicht völlig erschlafft sind.
- *S*utur:

1. Eine zirkuläre Chromcatgutnaht ist bei Lähmung der Beckenbodenmuskulatur gelegentlich angezeigt.
2. Rektopexie an das Os sacrum. Durch einen Längsschnitt von der Kokzyxspitze bis 1 cm vor den Anus wird die erschlaffte Levatormuskulatur dargestellt. Die Rückwand des Rektums wird gerafft und an die Innenseite des Sakrums fixiert. Der Eingriff ist für Kleinkinder schonend und eignet sich für Prolapse von geringer Länge.
3. Die transanale Resektion nach Delorme-Rehn ist für Kleinkinder nie indiziert.
4. Laparotomie und Rektopexie nach Ripstein-Wells für lange Prolapse bei älteren Kindern. Über die Rückwand des tiefen Rektums wird ein Durastreifen aufgesteppt und am Os sacrum fixiert.

Polypen des Anus, Rektums und Kolons

Die Klassifikation der Polypen basiert auf histologischen Kriterien (Tabelle 33.1). Im Kindesalter kommen meist gutartige polypoide Läsionen vor. Nur neoplastische Polypen sind Präkanzerosen. Die Polyposissyndrome verdienen dabei besonderes Interesse [3, 12, 13, 19].

Nichtneoplastische Polypen

Juvenile (Retentions-) Polypen

Diese treten meist im Kindesalter auf. Etwa 70% befinden sich im proximalen Analkanal und im distalen Rektum und sind oft schon der digitalen Untersu-

Tabelle 33.1. Polypen in Anus, Rektum und Kolon

Genese	Singulär	Multipel (Polyposissyndrome)
Hamartie	Juveniler Polyp Peutz-Jeghers-Polyp	Juvenile Polypose Peutz-Jeghers-Syndrom Cowden-Syndrom
Hyperplasie	Hyperplastischer Polyp Fibröser Analpolyp	Hyperplastische Polypose
Entzündung	Entzündlicher Polyp Lymphoider Polyp Granulomatöser Polyp	Entzündliche Polypose, z. B. bei Colitis ulcerosa Lymphoide Polypose Cronkhite-Canada-Syndrom
Neoplasie	Tubuläre Adenome Villöse Adenome Tubulovillöse Adenome	Adenomatosis coli Gardner-Syndrom Turcot-Syndrom Zanca-Syndrom

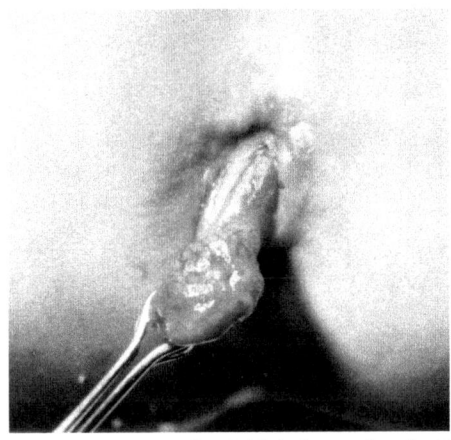

Abb. 33.11. Juveniler Schleimhautpolyp des Rektums

chung zugänglich. In 14–20% der Fälle finden sich multiple Polypen. Es gibt 2 Häufigkeitsgipfel: Der erste liegt im 4. und 5. Lebensjahr, der zweite zwischen dem 17. und 25. Jahr (Abb. 33.11).

Symptome. Leitsymptom ist die schmerzlose anale Blutung. In einzelnen Fällen erscheint ein blutender oder bläulich verfärbter infarzierter Polyp vor dem Anus. Kolikartige Schmerzen entstehen durch Zug am Polypen oder bei der „Autoamputation".

Morphologie. Juvenile Polypen sind rötlich, gestielt, seltener breitbasig vorgewölbt. Die Oberfläche ist im Unterschied zu Adenomen glatt. Auf der Schnittfläche fallen schleimgefüllte Zysten auf (Retentionspolyp). Histologisch liegen im entzündlich veränderten Stroma unregelmäßig veränderte und dilatierte Krypten mit regelmäßig becherzellreichem Epithel vor. Der Polyp ist oft ulzeriert und von fibrinopurulentem Exsudat bedeckt.

Ätiologie. Juvenile Polypen werden einerseits als fehlerhafte Zusammensetzung normalen Darmgewebes (Hamartome), andererseits als Folge einer chronischen Entzündung nach lokalen Verletzungen betrachtet. Ihre Zuordnung zu neoplastischen Polypen oder zu präkanzerösen Veränderungen ist nicht gerechtfertigt.

Peutz-Jeghers-Polyp

Der Peutz-Jeghers-Polyp ist nicht neoplastisch und besteht aus differenziertem Epithel. Die Zahl der Polypen ist unterschiedlich.

Ätiologie. Der Peutz-Jeghers-Polyp gilt als Hamartom und kommt nicht nur bei hereditärem Peutz-Jeghers-Syndrom, sondern gelegentlich auch ohne familiäre Belastung vor.

Morphologie. Es handelt sich gewöhnlich um gestielte Polypen, z. T. von beträchtlicher Größe, mit lobulierter Oberfläche. Histologisch sieht man eine baumartig verzweigte Lamina muscularis mucosae, auf der sich dicht angeordnete Krypten mit becherzellreichem regelrechtem Epithel befinden.

Manifestation. Meist treten die Polypen im Kindes- und Adoleszentenalter auf. Im Laufe des weiteren Lebens können neue Läsionen in Magen, Dünndarm und Kolon entstehen.

Prognose. Nach der Entfernung sind wie bei juvenilen Polypen keine Folgen zu erwarten. Es kann sich aber auch um die Erstmanifestation des Syndroms handeln, so daß jahrelange Kontrollen unerläßlich sind.

Hyperplastische Polypen

Diese kleinen umschriebenen Schleimhauthyperplasien sind die häufigste Polypenart des Kolons, des Rektums und des proximalen Analkanals.

Morphologie. Hyperplastische Polypen sind blaßgrau, breitbasig (sessil) und haben einen Durchmesser von 3–5 mm. Histologisch sieht man verlängerte, geschlängelte Krypten mit im Querschnitt sternförmigem Lumen. Die verlängerte Proliferationszone befindet sich in der basalen Kryptenregion. Das Differenzierungsmuster ist im deutlichen Unterschied zu den Adenomen regelrecht.

Entzündliche Polypen

Diese lokalisierten Schleimhautschwellungen sind Folge entzündlich-ödematöser und regenerativer Veränderungen. Sie können von ulzerierten Arealen umgeben sein und treten meist bei langdauernder, aktiver Colitis ulcerosa oder granulomatosa (Morbus Crohn) auf. Entzündliche Polypen mit Granulationsgewebe können auch bei Schleimhautverletzungen, beispielsweise in Anastomosen, auftreten.

Neoplastische Polypen (Adenome)

Dazu gehören tubuläre, villöse und gemischt tubulovillöse Adenome (Abb. 33.12 a, b).

Symptome. Adenome führen in der Regel zu Blutungen. Sie können vermehrt Schleim sezernieren (v. a. villöse Adenome) und Diarrhöen, Tenesmen, Invaginationen sowie perianale Protrusionen hervorrufen.

Therapie. Alle solitären Adenome sollten abgetragen werden. Dies gelingt v. a. bei gestielten Adenomen endoskopisch. Lebenslange Kontrollen (endoskopisch und radiologisch) in 2 jährlichen Abständen sind erforderlich.

Polyposissyndrome

Die Polyposissyndrome werden nach den histologischen Polyptypen eingeteilt, wie sie auch einzeln oder in geringer Anzahl vorkommen (s. Tabelle 33.1). Polyposissyndrome manifestieren sich meist im gesamten Magen-Darm-Trakt und häufig bereits im Kindesalter.

Juvenile Polyposis. Die juvenile Polyposis ist sehr selten. Es wird ein geringes Risiko für die Entstehung gastrointestinaler Karzinome angenommen. Es gibt 2 Formen, die nichtfamiliäre, die oft zusammen mit Herzfehlern, Malrotation und Hydrozephalus auftritt, und die autosomal rezessiv vererbte ohne zusätzliche Mißbildungen.

Die infantile, nichtfamiliäre Form tritt im 1. Lebensjahr mit Befall von Magen und Kolon auf; der Dünndarm ist nur etwa bei der Hälfte der Patienten betrof-

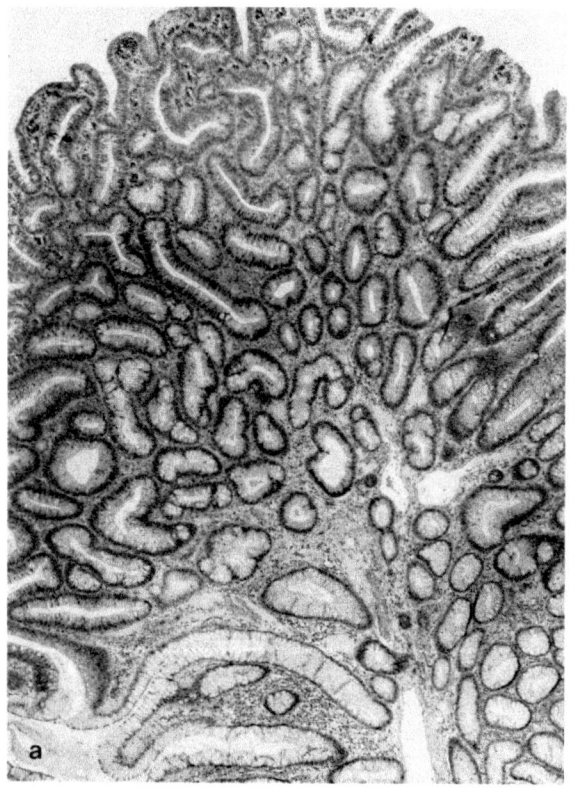
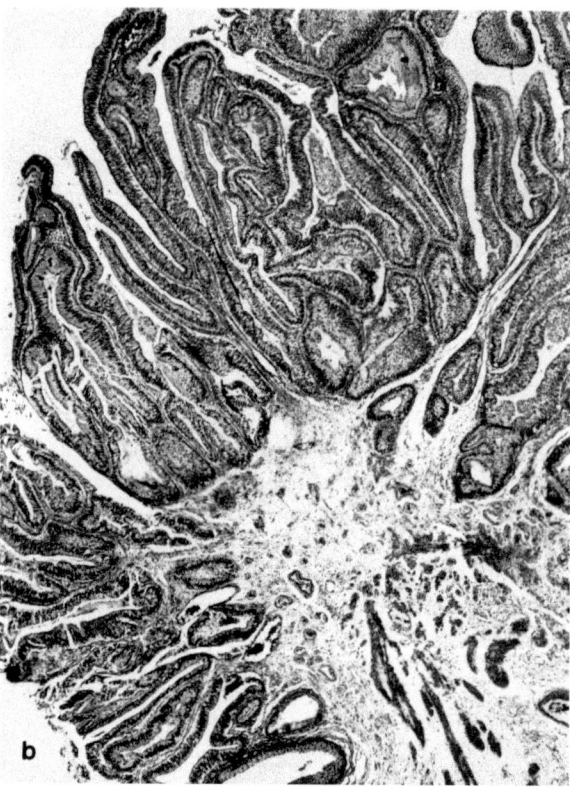

Abb. 33.12. *a* Villöses Adenom der Rektalschleimhaut. *b* tubuläres Adenom. Hämatoxylin und Eosin. *a* ×50, *b* ×100

fen. Komplikationen führen oft schon im 2. Lebensjahr zum Tode. Die 2. Form entsteht bei älteren Kindern und bei Erwachsenen, sie variiert im Entstehungsalter, in Zahl und Lokalisation der Polypen stark (Abb. 33.13). Rezidivierende Blutungen und Invaginationen sowie eine hypochrome Anämie oder Mangelernährung machen auf die Erkrankung aufmerksam.

Peutz-Jeghers-Syndrom. Dazu gehören multiple Polypen vom Peutz-Jeghers-Typ, mukokutane Pigmentierungen und eine familiäre Disposition. Das Peutz-Jeghers-Syndrom wird durch ein autosomal dominantes Gen mit unterschiedlicher Penetranz bedingt. In bis zu 45 % der Fälle entsteht es durch Mutation. Meist tritt das Syndrom zwischen dem 10. und 30. Lebensjahr auf. Die perioralen und oralen Pigmentflecken sind schon bei der Geburt vorhanden. Die Polypen können im gesamten Magen-Darm-Trakt entstehen. Braune oder blau-braune 0,5–1 cm große Pigmentflecken befinden sich in Lippenrot und Wangenschleimhaut („Pigmentfleckenpolypose"). Die Polypen können wenige Millimeter bis mehrere Zentimeter messen und gestielt oder sessil sein. Invaginationen, Ulzerationen und Blutungen sind häufige Komplikationen. Karzinome in Peutz-Jeghers-Polypen sind selten.

Familiäre Adenomatosis (Polyposis) coli. Bei der familiären Adenomatosis coli finden sich zahlreiche Adenome (100–5000) in Kolon und Rektum. Es besteht eine extrem hohe Assoziation mit kolorektalen Karzinomen in relativ jungem Lebensalter, meistens liegt eine familiäre Belastung vor.
Die Erkrankung wird autosomal dominant vererbt, tritt aber oft auch sporadisch auf. Die Manifestation erfolgt meist zwischen dem 15. und 25. Lebensjahr, vereinzelt aber auch schon gegen Ende der 1. Lebensdekade. Blutungen, häufigere Stuhlentleerungen und Schleimabgang sind die Symptome der familiären polypösen Adenomatose. Bei $^2/_3$ der Patienten hat sich bereits bei der ersten Diagnosestellung ein kolorektales Karzinom entwickelt.
Morphologisch liegt dichte Besiedlung der Schleimhaut mit Polypen vor, die meist weniger als 0,5 cm messen, jedoch bis zu 3 cm wachsen können. Histologisch handelt es sich um tubuläre, tubulovillöse und seltener villöse Adenome. Charakteristisch sind die zahlreichen, sehr kleinen Adenome, die auch nur wenige benachbarte Krypten betreffen können.
Die familiäre Adenomatosis coli ist eine obligate Präkanzerose. Behandlung der Wahl ist die Proktokolektomie. Kinder von Patienten mit familiärer

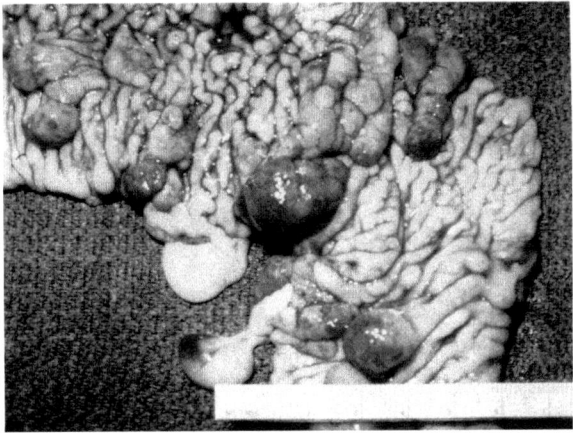

Abb. 33.13. Juvenile familiäre adenomatöse Polyposis (Adenomatosis)

Adenomatosis coli sollten ab dem 14. Lebensjahr im Abstand von 2 Jahren bis zum mittleren Lebensalter regelmäßig untersucht werden.

Anorektale Mißbildungen

Klassifikation

Im Jahr 1970 haben Kinderchirurgen vieler Länder eine Einteilung aller Formen von Analatresien geschaffen, die von der Lage des Enddarmverschlusses in bezug auf die Levatormuskulatur ausgeht [16]. Die Komplexität dieser Einteilung führte 1984 dazu, sie neu zu überdenken [22].
Die primäre Unterteilung in hohe Rektalverschlüsse oberhalb des Levators (supralevatorisch) und in tiefe anale Verschlüsse (translevatorisch) ist notwendig, weil beide Formen sich embryogenetisch und anatomisch unterscheiden. Bei einer Reihe von Mißbildungen liegt der rektale Blindsack (und evtl. eine Fistel) in einer mittleren Stellung und überschreitet die Beckenbodenmuskulatur zumindest teilweise. Diese Typen werden als Intermediärformen bezeichnet.
Die neue Klassifikation führt zur Vereinfachung im klinischen Gebrauch nur noch die häufigsten Mißbildungstypen auf (Tabelle 33.2).

Diagnostisches Vorgehen

Obwohl die klinische Untersuchung ausreicht, um den Mißbildungstyp zu erkennen und das therapeutische Vorgehen festzulegen, gibt es eine Reihe von Mißbildungen, die sich äußerlich nicht voneinander

Tabelle 33.2. Klassifikation anorektaler Mißbildungen

A. Hohe supralevatorische Mißbildungen

Weiblich
1. Anorektale Agenesie
   a) mit rektovaginaler Fistel
   b) ohne Fistel
2. Rektalatresie

Männlich
1. Anorektale Agenesie
   a) mit rekto-prostatisch-urethraler Fistel
   b) ohne Fistel
2. Rektalatresie

B. Intermediäre Mißbildungen

Weiblich
1. Rektovestibuläre Fistel
2. Rektovaginale Fistel
3. Agenesie ohne Fistel

Männlich
1. Rektobulbär-urethrale Fistel
2. Agenesie ohne Fistel

C. Tiefe, translevatorische Mißbildungen

Weiblich
1. Anovestibuläre Fistel
2. Anokutane Fistel
3. Analstenose

Männlich
1. Anokutane Fistel
2. Analstenose

D. Die übrigen Mißbildungsformen werden als selten bezeichnet und nach Lage des rektalen Blindsacks (und der Fistel) beschrieben.

E. Für komplexe Anomalien mit erhaltener Kloake wurde eine eigene Einteilung geschaffen.

Tabelle 33.3. Ultraschalluntersuchung

Technik	Diagnostische Hinweise	Nachteile
Position des Kindes variierbar, meist laterale Position	Verläßliches Auffinden der rektalen Blindtasche	Fisteln können schwierig aufzufinden sein
Suche nach der rektalen Blindtasche, Fisteln	Länge und Weite der Fistel	Untersuchung hängt von der Erfahrung des Untersuchers ab
Beobachtung der Beckenbodenbewegungen	Position und Aktivität der Beckenbodenmuskulatur	
	Veränderte Position des terminalen Rektums	

Tabelle 33.4. Invertogramm. Seitliche Aufnahme der Beckenregion nach Wangensteen u. Rice [24]

Technik	Diagnostische Hinweise	Nachteile
Stirnlage des Kindes	Dünndarmblähung	Die Luftpassage bis zur rektalen Blindtasche benötigt 12 h
Rechtwinklige Beugung der Oberschenkel	Mißbildung des Sakrums	Eine variable Position des terminalen Rektums kann von der Kontraktion der Beckenbodenmuskulatur abhängen.
Analgrube zu markieren (Bariumpaste)	Luftflüssigkeitsspiegel in der rektalen Blindtasche	Eine unvollständige Füllung des Rektums mit Luft kann zu Fehlinterpretationen führen
Exakte laterale Aufnahme durch den Trochanter	Konstruktion von Hilfslinien zur Bestimmung des Levators und des terminalen Rektums	
	Luft in der Blase weist auf rektourethrale Fistel hin	

unterscheiden lassen. Eine exakte Differenzierung zumindest zwischen supra- und translevatorischen Anomalien ist wesentlich. Verschiedene diagnostische Techniken sind daher im Detail zu diskutieren:

- Ultraschalluntersuchung des Beckens und Damms (Tabelle 33.3),
- Wangenstein-Rice-Invertogramm (Tabelle 33.4 und Abb. 33.14 a, b),
- Fistulographie (Tabelle 33.5 und Abb. 33.15),
- Miktionszystourethrogramm (Tabelle 33.6),
- Kontrastmitteldarstellung des distalen Kolons und Rektums (Tabelle 33.7),
- perineale Nadelpunktion der rektalen Tasche und Kontrastmitteldarstellung (Tabelle 33.8),
- endoskopische Untersuchungen von Urethra, Blase und Vagina.

Interpretation diagnostischer Verfahren

Einige Hilfslinien werden für eine exakte Bestimmung der rektalen Blindtasche und des terminalen Rektums empfohlen. Bei hohen Anomalien liegt der Enddarm auf der Höhe der pubokokzygealen Linie (PC-Linie) oder knapp unterhalb auf der M-Linie (mittlere Distanz zwischen PC-Linie und Tuber ischiadicum). Bei intermediären Anomalien steigt der Darm bis zur I-Linie ab (parallel zur PC-Linie durch das Ischium) [21].

Abb. 33.14. **a** Invertogramm bei anorektaler Agenesie mit rektoureteraler Fistel (Luft in der Blase), **b** bei analer Agenesie

Proktologie des Kindesalters   313

Tabelle 33.5. Kontrastmitteldarstellungen äußerer Fisteln

Technik	Diagnostische Hinweise	Nachteile
Fisteldarstellung mit wasserlöslichem Kontrastmittel	Länge, Verlauf und Kaliber der Fistel darstellbar	Unvollständige Füllung von Fisteln kann zu Fehlinterpretationen führen
Vollständige Füllung der rektalen Blindtasche	Position des terminalen Rektums	
Markierung des Perineums mit Bariumpaste	Konstruktion von Hilfslinien	
Seitliche Aufnahme		

Tabelle 33.6. Miktionszystourethrogramm

Techniken	Diagnostische Hinweise	Nachteile
Blase mit eingeführtem Katheter oder über retrograde Urethrographie gefüllt	Nachweis einer rektourethralen, rektovesikalen oder rektobulbären Fistel	Eine enge Fistel kann übersehen werden
Indiziert für alle Fälle mit schwerer Hypospadie	Position des terminalen Rektums	

Tabelle 33.7. Kontrastmitteldarstellung des distalen Kolons durch Kolostomie

Technik	Diagnostische Hinweise	Nachteile
Durchführung mit wasserlöslichem Kontrastmittel	Position des terminalen Rektums und der Fisteln nachweisbar	Fehlinterpretation bedingt durch die Kontraktion des Beckenbodens, Mikrokolon oder Fäkalom
Markierung der Analgrube	Konstruktion von Hilfslinien vorteilhaft	
Anteroposteriore oder seitliche Aufnahmen		

Tabelle 33.8. Punktion der rektalen Tasche und Kontrastmittelinstillation unter Ultraschallkontrolle

Technik	Diagnostische Hinweise	Nachteile
Einführen einer feinen Nadel in die rektale Blindtasche unter Ultraschallkontrolle	Nachweis von terminalem Rektum und Fisteln	Nur indiziert, wenn andere Methoden ungenügende Klarheit über die Natur der Mißbildungen ergeben
Injektion eines wasserlöslichen Kontrastmittels		
Seitliche Aufnahmen		

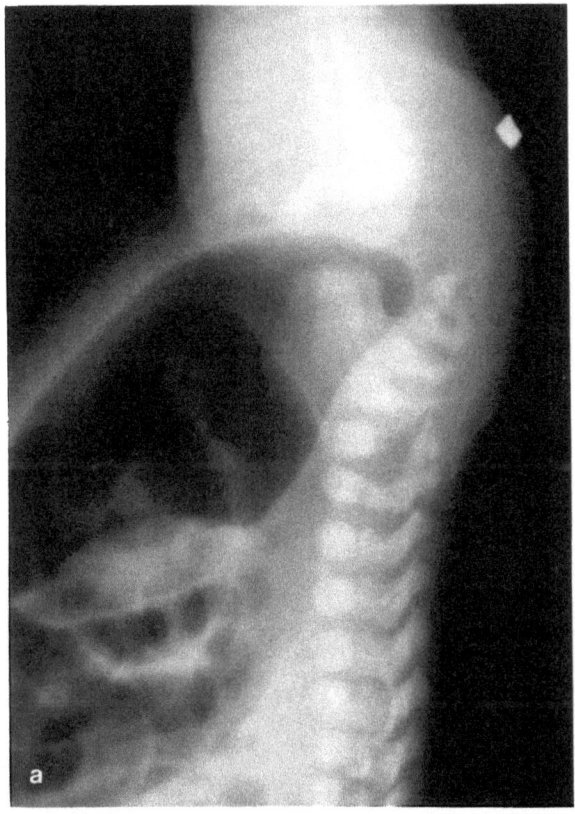

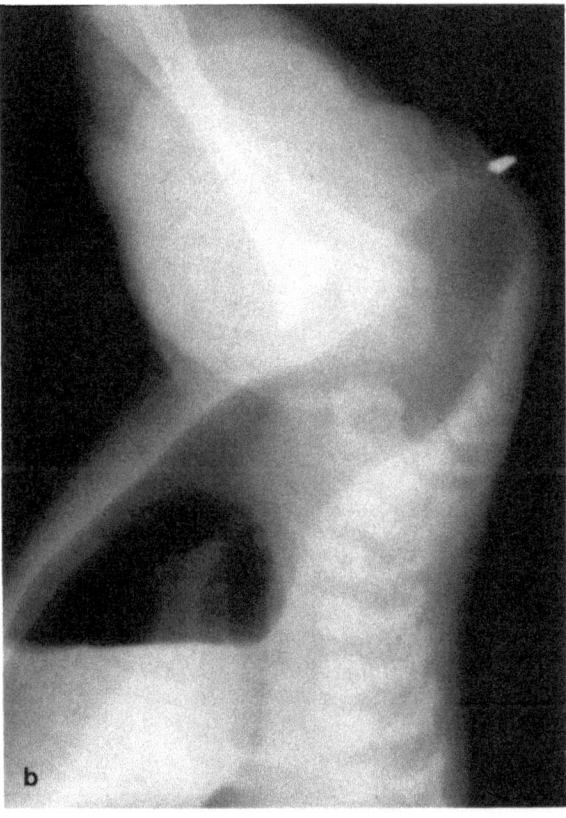

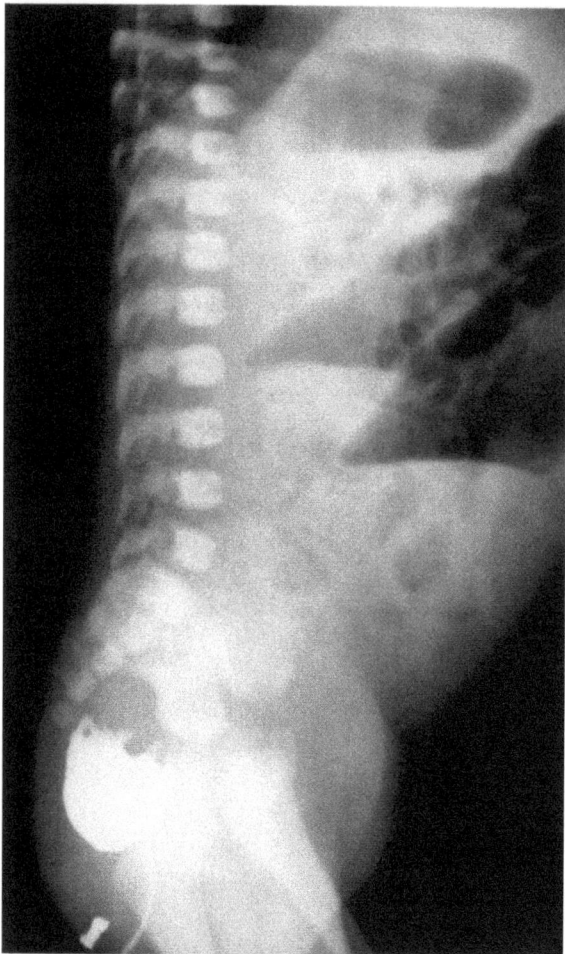

Abb. 33.15. Anorektale Agenesie mit rektovestibulärer Fistel

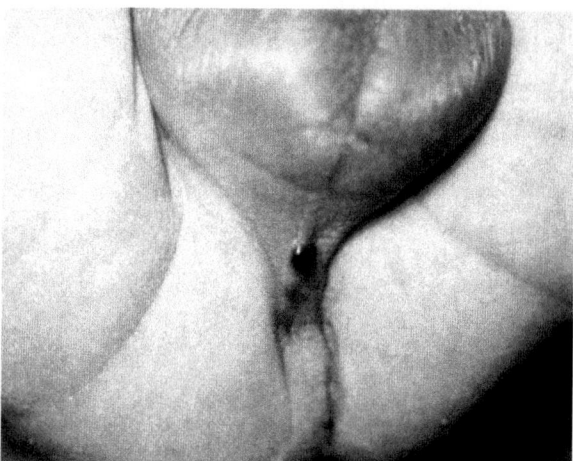

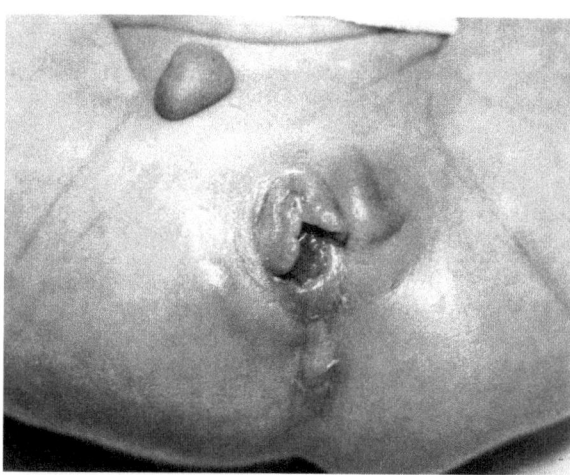

Abb. 33.17. Anorektale Agenesie mit rektovaginaler Fistel, Mißbildung des äußeren Genitale

Der Nachweis einer einzigen Öffnung bei weiblichen Patienten läßt an eine Kloakenmißbildung denken. Die Lage des Rektums kann endoskopisch eingesehen werden. Bei einer rektovaginalen Fistel sind 2 Öffnungen vorhanden. Die Passage von Mekonium durch die Urethra bei Abwesenheit eines Anus weist bei männlichen Patienten auf eine rektourethrale oder rektobulbäre Fistel hin. Patienten mit verstrichenen Natesfalten haben wahrscheinlich eine hohe Anomalie (Abb. 33.16). Fisteln zum Perineum oder zum hinteren Scheidengewölbe gehören immer zur Gruppe der tiefen Anomalien (Abb. 33.17).

Begleitende Mißbildungen

Mehr als 40% der Kinder mit anorektaler Anomalie leiden an einer oder mehreren zusätzlichen Begleitmißbildungen. Bei den supralevatorischen Formen sind es sogar über 65%. Die jeweilige Überlebenschance wird vorwiegend von der Schwere der Zusatzmißbildung bestimmt [17].

Urogenitale Mißbildungen

Die enge Verknüpfung der embryonalen Rektal- und Urogenitalentwicklung erklärt, weshalb Mißbildungen von Nieren, Urether, Blase und Genitale die Hälfte aller Zusatzanomalien ausmachen. Besonders häufig werden Hydronephrosen, vesikoureteraler Reflux, Ureterstenosen, Divertikel der Blase und Hypospadien nachgewiesen. Bei Mädchen finden sich auch Septierungen von Vagina und Uterus (Abb. 33.18).

Proktologie des Kindesalters 315

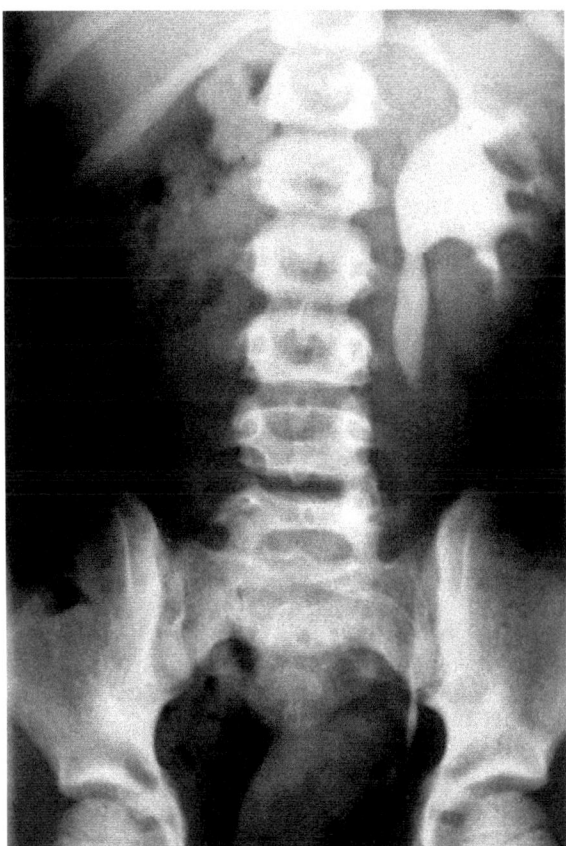

Abb. 33.18. Anorektale Agenesie mit fehlender rechter Niere und Sakralmißbildungen

Mißbildungen der Wirbelsäule

Zu den häufigsten Mißbildungen der Wirbelsäule zählen eine partielle oder eine vollständige Sakralagenesie und lumbale Entwicklungsstörungen. Sie gehen oft mit Innervationsdefekten des Beckenbodens einher und spielen deshalb bei der Entstehung der Inkontinenz eine wichtige Rolle.

Sonstige Mißbildungen

Umfangreiche Sammelstatistiken weisen für die Ösophagusatresie eine Häufigkeit von 6% nach. Für die übrigen Darmmißbildungen beträgt sie 8%, für Herzmißbildungen 9% und für ZNS-Anomalien 10%.

Behandlung

Eine korrekte Operation hängt vom Typ der Mißbildung ab.

Tiefe, translevatorische Anomalien

Stenotische Mißbildungen. Eine einfache Erweiterung mit Hegar-Bougies bis 10 Charr reicht meist aus, um ein normales anorektales Lumen zu erreichen. In einzelnen Fällen kann Narbenbildung eine Y-V- oder Z-Plastik erforderlich machen. Nur selten ist eine Mobilisation des Anorektums notwendig. Für dieses Vorgehen ist der sakroperineale Zugang am günstigsten.

Anus copertus. Ein Anus copertus mit oder ohne Fistel wird gewöhnlich mit einer V-Plastik korrigiert, um eine Rückverlagerung des Anus zu erreichen. Der kleine Lappen wird invertiert und in die hintere Hälfte der Analmukosa eingenäht. Entgegen der Meinung verschiedener Autoren sind wir nicht der Ansicht, daß eine einfache Cut-back-Inzision ein akzeptables ästhetisches Resultat abgibt.

Intermediäre Mißbildungen

Für intermediäre Anomalien werden am häufigsten die 3 folgenden Techniken verwendet:

Sakroperineale Durchzugsoperation (Stephens) [22, 23]. Diese Operation wurde entwickelt, um die Puborektalisschlinge zu erhalten. Durch eine vertikale sakrale Inzision werden der Muskel und die Rektaltasche dargestellt. Von einer perinealen Inzision her, die über dem Zentrum des Sphincter externus liegt, wird ein Kanal durch das Zentrum der quergestreiften Muskulatur präpariert. Nach der Mobilisation der rektalen Tasche wird eine Fistel zur Urethra, zum Vestibulum oder zur Vagina unterbunden. Das Rektum wird dann durch den neu formierten intramuskulären Kanal an den Damm gezogen.

Anteriorer perinealer Zugang (Mollard) [11]. Der anteriore perineale Zugang beginnt mit einer bogenförmigen transversalen Inzision am Damm. Die Präparation folgt dann der Hinterfläche der Urethra und wird bis zum M. puborectalis vorgeführt. Nach Durchtrennung der rektourethralen Fistel wird die rektale Blindtasche mobilisiert, vor dem Puborektalis in die normale anale Lage vorgezogen und mit der Haut vereinigt.

Posteriores sagittales Durchzugsverfahren (Pena u. de Vries) [14]. Das posteriore sagittale Durchzugsverfahren ist heute die meist verwendete Durchzugstechnik.

Hohe supralevatorische Mißbildungen

Viele Verfahren der Vergangenheit sind heute nicht mehr empfehlenswert, obwohl sie alle zu einem besseren Verständnis der Morphologie und Anatomie hoher supralevatorischer Mißbildungen beigetragen haben. Die meisten Chirurgen empfehlen eher eine primäre Kolostomie als eine abdominoperineale Durchzugsoperation in der Neonatalperiode.

Kolostomie. Immer wenn eine Durchzugsoperation in der Neugeborenenperiode nicht durchführbar erscheint, ziehen wir eine sigmoidale Kolostomie vor. Der Vorteil gegenüber einer transversalen Kolostomie ist einleuchtend: Das gesamte Kolon bleibt funktionell intakt, die Länge des deszendierenden Kolons ist erhalten. Spülung und Entleerung der rektalen Tasche werden erleichtert. Sofern eine urethrale Fistel vorhanden ist, wird auch das Risiko einer Kontamination des Harntraktes vermindert. Eine hyperchlorämische Azidose tritt nicht auf, eine zweizeitige Durchzugsoperation wird durchführbar.

Sakroabdominoperineale Durchzugsoperation (Mukosastripping) (Stephens-Rehbein-Kiesewetter) [8, 9, 15, 21]. Die sakroabdominoperineale Durchzugsoperation beginnt mit einem sakroperinealen Zugang nach Stephens, wie er oben beschrieben wurde. Der abdominale Teil der Operation wird durch eine paramediane Inzision links erreicht. Eine perirektale Dissektion ist nicht notwendig, dafür wird jedoch die Mukosa aus der rektalen Tasche herauspräpariert, so daß nur noch der Muskularismantel stehenbleibt. Wenn eine Fistel vorhanden ist, wird sie nach der Entfernung der Mukosa ligiert. Die rektale Blindtasche wird über einem Hegar-Stift inzidiert, der vom Perineum her vorgeschoben wurde. Der Darm wird durch den rektalen seromuskulären Mantel durchgezogen und in die Analregion vorgeführt. Diese Operation verhindert eine Schädigung der Beckennerven und erhält die quergestreifte Muskulatur.

Posteriores sagittales Durchzugsverfahren (Pena u. de Vries) [1, 14]. Der Patient wird in Knie-Ellenbogen-Lage operiert. Eine sagittale Inzision wird vom Sakrum bis zum Analgrübchen geführt, das sich leicht durch Elektrostimulation erkennen läßt. Die sagittale Inzision wird nun exakt in der Mittellinie weitergeführt, und die Muskelfasern werden exakt in der Mittellinie gespalten. Dabei ist der ständige Gebrauch des Elektrostimulators notwendig. Sobald die rektale Blindtasche aufgefunden ist, wird die Fistel durchtrennt und übernäht. Der terminale Darm wird nur so weit mobilisiert, daß er die Analregion erreicht. Sofern der Darm erweitert ist, wird eine Keilresektion vorgenommen und das Rektum röhrenförmig rekonstruiert. Die quergestreifte Muskulatur wird schichtweise um den neugeschaffenen Analkanal genäht. Analöffnung und Analkanal sollten einen Hegar-Stift von 12 Charr zulassen.

Sakroabdominale Operation mit Hautlappen (Millard u. Rowe) [10]. Millard u. Rowe erkannten die Häufigkeit von Analstenosen und Schleimhautprolapsen und empfahlen die Verwendung analer Hautlappen. Nach einem Durchzugsverfahren wird der Darm bis etwa 1,5 cm an die Perinealhaut gezogen. Die Hautlappen werden dann interdigitierend in den terminalen Darm eingeführt. Auf diese Weise wird auch die Oberfläche des Analkanals mit Analhaut ausgekleidet.

Doppelung der glatten Muskulatur (Hofmann-von Kap-herr, Holschneider) [5, 6]. Nach einer Durchzugsoperation wird die Mukosa des Enddarmsegmentes von der Muskularis abpräpariert. Der seromuskuläre Mantel wird dann über den proximalen Darm umgeschlagen, und die Serosaoberflächen werden durch Nähte adaptiert. Dabei erhofft man sich, daß die Doppelung der Zirkulärmuskulatur in der Art eines Sphincter internus agieren kann.

Invaginationstechnik (Schärli) [17]. Der abdominale Teil der Operation beginnt mit der Präparation eines langen vitalen seromuskulären Mantels, die durch die Injektion von Kochsalz in die submuköse Schicht erleichtert wird. Dabei ist zu beachten, daß kein Gefäßschaden eintritt. Eine rektourethrale Fistel wird innerhalb der rektalen Tasche gespalten und übernäht. Nach der Präparation eines neuen Analkanals im Zentrum der quergestreiften Muskulatur wird der seromuskuläre Mantel invaginiert und am Subkutangewebe des Darmes durch Nähte fixiert. Das Sigma wird durch den invaginierten seromuskulären Mantel durchgezogen (Abb. 33.19). Der perineale Teil der Operation kann nach der individuellen Erfahrung des Chirurgen durchgeführt werden (Stephens, Molland, Pena-de Vries).

In der Vergangenheit schenkten Kinderchirurgen gerade der perinealen Phase der Operation nicht genügend Aufmerksamkeit. Sehr häufig klaffte der Anus, und die mukokutane Anastomose wurde narbig und stenotisch.

Eine S-förmige Inzision des Perineums ergibt eine bessere Übersicht über den Perinealkörper und erleichtert die Identifikation des M. sphincter externus und das Durchzugsverfahren. Ein ähnliches Vorgehen wurde von Ferguson [2] für die Korrektur des

Proktologie des Kindesalters 317

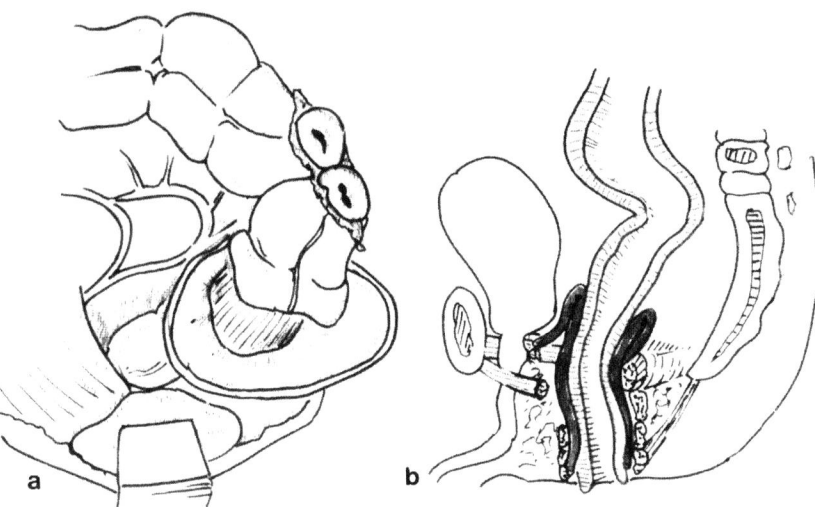

Abb. 33.19. a Präparation eines seromuskulären Mantels bei anorektaler Agenesie (Herauslösung der Mukosa). **b** Position des durchgezogenen Sigmas nach Invagination des zuvor präparierten seromuskulären Mantels

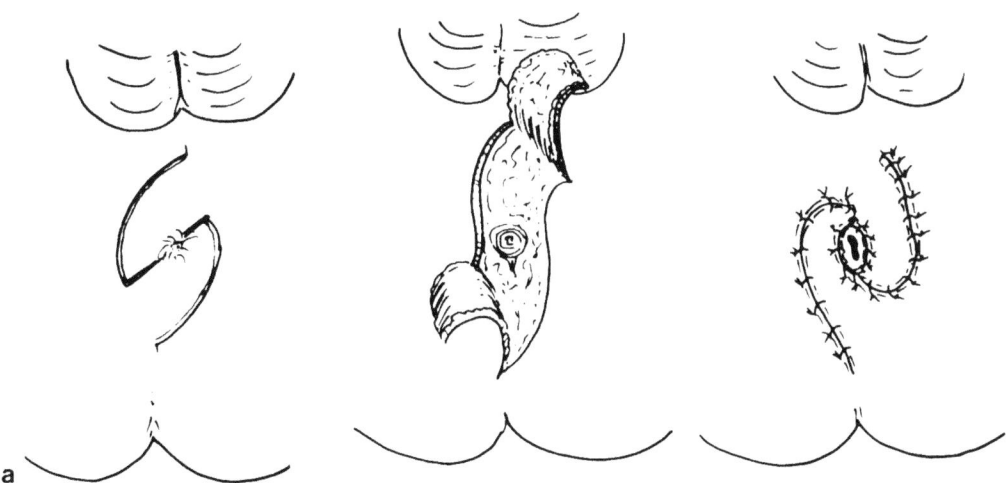

Whitehead-Anus vorgeschlagen. Die beiden Hautlappen werden um den neugeschaffenen Anus so plaziert, daß eine Inversion der Analöffnung zustande kommt. Diese invertierende Perineumplastik erbringt ein weit besseres kosmetisches Resultat und zusätzlich auch sensible Nervenelemente von der Perinealhaut in den Analkanal (Abb. 33.20). Unsere Erfahrung mit diesem Vorgehen ist zwar begrenzt und die Nachuntersuchungszeit kurz, diese Fälle vermitteln aber den Eindruck, daß eine reguläre Stuhlentleerung ohne intermittierendes Schmieren besser möglich wird und daß schließlich eine gute Kontinenz erreicht werden kann.

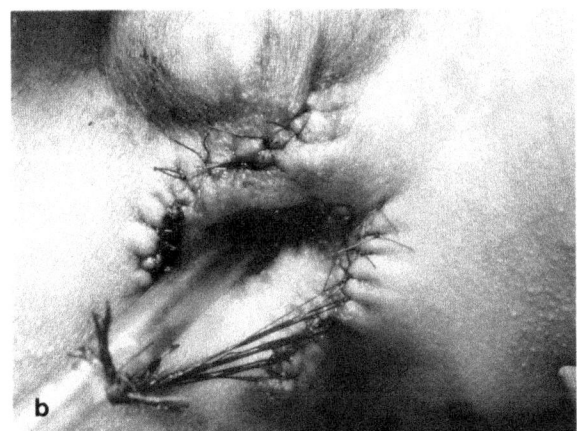

Abb. 33.20. a Eine S-förmige Inzision gestattet eine Invertoplastik der analen Mukosa. **b** Postoperatives Ergebnis

Postoperative Untersuchungen

Die Ergebnisse nach Durchzugsoperationen aus der Literatur sind schwierig zu vergleichen. Es existieren noch zu viele Unterschiede in der Klassifikation und in den Kriterien, die zur Evaluation angewendet werden. Trotz verschiedener „objektiver" Messungen zur Bestimmung der Kontinenz scheint der einzig verläßliche und vergleichbare Maßstab der zu sein, daß der Patient sauber und ohne Stuhlzeichen, -schmieren oder Komplikationen bleibt. Es ist zu erhoffen, daß die Wingspread-Vorschläge von 1984 es in der Zukunft ermöglichen, verschiedene operative Techniken zu vergleichen. Wir dürfen annehmen, daß mehr als 90% der Patienten mit einer tiefen Anomalie kontinent werden, während mehr als 70% der Patienten mit einer hohen rektoanalen Agenesie Probleme haben, 25% sind inkontinent [18, 22]. Eine Besserung der Kontinenz kann heute durch Biofeedback und in einigen Fällen durch chirurgische Korrekturmaßnahmen erreicht werden.

Literatur

1. de Vries PA, Pena A (1982) Posterior sagittal anorectoplasty. J Pediatr Surg 17: 638
2. Ferguson JA (1959) Repair of "Whitehead deformity" of the anus. Surg Gynecol Obstet 108: 115-116
3. Gebbers JO, Laissue JA (1984) Pathologie der Analtumoren. Praxis 73: 847-862
4. Goligher JC (1980) Surgery of the anus and rectum. Baillière Tindall, London
5. Hofmann-von Kap-herr S, Koltai I (1981) New methods in the treatment of anorectal incontinence. Z Kinderchir 32: 258
6. Holschneider AM, Hecker WC (1981) Reverse smooth muscle plasty: a new method of treating anorectal incontinence in infants with high anal and rectal atresia. J Pediatr Surg 16: 917
7. Jacobs AH (1978) Eruptions in the diaper area. Pediatr Clin North Am 25: 209-224
8. Kiesewetter WB (1976) Imperforate anus. II. The rationale and technique of the sacro-abdomino-perineal operation. J Pediatr Surg 2: 106
9. Kiesewetter WB (1966) Imperforate anus: the role and results of the sacro-abdomino-perineal operation. Ann Surg 164: 655
10. Millard DR, Rowe MI (1982) Plastic principles in high imperforate anus. Plast Reconstr Surg 69: 399
11. Mollard P, Marechal JM, Jeaubert de Beaujeu M (1978) Surgical treatment of high imperforate anus with definition of the puborectalis sling by an anterior perineal approach. J Pediatr Surg 13: 499
12. Otto HF, Gebbers JO (1976) Polypöse Dickdarmläsionen im Kindesalter. Differentialdiagnose und Systematik. Z Kinderchir 18: 357-373
13. Parks AG (1976) Anorektale Chirurgie. In: Von Zenker R (ed) Chirurgie der Gegenwart, vol 2. Urban and Schwarzenberg, Munich
14. Pena A, deVries PA (1982) Posterior sagittal anorectoplasty: important technical considerations and new applications. J Pediatr Surg 17: 796
15. Rehbein F (1959) Operationen der Anal- und Rectumatresie mit Recto-Urethralfistel. Chirurgie 30: 417
16. Santulli TV, Kiesewetter WB, Bill AH Jr (1970) Anorectal anomalies: a suggested international classification. J Pediatr Surg 5: 281-287
17. Schärli AF (1971) Die angeborenen Mißbildungen des Rektums und Anus. Huber, Bern Wien Stuttgart
18. Schärli AF, Kiesewetter WB (1969) Ano-recto-sigmoid-pressure studies as a quantititive evaluation of post-operative coninence. J Pediatr Surg 5: 694
19. Sherlock P, Morson BD, Barbara L, Veronesi U (1983) Precancerous lesions of the gastrointestinal tract. Raven, New York
20. Stelzner F (1976) Die anorektalen Fisteln, 2nd edn. Thieme, Stuttgart
21. Stephens FD, Smith DE (1971) Anorectal malformations in children. Year Book, Chicago, pp 33-211
22. Stephens FD, Smith DE (1986) Classification, identifications and assessment of surgical treatment of anorectal anomalies. Ped Surg Int 1: 200-208
23. Stephens FD (1953) Congenital imperforate rectum, recto-urethral and recto-vaginal fistulae. Aust NZ J Surg 22: 161
24. Wangensteen OH, Rice CO (1930) Imperforate anus: a method of determining the surgical approach. Ann Surg 92: 77
25. Winkler R (1977) Analabszesse und -fisteln. Richtlinien der Diagnostik, operativen Therapie und Nachsorge. Akt Chir 12: 171
26. Wolf HH (1980) Windeldermatitis. Pädiatr Prax (München) 24: 469

34 Schwangerschaft und proktologische Erkrankung

M.-C. Marti

Die tatsächliche Häufigkeit proktologischer Erkrankungen während einer Schwangerschaft ist in der Literatur schlecht dokumentiert. Es wird geschätzt [7, 11], daß bei 85% der betroffenen Primi- oder Multiparae proktologische Erkrankungen während oder nach ihrer ersten Schwangerschaft auftraten. Dieses Auftreten proktologischer Erkrankungen bei Frauen steht in Beziehung zum Menstruationszyklus und zur Gravidität. Es werden verschiedene pathophysiologische Mechanismen vermutet:

- die anatomische Nähe der Genitalorgane zum Anorektum,
- das Vorhandensein von Östrogenrezeptoren in den Hämorrhoidalplexus [13],
- durch die Gravidität ausgelöste anatomische und physiologische Veränderungen.

Die anatomische Nähe zwischen Vagina und Anus erklärt, warum gewisse Urogenitalinfektionen sich auf Anus und Rektum und ebenso in die entgegengesetzte Richtung ausbreiten. Zum Beispiel sind Gonokokkeninfektionen der Vagina in 25–75% der Fälle durch eine anorektale Ausbreitung der Erkrankung kompliziert, auch wenn kein Analverkehr stattfand [8].

Die Entdeckung von Östrogenrezeptoren in Hämorrhoidektomiepräparaten wirft mehr Fragen auf, als sie beantwortet. Diese Rezeptoren können teilweise erklären, warum Stauungs-, ödematöse oder sogar thrombotische Schübe an den Hämorrhoiden in verschiedenen Phasen des endokrinen Zyklus, während der Schwangerschaft und bei Anwendung oraler Kontrazeptiva auftreten [13].

Eine Schwangerschaft führt zu größeren Veränderungen des Beckenbodens und der Blutgefäße des Perineums. Der Uterus dehnt sich aus, die Zervix wird weicher, und die Wand der Vagina verdickt sich und wird weicher, länger und geschwollen. Das Trigonum vesicae wird breiter, länger und hebt sich. Es tritt eine ausgeprägte diffuse Schwellung der Beckengefäße auf. Die Analmuskeln hypertrophieren, und die Beckenfaszie wird bis zum 3. Trimenon zunehmend gedehnt, um die Geburt zu ermöglichen. Während des gleichen Zeitraums wird die Perinealhaut pigmentiert, und durch die höhere Aktivität der Talgdrüsen und die vermehrte Sekretion von Schleim sowohl der Vaginal- als auch der Analdrüsen umgewandelt.

Das Erscheinungsbild, die Ausdehnung und Therapie proktologischer Erkrankungen während der Schwangerschaft hängen von diesen verschiedenen Veränderungen ab. Eine Geburt begünstigt das Auftreten thrombotischer Läsionen in Hämorrhoiden sowie traumatischer Läsionen der Sphinktermuskeln. Wiederholte Schwangerschaften und Geburten können zu bleibenden Schäden des Beckenbodens führen [14]. Es werden mehrere getrennte Typen proktologischer Erkrankungen mit einer Schwangerschaft in Zusammenhang gebracht (Tabelle 34.1).

Durch Schwangerschaft hervorgerufene proktologische Erkrankungen

Einige proktologische Erkrankungen können durch Schwangerschaft ausgelöst werden (Tabelle 34.2). Varizen, einfache Kongestion im Analkanal, Ödem von Analpapillen und akute Thrombose sind direkte Folgen einer venösen Stase im kleinen Becken. Eine aku-

Tabelle 34.1. Proktologische Erkrankung und Schwangerschaft

Durch Schwangerschaft hervorgerufene Erkrankungen
Durch Schwangerschaft verschlimmerte Erkrankungen
Erkrankungen als Folge einer Schwangerschaft
Erkrankungen, die eine Schwangerschaft bedrohen
Erkrankungen, bei denen eine Schwangerschaft kontraindiziert ist
Erkrankungen, bei denen eine Entbindung auf normale Weise kontraindiziert ist

Tabelle 34.2. Durch Schwangerschaft hervorgerufene proktologische Erkrankungen

Analvarizen
Einfache Stauung im Analkanal
Papillenödem
Akute Thrombose
Pruritus ani infolge Vaginalmykose
Anale Neuralgien
Veränderungen des Stuhlgangs

te Thrombose ist die einzige Situation, die eine chirurgische Therapie erfordert, nämlich die einfache Inzision und Entfernung des Blutgerinnsels. Die anderen vaskulären Leiden sollten durch häufiges Liegen über einen kurzen Zeitraum und durch Applikation von Cremes mit phlebotropen und entzündungshemmenden Substanzen behandelt werden. Obstipation sollte durch häufige und regelmäßige Einnahme von muzilaginösen Substanzen behandelt werden.

Pruritus, Trichomonadeninfektionen und Mykosen breiten sich zum Rektum hin aus und werden dabei durch Hypersekretion von Schleim mit einem veränderten pH-Wert unterstützt. Das Ergebnis kann eine Vulvovaginitis mit gleichzeitiger schwerer Proktitis sowie einer Neigung zur Superinfektion durch Staphylokokken und Enterokokken sein. Die Therapie einer Vaginalmykose und die endoanale Applikation von Mykostatika führen gewöhnlich zu einem Rückgang des Pruritus und zur Remission der Läsionen. Im weiteren heilen die Läsionen gewöhnlich spontan – und definitiv – nach Geburt des Kindes ab. Analneuralgien werden auf die Dehnung der Nervenplexus im kleinen Becken während der Schwangerschaft zurückgeführt. Diese Beschwerden sind selten, aber schwierig, evtl. sogar überhaupt nicht zu therapieren. Sie können verstärkt werden durch Veränderungen beim Stuhlgang und besonders durch Phasen mit Obstipation und Koprostase fester Stuhlmassen. In diesem Falle kann der auf die Puborektalisschlinge und den M. levator ani ausgeübte Druck erheblich sein. Nach Therapie in der akuten Phase mit Einläufen ist die Langzeitgabe muzilaginöser Laxanzien am nützlichsten.

Durch Schwangerschaft verschlimmerte proktologische Erkrankungen

Einige vorbestehende proktologische Erkrankungen können sich während der Schwangerschaft verschlimmern und zu akuten Komplikationen führen (Tabelle 34.3). Auch ein Pruritus ani kann verstärkt werden. Ein nahezu asymptomatischer Rektumprolaps kann während einer Schwangerschaft dekompensieren, besonders wenn es zu einer Obstipationsperiode kommt.

Tabelle 34.3. Durch Schwangerschaft verschlimmerte proktologische Erkrankungen

---

Hämorrhoiden und ihre Komplikationen
Kondylome
Pruritus ani
Prolapse des Anus und Rektums

Die hauptsächlichsten Analinfektionen, die während einer Schwangerschaft verstärkt werden, sind Condyloma acuminatum und Herpeserkrankungen. Die vaginale Hypersekretion mit einem veränderten pH-Wert fördert die anale Ausbreitung von Läsionen mit Mazeration des Perineums, fötiden Superinfektionen und Pruritus.

Während einer Schwangerschaft ist die Applikation von Podophyllin aufgrund fetaler Risiken, zu denen es durch eine gesteigerte Resorption des Arzneimittels kam, verboten. Elektrokoagulation oder Elektroresektion der Läsionen sollte auf die schwersten Fälle beschränkt bleiben, da die Risiken von Rezidiven nicht beseitigt werden können [17]. Ein Vaginaloder Vulvaherpes kann sich während der Schwangerschaft verschlimmern und auf den Anus ausbreiten: damit stellt er eine Kontraindikation für eine Geburt auf normalem Wege dar (s. unten).

Proktologische Erkrankungen als Folge von Schwangerschaft und Geburt

Viele proktologische Erkrankungen werden durch Schwangerschaft und Geburt verursacht und sind hauptsächlich Folge der mechanischen und traumatischen Belastungen, die während der Schwangerschaft und Geburt auf das Perineum einwirken (Tabelle 34.4).

Marisken entstehen als Folge von Hämorrhoiden, in denen die Stauung nach der Geburt zurückgegangen ist. Obwohl sie nicht ausgesprochen symptomatisch sind, können sie eine erhebliche Größe erreichen, und nach Wiedereinsetzen der Menstruation kann es

Tabelle 34.4. Proktologische Erkrankungen als Folge einer Schwangerschaft

---

Marisken

Fissuren
   Fissuren an der ventralen Kommissur
   Spiegelbildliche Fissuren an den ventralen und dorsalen
     Kommissuren

Kokzygodynien
Anorektale Neuralgien
Folgen von Episiotomien und Zerreißungen
Endometriose
Rektovaginale Fisteln

Fisteln in den Narben vorausgegangener Episiotomien bei
   Morbus Crohn

Schädigung von Beckennerven und idiopathische Inkontinenz
Perineumsenkungssyndrom
Prolaps

notwendig werden, sie operativ zu entfernen, da sie die Lokalhygiene und Defäkation behindern.

Obwohl Analfissuren während der Schwangerschaft selten sind, treten sie häufig in der Nachgeburtsperiode auf. Martin [10] beobachtete 45 Analfissuren (10,7%) nach der Geburt bei einer Gruppe von 425 Frauen. Diese Fissuren kamen bei 21 Patientinnen mehrfach und bei 24 nur einmal vor; bei letzteren befanden sich die Fissuren in 15 Fällen im Bereich der vorderen Kommissur.

Postpartale Analfissuren befinden sich meist an den Kommissuren, entweder an der vorderen Kommissur oder gegenüberliegend an beiden Kommissuren, im Gegensatz zu den dorsalen Fissuren, die typischerweise bei Männern oder Nulliparae beobachtet werden. Die Tendenz zum Auftreten an diesen anatomischen Lokalisationen erfolgt aufgrund der Muskelschwäche des Rektovaginalseptums und des Beckenbodens. Die Therapie ist ziemlich schwierig, da die klassische Hypertonie des internen Sphinkters, die durch eine innere submuköse Sphinkterotomie behandelt werden könnte, evtl. nicht vorhanden ist.

Kokzygodynien und anorektale Neuralgien werden häufiger bei Frauen als bei Männern beobachtet [9] und sind besonders häufig bei Multiparae.

Eine verdeckte Schädigung des N. pudendus kann ohne Durchtrennung des äußeren Analsphinkter nach vaginaler Geburt auftreten, besonders bei Zangengeburten oder nach länger dauernden Geburten [14], und zu einer idiopathischen Inkontinenz führen. Die Ergebnisse großer Untersuchungsserien haben nicht gezeigt, daß eine Episiotomie deutliche Vorteile für die Frauen in bezug auf eine geringere Anzahl von Rupturen bringt [15]. Weiter weist Thorr [16] in einer prospektiven Studie nach, daß es bei keiner Frau zu einer dritt- oder viertgradigen Zerreißung kam, auch wenn keine Episiotomie vorausging. Schlecht rekonstruierte geburtshilfliche Zerreißungen und Episiotomien können zu bleibenden Schädigungen des Sphinkters führen, die in einer Inkontinenz unterschiedlichen Schweregrads und dauernden Irritationen des Perineums münden.

Weiter kann eine prolongierte Geburt, die heutzutage in industrialisierten Ländern selten beobachtet wird, aber in Gebieten der Dritten Welt, die wenig Zugang zur medizinischen Versorgung haben, immer noch auftritt, zu einer ausgedehnten Zerstörung des Rektovaginalseptums und zum Auftreten schwerer Rektovaginalfisteln führen [11]. Fremdkörpergranulome, die als Analfisteln fehlgedeutet werden, sind Folge der Verwendung nichtresorbierbaren Nahtmaterials bei Episiotomienähten, das mehrere Jahre nach Geburt des Kindes spontan abgestoßen werden

kann. Die Inzidenz der Endometriose steigt und ist mit der zunehmenden Durchführung von Episiotomien verbunden [6]. Die Diagnostizierung dieser pseudotumorösen, zystischen oder fistulösen – und gelegentlich blutenden – Läsionen kann schwierig sein. Eine direkte Operation kann schwierig werden, wenn die Läsionen sich in der Sphinktermuskulatur befinden. Es kann sich eine endokrine medikamentöse Therapie als Ergänzung zur Operation notwendig erweisen.

Das Perineumsenkungssyndrom ist eine unmittelbare Folge der postpartalen Dehnung der Faszie und der Beckenmuskulatur, was zu einer Dehnung der Nn. pudendi führt [14]. Diese Beckenbodenschwäche kann durch tonisierende Übungen und eine endoanale Elektrostimulation verbessert werden.

Prolapse unterschiedlichen Schweregrads können als Folge wiederholter Schwangerschaften und Geburten entstehen, von denen die meisten ohne Episiotomien erfolgten. Dazu können eine einfache rektale Intussuszeption, nach außen vorgefallene Rektumprolapse, Rektozele oder Uterusprolaps mit oder ohne Zystozele gehören. Die Läsionen können in Kompliziertheit und Ausdehnung variieren und eine operative Korrektur erforderlich machen, deren Durchführung sich als schwierig herausstellen kann.

Proktologische Erkrankungen, die eine Schwangerschaft bedrohen (Tabelle 34.5)

Perinealabszesse und Eiterungen sind bei schwangeren Frauen selten und bedrohen ebenso nur selten die Schwangerschaft. Inzision und Drainage dieser Erkrankungen müssen frühzeitig erfolgen, das Risiko einer Bakteriämie muß durch eine kurze Antibiotikaprophylaxe ausgeschlossen werden. Eine Fistulektomie sollte erst nach Wiedereinsetzen der Menstruation erfolgen. Die engmaschige Überwachung ist notwendig, um eine Reaktivierung der Infektion zu verhindern.

Im Gegensatz zu früheren Überzeugungen wird eine Kolitis heute nicht als schädigend für eine Schwangerschaft betrachtet, insbesondere wenn sich die Proktitis zum Zeitpunkt der Konzeption in Remission befindet. Die Risiken eines Aborts oder einer

Tabelle 34.5. Die Schwangerschaft bedrohende proktologische Erkrankungen

---
Abszeß
Akuter Schub eines Morbus Crohn mit notwendiger Operation
Akute und komplizierte Colitis ulcerosa

Frühgeburt sind höher, wenn die Empfängnis während eines aktiven Krankheitsstadiums erfolgt [18]. Eine aggressive Therapie ist notwendig, um die Aktivität der Krankheit zu reduzieren und einen normalen Schwangerschaftsverlauf zu gewährleisten. Järnerot [4] veröffentlichte Untersuchungsergebnisse von 1555 Schwangerschaften bei Frauen mit Kolitis, bei denen die Krankheit therapiert wurde: 83,3% hatten normalen Schwangerschaftsverlauf und -dauer, 9,1% einen Spontanabort, 4,8% einen therapeutischen Abort, 1,9% eine Totgeburt, und bei 1,1% der Geburten wurden bei den Kindern eine kongenitale Anomalie beobachtet.
Im Gegenteil, eine Schwangerschaft:

- ist nicht mit einem höheren Rezidivrisiko verbunden, wenn sich die Krankheit zum Zeitpunkt der Konzeption in Remission befindet;
- führt nur bei einer Minderzahl von Patientinnen zur Besserung, obwohl nach der Schwangerschaft ein höheres Risiko für akute Schübe vorliegt;
- verschlechtert die Prognose eines erstmaligen Kolitisschubs durch das Risiko entweder eines Spontanaborts oder der Entwicklung plötzlich ausbrechender Erkrankungen in der Postpartalphase.

Die Entwicklung einer Proktitis während oder nach der ersten Schwangerschaft gibt keine Hinweise auf die Risiken, die mit nachfolgenden Schwangerschaften verbunden sind. Morbus Crohn scheint keine schädlichen Auswirkungen auf eine Schwangerschaft zu haben; überdies ist eine Schwangerschaft nicht mit einer besonderen Mortalität oder Morbidität infolge Morbus Crohn verbunden [2].

Proktologische Erkrankungen, bei denen eine Schwangerschaft kontraindiziert ist

Bei einigen proktologischen Erkrankungen (Tabelle 34.6) kann eine Schwangerschaft aus 3 Hauptgründen kontraindiziert sein:

Eugenische Gründe. Die Krankheit kann hereditär sein und das Risiko nach sich ziehen, daß ein Kind geboren wird, das von dieser Krankheit betroffen ist; dies ist der Fall bei der familiären Polypose.

Familiäre und humane Gründe. Die Vitalprognose der Mutter kann so schlecht sein, daß selbst bei ausgetragener Schwangerschaft die Mutter nicht lange genug überleben wird, um das Kind zu versorgen. Dies ist der Fall bei Karzinomen von Rektum und des Anus.

Teratogene Gründe. Die Patientin muß sich röntgenologischen Untersuchungen sowie radiologischen und chemotherapeutischen Therapien unterziehen, die schädliche Auswirkungen auf den Fetus haben. Dies ist der Fall bei Neoplasien, ebenso bei Morbus Crohn und Koloproktitis in der Akutphase (bzw. wenn diese schlecht kontrollierbar ist), die eine aggressive Therapie mit teratogenen Wirkungen (hohe Steroiddosen) erforderlich macht, oder wenn die Therapie aufgrund einer transplazentaren Passage zu fetalen Schäden führt (Kernikterus infolge von Sulfasalazin).
In diesen Situationen, die glücklicherweise selten sind, müssen die Eltern und die verschiedenen an der Therapie beteiligten Spezialisten – Gynäkologe, Proktologe, Gastroenterologe, Pharmakologe und Pädiater – das Problem rückhaltlos diskutieren. Es sollten kontrazeptive Maßnahmen ergriffen werden, bis die Risiken gut abgeschätzt und kontrolliert werden können. Notfalls muß ein Abbruch der Schwangerschaft in Erwägung gezogen werden.

Proktologische Erkrankungen, bei denen eine Vaginalgeburt kontraindiziert ist

Mehrere proktologische Erkrankungen können eine Geburt auf natürlichem Wege verbieten und eine Sectio caesarea erforderlich machen (Tabelle 34.7). Ausgedehnte perineale Suppurationen, die sich aus Analfisteln, Verneuil-Krankheit, Morbus Crohn oder Nicolas-Favre-Erkrankung entwickelt haben, kön-

Tabelle 34.6. Proktologische Erkrankungen, bei denen eine Schwangerschaft kontraindiziert ist

Rektumkarzinom
Karzinom des Analkanals und des Analrands
Strahlenschäden
Familiäre Polyposis
Morbus Crohn und Kolitis in akuter Phase oder schlecht kontrollierbar

Tabelle 34.7. Proktologische Erkrankungen, bei denen eine Vaginalgeburt kontraindiziert sein kann

Ausgedehnte perineale Suppurationen
Lymphogranuloma inguinale
Analer Herpes
Schwere traumatische Läsionen des Perineums
Ileoanale Reservoirs
Folgen nach tiefer Rektumchirurgie
Abdominoperineale Resektion bei Morbus Crohn, Colitis ulcerosa, Karzinom
Strahlenschäden

nen eine Sectio caesarea notwendig machen. Eine Geburt auf natürlichem Wege ist mit dem Risiko einer bakteriellen Dissemination, einer nachweisbaren Superinfektion von Episiotomiewunden und sogar ausgedehnter Becken- und Perineumläsionen aufgrund vorliegender narbiger Veränderungen (Nicolas-Favre) verbunden. Bei Patienten mit Nicolas-Favre-Erkrankung kann das Eintreten eines Verschlusses die Sectio vor Termin mit Anlage einer Kolostomie in der gleichen Operationssitzung erforderlich machen [7]. Infolge der Fortschritte in der Antibiotikatherapie wurden jedoch die Risiken der Entwicklung solcher Komplikationen vermindert.

Ein ausgedehnter analer und vaginaler Herpes ist mit einem so hohen Risiko einer Keratitis und letalen Enzephalitis des Neugeborenen verbunden, daß die Geburt auf natürlichem Wege ausdrücklich kontraindiziert und eine Sectio caesarea absolut erforderlich ist. Ähnlich sollten Frauen, bei denen eine perineale Operation zur Sphinkternaht nach traumatischen oder geburtshilflichen Läsionen durchgeführt wurde, nicht auf natürlichem Wege gebären, um eine Verschlechterung der postoperativen Ergebnisse zu verhindern.

Eine Perineumsklerose nach Bestrahlung und infolge Vernarbung, etwa nach einer abdominoperinealen Resektion wegen Karzinoms, vermindert die Elastizität des Perineums und kann die Geburt verlängern oder komplizieren. Morbus Crohn, Colitis ulcerosa und Polyposis, die durch eine totale Kolektomie mit Ileostomie oder mit ileoanaler Anastomose behandelt wurden, scheinen eine normale Geburt nicht zu stören. Stomaträgerinnen können nach Stomaanlage schwanger werden. Es besteht ein erhöhtes Risiko für eine Fehlgeburt [12] und frühzeitige Wehentätigkeit [1]. Ein Hauptproblem während der Schwangerschaft bei Stomaträgerinnen ist der Darmverschluß. Die anderen Komplikationen, die von Gopal [3] aufgeführt wurden, sind Stomadysfunktion und Obstruktion, Prolapse des Ileo- und Kolostomas sowie Nipple-valve-Retraktion bei Kock-Reservoir. Kretschew [5] schlägt vor, daß Stomaträgerinnen nach der Operation wenigstens ein Jahr lang warten sollten, bevor sie schwanger werden. Jüngste Untersuchungen zeigten, daß Stomaträgerinnen erfolgreich vaginal entbinden können.

Die Ergebnisse einer größeren, von Gopal veröffentlichten Untersuchung [3] zeigen, daß 75% der Frauen, die zuvor vaginal entbunden hatten, ebenso auch Vaginalgeburten hatten, wenn sie nach einer Stomaoperation schwanger wurden. Von den Frauen, die zum ersten Mal nach Stomaoperation schwanger wurden, hatten nur 50% eine vaginale Geburt. Die Ursachen für diese Differenz wurden bislang nicht erklärt, sie kann aber Folge der Ängste des Geburtshelfers sein [3]. Von 119 schwangeren Patientinnen, bei denen eine Kolektomie mit Ileostomie durchgeführt worden waren [12], entbanden 99 zum Termin und 82 per vaginam. 18 Patientinnen (15%) zeigten Komplikationen mit ihrer Ileostomie.

Bei Morbus Crohn kann die vaginale Entbindung durch vaginale Fisteln und Fisteln in Episiotomienarben kompliziert werden, sogar noch mehrere Jahre nach der Geburt des Kindes [2].

Zusammenfassung

Proktologische Erkrankungen und Schwangerschaft hängen auf viele Arten miteinander zusammen. Diese Erkrankungen können Folge der Schwangerschaft sein, während einer Schwangerschaft verstärkt werden, eine Schwangerschaft komplizieren, eine Kontraindikation zur Schwangerschaft darstellen oder sogar eine vaginale Entbindung kontraindizieren. Therapie und Zeitpunkt, zu dem eine Operation durchgeführt wird, müssen sorgfältig gewählt werden, wobei die damit verbundenen Risiken sowohl für die Mutter als auch für das Kind berücksichtigt werden müssen. Prinzipiell sollte eine elektive Operation nur nach Wiedereinsetzen der Menstruation durchgeführt werden, wenn die Stauung im Becken zurückgegangen ist und die Patientin wieder ein normales Leben aufgenommen hat.

Literatur

1. Barwin BW, Harley JM, Wilson W (1974) Ileostomy in pregnancy. Br J Clin Pract 20: 256-258
2. Granchrow MI, Benjamin H (1975) Inflammatory colorectal disease and pregnancy. Dis Colon Rectum 18: 706
3. Gopal K, Amshel AL, Shonberg J et al. (1985) Ostomy and pregnancy. Dis Colon Rectum 28: 912-916
4. Järnerot G (1982) Fertility, sterility and pregnancy in chronic inflammatory bowel disease. Scand J Gastroenterol 17: 1-4
5. Kretschew KP (1972) Intestinal stoma. Saunders, Philadelphia, pp 281-283
6. Liebeskind M, Lugagne F, Courtin A, Redelsperger (1981) Aspects proctologiques de l'endométriose. Proct 3: 193-197
7. Marks MM, Thiele GH (1955) Management of proctologia disease in pregnant an parons women. Am J Surg 90: 826-833
8. Marti M-C (1979) Vénéréologie anale. Méd Hyg 37: 280-282
9. Marti M-C (1984) Les algies pelviennes d'origine proctologique. Méd Hyg 42: 3289-3290
10. Martin JD (1953) Postpartum anal fissure. Lancet i: 271-273

11. Pope CE (1952) Anorectal complications of pregnancy. Am J Surg 84: 579–591
12. Rhodes JB, Kirsner JB (1965) The early and late course of patients with ulcerative colitis after ileostomy and colectomy. Surg Gynecol Obstet 125: 1303–1314
13. Saint-Pierre A (1982) Problèmes posés par la présence de récepteurs hormonaux au niveau des hémorroïdes. Ann Gastroentérol Hépatol (Paris) 18: 19–27
14. Snooks SJ, Setchell M, Swash M, Henry MM (1984) Injury to the innervation of the pelvic floor sphincter musculature in childbirth. Lancet ii: 546–550
15. Thacker SB, Banta D (1983) Benefits and risks of episiotomy: an interpretative review of the english language literature 1860–1980. Obstet Gynecol Surv 38: 322–338
16. Thorp JM, Bowes WA, Brame RG, Cefalo R (1987) Selected use of midline episiotomy: effect on perineal trauma. Obstet, Gynecol 70: 260–262
17. Von Krogh G (1981) Podophyllotoxin for condylomata acuminata eradication. Acta Derm Venereol [Suppl] (Stockh) 98: 1–48
18. Willoughby CP, Truelove SC (1980) Ulceratocolitis and pregnancy. Gut 21: 469–474

35 Wechselbeziehungen zwischen gynäkologischen oder urologischen Erkrankungen und proktologischen Läsionen

P. Aeberhard

Die enge anatomische Beziehung zwischen Anorektum und Uterus, Vagina, Harnblase, Prostata und männlicher Urethra sowie die Tatsache, daß diese Organe die gleichen Stützstrukturen des Beckenbodens miteinander teilen, bilden die Grundlage der vielen Wechselbeziehungen zwischen gynäkologischen und urologischen Erkrankungen sowie pathologischen Zuständen des Anorektums. Diese interdisziplinären Aspekte der Proktologie lassen sich praktisch unter folgenden Gesichtspunkten diskutieren:

- Beckenboden,
- Perineum und Analsphinkter,
- anorektale Komplikationen der Therapie von Tumoren des Beckens.

Beckenboden: Wechselbeziehungen zwischen rektaler Intussuszeption, vaginaler Relaxation und Beckenbodendysfunktion

Definitionen

Hinsichtlich der Definitionen der rektalen Intussuszeption und des Perineumsenkungssyndroms wird der Leser auf Kap. 23 verwiesen. Für die Syndrome der vaginalen Relaxation, die für den Proktologen von Interesse sind, gelten die folgenden Befunddefinitionen, wenn der Patient nicht preßt und wenn auf keine Struktur Zug ausgeübt wird [2]:

Rektozele (Abb. 35.1 a, b)

Grad I. Beim Abwärtspressen des Perineums wird eine sackförmige Vorwölbung des Septums rectovaginale sichtbar.

Grad II. Die Aussackung ist im Introitus sichtbar, ohne daß das Perineum nach unten gepreßt wird.

Grad III. Die Aussackung wölbt sich aus dem Introitus hervor oder reicht noch darüber hinaus.

Enterozele

Grad I. Die Aussackung ist bei abwärtsgepreßtem Perineum in der Vagina sichtbar.

Grad II. Die Aussackung reicht gerade eben aus dem Introitus heraus.

Grad III. Die gesamte Vorwölbung reicht aus dem Introitus heraus und enthält gewöhnlich Dünn- und Dickdarmanteile.

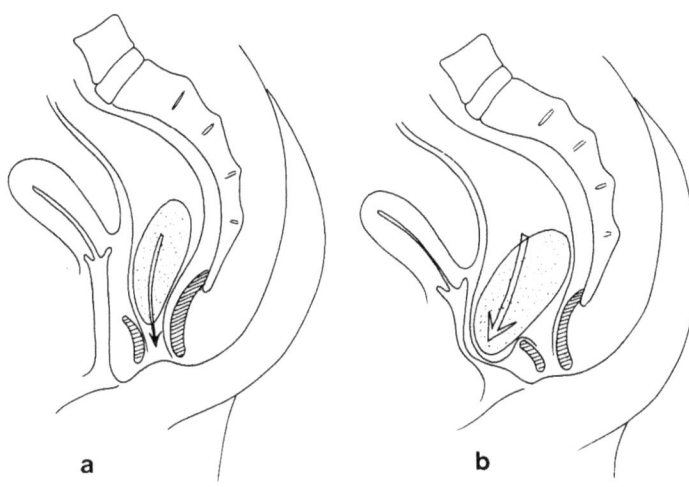

Abb. 35.1 a. Normale Defäkation. *b* Mechanismus der „obstruktiven Obstipation" bei einer Rektozele

Prolaps der Fornix vaginae

Nach totaler oder inkompletter Hysterektomie kann die apikale Vaginanarbe oder die zurückgelassene Zervix prolabieren. Dies kann solitär oder in Kombination mit einer Zystozele, einer Enterozele oder allen beiden geschehen. Die Einteilungskriterien entsprechen denen für Rekto- und Enterozele.

Klinisches Bild

Patienten, die anamnestisch eine schwere chronische Obstipation aufweisen, zusammen mit Symptomen eines Drucks im Rektalbereich, einer inkompletten Entleerung, wiederholter Defäkation und der Notwendigkeit, manuellen Druck ausüben zu müssen, um eine Entleerung herbeizuführen, lassen sich folgenden Beschwerdebildern zuordnen: einer Rektumintussuszeption (Rektumprolaps Grad I), dem Perineumsenkungssyndrom, einer Rektozele, einer Enterozele, einem Vaginalprolaps nach Hysterektomie oder einer beliebigen Kombination dieser Anomalien. Blut im Stuhl und ein schleimiger Ausfluß sind Klagen, die häufig von diesen Patienten geäußert werden. Diese Symptome bedeuten häufig eine schwere Einschränkung der Lebensqualität.

Es wird geschätzt, daß eine Rektumintussuszeption bis zu 10mal häufiger als ein externer Rektumprolaps vorkommt [4]. Die Rektumintussuszeption war bei 26 von 42 von Mahieu [22] untersuchten Patienten mit einer Rektozele verbunden, und Berman et al. [4] fanden bei 46 von 58 Patienten mit distaler Rektumintussuszeption eine Perineumsenkung von mehr als 4 cm unterhalb der Tuberositas ossis ischii beim Pressen. Von 52 Patienten mit distaler Rektumintussuszeption, die von Berman et al. [4] untersucht wurden, waren bei 25 zuvor anorektale Eingriffe durchgeführt worden, einschließlich Hämorrhoidektomien, Hämorrhoidenligaturen und Sphinkterotomien, und bei 35 erfolgten zuvor Becken- oder Vaginaleingriffe, meist Hysterektomien und Rekonstruktionen wegen Zystozele oder Rektozele. In der Mehrzahl der Fälle ist eine Enterozele mit einer früheren abdominalen oder vaginalen Hysterektomie mit oder ohne Kolpoperineumplastik verbunden [16].

Behandlung der vaginalen Relaxation in Verbindung mit einer obstruktiven Obstipation

Üblicherweise wird die Rekonstruktion bei Rektozele vom Gynäkologen transvaginal durchgeführt. Die dorsale Rekonstruktion kann mit einer ventralen Rekonstruktion einer Zystozele kombiniert werden. Bei der „tiefen" Variante der Rektozele kann die Rekonstruktion endorektal durchgeführt werden, wie von Sullivan et al. [39], Khubchandani et al. [20] (Abb. 35.2 a–c) und Sekapayak [36] beschrieben. Es gibt immer noch Diskussionen bezüglich der besten Methode, eine Rektumintussuszeption in Verbindung mit einer Rektozele zu behandeln. Zufriedenstellende Ergebnisse wurden mit der Operation nach Delorme und Modifikationen berichtet, bei denen die Begleitrektozele entweder von endorektal versorgt oder unter Verwendung eines separaten transvaginalen Zugangs rekonstruiert wurden [4, 40]. Die Vielzahl der für die Therapie einer Enterozele und eines Prolaps der Fornix vaginae nach Hysterektomie vorgeschlagenen Methoden beweist die Schwierigkeit, eine zufriedenstellende Lösung für dieses Problem zu finden. Eine Enterozele kann durch die Methode nach Moschcowitz (Abb. 35.3) mittels Nahtobliteration des Bruchsacks behandelt werden [13]. Eine Enterozele in Verbindung mit einem Prolaps des Scheidengewölbes nach Hysterektomie wird durch verschiedene Methoden der Fixierung der Fornix vaginae an das Lig. sacrospinale, das Promontori-

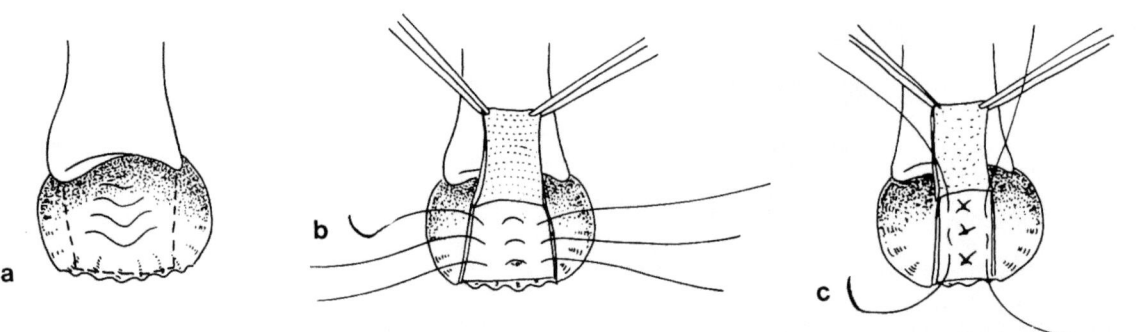

Abb. 35.2 a–c. Endorektale Rekonstruktion einer Rektozele. *a* Umriß des mukomuskulären Lappens, ausgehend von der Linea pectinea. *b* Raffung des lockeren Rektovaginalseptums durch 3 oder 4 querverlaufende Nähte. *c* Die transversale Raffung ist durch eine vertikale Plikatur ergänzt. Der mukomuskuläre Lappen wird dann nach entsprechender Resektion zurückgenäht. (Nach [20])

Gynäkologische oder urologische Erkrankungen und proktologische Läsionen 327

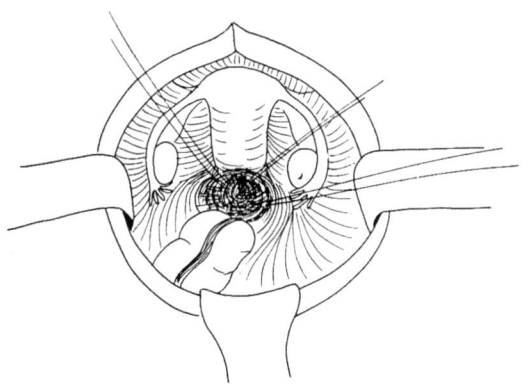

Abb. 35.3. Rekonstruktion bei Enterozele nach Moschcowitz. Obliteration des Enterozelensacks durch eine Reihe von Tabaksbeutelnähten, mit Beginn an der Basis des Sacks. Die Fäden der zweiten Naht werden mit jenen der ersten Naht verknotet

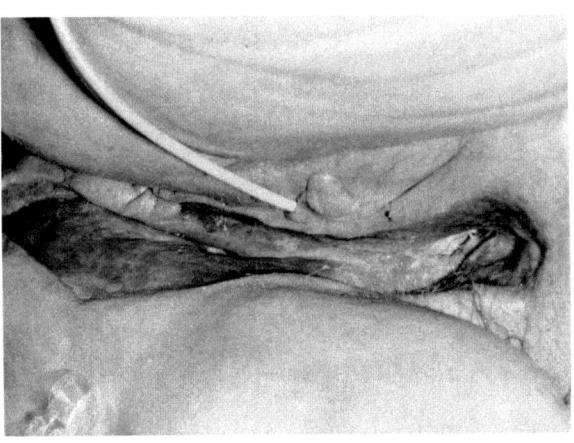

Abb. 35.5. Offene Granulationswunde nach Inzision eines Bartholin-Abszesses bei einer 53 Jahre alten, sehr fettleibigen Patientin mit Diabetes (140 kg/155 cm)

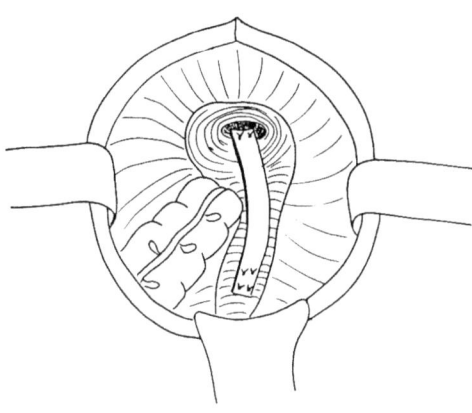

Abb. 35.4. Sakrale Kolpopexie zur Rekonstruktion bei Posthysterektomieprolaps der Fornix vaginae. Das Rektum ist nach links verlagert. Senkrechte Inzision des Peritoneums, das die Sakrumhöhle überzieht. Vollständige Entfernung des Enterozelensacks. Die Fornix vaginae wird unter Benutzung eines Faszienstreifens aus der Rektusscheide an das Periost des Sakrums fixiert

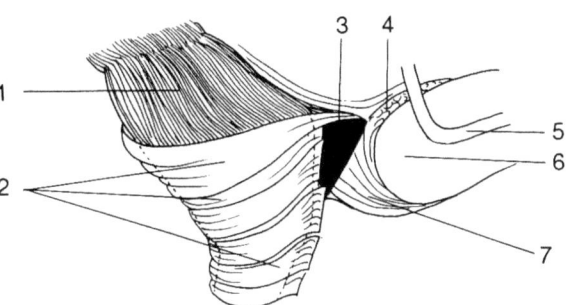

Abb. 35.6. Perineumkörper. *1* Rektum (Längsmuskulatur), *2* Mm. levator ani und rectourethralis sowie Analsphinkter, *3* Perineumkörper, *4* M. transversus perinei profundus, *5* Urethra, *6* Bulbus penis, *7* M. bulbocavernosus

um oder das Periost des Os sacrum versorgt [16, 18] (Abb. 35.4). Gleichzeitig vorliegende Rekto- und Zystozelen müssen separat behandelt werden.

Das Perineum und die Analsphinkter

Die Rolle des Perineums bei der Infektionsausbreitung

Die Fournier-Gangrän [9], die lebensbedrohlichste aller Perineuminfektionen, wird detailliert in Kap. 31 dargestellt. Die Fournier-Erkrankung ist eine typische Infektion bei geschwächtem Wirt, die ihren Ursprung in verschiedenen kolorektoanalen Quellen einschließlich anorektaler Abszesse und Fisteln, Rektumtrauma und -biopsie, perforierten Rektumkarzinomen und Sigmadivertikulitis ebenso wie in urogenitalen Quellen, wie Urethrastriktur, Urethradivertikel und traumatischer Urethraruptur, haben kann.

Ein Bartholin-Abszeß kann sich ins Perineum ausbreiten und bis ins Gesäß hin ausdehnen, wie wir es bei einer sehr fettleibigen Patientin beobachten konnten (Abb. 35.5). Die anatomische Basis für die Ausbreitung von Infektionen in dieser Region wurde von Khan et al. dargestellt [19]. Der Perineumkörper bzw. das Centrum tendineum perinei ist eine derbe, keilförmige oder rechteckige Anhäufung von Bindegewebe und Muskelfasern, die sich zwischen dem anorektalen Übergang und dem dorsalen membranösen Urethraabschnitt oberhalb des M. bulbocavernosus erstreckt. Kranial wird sie durch das Septum rectovesicale und kaudal durch die Pars profunda des M. sphincter ani externus begrenzt (Abb. 35.6).

Durch seine Beziehung zur Fossa ischiorectalis, dem Perirektalraum und dem Spatium perinei superficiale bildet der Perineumkörper eine „Drehscheibe", die eine Ausbreitung von Infektionen in verschiedene Richtungen leiten und erleichtern kann, einschließlich der Ausbreitung suppurativer Prozesse aus dem Retroperitoneum und dem kleinen Becken in das Spatium perinei superficiale und die äußeren Genitalien.

Geburtshilfliche Verletzung der Analsphinkter

Geburtshilfliche Verletzungen der Analsphinkter, die zu einer Analinkontinenz und zu Rektovaginalfisteln führen können, werden in diesem Kapitel nur kurz dargestellt. Für weitere Einzelheiten sei der Leser auf Kap. 16 und 22 verwiesen.
Die ektope Lokalisation des Anus, zu dicht am Introitus und außerhalb des typischen Hautpigmentierungszentrums, wurde von Corman [6] als wichtiger prädisponierender Faktor für eine geburtshilfliche Sphinkterverletzung beurteilt. Er berichtete von 28 Patientinnen, die zur Rekonstruktion geburtshilflicher Sphinkterläsionen überwiesen wurden, von denen 20 eine mediane Episiotomie aufwiesen. Eine ektope Lage des Anus fand sich bei allen diesen Patientinnen.

Perineale Endometriose

Definitionsgemäß ist eine Endometriose eine ektope Lokalisation von aktiven Endometriumdrüsen und -stroma. Zu den häufigsten Lokalisationen einer Endometriose gehören Ovarien, Uterusligamente, Rektovaginalseptum sowie Beckenperitoneum, das Uterus, Tuben, Rektum, Sigma und Harnblase überzieht. Eine perianale Endometriose ist so selten, daß sie nicht mehr als eine chirurgische Kuriosität darstellt [11]. Die Endometrioseherde unterliegen den zyklischen menstruellen Veränderungen mit periodischen Blutungen. Die Reizwirkung des Bluts verursacht eine ausgeprägte proliferative Bindegewebereaktion, die zunehmend erkennbare Strukturen auslöscht. Eine längere Zeit bestehende Endometriose bildet häufig Zysten, die mit einem schokoladenfarbigen Material angefüllt sind. Diese Noduli werden als „Endometriome" bezeichnet. Perianale Endometriosen wurden gewöhnlich in alten Episiotomienarben nach einem Zeitraum zwischen 45 Tagen und 14 Jahren nach Geburt und Trauma des Perineums gefunden [28]. Eine Endometriose stellt sich als asymptomatischer Nodulus oder als schmerzhafte Schwellung dar, die möglicherweise nur zum Zeitpunkt der Menstruation Beschwerden verursacht. Zur Differentialdiagnose gehören Perianalfistel und Abszeß, thrombosierte Hämorrhoiden, Talgretentionszysten, Hidradenitis suppurativa, Melanome und Plattenepithel- oder Basalzellkarzinome der Perianalhaut. Die perianale Endometriose wird am besten durch chirurgische Exzision behandelt. Die enge Beziehung des Nodulus zum Analsphinkter kann plastische Rekonstruktionen oder eine Verstärkung ausgedünnter Teile des Sphinktermuskels erforderlich machen.

Anorektale Komplikationen bei der Therapie urogenitaler Malignome des Beckens

Allgemeine Bemerkungen zur Morbidität der Chirurgie des Beckens und der Strahlentherapie

Tumoren der Harnblase und Prostata stellen 26,6% der Malignome bei Männern [37], und Tumoren der Harnblase, des Uterus und der Ovarien bilden etwa 16,5% der Malignome bei Frauen. Die lokalisierten Stadien dieser Tumoren werden durch Operation oder Strahlentherapie oder eine kombinierte chirurgische und radioonkologische Therapie, wie unten beschrieben, behandelt. Die Strahlentherapie der Beckenmalignome kann in Form einer externen Megavoltstrahlentherapie, als Kurztherapie unter Verwendung von Implantaten mit Zäsium 137, Iridium 192, Jod 125 bzw. Gold 198 oder als Kombination aus externer Strahlen- und interstitieller Therapie durchgeführt werden. Benachbarte Beckenorgane können durch die Radiotherapie als „unschuldige Umstehende" betroffen werden. Die Strahlentoleranz von gesunden abdominalen und Beckenstrukturen ist in Tabelle 35.1 aufgeführt.
Die Wahrscheinlichkeit für das Auftreten eines Strahlenschadens ist durch Begleitumstände, wie ausgeprägte Fettleibigkeit, atherosklerotische Gefäßerkrankungen und Diabetes mellitus, erhöht. Zur Morbidität infolge Bestrahlung des Beckens gehören die Strahlenzystitis, Ureteritis, Proktitis und Enteritis, die sich alle zu Fistelbildungen weiter entwickeln

Tabelle 35.1. Strahlentoleranz von gesunden Abdominal- und Beckenstrukturen

	cGy
Dünndarm	4500
Kolon und Rektum	6000
Harnblase	7000
Ureter	7500

können. Fisteln treten gewöhnlich innerhalb von 2 Jahren nach der Strahlentherapie auf. Vesikovaginale, enterovesikale, rektovesikale und rektovaginale Fistel kommen häufiger nach Therapie gynäkologischer Malignome vor, während eine rektourethrale Fistel hauptsächlich eine Komplikation der Strahlentherapie bei Prostatakarzinom darstellt. Das klinische Bild einer Strahlenproktitis ist charakterisiert durch Tenesmen, Diarrhöen, rektale Blutungen, Stuhldrang und Inkontinenz. Eine Strahlenproktitis kann sich zu einer Analstenose und Rektumstriktur oder zu Wandnekrose mit Fistelbildung in die Vagina, Harnblase oder Urethra weiterentwickeln.

Für die Klassifikation der Morbidität der Bestrahlungstherapien wurden verschiedene Einteilungssysteme eingeführt [23, 29, 30]. Das von der Radiation Therapie Oncology Group (RTOG) veröffentlichte Gradingsystem [28, 33] scheint das am besten geeignete zu sein (Tabelle 35.2). Die Grade 1 und 2 werden als zu erwartende Therapiereaktionen klassifiziert. Sie werden nur dann als Komplikationen verzeichnet, wenn sie länger als 1 Monat nach Beendigung der Therapie bestehen bleiben oder wenn sie sich zu einem höheren Grad weiterentwickeln.

Insgesamt ist die Inzidenz schwerer Komplikationen nach Strahlentherapie des Beckens erheblich zurückgegangen. Die Inzidenz strahleninduzierter Fisteln liegt mittlerweile unter 1% [35]. Der Rückgang der Morbidität ist auf verschiedene Fortschritte zurückzuführen: Das CT liefert präzise Informationen über die anatomische Beziehung zwischen Tumor und den angrenzenden Organen. Die meisten Zentren verwenden computerisierte Dosimetersysteme, die die Strahlenverteilung messen und eine Dosislimitierung entsprechend der Toleranz der umgebenden gesunden Beckenstrukturen gestatten.

Prostatakarzinom

Therapiekonzepte

Bei weniger als der Hälfte der Patienten, bei denen ein Prostatakarzinom diagnostiziert wurde, liegt eine lokale Erkrankung vor, die der kurativen Therapie durch Operation, Strahlentherapie oder einer Kombination aus beiden zugänglich ist [7, 24, 26]. Ein auf die Prostata begrenztes Karzinom kann operativ durch radikale perineale Prostatektomie [8, 10], durch radikale retropubische Prostatektomie in Verbindung mit bilateraler Lymphadenektomie des Beckens [3, 15], oder durch Strahlentherapie in Form externer Bestrahlung oder Kurztherapie mit interstitiellen Implantaten alleine oder in Kombination the-

Tabelle 35.2. Morbiditätsgradingsystem für die Strahlentherapie

Grad 1	Kleinere Symptome, die keine Therapie erfordern
Grad 2	Symptome, die auf einfache ambulante Behandlung ansprechen, Lebensstil (Leistungsniveau) nicht beeinträchtigt
Grad 3	Belastende Symptome ändern den Lebensstil des Patienten (Leistungsniveau). Krankenhausaufnahme zur Diagnostik oder für kleineren operativen Eingriff (z.B. Urethradilatation) kann erforderlich sein
Grad 4	Größerer operativer Eingriff (wie Laparotomie, Kolostomie, Zystektomie) oder ein längerer Krankenhausaufenthalt sind erforderlich
Grad 5	Letale Komplikationen

rapiert werden [1, 14, 23, 30, 34]. Die radikale Operation kann mit adjuvanter Strahlentherapie kombiniert werden [32, 33]. Die Bestrahlung kann als Rettungstherapie bei Lokalversagern nach radikaler Operation [31] angewandt werden, und die Rettungsoperation wurde bei lokalen Versagern einer definitiven Strahlentherapie durchgeführt [21].

Komplikationen der Operativen Therapie

Es gibt anorektale Komplikationen aufgrund der Operation selbst: Bei einer Untersuchung von 692 Patienten, bei denen eine bilaterale Lymphadenektomie des Beckens und eine radikale Prostatektomie wegen Adenokarzinom der Stadien A–D1 durchgeführt wurden, fanden sich 9 intraoperative Rektumverletzungen (1,3%), von denen 6 durch schichtweisen Verschluß und 3 mit einer Kolostomie versorgt wurden [15]. Von 215 weiteren Patienten, von denen bei 207 eine radikale perineale Prostatektomie und bei 8 eine retropubische Prostatektomie durchgeführt wurden, erlitten 10 (5%) Rektumverletzungen, die schichtweise verschlossen wurden und primär heilten, während weitere 4 (2%) rektale Abszesse entwickelten, die eine Drainage erforderten, 2 weitere Patienten (1%) mußten mit einer Kolostomie versorgt werden [10]. Bei einer kleineren Gruppe von 30 Patienten traten nach Berichten von Elder et al. [8] keine Rektumverletzungen auf.

Komplikationen der Strahlentherapie und kombinierten Therapiearten

Die Strahlentherapie des Prostatakarzinoms wird in Dosen von 6000–7000 cGy auf das Prostatavolumen durchgeführt und als erweiterte Felddosis von 4000–4500 cGy auf das Becken [35]. Bei der Strahlentherapie des Prostatakarzinoms ist die ventrale Rektumwand in das Therapievolumen miteinbezogen. Eine

Standarddosis von 6500–7000 cGy an externer Strahlung oder eine äquivalente Dosis an interstitieller Strahlung können die Strahlentoleranz des Rektums überschreiten. Eine Dosis von 6500 cGy ist für die Behandlung kleiner Tumoren wirksam, für die Therapie von Stadium-C-Tumoren werden jedoch Dosen von mehr als 7000 cGy empfohlen. Die Therapie ausgedehnter Tumore mit mehr als 7000 cGy an externer Strahlung allein oder kombiniert mit einer interstitiellen Bestrahlung bedeutet das ernsthafte Risiko einer Schädigung des Rektums [12, 14]. Etwa 15% der Patienten mit einer Strahlentherapie wegen Prostatakarzinoms leiden an chronischen Rektumsymptomen, die gering sind und sich leicht durch Diät und Medikation behandeln lassen [34]. Schwere Rektumschädigungen erfordern eine Krankenhausaufnahme, eine größere internistische oder operative Therapie wurde nach Angaben von Green et al. [12] bei 6 von 348 Patienten (1,7%) durchgeführt. In dieser Gruppe wurden die höchsten Komplikationsraten bei Patienten gefunden, die 7000–7500 cGy an externer Bestrahlung (5%) erhalten hatten, sowie bei jenen, die eine Kombination von Gold 198 als Kurztherapie und einer externen Bestrahlung erhielten (14%). In zwei RTOG-Versuchsgruppen, in denen die Patienten minimale Gesamtdosen von 6500 cGy an externer Bestrahlung auf die Prostata und 4500 cGy auf das Becken erhielten, wurden von 487 behandelten Patienten bei 8,2% eine Proktitis und/oder ein Rektumulkus sowie bei 1,4% eine rektale Blutung und bei 0,6% eine rektoanale Striktur beobachtet [30]. Mazeron et al. [23], die eine externe Bestrahlung mit einer Gesamtdosis von 6500 cGy bei 60 Patienten anwandten, berichteten von 4 ernsten gastrointestinalen Komplikationen einschließlich 2 Fällen mit schwerer Proktitis. Eine Jod-125-Kurztherapie ist wirksam bei einem Prostatakarzinom Stadium B. Die energiearme Gammastrahlung von Jod 125 besitzt eine geringe Gewebeeindringtiefe, was dazu führt, daß nur ein kleines Rektumvolumen eine hohe Dosis erhält. Schwere Rektumkomplikationen treten mit Jod 125 weniger häufig auf als bei externer Bestrahlung, und Ulzera infolge einer interstitiellen Therapie zeigen eine bessere Heiltendenz als jene nach einer externen Bestrahlung [12, 35]. Von 152 Patienten aus den Jahren von 1975–1983 mit interstitieller Implantation von Jod 125 in Kombination mit einer bilateralen Staging-Lymphadenektomie des Beckens als definitiver Therapie bei lokalisiertem Prostatakarzinom litten 2 an Rektumulzera, und bei dreien entwickelten sich prostatische Rektourethralfisteln, eine ernste Komplikationsrate von 3,3% [17]. In einer ähnlichen Untersuchung, in der eine Kombination aus externer Bestrahlung und interstitieller Jod-125-Bestrahlung sowie eine bilaterale Lymphadenektomie des Beckens bei 104 Patienten angewandt wurden, litten 7% an einer länger anhaltenden quälenden Proktitis, und 4% entwickelten Rektumulzera oder rektourethrale Fisteln, die eine Kolostomie erforderlich machten. Eine über längere Zeit anhaltende Proktitis wurde nur bei Patienten beobachtet, bei denen ein Abstand von weniger als 0,5 cm zwischen dem dichtesten Seed und der Rektumschleimhaut verblieben war [1].

Für Rettungsstrahlentherapien wegen zurückgebliebener oder rezidivierter Lokaltumoren nach radikaler Prostatektomie wurde eine höhere Komplikationsrate berichtet als nach primärer definitiver Bestrahlung [39]. Entsprechend ist die Rettungsoperation nach Versagen der Strahlentherapie mit einer höheren Komplikationsrate belastet als die primäre radikale Operation [21].

Blasenkarzinome

Therapiekonzepte

Das invasiv wachsende Übergangsepithelkarzinom der Blase kann durch eine präoperative Strahlentherapie mit nachfolgender Zystektomie oder durch eine radikale Zystektomie alleine behandelt werden [35, 38]. Bei Patienten, deren Tumoren initial auf eine Strahlentherapie nicht ansprechen oder rezidivieren, kann die definitive Strahlentherapie von einer radikalen Zystektomie gefolgt werden. Die Rettungszystektomie nach definitiver Strahlentherapie stellt das größte Potential für die Entwicklung von Komplikationen dar, von denen viele durch die sorgfältige Auswahl eines Darmsegments, das außerhalb des Bestrahlungsfelds liegt, für die Bildung eines Conduits vermieden werden können.

Therapiemorbidität

Da die Strahlentherapie beim Blasenkarzinom ein höher gelegenes Feld einschließt als das in der Therapie wegen eines Prostatakarzinoms verwendete, sind Rektumkomplikationen nicht so bedeutend, wie es nach Strahlentherapie wegen Prostatakarzinoms berichtet wurde. Zu den gastrointestinalen Hauptkomplikationen einer Strahlentherapie des Blasenkarzinoms gehören Striktur des Dünndarms und des Kolons [35].

Uteruskarzinom

Therapiekonzepte

Ein lokalisiertes Endometriumkarzinom wird durch eine abdominale totale Hysterektomie und bilaterale Salpingoovarektomie behandelt. Die Strahlentherapie kann einen Teil des Therapiekonzepts darstellen. Innerhalb der letzten Jahre wurden präoperative Implantationen zunehmend zugunsten der postoperativen Strahlentherapie aufgegeben, die bei Patientinnen angewandt wird, bei denen eine Infiltrationstiefe von mehr als $^1/_3$ des Myometriums vorliegt. Vaginalimplantate von Zäsium 137 werden als Vorsichtsmaßnahme gegen ein Vaginalstumpfrezidiv verwendet.

Nach Empfehlungen der Fédération Internationale de Gynécologie et Obstétrique (FIGO) können die Karzinomstadien I und IIA der Cervix uteri entweder durch Bestrahlung oder radikale Hysterektomie behandelt werden, wobei der jüngste Trend zugunsten der operativen Therapie geht. Eine definitive Strahlentherapie wird bei Patientinnen mit Tumoren der Stadien IIB, III und IV verwendet [25]. Eine zusätzliche extrafasziale Hysterektomie kann nach Strahlentherapie im übergroßen Stadium I und Läsionen der Zervix im Stadium II durchgeführt werden. Anteriore, posteriore oder totale Exenteration des kleinen Beckens wurde durchgeführt, um Tumorreste oder -rezidive nach Strahlentherapie zu behandeln. Da die lokale Mißerfolgsrate der modernen Strahlentherapie ziemlich niedrig liegt, nehmen die Indikationen für eine Beckenexenteration ab.

Komplikationen nach radikaler Hysterektomie

Beckenabszeß, Gewebeentzündung des Beckens, Lymphzysten des Beckens sowie vesikovaginale und ureterovaginale Fisteln sind seltene Komplikationen der radikalen Hysterektomie. In einer Gesamtnachuntersuchung von Komplikationen nach radikaler Hysterektomie durch Nagell et al. [27] wurden keine Rektumkomplikationen berichtet.

Komplikationen nach Strahlentherapie

Rektumulzerationen und rektovaginale Fisteln treten fast ausschließlich in Höhe der Höchstdosis auf, die von einem intrakavitären Implantat abgegeben wird. In einer Kollektivuntersuchung von 9373 Patientinnen mit Strahlentherapie wegen Karzinoms der Cervix uteri beschrieben Nagell et al. [27] eine Inzidenz von 8,2 % an Sigmoiditiden, 0,9 % an rektalen Strikturen und 1,2 % an rektovaginalen Fisteln. Diese Übersicht beruhte auf Veröffentlichungen aus den Jahren 1970–1977. In einem Bericht über Komplikationen der Strahlentherapie, der auf 811 Patientinnen mit Zervixkarzinom basierte, die zwischen 1959 und 1977 mit einer definitiven Strahlentherapie behandelt wurden, fanden Peres et al. [29] 39 kolorektoanale Komplikationen entsprechend den RTOG-Stadien 3–5, einschließlich 17 Fälle mit Proktitis, 7 Rektumulzera, 8 Sigmastrikturen und 7 rektovaginale Fisteln. Bei den Patientinnen mit Komplikationen nach Strahlentherapie war bei 75 % nur ein Organ befallen, während bei 25 % eine Kombination von 2 oder 3 Komplikationen vorlag; 80 % der Komplikationen am Rektosigmoid traten innerhalb von 30 Monaten nach der anfänglichen Therapie auf. Mit maximalen Totaldosen ≤ 8000 cGy lag die Inzidenz schwerer Komplikationen unter 5 %, stieg aber mit höheren Dosen auf 10–15 % an. Combes et al. [5] beschrieben eine Inzidenz von 7,2 % an schweren Komplikationen einschließlich obstruierender Rektosigmoiditis (3,1 %) und rektovaginaler Fisteln (1,4 %) bei 581 Patientinnen mit Stadium II Karzinomen der Cervix uteri, die mit externer Bestrahlung und intrakavitärem Zäsium 137 in den Jahren 1976–1978 behandelt wurden.

Therapie der Strahlenproktitis

Die Strahlenproktitis wird konservativ unter Verwendung steroidhaltiger Präparate, einer ballaststoffarmen Diät und geeigneter Stuhlweichmacher behandelt. Ein klassisch dargestelltes Strahlenulkus sollte besser nicht biopsiert werden, da dies die Symptome verschlechtern kann. Die ausbleibende Besserung nach konservativen Maßnahmen und Progression der Ulkusgröße und -tiefe unter der Therapie sind Indikationen für eine Stuhlumleitung.

Die operative Therapie von Rektumstrikturen sowie rektovaginaler und rektourethraler Fisteln wird an anderer Stelle in diesem Buch behandelt (s. Kap. 16, 17 und 24).

Literatur

1. Abadir R, Ross G Jr, Weinstein S-H (1984) Carcinoma of the prostate treated by pelvic node dissection iodine-125 seed impant and external irradiation: a study of rectal complications. Clin Radiol 35: 359–361
2. Beecham C-T (1980) Classification of vaginal relaxation. Am J Obstet Gynecol 2: 957–958
3. Benson RC Jr, Tomera KM, Zincke H, Fleming TR, Utz DC (1984) Bilateral pelvic lymphadenectomy and radical retropubic prostatectomy for adenocarcinoma confined to the prostate. J Urol 131: 1103–1106
4. Berman IR, Manning DH, Dudley-Wright K (1985) Anatomic specificity in the diagnosis and treatment of internal rectal prolapse. Dis Colon Rectum 28: 816–826

5. Combes PF, Daly NJ, Horiot J-C, Achille E, Keiling R, Pigneux J, Pourquier H, Rozan R, Schraub S, Vrousos C (1985) Results of radiotherapy alone in 581 patients with stage II carcinoma of the uterine cervix. Med J Radiat Oncol Biol Phys 11: 463–471
6. Corman ML (1985) Anal incontinence following obstetrical injury. Dis Colon Rectum 28: 86–89
7. Donohue RE, Mani JH, Whitesel JA, Mohr S, Scanavino D, Augsburger R, Biber RJ, Fauver HE, Wettlaufer JN, Pfister RR (1982) Pelvic lymph node dissection. Guide to patient management in clinically locally confined adenocarcinoma of prostate. Urology 20: 559–565
8. Elder JS, Gibbsons RP, Correa R Jr, Brannen GE (1984) Morbidity of radical perineal prostatectomy following transurethral resection of the prostate. J Urol 132: 55–57
9. Fieve G, Laprevote-Heully MC, Brice M, Lambert H, Frisch R, Larcan A (1978) Les gangrènes périnéales. Ann Med Nancy-Est 17: 1515–1518
10. Gibbsons RP, Correra R Jr, Brannen GE, Mason JT (1984) Total prostatectomy for localized prostatic cancer. J Urol 131: 73–76
11. Gordon PH, Schlotter JL, Balcos EG, Goldberg SM (1976) Perianal endometrioma. Report of five cases. Dis Colon Rectum 19: 260–265
12. Green N, Goldberg H, Goldmann H, Lombardo L, Skaist L (1984) Severe rectal injury following radiation for prostatic cancer. J Urol 131: 701–704
13. Haest JWG, Broeders GHB, Hoogeveen AJA (1979) Abdominal surgical treatment of enterocele. Eur J Obstet Gynecol Reprod Biol 9 (1): 55–56
14. Hanks GE, Leibel SA, Krall JM, Kramer S (1985) Patterns of care studies: dose-response observations for local control of adenocarcinoma of the prostate. Int J Radiat Oncol Biol Phys 11: 153–157
15. Igel TC, Barrett DM, Segura JW, Benson RK, Rife CC (1987) Perioperative and postoperative complications from bilateral pelvic lymphadenectomy and radical retropubic prostatectomy. J Urol 137: 1189–1191
16. Jaisle F (1981) Die operative Behandlung der Enterozele und des Scheidenblindsackvorfall. Geburtshilfe Frauenheilkd 41: 777–780
17. Jordan GH, Lynch DF, Warden SS, McCraw D, Hoffmann GC, Schellhammer PF (1985) Major rectal complications following interstitial implantation of 125 Iodine for carcinoma of the prostate. J Urol 134: 1212–1217
18. Kauppila O, Punnonen R, Teisala K (1986) Operative technique for the repair of posthysterectomy vaginal prolapse. Ann Chir Gynaecol 75: 242–244
19. Khan SA, Smith NC, Gonder M, Ravo B, Siddharth P (1985) Gangrene of male external genitalia in a patient with colorectal disease. Dis Colon Rectum 28: 519–522
20. Khubchandani IT, Sheets JA, Slasik JJ, Hakki AR (1983) Endorectal repair of rectocele. Dis Colon Rectum 26: 792–796
21. Mador DR, Huben RP, Wajsman Z, Pontes JE (1985) Salvage surgery following radical radiotherapy for adenocarcinoma of the prostate. J Urol 133: 58–60
22. Mahieu P, Pringot J, Bodart P (1984) Defecography II. Contribution to the diagnosis of defecation disorders. Gastrointest Radiol 9: 253–261
23. Mazeron JJ, le Bourgeois JP, Abbou CC, Lusinchi A, Lipinski F, Auvert J, Pierquin B (1985) Téléradiothérapie des adénocarcinomes prostatiques non métastatiques. J Eur Radiother 6: 139–146
24. Mc Millan SM, Wettlaufer JN (1976) The role of repeat transurethral biopsy in stage A carcinoma of the prostate. J Urol 116: 759–760
25. Mendenhall WM, Thar TL, Bova FJ, Marcus RB Jr, Morgan LS, Million R (1984) Prognostic and treatment factors affecting pelvic control of stage IB and IIA-B carcinoma of the intact uterine cervix treated with radiation therapy alone. Cancer 53: 2649–2654
26. Murphy GP, Natarja N, Pontes JE, Schmitz RL, Smart CR, Schmidt JD, Mettlin C (1982) The national survey of prostate cancer in the Unites states by the American College of Surgeons. J Urol 127: 928–934
27. Nagell JR Jr, Donaldson ES, Hanson MB (1983) Curr Probl Cancer 815: 1–41
28. Paull T, Tedeschi LG (1972) Perineal endometriosis at the site of episiotomy scar. Obstet Gynecol 40: 28–34
29. Perez CA, Breaux S, Bedwinek JM, Madoc-Jones H, Camel HM, Purdy JA, Walz BJ (1984) Radiation therapy alone in the treatment of carcinoma of the uterine cervix. II. analysis of complications. Cancer 54: 235–246
30. Pilepich MV, Pajak T, George FW, Asbell SO, Stetz J, Zinninger M, Plenk HP, Johnson RJ, Mulholland SG, Walz BJ, Kalish L (1983) Preliminary report on phase III RTOG studies of extended-field irradiation in carcinoma of the prostate. Am J Clin Oncol 6: 485–491
31. Ray GR, Bagshaw MA, Freiha F (1984) External beam radiation salvage for residual or recurrent local tumor following radical prostatectomy. J Urol 132: 926–930
32. Robey EL, Schellhammer PF (1987) Local failure after definitive therapy for prostatic cancer. J Urol 137: 613–619
33. Rosenberg SJ, Loening SA, Hawtrey CE, Narayana AS, Culp DA (1985) Radical prostatectomy with adjuvant radioactive gold for prostatic cancer: a preliminary report. J Urol 133: 225–227
34. Schellhammer PF, El-Mahdi AE, Ladaga LE, Schultheiss T (1985) 125-Iodine implantation for carcinoma of the prostate 5-year survival free of disease and incidence of local failure. J Urol 134: 1140–1145
35. Schellhammer PF, Jordan GH, El-Mahdi AM (1986) Pelvic complications after interstitial and external beam irradiation of urologic and gynecologic malignancy. World J Surg 10: 259–268
36. Sehapayak S (1985) Transrectal repair of rectocele: an extended armamentarium of colorectal surgeons. Dis Colon Rectum 28: 422–433
37. Silverberg E, Lubera J (1987) Cancer statistics. CA 37 (1): 2–19
38. Skinner DG, Lieskovsky G (1984) Contemporary cystectomy with pelvic node dissection compared to preoperative radiation therapy and cystectomy in management of invasive bladder cancer. J Urol 131: 1069–1972
39. Sullivan ES, Leaverton GH, Hardwick CE (1968) Transrectal perineal repair: an adjunct to improved function after anorectal surgery. Dis Colon Rectum 11: 106–114
40. Uhlig BE, Sullivan ES (1979) The modified Delorme operation: Its place in surgical treatment for massive rectal prolapse. Dis Colon Rectum 8: 513–521

Sachverzeichnis

Abszesse 90
    Ausbreitung 90
    Bakteriologie 90
    Behandlung 92
    Klassifizierung 91
    im Kindesalter 304
Acanthosis nigricans 277
Acrodermatitis enteropathica 271
AIDS 31, 272
Aknetetrade 277
Aktinomykose 278
Alcock-Kanal 1
Analdilatation 65
    bei Fissuren 84
Analdrüsen 90
Analkanaltumoren 172
    Ausbreitung 174
    Chemotherapie 184
    chirurgische Behandlung 180, 187
    Diagnostikverfahren 178
    erhaltende Therapie 179
    Klassifikation 35, 172, 176
    Strahlentherapie 181
Analpolypen 75
Analrandtumoren 172
    Ausbreitung 174
    chirurgische Behandlung 191, 290
    Diagnostikverfahren 178
    erhaltende Therapie 191
    Klassifikation 172, 176
Anästhesie 51
    dorsaler Perinealblock 53, 56
    Kaudalblock 56
    Lokalanästhesie 53, 56
    Regionalanästhesie 53, 56
    Spinalblock 57
    Toxizität 54
    Vollnarkose 57
    Wahl der, 53
Anatomie, Beckenboden 1
Angiostrongylus costaricensis 300
Anisakis 300
Anitis 303
Anoplastik 247
Anorektale Mißbildungen 311
    begleitende Mißbildungen 314
    Klassifikation 312
Anorektaler Winkel 5, 45, 216
Analhygiene 283
Anamnese 18
Anoskopie 22
Arzneimittelexanthem 273
Ascaris lumbricoides 299

Balantidiasis 297
Bartholin-Abszeß 327
Behçet-Krankheit 273
Beckenboden
    Anatomie 1, 170
    Blutversorgung 8
    Lymphdrainage 9
    venöser Abfluß 34
Beckensenkungssyndrom 46, 229, 235, 325
    Chirurgie 238
Biofeedback 218
Biopsie 33
Bowen, Morbus 170, 178, 271
    papulosis 276
Blutung 10
    Angiodysplasie 10, 11
    bei Hämorrhoiden 61
    rektale 10, 11

Chlamydia 27, 265
Clostridium difficile 31
Chordoma 214
Coccygeus, musculus 6
Colitis ulcerosa 119
    Chirurgie 125
    Karzinom in 129
    Klassifikation 120
    konservative Therapie 122
    systemische Komplikationen 119
    Verlauf 120
Condylomata acuminata 30, 275
    karzinomatöse Degeneration 178, 276
    im Kindesalter 302
Courtney-Zwischenraum 91
Crohn, Morbus 109
    Abszeß 115
    chirurgische Behandlung 114
    Fissur 83
    Fistel 116
    Hämorrhoiden 76, 118
    Inkontinenz 117
    Läsionen 109
    medikamentöse Behandlung 114
    Strikturen 117

Darmerkrankungen
    sexuell übertragene 31
Defäkationswinkel 45
Defäkographie 44
Denervationsschaden 6, 14, 49, 217, 229, 320
Denonvilliers-Faszie 5, 151
Dermatitis 267, 280, 301

Dermatose, erosive, ulzeröse 272
Dermatophyteninfektion 269
Diarrhöe 15, 31
    Darmerkrankungen 31
    HIV-Infektionen 31
    Symptome 16
Druck 5, 6
    anorektaler 48
    bei Fissur 82
Dyskeratosis follicularis 271

Ektope Lokalisation des Anus 312, 328
Elektromyographie 49
    bei Inkontinenz 218
Endometriosis 328
Entamoeba histolytica 31, 275, 295
Enterobius vermicularis 31, 299
Enterozele 325
Entleerung, unvollständige 17
Erythrasma 269

Fadendrainage 100
Falsches Defäkationsbedürfnis 17
Fissur 86
    Ätiologie 81
    beim Kinde 306
    Chirurgie 84
    Karzinom 83
    konservative Behandlung 84
    Morbus Crohn 83
Fisteln
    anale 90
    beim Kinde 304
    Goodsall, Regel nach 97
    Klassifikation 97
    Komplikation 103
    konservative Behandlung 144
    nach Beckenverletzungen 154
    operative Behandlung 98, 144
    prostatorektale 151
    rektovaginale 143
Fournier-Gangrän 92, 287, 327
Fremdkörper 259

Geburtshilfliche Verletzungen 328
Gonorrhöe 263, 264
Goodsall-Regel 97
Granuloma venereum 265

Hämatom, perianales 74
Hämorrhoiden
    Behandlung, nicht operative 61
    beim Kinde 307

Hämorrhoiden
  bei Morbus Crohn 76, 118
  Klassifikation 60
  Komplikationen 72
  operative Therapie 67
  Prolaps 61
  Thrombose 74
Hauterkrankungen 267
  Differentialdiagnose 268
Hauttransplantate 236
Helminthen 295
Herpes 29
Herpes simplex 29, 272
Hidradenitis suppurativa 277, 287
Hirschsprung, Morbus 49
Houston-Falte 5
Hufeisenabszeß 91
  und Fisteln 94, 103
Hypertone Puborektalisschlinge 46

Ileoanale Anastomose 132
  Ergebnisse 137
  Ileumreservoir 132
  Pouchitis 139
  protektive Ileostomie 136
  Revisionschirurgie 140
Inkontinenz 15, 216
  Ätiologie 217
  Klassifikation 217, 231
  Therapie, konservative 218
  Therapie, operative 219
  Therapie, Wahl der 226
Innervation 6
Intussuszeption 45, 237, 326

Kandidose 30, 262, 267
  im Kindesalter 303
Klappenventilmechanismus 216
Kohlrausch-Falte 5
Kokzygodynie 252

Lagerung 51
Leukämie und
  Fissuren 84
  Hämorrhoiden 76
Levator ani 6
Lichen sclerosus 272
Linea pectinea 4
Lymphknoten, Suche nach 34
Lymphogranuloma inguinale 265

Manometrie 48
  Analkanal, Druck 48
  bei Inkontinenz 218
  Druckprofil 48
  willkürliche Kontraktion 48
Marisken 75
Mesorektum 1
Mikrobiologie 26
Molluscum contagiosum 302
Morgagni-Säulen 5
Mykobakterien 31
  bei Fissuren 83
  dermatologische Analerkrankung 275

Neuralgie 253

Oesophagostomum 300
Obstipation 16
Operationspräparate 33

Paget, Morbus 170, 178, 271
Parks-Ligament 59
Pemphigus 270
  vegetans 277
  vulgaris 274
Peutz-Jeghers-Syndrom 311
Polypen 157
  adenomatöse 158, 310
  familiäre Adenomatosis 157, 311
  hyperplastische 157, 309
  entzündliche 309, 310
  juvenile 308
  maligne 159
  multiple maligne 160, 161
  operative Therapie 162
Polypektomie 161
Polyposis 157, 311
Proctalgia fugax 251
Prolaps, Rektum 46, 229
  beim Kinde 307
  chirurgische Behandlung 237
  Pathophysiologie 229
  und Inkontinenz 232, 243
Protozoen 295
Pruritus ani 12, 271
  Ätiologie 281
  Behandlung 282
Psoriasis 270, 280
Pubokokzygeallinie 45
Puborektalisschlinge 1, 6
Pylephlebitis 73

Radiologie
  Abdomenleeraufnahmen 38
  Anatomie 37
  Angiographie 44
  Bariumeinlauf 38
  CT 40
  Fistulographie 44
  NMR 43
  Sonographie 44
  wasserlösliche Kontrastmittel 40
Rektoanaler Reflex 48
Rektoskopie 23
Rektozele 46, 326
Rektumtumoren 187
  Chemotherapie 209
  Chirurgie 201
  Clinical staging 200
  Elektrofulguration 208
  Klassifikation 34, 198
  Kryochirurgie 208
  Laserphotokoagulation 208
  Radiotherapie 209
  transanale Exstirpation 163, 207
Retrorektale Tumoren 212
  Biopsie 214
  Chordome 214

Operation 214
  Untersuchung 213

Salmonellen 31
Schistosomiasis 297
Schmerzen 13
  essentieller anorektaler Schmerz 251
Schwangerschaft 319
Sekretion 14
Sensibilität des Anus 50
Sigmoidoskopie 24
Sinus pilonidalis 106
  beim Kinde 305
Sphincter ani externus
  Anatomie 4
  Nervenversorgung 7
Sphincter ani internus
  Anatomie 4
  Nervenversorgung 7
Sphinkterotomie 66, 85
Sphinkterwiderstand 49
Strahlenproktitis 328
Strikturen, anorektale 246
  Ätiologie 246
  chirurgische Behandlung 247, 249
Strongyloides stercoralis 31, 298
Sympathische und parasympathische
  Nervenversorgung 7
Syphilis 28, 262
  Fissuren bei 83

Tänien 299
Tenesmus 17
Toxisches Megakolon 124
Traumatische Läsionen 255
  Behandlung 256
  Perineumwunden 293
  Sphinkterverletzungen 219, 257
Treitz-Muskel 59
Trematoden 295
Trichuris trichiura 299
Tuberkulose 83, 275

Ulcus molle 29, 264
Ulkus
  Dekubitalgeschwüre 274, 292
  nach Suppositorien 274
  solitäre 46, 231, 237
  Therapie 237
Untersuchung 18
  Lagerung 20
  Palpation 20
Urographie, intravenöse 44

Venereologie 262
Verbrennungen 290
Verletzungen, perianale 255, 286
Viskoelastizität 49, 216
Volumetrie 49

Waldeyer-Faszie 1
Whitehead, Exzision nach 67, 247

Zestoden 295

... of immediate practical value to your work

International Journal of Colorectal Disease

Title No. 384   ISSN 0179-1958

Editor:
R. John Nicholls
St. Mark's Hospital, London, UK

Co-editors:
Neil J. McC. Mortensen, Oxford
John M. A. Northover, London

Editorial Board:
J. Alexander-Williams (Chairman), Birmingham; E. H. Farthmann, Freiburg; L. A. G. Hultén, Göteborg; I. J. Kodner, St. Louis; M. Lise, Padova; M. C. Marti, Geneva; F. Penninckx, Leuven; J.-C. Sarles, Marseille; A. Sitges, Barcelona

With an **International Board** of consultants in

gastroenterology, microbiology, pathology, physiology, radiology, radiotherapy, surgery

Aims and Scope

The *International Journal of Colorectal Disease* is a publication founded in response to the expansion of clinical and laboratory research in the field. Its aim is to report the progress and practice of all specialities studying and treating colorectal disease. It chiefly contains original articles of high scientific quality and includes symposia and reviews of subjects of topical interest.

Send now for your free sample copy or subscription!

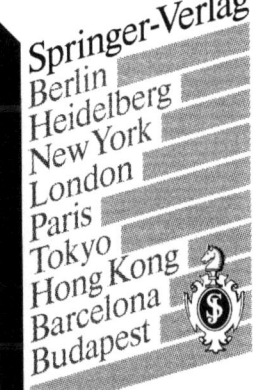

Springer-Verlag
Berlin
Heidelberg
New York
London
Paris
Tokyo
Hong Kong
Barcelona
Budapest

E. Stein, Ludwigshafen

Proktologie

Lehrbuch und Atlas

2., vollst. überarb. u. erw. Aufl. 1990. XVIII, 515 S., 332 überw. farb. Abb. in 786 Einzeldarst., 51 Tab. Geb. DM 298,- ISBN 3-540-51357-4

E. Steins **Proktologie** ist ein Meilenstein in der proktologischen Literatur. Nach ungewöhnlichem Erfolg der ersten Auflage und einer überzeugenden positiven Resonanz – **aktueller Fachbuch-Bestseller 1986** und Prämierung als **einer der schönsten Leinenbände** – hier die komplett überarbeitete und erweiterte 2. deutsche Auflage. Sie bietet eine vollständig aktualisierte und noch umfassendere Übersicht der heute zur Proktologie zählenden Erkrankungen. Hinzugekommen sind 26 neue Kapitel bzw. zusammenfassende Kommentare und ca. 178 neue Abbildungen.
Die wieder nach einheitlichem Schema gegliederten Kapitel enthalten ausführliche Literatur-Angaben und vermitteln praxisnah den neuesten Stand der Diagnostik und Therapie.
Dieses umfassende Werk kombiniert die Vorzüge eines Lehrbuches mit der Anschaulichkeit eines Atlasses, wobei Bild und Text eine Einheit bilden.

R. J. Nicholls, R. E. Glass, London, UK

Koloproktologie

Diagnose und ambulante Therapie

Aus dem Englischen übersetzt von H. Schmelzer

1988. IX, 243 S. 52 Abb. 40 Tab. Brosch. DM 78,- ISBN 3-540-16280-1

Die Erkrankungen des Kolons und Anorektums haben in der Allgemeinchirurgie und der Gastroenterologie einen so großen Stellenwert gewonnen, daß bereits die kolorektale Chirurgie inzwischen als Spezialgebiet anerkannt wird und viele Krankenhäuser eine eigene Abteilung eingerichtet haben. Das Buch beschreibt die wesentlichen Aspekte von Diagnostik, Differentialdiagnose und Therapie im Rahmen der ambulanten Behandlung. Stationäre Behandlungsverfahren werden nur dort angesprochen, wo sie für das ambulante Procedere eine Bedeutung haben. Sofern es sich nicht um Eingriffe handelt, die innerhalb einer proktologischen Ambulanz durchzuführen sind, bleiben operative Einzelheiten unberücksichtigt. Das Buch ist für Chirurgen und Gastroenterologen in der Ausbildung sowie für alle Ärzte, die mit proktologischen Erkrankungen konfrontiert werden, ein zuverlässiges Nachschlagewerk für ihre tägliche Praxis.

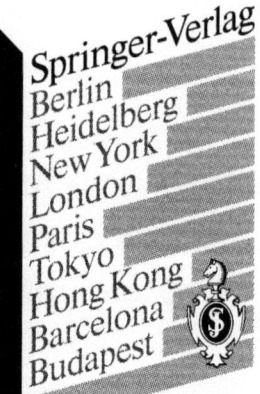

Springer-Verlag
Berlin
Heidelberg
New York
London
Paris
Tokyo
Hong Kong
Barcelona
Budapest

Preisänderungen vorbehalten.

If you have any concerns about our products,
you can contact us on
ProductSafety@springernature.com

In case Publisher is established outside the EU,
the EU authorized representative is:
**Springer Nature Customer Service Center GmbH
Europaplatz 3, 69115 Heidelberg, Germany**

Printed by Libri Plureos GmbH
in Hamburg, Germany